心内科医师临床与实践

（上）

白延涛等◎主编

吉林科学技术出版社

图书在版编目（CIP）数据

心内科医师临床与实践/ 白延涛等主编. -- 长春：
吉林科学技术出版社，2016.4
ISBN 978-7-5578-0447-3

Ⅰ. ①心… Ⅱ.①白… Ⅲ.①心脏血管疾病— 诊疗
Ⅳ. ①R54

中国版本图书馆CIP数据核字（2016）第069599号

心内科医师临床与实践
XINNEIKE YISHI LINCHUANG YU SHIJIAN

主　　编　白延涛　陈正君　陈　炜　梁　鹏　李玉敏　李现立
副 主 编　李冬玉　黄文会　李　晨　金　风
　　　　　孙常成　杨　华　张　帆　何小芳
出 版 人　李　梁
责任编辑　张　凌　张　卓
封面设计　长春创意广告图文制作有限责任公司
制　　版　长春创意广告图文制作有限责任公司
开　　本　787mm×1092mm　1/16
字　　数　1025千字
印　　张　42
版　　次　2016年4月第1版
印　　次　2017年6月第1版第2次印刷

出　　版　吉林科学技术出版社
发　　行　吉林科学技术出版社
地　　址　长春市人民大街4646号
邮　　编　130021
发行部电话/传真　0431-85635177　85651759　85651628
　　　　　　　　　85652585　85635176
储运部电话　0431-86059116
编辑部电话　0431-86037565
网　　址　www.jlstp.net
印　　刷　虎彩印艺股份有限公司

书　　号　ISBN 978-7-5578-0447-3
定　　价　165.00元

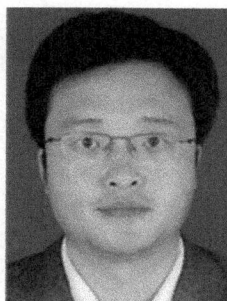

白延涛

1977年出生。主治医师、医学学士，河南省南阳市第二人民医院心内科重症监护病房副主任；南阳市医学会心血管分会及重症医学分会会员。2004年毕业于新乡医学院临床医学系，参加工作10余年，积累了丰富的临床经验，尤其擅长心血管内科重症医学及冠状动脉介入、心脏电生理的诊疗技术。多次获得"新长征突击手"、"优秀青年医师"、"先进工作者"、"优秀职工"等荣誉称号。发表论文10余篇，完成市级科技成果1项。

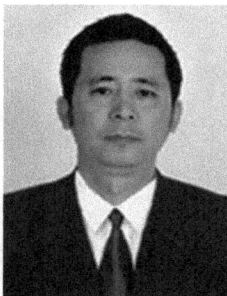

陈正君

1963年出生。主任医师，教授。从事临床物理诊断工作，尤其擅长心电图诊断技术工作。主持并完成科研课题多项，获省市科技进步奖3项，发表学术论文20余篇，出版专业书籍2部。

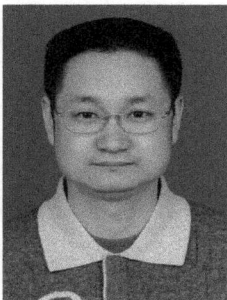

陈　炜

1971年出生。无锡市第三人民医院急诊科，副主任医师。1994年本科毕业于徐州医学院临床医疗系，急诊医学硕士研究生学位。1994—2006年从事心血管内科和心脏介入工作。2007年参加援疆工作1年。2008年起至今，从事急诊与危重病诊治。曾在上海长征医院心血管科进修心血管内科、心脏介入以及重症医学科进修危重症医学。熟练掌握心内科危重病的救治，并先后开展心脏多部位起搏、冠脉造影及PCI、支架植入术、腔内电生理检查和射频消融术。发表论文6篇，其中核心期刊论文3篇。

编 委 会

陈正君　西南医科大学附属医院

金　风　湖北医药学院附属襄阳医院

黄文会　甘肃省白银市第一人民医院

黄宏伟　新乡医学院第三附属医院

梁　鹍　郑州大学第五附属医院

前　言

随着现代社会的发展，生活、环境、工作的变化，心脏疾病已成为当今严重威胁人类健康的疾病，心血管疾病逐年增加，心脏病作为一类常见病和多发病，患者的病情变化快，危险程度高。随着医学发展和科技进步，心脏病的基础研究及临床治疗取得了很大的进展，新理论、新知识和新技术不断涌现。尤其是心脏病介入治疗技术已成为许多心脏病的新的诊疗方法。

本书主要介绍了心电图、常见心脏病的诊疗，并对一些常见心脏病的介入治疗方法进行扼要的描述。内容丰富，资料翔实，文字叙述深入浅出，简明扼要，通俗易懂，突出临床实用性。希望能成为广大医师的一本工具书。

因时间和水平有限，加之医学科学发展迅猛，书中一定会存在不少缺点和不足之处，恳请广大读者提出宝贵意见和建议，以便修订。

编　者

2016 年 4 月

目　录

第一章 心电图

第一节 心电图基础

1. 心电图的临床应用　心脏机械收缩之前，先产生电激动，心房和心室的电激动可经人体组织传导至体表。心电图（electro - cardiogram，ECG）是利用心电图机从体表记录心脏每一心动周期所产生电活动变化的曲线图形。

心电图主要反映心脏激动的电学活动，心律失常是心脏激动的起源异常和（或）传导异常的结果，因此心律失常发作时的心电图记录对其诊断分析具有肯定价值，是判断心律失常的金标准。由于心肌梗死具有特征性的心电图改变和演变过程，因此心电图成为诊断心肌梗死快速、简单、可靠而实用的方法。在诊断和指导治疗遗传性心律失常（例如：先天性长 QT 间期综合征、Brugada 综合征、儿茶酚胺敏感型多形性室性心动过速等）方面，心电图发挥着重要作用。房室肥大、药物和电解质紊乱都可引起一定的心电图变化，通过心电图检查有助于诊断。此外，心电图对心包炎、心肌病、心肌炎、肺栓塞、慢性肺源性心脏病、各种先天性心脏病等也都有其特定的诊断价值。心脏电生理检查时，常需要与体表心电图进行同步描记，帮助判断电生理现象和辅助诊断。对于瓣膜活动、心音变化、心肌功能状态等，心电图虽不能提供直接判断，但作为心动周期的时相标记，是这些检查的重要辅助手段。除了循环系统疾病之外，心电图也广泛应用于各种危重患者的抢救，手术麻醉，用药观察，航天、登山运动的心电监测等。

2. 心电图的导联和导联轴　在人体不同部位放置电极，并通过导联线与心电图机电流计的正负极相连，这种记录心电图的电路连接方法称为心电图导联。由于电极位置和连接方法不同，可组成不同的导联。目前临床广泛应用的是国际通用导联体系（lead system），即常规 12 导联体系，这一导联体系早在 1905 年由 Einthoven 建立 3 个标准导联，以后 Wilson 进一步研究增加了 3 个单极肢体导联和 6 个胸导联（有时由于临床工作需要，胸导联可适当增加），一直沿用至今。

（1）肢体导联（limb leads）：包括标准导联 I、II、III 及加压单极肢体导联 aVR、aVL、aVF。标准导联为双极导联，测量两个电极所在部位之间的电位差。加压单极肢体导联属于单极导联，基本上代表检测部位的局部心肌的电位变化。肢体导联电极主要放置于右臂（R）、左臂（L）、左腿（F），连接此三点即成为所谓 Einthoven 三角（图 1 – 1A、B）。

在每一个标准导联正负极间均可画出一条假想的直线，称为导联轴。将三个标准导联（I、II、III 导联）与三个加压单极肢体导联（aVR、aVL、aVF 导联）的轴线保持方向和角度不变，统一绘制在同一个坐标图的轴中心点，构成额面六轴系统（hexaxialsystem）（图 1 – 1C），又称 Bailey 六轴系统。此坐标系统采用 ±180° 的角度标志。以左侧为 0°，顺钟向的角度为正，逆钟向者为负。每个导联轴从中心点被分为正负两半，相邻导联间的夹角为30°。

肢体各导联的电极位置和正负极连接方式见图1-2和图1-3。

（2）胸导联（chest leads）：属于单极导联，包括$V_1 \sim V_6$导联。正电极为安放于胸壁特定部位的探查电极，负电极为中心电端（central terminal），它是由肢体导联3个电极分别通过5kΩ电阻与负极连接构成的，这种连接方式可使中心电端电位接近零电位且较稳定（图1-4）。具体胸导联电极安放的位置为：V_1位于胸骨右缘第4肋间；V_2位于胸骨左缘第4肋间；V_3位于V_2与V_4两点连线的中点；V_4位于左锁骨中线与第5肋间相交处；V_5位于左腋前线与V_4同一水平处；V_6位于左腋中线与V_4同一水平处。临床上诊断急性冠脉综合征或其他特殊临床情况（小儿心电图或诊断右心病变）时，需加做$V_7 \sim V_9$导联及$V_{3R} \sim V_{5R}$导联，具体探查电极位置为：V_7位于左腋后线V_4水平处；V_8位于左肩胛线V_4水平处；V_9位于左脊柱旁线V_4水平处。$V_{3R} \sim V_{5R}$导联电极放置在右胸部与$V_3 \sim V_5$对称处。

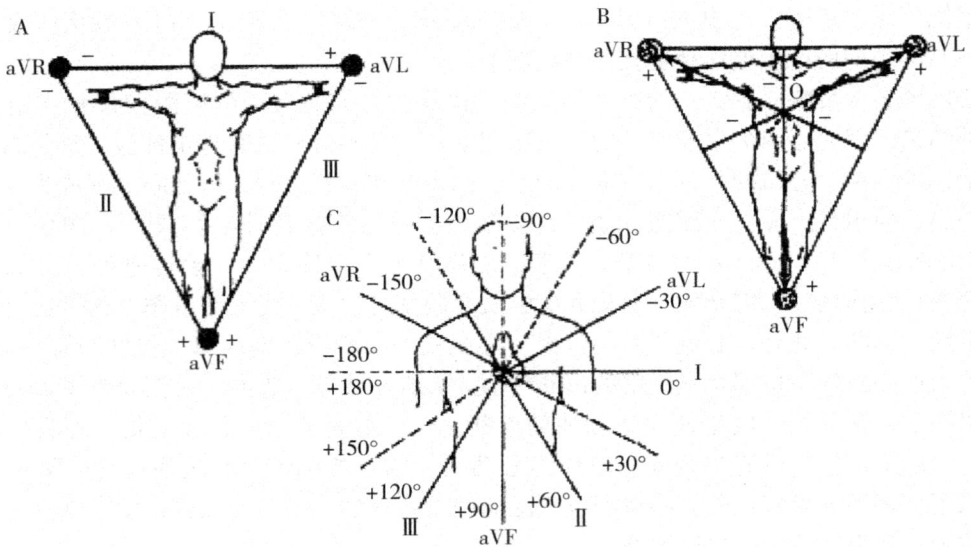

图1-1　A. 标准导联的导联轴；B. 加压单极肢体导联的导联轴；C. 肢体导联额面六轴系统

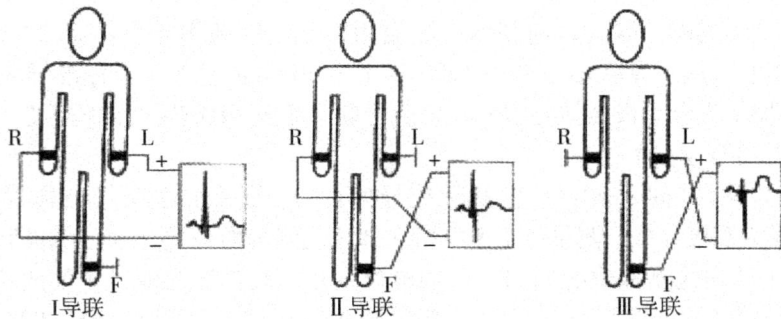

图1-2　肢体标准导联的电极位置和正负极连接方式

Ⅰ导联：左臂（正极），右臂（负极）；Ⅱ导联：左腿（正极），右臂（负极）；Ⅲ导联：左腿（正极），左臂（负极）。L：左臂；R：右臂；F：左腿

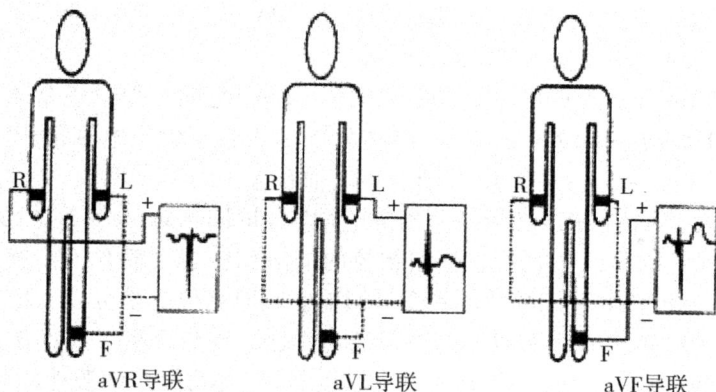

图 1-3　肢体加压单极导联的电极位置和正负极连接方式

实线表示 aVR、aVL、aVF 导联检测电极与正极连接，虚线表示其
余二肢体电极同时与负极连接构成中心电端

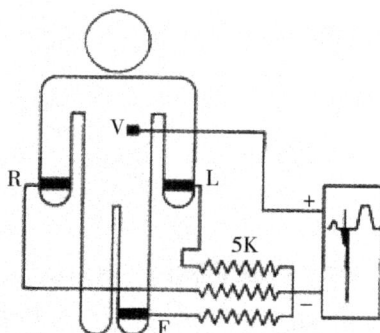

图 1-4　胸导联的电极位置和正负极连接方式

V 表示胸导联检测电极并与正极连接，3 个肢体导联电极分别
通过 5K 电阻与负极连接构成中心电端

（3）平均心电轴：

1）心电轴概念：一般指的是额面上平均 QRS 波电轴（mean QRS axis），它是心室除极过程中全部瞬时向量的综合（平均 QRS 波向量），代表心室除极过程这一总时间内的平均电势方向和强度。通常可用任何两个肢体导联的 QRS 波群的电压或面积计算出心电轴。一般采用心电轴与 I 导联正（左）侧段之间的夹角表示平均心电轴的偏移方向。除测定 QRS 波群电轴外，P 波和 T 波电轴也可采用同样方法测定，但 P 波振幅小，不便测量，而且引起 T 波改变的因素太多，意义不够明确。

2）测定方法：估测电轴是否发生偏移的方法有目测法、振幅法及查表法。其中最简单的方法是目测法：即观察 I 和Ⅲ导联 QRS 波群的主波方向，若 I 和Ⅲ导联的 QRS 主波均为正向波，可推断电轴不偏；若 I 导联出现较深的负向波，Ⅲ导联主波为正向波，则属于电轴右偏；若Ⅲ导联出现较深的负向波，I 导联主波为正向波，则属于电轴左偏。精确的方法为振幅法：分别测算 I 和Ⅲ导联的 QRS 波群振幅的代数和，然后将这两个数值分别在 I 导联及Ⅲ导联上画出垂直线，求得两垂直线的交叉点。该交叉点与电偶中心 0 点相连即为心电轴，该轴与Ⅰ导联轴正侧的夹角即为心电轴的角度。另外，也可将Ⅰ和Ⅲ导联 QRS 波群振幅代数和的数值通过查表法直接求得心电轴。

3）临床意义：正常额面 QRS 波心电轴在 0°～+90°之间，少数正常人可有轻度左偏，但一般不超过 -30°，故心电轴在 -30°～+90°之间为大致正常；电轴位于 -30°～-90°范围为心电轴左偏；位于 +90°～+180°范围为心电轴右偏；位于 -90°～-180°范围，传统上称为电轴极度右偏，近年主张定义为"不确定电轴"（indeterminate axis），又称无人区电轴（图 1-5）。心电轴的偏移，一般受心脏在胸腔内的解剖位置（垂位心、横位心）、左右心室的质量比例、心室内传导系统的功能状态等影响。膈肌高位或横位心、左室肥厚、左前分支阻滞等可使心电轴左偏；6 个月以内的婴儿或垂位心、右室肥厚、左后分支阻滞等可使心电轴右偏；不确定电轴可以发生在正常人（正常变异），亦可见于肺源性心脏病（肺心病）、冠心病、高血压等某些病理情况。

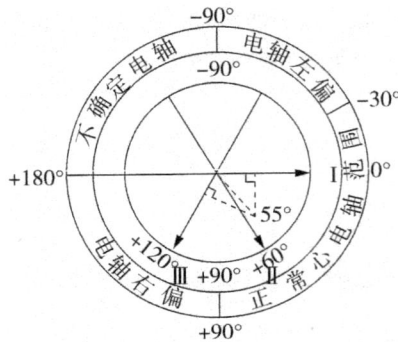

图 1-5　正常心电轴及其偏移

4）心脏循长轴转位：自心尖部朝心底部方向观察，设想心脏可循其长轴做顺钟向或逆钟向转位。正常时 V_3 或 V_4 导联 R/S=1，为左、右心室过渡区波形。顺钟向转位（clockwise rotation）指的是 V_5、V_6 导联上出现 V_3 或 V_4 导联的波形。逆钟向转位（counterclockwise rotation）则表现 V_1、V_2 导联上出现 V_3 或 V_4 导联的波形。顺钟向转位可见于右室肥厚，而逆钟向转位可见于左室肥厚。但需要注意这种转位图形在正常人亦常可见到，提示此种图形改变有时为心电位的变化，而非由心脏在解剖上转位所致。

3. 心电图的波形特点和正常值　心电图波形示意图见图 1-6。

（1）P 波代表左右心房除极的电位变化：

1）形态：一般在大部分导联上呈钝圆形，有时可出现小的切迹。心房激动起源于窦房结，以辐射状在心房内传导，因此心房除极的综合向量指向左、前、下，所以 P 波方向在Ⅰ、Ⅱ、aVF、V_4～V_6 导联向上，aVR 导联向下，其余导联呈双向、倒置或低平均可。

2）时间：正常人一般小于 0.12s，如 P 波有切迹，切迹的两个波峰之间不超过 0.03s。

3）振幅：肢体导联一般小于 0.25mV，胸导联一般小于 0.2mV。

（2）PR 间期：从 P 波的起点至 QRS 波群的起始部，反映心房开始除极至心室开始除极的时间。心率在正常范围内时，PR 间期为 0.12～0.20s。在幼儿及心动过速的情况下，PR 间期相应缩短。在老年人及心动过缓的情况下，PR 间期可略延长，但一般不超过 0.22s。

（3）QRS 波群：代表心室肌除极的电位变化。

1）时间：正常成年人 QRS 波时限小于 0.12s，多数在 0.06～0.10s。

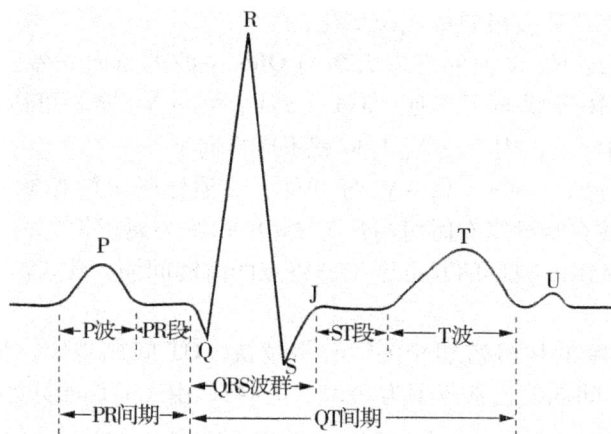

图 1-6　心电图波形的示意图

2）形态和振幅：在胸导联，正常人从 V_1 至 V_6 导联 R 波振幅逐渐增高，S 波逐渐减小，V_1 的 R/S 小于 1，V_3 或 V_4 的 R/S 等于 1，V_5 的 R/S 大于 1。即正常人 V_1、V_2 导联多呈 rS 型，V_1 导联的 R 波一般不超过 1.0mV。V_5、V_6 导联 QRS 波群可呈 qR、qRs、Rs 或 R 型，且 R 波一般不超过 2.5mV。在肢体导联，Ⅰ、Ⅱ导联的 QRS 波群主波一般向上，Ⅲ导联的 QRS 波群主波方向多变。aVR 导联的 QRS 波群主波向下，可呈 QS、rS、rSr′或 Qr 型。aVL 与 aVF 导联的 QRS 波群可呈 qR、Rs 或 R 型，也可呈 rS 型。正常人 aVR 导联的 R 波一般小于 0.5mV，Ⅰ导联的 R 波小于 1.5mV，aVL 导联的 R 波小于 1.2mV，aVF 导联的 R 波小于 2.0mV。

6 个肢体导联的 QRS 波群振幅（正向波与负向波振幅的绝对值之和）一般不应都小于 0.5mV，6 个胸导联的 QRS 波群振幅（正向波与负向波振幅的绝对值之和）一般不应都小于 0.8mV，否则称为低电压。

3）R 峰时间（R peak time）：过去称为室壁激动时间或类本位曲折时间，指 QRS 波起点至 R 波顶端垂直线的时间间期。如有 R 波，则应测量至 R 波波峰；如 R 峰有切迹，应测量至切迹第二峰。正常成人 R 峰时间在 V_1、V_2 导联不超过 0.04s，在 V_5、V_6 导联不超过 0.05s。

4）Q 波：除Ⅲ和 aVR 导联外，正常人的 Q 波时间一般不超过 0.03s（Ⅲ导联 Q 波的宽度可达 0.04s），Q 波深度不超过同导联中 R 波的 1/4。约 75% 的正常人在左胸导联上可有 q 波，而 V_1、V_2 导联不应出现 Q 波，但偶尔可呈 QS 波。

（4）J 点：QRS 波群的终末与 ST 段起始之交接点称为 J 点。

J 点大多位于等电位线上，通常随 ST 段的偏移而发生移位。有时可因心室除极尚未完全结束，部分心肌已开始复极致使 J 点上移。还可由于心动过速等原因，导致心房复极波（Ta 波）重叠于 QRS 波群的后段，从而发生 J 点下移。

（5）ST 段：QRS 波群的终点至 T 波开始的线段，代表心室缓慢复极的过程。

正常的 ST 段多为一等电位线，有时亦可有轻微的偏移，但在任一导联，ST 段下移一般不超过 0.05mV。成人 ST 段抬高在 V_2 和 V_3 导联较明显，可达 0.2mV 或更高（一般 V_2 导联不超过 0.3mV，V_3 导联不超过 0.5mV），且男性抬高程度一般大于女性。在 $V_4 \sim V_6$ 导联及肢体导联不超过 0.1mV。对于部分正常人（尤其是年轻人）出现在 $V_2 \sim V_5$ 导联及Ⅱ、Ⅲ、aVF 导联 J 点上抬、ST 段呈现凹面向上型抬高的心电图表现，通常称之为早期复极，大多属于正常变异，可能为局部心外膜区心肌细胞提前复极所致。

（6）T 波代表心室快速复极时的电位变化：

1）形态：正常情况下，T 波的方向大多与 QRS 主波的方向一致。T 波方向在 I 、II 、V$_4$ ~ V$_6$ 导联向上，aVR 导联向下，III 、aVL、aVF、V$_1$ ~ V$_3$ 导联可以向上、双向或向下。若 V$_1$ 导联的 T 波方向向上，则 V$_2$ ~ V$_6$ 导联就不应再向下。

2）振幅：除 III 、aVL、aVF、V$_1$ ~ V$_3$ 导联外，其他导联 T 波振幅一般不应低于同导联 R 波振幅的 1/10。T 波在胸导联有时可高达 1.2 ~ 1.5mV 尚属正常。

（7）QT 间期：指 QRS 波群的起点至 T 波终点的时间间期，代表心室肌除极和复极全过程所需的时间。

QT 间期长短与心率的快慢密切相关，心率越快，QT 间期越短，反之则越长。心率在 60 ~ 100 次/分时，QT 间期的正常范围为 0.32 ~ 0.44s。由于 QT 间期受心率的影响很大，所以常用校正的 QT 间期（QTc），通常采用 Bazett 公式计算：$QTc = QT/\sqrt{RR}$。QTc 就是 RR 间期为 1s 时的 QT 间期。传统的 QTc 的正常上限值设定为 0.44s，超过此时限即认为 QT 间期延长。一般女性的 QT 间期较男性略长：男性 QTc 间期≥0.45s，女性 QTc≥0.46s。

QT 间期另一个特点是不同导联之间 QT 间期存在一定的差异，正常人不同导联间 QT 间期差异最大可达 50ms，以 V$_2$、V$_3$ 导联 QT 间期最长。

（8）u 波：在 T 波之后 0.02 ~ 0.04s 出现的振幅很低小的波称为 u 波，代表心室后继电位，其产生机制目前仍未完全清楚。近年研究认为可能与心肌中层细胞（M 细胞）长动作电位、浦肯野纤维的复极化或心室肌舒张的机械作用有关。U 波方向大体与 T 波相一致。u 波在胸导联较易见到，以 V$_2$ ~ V$_3$ 导联较为明显。u 波明显增高常见于低血钾。u 波倒置可见于高血压和冠心病。

（陈正君）

第二节　心房肥大和心室肥厚

（一）心房肥大

心房肥大的病理改变多表现为心房的扩大而较少表现为心房肌肥厚。心房扩大引起心房肌纤维增长、增粗，以及房间传导束被牵拉和损伤，影响整个心房肌除极的综合向量。心电图上主要表现为 P 波振幅增高、除极时间延长及电轴偏移。P 波代表左右心房除极的电位变化，起始 30ms 代表右心房除极，中间 30 ~ 80ms 代表左右心房共同除极，终末 20ms 代表左心房单独除极。

1. 右房肥大　正常情况下右心房先除极，左心房后除极。当右房肥大（right atrial enlargement）时，右房除极时间延长，往往与稍后除极的左房时间重叠，故总的心房除极时间并未延长，心电图主要表现为 P 波振幅增高（图 1 - 7）。

（1）P 波振幅增高：II 、III 、aVF 导联出现尖而高耸的 P 波，其振幅≥0.25mV，V$_1$ 导联 P 波直立时，振幅≥0.15mV，如 P 波呈双向时，其振幅的算术和≥0.20mV。心电图显示异常高尖的 P 波，又称"肺型 P 波"。

（2）P 波时间：一般不超过 0.10s。

（3）P波电轴：右偏超过 −75° − +90°。

（4）心房复极波异常改变：由于右心房除极向量增大，心房复极波（Ta波）也随之增大，其方向与P波相反，表现为PR段轻度下移。

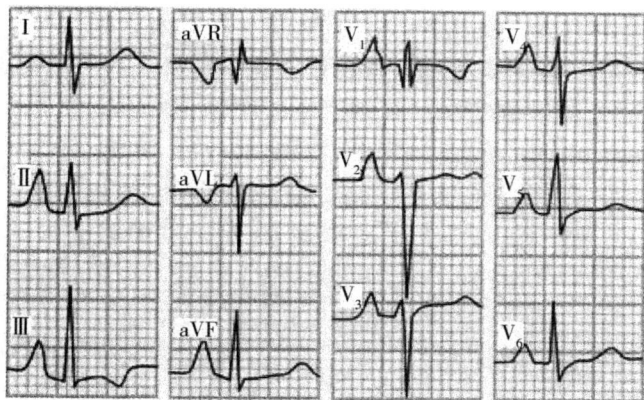

图1−7 右房肥大

需要指出的是上述所谓"肺型P波"并非慢性肺心病所特有，临床上右心房的压力或容量负荷过重、右房内传导阻滞、低血钾等亦可出现，需要结合临床进行鉴别。

2. 左房肥大 正常情况下由于左房最后除极，当左房肥大（left atrial enlargement）时，心电图主要表现为P波时限延长（图1−8）。

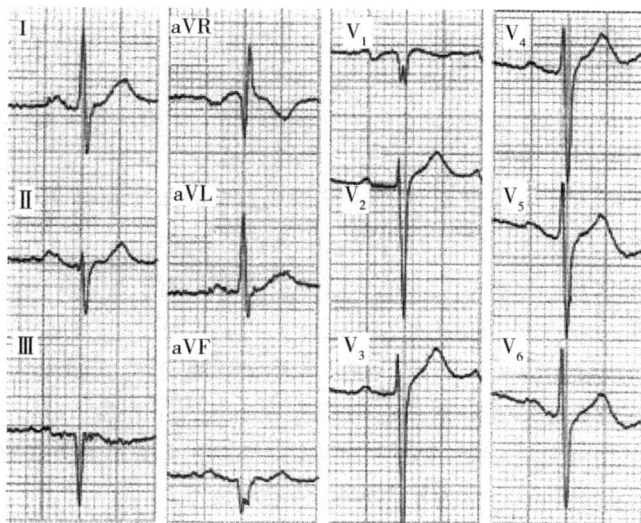

图1−8 左房肥大

（1）P波增宽：时限≥0.12s，P波常呈双峰型，两峰间距≥0.04s，以Ⅰ、Ⅱ、aVL导联明显，又称"二尖瓣型P波"。

（2）PR段缩短：P波时间与PR段时间之比 >1.6（P/PR段比值 >1.6）。

（3）PtfV$_1$绝对值增大：V$_1$导联上P波常表现先正而后出现深宽的负向波。将V$_1$导联负向P波的时间乘以负向P波振幅，称为P波终末电势（P − wave terminal force，Ptf）。左房肥大时，PtfV$_1$（绝对值）≥0.04mm·s。

同样上述"二尖瓣型P波",也并非二尖瓣疾病所特有,心房内传导阻滞、各种原因引起的左心房负荷过重、心房梗死也可出现P波双峰和P波时限≥0.12s的心电图改变。

3. 双心房肥大　双心房肥大(biatrial enlargement)的心电图表现为(图1-9):

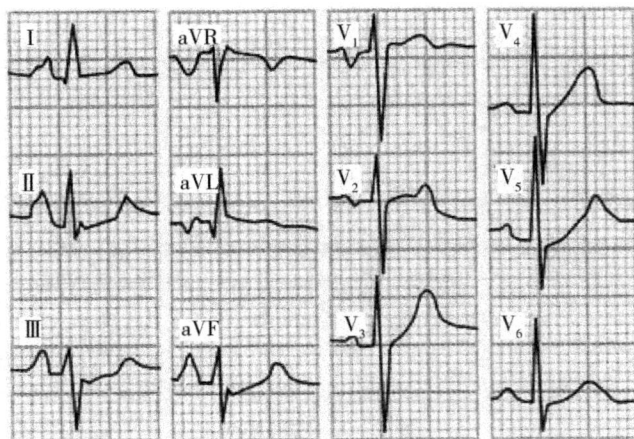

图1-9　双房肥大

(1) P波增宽:时限≥0.12s,一般在I、II、aVR、$V_3 \sim V_6$导联增宽明显。

(2) P波增高:振幅≥0.25mV,V_1导联P波高大双向,上下振幅均超过正常范围。

需要指出的是,心电图诊断双心房肥大除必须具备上述两条心电图改变外,临床也必须有引起双心房肥大的病因及证据。

(二) 心室肥厚

心室舒张期和(或)收缩期负荷过重所致的心室扩大和(或)肥厚,是器质性心脏病的常见后果,心室扩大和(或)肥厚引起心肌纤维增粗、增长,心肌细胞变性,以及心肌供血不足,都会影响到心肌的除极和复极过程,其心电图主要表现为:心室肌除极产生的电压增高;心电轴偏移;心肌激动的总时程延长和ST-T改变。

1. 左室肥厚　正常左心室壁明显厚于右心室,故心室除极综合向量表现为左心室占优势的特征。左室肥厚(left ventricular hypertrophy)时,可使左室优势的情况显得更为突出,引起面向左室的导联(I、aVL、V_5和V_6)其R波振幅增加,而面向右室的导联(V_1和V_2)则出现较深的S波。左室肥厚时,心电图上可出现以下表现(图1-10):

(1) QRS波群电压增高,QRS波群电压除与心室壁厚度有关外,还受年龄、性别、体型及心脏在胸腔中的位置影响。常用的左室肥厚电压标准如下:

胸导联:Rv_5或$Rv_6 > 2.5mV$;$Rv_5 + Sv_1 > 4.0mV$(男性)或$>3.5mV$(女性)。

肢体导联:$R_I > 1.5mV$;$R_{aVL} > 1.2mV$;$R_{aVF} > 2.0mV$;$R_I + S_{III} > 2.5mV$。

Cornell标准:$R_{aVL} + S_{V_3} > 2.8mV$(男性)或$>2.0mV$(女性)。

(2) 额面QRS波心电轴左偏:一般不超过-30°。

(3) QRS波时间延长:QRS波时间可轻度延长到0.10~0.11s,但一般仍<0.12s。

(4) 继发性ST-T改变:在以R波为主的导联,其ST段可呈下斜型压低达0.05mV以上,T波低平、双向或倒置。在以S波为主的导联(如V_1导联)则反而可见直立的T波。左室肥厚出现的ST-T改变多为继发性改变,亦可能同时伴有心肌缺血。当QRS波电压增高同时伴有 ST – T 改变者，传统上称左室肥厚伴劳损。

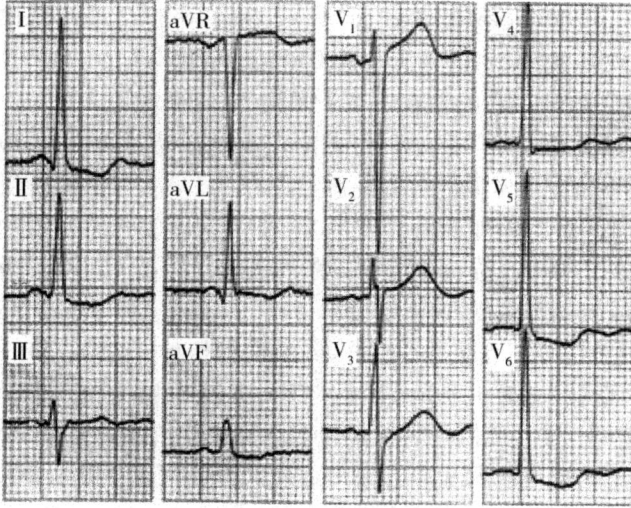

图 1 – 10　左室肥厚

　　临床心电图诊断左室肥厚时需注意：由于心电图电压标准诊断左室肥厚的敏感性通常较低（<50%），而特异性较高（85% ~90%），因此在符合一项或几项 QRS 波电压增高标准的基础上，需结合其他阳性指标诊断左室肥厚，且符合条件越多，诊断可靠性越大。如仅有 QRS 波电压增高，而无其他任何阳性指标者，诊断左室肥大应慎重。

　　2. 右室肥厚　　右室壁厚度仅有左室壁的 1/3，只有当右室壁的厚度达到相当程度时，才会使综合向量由左室优势转向为右室优势，并导致位于右室面导联（V_1、aVR）的 R 波增高，而位于左室面导联（Ⅰ、aVL、V_5）的 S 波变深。右室肥厚（right ventricular hypertrophy）的心电图表现（图 1 – 11）如下：

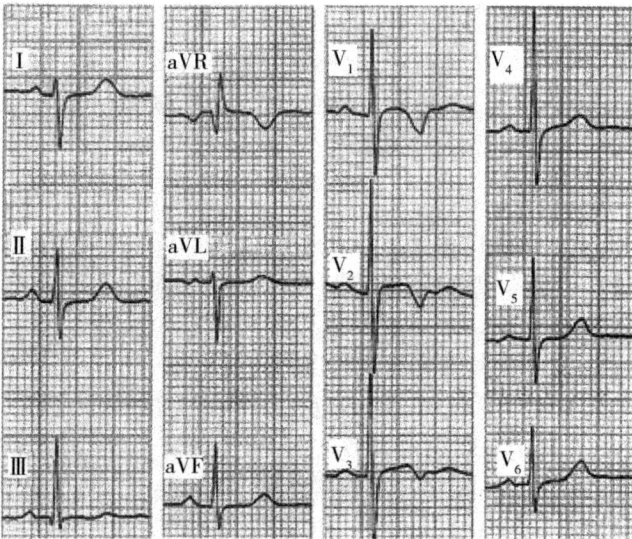

图 1 –11　右室肥厚

（1）QRS 波群电压：右胸前导联 R 波增高，V_1 导联 R/S≥1，呈 R 型或 Rs 型，重度右室肥厚可使 V_1 导联呈 qR 型（除外心肌梗死）；V_5 导联 R/S≤1 或 S 波比正常加深；aVR 导联以 R 波为主，R/q 或 R/S≥1。$R_{V_1} + S_{V_5} > 1.05mV$（重症 >1.2mV）；$R_{aVR} > 0.5mV$。

（2）额面 QRS 波心电轴：心电轴右偏≥ +90°。重症可 > +110°。

（3）右心室"室壁激动时间"（VAT）：右心室室壁激动时间可 >0.03s。

（4）继发性 ST - T 改变：常同时伴有右胸导联（V_1、V_2）ST 段压低及 T 波倒置。

临床诊断右室肥厚，有时定性诊断（依据 V_1 导联 QRS 波形态及电轴右偏等）比定量诊断更有价值。一般来说，阳性指标愈多，则诊断的可靠性越高。虽然心电图对诊断明显的右室肥厚准确性较高，但敏感性较低。

3. 双心室肥厚　由于心电图表现是心室激动综合向量相互抵消的结果，双心室肥厚（biventricular hypertrophy）的心电图表现并不是左、右心室异常表现相加，心电图可出现下列情况：

（1）大致正常心电图：由于双侧心室电压同时增高，增加的除极向量方向相反，互相抵消。

（2）单侧心室肥厚心电图：只表现出一侧心室肥厚，而另一侧心室肥厚的图形被掩盖。

（3）双侧心室肥厚心电图：既表现右室肥厚的心电图特征（如 V_1 导联 R 波为主，电轴右偏等），又存在左室肥厚的某些征象（如 V_5 导联 R/S > 1，R 波振幅增高等）。

因此，临床做出心室肥厚诊断时，需结合临床资料以及其他的检查结果，通过综合分析，才能得出正确结论。

（陈正君）

第三节　心肌缺血心电图

心肌缺血（myocardial ischemia）是冠状动脉血流量相对或绝对减少，不能满足心肌代谢需要，90% 是由于冠状动脉粥样硬化所致。当心肌某一部分缺血时，将影响到心室复极的正常进行，并可使缺血区相关导联发生 ST 段偏移、T 波改变、U 波改变、QT 间期延长等复极异常的心电图变化，有时也可影响 QRS 波群变化。心肌缺血的心电图改变类型取决于缺血的严重程度、持续时间和发生部位。

（一）心电图主要表现

1. 缺血型心电图改变　正常情况下，由于心肌收缩时心内膜的压力高于心外膜，心外膜温度较心内膜高，且心外膜处的动作电位时程较心内膜短，因此心外膜较心内膜更易复极，心外膜完成复极早于心内膜，心室肌复极过程可看作是从心外膜开始向心内膜方向进行。发生心肌缺血时，复极过程发生改变，心电图上出现缺血性 T 波变化。

（1）若心内膜下心肌缺血，这部分心肌复极时间较正常时更加延迟，复极仍由心外膜向心内膜进行，致使面向心外膜的导联出现 T 波高大。例如下壁心内膜下缺血，下壁导联Ⅱ、Ⅲ、aVF 导联可出现高大直立的 T 波；前壁心内膜下缺血，胸导联可出现高耸直立的 T 波。

（2）若心外膜下心肌缺血（包括透壁性心肌缺血），心外膜动作电位时程比正常时明显延长，引起心肌复极顺序的逆转，即复极方向由心内膜向心外膜进行，复极时电穴在前（缺血的心外膜心肌尚未复极，膜外电位仍呈相对的负性），电源在后（心内膜开始先复极，膜外电位为正），于是出现与正常方向相反的 T 波向量。此时面向心外膜的导联出现倒置深尖、双肢对称的 T 波（称之为冠状 T 波）。例如下壁心外膜下缺血，下壁导联Ⅱ、Ⅲ、aVF 导联可出现 T 波倒置；前壁心外膜下缺血，胸导联可出现倒置的 T 波。

2. 损伤型心电图改变　心肌缺血引起的复极异常除了缺血性 T 波改变外，还可表现损伤型 ST 段改变。损伤型 ST 段偏移分为 ST 段压低及 ST 段抬高两种类型。

心肌损伤（myocardial injury）时，ST 段向量从正常心肌指向损伤心肌。心内膜下心肌损伤时，ST 段向量背离心外膜面指向心内膜，使位于心外膜面的导联出现 ST 段压低；心外膜下心肌损伤时（包括透壁性心肌缺血），ST 段向量指向心外膜面导联，引起 ST 段抬高。发生损伤型 ST 段改变时，对侧部位的导联常可记录到相反的 ST 段改变。

（二）临床意义和鉴别

心电图是诊断心肌缺血的重要方法，并且可提供预后信息。心肌缺血的心电图可表现为 ST 段改变和（或）T 波改变。临床上可发现约 50% 的冠心病患者未发作心绞痛时，心电图可以正常，而仅于心绞痛发作时记录到 ST－T 动态改变。因此争取在心肌缺血发作时进行心电图检查，缓解后立即复查，ST－T 动态变化是心肌缺血最可靠的心电图表现。约 10% 的冠心病患者在心肌缺血发作时心电图可以正常或仅有轻度 ST－T 变化。

典型的心肌缺血发作时，面向缺血部位的 2 个或更多的相邻导联常显示缺血型 ST 段压低（水平型或下斜型下移≥0.1mV）和（或）T 波倒置（图 1－12）。有些冠心病患者心电图可呈持续性 ST 段改变（水平型或下斜型下移≥0.05mV）和（或）T 波低平、负正双向和倒置，而于心绞痛发作时出现 ST－T 改变加重或"伪性改善"（发作时原来倒置的 T 波转为直立，发作后 T 波恢复原倒置状态）。心电图表现典型的冠状 T 波，可反映心外膜下心肌缺血或有透壁性心肌缺血，这种 T 波改变亦见于心肌梗死患者；心电图表现暂时性 ST 段抬高并常伴有高耸 T 波和对应导联的 ST 段下移，临床见于变异型心绞痛，是由于冠状动脉痉挛所致，这是急性严重心肌缺血表现；如心电图表现 ST 段持续抬高，提示发生心肌梗死的可能。

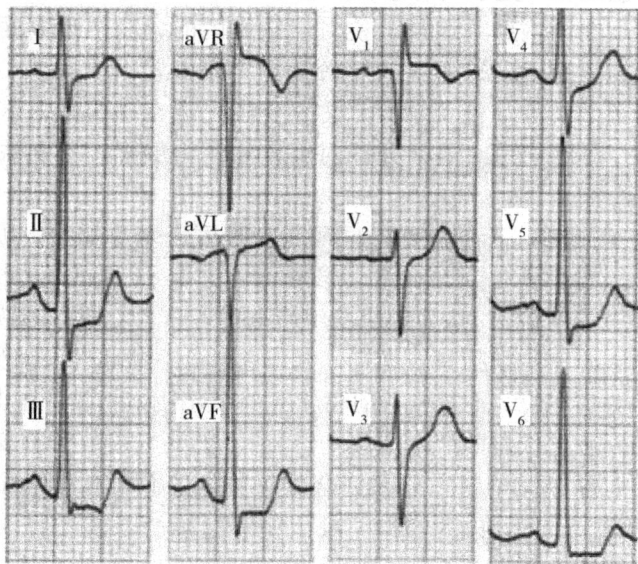

图 1－12　心肌缺血

（三）鉴别诊断

心肌缺血的主要心电图表现为 ST 段偏移和 T 波变化，但这些 ST－T 改变并非心肌缺血所特有，心电图上 ST－T 改变只是非特异性心肌复极异常的共同表现，临床上其他生理、病理、药物或电解质等因素也直接影响心室复极过程而产生 ST－T 改变（原发性 ST－T），并且当心室除极顺序异常时（如心室肥厚、束支传导阻滞、预激综合征等）也常伴有复极异常的 ST－T 改变（继发性 ST－T 改变）。因此在做出心肌缺血或"冠状动脉供血不足"所致的原发性 ST－T 改变之前，必须结合临床资料进行鉴别诊断。

除冠心病外，其他引起原发性 ST－T 改变的疾病包括心肌病、心肌炎、瓣膜病、心包炎、脑血管意外（尤其是颅内出血）等。低钾、高钾等电解质紊乱，药物（洋地黄、奎尼丁等）影响以及自主神经调节障碍也可引起非特异性 ST－T 改变。

（李　晨）

第四节　心肌梗死心电图

绝大多数心肌梗死（myocardial infarction）是在冠状动脉病变的基础上发生冠状动脉血供急剧减少或中断，使相应的心肌严重而持久地急性缺血所致。除了临床表现及心脏生化标志物（最好是肌钙蛋白）增高外，心电图的特征性改变及其演变规律是确定心肌梗死诊断和判断病情的重要依据，同时心电图又是目前急性心肌梗死分类的重要依据。

（一）基本心电图改变

冠状动脉发生闭塞后，随着时间的推移在心电图上可先后出现缺血、损伤和坏死 3 种类型的图形。心电图显示的特征性变化是梗死后心肌多种心电变化综合的结果。

1. "缺血型"T 波改变　冠状动脉急性闭塞后，最早出现的心电图变化是缺血型 T 波改变。通常缺血最早出现在心内膜下肌层，使对向缺血区的导联出现高而直立的 T 波。若缺血发生在心外膜 T 肌层，则面向缺血区的导联出现 T 波倒置。缺血型 T 波的形态有以下几个特点：双肢对称；顶端尖耸呈箭头状；T 波改变仅出现在心肌缺血区导联；随心肌再灌注，T 波可明显变化，在几分钟或数十分钟内由直立变为倒置。心肌缺血导致复极 3 相延缓，引起 QT 间期延长。

2. "损伤型"ST 段改变　心肌缺血时间延长、程度进一步加重，可出现心肌损伤。心电图主要表现为面向损伤心肌的导联出现 ST 段抬高。关于 ST 段抬高的机制，目前有三种解释：①"舒张期损伤电流学说"：认为心肌发生严重损害时，心肌细胞膜的电阻降低，在复极后的静息期，损伤区心室肌细胞膜外仍有一部分正电荷不断地进入细胞内，使细胞膜外正电荷分布较少而呈相对负电位，而正常心肌由于充分极化使细胞膜外正电荷分布较多而呈相对正电位，二者之间因有电位差而产生"损伤电流"。如将电极放于损伤区，即描记出低电位的基线。当全部心肌除极完毕时，此区完全处于负电位而不产生电位差，于是等电位的 ST 段就高于除极前低电位的基线，形成 ST 段"相对"抬高。②"收缩期损伤电流学说"：受损心肌细胞不能进行正常除极，正常心肌细胞除极完毕之后，受损区心肌细胞膜外仍有一部分正电荷，与邻近的正常心肌相比，其电位较高，因而有损伤电流形成，此损伤电流向量方向是自正常心肌指向受损心肌，因而是指向探查电极的，使面向损伤区的导联上 ST 段抬高。③"除极波受阻现象"：当部分心肌受损时，产生保护性除极受阻，即大部分正常心肌除极后呈负电位时，而损伤心肌不除极，仍为正电位，结果出现电位差，产生从正常心肌指向损伤心肌的 ST 段向量，使面向损伤区的导联出现 ST 段抬高。ST 段明显抬高可形成单向曲线（mono - phasic curve）。一般来说，损伤不会持久，要么恢复，要么进一步发生坏死。

3. "坏死型" Q 波形成 若心肌缺血程度继续加重则导致细胞变性、坏死。心电图表现坏死性 Q 波形成。目前关于 Q 波形成机制多用"综合向量学说"解释，即坏死的心肌细胞丧失了电活动，该部位心肌不再除极，而正常健康心肌仍照常除极，致使产生一个与梗死部位相反的综合向量。由于大多数心肌梗死发生于室间隔或左室壁心肌，往往引起起始 0.03 ~ 0.04s 除极向量背离坏死区，位于心肌坏死部位的电极于心室除极时记录到的初始向量指向坏死部位相反的方向，所以常规心电图上表现为面向坏死区的导联出现异常 Q 波（时间 ≥ 0.04s，振幅 ≥ 1/4R 波）或者呈 QS 波，且 Q 波大小与此时综合向量的幅度有关。一般认为：梗死的心肌直径 > 20 ~ 30mm 或厚度 > 5mm 可产生病理性 Q 波。

临床上，当冠状动脉某一分支发生闭塞，则受损伤心肌组织表现为中心部分坏死（心电图记录到异常 Q 波或 QS 波），近坏死区周边组织明显损伤（心电图记录到 ST 段抬高），损伤区外周组织心肌缺血（心电图记录到冠状 T 波）。由于体表电极离心肌较远，它所反映的室壁面积较宽，因此，体表心电图导联可同时记录到心肌缺血、损伤和坏死的图形改变。若上述 3 种改变同时存在，则急性心肌梗死的诊断基本确立。

（二）演变及分期

急性心肌梗死发生后，心电图的变化随着心肌缺血、损伤、坏死的发展和恢复而呈现 QRS - ST - T 的特征性的演变规律。根据心电图图形的演变过程和演变时间可分为超急性期、急性期、亚急性期（近期）和陈旧期（图 1 - 13）。

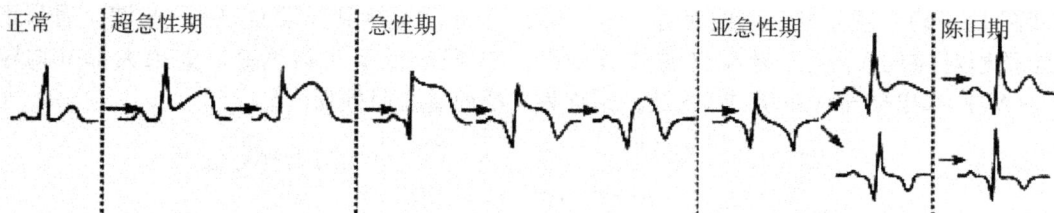

图 1 - 13 典型的急性心肌梗死的图形演变过程及分期

1. 超急性期 亦称超急性损伤期，在心肌梗死的数分钟至数小时内发生，一般在 24h 内消失。急性心肌梗死发生数分钟后，首先出现短暂的心内膜下心肌缺血，心电图上产生巨大高耸、双肢对称的 T 波，以后迅速出现 ST 段呈斜型抬高，与高耸直立 T 波相连。由于急性损伤的心肌组织存在传导延迟（急性损伤性阻滞），可见 QRS 波振幅增高，并轻度增宽，但尚未出现异常 Q 波。这些表现仅持续数小时，临床上多因持续时间太短而不易记录到。由于此期心肌处于可逆阶段，若及时发现并有效治疗，则可能避免发展为心肌梗死或缩小梗死范围。

2. 急性期 又称充分发展期，此期开始于梗死后数小时或数日，可持续到数周，心肌为透壁性缺血、损伤合并坏死改变。心电图呈现一个动态演变过程：ST 段呈弓背向上抬高，抬高显著者可与 T 波前肢融合形成单向曲线，随着心肌坏死导致面向坏死区导联的 R 波振幅降低或丢失，出现异常 Q 波或 QS 波，ST 段继而逐渐下降恢复至等电位线，同时伴有 T 波由直立开始倒置，并逐渐加深。坏死型的 Q 波、损伤型的 ST 段抬高和缺血型的 T 波倒置在此期可同时并存。

3. **亚急性期**　亦称近期，出现于梗死后数周至数月，此期以坏死及缺血图形为主要特征。抬高的 ST 段恢复至基线，缺血型 T 波由倒置较深逐渐变浅，坏死型 Q 波持续存在。

4. **陈旧期**　又称愈合期，常出现在急性心肌梗死 3~6 个月之后或更久，ST 段和 T 波恢复正常或 T 波持续倒置、低平，趋于恒定不变，可遗留病理性 Q 波。理论上异常 Q 波将持续终身。但随着瘢痕组织的缩小和周围心肌的代偿性肥大，其 Q 波可能变得很不典型，甚至消失。

需要指出：近年来，急性心肌梗死的检测水平、诊断手段及治疗技术已取得突破性进展。通过对急性心肌梗死患者早期实施有效再灌注治疗（溶栓、抗栓或介入性治疗等），已显著缩短整个病程，使得急性心肌梗死的心电图表现可不再呈现上述典型的演变过程。

（三）定位和梗死相关动脉分析

冠状动脉闭塞致心肌梗死。各部分心肌接受不同冠状动脉分支的血液供应，因此心电图图形改变常具有明显的区域特点。心肌梗死的部位主要依据异常 Q 波出现在代表心脏不同部位的相应导联上来做出判断，当异常 Q 波未出现时，也可根据 ST 段抬高或压低，以及 T 波增高或深倒置出现在哪些导联来判断。心电图的定位基本上与病理一致。前间壁梗死时，$V_1 \sim V_3$ 导联出现异常 Q 波或 QS 波（图 1－14）；前壁心肌梗死时，异常 Q 波或 QS 波主要出现在 V_3、V_4（V_5）导联；侧壁心肌梗死时在 I、aVL、V_5、V_6 导联出现异常 Q 波；如异常 Q 波仅出现在 V_5、V_6 导联称为前侧壁心肌梗死，如果异常 Q 波仅出现在 I、aVL 导联称为高侧壁心肌梗死（图 1－15）；下壁心肌梗死时，在 II、III、aVF 导联出现异常 Q 波或 QS 波（图 1－16）；正后壁心肌梗死时，V_7、V_8、V_9 导联记录到异常 Q 波或 QS 波，而与正后壁导联相对应的 V_1、V_2 导联出现 R 波增高、ST 段压低及 T 波增高。如果大部分胸导联（$V_1 \sim V_5$）都出现异常 Q 波或 QS 波，则称为广泛前壁心肌梗死。

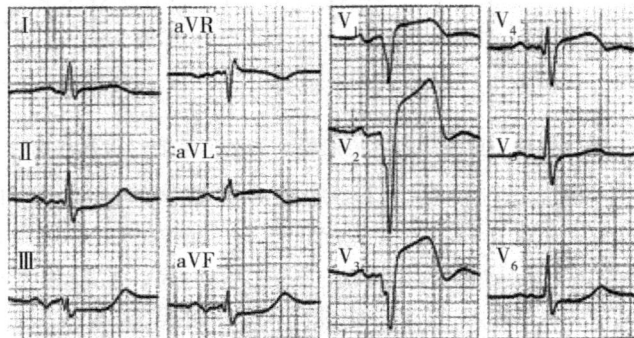

图 1－14　急性前间壁心肌梗死

由于心肌梗死的范围基本上与冠状动脉的分布一致，因此心电图确定的梗死部位可大致确定梗死相关动脉。通常情况下，前间壁或前壁心肌梗死常为左前降支（LAD）闭塞，侧壁和后壁同时梗死多为左回旋支（LCX）发生闭塞，下壁梗死多为右冠状动脉（RCA）闭塞，少数为回旋支闭塞所致；下壁梗死合并右心室梗死，往往是右冠状动脉近端发生闭塞。

在超急性期，若Ⅰ、aVL、$V_1 \sim V_4$导联ST段抬高，Ⅱ、Ⅲ、aVF导联ST段压低，提示LAD近端病变；$V_3 \sim V_6$导联ST段抬高，Ⅱ、Ⅲ、aVF导联ST段无压低，提示LAD中远段病变；Ⅱ、Ⅲ、aVF导联ST段抬高，Ⅰ、aVL导联ST段压低，提示RCA远端病变，若同时伴V_{3R}、V_{4R}导联ST段抬高，提示RCA近端病变；8个或8个以上导联ST段压低≥0.1mV，同时伴有aVR和（或）V_1导联ST段抬高，提示左主干或多支冠状动脉病变。

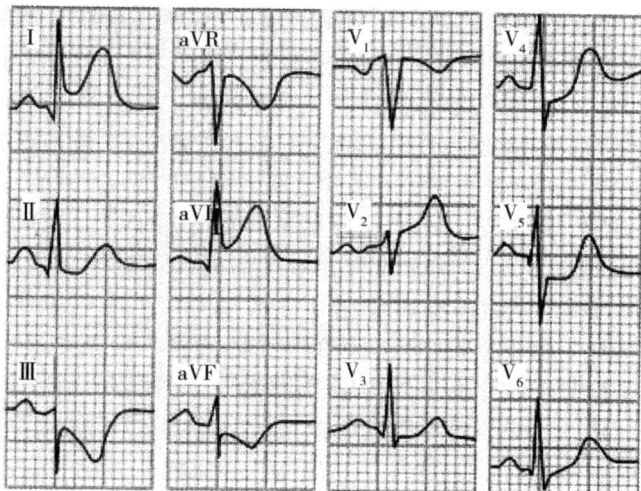

图1-15　急性高侧壁心肌梗死

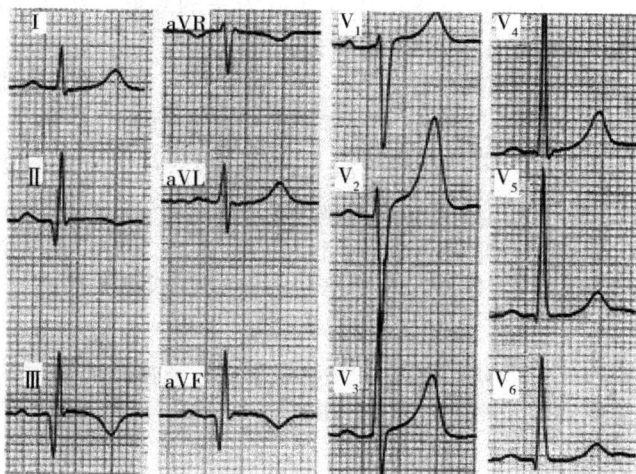

图1-16　陈旧下壁心肌梗死

（四）分类和鉴别诊断

1. Q波型和非Q波型心肌梗死　非Q波型心肌梗死过去称为"非透壁性心肌梗死"或"心内膜下心肌梗死"。在心电图上主要表现为ST段抬高或压低及T波倒置，ST-T改变可呈规律性演变，但QRS波群变化不明显，不出现异常Q波，或有等位性Q波变化（是指心肌发生梗死，但因某种原因未形成典型的病理性Q波，而产生各种特征性QRS波群的形态变化）。需要根据临床表现及其他检查指标明确诊断。近年研究发现：非Q波型梗死既可是非透壁性，亦可是透壁性。与典型的Q波型心肌梗死比较，此种不典型的心肌梗死较多见于多支冠状动脉病变，且有多次梗死的倾向。此外，多部位梗死（不同部位的梗死向量相互作用发生抵消）、梗死区位于心电图常规导联记录的盲区（如右心室、基底部、孤立正后壁梗死等）均可产生不典型的心肌梗死图形，表现为等位性 Q 波。

2. ST 段抬高和非 ST 段抬高型心肌梗死　由于急性心肌梗死的诊治技术已取得突破性进展，及早再灌注治疗成为改善心肌梗死患者预后的最重要措施。为了最大程度地改善心肌梗死患者预后，近年提出把急性心肌梗死分类为 ST 段抬高和非 ST 段抬高型梗死，并且与不稳定型心绞痛一起统称为急性冠状动脉综合征。以 ST 段改变对急性心肌梗死进行分类突出了早期干预的重要性。另外，ST 段抬高型梗死和非 ST 段抬高型梗死二者的干预对策是不同的，可以根据心电图 ST 段是否抬高而选择正确和合理的治疗方案。在做出 ST 段抬高或非 ST 段抬高型心肌梗死诊断时，应该结合临床病史并注意排除其他原因引起的 ST 段改变。临床研究发现：ST 段抬高型心肌梗死可以不出现 Q 波，而非 ST 段抬高型梗死有的可出现 Q 波。

3. 心肌梗死合并其他病变　心肌梗死合并室壁瘤时，可见抬高的 ST 段持续数月以上（ST 段抬高幅度常 ≥0.2mV，同时伴有病理性 Q 波或呈 QS 型）。心肌梗死合并右束支传导阻滞时，由于右束支传导阻滞不影响初始向量的正常除极，心室除极初始向量因此可表现出心肌梗死特征，而终末向量反映出右束支传导阻滞特点，一般不影响二者的诊断。心肌梗死合并左束支传导阻滞，由于左束支传导阻滞影响初始向量的正常除极，因此梗死图形常被掩盖，按原标准进行诊断比较困难。但是通过观察急性心肌梗死早期 ST 段的变化，仍可做出是否合并急性心肌缺血或心肌梗死的诊断。若以 R 波为主的导联，出现 ST 段抬高 ≥0.1mV；在 V_1 ~ V_3 导联出现 ST 段压低 ≥0.1mV；在以 S 波为主的导联，出现 ST 段抬高 ≥0.5mV，均提示左束支传导阻滞合并急性心肌缺血或心肌梗死。

4. 心肌梗死的鉴别诊断　Q 波的出现及 ST－T 的变化虽然是诊断心肌梗死的重要依据，但单纯的 ST 段抬高还可见于急性心包炎、变异型心绞痛、早期复极综合征等；异常 Q 波也可发生于感染或脑血管意外时，但缺乏典型演变过程，很快可以恢复正常；由于心脏横位可导致Ⅲ导联出现 Q 波，但Ⅱ导联通常正常；顺钟向转位、左室肥厚及左束支传导阻滞时，V_1、V_2 导联可出现 QS 波，但并非前间壁心肌梗死；预激综合征在某些导联上可因 δ 波的存在而酷似"Q"或"QS"波；此外，右室肥厚、心肌病、心肌炎等也可出现异常 Q 波；当异常的 Q 波、抬高的 ST 段以及倒置的 T 波同时出现，并具有一定的演变规律，这样特征性改变才可考虑急性心肌梗死。因此心电图诊断心肌梗死需结合其他临床及实验室资料，进行认真分析，根据不同的鉴别要点做出正确的诊断。

（白延涛）

第五节　心律失常心电图

正常心脏的电冲动起源于窦房结，成年人以每分钟 60 ~ 100 次的频率，规律地发出冲动，在一定时间内沿正常传导系统顺序激动心房和心室。

心律失常指由于各种原因导致心脏冲动起源部位、节律、频率以及冲动传导速度与激动顺序等任何一项的异常。

本部分将分类介绍各类心律失常的心电图特征。

（一）窦性心律失常

窦房结位于上腔静脉与右心房后壁交界处，主要由 P（起搏）细胞与 T（移行）细胞组成。窦房结的自律性最高，一般每分钟产生冲动 60～100 次，控制着整个心脏有节奏地活动，此心律称为窦性心律。心电图显示窦性 P 波在Ⅰ、Ⅱ、aVF 导联直立，aVR 导联倒置。PR 间期为 0.12～0.20s。

在窦性心律时，由于自主神经系统兴奋性变化或其内在病变，使窦房结的自律性、节律性等改变，可引起窦性心律失常，主要为窦性心动过速、窦性心动过缓、窦性心律不齐、窦性停搏、窦房传导阻滞、病态窦房结综合征等。

1. 窦性心动过速　其心电图符合窦性心律的特点，但频率≥100 次/分，即为窦性心动过速。成人频率多在 100～150 次/分之间，偶可高达 200 次/分。PR 期可较正常略短，并可与前一心搏的 T 波重叠，形成切迹，P 波不易辨认。QT 间期可随窦性周期的缩短而缩短，但 QTc 间期正常。如窦性心动过速持续过久，ST 段可轻度下移、T 波双向或倒置，这一变化在有心脏基础疾病者中更明显。窦性心动过速通常逐渐开始和终止。刺激迷走神经可减慢其频率。其心电图特征如下（图 1-17）：

（1）窦性 P 波（即Ⅰ、Ⅱ、aVF、V₅ 导联 P 波直立圆滑，aVR 导联 P 波倒置）。

（2）PR 间期 >0.12s。

（3）P 波频率≥100 次/分。

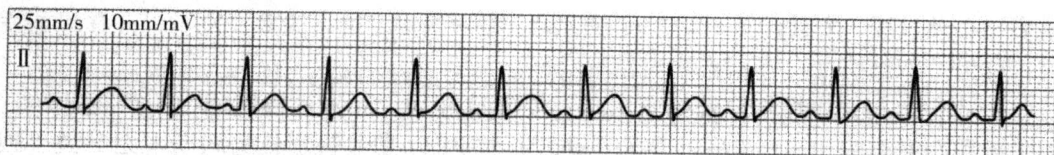

图 1-17　窦性心动过速心电图

2. 窦性心动过缓　窦性心率低于 60 次/分即为窦性心动过缓，一般为 45～59 次/分，若窦性心率 <40 次/分，则应疑为 2：1 窦房传导阻滞。其心电图特征如下（图 1-18）：

（1）窦性 P 波。

（2）PR 间期 >0.12s。

（3）P 波频率 <60 次/分；<45 次/分为严重的窦性心动过缓。

（4）常伴有窦性心律不齐或出现逸搏、干扰性房室脱节。

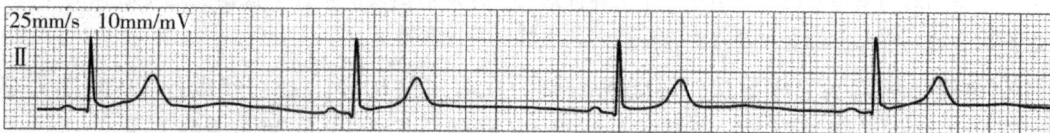

图 1-18　窦性心动过缓心电图

3. 窦性心律不齐　由于窦房结不规则发放冲动而产生节律不匀齐的心律称为窦性心律不齐。可分为以下几类：呼吸性窦性心律不齐、非呼吸性窦性心律不齐、窦房结内游走节律、心房内游走节律等。主要心电图特征（图 1-19）：

（1）窦性心律。

（2）PP 间期相差 >0.12s。

（3）PR 间期 >0.12s。

（4）不同类型窦性心律不齐可有各自心电图特点：

1）呼吸性窦性心律不齐：心律不齐随呼吸周期性变化，由于呼吸时心脏解剖位置改变，P 波形态可轻微变化。

2）非呼吸性窦性心律不齐：窦性心律不齐与呼吸无关。

3）窦房结内游走心律：同一导联 P 波形态、振幅及 PR 间期可略有变化，但 P 波不会倒置。

4）心房内游走节律：同一导联至少有 3 种形态的 P 波，往往缺乏主导心律，P 波形态、大小、方向及 PR 间期随其起搏点位置改变而变化。

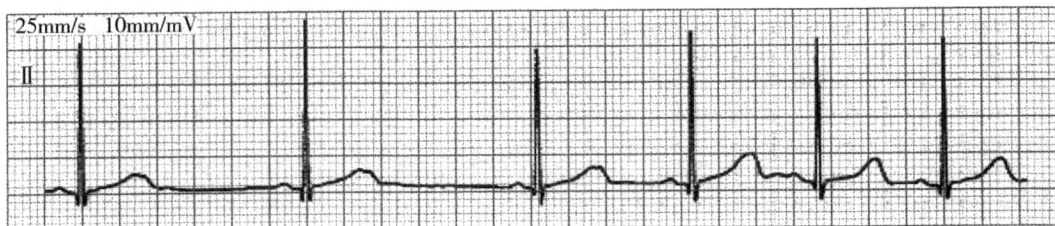

图 1-19　窦性心律不齐心电图

4. 病态窦房结综合征　病态窦房结（病窦）综合征是由窦房结病变导致功能减退，产生多种心律失常的综合表现。患者可在不同时间出现一种以上的心律失常。心电图可表现为严重窦性心动过缓、窦性停搏、窦房传导阻滞、慢-快综合征，少数严重者可并存房室传导阻滞，称为"双结病变"型病态窦房结综合征。

（1）窦性停搏：窦性停搏是指窦房结不能发放冲动，导致一段时间内不产生冲动，心房无除极和心室无搏动。心电图表现为：在较正常 PP 间期显著延长的间期内无 P 波（或 P 波与 QRS 波群）产生，长的 PP 间期与基础窦性 PP 间期无倍数关系。长间歇后可出现结性或室性逸搏，如窦性停搏时间过长，可出现交界性或室性自主心律（图 1-20）。

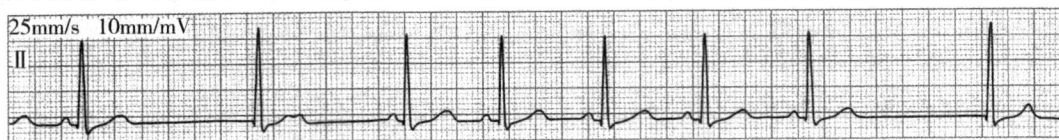

图 1-20　窦性停搏心电图

第一个搏动后为窦性停搏，后出现一个交界性逸搏，停搏后出现的窦性 P 波落在逸搏心律的 T 波上未能下传，第七个搏动后亦为窦性停搏，并出现交界性逸搏

1）窦性停搏需与二度窦房传导阻滞鉴别：二度窦房传导阻滞长间歇的 PP 间期为窦性 PP 间期的 2 倍或 3 倍，而窦性停搏的长间歇 PP 间期与基础 PP 间期无倍数关系。

2）窦性停搏与三度窦房传导阻滞鉴别：窦性停搏与三度窦房传导阻滞在体表心电图上无法区分。

（2）窦房传导阻滞：窦房传导阻滞指窦房结冲动传导至心房时发生延缓或阻滞。按照阻滞程度，理论上应分为三度。由于体表心电图无法显示窦房结的电活动，故一度窦房传导阻滞无法显示，而三度窦房传导阻滞无法与窦性停搏鉴别。只有二度窦房传导阻滞能在心电图上表现出来。

1）二度 I 型窦房传导阻滞：又称文氏阻滞，心电图表现为 PP 间期进行性缩短，直至出现一次长 PP 间期，该长 PP 间期短于基础 PP 间期的两倍（图 1-21）。

2）二度Ⅱ型窦房传导阻滞：PP 间期恒定，后出现一个长 PP 间期，为基本 PP 间期的整数倍（图 1-22）。

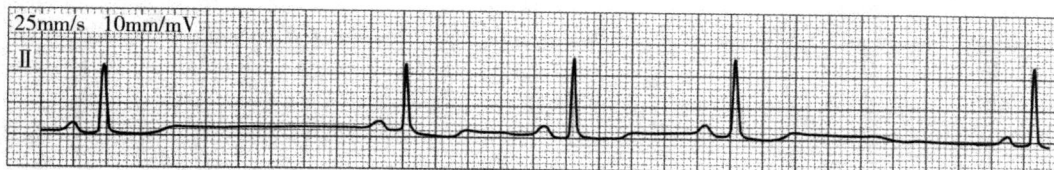

图 1-21　二度 I 型窦房传导阻滞

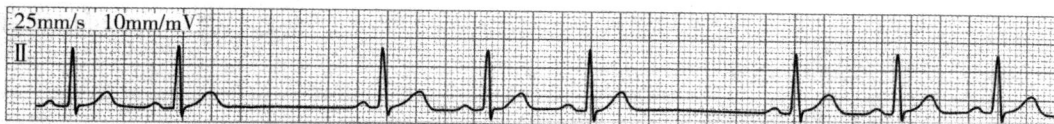

图 1-22　二度Ⅱ型窦房传导阻滞

（3）慢-快综合征：许多病窦综合征表现为在缓慢心律失常基础上出现多种快速性心律失常，如阵发性室上性心动过速、房性心动过速、心房扑动、心房颤动。心电图表现为心动过缓与心动过速交替出现，称为慢-快综合征，即心动过缓-心动过速综合征（图 1-23）。

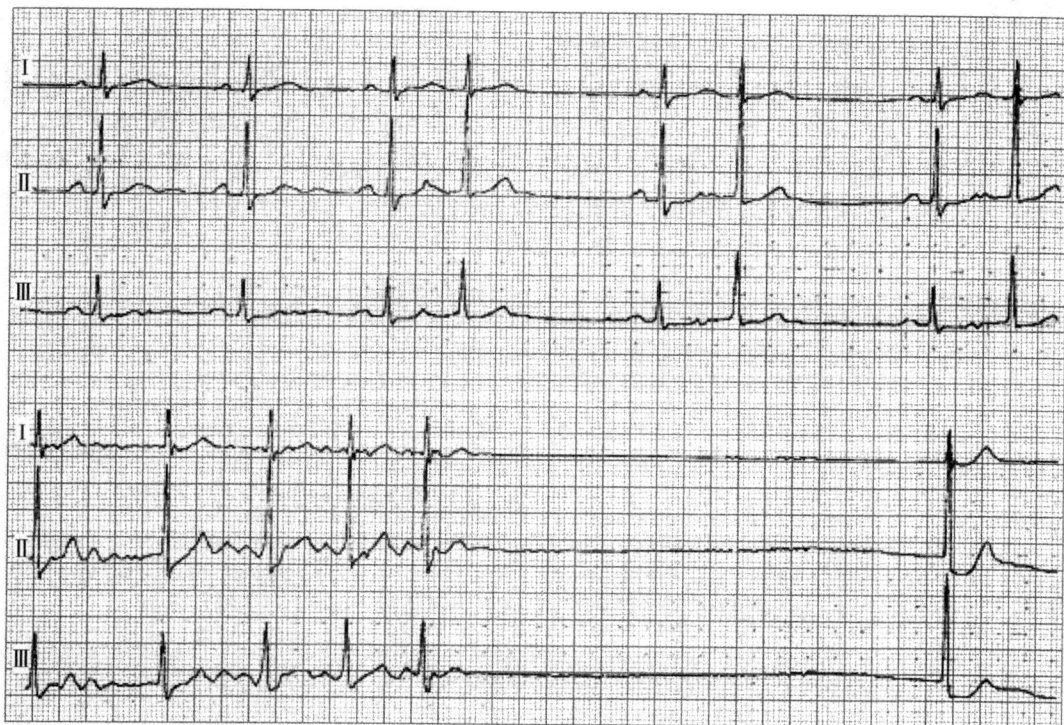

图 1-23　慢-快综合征心电图

（二）房性心律失常

由心房发出的异位性激动而引起的心律失常，为房性心律失常。房性心律失常主要包括房性期前收缩、房性心动过速、心房扑动和心房颤动。

1. 房性期前收缩　房性期前收缩，即房性早搏，是早于基础心律（多为窦性心律）而提前出现的房性异位搏动。可起源于窦房结以外心房的任何部位。心电图特征为（图1-24）：

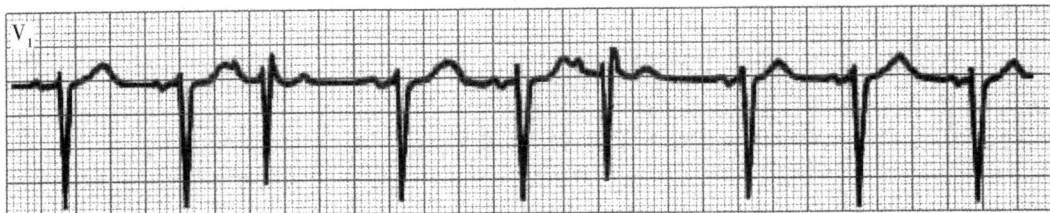

图1-24　房性期前收缩心电图

（1）提前出现P′波，其形态与窦性P波不同，可以直立，也可以倒置，也可以隐藏在前一次正常窦性激动的T波里。

（2）一般PR间期≥0.12s。

（3）P′波下传的QRS波群多数和正常窦性QRS波群形态完全一样；少数因室内差异性传导而变形；个别因房性期前收缩未下传，P′波后无QRS波群。

（4）多数期前收缩后代偿间歇不完全，即期前收缩前后两个周期之和（即偶联间期加代偿间期）小于两个窦性心动周期之和，其发生是由于提前的房性激动侵入窦房结使之提前激动所致。

（5）房性期前收缩可呈二联律、三联律。

2. 房性心动过速　房性心动过速为连续发生3个或3个以上的快速心房激动，频率多为120～220次/分，简称房速。房速的发生机制多为房内折返、自律性增强和触发活动，房速的起源部位涉及病变心房肌、特殊解剖部位（如心耳、肺静脉口部）、手术瘢痕或补片，可有一个或多个起源。心电图特征为（图1-25）：

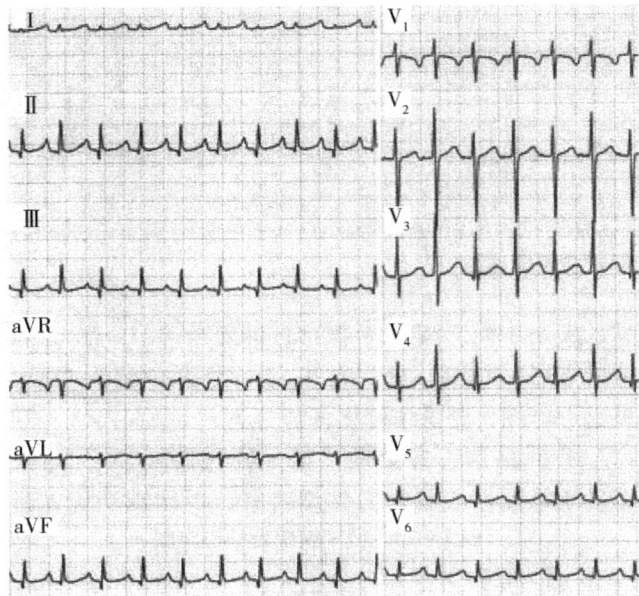

图1-25　右心耳起源的房速

（1）P'波形态：房速时 P'波形态与异位起搏点的位置密切相关，可根据 P'波形态初步判断其起源部位：

1）单源性房速：其 P'波形态类同。P'波形态与窦性 P 波相似，提示房速起源点接近窦房结；Ⅰ、aVL 导联 P'波负向，提示房速起源于左房；V₁ 导联 P'波负向，提示房速起源于右房；Ⅱ、Ⅲ、aVF 导联的 P'波直立或倒置，提示房速起源于心房上部或下部。

2）多源性房速：其 P'波形态有 2 种或 2 种以上，各型 P'波频率或间期不同，当 P'波形态有 3 种或 3 种以上时，称为紊乱性房速。

（2）PR 间期 ≥0.12s，当房速频率较快或并存房室传导障碍时，PR 间期 ≥0.20s 或出现不同比例的房室传导阻滞。

（3）QRS 波群形态和时限多正常。

（4）房速的节律：

1）自律性房速：发作起始时，心动过速的频率呈逐渐增快的"温醒"现象，而心动过速终止时，心动过速的频率可呈逐渐减慢的"冷却"现象。刺激迷走神经、静脉注射腺苷不能终止心动过速。

2）折返性房速、触发性房速：心动过速的发作呈突发突止，刺激迷走神经、静脉注射腺苷可终止心动过速。与自律性房速不能通过体表心电图鉴别。

3. 心房扑动 心房扑动，简称房扑，是一种心房激动频率达 250～350 次/分的快速性房性心律失常。可呈阵发性或持续性发作，若与心房颤动交替出现称为不纯性房扑。

房扑的电生理机制是心房内的折返，根据折返的部位及方向等，可将房扑分为峡部依赖性房扑和非峡部依赖性房扑。峡部依赖性房扑为右心房内围绕三尖瓣环逆钟向或顺钟向的大折返，其折返的缓慢传导区为位于右心房的下腔静脉口至三尖瓣环之间的峡部，体表心电图表现为典型房扑，典型房扑以逆钟向折返常见，称为常见型房扑（图 1-26）；顺钟向折返称为少见型房扑。而非峡部依赖性房扑是指折返环不经过"峡部"的房扑，折返环可围绕右心房内的瘢痕组织、房间隔膜部、手术切口或位于左心房，体表心电图大多表现为非典型房扑的特点。房扑的心电图特点为：

（1）典型房扑：窦性 P 波消失，代之以振幅、间期较恒定的房扑波，频率为 250～350 次/分，房扑波首尾相连，呈锯齿状，房扑波之间无等电位线。

1）常见型房扑：房扑波在下壁导联（Ⅱ、Ⅲ、aVF）呈负向（即下降支平缓、上升支陡直）；在 V₁ 导联呈正向，V₆ 导联负向；Ⅰ 导联扑动波不明显。

2）少见型房扑：下壁导联为正向带切迹的扑动波，较圆钝或呈波浪样，凸面向上；V₁ 导联呈负向，V₆ 导联正向。

房扑波的传导比例很少变动，常以 2：1 向心室传导，心室率约为 150 次/分，也可由其他比例或不等比例传导，可引起心室律不规则，极少数情况出现房扑 1：1 下传心室，可引起 300 次/分或 300 次/分以上的心室率。房扑下传的 QRS 波多为正常，当并存功能性束支传导阻滞或心室预激时，QRS 波可宽大畸形。

（2）非典型房扑：非典型房扑亦具有房扑波，且形态恒定，但不同于典型房扑。不纯性房扑的房扑波频率较快，多在 350 次/分以上，传导比例不固定，心室律不规整，短期内可转化为心房颤动。

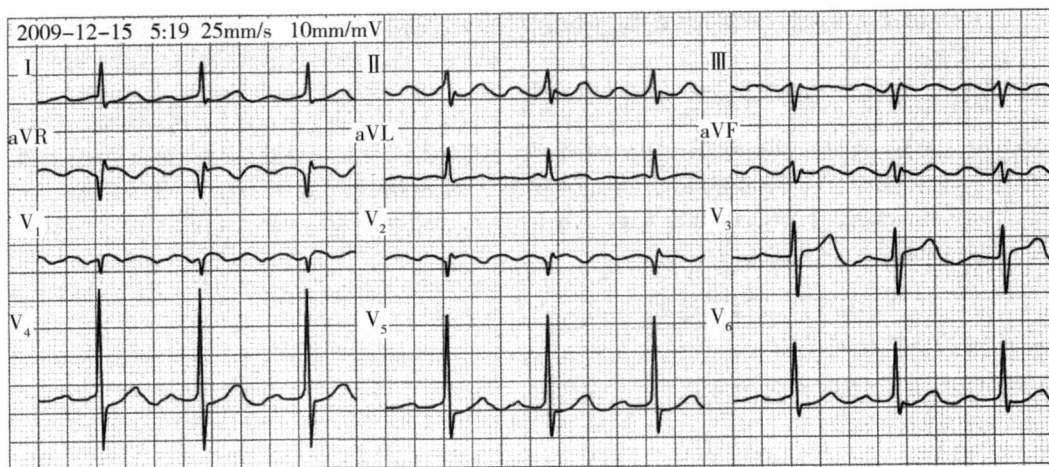

图 1-26　右房峡部依赖的逆钟向房扑

4. 心房颤动　心房颤动，简称房颤，是最常见的心律失常之一，是由心房主导折返环引起许多小折返环导致的心房律紊乱。其心电图特点为：

（1）各导联上窦性 P 波消失，代之以形态各异、大小不同、间隔不等的心房颤动波（f 波），频率为 350~600 次/分，在Ⅱ、V₁ 导联中容易辨认。根据心电图 f 波粗细可将房颤分为：

1）粗波型心房颤动：指 f 波的振幅 >0.1mV。多见于风湿性心脏病二尖瓣狭窄、甲状腺功能亢进性心脏病、心房扑动转为心房颤动的过程中。此型对药物、电复律的反应好，疗效佳，复发率低。

2）细波型心房颤动：指 f 波的振幅 ≤0.1mV。多见于病程较长的风湿性心脏病、冠心病等患者。此型对药物、电击复律反应差，疗效差，复发率高。

3）扑动性心房颤动：即不纯性扑动（同上）。

（2）QRS 波形态、振幅与窦性心律基本相同，或伴有室内差异性传导，但振幅变化较大，彼此不等。

（3）RR 间期绝对不匀齐。

（三）房室交界区心律失常

房室交界区心律失常是发生在房室结及其周围组织的心律失常，一般分为房室交界区期前收缩、交界区逸搏与逸搏心律、非阵发性交界区心动过速及与房室交界区相关的折返性心动过速四种类型。

1. 房室交界区期前收缩　房室交界区期前收缩是早于基础心律（多为窦性心律）而提前出现的房室交界区的异位搏动。其心电图特征为（图 1-27）：

（1）提前出现的逆行 P 波（Ⅱ、Ⅲ、aVF 导联倒置，aVR 导联直立）或 QRS 波群。QRS 波群多数和正常窦性 QRS 波群形态完全一样，少数因室内差异性传导而变形。

（2）逆行 P 波和 QRS 波群的关系有六种可能，以前三种为常见。

1）逆行 P 波位于 QRS 波群之前，则 PR 间期 <0.12s。

2）逆行 P 波位于 QRS 波群之后，则 RP 间期 <0.20s。

3）逆行 P 波埋于 QRS 波群之中。

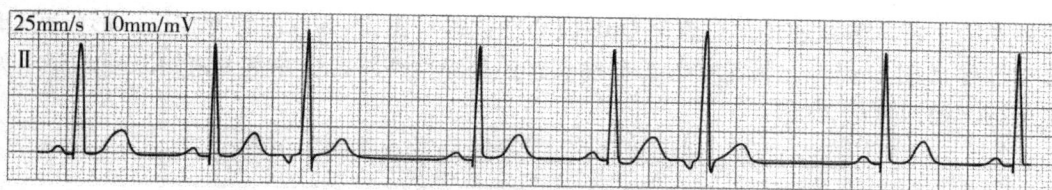

图 1 - 27 房室交界区期前收缩心电图

4）房室交界区期前收缩下传速度过慢，PR 间期≥0.12s 或未下传，只有逆行 P 波，无 QRS 波群。与心房下部期前收缩难以鉴别，多误诊为房性期前收缩。

5）房室交界区期前收缩上传速度过慢，RP 间期≥0.20s 或未上传，只有 QRS 波群，无逆行 P 波

6）房室交界区期前收缩既未下传形成 QRS 波群也未上传形成逆行 P 波，但可能影响下一次激动的传导，多误诊为房室传导阻滞。

（3）代偿间歇以完全性多见。所谓完全性代偿间歇，即期前收缩前后两个周期之和等于两个窦性心动周期之和，其发生是由于房室交界区期前收缩未侵入窦房结，其节律未被打乱之故。

2. 交界区逸搏与逸搏心律　交界区逸搏与逸搏心律是由于窦房结冲动频率减慢低于房室交界区潜在起搏点的频率或传导障碍，窦房结冲动不能抵达起搏点部位，潜在起搏点除极产生逸搏。心电图特点为（图 1 - 28）：

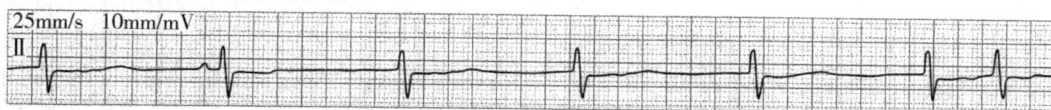

图 1 - 28 交界区心律心电图

长于正常 PP 间期的间歇后出现一个正常的 QRS 波群，此时因潜在起搏点发放的冲动诱发的逆行 P 波可以缺失或位于 QRS 波群之前或之后。另外，亦可见未下传心室的窦性 P 波。

当房室交界区逸搏连续发生形成节律，即房室交界区心律，它的节律相对匀齐，比窦房结的频率缓慢，一般为 40 ~ 60 次/分。

3. 非阵发性房室交界区心动过速　非阵发性房室交界区心动过速是由于房室交界区的自律性增加或形成触发活动，而引起的一种呈短阵或持续发作的心动过速。其心电图特征是（图 1 - 29）：

心动过速发作起始与终止时心率逐渐变化，心率 70 ~ 150 次/分或更快，节律规整，QRS 波群正常，逆行 P 波可出现在 QRS 波之前，此时 PR 间期 <0.12s，但多重叠在 QRS 波之中或之后，此时 RP 间期 <0.20s。当心动过速的频率与窦性心律的频率接近时，由于心室的激动可受到交界区或窦房结的交替控制，可发生干扰性房室分离。

4. 阵发性房室折返性心动过速　阵发性房室折返性心动过速是由旁路前传或逆传，心房、心室及正常房室传导系统均参与折返的一种室上性心动过速（室上速），约占室上速的 50%。房室旁路分为显性房室旁路、隐匿性房室旁路，显性房室旁路具有前传功能，可在心电图上表现出预激波。隐匿性房室旁路没有前传功能，只有逆传功能。

按照折返方向可分为顺向型房室折返性心动过速和逆向型房室折返性心动过速。前者是

由传导系统下传，旁路逆传，形成窄 QRS 波心动过速（图 1 – 30）；后者相反，形成宽 QRS 波心动过速（图 1 – 31）。无论平时是显性旁路还是隐性旁路，合并室上速均以顺向型多见，发生率约为逆向型的 20 倍。

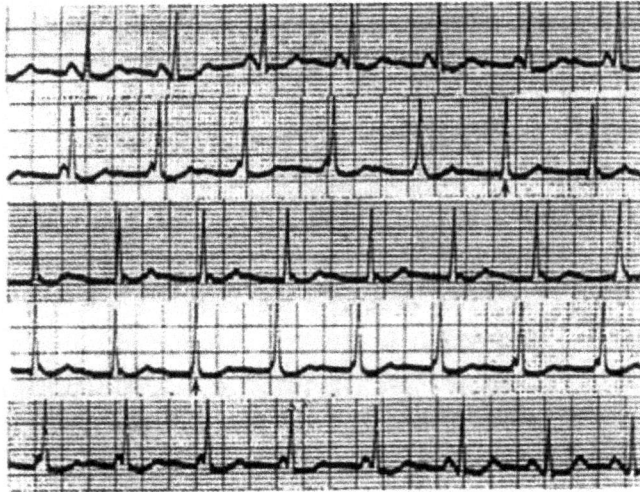

图 1 – 29 非阵发性房室交界区心动过速

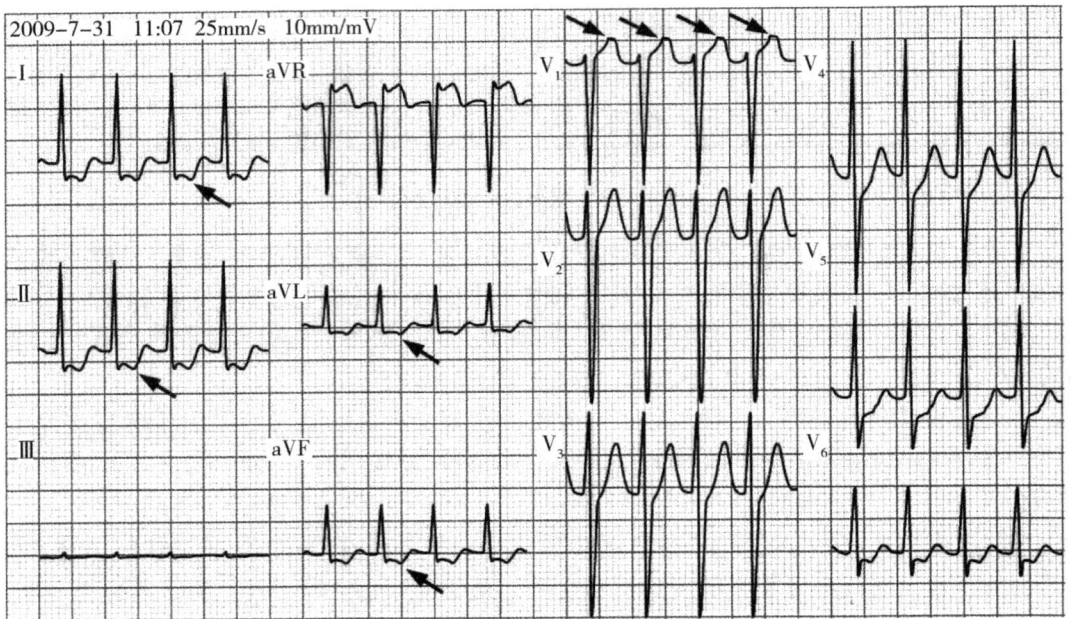

图 1 – 30 顺向型房室折返性心动过速

（1）顺向型房室折返性心动过速：

1）心率为 150 ~ 240 次/分：大多 ≥200 次/分，突发突止。

2）P′波：起始的房性 P′波与心动过速期间的 P′波形态不同，也肯定不同于窦性 P 波。心动过速时心房与心室不可能同时激动，逆行 P′波发生在心室激动完成之后，故 P′波总在 QRS 波之后出现，RP间期 ≥70ms。RP间期/PR 间期 <1，P′波在 Ⅱ、Ⅲ、aVF 导联上倒置。

3）适时的房性期前收缩或室性期前收缩或电刺激可诱发及终止发作。

4）38%患者可出现 QRS 波电交替现象。

5）在同次发作中可出现正常 QRS 波形，也可出现束支传导阻滞的 QRS 波形。

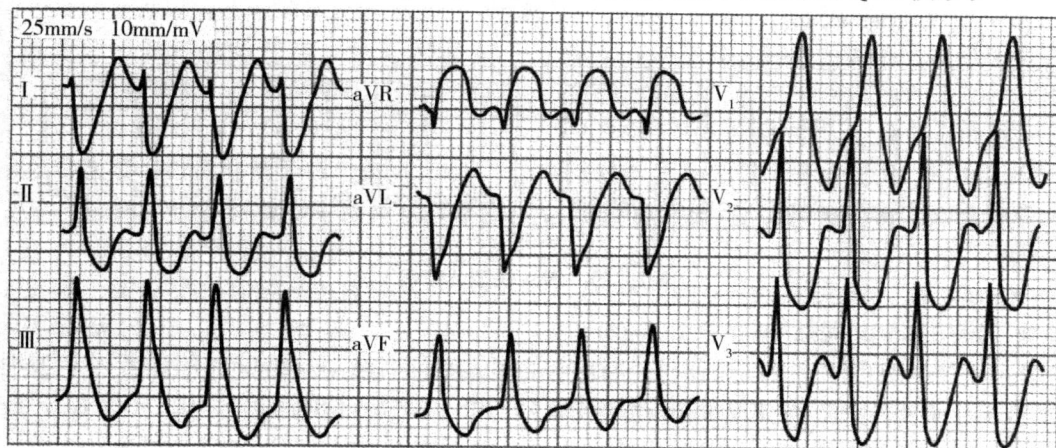

图 1-31 逆向型房室折返性心动过速

6）心房、心室、房室传导系统及旁路是构成折返环的必需部分，因此，心动过速发作时始终保持 1：1 房室关系。

7）显性预激旁路所致顺向型房室折返性心动过速者，当心动过速发作时 δ 波消失，不发作时呈现典型预激综合征，PR 间期短，宽 QRS 波形，有 δ 波。

（2）逆向型房室折返性心动过速：

1）心率为 150～250 次/分，多为 200 次/分左右，绝对整齐。

2）逆行 P'波出现在 QRS 波后，位于 RR 间期的前半部分。

3）QRS 波宽大畸形呈完全性预激图形，时间＞0.12s，多为 0.14s 左右，呈宽 QRS 心动过速。

（3）多条房室旁路折返性心动过速（图 1-32）：

1）窦性心律时心房激动经不同旁路下传心室引起电轴改变，图形各异。

2）发作性前传与逆传型房室折返性心动过速交替出现时，因折返途径变动，心动周期呈现不一致性。

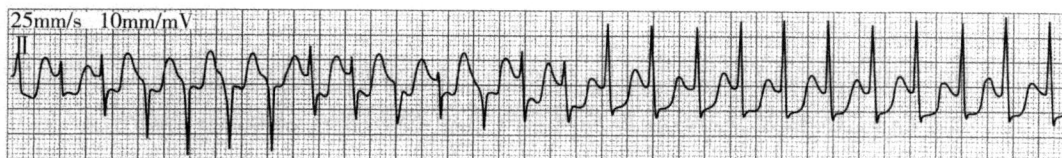

图 1-32 多条房室旁路折返性心动过速

5. 阵发性房室结折返性心动过速 阵发性房室结折返性心动过速（AVNRT）占室上速的 40%左右。其电生理基础是房室结内存在着功能性纵行分离的两条不同性能的传导径路，即房室结双径路（房室结内也可存在多径路）。慢－快型 AVNRT 又称典型 AVNRT，成年人最常见，约占 AVNRT 的 90%，系慢径路前传，快径路逆传。快－慢型 AVNRT（fast－slow form AVNRT）又称非典型 AVNRT 或罕见型 AVNRT，特点是快径路前传、慢径路逆传，即慢径路不应期反而比快径路更长。非典型 AVNRT 的心房逆传激动顺序与典型的 AVNRT 不同，心房最早激动处常在冠状静脉窦口。很少见，只占房室结折返性心动过速的5%～10%。

（1）慢－快型 AVNRT（图1－33）：

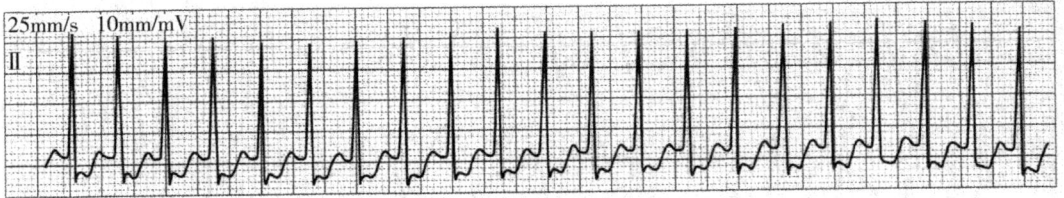

图1－33　慢－快型 AVNRT

1）突然发作，突然终止。

2）P'波呈逆行性：心动过速时，心房与心室几乎同时激动。约66%的患者因 P'波埋在 QRS 波群中而见不到，约30%的患者 P'波紧随 QRS 波之后（R 后 P'），RP' < P'R，P'波在 Ⅱ、Ⅲ、aVF 导联倒置，在 aVR 导联直立。部分病例在 V₁ 导联 QRS 波终末部有小 r 波，实为 P 波的一部分。

3）QRS 波形正常，频率为140～220次/分，发作时大多为150～160次/分，多在200次/分以下，节律规则。

4）诱发心动过速发作起始的房性期前收缩是经慢径路下传，所以 AVNRT 的第1个心搏的 PR 间期延长，即显示有双径路特征。

5）适时的房性期前收缩或电刺激可诱发及终止 AVNRT 发作，窦性期前收缩、交接区期前收缩、室性期前收缩也可诱发（少数情况下）。

（2）快－慢型 AVNRT（图1－34）：

1）P'波：由于激动沿慢径路逆传速度慢，所以逆行 P'波在前一心动周期的 T 波之后，下一个 QRS 波之前。体表心电图容易辨认。P'波在 Ⅱ、Ⅲ、aVF 导联倒置或呈双向，在 aVR、V₁ 导联直立。

2）RP 间期 >70ms，P'R < RP'，RP' > 1/2RR。

3）QRS 波多呈室上性：少数伴束支传导阻滞，QRS 波也可呈宽大畸形。RR 间期规则，心律绝对整齐。心率为100～150次/分。

（四）预激综合征

预激是一种房室传导的异常现象，冲动经附加通道下传，提早兴奋心室的一部分或全部，引起部分心室肌提前激动。有预激现象者称为预激综合征（preexcitation syndrome）或 WPW（Wolf－Parkin－son－White）综合征，常合并阵发性室上性心动过速发作。预激是一种较少见的心律失常，诊断主要靠心电图。其心电图特点为：

1. 窦性心律时

（1）房室旁路典型预激表现：①窦性心搏的 PR 间期（实质上是 P－δ 间期）缩短至0.12s 以下，大多为0.10s；②QRS 波时限延长达0.11s 以上；③QRS 波群起始部粗钝，与其余部分形成顿挫，即所谓的预激波（delta 波）；④继发性 ST－T 波改变，与 QRS 波群主波方向相反（图1－34）。

上述心电图改变尚可分为 A、B 两型。A 型的预激波和 QRS 波群在 V₁ 导联均向上，而 B 型 V₁ 导联的预激波和 QRS 波群的主波则均向下；前者提示左室或右室后基底部心肌预激，而后者提示右室前侧壁心肌预激。

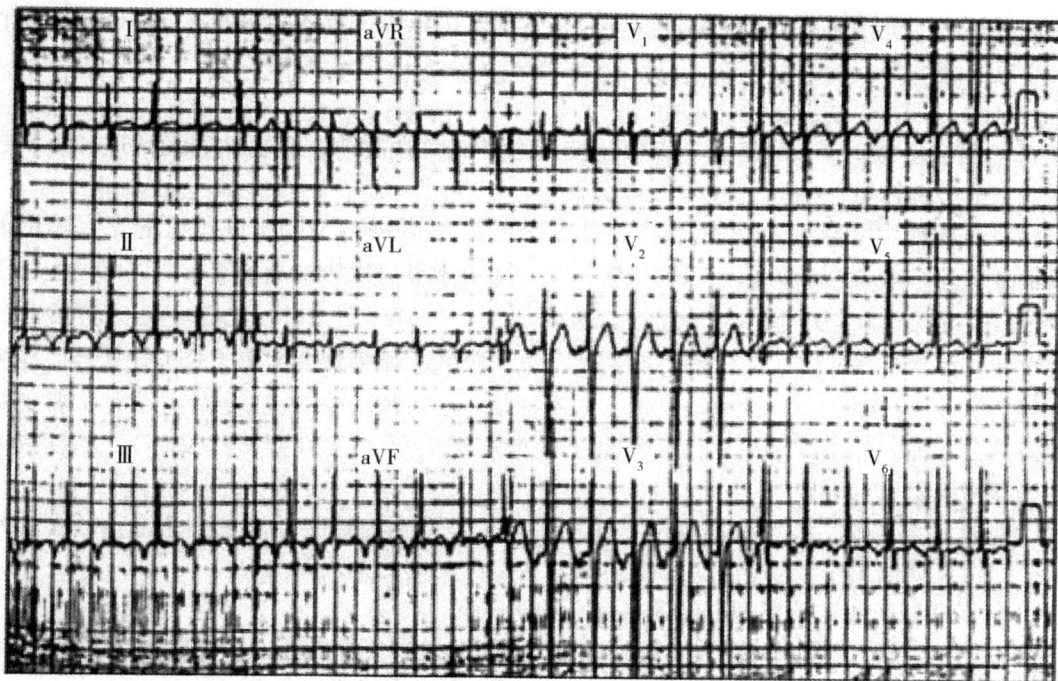

图 1-34　快-慢型 AVNRT

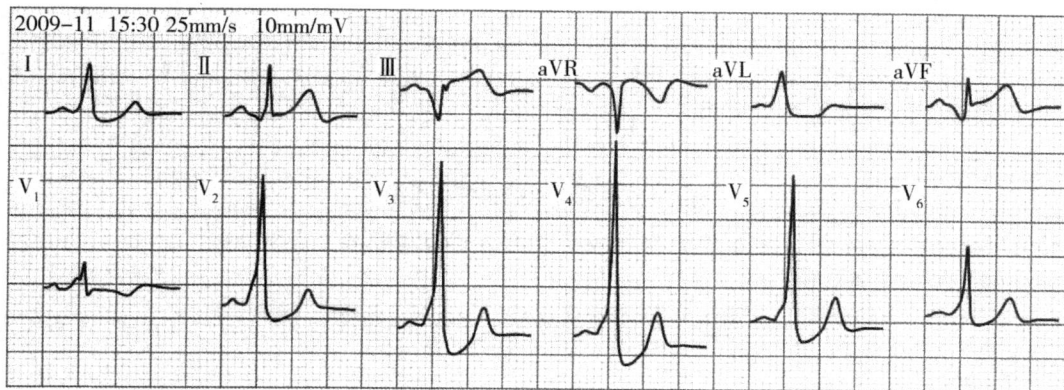

图 1-35　心室预激心电图

（2）房结、房希旁路：①PR 间期少于 0.12s，大多在 0.10s；②QRS 波群正常，无预激波。这种心电图表现又称为短 PR、正常 QRS 综合征或 LGL（Lorn-Ganong-Levine）综合征。

（3）结室、束室连接：PR 间期正常，QRS 波群增宽，有预激波。

2. 房室折返性心动过速　预激综合征合并的心动过速 80% 为房室折返性心动过速，分为顺向型（房室结前传，旁路逆向传导）和逆向型（旁路前传，房室结逆传）。心电图表现前文已述。主要的不同在于 QRS 波形态：顺向型房室折返性心动过速 QRS 波群形态和时限正常，但可伴有室内差异性传导而出现宽 QRS 波群；逆向型房室折返性心动过速 QRS 波群增宽、畸形，易与室性心动过速混淆，应注意鉴别。

3. 房扑、房颤　预激综合征发作的心动过速中房颤占 15% ~ 30%，房扑占 5%。当显性房室旁路并发房扑和房颤时，冲动除经过正常房室传导系统激动心室外，可经旁路下传心室，心电图表现为：

（1）具有房扑、房颤的基本心电图特点。

（2）房扑多为 2 : 1 房室传导，QRS 波形态类似窦性心律，但更加宽大畸形；极少数出现 1 : 1 房室传导，心室率达 300 次/分。

（3）房颤时 QRS 波节律明显不等，可出现正常 QRS 波与不同程度预激的宽大畸形的 QRS 波并存或交替，部分房室旁路传导能力强，心室率可以极快，甚至蜕变成室颤。

（五）室性心律失常

室性心律失常指起源于心室的心律紊乱，是常见的心律失常，主要表现为快速性心律失常，包括室性期前收缩、室性心动过速、心室扑动、心室颤动等。缓慢性室性心律失常如室性逸搏，常不独立发生，往往并存于窦性心动过缓（窦缓）、窦性停搏（窦停）、高度或完全性房室传导阻滞。

1. 室性期前收缩　室性期前收缩，简称室早，是指在窦性激动尚未到达之前，自心室中某一起搏点提前发生激动，引起心室除极，为最常见的心律失常之一。

（1）室性期前收缩的典型心电图特点（图 1 - 36）：

1）提早出现的 QRS - T 波群：其前没有与其有关的异位 P 波。

2）QRS 波群宽大畸形：粗钝或有切迹，时间一般大于或等于 0.12s。

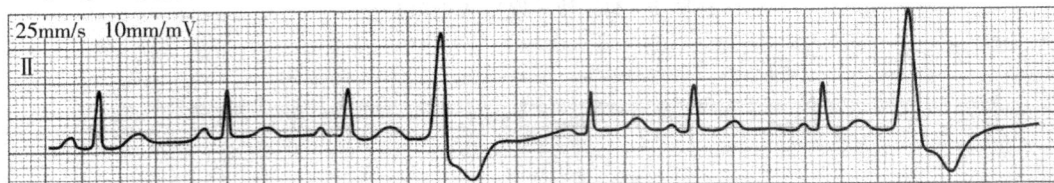

图 1 - 36　室性期前收缩心电图

3）T 波方向常与 QRS 波主波方向相反：为继发性 T 波改变。

4）有完全性代偿间歇。

5）如为同一异位兴奋灶引起的室性期前收缩：则室性期前收缩与前一个心搏有固定的联律间期（配对间期）。

（2）室性期前收缩的特殊类型：

1）室性期前收缩呈规律的联律出现：如在几个窦性节律后固定出现一个室性期前收缩称为期前收缩呈联律。其联律间期固定。如每个窦性节律后出现一个室性期前收缩称为室性期前收缩二联律，如两个窦性节律后出现一个室性期前收缩，称为室性期前收缩三联律，以此类推，但必须连续出现 3 组。

2）间位性室性期前收缩：亦称插入性室性期前收缩，表现为两个窦性心律之间出现一个室早，其后无代偿间歇。

3）室性期前收缩连发：是指两个室性期前收缩连续出现，心电图上这两个室性期前收缩的形态可略有不同。若 3 个室性期前收缩连续发生则称为短阵室性心动过速（非持续性室性心动过速）。

4）R – on – T 现象（R – on – T 综合征）：发生于收缩早期的室性期前收缩出现在前一心动周期的 T 波上，在 T 波波峰或前肢或后肢，发生在心室复极不完全、心室处于易反复激动的易损期。

5）多源性室性期前收缩（multifocalVPB）：是指 2 个或 2 个以上的心室异位起搏点引起的室性期前收缩。心电图特点：在同一导联中有 2 个或 2 个以上的 QRS 波群形态不同的室性期前收缩，联律间期不固定。

6）多形性室性期前收缩：是指在同一导联中所出现的室性期前收缩其 QRS 波振幅、形态互不相同，但联律间期相同。

2. 室性心动过速 室性心动过速，简称室速，是起源于希氏束分叉以下的连续 3 个或 3 个以上的快速心室激动，频率多为 100 ~ 250 次/分，其心电图特征为（图 1 – 37）：

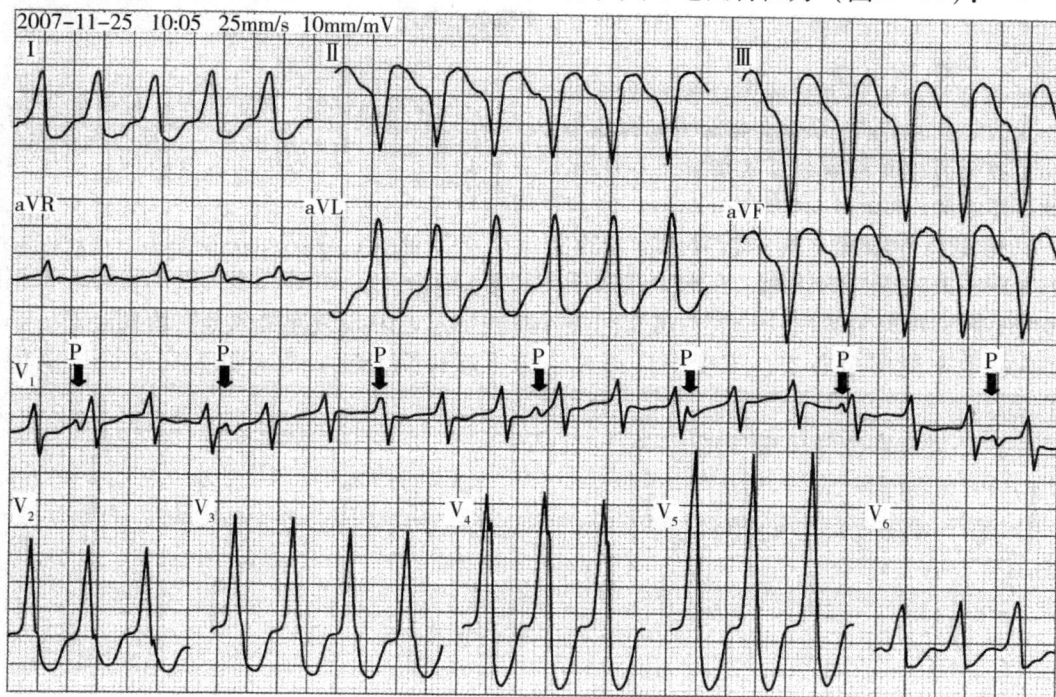

图 1 – 37 室性心动过速心电图

RR 间期的整倍数，联律间期不相等。

3. 心室扑动、心室颤动 心室扑动和心室颤动简称室扑和室颤，是指心室发生快速无序的激动，致使心室规律有序的激动和舒张功能消失，均为功能性的心脏停搏，是致死性心律失常。

（1）心室扑动：无法分辨 QRS 波群、ST 段与 T 波，代之为波幅大而规则的正弦图形，频率 180 ~ 300 次/分（图 1 – 38）。

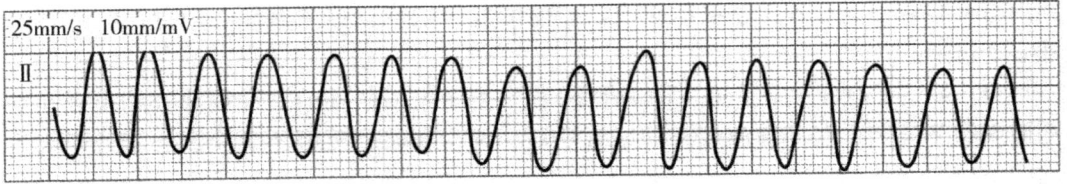

图1-38 心室扑动心电图

（2）心室颤动：无法分辨 QRS 波群、ST 段与 T 波，代之为波形、振幅与间距均极不规则的心室颤动波，频率150~500 次/分（图1-39）。

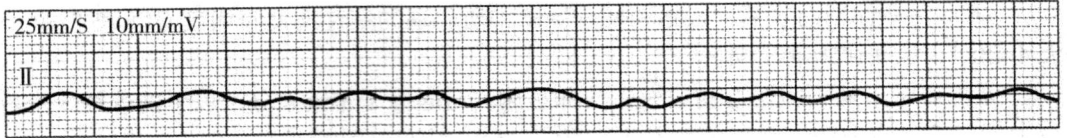

图1-39 心室颤动心电图

（六）传导阻滞

冲动在心脏传导系统的任何部位的传导均可发生减慢或阻滞。发生在窦房结和心房之间，称为窦房传导阻滞，已于前述；发生在心房和心室之间，称为房室传导阻滞；发生在心房内，称为房内阻滞；发生在心室内，称为室内阻滞。

1. **房室传导阻滞** 房室传导阻滞是指窦房结发出冲动：在从心房传到心室的过程中，由于生理性或病理性的原因，在房室连接区受到部分或完全、暂时或永久性的阻滞，根据阻滞程度不同，可分为3度：一度为房室间传导时间延长，但心房冲动全部能传到心室；二度为部分冲动不能传至心室；三度则全部冲动均不能传至心室，故又称为完全性房室传导阻滞。

（1）一度房室传导阻滞（图1-40）：

1）PR 间期 >0.20s。

2）每个 P 波后，均有 QRS 波群。

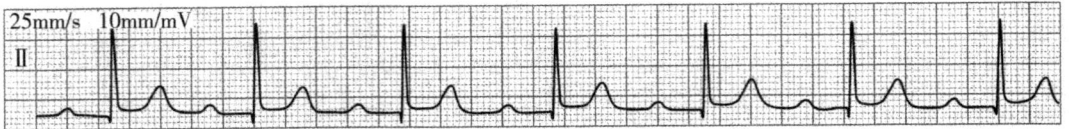

图1-40 一度房室传导阻滞

（2）二度房室传导阻滞：部分心房激动不能传至心室，一些 P 波后没有 QRS 波群，房室传导比例可能是 2：1、3：2、4：3……二度房室传导阻滞可分为两型，Ⅰ型又称文氏现象，或称莫氏Ⅰ型，Ⅱ型又称莫氏Ⅱ型。

1）二度Ⅰ型房室传导阻滞 – 文氏现象（图1-41）：①PR 间期逐渐延长，直至 P 波受阻与心室脱漏，这种现象周而复始，称为文氏周期；②RR 间期逐渐缩短，直至 P 波受阻；③包含受阻 P 波的 RR 间期比两个 PP 间期之和为短。

2）二度Ⅱ型房室传导阻滞 – 莫氏Ⅱ型（图1-42）：①PR 间期固定，可正常或延长；②QRS 波群有间期性脱漏，阻滞程度可经常变化，可为 1：1、2：1、3：1、3：2、4：3 等，下传的 QRS 波群形态正常或呈束支传导阻滞图形。

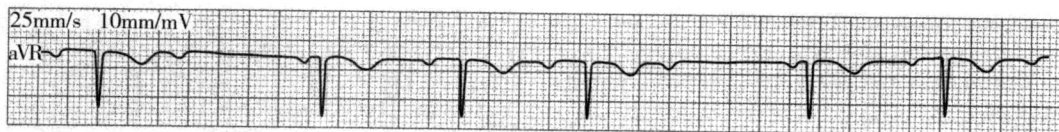

图1-41　二度Ⅰ型房室传导阻滞

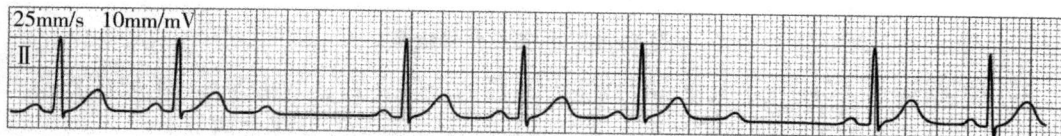

图1-42　二度Ⅱ型房室传导阻滞

一度和二度Ⅰ型房室传导阻滞，阻滞部位多在房室结，其 QRS 波群不增宽；二度Ⅱ型房室传导阻滞，其阻滞部位多在希氏束以下，此时 QRS 波群常增宽。

二度房室传导阻滞中，连续3个或3个以上的 P 波不能下传者称为高度房室传导阻滞，是介于二度和三度房室传导阻滞之间的一种过渡类型。

（3）三度房室传导阻滞（图1-43）：

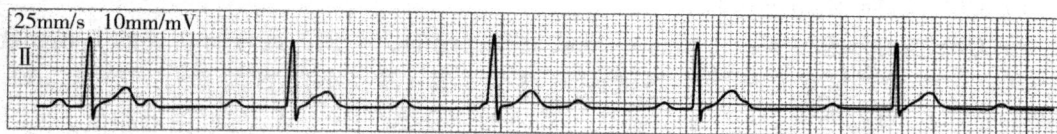

图1-43　三度房室传导阻滞

1）P 波与 QRS 波群相互无关，即房室分离。

2）心房速率比心室速率快，心房心律可能为窦性或起源于异位。

3）心室心律由交界区或心室自主起搏点维持。

QRS 波群的形态主要取决于阻滞的部位，如阻滞位于希氏束分支以上，则逸搏起搏点多源于房室交界区紧靠分支处，出现高位心室自主心律，QRS 波群不增宽，频率多在每分钟40~60次；如阻滞位于双束支，则逸搏心律为低位心室自主心律，QRS 波群增宽或畸形，频率多在每分钟30~50次。

2. 室内传导阻滞　室内传导阻滞，又称室内阻滞，是指希氏束分叉以下部位的传导阻滞。室内传导系统由三部分组成：右束支、左前分支和左后分支，室内传导系统的病变可波及单支、双支或三支。单只传导阻滞中右束支传导阻滞最常见，其次为左前分支阻滞。

（1）右束支传导阻滞：当右束支传导阻滞时，激动沿左束支下传，心室除极的初始向量不受影响，与正常相同，在 0.04s 以后，左室除极将近结束。而右室除极仍在缓慢进行，因此除极晚期（QRS 环后半部）出现了一个向左、向前的除极向量，称为附加向量环，其心电图表现为（图1-44）：

1）QRS 波群时间超过 0.12s。

2）QRS 波群形态改变：①V₁、V₂ 导联呈 rsR（M 形）形，R 波一般占时较长且电压较高，或仅出现宽而有切迹的 R 波；②V₅、V₆ 导联呈 RS 波型或 qRS 波型，S 波宽而深；③Ⅰ、Ⅱ及 aVL 导联有宽而深的 S 波；④Ⅲ、aVR 导联多为宽而有切迹的 R 波。

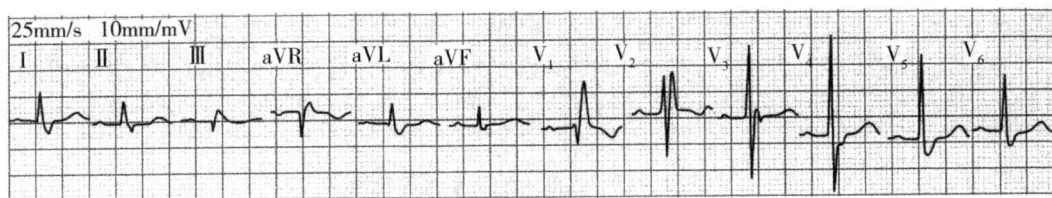

图 1-44　右束支传导阻滞

3）继发性 ST-T 变化：凡有 rsR 或宽大 R 波的导联（V_1、aVR 等），ST 段压低及 T 波倒置；具有宽而深的 S 波的导联（V_5、Ⅰ、aVL 等）ST 段抬高及 T 波直立。

4）图形与上述改变相似，但 QRS 波群时间短于 0.12s 者称为不完全性右束支传导阻滞。

（2）左束支传导阻滞：左束支传导阻滞时，激动只能由右束支下传，室间隔除极方向变为由右前向左后略偏下，因而 V_1 导联 QRS 波群的 r 波消失，V_5 导联 QRS 波群 q 波消失。左心室壁除极不再通过左束支及浦肯野纤维，而是由室间隔沿心室肌纤维向左后方缓慢除极。因此 QRS 环综合向量的方向始终向左后方，且运行缓慢，使 V_5、V_6 导联出现平顶 R 波，V_1 导联出现 QS 图形，QRS 波时限延长，其心电图特点为（图 1-45）：

1）QRS 波群时限超过 0.12s。

2）QRS 波群形态改变：①V_5、V_6 导联呈有宽阔的、平顶的或伴有切迹的 R 波，无 q 波；②V_1、V_2 导联呈宽大而深的 QS 波或 rS 波型（其 r 波极小），S 波宽大；③Ⅰ、aVL 导联常与 V_5、V_6 导联图形相似，Ⅲ、aVR、aVF 导联图形常与 V_1、V_2 导联图形相似。

3）QRS 波群电轴左偏。

4）ST-T 改变：V_1、V_2 导联的 ST 段抬高、T 波直立；V_5、V_6 导联的 ST 段降低、T 波倒置。

5）若心电图图形与上述相同，而 QRS 波群时间未超过 0.12s，称为不完全性左束支传导阻滞。

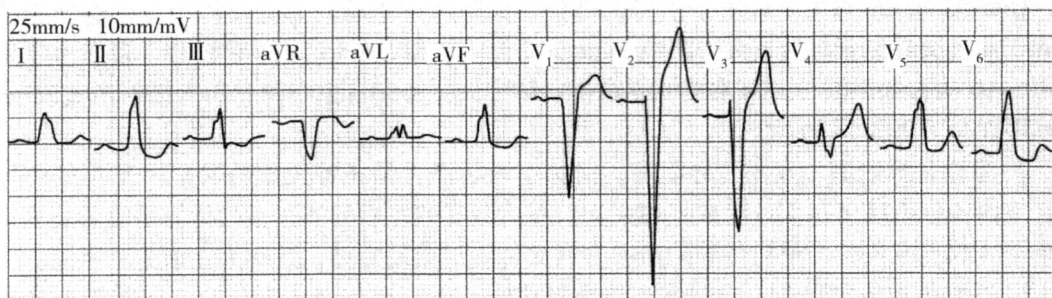

图 1-45　左束支传导阻滞

（3）左前分支阻滞（图 1-46）：

1）额面平均 QRS 波电轴左偏达 $-45° \sim -90°$。

2）Ⅰ、aVL 导联呈 qR 波。

3）Ⅱ、Ⅲ、aVF 导联呈 rS 图形。

4）QRS 波时限小于 0.12s。

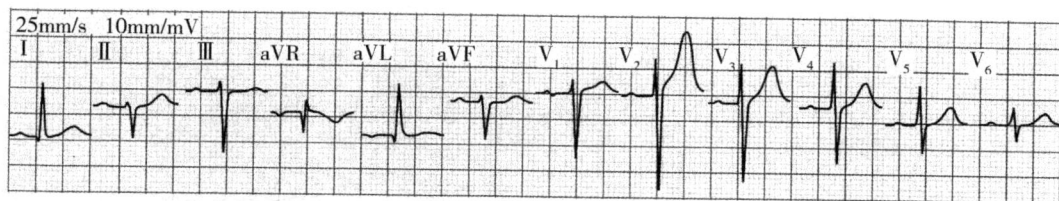

图1-46　左前分支阻滞

（4）左后分支阻滞（图1-47）：

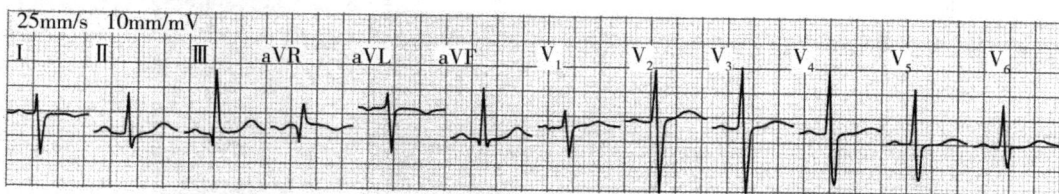

图1-47　左后分支阻滞

1）额面平均 QRS 波电轴右偏达 +90°～+120°。

2）Ⅰ 导联呈 rS 波。

3）Ⅱ、Ⅲ、aVF 导联呈 qR 波，且 $R_Ⅲ > R_Ⅱ$。

4）QRS 波时限小于 0.12s。

（5）双分支阻滞与三分支阻滞：前者是指室内传导系统三分支中任何两分支发生阻滞。后者是指三分支同时发生阻滞。如三分支阻滞为完全性，完全性房室传导阻滞便可发生。由于阻滞分支的数量、程度、是否间歇发生等不同组合，可出现不同的心电图表现。最常见为右束支传导阻滞合并左前分支阻滞。右束支传导阻滞合并左后分支阻滞则较为罕见。当右束支传导阻滞与左束支传导阻滞两者交替出现时，双侧束支阻滞的诊断便可确立。

（陈正君）

第六节　非心脏病的心电图异常

心电图是临床常用的诊断手段，由于其简单易行，在基层医疗机构中广泛应用。心电图异常往往提示有心脏疾病，例如：心肌梗死、心肌损害、心包疾患、先天性心脏病、风湿性心脏瓣膜疾病、肺源性心脏病（肺心病）、心脏肥大、心律失常等的心电图都有特征性表现。但有些心脏病患者心电图可无异常表现，同样，心电图表现异常者又不一定都是心脏疾患。这是因为，可引起心电图异常的因素很多，包括全身其他系统疾病、药物影响、酸碱平衡及电解质紊乱影响、生理性因素、精神心理因素、环境因素等。仔细甄别异常心电图的病因，对临床诊断、治疗十分重要。因此，基层医务人员除需掌握各种类型心脏病的心电图改变外，还要充分了解、掌握非心脏病的异常心电图表现。

1. 自发性气胸　心电图表现：①心电轴右偏；②Ⅰ、Ⅱ、Ⅲ 导联呈 RS 型，即所谓"$S_ⅠS_ⅡS_Ⅲ$综合征"；③QRS 波低电压及电交替，甚至胸前导联 R 波缺失（图1-48）。发生原理：气胸时心脏在胸腔内的位置可发生改变，心尖向后转位，心脏随呼吸而有规律地

"摆动"，心电向胸壁传导减弱。

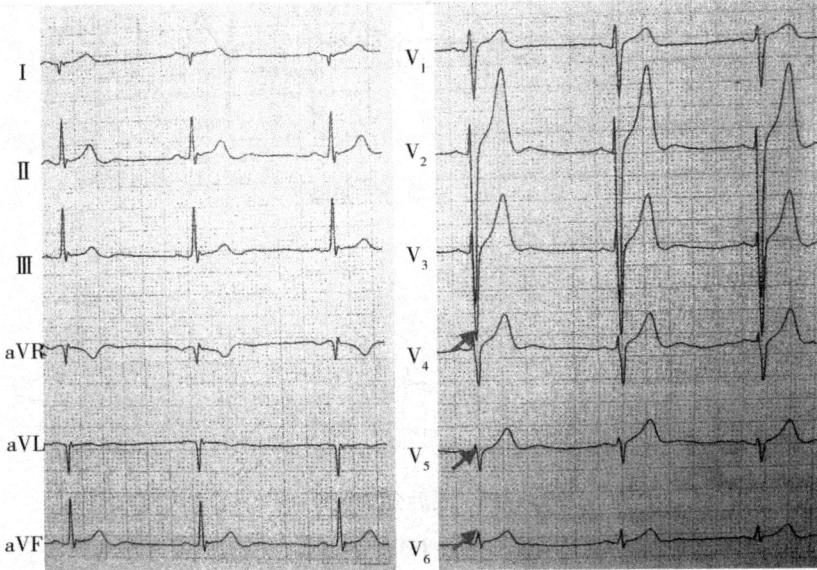

图1-48 男性，25岁，左侧自发性气胸。心电图示：电轴右偏（100°），左胸前导联 V_3 ~ V_{6R} 波低电压（箭头）

2. 肺气肿 心电图表现：①Ⅱ、Ⅲ、aVF 导联 P 波电压增高；②额面 P 波电轴60°~90°，如额面 P 波电轴 >80°时诊断把握度大；③胸前导联 QRS 波低电压，QRS 波振幅随呼吸变异明显，特别是在 V_1 和 V_2 导联（图1-49）。发生原理：肺气肿时肺动脉压增高，右心负荷加重，右室至右房的压力传导增大，使右房结构重塑，P 波电压增大。肺含气量增加使胸廓电传导减弱，产生 QRS 波低电压。呼吸周期中胸腔容积变化幅度大，故有随呼吸改变的 QRS 波振幅变化。

3. 胸腔积液 心电图表现：①P-QRS-T 电压降低，胸前导联明显；②QRS 波电交替等（图1-50）。发生原理：大量胸腔积液时，可造成电传导短路，心电图表现为胸前导联 P-QRS-T 低电压。左胸腔大量积液，心脏向右移位，V_5、V_6 导联 QRS 波振幅降低；右胸腔大量积液使心脏向左移位，V_1、V_2 导联 QRS 波振幅降低。

4. 脑源性心电图异常 心电图表现：①巨大 T 波伴 QT 间期延长（多由 T 波增宽所致）；②ST 段压低或上抬，也可弓背向上抬高，类似急性心肌梗死；③U 波增大，可直立也可倒置，T 波与 U 波融合；④QRS 波群改变，可出现 Q 波、QS 波、QRS 波振幅增大或时限延长，QRS 波终末部分异常宽大；⑤窦性心动过缓等心律失常（图1-51）。发生原理：可能主要与丘脑下部自主神经中枢功能障碍，电解质紊乱，"心脏应激"性改变（包括心内膜下出血，应激性心血管反应，应激状态下的神经内分泌变化，如儿茶酚胺分泌增加、肾素-血管紧张素-醛固酮系统激活以及同时伴有心血管病变）有关。脑源性心电图异常发生率非常高，脑出血80%~94%、蛛网膜下腔出血73%~89%，脑梗死81%~92%，脑肿瘤97%~100%可发生心电图异常。

5. 低钾型周期性瘫痪与低血钾软病 心电图表现：①U 波增大，T 波与 U 波融合，同导联 U 波大于 T 波；②ST 段压低；③T 波低平、双向或倒置；④窦性心动过速与各种心律失常，以快速性心律失常为主（图1-52）。发生原理：低钾型周期性瘫痪的心电图异常主要是发作时的低血钾所致。低血钾软病主要见于食用粗制棉籽油，因棉酚对肾的损害而致肾排钾过多，造成顽固、持续性低血钾，引起心电图异常。两种情况的心电图改变与低血钾程度呈正比。

6. **高钾型周期性瘫痪与高钾血症** 心电图表现：①T波高尖变窄，呈"帐篷样"改变；②P波先宽、后低平甚至消失；③PR间期先短后长，甚至发生房室传导阻滞；④ST段压低，QRS波群增宽；⑤QT间期延长；⑥室速、室颤等严重心律失常（图1-53）。

发生原理：主要由高血钾引起。高血钾对窦房结频率影响不明显，对房室传导和室内传导有先快后慢的双重作用。钾的改变使心肌复极速度极不一致，很容易造成折返，发生室速或室颤。

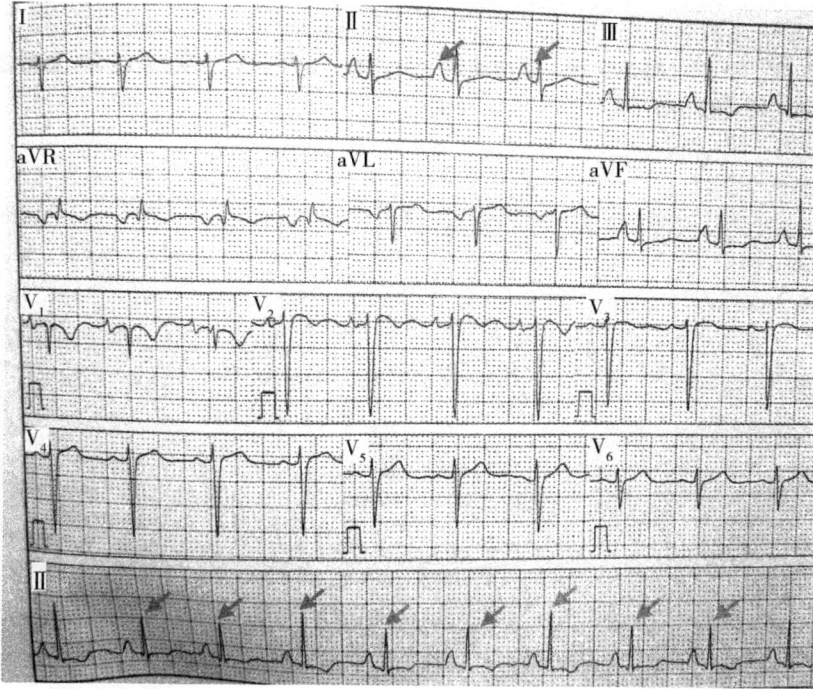

图1-49 男性，59岁，肺气肿，肺心病。心电图示：P波电压增大，Ⅱ导联QRS波交替性改变

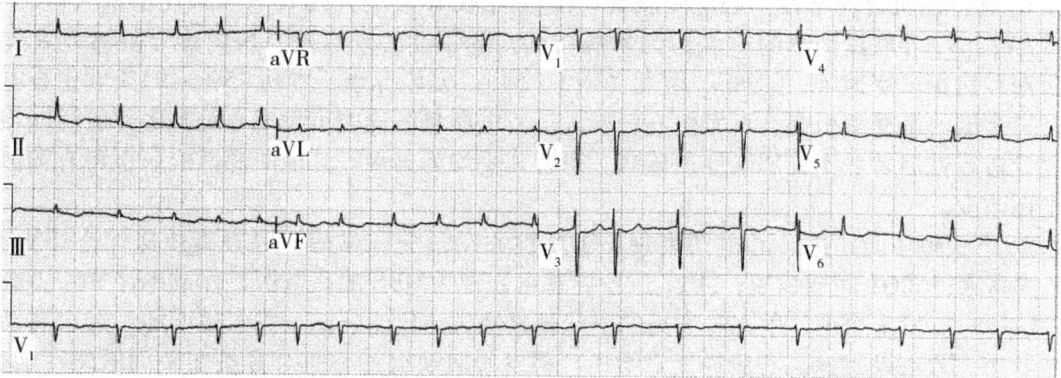

图1-50 男性，56岁，胸腔积液，房颤。心电图示：胸前导联QRS波低电压

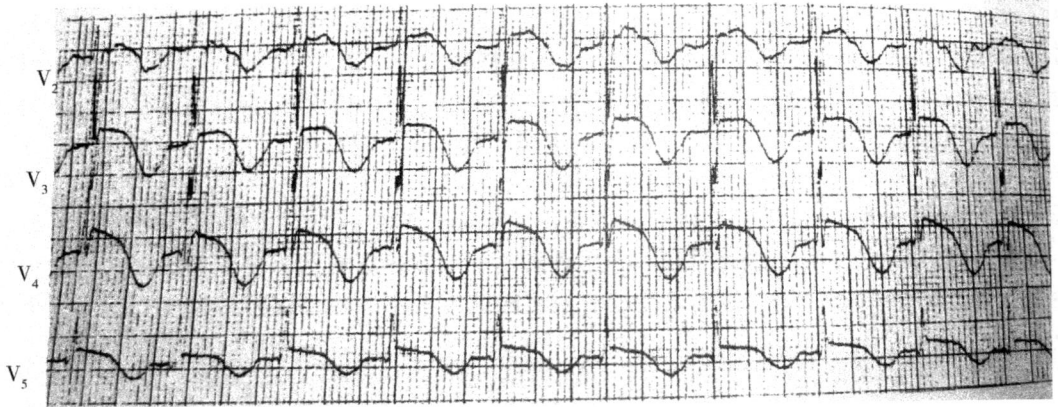

图1-51　女性，65岁，脑外伤后。心电图示：Ⅱ、Ⅲ、aVF、$V_2 \sim V_6$ 导联 ST 段抬高，T 波倒置，QT 间期延长（520ms）

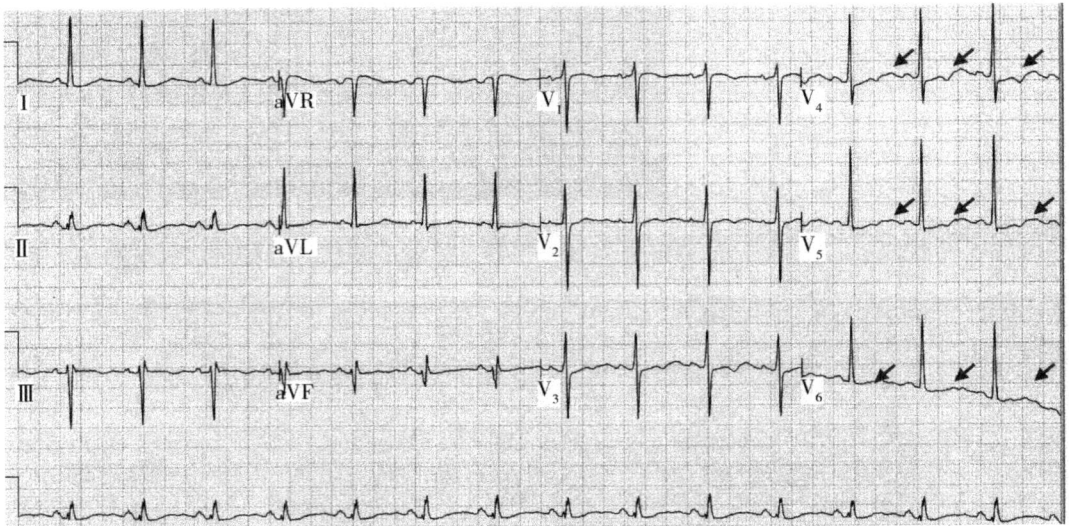

图1-52　男性，32岁，低钾型周期性瘫痪。心电图示：ST 段压低，T 波倒置，U 波增大

7. 进行性肌营养不良　心电图表现：①V_1 导联 R 波增大或 R/S 振幅比值增大；②Ⅰ、aVL、V_5、V_6 导联深而窄的 Q 波，为本病特征；③窦性心动过速、房内传导阻滞或束支传导阻滞、房颤、室速等；④$PtfV_1$ 增大（图1-54）。发生原理：本病 75%～95% 发生心电图异常，多因心脏受累引起，可发生心房扩大。心电向量图检查可发现心脏基底部电活动相对减弱。进行性肌营养不良属隐性遗传病，患者几乎均为男性。其他肌源性疾病也可有类似的心电图改变。

8. 甲状腺功能亢进　心电图表现：①窦性心动过速、早搏、房颤等快速性心律失常；②P 波高大；③QT 间期缩短；④V_5、V_6 导联可表现为 QRS 波高电压，伴或不伴 ST－T 改变（图1-55）。发生原理：甲亢时增高的甲状腺素使机体代谢旺盛，需氧量增加，造成高动力循环状态，致心动过速。心肌耗氧量增加，易发心肌缺血；心肌对儿茶酚胺的敏感性增强，易发早搏、房颤等心律失常。此外，甲状腺素可能引起心肌及传导系统淋巴细胞浸润、心肌变性或纤维化，也可能与伴发低血钾有关。

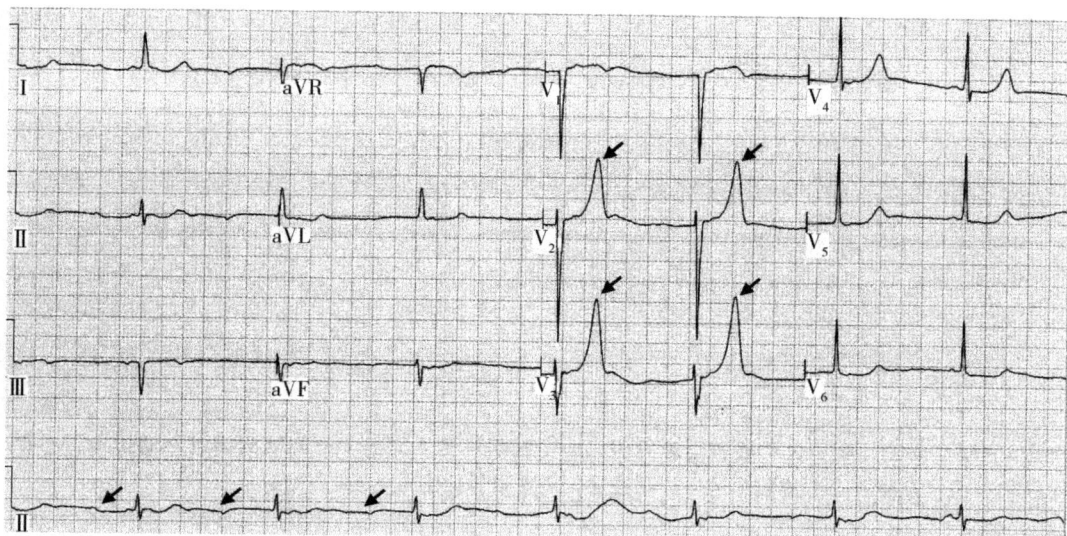

图 1-53　女性，65 岁，高钾血症。心电图示：P 波低平、倒置，PR 间期逐渐延长，T 波高尖变窄，呈"帐篷样"改变

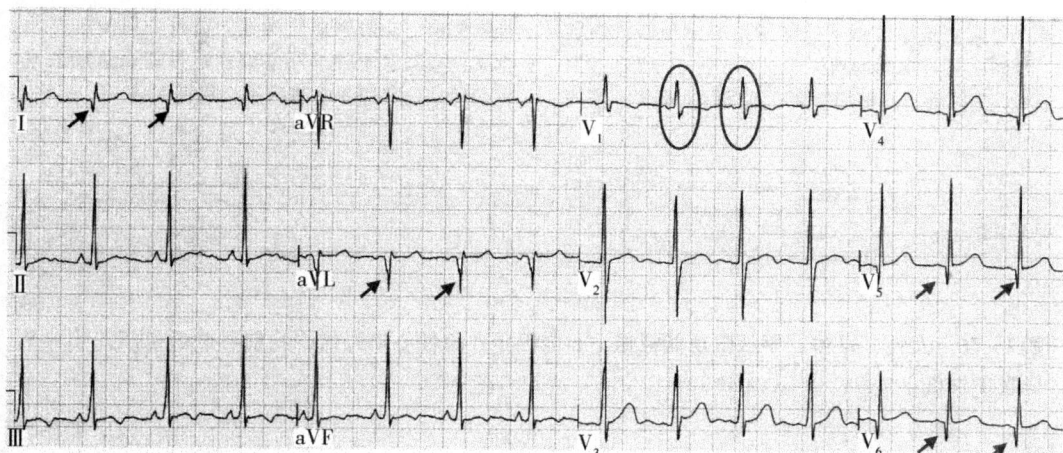

图 1-54　女性，26 岁，进行性肌营养不良。心电图示：V_1 导联 R 波增大，I、aVL、V_5、V_6 导联出现深而窄的 Q 波

其他高动力循环的情况也见于严重贫血、维生素（Vit）B_1 缺乏症、大量进食、妊娠、发热、体力活动、情绪激动、湿热环境、类癌综合征、肝硬化、某些骨病（如变形性骨炎）、多发性骨纤维异样增殖症等，心电图可表现为 V_5、V_6 导联 QRS 波高电压，伴或不伴 ST-T 改变。

9. **甲状腺功能减退**　心电图表现：①窦性心动过缓；②P-QRS-T 低电压，也可发生 T 波倒置；③PR 间期和 QT 间期延长；④可发生室性心律失常（图 1-56）。发生原理：甲状腺功能减退时，心肌代谢障碍，心肌退行性变及纤维化，心肌细胞间质中有黏蛋白、黏多糖沉积，心肌内儿茶酚胺受体密度减少、受体结合力降低，心肌对儿茶酚胺的敏感性降低以及甲状腺素水平降低所致的全身低代谢状态，可致上述心电图表现。

10. **糖尿病**　心电图表现：①ST-T 改变，常为 ST 段压低，T 波低平、双向或倒置；

②肢体导联 QRS 波低电压；③心律失常；④可有左室肥厚心电图表现（图 1-57）。发生原理：糖尿病可引起心肌供能障碍，心脏微血管病变，可致心肌细胞结构性改变；心脏自主神经功能异常，可致心脏调节及电活动异常，故可发生相应的心电图异常。

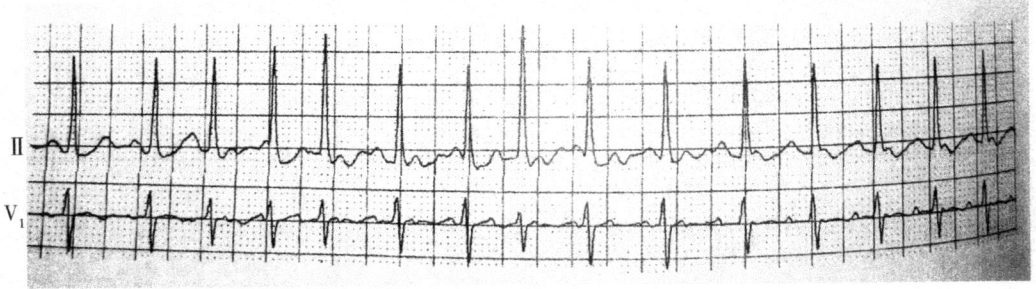

图 1-55　女性，50 岁，甲状腺功能亢进。心电图示：第 1 与第 2 个心搏为窦性心动过速，心率 115 次/分。从第 3 个心搏起为房性心动过速，房室传导比例 1：1~2：1

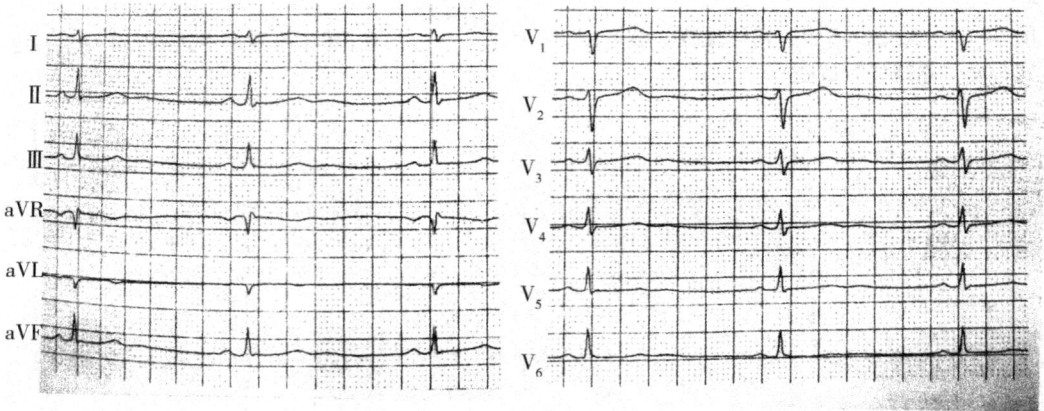

图 1-56　女性，49 岁，甲状腺功能减退。心电图示：窦性心动过缓，胸前导联低电压，V_4 ~ V_6 导联 T 波低平

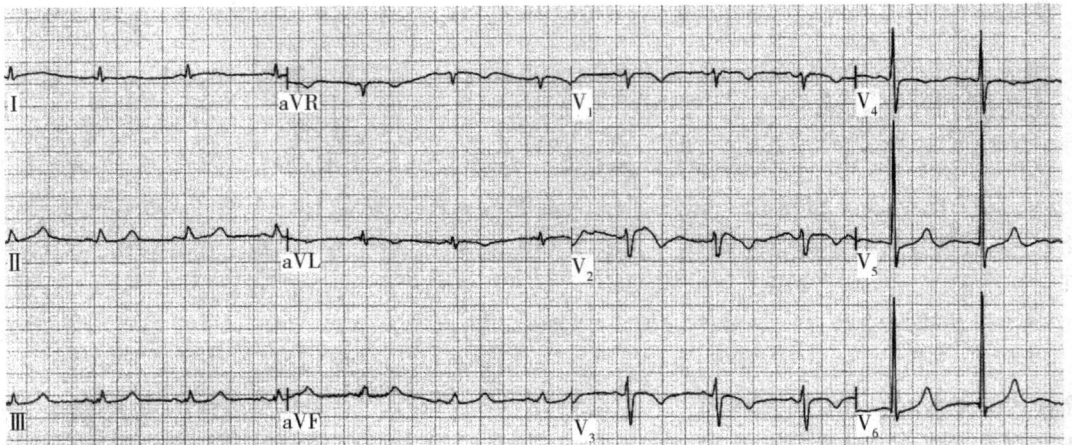

图 1-57　女性，66 岁，糖尿病。心电图示：肢体导联 QRS 波群低电压伴左室肥厚

11. 胃、食管疾病引发的疼痛　症状发作时，心电图可出现 ST 段压低、T 波低平或倒置，出现房性、室性早搏，疼痛好转则异常心电图可恢复正常。胆道疾病疼痛发作时，可引起所谓的"胆心综合征"，心电图表现为窦性心动过缓、过速或不齐，多导联 ST - T 改变，症状缓解后其心电图异常也恢复正常。其原因主要是：心脏与胆囊同受自主神经支配，二者在胸 4、5 脊神经处有交叉。当胆囊感染、胆道阻力增加时，出现反射性心脏反应，甚至引起冠状动脉收缩导致相应心电图改变。急性胰腺炎患者 90% 出现窦性心动过速，半数有 ST 段压低及 T 波倒置，1/4 有 QT 间期延长；其他可见 ST 段抬高、一过性 Q 波、U 波倒置等。多为一过性，随病情改善而恢复。

12. 药物所致的心电图异常　①锑剂（抗吸虫药）可致心电图 T 波低平、双向或倒置，出现 U 波及 T 波与 U 波融合，QT（U）间期延长，ST 段轻度压低或抬高，各种心律失常，特别是多源性室早、室速或室颤。②心电图出现窦性心动过速，可因抗胆碱能药物（如阿托品、山莨菪碱）或拟交感类药物（如麻黄碱、儿茶酚胺类药物）以及平喘所用的 β_2 受体激动剂（如沙美特罗、沙丁胺醇）等引起。③窦性心动过缓可因 β 受体阻滞剂（如普萘洛尔、美托洛尔）等引起。

13. 其他心脏外因素　如吸烟、喝咖啡、饮酒、精神紧张、情绪激动、失眠、过劳、低血糖、消化不良等均可引起心电图上的窦性心动过速。憋气、体位变化（如下蹲动作）、咳嗽等可引起心电图上的窦性心动过缓。这些情况都不意味着心脏病。少年、儿童等胸壁薄、瘦高体型者出现胸前导联 QRS 波高电压，而肢体导联无高电压，且无 ST - T 改变者，往往不是心室肥厚。此外，导联连接错误、操作失误及交流电或肌电干扰导致心电图的图形失真或紊乱，也应及时识别，避免误诊。

临床实践中发现心电图异常，须结合病史、临床表现综合判断。有些非心脏病的心电图异常不需特殊处理，随原发病好转而恢复。有些心电图异常，即使不是心脏疾病，却也预示风险，需要紧急处理，如高钾血症。有的需要在原发病治疗过程中给予适当对症治疗，如窦性心动过速等心律失常。

（陈正君）

第七节　间隔支的解剖与心电图

间隔支的解剖与心电图是一个已经延续百年的课题。并且曾在 20 世纪七八十年代掀起热潮。近年，关于间隔支的心电图表现和临床意义再次引起了一些学者的关注，本部分就间隔支的解剖与心电图形成机制做一简要回顾。

（一）间隔支的解剖

1. 早期研究　早在 19 世纪末，著名的学者 His 确立了希氏（His）束的解剖学概念的同时，就已经观察到左心室内存在特殊的网状结构。但由于当时基础电生理学的局限，并未完全明确左室传导系统的功能与分布。

1906 年，日本学者田原教授确定了房室结的解剖部位与基本功能，同时也观察到左心室内的特殊网状结构，并且确定这一结构在组织学上与房室结和希氏束相近。但由于当时心电图技术尚未得到普及，而且基础电生理尚未兴起，因此，左室传导系统并未引起基础生理学家和临床医生的重视。

此后，著名的心电学大师 Lewis 对室内传导系统进行了较为细致的研究，并在其著作中展示了左心室传导系统的解剖学特征：首先，其呈现明显的网状结构；其次，在希氏束近端似乎可以分为几个较大的分支（图 1-58）。尽管当时 Lewis 等学者也致力于解释心电图中 Q、R、S 等波形的形成机制，但是，或许是因为当时仅仅拥有传统三导联心电图，临床对于室内传导异常的认识尚未开始，所以 Lew-IS 也并没有对这一结构给予命名。此后几十年，关于室内传导系统的研究趋于沉寂。

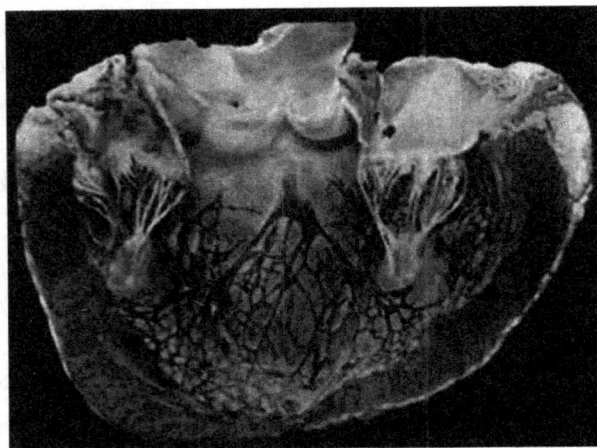

图 1-58　Lewis 著作中的左心室传导系统染色照片

2. 新的热潮　随着 1945 年 Wilson 教授创立胸前导联，到 1952 年 Goldberg 加入加压肢体导联，目前临床广泛应用的标准 12 导联心电图问世。由此，心电图诊断的范围不断扩大，对室内传导异常的研究再次成为热点。1964 年，阿根廷心电学大师 Rosenbaum 出版了著名的心电学专著《心脏半阻滞》，明确提出了左心室传导系统中左前分支和左后分支解剖结构，并确立了"左前分支阻滞""左后分支阻滞"的概念，以及相应的心电图表现。这一概念一经提出，很快得到了世界范围的认同。当时，Rosenbaum 并没有明确论述间隔支，因此，在相当长的一段时间里，许多心电学工作者认为左心室内的传导系统只有两个分支，即左前和左后分支。但是，Rosenbaum 的专著也开启了室内传导系统研究的又一个热潮。仅仅几年时间，关于左心室传导系统解剖学更为详尽的研究结果陆续问世，而间隔支的概念也由此正式确立。

3. 间隔支解剖学　首先，大量的尸检结果表明，左束支进入左心室后主要有三个分支（图 1-59）：①左前分支，向左心室前上方走行（前乳头肌），很快分成细小分支；②左后分支，向左后方走行（后乳头肌），较为粗大，可视作希氏束在左心室的延续；③间隔支，沿室间隔向前下方走行（心尖部）。

其次，间隔支很快就发出细小的次级分支（即浦肯野纤维），直接与室间隔心肌细胞连接。

另外，间隔支的形态和起源具有较大的变异性。但需要指出的是，无论何种变异，其走行和支配部位基本相同，即沿左心室间隔面向心尖部走行。这是间隔支的解剖学基础，也是提出"间隔支"这一概念的最重要依据。

具体而言可分为六种起源。

（1）左后分支起源：较常见形态，在左后分支的近段发出间隔支，在确定间隔支这一概念之前，早期曾将其看作左后分支的次级分支（图1-60）。

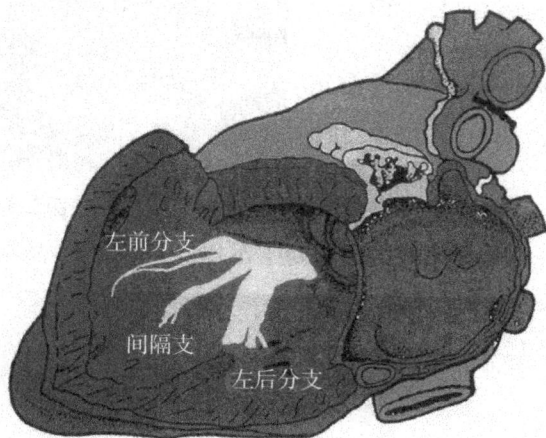

图1-59 左心室传导系统示意图

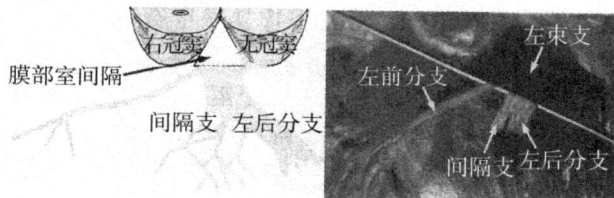

图1-60 左后分支起源的间隔支示意图及形态

（2）左束支起源：在左束支发出左前和左后分支的同时，直接发出间隔支。这也是间隔支这一概念的最主要依据之一，并因此将其视为左束支的主要分支之一（图1-61）。

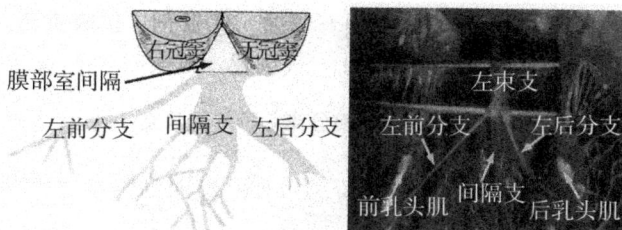

图1-61 左束支起源的间隔支示意图及形态

（3）左前与左后分支近段共同起源：左前和左后分支近段发出细小分支，汇合形成间隔支，呈"网状"结构，甚至无法看到确切的"束状"（图1-62）。

（4）左前和左后分支远段吻合：左前和左后分支形成后，向远段延续一段距离，然后发出次级分支。随后，次级分支在远段形成吻合支，即间隔支（图1-63）。

（5）左前分支起源：在发出细小的次级分支前，左前分支近段分出相对粗大的"束状"间隔支。这一类型较为少见（图1-64）。

（6）间隔支缺如：这是最少见的一种类型（图1-65）。

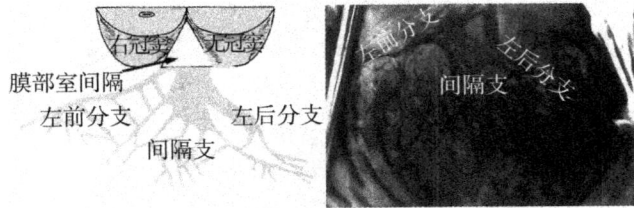

图 1 – 62　左前和左后分支近段起源的间隔支示意图及形态

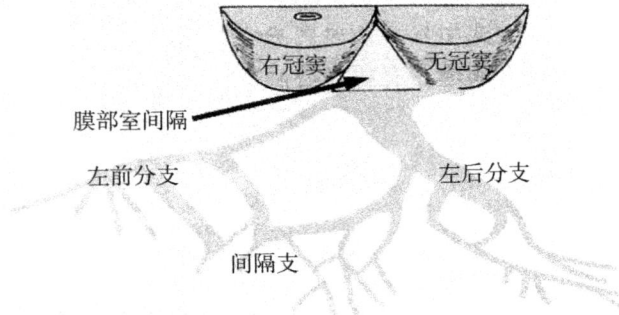

图 1 – 63　左前和左后分支远段吻合形成间隔支

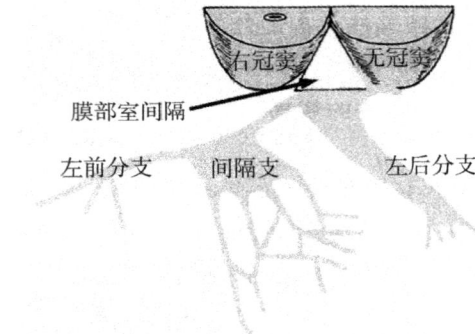

图 1 – 64　左前分支起源的间隔支

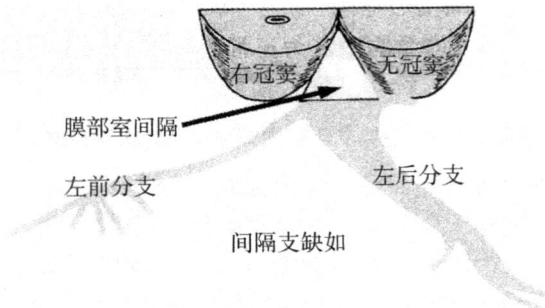

图 1 – 65　间隔支缺如

（二）间隔支与心电图

随着间隔支解剖学概念的确立，关于其基础电生理特征、心电图形成中的作用、临床意义等研究逐渐开展。20 世纪七八十年代形成了间隔支研究的第二次高潮。

1. **电生理特征**　基础电生理研究结果表明，在特殊传导系统的各个分支中，间隔支心肌细胞的动作电位时程最短（图 1−66）。这提示，间隔支的传导速度更快，由此，其支配区域的心肌可能更早除极。在随后的研究中也证实了这一假设。

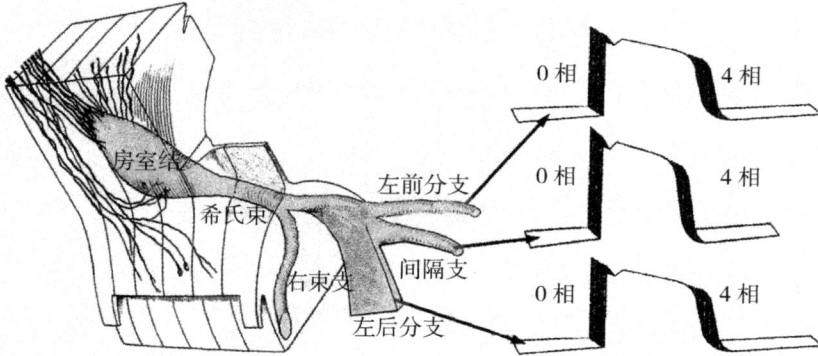

图 1−66　三分支的解剖（右面观）及动作电位

2. **间隔除极：左心室内最早激动部位**　1970 年，Dirk Durrer 教授发表了关于心脏激动顺序的研究结果。该研究对人的离体心脏进行了详细标测，在心内膜和心外膜共放置了 870 个电极，首次对人类心脏的激动起始部位、传导顺序、内外膜的激动差异等指标进行了全方位记录，并绘制了激动模式图，立体地反映了人类心脏的激动顺序（图 1−67）。同时结果表明，左心室内的最早激动部位就是间隔部，恰为间隔支走行和支配的区域（图 1−68）。

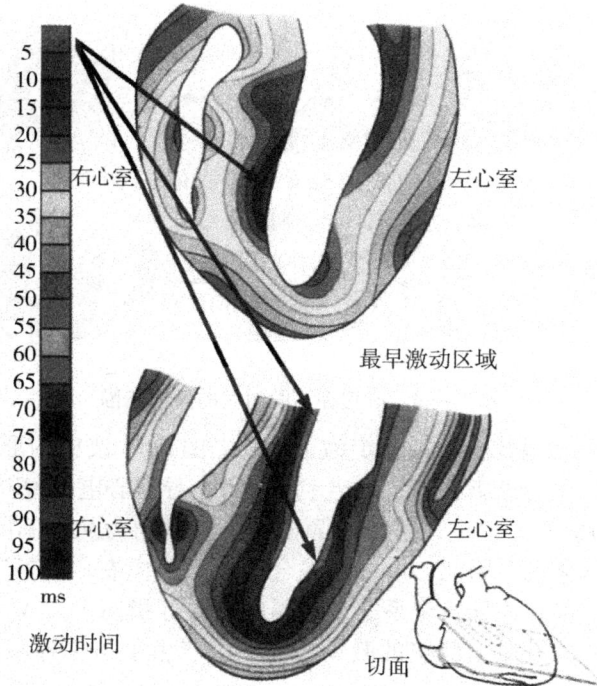

图 1−67　心室激动标测示意图

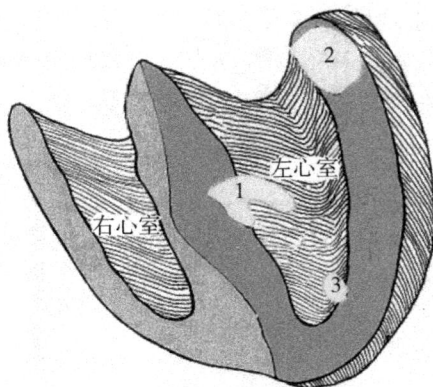

图1-68 左心室内最早激动的三个区域

这也反向验证了间隔支的解剖学和电生理学特征：①动作时程短，传导速度快；②细小分支短，较快抵达心内膜心肌。

3. 间隔支向量 间隔支解剖学和电生理特性一经确定，其在心电图形成机制中的作用立即成为心电学领域研究的热点，"间隔支向量"这一概念应运而生。仍然是通过 Durrer 教授的结果，可以了解心室激动的全过程（图1-69）。可见，心室的最早激动源自室间隔，由于心向量图并未将其与室内传导系统的解剖学概念一一对应，因此初始向量被称为"间隔向量"。而这一区域恰与间隔支支配区域吻合，因此，多数学者认为可将"间隔向量"等同于"间隔支向量"。

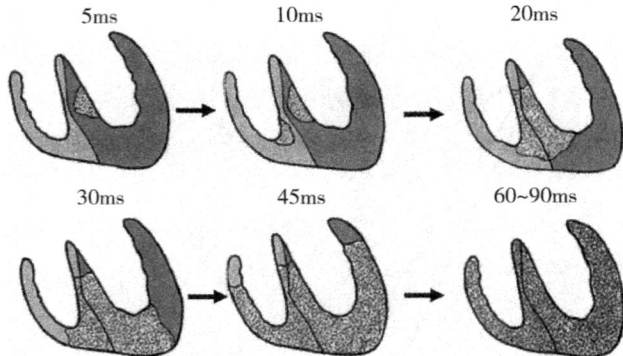

图1-69 心室在不同时间的激动范围

4. 间隔支心电图 间隔支向量的确定为正常心电图 QRS 波群的形成机制提供了新的依据。初始向量在各个角度的投影不同，决定了其在各个导联心电图 QRS 波群中的不同形态。

在心室除极的最初 10~20ms，形成间隔向量，其方向为从室间隔的左室侧向右激动，同时沿室间隔向心尖部激动。因此，形成的综合向量为"向右、向下"。在额面系统，形成了 I 导联的初始 q 波。而在横面投影系统，间隔向量恰好指向 V_1、V_2 导联，因而形成初始 r 波；V_5、V_6 导联反映的是左室侧壁的激动，因此，产生了与 I 导联类似的初始 q 波（图4-70）。

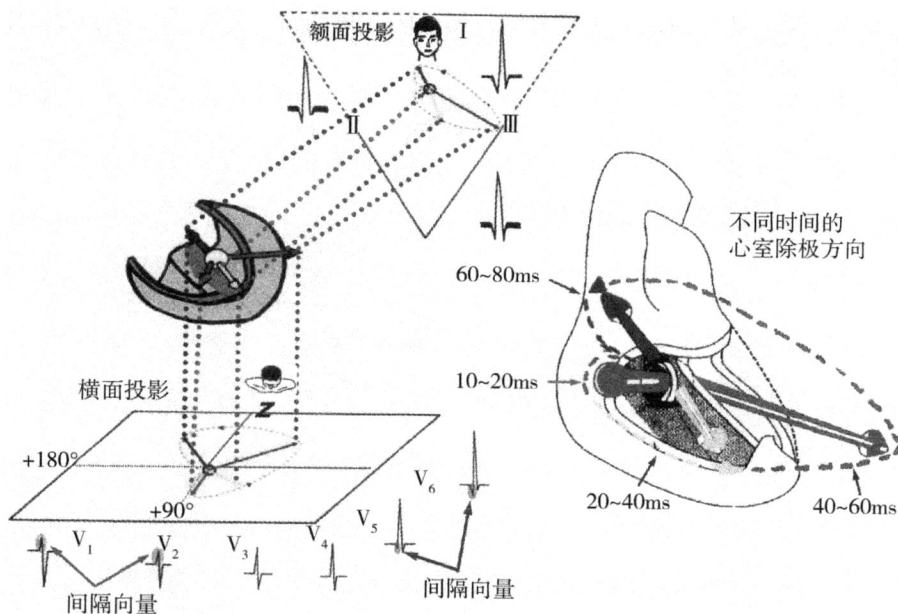

图 1-70 间隔支心电图形成机制

5. 间隔支阻滞 随着间隔支解剖实体和激动顺序的确定，心电学者开始探索"间隔支阻滞"的心电图特征，并希望能够形成类似左前分支和左后分支阻滞的心电学概念。但结果却差强人意。在探索热潮的早期即 20 世纪七八十年代，心肌梗死的心电图诊断深入人心，尤其是 PTCA 技术开展之后，罪犯血管的心电图定位方法方兴未艾。在这一时代背景下，"间隔支阻滞"更多地被当作心肌梗死的心电图诊断指标之一而受到关注。所以，早期关于"间隔支阻滞"的论文多与心梗相关。

但是，这一概念自诞生开始，就从未形成统一的诊断标准。究其原因，不外乎以下几条：①解剖结构多变，多与其他分支阻滞并存，即使在动物实验中也难以准确阻断间隔支；②缺乏特征性心电图表现；③重复性差，即使同一患者表现亦有差别。也正是由于间隔支解剖的变异性较大，即使在心内电生理领域已走向成熟的今天，我们仍然很难记录到人体的间隔支电图，也难以在临床中诱发间隔支阻滞。为此，《2009 年美国心脏协会/美国心脏病学基金会/美国心律学会（AHA/ACCF/HRS）心电图指南》中明确提出：由于无法形成统一的意见，建议不再使用"间隔支阻滞"这一概念。所以，本文在此不再赘述以往的"间隔支阻滞"诊断标准。

6. 间隔支心电图的新热点 虽然"间隔支阻滞"的概念已经不再是讨论的焦点，但间隔支心电图表现，尤其是其临床意义仍引发关注。首先，间隔支是客观存在的，并不因"间隔支阻滞"这一概念的废止而消失。其次，间隔向量作为 QRS 波初始向量的意义并未改变，所以间隔支在初始向量中的意义也不会发生变化。

因此，如果仅仅将间隔向量作为间隔支的心电图表现，那么以"间隔向量变化"作为指标是否能够具有一定的临床意义呢？近年来几项研究表明，V_1 导联 r 波消失，Ⅰ、V_5 和 V_6 导联 q 波消失具有一定的临床价值。尤其在预测房室传导阻滞方面具有一定作用。如图 4-71，患者 1995 年的心电图表现为一度房室传导阻滞，及右束支传导阻滞，此时间隔向量存在，即仍可见 V_1 导联的 r 波以及 Ⅰ、V_5、V_6 导联的 q 波。4 年后（1999 年），患者心电图仍为一度房室传导阻滞和右束支传导阻滞，但间隔向量消失。一年后，该患者发生三度房室传导阻滞而植入起搏器。

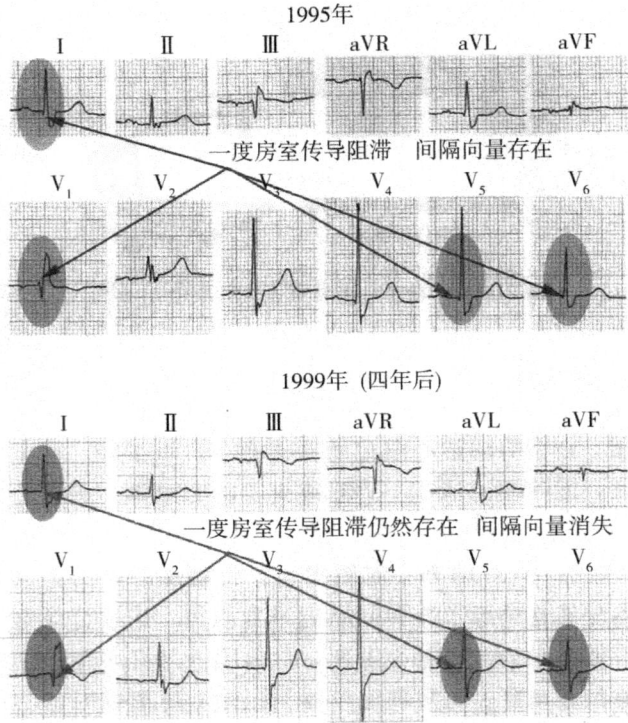

图 1-71　间隔向量进行性消失

此外，Marcelo 等还发现，在因三度房室传导阻滞植入起搏器的患者中，追溯其发病前的心电图，可见相当比例的患者 V_1 导联 r 波缺失。另一项研究将 I 、V_5、V_6 导联的 q 波作为检测指标，也发现了同样情况。这也表明，间隔支心电图或许还具有更重要的临床意义。

（三）小结

从解剖学定位到基础电生理学特征，从间隔向量在心电图中的表现，到间隔支阻滞概念，再到如今探讨间隔向量的临床意义，间隔支的研究历时百年。从中我们不难看出，间隔支作为一个"老概念"却不断衍生出"新问题"。迄今为止，关于间隔支心电图的争论与探索仍在继续，也相信最新的研究成果将不断涌现。

（李　晨）

第八节　动态心电图

一、总论

动态心电图（dynamlc electrocardiography，DCG 或 arnbulatory electrocardiography，AECG）由 1957 年美国 Norman Jefferis Holter 首先研制出能连续记录 10h 体表心电图的记录仪，于

1961 年发表论文并投入临床应用，以后将此记录心电图的仪器命名为动态心电图分析仪，为了纪念发明者，又称作 Holter 心电图分析仪。从动态心电图分析仪应用于临床开始，就成为心血管疾病诊断和随访的重要检测手段。20 世纪 70 年代末，我国心血管病专家开始从国外引进动态心电图分析仪并应用于临床，三十余年来，动态心电图检测技术发展迅速，随着动态心电图仪国产化的进展，在我国各级医院普及率极高，已在乡镇卫生院等一级医院广泛应用于临床。

动态心电图作为静态心电图的一个重要发展和补充，为心血管疾病的诊断和治疗提供了重要的有价值的信息。由于动态心电图记录时间长、获取心电信息量大的优点，临床上对心律失常的检出率高，且能对心律失常进行定性和定量分析；动态心电图还能够对一过性心肌缺血，特别是对冠心病患者无痛性心肌缺血进行定量分析；动态心电图对起搏器的功能评价做出了其他检查不可替代的贡献，对恶性心律失常患者高危因素识别和预后判断起着愈来愈重要的作用。因此，动态心电图对心血管疾病诊断和随访具有十分重要的临床价值。

（一）仪器组成

动态心电图分析仪主要由动态心电图记录器、计算机及心电分析系统三部分组成。动态心电图记录器能够记录和存储 24~72h 或更长的心电信息；计算机作为动态心电图分析软件的载体，支撑动态心电图分析系统的运行和存储心电图原始数据及报告；动态心电图分析系统负责下载心电数据，自动分析和编辑心电图事件，完成动态心电图报告，连接互联网时可远程传输动态心电图数据，实现远程医疗。

1. 心电记录器　心电记录器实际上是一台便携式心电监护记录器，新型的动态心电记录器体积小，重量轻，耗电低，能连续记录 24~72h 或更长的心电图。美国心脏协会/美国心脏病学会（AHA/ACC）公布的《AHA/ACC 动态心电图指南》将动态心电图记录器分成连续记录器和间歇记录器两类。连续记录器能够记录 24~72h 心电图，目前国内外几乎都采用这类记录器。而间歇记录器只记录心脏事件时的心电图，由患者操作或通过记录器的波形识别功能，手动或自动记录该心脏事件时的心电图片段。这类记录器由于不能连续记录心电图，自动波形识别能力差，现临床已很少应用。

心电图记录器采用的导联系统可以分成三类，4 芯或 7 芯导线双极导联 3 通道记录导联系统、10 芯导线改良 Wilsori 导联 12 通道记录导联系统和 5 芯导线 3 通道记录推算 12 导联系统，每种导联记录系统均有不同的优缺点，3 通道记录导联系统应用较为普遍，3 通道记录推算 12 导联系统可获得与常规 12 导联心电图相似的心电波形，但与常规 12 导联心电图有较大差异，在临床上应用有一定的局限性。

心电记录器的存储介质现在多采用闪卡存储技术，存储容量可以达到 1~2GB，完全能够满足存储 24h 全息的、实时的、无压缩的动态心电图数据，闪光卡存储器体积小，记录心电图波形质量好，可靠性高，是广泛应用于心电记录器的主流产品。

2. 动态心电图分析系统　当心电记录器完成心电记录后，连接心电分析系统将心电数据下载到计算机，通过反复的人机对话，对大量的心电数据完成分析和编辑工作。现代的动态心电图分析系统多数以模板识别算法为基础，能对录入的心电数据实现显示、检测、分析、编辑和检索等基本心律失常分析功能，也能够进行 ST-T 改变、心率变异性、心率震荡、QT 间期离散度、T 波交替、起搏心电图分析和动态睡眠监测等高级分析功能。在分析过程中操作人员利用分析系统的各种工具如模板、栅状图、波形重叠显示等进行人工干预，不断纠正自动分析的错误，直至得到准确的分析结果，完成报告打印（图1-72）。

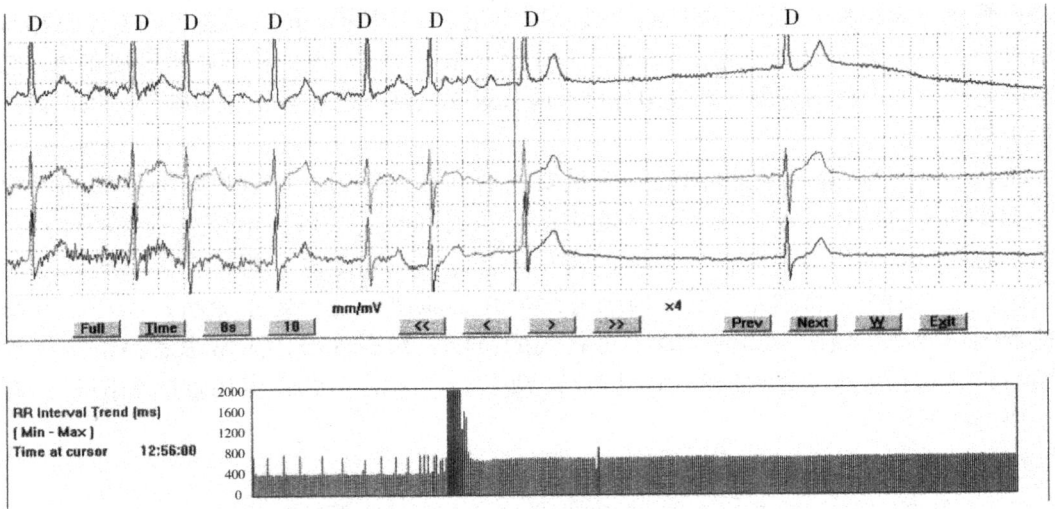

图1-72　栅状图编辑界面

（二）检查技术

1. 放置电极　患者取卧位或坐位，解开上衣，暴露胸部，确定导联电极安置部位，清洁局部污垢或剃除局部毛发。用75%酒精棉球涂擦电极安置部位局部皮肤表面，并用砂片轻磨皮面，以清洁皮肤，降低皮肤电阻。选用优质电极牢固粘在选定的导联位置上，最好贴于所选部位的胸骨或肋骨骨面上，以减少呼吸运动影响及肌电干扰，并将导联线正确地连接在电极上，妥善处理好导线的走行并牢固固定。导线连接后进行短时记录（1~2min），观察深呼吸、卧位、坐位、立位、侧位时心电记录，确定有无基线飘移和伪差，判断记录器运行有无异常，告知患者心电监护及记录期间的注意事项。

2. 干扰与伪差　患者携带心电记录器后处于日常活动中，记录的心电图必然出现大量的干扰和伪差，例如：①周围电磁环境干扰。②皮肤和汗液引起的肌电干扰。③电极松动或脱落产生的干扰。④肢体活动或体位变化造成的干扰。⑤深呼吸引起的干扰。⑥其他干扰等。干扰不但影响分析的准确性，还会使分析的速度减慢，甚至无法进行分析，部分干扰还能造成波形伪差，影响分析结果。干扰大小虽然与心电记录仪器的性能有关，但与电极的安装技术更为密切。正确的电极安装技术，能保障干扰明显减少，回放分析准确性提高，编辑分析速度加快。

3. 基础分析功能　首先由计算机自动分析产生的初步结果需要由操作人员进行核查、确认、补充，操作人员需要利用分析系统提供的模板、趋势图、直方图、叠加扫描、表格、心电图片断显示以及快速修改波形标记等各种编辑功能，完成心搏数、心率范围和心律失常分类统计，总结ST段偏移，显示分析报告，由此完成动态心电图的基础分析功能。在分析心电图时不能完全依赖计算机分析系统，对可疑或有争议的心电图还应结合病史、症状、生活日志记录等进行人工诊断，能有效避免伪差引起的误诊，及时、准确地排除伪差干扰，获得准确的临床资料，对于心律失常的诊断极其重要（图1-73）。

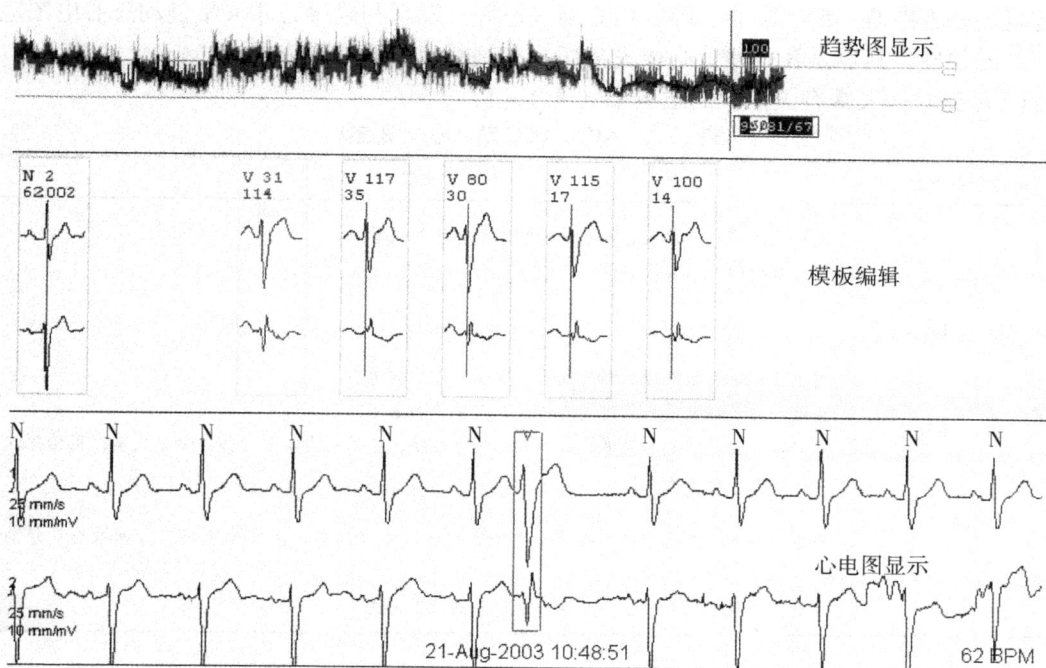

趋势图显示

模板编辑

心电图显示

21-Aug-2003 10:48:51   62 BPM

图1-73 模板编辑界面，同时显示趋势图和心电图

4. 高级分析功能 在完成基础分析功能之后，可以进一步分析心率变异性、起搏心电图、心律震荡、T波电交替和动态睡眠监测分析等，对于识别恶性心律失常患者高危因素和判断预后提供更多的分析数据。

5. 编辑报告 动态心电图报告应提供完整的记录资料和诊断线索，操作者需要有严谨、细心及耐心的工作态度，给临床医生提供一份记录资料详细而完整的总结报告。

动态心电图报告包括"摘要部分"和"事件心电图"。摘要部分应简述记录的总时间、最快心率、最慢心率和平均心率；总结心律失常（室上性和室性事件）的总次数，发生频度以及每小时心律失常总结表；统计最长RR间期和长间歇发生的时间和次数，如果有阵发性心房颤动或一过性ST段偏移，应总结发生的起始时间、终止时间、持续时间占总记录时间的百分比等内容。摘要部分还包括心率变异性、起搏心电图、心律震荡、T波电交替、QTc间期和睡眠分析等高级分析功能总结。"事件心电图报告"应提供最大心率、最小心率、最长间歇的心电图，分析ST段偏移和心率变化的趋势图，还包括患者日志与心脏事件发生时心电图，以及支持报告结论和有诊断价值的各种心电节律图。留存事件心电图时应注意以下几点：①留存心律失常发作前和终止时的心电图；②留存完整显示最长RR间期的心电图；③留存代表典型诊断的心律失常心电图；④留存ST段发生偏移时典型心电图，最好能反映ST段偏移的过程和程度；⑤留存患者日志中不适症状和心脏事件的心电图。

对心律失常的检测与临床应用

由于动态心电图可连续记录至少24h心电活动的全过程，包括休息、活动、进餐、工作、学习和睡眠等不同情况下的心电图资料，因此动态心电图可发现常规心电图不易发现的心律失常，尤其是可以确定患者的心悸、头晕、晕厥等症状是否与心律失常有关，如严重心动过缓、心脏停搏、传导阻滞、阵发性心动过速等，发现和确诊心律失常是动态心电图应用最广泛的领域，其也是客观评价心律失常病情和判断疗效的重要依据。

1. 检测心律失常有关症状的适应证（表1-1）

表1-1　AHA/ACC 动态心电图指南

适应证分类		内容
Ⅰ类		1. 发生无法解释的晕厥、先兆晕厥或原因不明的头晕患者 2. 无法解释的反复心悸患者
Ⅱ类	Ⅱa类	无
	Ⅱb类	1. 发生不能用其他原因解释的气短、胸痛或乏力的患者 2. 怀疑一过性房颤或房扑时发生神经系统事件的患者 3. 患者出现晕厥、先兆晕厥、头晕或心悸等症状，已鉴别出其原因并非心律失常，但治疗这种病因后症状仍持续存在者
Ⅲ类		1. 患者有晕厥、先兆晕厥、头晕或心悸等症状，通过病史、体格检查或实验室检查已经确定病因 2. 患者发生脑血管意外，无心律失常发生的其他证据

2. 诊断心律失常与症状的关系　动态心电图最广泛的应用之一是确定患者的短暂症状与心律失常的关系。有些症状通常是由短暂性心律失常造成的：包括晕厥、先兆晕厥、头晕眼花、心悸和胸闷等，也有一些短暂性症状并不与心律失常相关，如呼吸困难、胸部不适、乏力、出虚汗或者神经系统症状。动态心电图记录可能有4种结果：第一是患者出现典型症状的同时存在导致此种症状的心律失常，这一发现最为有用，并对治疗有指导意义。第二是患者有症状但动态心电图没有发现心律失常，这一发现同样有用，可证明症状与心律失常无关。第三是动态心电图有心律失常存在，但患者一直没有症状，这种结果仅有不可靠的价值。第四是在动态心电图监测过程中无症状，同时也未记录到心律失常，这种结果没有价值。

动态心电图常常用来发现停搏（pause），其次是发现室上性和室性心律失常及其时间分布特点，最后是诊断各种类型的心律失常，包括快速性心律失常和缓慢性心律失常，其诊断方法及标准与常规12导联心电图相同，但检出率会更高。

3. 评估心脏起搏器及埋藏式心脏复律除颤器（ICD）的疗效　动态心电图对证实是否存在显著的缓慢性心律失常，以及评估患者症状与心律失常之间是否相关均有判断价值，因而对评估有症状患者是否需要安置起搏器有辅助作用。起搏器植入后，动态心电图可评估起搏器功能，并且可指导设定频率反应和自动模式转换等参数（图1-74）。有时动态心电图可以作为起搏器术后持续遥测评估起搏器功能的辅助手段；从而辅助决定是否需要重新设定程序或进行手术干预。但由于现代起搏器功能复杂，动态心电图需通过复杂的步骤和人工识别来完成这项工作，尤其是在起搏器植入术后的随访检查中，具有重要的临床价值。另外，动态心电图是评估 ICD 放电治疗是否恰当和调整仪器功能的有效辅助工具，能有效避免心动过速检出心率与日常活动所能达到的最大心率重叠，并能够评估药物辅助治疗的效果，减少仪器放电次数，延长仪器寿命。

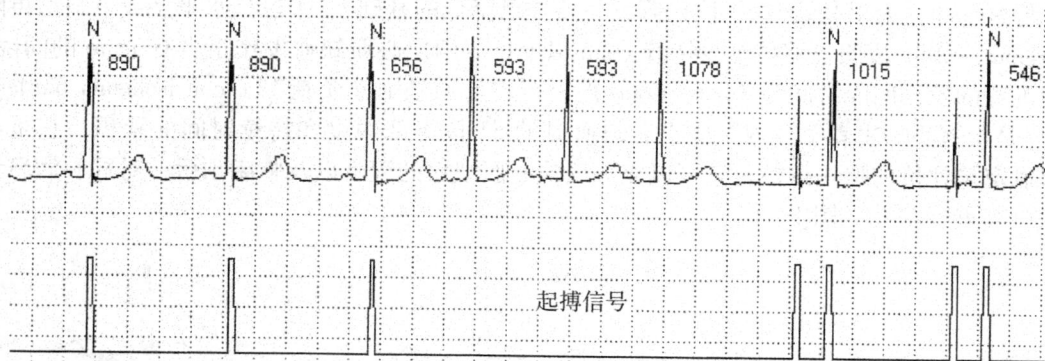

起搏器分析总结表

时间	最大心率(次/分)	最小心率(次/分)	总心搏	总起搏	%起搏比	%竞争心搏	FTO	FTS	FTC
总数	141	84	131853	131899	100	1	27	43	32
开始-16:00	98	88	1723	1722	100	0	1	0	0
16:00-17:00	100	88	5390	5390	100	0	0	2	1
17:00-18:00	104	88	5394	5394	100	1	4	0	4
18:00-19:00	91	88	5354	5354	100	2	0	2	0
19:00-20:00	96	88	5361	5361	100	1	5	0	0
20:00-21:00	98	88	5379	5379	100	1	0	1	7
21:00-22:00	95	87	5383	5383	100	1	1	0	6
22:00-23:00	93	88	536	5356	100	2	0	0	3
23:00-00:00	99	85	5407	5407	100	1	2	0	0
00:00-01:00	91	87	5354	5354	100	2	0	8	0
01:00-02:00	91	87	5355	5355	100	3	4	0	0

图 1-74 起搏心电图分析及总结表，FTO 表示起搏失败，FTS 表示感知失败，FTC 表示无效起搏（夺获失败）

三、对心肌缺血的检测与临床应用

1. 检测心肌缺血相关症状的适应证（表 1-2）

表 1-2 AHA/ACC 动态心电图指南

适应证分类		内容
Ⅰ类		无
Ⅱ类	Ⅱa类	怀疑变异型心绞痛患者
	Ⅱb类	1. 评估无法运动的胸痛患者
		2. 对无法运动的血管外科患者进行术前评估
		3. 已知 CAD 和不典型胸痛综合征患者
Ⅲ类		1. 不能运动的胸痛患者进行初次评估
		2. 有症状患者进行常规筛查

2. 诊断心肌缺血与症状的关系　《AHA/ACC 动态心电图指南》认为动态心电图检测心肌缺血无Ⅰ类适应证，表明不能用于无胸痛症状的未确诊冠心病患者检出心肌缺血，但是可用于有典型胸痛患者检测一过性心肌缺血和已确诊冠心病患者检测无症状心肌缺血。

动态心电图诊断心肌缺血尚无统一的判定标准，指南推荐采用"1×1×1"诊断标准，即：①以 PR 段确定等电位点，在 J 点和（或）J 点后 60～80ms 测量 ST 段呈水平型或下斜型压低≥1mm，如果基线的 ST 段已降低，要在已降低的基础上 ST 段呈水平型或下斜型再降低≥1mm；②ST 段明显移位至少持续 1min 以上；③两次心肌缺血发作至少有 1min 的间隔，指南推荐的发作间隔时间为 5min。Cohn 提出了"心肌缺血总负荷"（total ischemia burden，TIB）是指冠心病患者 24h 内发作心肌缺血时的 ST 段下降幅度和持续时间的乘积，它是心肌缺血定量评价的唯一指标，它可以充分反映心肌缺血的程度以及临床预后，对冠心病患者的预后有重要意义（图 1 - 75）。

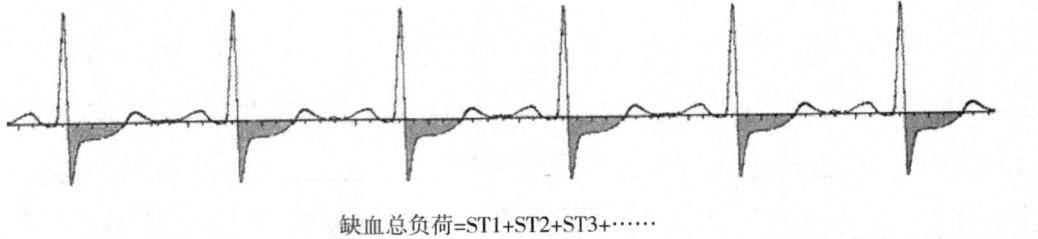

缺血总负荷=ST1+ST2+ST3+……

事件	发生时间	通道	持续时间（mm）	ST段压低（mm）	缺血负荷	发作心率（次/分）	最大心率（次/分）	心率改变（%）
1	12:56:23	1	1.25	-1.2	1.42	90	90	0.0
2	12:58:23	1	1.00	-1.1	1.07	91	91	0.0
3	13:03:08	1	7.00	-1.2	6.32	84	86	2.3
4	13:10:53	1	2.00	-1.3	2.00	92	97	5.4

图 1 - 75　ST 段分析及缺血负荷计算

由于动态心电图是记录患者日常活动状态下的心电活动情况，记录到的心电图图形会随着患者的活动而发生各种各样的变化，同时动态心电记录器的频响范围窄（大多数为 0.5 ~ 0Hz）。因此，动态心电图检测心肌缺血具有一定的局限性，除心肌缺血引起 ST 段偏移以外，其他许多原因也可引起 ST 段的偏移，包括过度通气、高血压、左室肥厚、心肌炎、左心室功能不全、束支传导阻滞、体位改变、快速性心律失常、预激综合征、交感神经系统异常、抗精神疾病药物、抗心律失常药物、洋地黄、药物水平变化、吸烟和电解质异常等均可影响 ST 段的改变，干扰也对 ST 段改变的影响特别明显，常常会增加分析系统对 ST 段改变分析的误差。因此，要排除各种对 ST 段偏移的影响因素后，才能把 ST 段偏移作为反映心肌缺血的指标，同时要参考心肌缺血发作过程中心率变化及心律失常发生情况而后做出判断，因此，详细记录活动日志以及提供详细的病史对提高动态心电图诊断心肌缺血的准确性具有重要意义。

3. 识别无症状心肌缺血　无症状心肌缺血（asymptomatic myocardial ischemia）是指冠心病患者确有心肌缺血的客观证据（心电活动、左室功能、心肌血流灌注及心肌代谢等异常），但缺乏胸痛等与心肌缺血相关的主观症状，临床上称为隐匿性心肌缺血（silent myocardial ischemia，SMII）。动态心电图是识别和评估无症状心肌缺血发作的唯一工具，Cohn 依据临床资料和症状表现，将无症状心肌缺血分为 3 种类型：Ⅰ型：完全的 SMI；Ⅱ型：心肌梗死后有 SMI 发作；Ⅲ型：心绞痛伴有 SMI。通过动态心电图对冠心病患者进行 24h 心电监测发现，在所有的 ST 段下移 1mm 以上的缺血发作中，无症状缺血发作与有症状缺血发作之比约（3 ~ 4）：1；在 24h 中，无症状心肌缺血发作的第一高峰时间是在早晨 7 ~ 11 点时，第二高峰时间是在下午 17 ~ 21 时，在凌晨 2 ~ 6 时缺血发作频率最低，此节律变化与心率呈正相关，此时间段与心肌梗死的发病和冠心病猝死的发生呈并行关系；在患者的日常活动中，大部分（约75%）的心肌缺血发作是在轻体力劳动和脑力劳动时，而且24h可发作数次到数十次不等，只有把24h的心肌缺血总合起来，计算出心肌缺血总负荷，才会把日常生活中的有症状心肌缺血和无症状心肌缺血统一起来对心肌缺血进行定量评价。结合临床资料可对无症状心肌缺血进行危险分层。有研究表明冠心病患者无症状心肌缺血发作频繁，往往预后不佳；不稳定型心绞痛患者无症状心肌缺血发作频繁，且持续时间长者，其以后发生急性心肌梗死和心脏性猝死的危险性高；动态心电图检查提示心肌缺血总负荷≥60mm·min/24h是急性冠状动脉综合征的独立危险因素之一，提示患者常有广泛的冠状动脉血管病变，近期易发生急性冠状动脉综合征，可建议患者住院进一步治疗或留院观察。如果患者临床尚未诊断冠心病，即使动态心电图检出了ST段改变，但无其他检查证据支持冠心病的诊断，则不宜诊断为无症状心肌缺血发作。

4. 评价冠心病治疗效果　动态心电图检测心肌缺血在冠心病治疗评估中起着重要的作用，随机临床研究结果提示，治疗后动态心电图提示心肌缺血改善可能与冠心病患者预后改善相关。对抗心绞痛药物疗效的评价，主要依靠心绞痛发作的频率、持续时间、每天药量和运动试验测定运动能力等来评价，这种结果会受到主观因素的影响，可靠性差，应用动态心电图检测可以观察药物治疗、手术治疗（CABG）和介入治疗（PCI）前后心率的变化，ST段偏移的程度，持续时间及其与症状的关系，特别是对无症状心肌缺血发作的识别具有更重要的临床价值。

四、动态心电图应用新进展

1. 心率变异性　心率变异性（HRV）是指逐次心搏间期的微小差异，它产生于自主神经系统对心脏窦房结的调节，使得心搏间期存在几十毫秒的差异和波动。应用动态心电图检测心率变异性是一种无创且能较好地对心脏自主神经功能和临床疗效进行判断和评估的手段，在基础研究领域应用广泛。心率变异性反映自主神经系统活性，可定量评估心脏交感神经与迷走神经的张力及其平衡性，分析心率变异性可以判断心血管疾病的病情及预后，可以预测心脏性猝死和心律失常事件的发生。

心率变异性分析有时域分析和频域分析两种方法，时域分析是指通过测量连续正常心搏间期变化的变异性来反映心率变化程度、规律，从而用于判断其对心血管活动的影响，分析指标包括SDNN、SDANN、RMSSD、PNN50等，SDNN是指全部窦性心搏RR间期的标准差，正常参考值：141ms±39ms；SDANN：是指RR间期平均值标准差，正常参考值130.9ms±28.3ms；RMSSD：是指相邻RR间期差值的均方根，正常参考值39.0ms±15.0ms；PNN50是指相邻RR间期之差>50ms的个数占总窦性心搏个数的百分比，正常参考值：16.7ms±12.3ms。频域分析是指将正常心搏间期变化转变为频谱，计算功率谱密度（power spectraldensity，PSD），单位是ms^2/Hz，反映RR间期变异。常用的频谱转换方法有自回归法（AR）和快速傅立叶法（FFT）。两种转换方法所绘制的图形不同，但其结果高度相关。FFT法简单快速；AR法较为精确且各频段曲线平滑，目测效果好，目前指南推荐使用AR法。频谱成分和频段划分为：①总功率（TP）：频段≤0.4Hz；②超低频功率（ULF）：频段≤0.003Hz；③极低频功率（VLF）：频段0.003～0.04Hz；④低频功率（LF）：频段0.04～0.15Hz；⑤高频功率（HF）：频段0.15～0.4Hz。标化LF/HF比值为1.5（图1-76）。

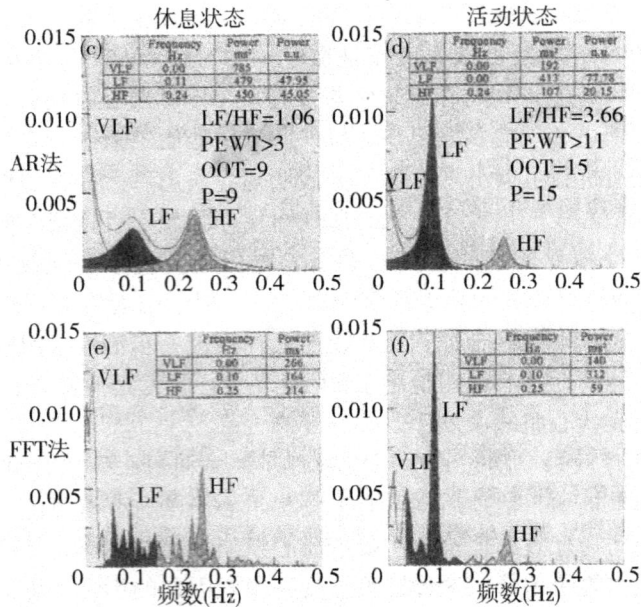

图 1 - 76　心率变异性分析，AR 和 FFT 频域分析法结果比较

　　心率变异性直接分析的是 RR 间期的变化，在频谱分析中所得到的频谱数据并不直接代表自主神经系统张力大小，而是说明自主神经系统对心率的调控作用大小。心率变异性降低表明交感神经张力增高，使室颤阈值降低，属于不利因素；心率变异性升高表明副交感神经张力增高，使室颤阈值提高，属于保护因素。致命性的心律失常与交感神经的兴奋性增加、迷走神经的兴奋性降低有关，大多数专家认为 SDNN、SDANN 时域指标小于 50ms，为心率变异性显著减低，说明心血管疾病的病死率明显增高。

　　2. 连续心率减速力　连续心率减速力（deceleration capaclty of rate，DC）检测技术是德国慕尼黑心脏中心 Georg Schmidt 教授近年发现并提出的一种检测自主神经张力的新技术。心率减速力的检测是通过 24h 心率的整体趋向性分析和减速能力的测定，定量评估受检者迷走神经张力的高低，进而筛选和预警猝死高危患者的一种新的无创心电技术。减速力降低时提示迷走神经的兴奋性降低，其对人体的保护性作用下降，使患者猝死的危险性增加，反之，心率减速力正常时，提示迷走神经对人体的保护性较强，受检者属于猝死的低危人群。心率减速力的测定是进行猝死高危人群筛选与预警的一项最新的无创心电技术，其能定量、单独分析和测定迷走神经作用的强度。

　　连续心率减速力检测结果的临床意义判定：

　　（1）低危值：DC 值 >4.5ms，提示患者迷走神经使心率减速的能力强。

　　（2）中危值：DC 值 2.6 ~ 4.5ms，提示患者迷走神经调节心率减速力的能力下降，患者属于猝死的中危者。

　　（3）高危值：DC 值 ≤2.5ms，提示患者迷走神经的张力过低，对心率调节的减速力显著下降，结果对心脏的保护作用显著下降，使患者属于猝死的高危人群。

　　3. 窦性心率震荡　窦性心率震荡（heart rate turbulence，HRT）是指心脏在发生室性早搏后，出现短期的窦性心率波动的现象，既有短暂的心率加速，也有短暂的心率减速的过程，是自主神经对单发室性早搏后出现的快速调节反应。它反映了窦房结的双向变时功能。Georg Schmidt 教授等最初提出震荡初始（turbu – lence onset，TO）和震荡斜率（turbulence slope，TS）两个指标的算法，按照该算法，应用动态心电图分析心率变异的原理，自动检测心率震荡，计算出震荡初始（TO）和震荡斜率（TS），正常人群心律震荡的 TO 为 0%，TS 为 2.5%。心率震荡的临床价值与压力反射敏感性试验（baroreflex sensitivity，BRS）相似，主要用于定量分析自主神经功能，判断迷走神经紧张度，判断急性心肌梗死患者的预后，预测恶性心律失常事件的发生。

HRT 是近年来发现的一种与心脏性猝死（SCD）有密切相关的心电现象，是评价心脏自主神经功能、预测死亡危险性的指标。窦性心率震荡是指在室性早搏发生后，窦性心率出现短期的波动现象，是自主神经对单发室性早搏后出现的快速调节反应，反映了窦房结的双向变时功能。1999 年，首次有研究发现 HRT 是心肌梗死后患者死亡的独立危险因素，可用于心肌梗死患者危险分层且效果明显。震荡初始（TO）和震荡斜率（TS）两项指标对心肌梗死高危患者有一定预测价值，TO 表示患者室性早搏后初始阶段窦性心律出现加速，判断标准为：TO < 0 为正常；TO > 0 为异常。TS 定量分析室性早搏后是否存在窦性心率减速现象，其判断标准为：TS > 2.5ms/RR 间期为正常；TS < 2.5ms/RR 间期为异常。TO 和 TS 均异常时其阳性预测值分别为 33% 和 31%，阴性预测值可达到 90% 左右，均高于其他检测。TS 值灵敏度、特异度又明显高于 TO 值，是更强的预测 SCD 的单变量指标（图 1 – 77）。

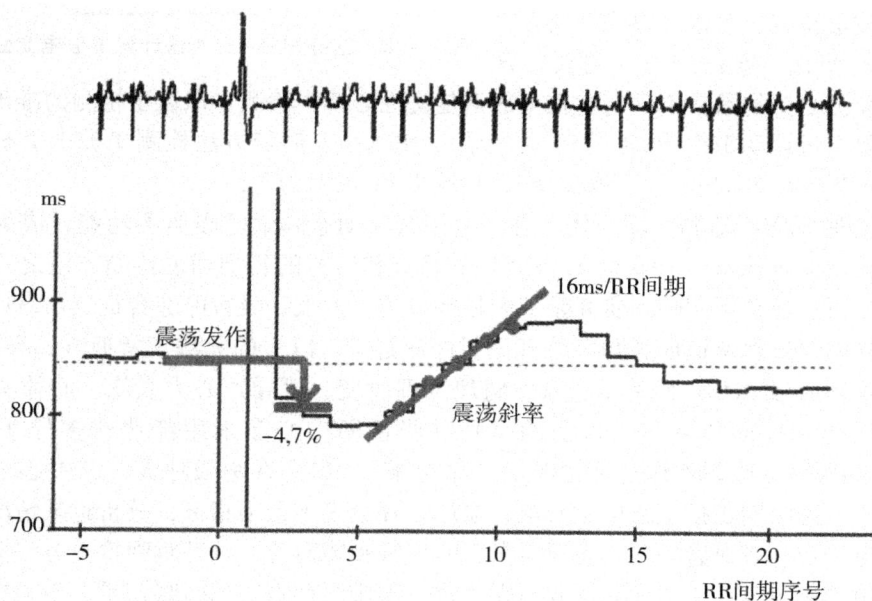

图 1 – 77 窦性心率震荡计算方法

4. 微伏级 T 波电交替　应用动态心电图分析微伏级 T 波电交替功能成为近年来无创心律失常研究的新热点，开创了动态心电图预警恶性心律失常检查的新方法。T 波电交替（TWA）是指在体表心电图上出现 T 波的幅度、形态和极向逐搏交替变化的现象，其表示心脏复极的交替性改变。这种变化与室速、室颤、心脏性猝死的发生有着极为密切的关系，可见于长 QT 间期综合征、急性心肌缺血、变异型心绞痛、猝死以及电解质紊乱，是恶性心律失常和心脏性猝死的独立预测指标。然而体表心电图可见的 TWA 十分罕见。近年来，随着先进的信号识别与处理技术的发展，动态心电图能够通过时域分析方法识别和检测微伏级 T 波电交替，即普通心电图不能发现的、需特殊的心电信号处理技术才能记录到的微伏级 T 波电交替，其临床意义不仅与体表心电图出现 T 波电交替的临床意义相同，而且许多研究提示微伏级 T 波电交替在预测心脏性和主要心律失常事件方面的价值至少等同于电生理检查，可用于恶性室性心律失常高危患者的危险分层。

2002 年哈佛大学医学院的 Verrier 教授等联合通用电气公司，在动态心电分析系统中成功地推出检测微伏级 T 波电交替的时域分析方法，该方法首先将体表心电信号经过特殊的抗基线漂移和信号滤波算法处理后，自动检测并排除干扰的心搏，再进行心电波形的移动平均修正（modified moving average，MMA），对 ST - T 波形区域进行动态的时域（time domain）定量分析，最后对该区域的干扰信号进行非线性滤波处理（图 1 - 78），检测出微伏级 T 波电交替。有研究表明应用时域分析法与频域分析法两种研究方法来检测由 T 波电交替信号产生的 T 波电交替，其结果具有非常好的相关性，但时域分析法更具备以下优势：①应用时域分析法可对患者日常生活中心率加快、ST 段抬高、从睡眠中觉醒以及运动时等多个时间点检测微伏级 T 波电交替，可以"动态"监测 T 波电交替的变化；②检测时不需要特殊

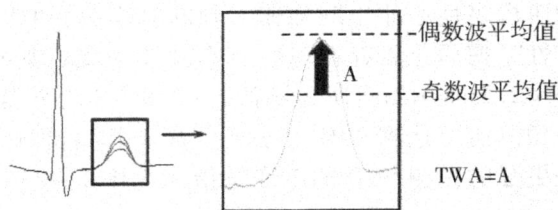

图 1 - 78 应用 MMA 分析法计算 T 波电交替分析结果

的电极，监测心搏的数目不固定，在全部都是窦性心搏中检测，保证了检测的准确性；③检测时不需要通过运动来维持 90 ~ 110 次/分的心率水平。时域方法检测 T 波电交替的阳性参考值：T 波电交替 > 7.6μV，信噪比≥3，持续 1min 以上为阳性。

5. 动态睡眠呼吸监测　新一代动态心电图具有动态睡眠呼吸监测功能，成为睡眠呼吸暂停综合征（sleep apnea syndrome，SAS）的筛查和研究的新型辅助诊断方法之一，也是动态心电图分析功能在不同临床研究领域的拓展应用。睡眠呼吸暂停综合征（SAS）是指患者睡眠时出现因气道阻塞造成鼻和口腔气流暂停超过 10s 以上的无法正常通气，导致低血氧、高碳酸血症和血液 pH 值下降等一系列病理生理改变，可导致心力衰竭、心律失常、心绞痛、心肌梗死和夜间猝死等。目前的睡眠呼吸诊断中心多采用经典式多导生理记录仪（PSG）作为睡眠呼吸暂停综合征诊断的"金标准"。患者在睡眠呼吸诊断中心全夜监测睡眠的过程中，连续同步描记脑电、心电、血压、呼吸等十余项指标，分析睡眠情况以及睡眠期间的脑电表现、心血管功能、血氧含量、有无呼吸障碍等，这种睡眠检查方法需要患者留院观察，由于患者改变了居住环境和睡眠习惯，很难得到真实的睡眠记录，不易在综合性医院普及。而在动态心电分析仪中增加动态睡眠监测功能，可以让患者在家中进行睡眠、心电和呼吸记录，分析患者在睡眠中是否发生呼吸暂停，已经在临床中推广应用。动态心电图分析系统应用心电图计算呼吸曲线（ECG - derivedrespiratory signals，EDR）的技术来判断睡眠呼吸暂停现象，通过呼吸曲线的趋势图可以直观找出呼吸暂停，并将呼吸暂停 10s 以上的事件总结（图 1 - 79）。国内专家研究推荐 7h 的睡眠中反复发作呼吸暂停 10s 以上的事件超过 30 次，或者每小时呼吸暂停超过 5 次为筛查睡眠呼吸暂停综合征的诊断标准，这将有效地

推动动态心电图作为睡眠呼吸暂停综合征的常用辅助诊断方法在临床广泛应用。

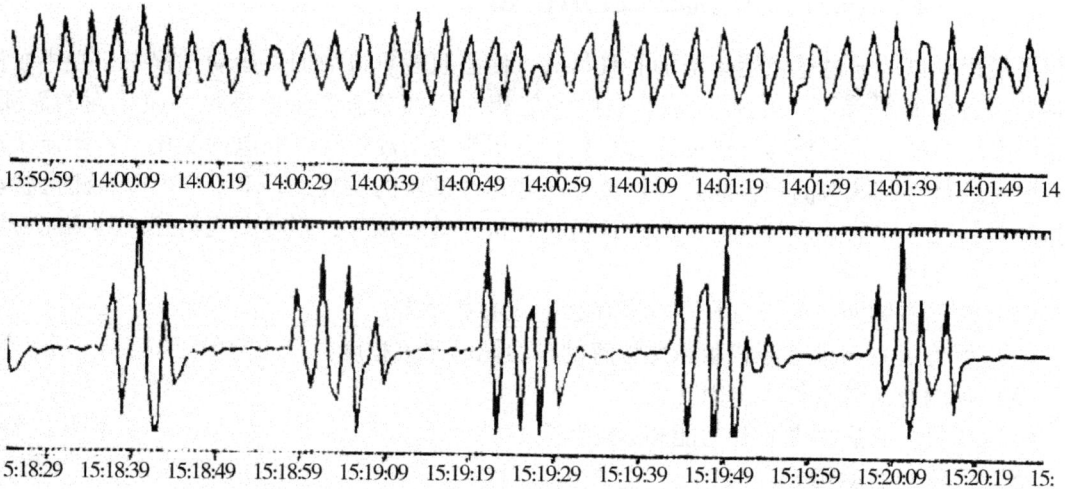

图 1-79　动态睡眠监测中出现睡眠呼吸暂停曲线

五、展望

心电信息技术与信息网络通讯技术高速发展并深度融合，是动态心电图检测技术向制造微小舒适记录仪和实时动态传送心电数据的方向发展，动态心电图网络已经成为实现心电图"家庭监护"的最常用的远程医疗方式之一，将来心电信息网络建设会走向社区医院及家庭，患者可以在家里得到全天候的心电监护，并在动态心电网络系统中进行可视化咨询和心脏事件的心电图自动诊断预警，并得到专业医生的信息反馈，提高心血管病的诊断与治疗质量，建立区域化心电信息管理的过程中将心电图信息统一存储将成为各级医院实施患者生命急救的基础网络。

（李　晨）

第九节　平板运动试验

平板运动试验（treadmill exercise test，TET）是一种简便、经济和相对安全的无创性检查方法，广泛应用于冠心病及其他心血管疾病的诊断与预后评价。1932 年 Goldhammer 等提出该试验通过分级运动逐渐增加心脏负荷和心率，评价冠状动脉供血情况。20 世纪 40 年代 Master 提出二级梯运动试验，20 世纪 70 年代 Bruce 提出个体目标心率概念，此后，平板运动试验得到广泛应用。1986 年 ACC/AHA 制定了首个运动试验指南，几经修订，于 2013 年在《Circulation》杂志再次公布了最新指南。

近年来，尽管冠状动脉 CT 等检测手段不断涌现，并越来越多地应用于临床，但平板运动试验因其经济安全、简便实用，可重复性等特点仍作为心血管疾病，尤其是冠心病的主要无创检查手段。

一、平板运动试验的临床应用价值

平板运动试验通过适量运动增加心脏负荷，使心肌耗氧量增加。运动过程中，心排血量比基础状态增加 4~6 倍，病变的冠状动脉不能相应增加其血流量以满足心肌代谢的需要，从而诱发心肌缺血。平板运动试验通过采集和分析患者运动过程中心电图变化，对胸痛及冠心病患者进行心肌缺血的定位和定量评估。随着运动试验的发展，TET 不仅可以检测冠状动脉阻塞的情况、评估心血管风险程度，还可以评价疗效、预后，指导康复治疗。其临床应用包括以下几方面：

（1）检测有胸痛症状或有胸痛等同症状的冠心病患者。

（2）评价冠心病患者冠状动脉血管解剖和功能的严重程度。

（3）预测心血管事件和全因死亡。

（4）评价冠心病患者心脏功能和运动耐量。

（5）评价与运动相关症状。

（6）评价心脏变时能力、心律失常和对植入装置治疗的反应。

（7）评价介入治疗的效果。

二、平板运动试验的实施

为保证平板运动试验的顺利实施，首先应掌握适应证、禁忌证，做好试验前各项准备，根据患者年龄和病情选择合适的运动方案，运动过程中密切监测患者的血压和心电图的变化，遇到异常情况立即终止试验并实施抢救。

（一）平板运动试验的安全性

虽然平板运动试验是安全的，但仍有一些急性心肌梗死和死亡的报告。研究证实平板运动试验冠心病患者死亡率 0~0.06%，急性心肌梗死的发生率 0.02%~0.1%，但这些数据会随着测试人群的患病率和潜在冠心病的严重程度的变化而变化。急性心肌梗死后未行血运重建患者及恶性室性心律失常患者危险性更大。因此，运动前，应该对患者进行严格筛查，掌握适应证和禁忌证。运动中，认真监测记录不同强度运动级别 ST 段的改变和胸痛时的心电图、血压和心率，避免出现并发症。运动中常见的并发症包括心源性和非心源性。

（1）心源性：心动过缓、心动过速、急性冠状动脉综合征、心力衰竭、高血压、晕厥和休克、死亡。

（2）非心源性：骨骼肌外伤、软组织损伤；严重乏力、头晕、身体疼痛、痛觉减退。

运动后应继续监测 6~8min 或待患者血压、心率恢复和 ST 段接近基线水平。部分严重心律失常有时发生在运动终止后，因此运动后的严密监测对于保证患者的安全是非常必要的。

（二）平板运动试验的禁忌证

平板运动试验的禁忌证包括绝对禁忌证和相对禁忌证。2013 年《ACC/AHA 运动试验指南》推荐的绝对禁忌证和相对禁忌证如下：

1. 绝对禁忌证

（1）急性心肌梗死（2 天内）。

（2）高危不稳定型心绞痛。

（3）引起血流动力学障碍的不能控制的心律失常。

（4）感染性心内膜炎。

（5）引起症状的严重主动脉瓣狭窄。

（6）失代偿性心力衰竭。

（7）急性肺栓塞。

（8）急性非心源性可影响运动或被运动加重的异常情况（如感染、肾衰竭、甲状腺功能亢进）。

（9）急性心肌炎或心包炎。

（10）身体缺陷不能进行平板运动试验。

2. 相对禁忌证

（1）冠状动脉左主干狭窄。

（2）中度或重度主动脉瓣狭窄。

（3）不能控制心室率的心动过速。

（4）梗阻性肥厚型心肌病。

（5）高度及完全性房室传导阻滞。

（6）近期有卒中病史或有短暂性脑缺血发作病史。

（7）精神障碍不能合作者。

（8）静息血压 >200/110mmHg。

（9）显著贫血、严重电解质紊乱、高血压等。

（三）平板运动试验前准备

为确保 TET 的安全性，减少干扰误差，描记到正确的心电图，应做好以下准备工作：嘱患者试验前 3h 禁食、禁烟；某些药物，尤其是 β 受体阻滞剂可干扰试验结果，如果情况允许，建议停用至少 24h；简要询问病史和体检；向患者进行详细的解释，说明检查过程、危险性和可能的并发症，签署知情同意书；记录受试者休息时标准 12 导联卧位心电图；记录立位心电图和血压，以除外血管调节异常和体位改变所致的 ST 段压低。

电极放置的位置直接影响 ST 段斜率和振幅。平板运动试验前嘱患者取仰卧位记录仰卧位心电图（图 1-80），将前臂的电极尽量接近肩，腿部电极尽量接近脐。这样便于与标准 12 导联心电图进行比较。

（四）平板运动试验方案

运动方案的选择必须结合试验的目的和患者的情况。运动试验方案包括 Bruce 方案、改良 Bruce 方案、Cornell 方案、Naughton 方案、Balke 方案等。每个方案均包括三个阶段：热身运动（低负荷）、负荷量逐渐增加的分级运动、运动终止恢复期。

目前应用最广泛的是 Bruce 方案（见表 1-3），它是一种变速变斜率运动，其运动 1 级能量消耗相当于 4~5 个代谢当量（metabolic equivalent，MET），1MET 即休息时每分钟每千克体重耗氧的毫升数，约为 3.5ml/（kg·min）氧耗量。此作功负荷相当于纽约心脏协会心功能分级（NYHA 分级）的 Ⅱ、Ⅲ 级。运动 2 级相当于 7METs，运动 3 级相当于 10~11METs，运动 4 级相当于 13~14METs。

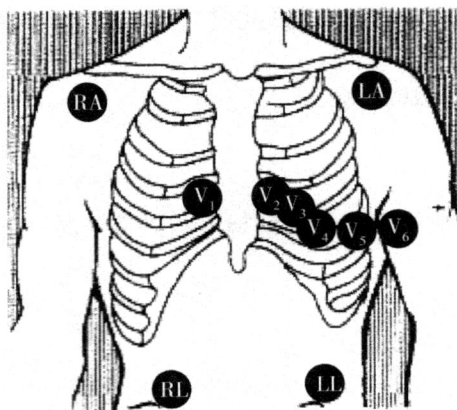

图 1-80　12 导联心电图电极位置

RA：右上肢；LA：左上肢；RL：右下肢；LL：左下肢，放置部位如图所示。V₁~V₆ 为胸导联

表 1-3　经典的 Bruce 方案和改良的 Bruce 方案

功能分级	临床表现		MET	平板运动方案			
				改良 Bruce 方案		经典 Bruce 方案	
				每级 3min		每级 3min	
				速度	坡度	速度	坡度
				6	22	6	22
				5.5	20	5.5	20
				5	18	5	18
正常和 I 级	健康（取决于年龄、活动）		16				
			15				
			14	4.2	16	4.2	16
			13				
			12				
			11	3.4	14	3.4	14
		休息时正常	10				
			9				
			8				
			7	2.5	12	2.5	12
II 级			6				
			5	1.7	10	1.7	10
	受限	有症状	4	1.7	5		
III 级			3				
			2	1.7	0		
IV 级			1				

注：速度单位：英里/小时（1 英里/小时＝0.45m/s）；坡度单位:%，百分数级别。

试验过程中逐渐增加运动量，每3min增加1级，并相应增加坡度，直到达到目标心率后，立即停止运动并测量卧位或者坐位血压，每2min 1次，同时记录即刻2min、4min、6min心电图，直至恢复正常。Bruce方案氧耗量值及作功递增量较大，心功能差或病重患者不易耐受。运动能力稍差的患者可应用改良Bruce方案（表1-3）。根据TET所测得的代谢当量可判断患者心功能分级。表1-3中的功能分级与纽约心脏协会心功能分级一致。

（五）终止平板运动试验的指征

平板运动试验按运动负荷分类分为：极量运动试验、次级量运动试验和症状限制性运动试验。极量运动试验是指目标心率达按年龄预测心率的100%，即220-年龄；次极量运动试验指目标心率达极量运动心率的85%~90%；症状限制性运动试验指患者因出现心肌缺血症状或证据而终止运动。

在运动过程中，除了因为达到目标心率而终止试验以外，如果出现以下情况，也应立即停止试验。

1. 终止试验的绝对指征

（1）无病理性Q波的导联出现ST段抬高>1.0mm（V_1及aVR、aVL导联除外）。

（2）随运动负荷的增加，收缩压较基线水平下降>10mmHg，伴随其他缺血证据。

（3）中至重度心绞痛（加拿大心绞痛分级3~4级）。

（4）出现中枢神经系统症状如：共济失调、头晕、晕厥先兆。

（5）灌注不良的征象：发绀、苍白。

（6）持续室性心动过速或者其他心律失常，如二度或者三度房室传导阻滞。

（7）心电图及血压监测出现技术故障。

（8）患者要求终止试验。

2. 终止试验的相对指征

（1）相邻两个导联的ST段在J点后60~80ms，水平或下斜型下降>2mm。

（2）随运动负荷的增加，收缩压较基线水平下降>10mmHg，不伴随其他缺血证据。

（3）进行性胸痛。

（4）疲乏、气短、耳鸣、腿痉挛或跛行。

（5）除持续性室性心动过速外的其他心律失常，如：多形性室性早搏、短阵室速、室上性心动过速、有可能导致更复杂的心律失常或者导致血流动力学不稳定的心动过缓。

（6）血压增高［收缩压>250mmHg和（或）舒张压>115mmHg］。

（7）出现不能即刻与室性心动过速相鉴别的束支传导阻滞。

三、平板运动试验的诊断价值

对147项运动试验相关报道进行meta分析，显示TET检测CAD的敏感性为23%~100%，平均为68%，特异性为17%~100%，平均为77%。

TET的敏感性受疾病严重程度和抗心绞痛药物等因素影响。对于潜在的患者群，该试验具有更高的敏感性。例如，平板运动试验在三支病变患者中的敏感性高于双支病变患者，在双支病变患者中的敏感性高于单支病变患者。

TET的特异性受药物如地高辛、运动前心电图、左室肥厚的影响。与男性相比，平板运动试验对女性患者诊断的特异性有所降低。在有胸痛症状的中高危患者中，平板运动试验对于冠状动脉造影证实冠状动脉狭窄超过 50% 的患者的特异性高，敏感性低。Nieman 等选取了 471 例稳定型心绞痛患者，其中 98 例进行了血管造影检查，比较了 TET 与冠状动脉 CT 的诊断价值。结果提示冠状动脉 CT 有更好的敏感性而 TET 有更好的特异性。

临床工作中，以下因素会造成试验结果出现假阳性和假阴性。

1. 假阳性的常见原因

（1）药物，如洋地黄、抗抑郁药。

（2）主动脉瓣严重狭窄、二尖瓣脱垂。

（3）左室肥厚劳损、主动脉瓣及二尖瓣反流。

（4）心肌病、预激综合征。

（5）自主神经功能失调、过度换气等。

（6）代谢影响，如饱食、低血钾等。

（7）贫血、中度高血压、严重缺氧。

2. 假阴性的常见原因

（1）药物：如 β 受体阻滞剂。

（2）陈旧性心肌梗死使 ST 段向量改变或受到室壁瘤 ST 段抬高的影响。

（3）右室肥厚或完全性右束支传导阻滞。

（4）单支病变或有侧支循环。

四、平板运动试验的影响因素

（1）药物：

1）β 受体阻滞剂：可降低达到出现缺血的心率 – 压力乘积，使患者具有较高的运动耐力而较少出现 ST 段压低和心绞痛，从而导致诊断准确性降低。

2）洋地黄：在正常或 CAD 患者中，洋地黄可以诱发或使 ST 段压低加重，洋地黄导致的 ST 段改变，其 QT 间期正常。而缺血、Ⅰ类抗心律失常药、电解质紊乱等其他原因导致的 ST 段改变，其 QT 间期延长。停用洋地黄后，运动诱发的 ST 段压低仍可持续 2 周。

3）利尿剂：绝大多数利尿剂对心率和心脏活动几乎没有影响，但因减少血容量和血压，导致低钾血症，从而引起肌肉疲劳、室性早搏，偶尔也可导致 ST 段压低。

（2）激素：

1）月经周期：有报道月经周期对冠状动脉正常女性的运动心电图有影响。一项研究报告提示黄体期 ST 段压低更频繁、运动时间更短。GrzyboWski 等发现 ST 段压低出现的时间与雌二醇/黄体酮比存在正相关（r = 0.29），即雌二醇/黄体酮比越高，ST 段压低出现的时间越早。此外，心绞痛、缺血的女性在很低运动量时就能诱发 ST 段压低，在卵泡早期能更早地记录到 ST 段压低，这可能与体内雌激素水平降低有关。

2）外源性性激素：口服避孕药的女性更容易在运动时出现心电图异常。采用雌孕激素双联治疗的妇女运动时出现异常心电图的假阴性率高于雌激素单联治疗的妇女。雌激素引起的 ST 段异常改变仍有待进一步探究。

五、平板运动试验报告的解读

目前国内、外公认的平板运动试验阳性标准：①出现胸痛的症状。②以 R 波为主波的相邻两个导联 ST 段在 J 点后 80ms 水平或下斜型压低≥0.1mV，持续 2min。若运动前有 ST 段压低，应在原基础上出现上述改变。ST 段下斜型压低比水平或上斜型压低更有意义。ST 段压低的各种形式如图 1-81 所示。

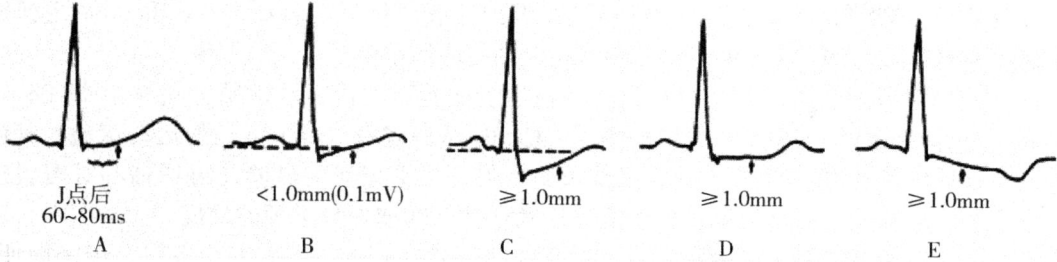

图 1-81　平板运动试验中 ST 段压低的各种类型
A. 无 ST 段压低；B. J 点后 ST 段压低；C. ST 段上斜型压低；D. ST 段水平型压低；E. ST 段下斜型压低

　　分析平板运动试验报告时，除了判断试验结果阳性、阴性外，还需关注：是否完成平板运动试验，未完成的原因；运动总时间；心率、收缩压峰值乘积是否 >18 000；有无症状及心电图改变，两者共存更有价值；ST 段下降的形态、导联、出现及持续的时间；有无其他因素影响心电图改变；有无非心电图异常反应（心率和血压）。

　　平板运动试验对明确冠状动脉病变程度有一定的提示作用，以下列举了提示冠状动脉多支病变的参数：

（1）症状限制性运动试验运动耐量 <6METs。

（2）运动达峰时收缩压（SBP）不能达 120mmHg，或 SBP 下降 >10mmHg。

（3）ST 段下降 >2mm，呈下斜型，出现早，持续 >5min，出现改变的导联广泛。

（4）除 aVR 导联外出现运动诱发的 ST 段抬高。

（5）运动中出现心绞痛。

（6）出现持续或有症状的室性心律失常。

六、平板运动试验的预后价值

　　近些年研究显示，平板运动试验在评价心血管患者预后方面同样具有重要价值。

　　（1）Duke 评分：研究显示，Duke 评分系统与冠状动脉病变严重程度有显著相关性，且不受性别因素的影响。Duke 评分被用来预测患者死亡的风险，它综合了运动时间、ST 段下移和运动中出现的心绞痛的症状和性质。Duke 评分 = 运动时间 -（5×ST 段偏移）-（4×心绞痛指数）。运动时间的单位为分钟。运动诱发的 ST 段偏移指任一导联最大 ST 段净偏移，单位为毫米。心绞痛指数计算方法：无胸痛发作 =0 分，出现胸痛发作 =1 分，因胸痛发作而停止运动 =2 分。Duke 评分范围：低危≥5；中危 -11～+5；高危≤-11。平板运动试验 Duke 评分是评估运动耐量、心绞痛的独立因子。Manini 等发现，对于低危急诊胸痛患者，Duke 评分对 30 天无事件生存率有较好的阴性预测价值。

　　（2）心肌梗死后评价：平板运动试验可评价心肌梗死后患者的预后。以下列出了心肌梗死后提示患者预后不良的指标：

　　1）缺血性 ST 段压低 >1mm，特别是在低运动水平或存在代偿性心功能不全时。

　　2）运动耐量 <5METs。

3）血压反应不足（峰收缩压 <110mmHg 或较静息水平升高 <30mmHg）。

（3）慢性缺血性心脏病的预后评价：在已经被证实患有冠心病的患者，平板运动试验可以检出高危和低危患者。通常在较低的运动水平出现心绞痛症状及明显的 ST 段压低为高危（年死亡率 >5%），运动能力 >5METs 的患者为低危（年死亡率 <1%）。Bourque 等研究证实运动耐量超过 10METs 的患者出现心肌缺血的可能性小。

（4）冠状动脉血管再成形术后评价：平板运动试验可评价冠状动脉旁路移植术（coronary artery bypass graft，CABG）患者的预后，CABG 术后晚期（>5 年）的运动试验，其诊断和判断预后价值均高于较早进行的运动试验。另外，平板运动试验还可评估心脏瓣膜疾病，用于制定运动量、复制运动诱发的症状以及评估药物或外科干预的反应。

虽然平板运动试验的影响因素较多，敏感性和特异性较低，但其安全有效、经济简便，至今仍为心血管疾病重要的无创检查手段。随着平板运动试验研究的积累，其临床应用已经从单纯诱发和诊断冠状动脉疾病，发展到评价疗效、评估预后和指导康复等。近些年不断出现新的评价指标，确立了平板运动试验在诊断冠心病和评价预后方面的地位，使平板运动试验这一无创检查方法的临床应用越来越广泛。

（陈正君）

第十节　起搏心电图

起搏器植入人体之后，在心脏自身的激动起源点之外又引入了新的激动起源而使心电图表现更为复杂。这主要表现在以下几方面：①起搏电极的位置影响心肌除极和复极顺序，使起搏的心电波形发生变化；②起搏器的计时周期可影响患者自身节律，而患者的自身节律反过来也可以影响起搏器的计时，两者相互作用，使心电的节律变化复杂；③起搏器生产厂家不断推出新的自动功能，使心电图表现复杂多变；④如果起搏器发生故障或患者出现了心律失常，则更增加了心电图表现的复杂性。为了准确分析起搏心电图，需要了解患者所植入的起搏器的生产厂家、类型、技术特点及程控参数。

一、起搏心电图的基本表现

起搏器通过连接在心内膜上的起搏电极发放足够的电能，使心脏除极而达到起搏的目的。这种来自于脉冲发生器的电能引起心肌除极称为"起搏夺获"。

（一）起搏脉冲

分析起搏心电图时，首先要寻找起搏器发放的钉样信号，它代表着起搏器发放的一次起搏脉冲。起搏器输出脉冲在体表心电图表现为一条窄而垂直的线，称为"钉样信号"或"起搏刺激信号"。通常情况下起搏脉冲持续 0.3～0.4ms，但由于极化电位影响，体表心电图中的钉样信号的宽度可达数十毫秒。钉样信号的极性呈"直立""倒置"或"正负或负正双向"。起搏脉冲信号分为双极脉冲和单极脉冲，前者振幅较低而后者振幅较高（图 1－82）。

心电图机阻尼、脉冲衰减等均可影响钉样信号的形态。描记动态心电图（即 Holter）时，原来的磁带式（模拟信号）描记仪可以真实还原记录起搏刺激信号，新型的数字采样式描记仪则要求采样达到 1000Hz，否则采样频率过低时起搏刺激信号可能缺失而影响阅图及分析。

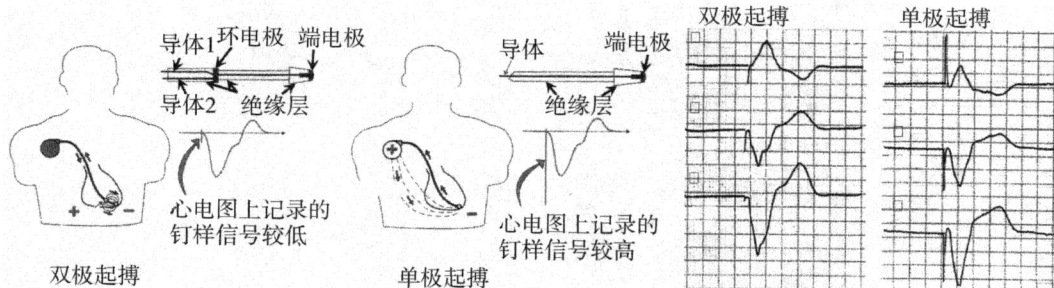

图1-82　双极起搏与单极起搏"起搏刺激信号"的心电图表现差别及形成原因

（二）起搏夺获的判断

起搏脉冲能否有效地夺获相应心腔，需要观察钉样信号后是否立即出现除极波（心房波或心室波）来判断。心室是否被起搏夺获，主要依靠心室波的额面心电轴变化以及图形变化来确定。心房是否被起搏夺获，可以直接观察钉样信号后是否紧跟随有心房除极波，如果患者存在自身房室传导功能，也可以通过观察心房起搏能否通过房室结下传引起自身心室除极来确定。

1. 心室起搏夺获的心电图表现

（1）右心室心尖部起搏夺获的心电图特点（图1-83）：①QRS波群呈类左束支传导阻滞（LBBB）伴左前分支阻滞样改变；②额面心电轴左偏（指向左上象限）-30°～-90°，I导联波群呈巨R形，Ⅱ、Ⅲ、aVF导联呈宽QS形，aVL导联为振幅最大的直立偏折波；③左胸导联也呈宽阔的QS波样而不符合典型LBBB图形，个别情况也可出现左胸导联以R波为主。

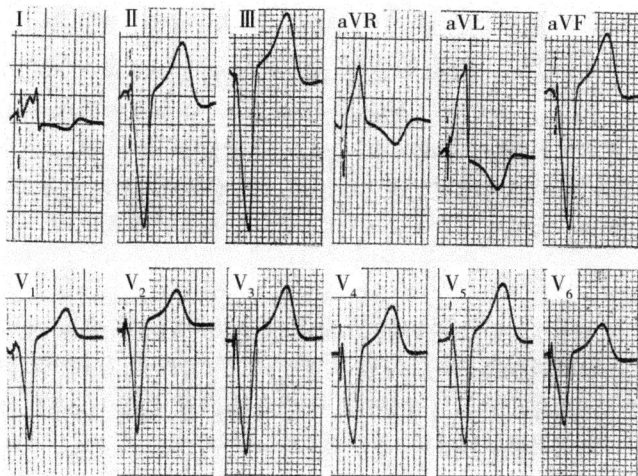

图1-83　右心室心尖部起搏夺获心电图

（2）右心室流出道起搏夺获的心电图特点（图1-84）：①QRS波群呈类左束支传导阻滞型；②额面心电轴正常，如果电极向肺动脉瓣偏移时电轴右偏，Ⅱ、Ⅲ、aVF导联的QRS波群主波向上；③胸前导联的QRS波群形态与右心室心尖部起搏相似。

（3）左心室起搏夺获的心电图特点：①QRS波群呈类右束支传导阻滞型；②额面心电

轴多数右偏；③V_1～V_3 导联呈特征性高 R 波。

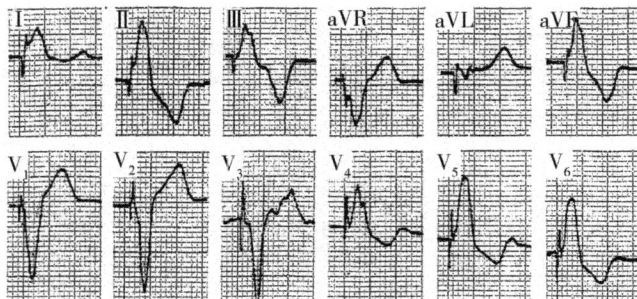

图 1-84　右心室流出道起搏夺获心电图

2. 心房起搏夺获的心电图表现

（1）高位右心房起搏夺获的波形特点：①起搏的 P′ 波形态与窦性 P 波相似；②Ⅱ、Ⅲ、aVF 导联 P′ 波直立，aVR 导联倒置；③胸前导联起搏 P′ 波正向部分较窦性 P 波振幅更低或倒置。

（2）低位右心房起搏夺获的波形特点：①Ⅱ、Ⅲ、aVF 导联起搏的 P′ 波倒置，而 aVL、aVR 导联直立。

二、起搏模式

描记一份起搏心电图后，首先应确定起搏器的工作模式（方式），才可能进一步判断心电图是否正常。不同起搏模式正常工作时的心电图表现不同。

（一）起搏模式的编码规则

起搏模式是反映起搏器基本功能状态的参数，临床采用北美起搏电生理学会（NASPE）和英国起搏电生理学会（BPEG）制定的 NBG 起搏器编码中的前 3 位表示，有频率应答功能者在第 4 位加注"R"表示。第 1 位注释起搏的心腔，A、V 分别代表心房、心室，D 代表心房心室均可起搏；第 2 位注释感知的心腔，A、V 分别代表心房、心室，D 代表心房心室均可感知；第 3 位注释感知后的反应方式，T、I、D、O 分别代表感知后触发、感知后抑制、感知后触发＋抑制、无感知功能。

（二）单腔起搏器的基本工作模式

1. VOO 模式　心室起搏而无感知功能。心电图表现起搏脉冲按固定频率发放，自身心搏包括心房波和心室波对其均无影响，钉状刺激信号后可跟随宽阔畸形的 QRS 波群（即起搏夺获心室），当自身心律的频率快于起搏频率时可能产生竞争（图 1-85）。

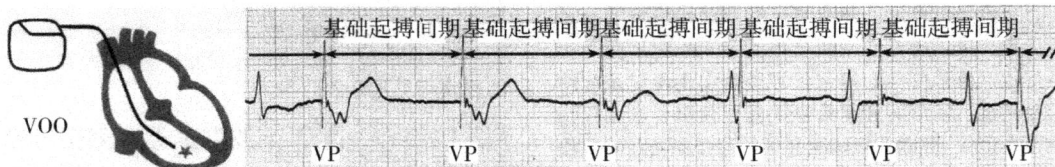

图 1-85　VOO 起搏

（左图中 ★代表起搏功能，VP = 心室起搏）

2. AOO 模式　心房起搏而无感知功能。心电图表现为起搏脉冲按固定频率发放，自身心搏包括心房波和心室波对其均无影响，钉状刺激信号后可跟随起搏夺获的 P 波。夺获的心房波可下传心室，亦可不下传心室。

3. VVI 模式　起搏并感知心室，感知后抑制起搏脉冲的发放。心电图特点是仅有心室起搏脉冲，自身心室波可以重整基础起搏间期，自身的心房波对脉冲的发放无影响。从图 1-86可以看出起搏脉冲按需发出，其距离前面感知到的 QRS 波群（窦性下传或室性早搏）或起搏脉冲的时间等于基础起搏间期。

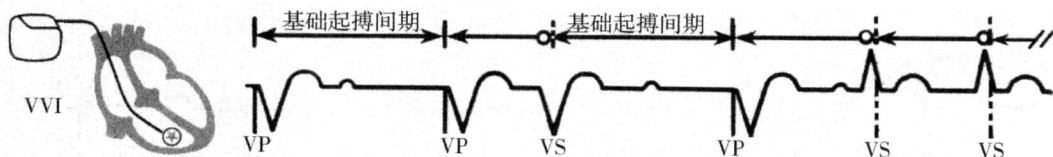

图 1-86　VVI 起搏模式示意图

（左图中 ★ = 起搏，O = 感知，VP = 心室起搏，VS = 心室感知，以下同）

4. AAI 模式　起搏并感知心房，感知后抑制起搏脉冲的发放。心电图特点是仅有心房起搏脉冲，起搏脉冲距离前面感知到的 P 波（窦性或房性早搏）或起搏脉冲的时间等于基础起搏间期。自身心房波可以重整基础起搏间期，有无自身的 QRS 波群对其无影响（图 1-87，图 1-88）。

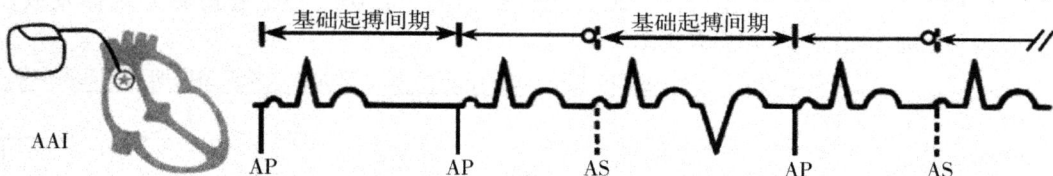

图 1-87　AAI 起搏模式示意图

（AP = 心房起搏，AS = 心房感知，以下同）

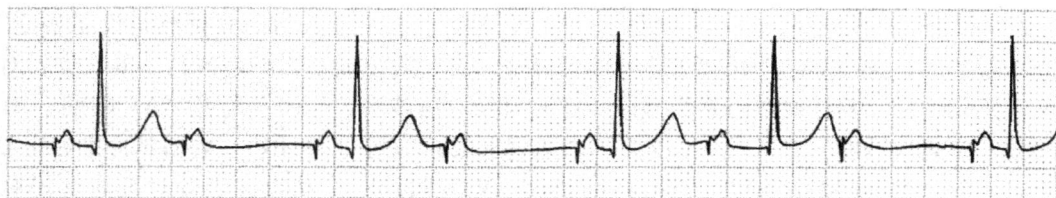

图 1-88　AAI 起搏伴二度房室传导阻滞

心房起搏脉冲按时发放并夺获心肌形成规律的心房波，心房波与心室波的比例为 2：1 或 3：2。

5. VVT 模式　起搏并感知心室，感知后触发起搏脉冲的发放。心房波对起搏脉冲的发放无影响。当自身心室率快于基础起搏频率时，起搏器感知到心室波后发放起搏脉冲，心电图表现为刺激信号叠加于 QRS 波群上。若在基础起搏间期内未感知到自身 QRS 波群，则在计时结束时发放起搏脉冲，在钉样信号后可见夺获的心室波（图 1-89）。

6. AAT 模式　起搏病感知心房，感知后触发起搏脉冲的发放。心室波对起搏脉冲的发放无影响。当自身心房率快于基础起搏频率时，起搏器感知到 P 波后发放起搏脉冲，心电图表现为刺激信号叠加于 P 波上（图 1-90）。若基础起搏间期内未感知到自身 P 波，则在计时结束时发放起搏脉冲，在钉样信号后可见夺获的心房波。

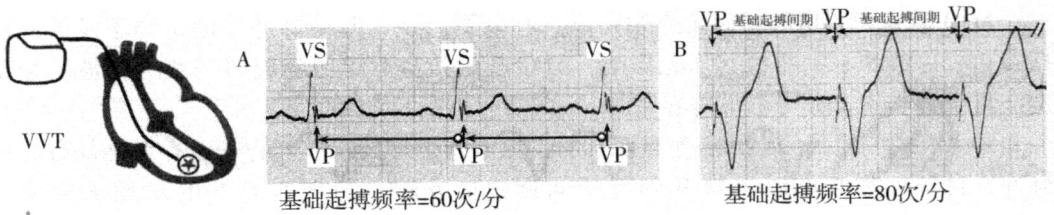

基础起搏频率=60次/分　　　　　　基础起搏频率=80次/分

图 1-89　VVT 起搏

图 A、B 分别为同一位患者在 VVT 起搏模式下不同基础起搏频率时描记的心电图

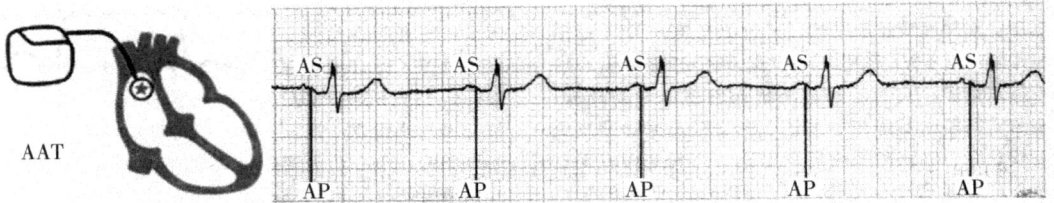

图 1-90　AAT 起搏

（三）双腔起搏器的基本工作模式

1. DOO 模式　心房、心室顺序起搏，无感知功能。心房、心室起搏脉冲规律发放，自身的心房波和心室波对其无影响（图 1-91）。

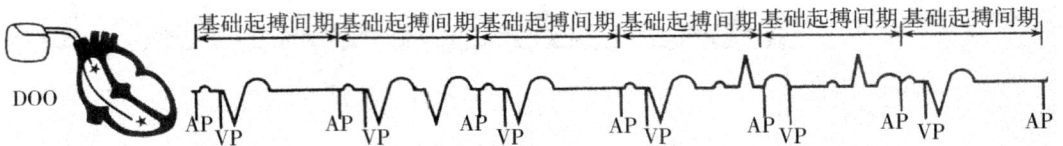

图 1-91　DOO 起搏模式示意图

2. VAT 模式　心室起搏，心房感知，感知心房后触发心室起搏。其特点是仅起搏心室，无心房起搏，自身心房波后跟随着心室起搏脉冲。自身心室波不影响起搏脉冲的发放。对心室波无感知功能。其计时以心室为基础。感知自身心房波后，经房室延迟（AV 间期，AVI）后发放心室起搏脉冲，若 AV 间期结束仍未达到上限频率间期（URI），起搏脉冲推迟至 URI 结束时发放；若下限频率间期（LRI）结束时 AV 间期计时未结束，仍按时发放起搏脉冲（图 1-92）。

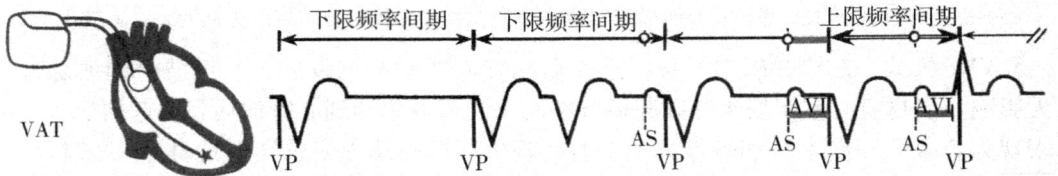

图 1-92　VAT 起搏模式示意图

3. VDD 模式　心室起搏，心房心室感知，心房感知后触发心室起搏脉冲，心室感知后抑制心室起搏脉冲。心电图特点是仅起搏心室，自身心房波后可跟随心室起搏脉冲（图 1-93）。无感知心房事件时的起搏脉冲距前一心室波的间期等于下限频率间期。感知自身心房

波后，经房室延迟（AV 间期）后发放心室起搏脉冲，若 AV 间期结束仍未达到上限频率间期（URI），起搏脉冲推迟至 URI 结束时发放；若下限频率间期（LRI）结束而 AV 间期计时未结束，则等 AV 间期计时结束时发放起搏脉冲。自身心室波出现后重整下限频率间期。

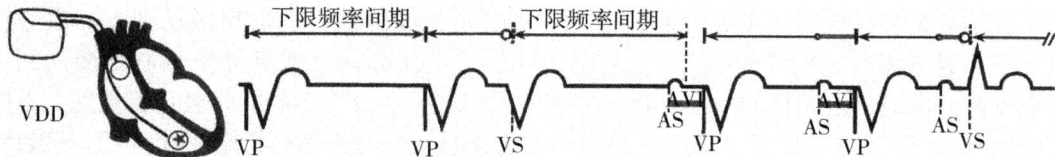

图 1－93 VDD 起搏模式示意图

4. DVI 模式 心房心室顺序起搏，心室感知，感知后抑制起搏脉冲发放，可分为制约式 DVI 起搏和非制约式 DVI 起搏。制约式 DVI 的特点是心房无感知功能，自身心房波不影响起搏脉冲的发放；在 AV 间期内不感知心室，心房心室起搏脉冲成组发放（即心房脉冲发放后，无论 AV 间期内有无自身心室波都发放心室脉冲）。非制约式 DVI 的特点是心房无感知功能，自身心房波不影响起搏脉冲的发放；AV 间期内心室有感知功能（空白期除外）。图 1－94 是以改良的心房为基础计时方式的 DVI 工作示意图，无自身心室波的情况下，心房起搏脉冲的间期等于下限频率间期；感知到自身心室激动重整心房逸搏间期，等于下限频率间期减去 AV 间期。心电图的一个心动周期中可仅见到一个心房脉冲信号，也可同时见到心房心室两个脉冲信号，或者无脉冲信号。

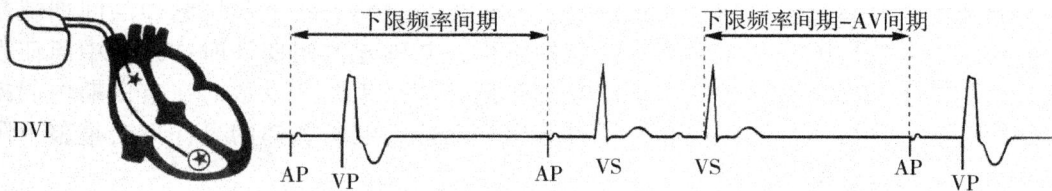

图 1－94 非制约式 DVI 起搏模式示意图

5. DDI 模式 心房心室顺序起搏、心房心室感知，感知后抑制脉冲的发放。其心电图表现有下列情况：①自身心房心室频率都低于下限频率（基础频率）时，心房心室顺序起搏；②心室事件（感知或起搏）除了启动下一个下限频率间期的计时，同时还开始 VA 间期计时，计时结束时仍未感知到自身心房波则发放心房脉冲，在随后的 AV 间期（相当于下限频率间期）结束时亦未感知到自身 QRS 波群则发放心室脉冲，若感知到自身 QRS 波群则抑制心室脉冲的发放，同时开始下一个计时周期（图 1－95）。即 DDI 模式工作时，上限频率间期和下限频率间期均等于基础起搏间期。

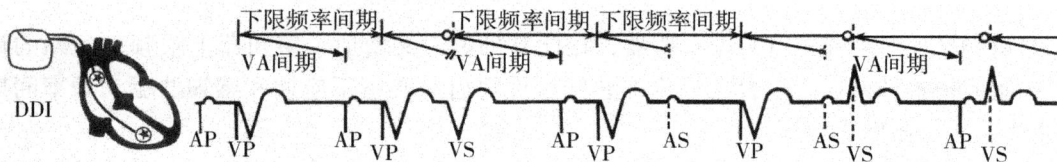

图 1－95 DDI 起搏模式示意图

三、起搏器计时周期与心电图

起搏器计时周期是起搏器发放脉冲或感知自身激动后至下一次发放脉冲的时间间隔。它包括了一个完整起搏周期中所有可能的变化：从起搏（或感知）的心房激动到下一次心房激动（可以是起搏的，也可以是感知的）的时间，或者从起搏（或感知）的心室激动到下一次心室激动的时间。现代起搏器的计时周期又可以进一步分为不同的时段：警觉期、不应期、空白期、噪声采样期、房室间期（AVI）与交叉感知检测窗等。特定的计时器一旦启动后，有两种结局：①一直运行到周期完成而发放一个起搏脉冲和（或）启动另一个计时周期；②被心脏的自身激动重整而重新开始计时。

（一）单腔起搏器的计时周期与心电图

固率型（AOO或VOO）起搏器仅有一个计时周期即基础起搏间期，由于没有感知功能，计时周期不被任何自身事件所重整。按需抑制型（AAI或VVI）起搏器的计时周期由基础起搏间期和不应期及警觉期所组成。

1. 无频率滞后功能的正常VVI起搏 无频率滞后功能的VVI起搏器的计时周期包括基础起搏间期（即下限频率间期）和心室不应期。按时间顺序，基础起搏间期被分成心室不应期和警觉期两部分。现代起搏器中心室不应期又进一步分为空白期和噪声采样期两个时段（图1-96）。起搏脉冲的发放或警觉期内的感知心室事件都会同时启动基础起搏间期和心室不应期。如果没有感知事件，相邻的两个起搏脉冲的间期就是基础起搏间期。如果出现了警觉期内的感知事件，基础起搏间期计时被提前中断而发生重整，起搏脉冲将延迟到下一个基础起搏间期计时结束时才发放。在空白期内起搏器无感知功能；在噪声采样期内起搏器具有感知功能，但所感知的事件不会重整下限频率间期而是延长心室不应期。

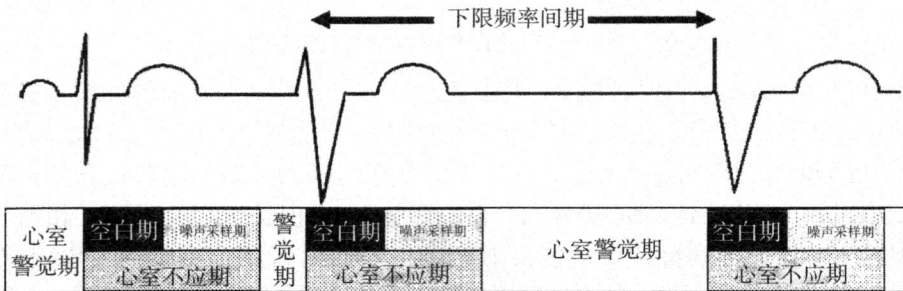

图1-96 VVI起搏器的计时周期

具有频率应答功能的VVIR起搏器，在此基础上，又增加了感知器上限频率间期的设置，心室起搏事件或在心室警觉期内的感知事件将启动心室不应期和感知器驱动频率间期（后者取代了下限频率间期）。

VVI功能正常是指心室起搏功能和感知功能均正常。起搏功能正常是指起搏器按一定的周期、电压、脉宽发放刺激脉冲使心脏除极，这是起搏器的基本功能。心电图表现为按一定周期发放的起搏脉冲后有相应的宽大畸形QRS波群。感知功能正常则指心室的自身激动（除极波）可以被感知并抑制起搏脉冲的发放，心电图表现为自身心室激动后无起搏脉冲，而在其后间隔一个基础起搏间期后才出现起搏脉冲（图 1-97）。

图 1-97 患者的自身心律为心房颤动，而基础起搏间期为 860ms（70 次/分）。自身下传的窄 QRS 波群可以抑制起搏脉冲，与其后起搏脉冲间距为 880ms。起搏信号与其前自身 QRS 波群间的时距也称为逸搏间期。无滞后功能时，逸搏间期理论上应等于基础起搏间期，但实际心电图中，逸搏间期略长于基础起搏间期，这是因为心室激动传到感知电极所在部位的心肌需要一定时间即起搏器的感知并非发生在 QRS 波群的起点。因此，可以说起搏器的感知功能良好，起搏脉冲按需发放。图 1-97 中第 1、2、5 个起搏脉冲后都跟随着宽大畸形的 QRS 波群，说明起搏完全夺获了心室肌。第 3、4 个起搏脉冲后 QRS 波群形态介于自身下传与完全起搏夺获心室肌的波形之间，说明一部分心室肌由自身下传的激动控制，另一部分心室肌由起搏脉冲夺获所激动，形成了真性室性融合波。因而起搏脉冲都可以夺获心肌，即起搏功能正常。

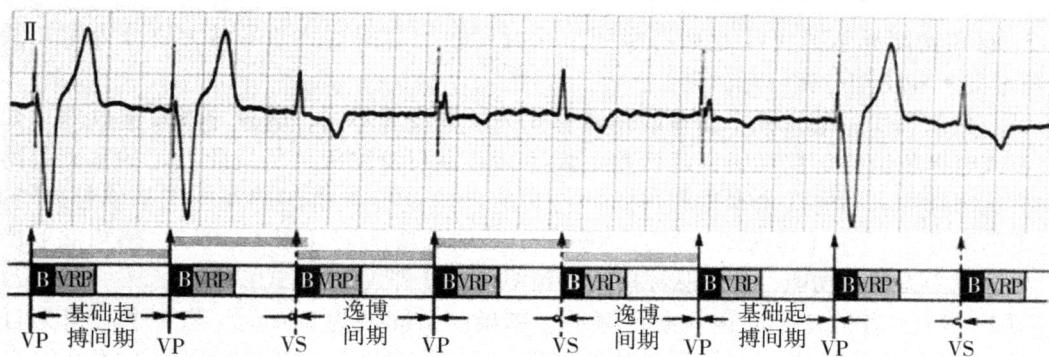

图 1-97 无滞后功能 VVI 正常起搏心电图

B：搏动；VRP：心室不应期（下同）

2. **具有频率滞后功能的正常 VVI 起搏** 具有频率滞后功能的 VVI 起搏器的计时周期也包括基础起搏间期和心室不应期，但增加了一个滞后频率间期（即逸搏间期）。起搏脉冲的发放会同时启动基础起搏间期和心室不应期；而警觉期内的感知心室事件则同时启动逸搏间期和心室不应期。心室单腔起搏是一种非生理性起搏，其血流动力学效应比自身下传的激动差，为了鼓励激动自身下传，起搏器在感知到自身激动时，将下次发放起搏脉冲的时间向后推迟，即逸搏间期长于基础起搏间期（图 1-98）。具有频率滞后功能的正常 VVI 起搏心电图，需要与心室过度感知相鉴别。前者表现为固定的逸搏间期；后者则不然，通过遥测起搏参数可以明确。

图 1-98 患者的基础心律为心房颤动伴 VVI 起搏，基础起搏间期为 860ms（70 次/分）。第 3 个心搏为自身下传，距前一个起搏脉冲 800ms 使起搏脉冲被抑制，并提前终止基础起搏间期计时，开始了滞后频率间期的计时，故自身的 QRS 波群距下次起搏脉冲的时距为 1200ms（即滞后频率为 50 次/分），提示感知功能正常。起搏脉冲均能夺获心室形成宽大畸形的 QRS 波群，故起搏功能正常。

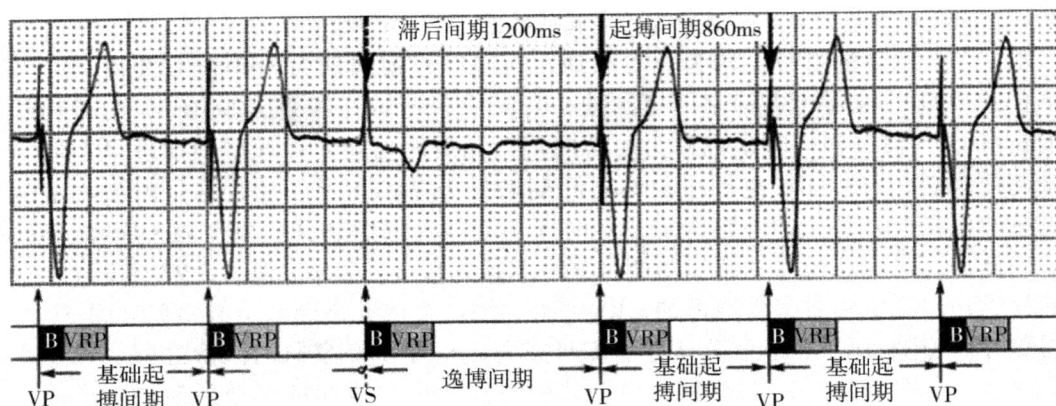

图1-98　有滞后功能的正常 VVI 起搏心电图及其计时周期示意图

3. 感知功能异常的 VVI 起搏心电图与计时周期　起搏器感知异常主要分为感知低下（感知不良）和感知过度（超感知）。

（1）感知低下：感知低下指在起搏器感知灵敏度设置不当、电极导线发生故障（如导线断裂或电极脱位）等情况时，起搏器不能感知心室自身除极，仍按照设定的基础起搏间期发放起搏脉冲。心电图表现为起搏脉冲与其前自身 QRS 波群的间期小于基础起搏间期，而与更前的心室事件（起搏或感知）相距一个基础起搏间期（图1-99）。感知低下严重时，可表现为无感知功能，起搏脉冲按固定频率发放（即 VOO 模式）。

图1-99 患者的基础心律为心房颤动，基础起搏间期为 860ms。第4个心搏为自身下传的窄 QRS 波群（VS），由于已经脱离了心室不应期被感知，而抑制了随后的心室起搏脉冲，重整了基础起搏间期。第5个心搏（箭头示）亦为自身下传的窄 QRS 波群，虽然脱离了心室不应期但未能抑制随后的起搏脉冲发放，说明未被感知。其后的起搏脉冲与未被感知的 QRS 波群前面的心搏（VS）的间距等于基础起搏间期。本例心室感知后可抑制起搏脉冲发放，符合 VVI 起搏模式，但存在感知低下。除第4个起搏脉冲落入心室肌自身的不应期内而未夺获心室（功能性）外，其他起搏脉冲均夺获心室，表明起搏功能良好。

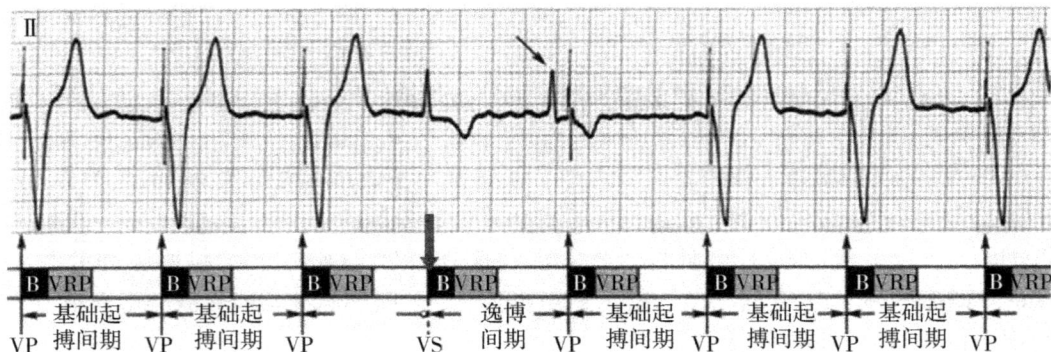

图1-99　VVI 起搏时感知低下的心电图及其计时周期示意图

（2）感知过度：起搏感知过度是指起搏器感知到心室除极波以外的信号而抑制起搏脉冲的发放。引起感知过度的干扰源可分为外源性因素和内源性因素，前者包括交流电、电磁信号和静电磁场等；后者包括肌电信号、T 波和极化电位。感知过度的心电图表现为起搏暂停或起搏间期延长（图 1 - 100）。

图 1 - 100 患者心室起搏的基础间期为 850ms。在连续 3 个心室起搏夺获之后出现长达 3200ms 的长间歇，说明心室存在感知过度，连续感知到肌电干扰而抑制起搏脉冲的发放。示意图中前两个感知事件仅为示意，其实际出现的位置和数量无法确定，根据长间歇后的第 1 个起搏脉冲，仅能判断出其前 850ms 处一定出现了心室感知事件。发放的起搏脉冲均能夺获心室，说明起搏功能良好。

（3）感知过度导致假性感知低下：有时心室感知过度时，非心室除极信号使起搏器发生节律重整，重新启动基础起搏间期和心室不应期，使随后出现的心室自身激动落入起搏器的不应期内而不被感知，心电图表现为起搏脉冲与其前的自身 QRS 波群的间期小于基础起搏间期，但与更前的心室事件（感知或起搏）的时距≥基础起搏间期（图 1 - 101）。

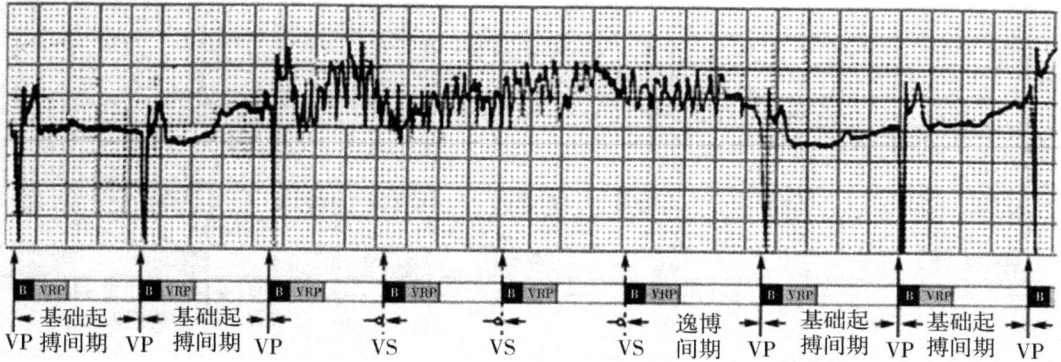

图 1 - 100　VVI 起搏时的感知过度及其计时周期示意图

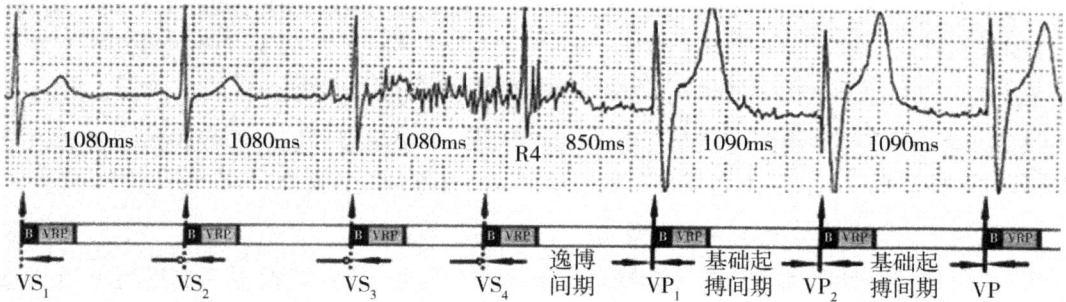

图 1 - 101　VVI 起搏时感知过度导致的假性感知低下及其计时周期示意图

图 1 - 101 中前 4 个 QRS 波群为自身下传，RR 间期为 1080ms。后 3 个 QRS 波群为心室起搏夺获，基础起搏间期为 1090ms。第 1 个心室起搏脉冲（VP1）与第 4 个自身下传的 QRS 波群（R_4）的间期为 850ms，短于基础起搏间期，说明起搏器未感知到 R_4。VP_1 的发放说明其前 1090ms 处应有一个心室感知事件（VS_4），自 VP_1 往回测量 1090ms 可以发现起搏器感知到的是肌电干扰。由于心室感知事件启动了心室不应期（VRP），使随后的 QRS 波群（R_4）落入其中，而不被感知。所以此份心电图提示心室感知过度并导致假性感知不良（也可称为功能性感知不良）。起搏脉冲均能夺获心室，即起搏功能正常。

4. 起搏功能异常的 VVI 起搏心电图与计时周期　起搏功能异常是指间歇性或持续性出现起搏脉冲不能按时发放，或发放后不能引起心室除极波，心电图表现为起搏间期长于基础起搏间期或逸搏间期，或起搏脉冲后无 QRS 波群。广义上感知过度、起搏脉冲电压过低或起搏阈值升高以及电极因素等均可以导致起搏功能异常；狭义上则不包括感知过度。

（1）起搏脉冲电压过低（或起搏阈值升高）导致起搏失夺获：当心肌的起搏阈值升高或起搏脉冲电压相对较低时，虽然发放的起搏脉冲已经脱离了心肌的不应期，但仍不能夺获心室使其除极，心电图表现为起搏脉冲后无被激发除极的 QRS 波群（图 1 - 102）。

心肌的起搏阈值升高可见于心肌局部发生炎症、水肿、纤维化或药物作用等情况。起搏脉冲电压低，可能是参数设置过低或者由于电池耗竭（虽然参数设置不低但实际输出的电压下降）。起搏器因素中电池耗竭最常见。电池耗竭时，首先出现起搏器的磁铁频率降低，以后出现基础起搏频率降低、起搏脉宽增加、感知及起搏功能障碍，最后，起搏器功能可完全终止。

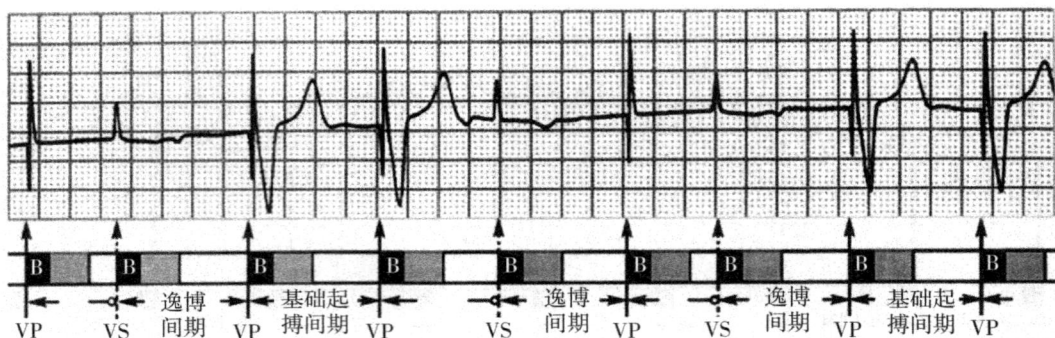

图 1 - 102　VVI 起搏失夺获心电图及其计时周期示意图

基础心律为窦性心动过缓、房室交接区逸搏伴 VVI 起搏，基础起搏间期为 850ms。第 2、3、5、6个起搏脉冲后有宽大畸形的 QRS 波群，第 1、4 个起搏脉冲之后无 QRS 波群，其中第 4 个起搏脉冲距离前面的自身 QRS 波群的间期为 860ms，此时心室肌已脱离不应期，故为起搏功能障碍失夺获。图中 3 个自身 QRS 波群均被感知而重整基础起搏间期，即感知功能良好

（2）电极因素导致起搏失夺获：由于电极脱位、电极导线断裂、导线绝缘层破裂以及电极导线与起搏器插口松动，都可能导致间歇性或永久性起搏功能障碍，可伴有感知功能异常。

（二）双腔起搏器的计时周期

双腔起搏器的计时周期比单腔起搏器更复杂，这里以 DDD 起搏器为例进行分析。总体上，DDD 起搏器的基本计时周期包括下限频率间期、上限频率间期、房室间期（AV 间期）以及心房、心室的各段不应期（图 1 - 103）。以心房为基础的计时中，在起搏或感知（警觉期内）的心房事件将启动下限频率间期、AV 间期和心房空白期，而起搏或感知（警觉期内）的心室事件将启动心室不应期、心室空白期、心室后心房不应期（PVARP，通常为 200～350ms）、心室后心房空白期（PVAB，通常 100ms ± 30ms）以及上限频率间期。心房的总不应期 = AV 间期 + PVARP。一旦 PVARP 计时完毕，则启动心房警觉期，落入其间的自身 P 波应该被感知并启动新的 AV 间期。心室不应期（通常 250～330ms）由空白期和噪声采样期两个时段组成。在空白期内起搏器无感知功能；在噪声采样期内所感知的事件不会抑制心室脉冲的发放而是启动新的心室不应期。起搏器的心房、心室两个通道彼此独立，又

相互联系，AV 间期是连接两个通道的纽带。AV 间期内无感知事件时，计时完成则发放心室脉冲。为了预防心室通道感知到心房输出脉冲信号，起搏的心房事件还会启动心室通道的空白期，被称为心房后心室空白期（PAVB），通常 12～50ms。PAVB 计时结束时将启动一个交叉感知窗（CDW），在交叉感知窗内心室通道具有感知功能，所检测到的信号不抑制脉冲发放而是触发心室脉冲，但发放时间提前，AV 间期特征性缩短到 100～120ms，即心室安全起搏（又称非生理性房室延迟）。

图 1－103 显示了 DDD 起搏的四种组合的计时周期情况。图 1－104 所示的为房性期前收缩引起的上限频率反应，在心房通道的警觉期内感知到房性期前收缩将启动 AV 间期，如果 AV 间期计时结束时上限频率间期计时未结束，则心室起搏脉冲延迟到上限频率间期结束时才发放，这样可以保证心室起搏频率不会高于上限频率。

图 1－105 显示在起搏器定义的室性期前收缩（PVC）之后的计时周期现象。因为首先感知到的是心室事件（自身 R 波），所以不启动 AV 间期，但在启动心室通道的不应期的同时启动心房通道的 PVARP 和 PVAB。由于 PVC 可能逆传到心房而引起起搏器介导性心动过速（PMT），多数厂家设计在 PVC 之后 PVARP 自动延长，以避免 PMT。

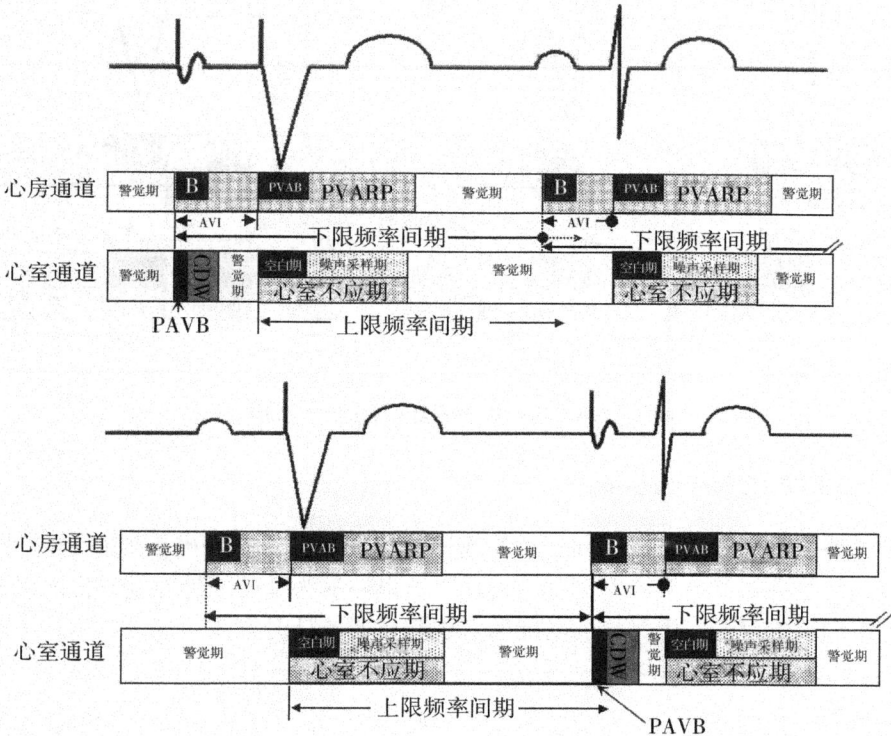

图 1－103 DDD 起搏器的计时周期

B：空白期；PVAB：心室后心房空白期；PVARP；心室后心房不应期；AVI：房室间期；PAVB：心房后心室空白期；CDW：交叉感知窗；●：提前终止（下同）

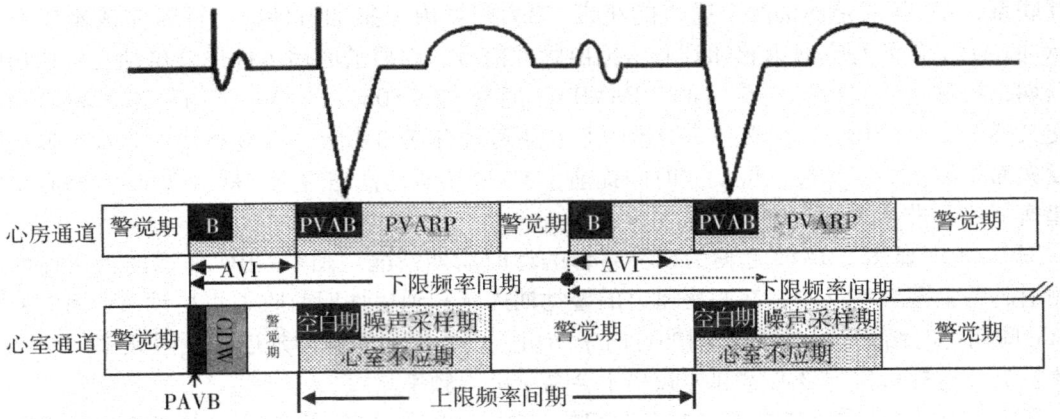

图 1-104　房性期前收缩引起的上限频率反应

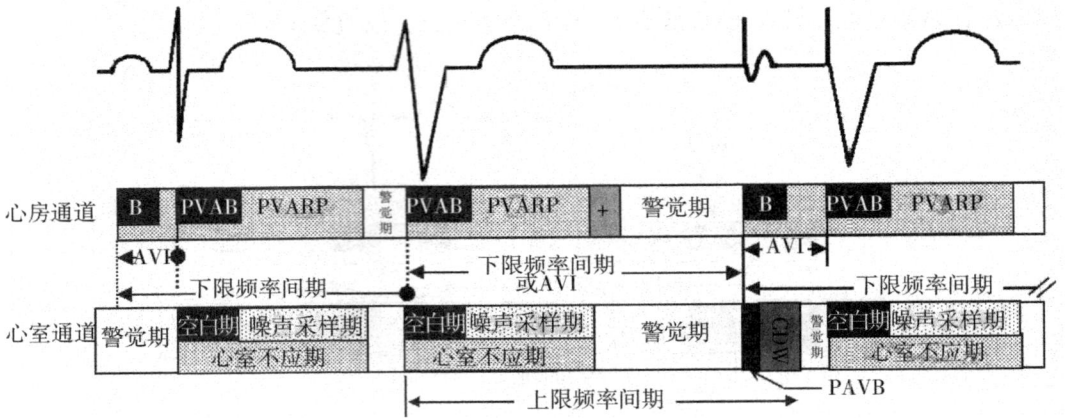

图 1-105　室性期前收缩之后的计时周期

四、起搏器的计时方式

不同起搏器采用的计时方式不同：单腔起搏器比较简单，只对电极所在心腔进行计时；双腔起搏器相对复杂，分为以心室为基础的计时、以心房为基础的计时及改良的以心房为基础的计时。我们首先讨论一下无滞后功能的双腔起搏器的计时方式。

（一）以心室为基础的计时

起初这种方式被广泛采用，目前趋向于被以心房为基础的计时或改良的以心房为基础的计时所取代，但有部分厂家仍沿用这种计时方式。采用以心室为基础的计时方式时，起搏器从感知或起搏的心室事件开始计算下一次心房脉冲应该发放的时间，即 VA 间期（也称为心房逸搏间期）保持恒定。例如当下限频率或传感器频率为 60 次/分，而起搏的 AV 间期为 200ms 时，则 VA 间期应为 800ms。当自身房室结下传较快时，如图 1-106A 中 AR 间期（从心房脉冲到感知的 R 波的时间）为 150ms，RR 间期为 950ms，频率约为 63 次/分。当房室结下传较慢或不能下传时，起搏器的 AV 计时结束而无自身心室激动，发放心室脉冲（图

1 – 106B），此时 RR 间期 = AV 间期 + VA 间期 = 1000ms，频率为 60 次/分。这种计时方式在心电图中的表现为当房室间期变化时，心房间期以及心室间期随之变化，起搏频率可以高于下限频率或传感器频率，但 VA 间期是固定不变的。

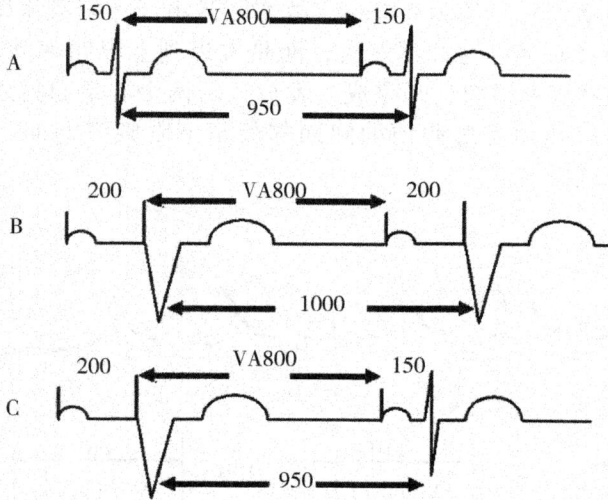

图 1 – 106 以心室为基础的计时方式示意图（单位：ms）

1. 心室计时 DDD 起搏的心电图特点 采用心室计时方式时，起搏器从感知或起搏的心室事件开始计算下一次心房脉冲应该发放的时间，即 VA 间期（也称为心房逸搏间期，AEI）保持恒定。

2. 在几种情况下对心室计时 DDD 起搏的判断 图 1 – 107 示绝大多数为心房起搏，心室自身下传感知。第 4 个心搏为室性期前收缩，被起搏器感知而抑制了心房和心室起搏脉冲的发放。从标注可以发现不论是感知到经房室结自身下传的心室激动还是室性期前收缩后，心房逸搏间期均等于 VA 间期，所以提示该起搏器为心室计时方式。

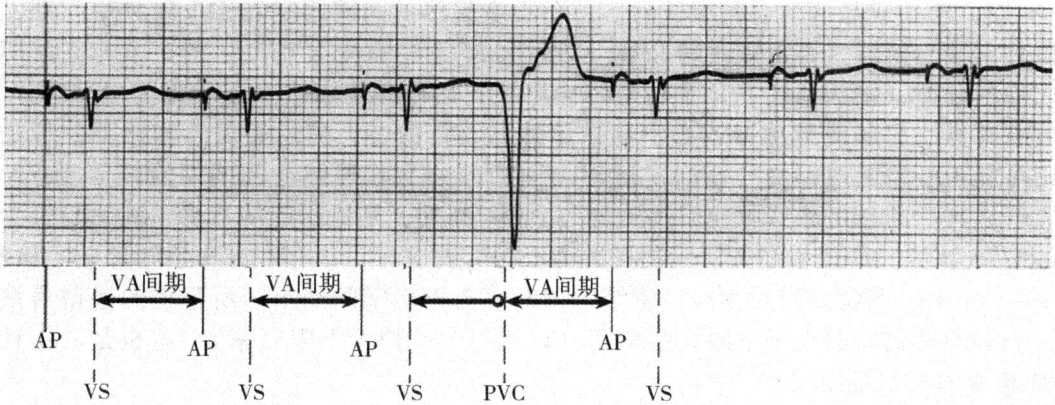

图 1 – 107 心室计时 DDD 起搏对室性期前收缩的反应
AP：心房起搏；VA：室房；VS：心室感知；PVC：室性期前收缩（以下缩写相同）

图 1 – 108 中前 2 组心搏均为房室顺序起搏，可以判断下限频率间期为 870ms，起搏的房室间期为 160ms。两个箭头分别示落在 T 波终末部和 T 波峰上的房性早搏。这两

个房性早搏后都无心房起搏脉冲信号，并分别在其后 240ms 和 300ms 左右发放心室起搏脉冲。说明起搏器感知到房性早搏，抑制了起搏器发放心房起搏脉冲，并且触发了心室起搏，但其房室间期远大于 160ms。测量后可以发现，这 2 个心室起搏脉冲与前一个心室起搏脉冲的间期固定，均为 640ms，故实际是由于上限频率间期的限制，心室脉冲在起搏的房室间期计时结束时并不发放，而是推迟到上限频率间期计时结束才发放。随后的心房脉冲则是在 VA 间期计时完成时发放，故两个心室起搏之间的间期等于下限频率间期，而从心房感知到心房起搏的间期却长于下限频率间期。故可推断该起搏器采用的是心室计时方式。

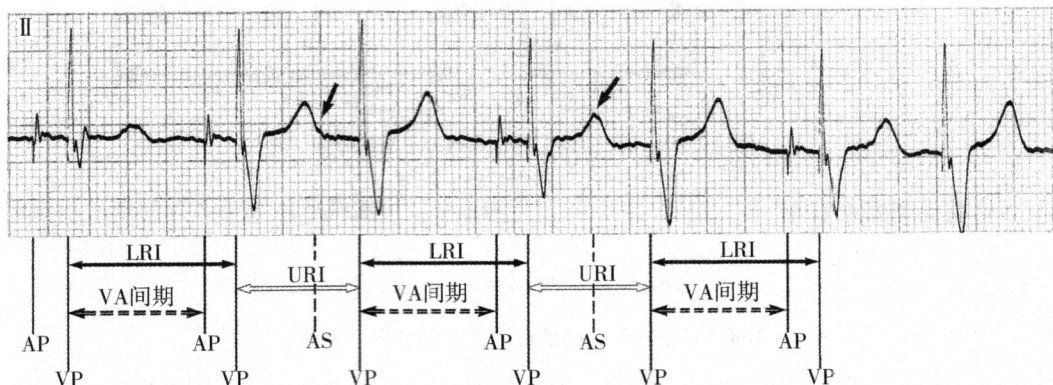

图 1-108　心室计时 DDD 起搏对房性期前收缩的反应

AP：心房起搏；AS：心房感知；VP：心室起搏；VA：室房；URI：上限频率间期；LRI：下限频率间期（以下缩写相同）

图 1-109 中第 2、4 组心搏为心房心室顺序起搏，这 2 组中心房起搏脉冲后无心房波，即失夺获提示心房起搏不良，2 个心室起搏脉冲均可夺获心室肌。根据第 2 个心室起搏脉冲与其后的心房脉冲，可以确定 VA 间期（540ms），测量心房逸搏间期均等于 VA 间期，感知或起搏的心室事件到下一个心室起搏的间期固定等于下限频率间期，故可以判定该起搏器为心室计时的 DDD 起搏器。本图中有一个难点：第 1 个心室起搏脉冲之后的脉冲（箭头所示）前面似有一个 P 波，后面跟随着自身下传的 QRS 波群，需要判断其是心房起搏脉冲抑或心室起搏脉冲，若是前者，提示心房感知低下，若是后者则可能为心室起搏不良。该起搏脉冲与前面的心室起搏脉冲的间期恰好等于 VA 间期，若从其后的心房起搏脉冲回推测量一个 VA 间期，则提示起搏器感知到的是自身下传的 QRS 波群，这证实箭头所示的脉冲为心房起搏脉冲，故存在心房感知低下。除此，图 1-109 中还可观察到连续经房室结下传时，由于房室间期小于所程控的起搏房室间期，心房起搏的间期小于下限频率间期（即起搏频率快于下限频率），这也是心室计时 DDD 起搏的一个重要特点。

图 1-110 示房室顺序起搏，AV 间期固定为 160ms，但 VV 间期有两种，分别为 1300ms 和 800ms。较短的 VV 间期应该为基础起搏间期（即下限频率间期）。出现长间期说明有心室过度感知，心室感知后启动新的 VA 间期，心房起搏脉冲延迟发放。从心房脉冲回推测量一个 VA 间期后，可以发现心室通道感知的是 T 波。

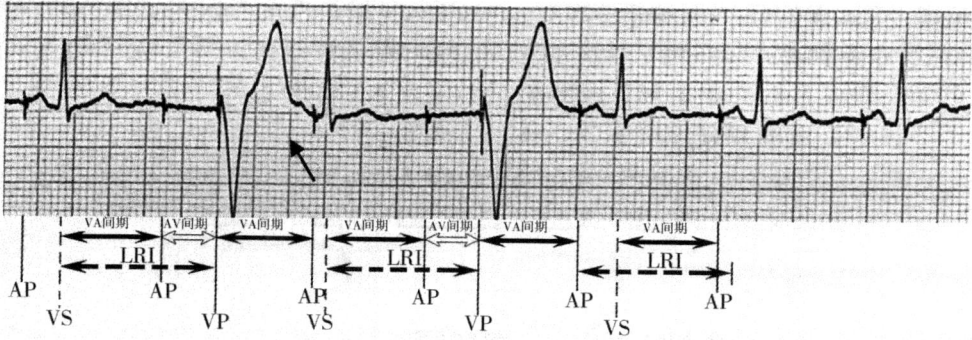

图 1 – 109　心室计时 DDD 起搏伴心房感知低下及心房起搏不良

AV：房室

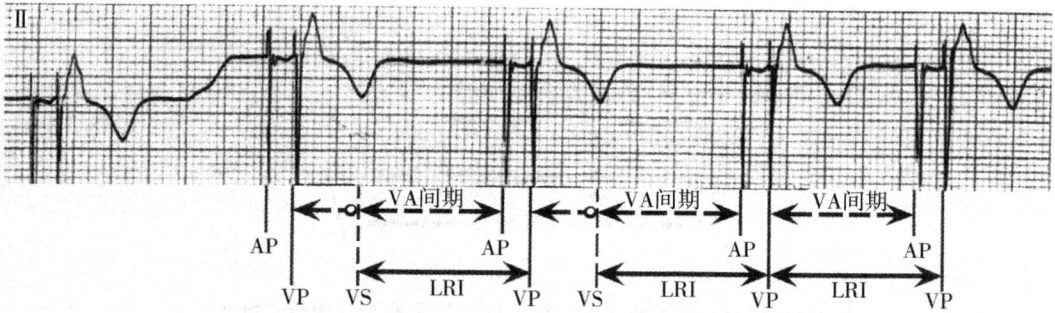

图 1 – 110　心室计时 DDD 起搏心室过度感知

（二）以心房为基础的计时

采用这种计时方式时，DDD 起搏器从感知或起搏的心房事件开始计算下一次心房脉冲应该发放的时间，即 AA 间期保持恒定。例如下限频率或传感器频率为 60 次/分，而起搏的 AV 间期为 200ms 时，无论房室间期是 150ms 还是 200ms，AA 间期都是 1000ms，而 VA 间期不同（分别为 850ms 和 800ms），心室间期可以变化（如图 1 – 111A、B 中为 1000ms；而图 1 – 111C 中为 1050ms，心室起搏频率下降到 57 次/分）。这种计时方式在心电图中的表现为 AA 间期固定不变，房室间期变化时 VA 间期和心室间期随之变化，起搏频率可以低于下限频率或传感器频率。当出现起搏器定义的室性期前收缩后，心房逸搏间期等于 AA 间期，心室起搏频率就会明显低于下限频率或传感器频率（图 1 – 112B）。所谓"起搏器定义的室性期前收缩"是指起搏器所感知到的前面没有心房事件（起搏或感知）的自身心室激动，可能是真正的室性期前收缩，也可能是较早的房性期前收缩落入起搏器的心房不应期但经自身下传激动心室，或者是起搏器的心房感知低下仅感知到心室激动而未感知到自身的心房激动。

1. 心房计时 DDD 起搏的心电图特点　采用心房计时方式时，起搏器从感知或起搏的心房事件开始计算下一次心房脉冲应该发放的时间，即 AA 间期保持恒定。当出现室性期前收缩后，心房逸搏间期等于 AA 间期，心室起搏频率就会明显低于下限频率或传感器频率。

2. 在几种情况下对心房计时 DDD 起搏的判断　从图 1 – 113 表现为心房起搏，心室自身下传感知，起搏的 AA 间期相等。第 3 个心搏为室性期前收缩，被起搏器感知到而抑制了心房起搏脉冲的发放，重整计时间期。可测量出室性期前收缩到下一个心房起搏脉冲的间期等于 AA 间期即下限频率间期，所以该起搏器采用的是心房计时方式。

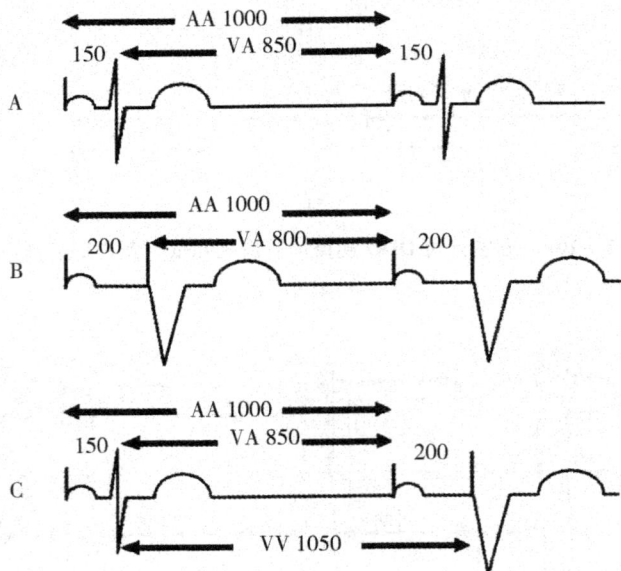

图 1-111　以心房为基础的计时方式示意图（单位：ms）

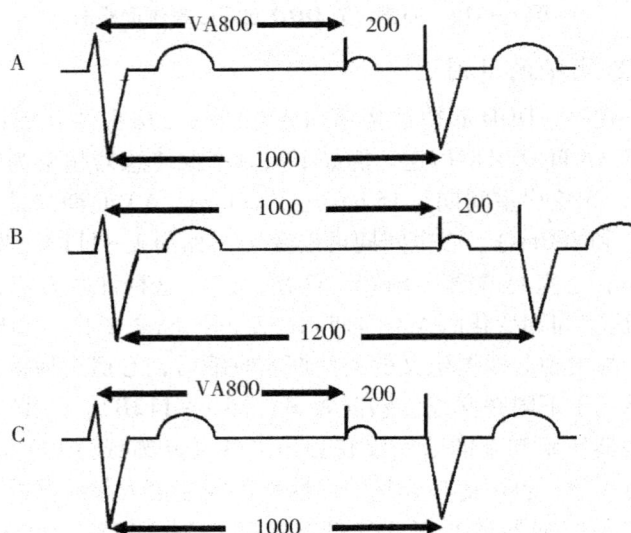

图 1-112　不同计时方式对室性期前收缩的反应（单位：ms）
　　A. 以心室为基础的计时方式；B. 以心房为基础的计时方式；C. 改良的以心房为基础
　　的计时方式

　　从图 1-114 可见心房起搏伴心室自身下传感知，也可见房性期前收缩被起搏器感知，抑制心房起搏脉冲并引发心室起搏脉冲。第 1 个心室起搏脉冲与自身下传的 QRS 波形成融合波，箭头所示为起搏脉冲的一部分。第 2 个心室起搏脉冲夺获心肌。根据第 2 个心室起搏脉冲与随后的心房起搏脉冲可确定 VA 间期（虚线横箭头代表），将其与前面的心室感知事件到心房起搏脉冲间期比较，可以发现心房起搏脉冲的发放与 VA 间期无关，而且 AA 间期固定等于下限频率间期。所以该起搏器采用的也是心房计时方式。

图 1-115 中可见第 2、6 个心房起搏脉冲后无夺获的心房波，大约 160ms 左右后才出现自身 P 波，所以为间歇性心房起搏不良。失夺获的心房起搏脉冲后跟随着心室起搏脉冲，可以判断设定的起搏房室（AV）间期为 250ms，VA 间期为 750ms。第 1 个感知的心室与其后的心房起搏脉冲的间期大于 VA 间期，且所有的 AA 间期相等，亦提示为心房计时的 DDD 起搏方式。感知的心室事件与其后的心室起搏脉冲的间期大于下限频率间期，即心室的起搏频率可以低于下限频率间期，这也是心房计时 DDD 起搏的一个重要特点。

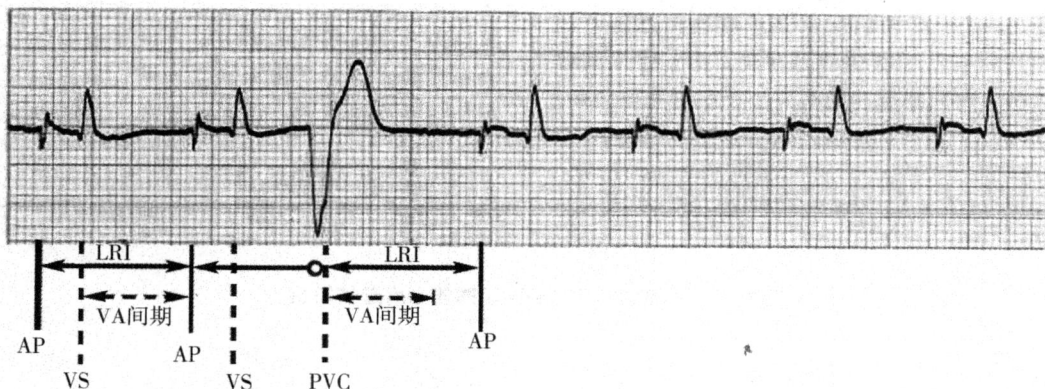

图 1-113 心房计时 DDD 起搏对室性期前收缩的反应

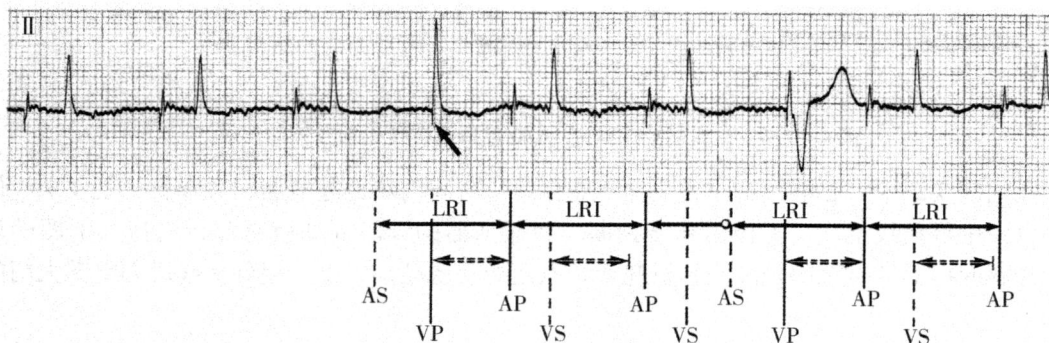

图 1-114 心房计时 DDD 起搏对房性期前收缩的反应

（三）改良的以心房为基础的计时

1. 改良的心房计时 DDD 起搏的心电图特点 采用改良的心房计时方式时，起搏器从感知或起搏的心房事件开始计算下一次心房脉冲应该发放的时间，即 AA 间期恒定等于下限频率间期。而当出现室性期前收缩后，心房逸搏间期等于"下限频率间期 – AV 间期"（即 VA 间期，相当于以心室为基础进行计时）。

2. 对改良的心房计时 DDD 起搏的判断 图 1-116 示室性期前收缩被起搏器感知，而抑制了心房和心室起搏脉冲的发放。而室性期前收缩到随后的心房起搏脉冲的时间小于心房起搏间期，提示并非为心房计时的 DDD 起搏，据此确定 VA 间期。进一步测量，可以发现心房的起搏间期固定等于下限频率间期，而与 VA 间期无关，所以本图为改良的心房计时 DDD 起搏心电图。

改良的心房计时 DDD 起搏只是对室性期前收缩的反应不同于心房计时，其他相同。因此，不再详细讨论。

具有滞后功能的起搏器，则是在感知到自身除极波后的逸搏间期在原来的基础上加上滞后间期。

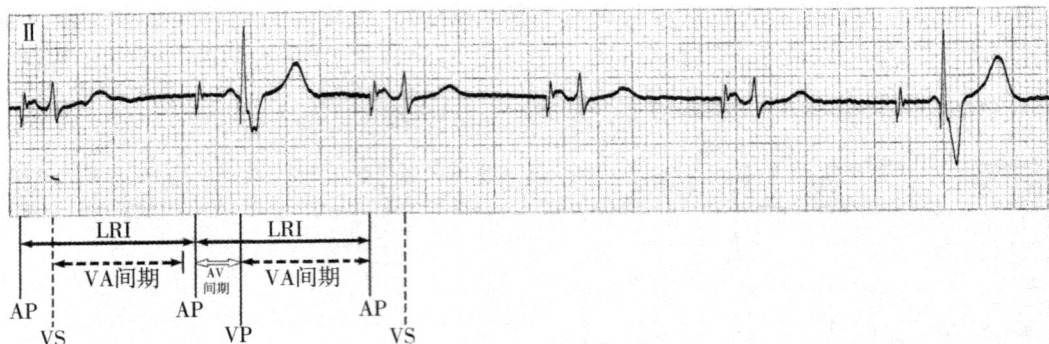

图 1-115　心房计时 DDD 起搏伴心房起搏不良

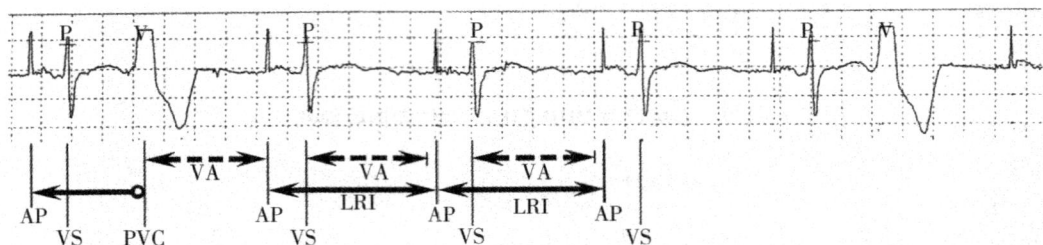

图 1-116　改良的心房计时 DDD 起搏对室性期前收缩的反应

在临床实践中，心电图工作者往往不能在第一时间内获得起搏器相关资料，就要求我们从心电图中寻找线索，对其做出初步诊断。而起搏器的计时周期就是分析起搏心电图的尺子。理解起搏器计时规则是准确解析起搏心电图的重要基础，是开启分析起搏心电图大门的钥匙。

分析起搏心电图的一个关键目的是判断起搏器工作状况，其中最基本的是判定感知功能和起搏功能。狭义上的起搏功能良好是指起搏脉冲可以夺获心肌而产生相应的 P 波或 QRS 波群。感知异常的心电图表现通常是在感知低下时表现为起搏间期短于程控值，而感知过度时表现为起搏间期长于程控值。

对于 AAI 和 VVI 起搏而言，基础起搏间期是最重要的一把标尺，起搏脉冲就是这把标尺的终点。有终点就有起点，其起点可以是起搏事件也可以是感知事件。确定了终点后，回推测量一个基本起搏间期，就可以观察到起搏脉冲发出前发生了什么事件。

在分析双腔起搏心电图时，则需要掌握三个尺子：①AV 间期，可以帮助判断心房到心室的时间关系，即判断心室起搏脉冲的发放是否适时；②上限频率间期，这是心室起搏发放的最小间距，可以协助明确房室间期延长是否正常；③下限频率间期，根据计时方式的不同可以简化为 VA 间期（心室计时）和 AA 间期（心房计时和改良的心房计时），可以确定心室到心房的时间关系，即判断心房起搏脉冲的发放是否适时。

（陈正君）

第十一节　异常心电图波形

一、心房肥大

心房壁甚薄，当腔内血容量增加或压力增大时，多表现为扩张而很少出现心房壁增厚。心电图表现在 P 波的形态，电压与时间的变化。窦房结位于右心房上腔静脉入口处侧壁的心内膜下，激动系自右心房传至左心房，故 P 波的前 1/3 主要来源于右心房；后 1/3 来自左心房；而中 1/3 为左右心房的重叠。

1. 左心房肥大　左心房扩大时 P 波终末部时间延长，从而使整个心房的除极时间，即 P 波时间相应延长，超过正常范围。导联 I、II、aVL 可显示 P 波增宽，且呈"M"形双峰。因 P 波终末部向后，使 V_1、V_2 导联 P 波出现正负双相（图 1 – 117）。

左心房肥大的心电图特征：P 波时间延长 ≥0.12s；P 波形态呈双峰，峰间距离 >0.04s；P_{v1} 呈正负双向，负向波大于 0.04s，深度 >1mm；P_{tfV1} 绝对值 >0.04mm/s；P 波宽度与 P – R 段比值超过 1.6。

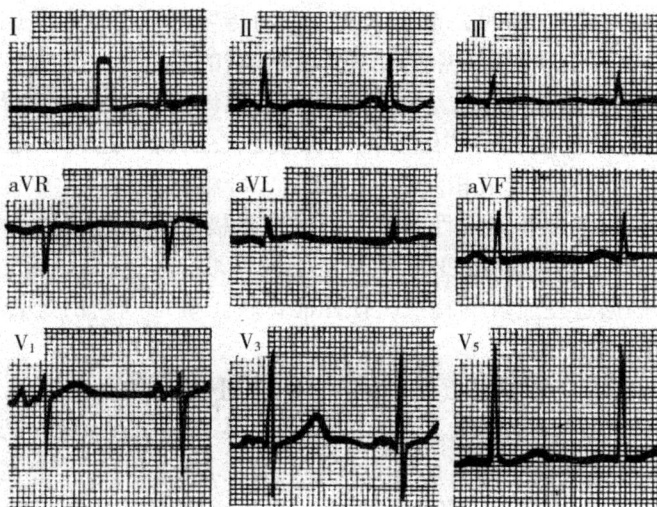

图 1 – 117　左心房肥大

I、II、III、aVF、V_3、V_5 导联 P 波有明显切迹，宽为 0.12s，P_{v1} 正负双相

2. 右心房肥大　右心房扩大时，除极时间虽较正常有所延长，但仍不致延长至左心房除极结束之后，整个心房除极时间不超过正常时。但 P 波电压增高表现为 P 波高耸（图1 – 118）。

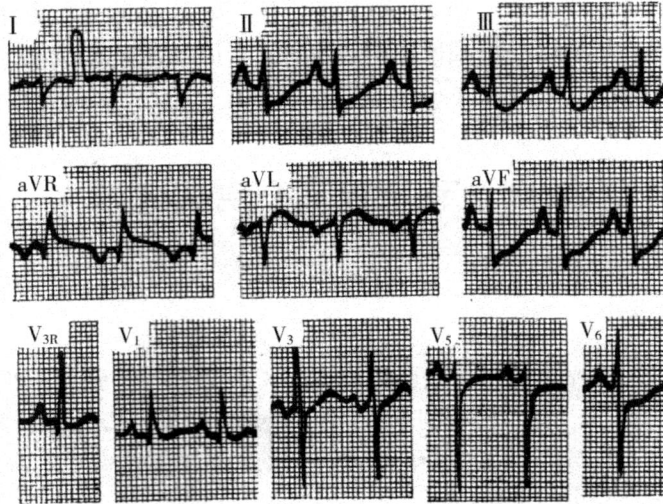

图1-118　右心房肥大

$P_{II、III、aVF、V6}$均高耸，宽为0.08s，电压0.4mV

右心房肥大心电图特征为：P波时间正常；$P_{II、III、aVF}$电压高达0.25mV以上，P_{V2}高达0.15mV以上；P波形态高尖。

二、心室肥厚

左心室或右心室的心肌肥厚时，常不累及心脏的传导系统。左心室或右心室肥厚达到一定程度往往在心电图上可出现明显的特征，尤以胸导联的改变意义更大。由于一侧心室肌肥厚，必然会影响心脏除极的方向及大小，激动从心内膜传到心外膜所花费的时间要相应的延长。心室肌肥厚可引起复极过程的"继发性"改变。心肌肥厚达到一定程度时，心室肌纤维间微血管数并不随之增加，造成相对性心肌缺血，纤维化等组织学改变，复极过程不但有"继发性"改变，而且也多伴有原发性改变。心室肌除极及复极过程的变化，使心室除极复极时的心电综合向量产生相应的改变，因而在不同导联的心电图中可以看出QRS波群及ST-T的异常表现。根据这些表现的特点，往往能比较正确地判断出是否存在左心室或右心室肥厚，是否有心肌劳损。

1. 左心室肥厚　左心室肥厚时心室的除极顺序并不发生明显的变化，而仅由于左心室肥厚和扩张，左心室壁的除极面增大，其自内膜向外膜下层心肌除极时间也将因室壁的肥厚而有所延长。在正常情况下，左心室比右心室厚。当左心室肥厚时，心室除极顺序并未发生变化，故各导联上QRS波群的形态多无大变化，只是心室除极心电向量更加偏左。反映左心室心电图的导联R波高大及左心室壁激动时间超过0.05s（图1-119）。

左心室肥厚的心电图特征：$R_{V5～V6}$电压>2.5mV；$R_{V5}+S_{V1}$电压>3.5mV（女）或4.0mV（男）；R_{aVL}电压>1.2mV或R_{aVF}电压>2.0mV；R_I+S_{II}电压>2.5mV；电轴左偏；VAT V_5>0.05s，QRS时间可达0.10～0.11s；反映左心室图形的导联（如I、aVL、V_5等）可有S-T段压低，T波低平、双向及倒置等变化。

在心电图诊断中，QRS波群电压增高是左心室肥厚的一个重要特征。但左室电压增高亦可见于正常儿童及胸壁较薄的青年人，故诊断左心室肥厚时须结合病史。

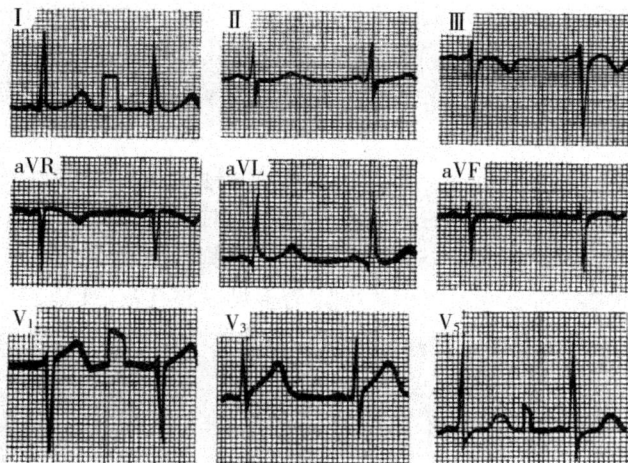

图 1-119　左心室肥厚

轴心偏左（-30°），QRS 间期 0.07s。V_1 呈 rS 波，V_5 呈 Rs 波，$R_{V5} = 4.6mV$

（V_5 的定标 1mV 为 5mm），$R_{v5} + S_{v1} = 6.8mV$。$R_{aVL} = 1.4mV$。ST_{v5} 稍压低，T 波

直立

2. **右心室肥厚**　右心室壁原来就比左心室壁薄（厚度只有左心室壁的 1/3），当右心室
肥厚时，它与左心室原有厚薄度的差距缩小，左心室壁的除极电势依然占优势。只有当右心
室壁肥厚相当明显时，才能使心室除极的综合向量的方向以及 QRS 波群的形态发生相应的
改变（图 1-120）。

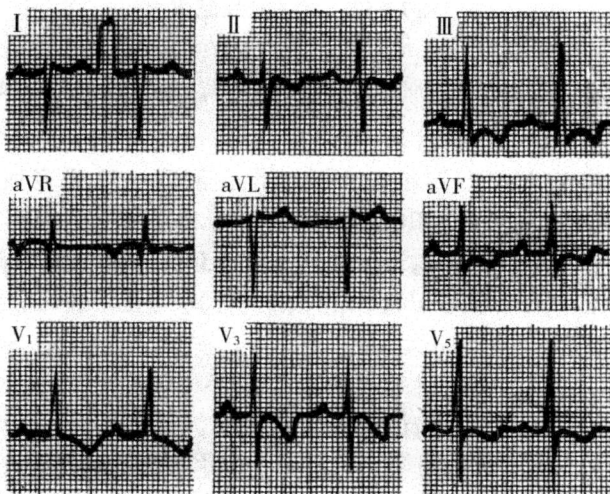

图 1-120　右心室肥厚

V_1 呈 R 波，$R_{v1} = 1.4mV$。$R_{v1} + S_{v5} = 2.3mV$。$R_{aVR} = 0.5mV$。$ST_{Ⅲ、aVF、v5}$ 压低，并

继以倒置的 T 波。提示右室肥厚及心肌劳损，并有一度房室传导阻滞

右心室肥厚心电图特征：右心导联 R 波增高 S 波变浅，R_{v1} 电压 $> 1.0mV$，$R/S > 1$；
$R_{v1} + S_{v5}$ 电压 $> 1.2mV$，R_{aVR} 电压 $> 0.5mV$；$VAT_{v1} > 0.03s$；电轴右偏；反映右心室图形的导
联可有 S-T 段下降及 T 波倒置等变化。

心电图对右心室肥厚的诊断并不敏感，需待心室肥厚达相当程度时，心电图才能发生变化。V_1 呈 qR 或 rsR′波，以及 V_1 至 V_5 R/S 比例的变化，R_{aVR} 的电压升高及心电轴的明显右偏均可认为是诊断右心室肥厚的可靠指标。其他的如 V_1 室壁激动时间延长，ST-T 等改变，在诊断上往往仅有参考价值。

3. 双侧心室肥厚　当心脏的左、右心室同时肥厚时，由于双方向量抵消的作用，心电图上可无特殊改变或仅反映占优势的一侧改变。可同时表现左心室与右心室肥厚的特征心电图变化极少见。由于左心室壁比右心室壁厚，因此双侧心室肥厚仅显示单纯左心室肥厚较右心室肥厚为多。这种类型的心电图图形改变较为多见（图 1-121）。

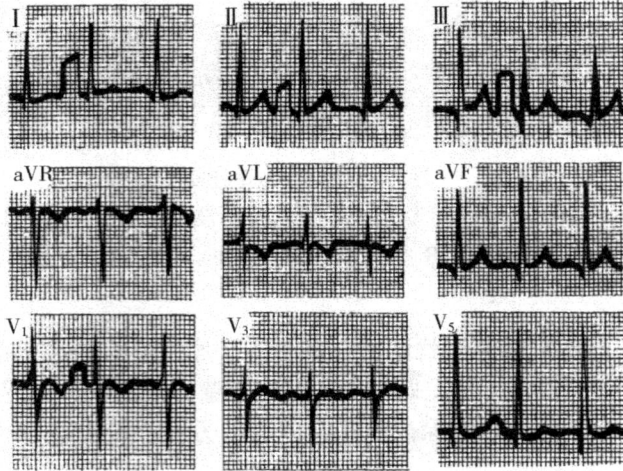

图 1-121　左右心室肥厚

V_1 呈 RS 波，R_{v1} = 3.3mV。V_5 呈 qR 波，R_{v5} = 7.7mV，R_{aVF} = 2.2mV，$R_I + R_{III}$ = 5.8mV。故为左右心室肥厚同时存在。T_I 低平，T_{aVF}、V_1 倒置，T_{v5} 负正双相，尚伴有心肌劳损

心电图上出现右心室肥厚图形特征，同时伴有下列一项或多项改变：①电轴左偏；②R_{v5} 电压异常增高；③$R_{v5} + S_{v1} > 4.0$mV。

心电图上有左心室肥厚的明显表现，同时又伴有以下一项或多项改变：①显著电轴右偏；②显著顺钟向转位；③V_{12} 导联 R/S > 1，$R_{aVR} > 0.5$mV 且 R 波 > Q 波；④V_1 的室壁激动时间 > 0.03s。

三、束支传导阻滞

在房室束支或束支以下的传导组织中，激动不能正常传导，使心室除极程序改变，统称为心室内传导阻滞，其中以束支传导阻滞为常见。根据束支传导受损部位的不同，又可分为左束支、右束支，双侧束支，左前分支，左后分支及小束支传导阻滞等。正常情况下，左、右束支应同时开始激动两侧心室。如一侧传导时间较对侧延迟 0.04~0.05s 以上，延迟侧心肌且由对侧激动通过室间隔心肌来兴奋，产生宽大的并有挫折的 QRS 波群。QRS 波群时限在 0.11~0.12s 者，心电图诊断为"不完全性束支传导阻滞"；时限超过 0.12s 者，心电图诊断为"完全性束支传导阻滞"。由于束支传导阻滞时，心脏除极途径发生改变，复极顺序亦随之变化，故有继发性的 ST-T 改变。束支传导阻滞不引起自觉症状，除心音分裂外亦

无特殊体征，往往借助心电图表现确诊。

1. **左束支传导阻滞** 由于左侧束支传导障碍而右侧束支传导正常，室间隔的激动顺序发生改变，除极的方向与正常人相反，室间隔的除极开始于右侧下部穿过室间隔自右前向左后方进行。心室的激动只能沿右束支下传，使室间隔右侧及其近邻的右室壁先除极。随后激动通过室间隔肌在左心室壁内缓慢传导，因而整个心室的除极过程明显延长。

QRS波群形态的特征最具有临床意义。在胸前导联中改变最为明显，V_1、V_2导联呈现一宽大而深的 QS 或 rS 波（R波极小）。由于除极的方向是由右向左，因而 V_5 导联不会产生 q 波，而形成宽大粗钝的 R 波，复极由右心室开始，所以 V_5 导联上 ST 段压低与 T 波倒置。

完全性左束支传导阻滞的心电图特征：QRS波群时间延长在 0.12s 以上，V_5、V_6 导联呈宽钝 R 波，无 q 波，ST 段下移，T 波倒置；V_1、V_2 导联呈 QS 或 rS 波形，ST 段抬高，T 波直立；其他导联上有相应改变，如 Ⅰ、aVL 的 R 波宽大有切迹（图 1-122）。

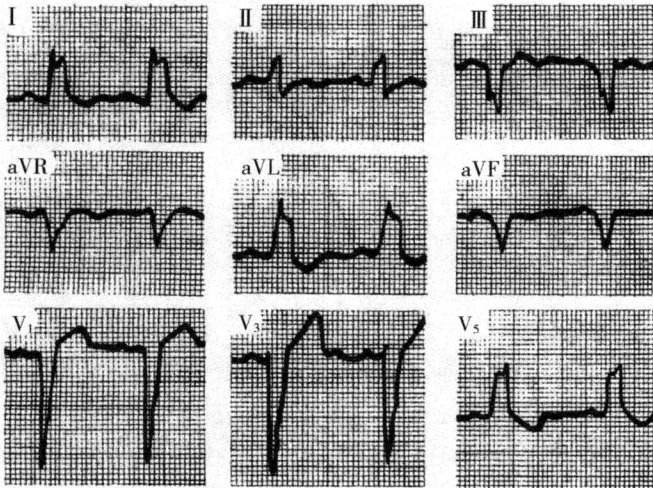

图 1-122 完全性左束支传导阻滞

各导联 QRS 波宽大畸形，时限 0.16s。V_1 呈 QS 波，Ⅰ、aVL、V_5 呈 R 波，$R_{\text{I,aVL,V5}}$ 有切迹，呈 M 型。$ST_{\text{I,aVL,V5}}$ 下降并继以倒置的 T 波，$ST_{\text{V1,V2}}$ 抬高及 T 波直立

2. **左束支分支传导阻滞** 左房室束支分为左前分支和左后分支。前分支展开的传导纤维网分布于左心室间隔上部及前壁、侧壁，除极综合向量偏向左上方，后分支展开的传导纤维网分布于室间隔后下部及后壁、下壁，除极综合向量偏向右下方。两组传导纤维网互相吻合，两分支同时传导产生的综合向量指向左下方。若其中一个分支发生传导阻滞而另一分支正常，则将出现心电轴的偏移（图 1-123）。

（1）左前分支传导阻滞：当左前分支传导阻滞时，左心室开始除极后激动首先沿左后分支向右下方使室间隔后下部及膈面除极，然后通过浦氏纤维向左上以激动心室前侧壁。

左前分支传导阻滞的心电图特征：电轴左偏常在 -60° 以上；QRS波群：aVL、Ⅰ 呈 qR 型，q 波不超过 0.02s，aVF、Ⅱ、Ⅲ 呈 rS；QRS 时间正常或稍长，一般不超过 0.11s（图1-124）。

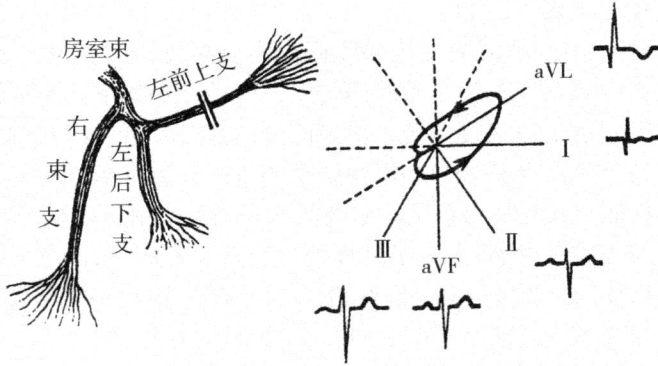

图 1 - 123　左前分支传导阻滞图形的形成机制

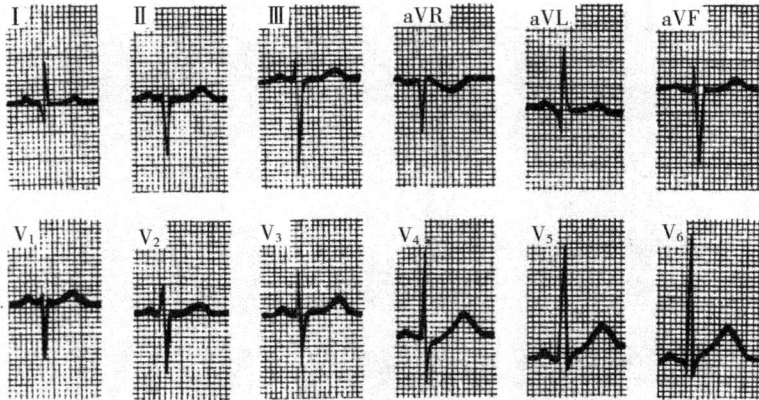

图 1 - 124　左前分支传导阻滞

轴心偏左偏（ - 64°），QRS 时限 0.08s。Ⅱ、Ⅲ、aVF 呈 rS 波，Ⅰ、aVL 呈 qR 波，此 q 波虽深（ > 1/4R），但不宽（ < 0.04s）。胸导联 QRS 波及 ST - T 波无明显异常

（2）左后分支传导阻滞：在左后分支传导阻滞时，左室除极开始后，激动先沿左前分支进行，室间隔前上、前壁先除极，随后室间隔后下部、膈面、后壁除极（图 1 - 125）。

左后分支传导阻滞的心电图特征：电轴右偏约 120°；QRS 波群：aVL、Ⅰ 呈 rS 型，aVF、Ⅱ、Ⅲ 呈 qR 型；QRS 时间正常或不超过 0.11s；胸前导联一般无变化（图 1 - 126）。

3. 右束支传导阻滞　右束支传导阻滞在常规心电图检查中远较左束支传导阻滞多见。当右束支发生完全性传导阻滞时，心室的激动完全靠左束支下传。因此室间隔的除极并无明显改变，其综合向量与正常者一样。右心室的除极却发生了显著的延缓，这是激动不能沿右束支下传，而依靠激动自左心室通过心肌缓慢地传导。最初的自左向右除极可在 V_1 形成小 r 波，左心室的正常除极 V_1 形成 s 波，自左向右的缓慢传导故 V_1 形成 R′波。由于心室除极顺序的改变，相应产生继发性 ST - T 改变。

完全性右束支传导阻滞的心电图特征：V_1 呈 rSR′型，ST 段下降，T 波倒置；V_5 呈 qRS 型，S 波增宽，ST - T 改变与 V_1 相反；QRS 波时限在 0.12s 以上（图 1 - 127）。

不完全右束支传导阻滞图形改变与完全性相似，仅 QRS 波时限 < 0.12s。

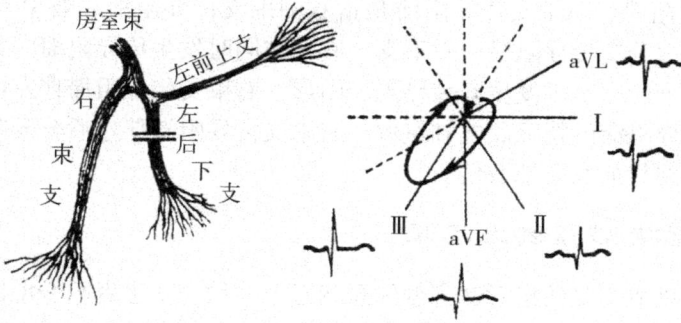

图 1 – 125　左后分支传导阻滞图形的形成机制

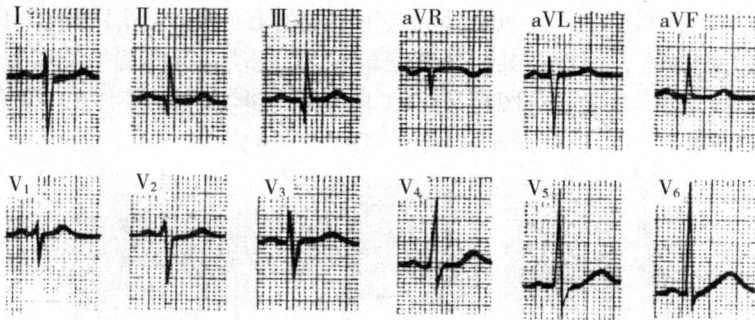

图 1 – 126　左后分支传导阻滞

QRS 时限 0.08s。轴心偏右（168°）。Ⅰ、aVL 呈 rS 波，Ⅱ、Ⅲ、aVF 呈 qR 波。
胸导联 QRS 波及 ST – T 无明显变化

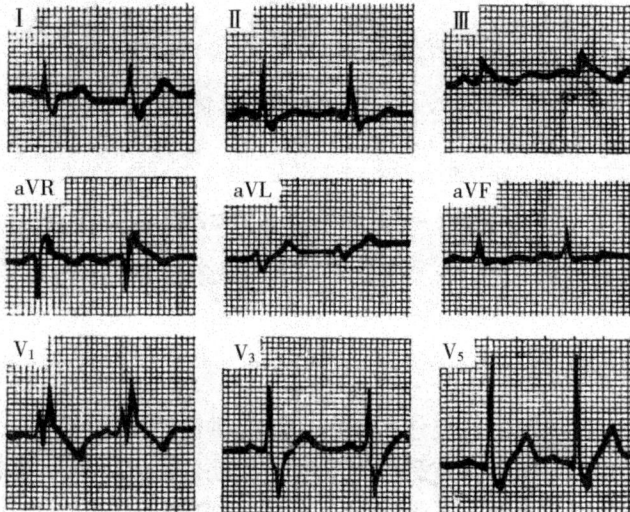

图 1 – 127　完全性右束支传导阻滞

电轴正常，QRS 时限 0.12s。V_1 呈 rSR′ 波，呈 M 型，$S_{1、Ⅱ、v3、v5}$ 均较宽而且粗钝，
R_{aVF} 钝挫。V_1 导联 ST 段下垂，T 波倒置，为继发性 ST – T 改变

4. 双束支传导阻滞　双束支传导阻滞是指双侧束支传导阻滞、右束支加左前分支传导阻滞或右束支加左后分支传导阻滞。左束支、右束支同时发生传导阻滞。如完全性者，则来自心房的激动不能下传，呈三度房室传导阻滞图形。右束支传导阻滞伴左前分支阻滞，心电图表现为右束支传导阻滞的特征及电轴左偏。右束支传导阻滞伴左后分支阻滞，心电图表现为右束支传导阻滞的特征及电轴右偏。

四、慢性冠状动脉供血不足

慢性冠状动脉供血不足的患者在安静休息状态下，约2/3患者的心电图呈现某些异常改变。部分原因是冠状动脉供血不足引起缺血，部分因心肌长期缺血使心肌或心脏传导系统发生退行性改变。

慢性冠状动脉供血不足主要是冠状动脉狭窄引起的心内膜下心肌的损伤型改变，及其支配区域心肌的缺血型改变，因而在某些导联记录出 ST 段轻度压低及 T 波倒置。

慢性冠状动脉供血不足的心电图特征：ST 段呈水平形或下斜形压低；T 波低平或倒置；各种传导障碍及异位心律；可有 QRS 低电压（图 1 – 128）。

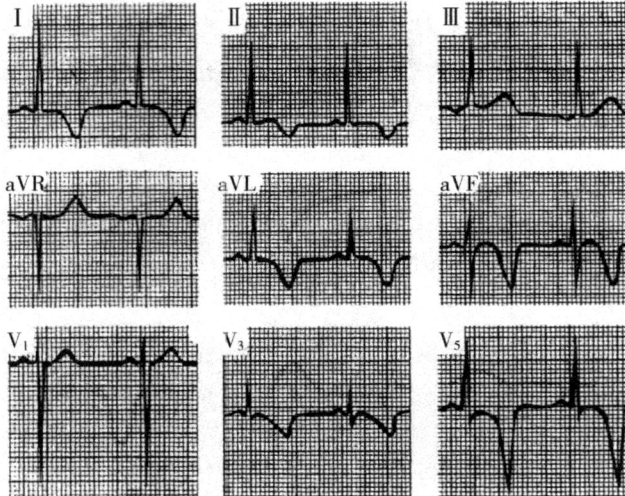

图 1 – 128　冠状动脉供血不足

V_1 呈 rS 波，V_5 呈 Rs 波，ST_{V_5} 呈弓形降低，$T_{I、II、aVF、V_5}$ 均呈对称性倒置，TV_5 深达 1.6mV，为冠状 T 波

五、急性心肌梗死

急性心肌梗死是冠状动脉供血突然中断所引起的供血区心肌细胞损伤和坏死。心电图对本病的诊断有极大价值。临床上多数患者出现明显的梗死症状，但不容忽视的是一部分患者症状并不典型，甚至呈"无痛性"心肌梗死。即使有典型的症状，也难以鉴别不稳定型心绞痛、急性心包炎等。及时地进行心电图检查，可确诊急性心肌梗死并推测心肌梗死的病程及其发展情况。

1. 急性心肌梗死基本心电图改变　冠状动脉突然阻塞后，其供血区域发生缺血。血管阻塞区的心肌供血完全断绝，引起缺血性坏死。一块心肌梗死后，其中央部分渐趋坏死，全部近中心的周围心肌严重损伤，外围区域则处于缺血状态，因而在心电图上产生坏死型、损伤型和缺血型三类图形。

（1）坏死型变化：坏死心肌已无活动，既不能极化，也不能除极、复极，不能再产生心电向量。而其他部分心肌照常除极，因而置于坏死心肌表面的电极是记录其余健康心肌的除极向量。健康心肌的除极向量与坏死区域背道而驰。所以对着坏死区的探查电极上出现向下的波，即宽深的 Q 或 QS 波。

（2）损伤型变化：当心肌因严重缺血而造成损伤时，在心电图上显示 ST 段移位，在不同导联上可表现为 ST 段上抬或下移，且呈单向曲线特征性变化。如探查电极面对损伤区，则 ST 段呈穹窿形抬高，电极背向损伤区，ST 段明显降低。

（3）缺血型变化：心肌缺血对心肌所造成的损害较心肌坏死或心肌损伤为轻，不影响心肌的除极作用，故不引起 QRS 波群的改变。缺血的心肌首先表现为复极时间的延长，在全部心肌的复极过程中，缺血部位的心肌复极时间延后，对着外周缺血区域的探查电极上出现缺血型心电图，表现为 T 波倒置。这是因为处于缺血状态的心肌虽然保持正常除极功能，但复极程度已受影响所致。

2. 急性心肌梗死的定性诊断　由于急性心肌梗死有一个发生发展的演变过程。按照临床病理演变，心肌梗死分为急性期、亚急性期和恢复期，相应地在心电图上亦有不同的表现。

（1）急性心肌梗死：ST 段显著移位为主要特点，面对损伤区的导联 ST 段呈穹窿形抬高，与 T 波融合，形成单向曲线，背向损伤区的导联，则呈相反的变化。此时亦可能出现大 Q 波及 T 波倒置（图 1 - 129）。异常 Q 波何时出现视中心区组织坏死的发展速度而定。

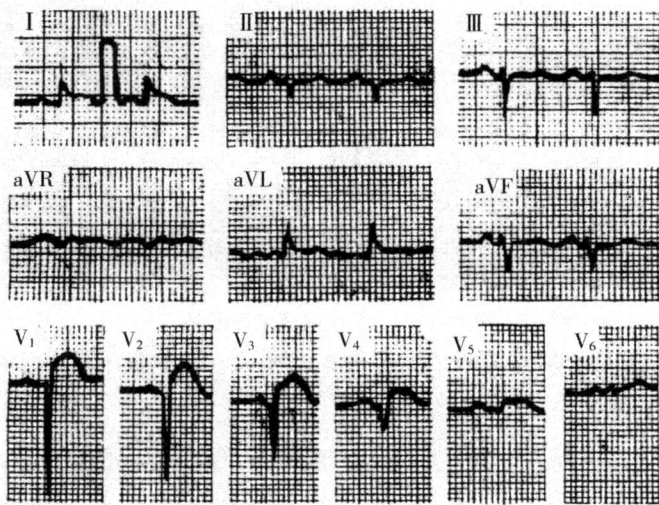

图 1 - 129　急性前壁心肌梗死

V_1 呈 rS 波，$V_1 \sim V_5$ 呈 QS 波，V_6 呈 qr 波。$ST_{I、aVL、V1 \sim V5}$ 呈穹窿形单向曲线。是急性心肌梗死早期心电图改变。I、aVF 呈 qR 波，III、aVF 呈 rS 波，电轴左偏，符合左前分支传导阻滞

（2）亚急性心肌梗死：梗死数天后，如病情好转，已坏死的心肌无法修复，故 Q 波仍

然存在。在损伤区由于细胞膜的修复，细胞膜漏电现象减轻，ST 段移位程度亦趋向好转。因冠状动脉供血不足的病变仍然存在，T 波更趋于倒置，此为恢复期心电图改变，心电学称为心肌梗死反应期。

（3）陈旧性心肌梗死：病情进一步好转，损伤区心肌细胞完全修复，细胞膜不再漏电，故 ST 段恢复至等电位线，坏死区形成瘢痕后亦不能如正常心肌发生除极，故形成的 Q 波永久不变。亦有少数病例，在长期衍变过程 Q 波消失，这可能是坏死范围小，瘢痕组织收缩，被周围正常心肌所包围而使其淹没，相对远置的记录电极已记录不到 Q 波。ST－T 的改变视心肌缺血情况而出现不同程度的 ST 段压低及 T 波倒置。

3. 心肌梗死的定位诊断　可根据哪些导联上出现异常 Q 波或有 ST 段的移位来确定心肌梗死的部位。心肌梗死的定位诊断，是根据探查电极朝向梗死区时所反映的"心肌梗死基本图形"来确定的。到目前为止，心电图在判断心肌梗死部位的各种方法中，仍不失为简便易行且较准确的临床诊断方法。

（1）前壁梗死：主要变化反映在 $V_2 \sim V_5$ 导联上出现异常 Q 波和 ST 段抬高，以后 T 波可倒置。梗死对侧面的 Ⅱ、Ⅲ、aVF 导联呈相反的变化（图 1－129）。

（2）前间壁梗死：在 $V_1 \sim V_3$ 导联上表现为 ST 段抬高和 Q 波形。肢体导联常无变化（图 1－130）。

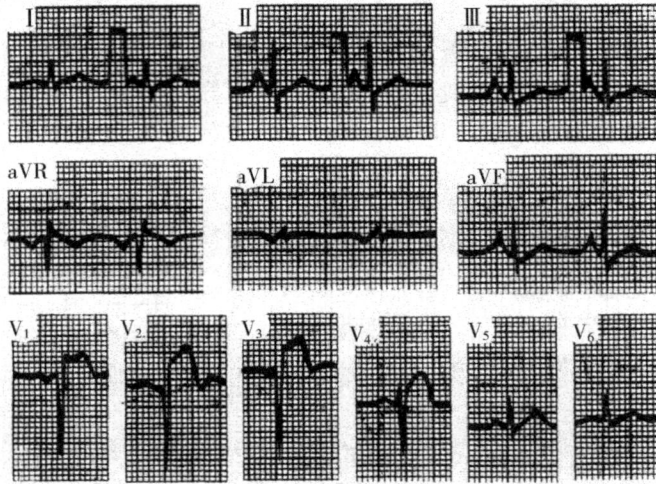

图 1－130　急性前间壁心肌梗死

$V_1 \sim V_3$ 呈 QS 波，ST 段呈明显穹隆形抬高。V_4 呈 rS 波，ST 段亦略抬高。
V_5、V_6 呈 Rs 波

（3）前侧壁梗死：主要表现为 $V_4 \sim V_6$ 出现 ST 段抬高和坏死型 Q 波，Q > 1/4R，宽度 > 0.04s，与此相对应的是 $V_1 \sim V_2$ 导联中，R 波较前明显增高，增宽。在Ⅰ及 aVL 导联中常可出现坏死型 Q 波（图 1－131）。

（4）下壁（隔面）梗死：主要反映在肢体导联Ⅱ、Ⅲ、aVF，梗死对侧面的 Ⅰ 及 aVL 导联呈相反的变化（图 1－132）。

（5）正后壁（真后壁）梗死：在常规 12 个导联无异常 Q 波出现，由于左心室后部心肌梗死失去除极电势而只表现梗死的对侧右胸前导联 $V_1 \sim V_2$ 的 R 波增大，并伴 ST 段压低及 T

波高尖，只有加作 $V_7 \sim V_9$ 时方可见大 Q 波（图 1-133）。

心肌梗死的完整诊断，应包括定性和定位。先根据 ST 段移位程度确定其时期，然后以各个导联上的变化来判断其梗死的部位。

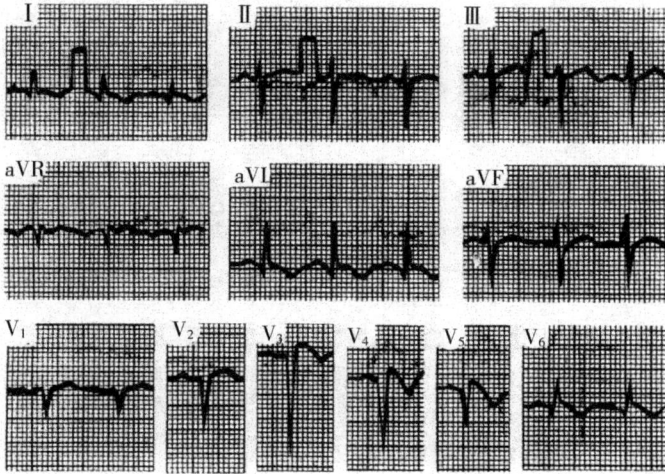

图 1-131 亚急性前侧壁心肌梗死

Ⅰ、aVL 呈 qR 波，Ⅱ、Ⅲ、aVF 呈 rS 波。V_1 呈 rS 波，$V_2 \sim V_5$ 呈 QS 波，V_6 呈 qR 波。$ST_{Ⅰ、aVL、v3 \sim v6}$ 呈穹隆形抬高。$T_{Ⅰ、aVL、V4 \sim V6}$ 波倒置

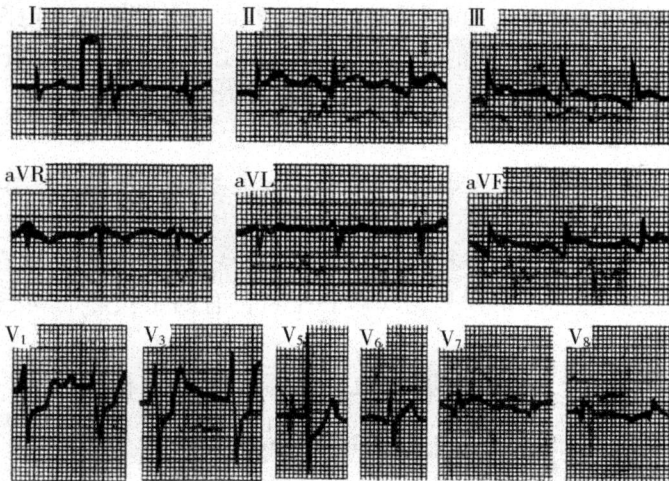

图 1-132 急性下壁心肌梗死

Ⅱ、Ⅲ、aVF、V_7、V_8 导联有明显 Q 波，ST 段呈穹隆形抬高 0.2mV，且与 T 波相融合，$ST_{v1 \sim v5}$ 显著压低

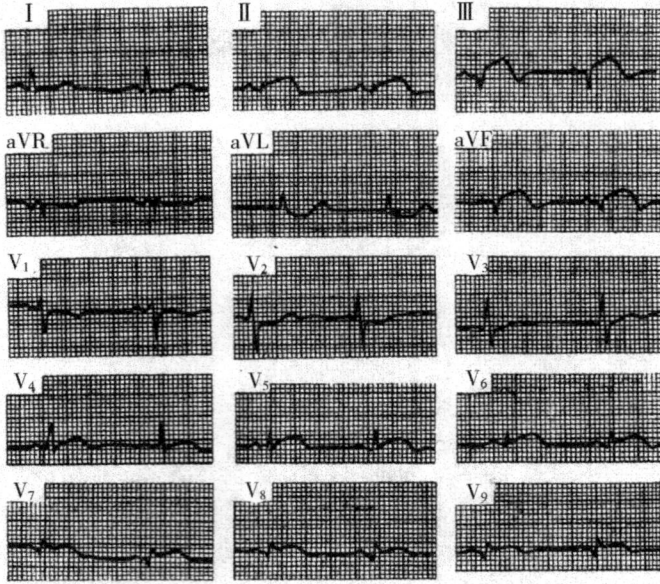

图 1 - 133　急性下壁伴正后壁心肌梗死

六、心肌炎

在临床上心肌炎往往是一个比较难以确定的诊断。心电图检查也只是在心肌病变已达到一定程度，影响了心脏的传导系统和心肌除极复极过程时，才能够在心电图上有所反应。说明心电图诊断心肌炎的价值是有限的，故心电图检查必须与临床其他资料结合起来才有意义。

心肌炎较为常见的心电图改变如下。

（1）传导阻滞：以 P - R 间期延长最为多见。少部分有不完全性或完全性房室传导阻滞，亦有出现左或右束支传导阻滞。

（2）ST 段与 T 波的改变：ST 段多属轻度压低，T 波平坦、双相或倒置亦是常见的心电图特征。ST - T 的改变多与病变的发展与缓解相平行，有助于疾病的动态观察和治疗效果评定。

（3）Q - T 间期的延长：Q - T 间期代表心室全部除极、复极的时间，理论上推断心肌发生炎症变化时势必影响心肌的复极过程，使 Q - T 时期延长。但实际情况并非所有心肌炎均有 Q - T 延长。

（4）各种异位节律：以期前收缩、心动过速、心房颤动或心房扑动较为常见。

这些心电图表现均为非特异性改变，须密切结合临床其他检查才能作出正确判断。

七、心包炎

各种病因所致的心包炎，其心电图特征都是相似的。心包炎症时，心外膜下浅层心肌纤维势必受累，从而产生损伤电流而发生 ST - T 的改变。另外由于心包内有液体渗出，使心肌产生的电流发生"短路"，而常有低电压的改变（图 1 - 134、图 1 - 135）。

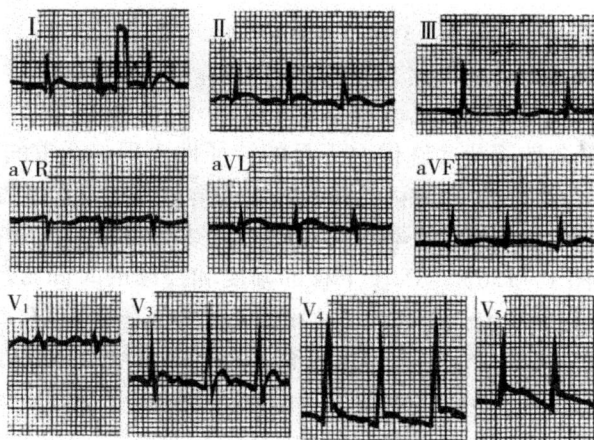

图 1-134　急性心包炎

V_1 呈 rS 波，V_5 呈 qR 波。除 $ST_{avR、V1}$ 外，各导联 ST 段均抬高，且与 T 波融合，尤以 $V_3 \sim V_5$ 最为明显

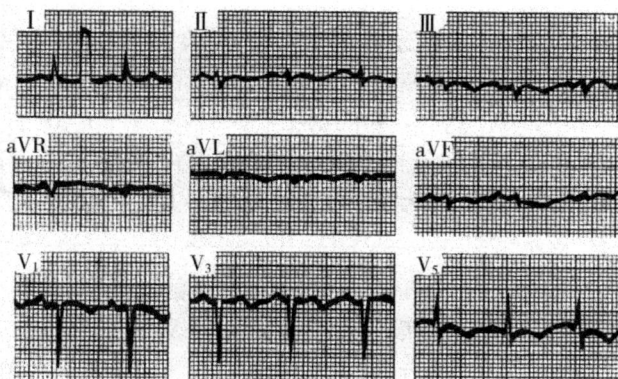

图 1-135　慢性心包炎

肢体导联低电压。ST 段 aVR 导联稍抬高，TaVR 波直立，$T_{I、aVL、v1、v5}$ 波均倒置

心包炎的心电图特征：除 aVR 导联外，ST 段呈广泛的弓背向下抬高；T 波早期直立，以后可平坦或倒置；QRS 波普遍呈电压过低，有时出现电交替；可有窦性心动过速。

在临床心电图中，ST 段的抬高对诊断急性心包炎有很大帮助。而慢性心包炎的心电图中往往只能看到后 3 项特征。

（陈正君）

第十二节　急性冠状动脉供血不足的心电图诊断

急性冠状动脉供血不足多为一过性心肌缺血表现，持续时间多在 10（5~30）min 左右，随着心肌缺血而出现心电图改变，随着缺血缓解心电图恢复正常或缺血发作前状态。

一、心电图表现

(一) ST 段动态变化

ST 段的动态改变是急性冠状动脉供血不足的特征性表现。严重的固定性狭窄因有长期慢性缺血的临床过程，冠状动脉分支间有一定的侧支循环形成，急性冠状动脉供血不足多引起心内膜下心肌缺血，ST 段表现为下移，可呈水平型或下斜型，下移幅度≥0.10mV，持续时间常在 1min 以上（图 1 - 136）。ST 段下移的幅度和持续的时间常反映心肌缺血的程度。下移的 ST 段与 R 波的夹角（R - ST 夹角）大于 90°时为下斜型下移，是严重心肌缺血的表现（图 1 - 137）。部分患者因慢性供血不足已有 ST 段下移，当急性供血不足时 ST 段可在原有的基础上进一步下移达 0.10mV 以上。

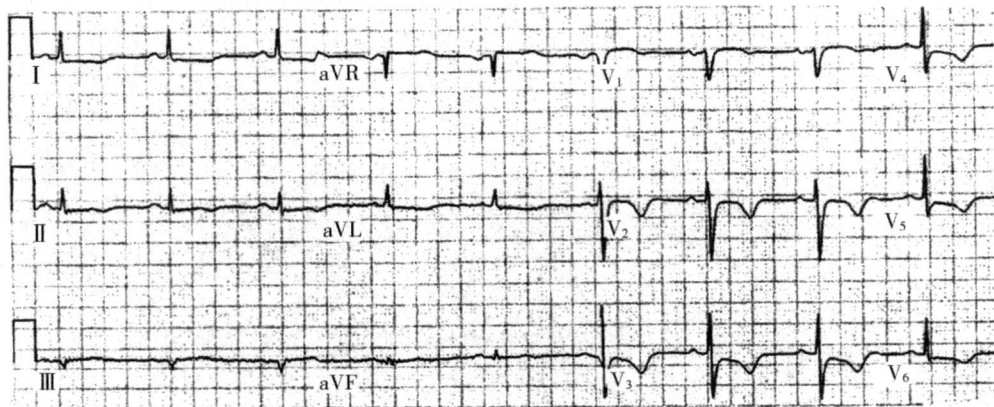

图 1 - 136　左心室前壁急性冠状动脉供血不足

男性患者，67 岁，稳定劳累型心绞痛发作时记录心电图，$V_2 \sim V_6$ 导联 ST 段水平型下移 0.05 ~ 0.15mV，伴 T 波倒置，提示左心室前壁急性冠状动脉供血不足，I 和 aVL 导联 ST 段也有下移提示左心室侧壁急性冠状动脉供血不足

ST 段下移多提示相对稳定的心内膜下心肌急性缺血。当斑块不稳定而致管腔狭窄在短时间内加重，或在狭窄的基础上出现痉挛，此时由于冠状动脉分支之间没有侧支循环形成，急性冠状动脉供血不足多引起透壁性心肌缺血，ST 段弓背向上型抬高，幅度常达 0.10mV 以上，部分患者伴有 QRS 波增宽和 T 波高尖（图 1 - 138）。急性缺血累及前壁可伴有血压升高，少数患者可诱发急性心功能不良，部分患者可出现室性心律失常，以室性期前收缩和短阵室性心动过速常见。急性缺血累及下壁常伴有窦性心动过缓或不同程度的房室阻滞（图1 - 139）。缺血消失或缓解后 ST 段可回到正常状态或缺血发作前状态，部分患者可出现异常 Q 波，持续数小时后消失，提示严重缺血引起心肌顿抑。急性心肌缺血持续时间过长者可发展为急性心肌梗死。

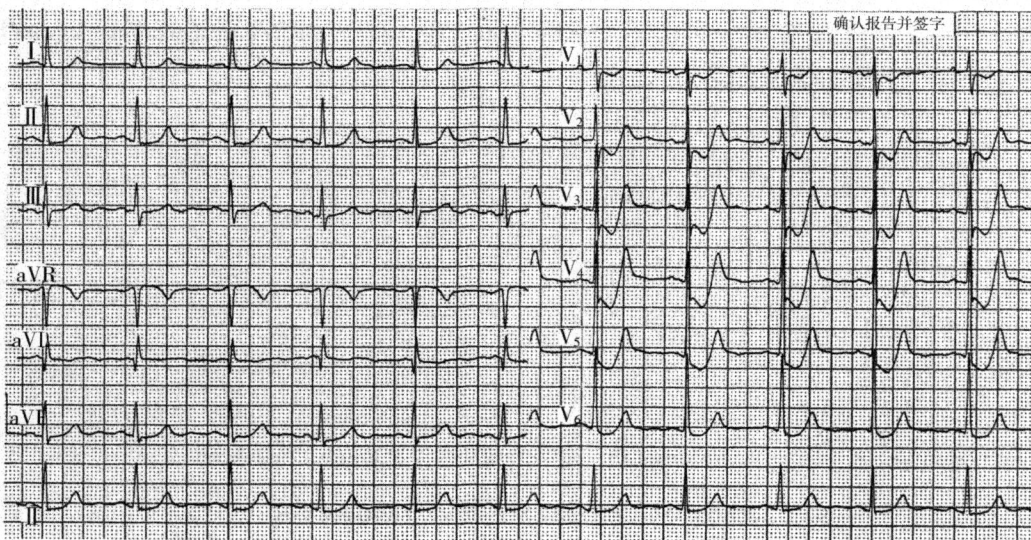

确认报告并签字

图 1-137 左心室前壁急性冠状动脉供血不足

男性患者，54 岁，不稳定型心绞痛发作时记录心电图，$V_2 \sim V_6$ 导联 ST 段下斜型下移 $0.10 \sim 0.25$mV，提示左心室前壁急性冠状动脉供血不足

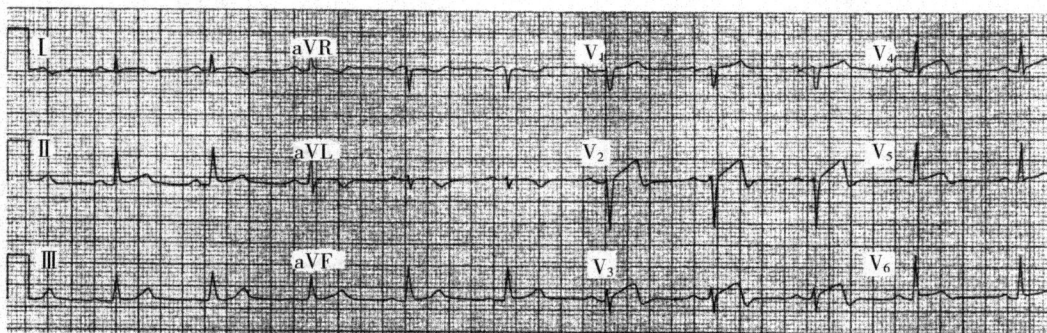

图 1-138 前间壁急性冠状动脉供血不足

男性患者，64 岁，静息型心绞痛发作时记录心电图，$V_2 \sim V_6$ 导联 ST 段抬高 $0.05 \sim 0.15$mV，伴 T 波双向，提示左心室前间壁急性冠状动脉供血不足

ST 段改变是急性冠状动脉供血不足的重要特点，不论 ST 段抬高还是下移很少局限在某一导联，应至少出现在相邻的两个或两个以上的导联。冠状动脉对心肌的血液供应呈区域性分布，某一区域急性冠状动脉供血不足常出现相应的 ST 段变化。急性左心室前间壁供血不足时，$V_1 \sim V_4$ 导联 ST 段改变（图 1-138）；缺血累及到左心室前壁则 $V_4 \sim V_6$ 导联出现 ST 段变化（图 1-136、图 1-137）；急性左心室高侧壁供血不足时 I 和 aVL 导联 ST 段异常（图 1-136）；左心室下壁和后壁供血不足时多发生 II、III、aVF 导联 ST 段异常（图 1-139）。上述 ST 段变化规律是以某一支冠状动脉供血不足而论的，临床上不少患者冠状动脉多支多处存在严重而弥漫的狭窄，常在慢性供血不足的基础上发生多区域急性供血不足，不同区域 ST 段变化相互影响而出现 ST 段变化规律、下移或抬高幅度等不典型表现，有

时呈现伪性正常化改变。此外，ST 段抬高的急性供血不足多为较大范围的透壁性心肌缺血，常有对应区域的 ST 段下移。如图 1-139 所示 Ⅱ、Ⅲ、aVF 导联 ST 段抬高伴有 Ⅰ、aVL 和 $V_2 \sim V_5$ 导联 ST 段对应性下移。

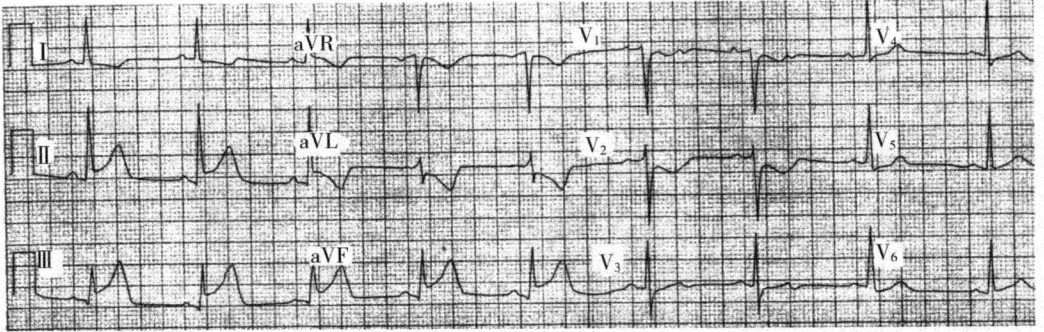

图 1-139　左心室下壁急性冠状动脉供血不足

男性患者，47 岁，夜间发作心绞痛时记录心电图，Ⅱ、Ⅲ、aVF 导联 ST 段抬高 0.10 ~ 0.15mV，伴 T 波高尖，Ⅰ、aVL 导联 ST 段下斜型下移 0.05 ~ 0.15mV，提示左心室下壁急性冠状动脉供血不足

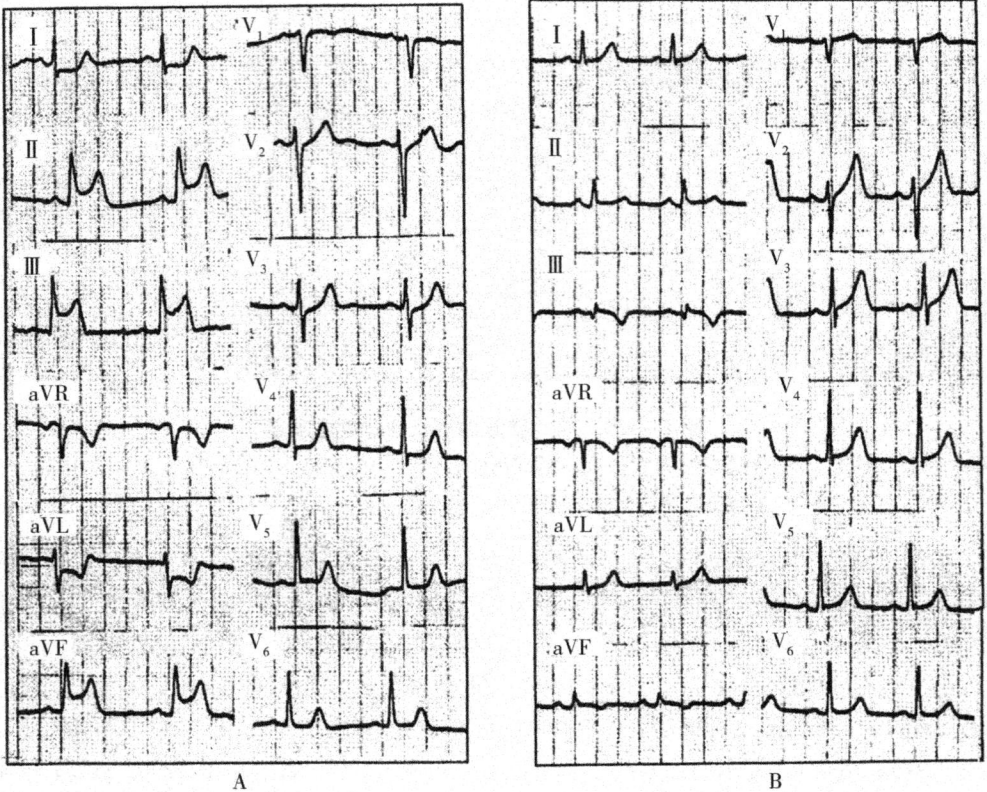

图 1-140　左心室下壁急性冠状动脉供血不足

急性冠状动脉供血不足时 ST 段变化的另一特点为动态性或一过性，缺血发作和缺

血缓解后分别记录心电图更具诊断意义。如图 1 - 140 所示，缺血发作时记录心电图（图 1 - 140A）显示 Ⅱ、Ⅲ、aVF 导联 ST 段抬高 > 0.10mV，伴 T 波高尖，Ⅰ、aVL 导联 ST 段水平型下移 > 0.10mV，提示左心室下壁急性冠状动脉供血不足而出现 ST 段抬高，左心室高侧壁导联表现为对应性 ST 段下移。缺血缓解后记录心电图（图 1 - 140B）显示 Ⅱ、Ⅲ、aVF 导联 ST 段恢复正常，Ⅰ、aVL 导联 ST 段也恢复正常，Ⅲ 导联出现 q 波提示严重缺血引起部分心肌顿抑，该患者三日后经冠状动脉造影证实为右侧冠状动脉近段重度狭窄（80%），无侧支循环形成，病变基础上发生痉挛导致血流中断是引起急性下壁透壁性心肌缺血的原因。

（二）T 波动态变化

急性冠状动脉供血不足也可引起 T 波一过性变化，可表现为 T 波形态高尖、低平、双向或倒置，这种变化很少单独出现在急性心肌缺血的发作过程中，常常与 ST 段改变伴随出现。T 波改变也有一定的规律，透壁性缺血时心肌各层动作电位时限出现明显变化，以心外膜面动作电位时限缩短最明显，心外膜面过早复极但复极方向不变，缺血部位伴随 ST 段抬高而出现 T 波异常高尖。如图 1 - 140A 中下壁缺血时 Ⅱ、Ⅲ、aVF 导联 ST 段抬高伴 T 波高尖，伴随缺血的缓解，T 波形态逐渐恢复到缺血发生前的状态，部分患者可出现部分导联 T 波低平或倒置，如图 1 - 140B，Ⅱ 导联 T 波恢复正常，Ⅲ、aVF 导联 T 波由缺血时的高尖变为倒置，这种变化常可持续数小时。图 1 - 141 为严重急性下壁供血不足的心电图变化过程。上午 10 点 29 分 13 秒记录心电图正常，10 点 30 分患者突然发生心前区疼痛，10 点 31 分 26 秒心电图显示 Ⅱ、Ⅲ、aVF、V_5 和 V_6 导联 ST 段抬高，T 波高尖，Ⅰ、aVL、V_2 和 V_3 导联 ST 段下移，T 波振幅降低或倒置。10 点 33 分 09 秒缺血进一步加重，ST 段变化更加明显，Ⅱ、Ⅲ、aVF 导联高尖的 T 波与抬高的 ST 段融为单向曲线，30 秒后缺血缓解，ST 段恢复正常，T 波也恢复到接近缺血发作前状态。心内膜下心肌缺血多为轻中度急性冠状动脉供血不足，此时仅有心内膜心肌层的动作电位时限缩短，导致心内膜面过早复极而使复极方向发生改变，伴随 ST 段下移出现 T 波低平或倒置（图 1 - 142）。

（三）一过性 U 波变化

急性冠状动脉供血不足可引起 U 波一过性变化，U 波倒置相对多见，既可单独出现，也可与 ST 段和 T 波异常改变伴随出现。部分左心室前壁急性缺血可出现 U 波直立，常伴有心率增快或心动周期缩短。U 波变化与 ST 段和 T 波改变一样，通常为一过性，随着缺血缓解而恢复正常或恢复到缺血发作前状态（图 1 - 143）。

（四）异常 Q 波

急性冠状动脉供血不足可形成异常 Q 波，但多发生在严重心肌缺血时，尤其是 ST 段抬高的心肌缺血，往往 ST 段恢复后 Q 波不消失或出现新 Q 波。出现异常 Q 波可能反映透壁性缺血后一部分心肌发生顿抑而出现电静止，此时血液中提示心肌坏死的血清心肌标记物并不升高，随着心肌缺血的缓解，异常 Q 波数分钟至数小时后消失，少数患者的异常 Q 波可持续长达数日。如为严重而持续时间较长的缺血，此时出现异常 Q 波可能已预示发生了小范围的心肌梗死。急性冠状动脉供血不足形成的异常 Q 波可以为 q、Q 或 QS 形，出现在有 ST 段改变的导联（图 1 - 139）或有 ST 段改变的部分导联（图 1 - 140）。

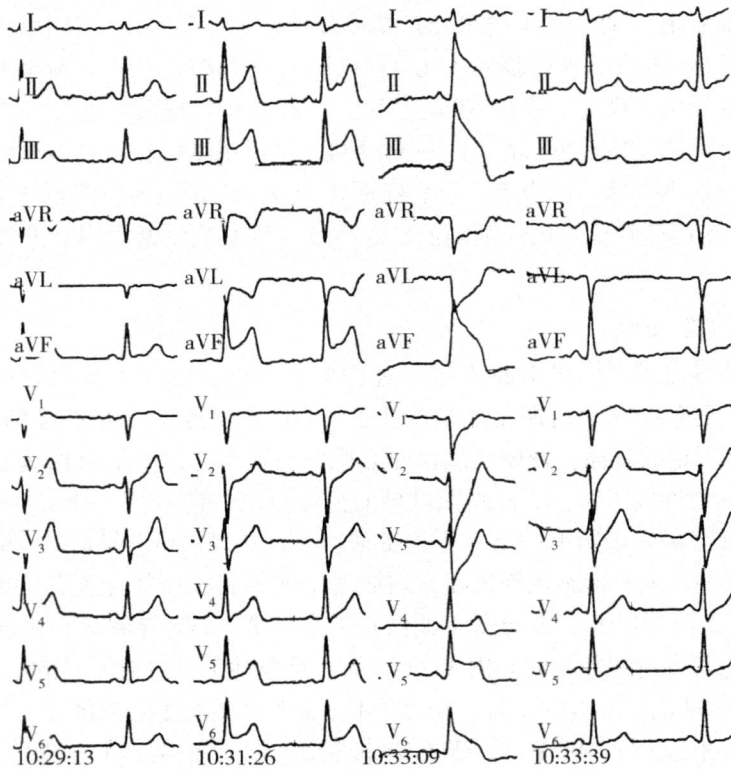

图 1 – 141　急性下壁供血不足

不同时间（左下角）记录的心电图，左图（10：29：13）为缺血发作前，右图（10：33：39）缺血缓解后，中间（10：31：26 和 10：33：09）为缺血发作中的 Holter 12 导联心电图

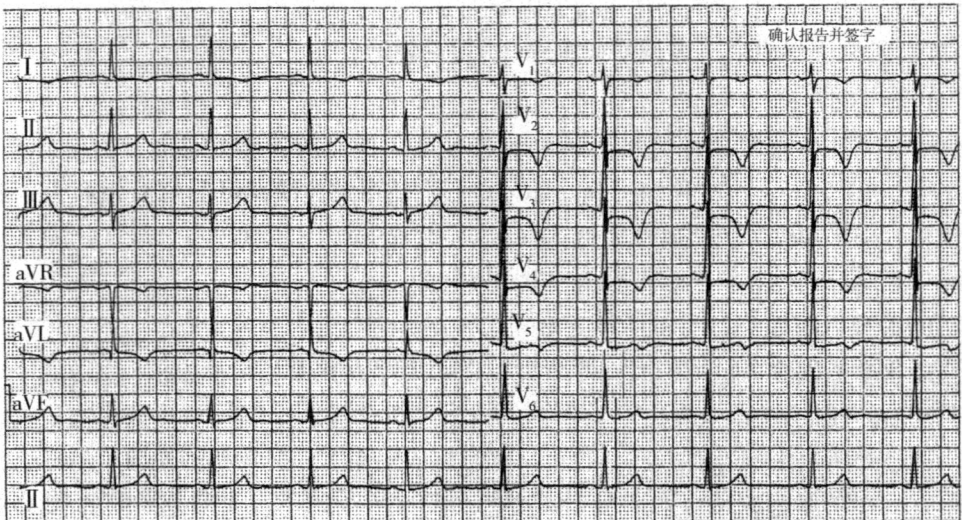

图 1 – 142　急性前壁缺血时 T 波变化

缺血发作时记录心电图，反映前壁的 $V_2 \sim V_4$ 导联 ST 段水平型下移 0.05 ~ 0.15mV，相应导联 T 波双向和倒置

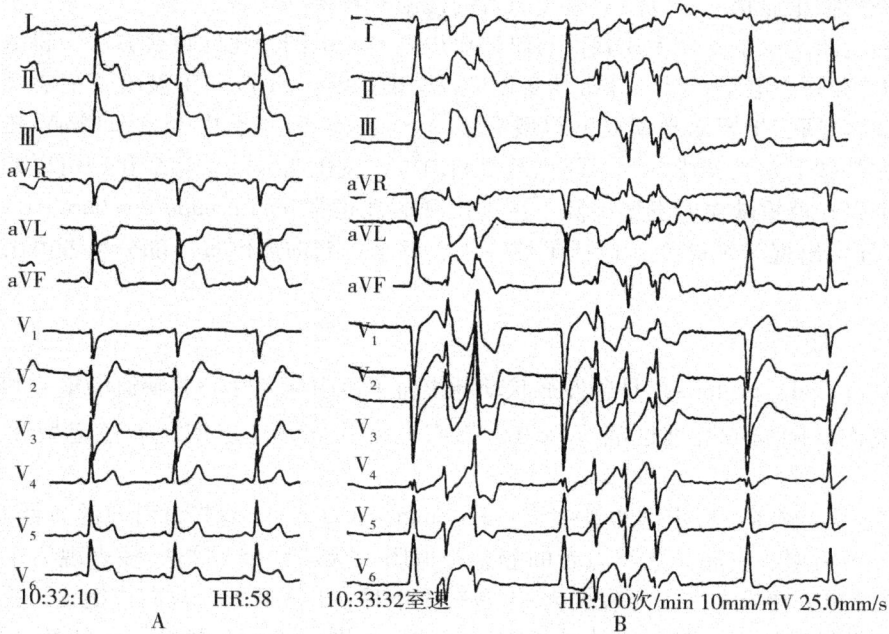

图 1-143　急性冠状动脉供血不足引起室性心律失常

与图 5-63 为同一患者，急性心肌缺血时 Ⅱ、Ⅲ、aVF 导联 ST 段抬高（A），伴随冠状动脉供血恢复出现短阵性室性心动过速（B）

（五）一过性心律失常

急性冠状动脉供血不足导致的心肌缺血性损伤可引起多种心律失常。室性快速性心律失常最为常见，急性 ST 段抬高和严重 ST 段下移的心肌缺血均可伴发频发室性期前收缩、短阵性或持续室性心动过速，其中多形性，且配对间期较短（R on T）的室性期前收缩和多形性室性心动过速可诱发心室颤动。发生室性心律失常与心肌缺血的部位无关，与缺血的范围和严重程度有一定关系。急性缺血引起的正常心肌、缺血心肌和损伤心肌之间的电流差异，以及复极离散程度的不均一性的增加是室性心律失常发生的重要基质和电生理机制。此外，冠状动脉供血恢复引起的灌注损伤也是发生一过性室性心律失常的机制和原因（图 1-143）。严重缓慢心律失常多出现在急性下壁心肌缺血时，可表现为窦性心动过缓、窦性停搏、窦房阻滞和不同程度的房室阻滞。少数患者可出现一过性左或右束支阻滞或分支阻滞。此外，急性心肌缺血也可以引起快速性室上性心律失常，以窦性心动过速和阵发性心房颤动相对多见。

二、急性心肌缺血的临床类型与心电图变化

（一）无症状性心肌缺血

无症状性心肌缺血（silent myocardial ischemia）是指有心肌缺血的客观证据，但无心肌缺血的临床症状。虽然急性冠状动脉供血不足引起的心绞痛被认为是心肌缺血的经典临床表现，但不少患者没有心绞痛的症状，因此无症状性心肌缺血在临床上往往难以确诊。根据 Framingham 研究，近半数心肌梗死患者发作前并无心肌缺血的症状，说明即使冠状动脉粥样病变程度较重，但由于没有达到个体的心绞痛触发阈值，即使有相当严重的心肌缺血也可

能没有显著的临床症状。心电图对这类患者的诊断有重要的临床价值。

动态心电图记录是发现无症状性心肌缺血患者的心电图变化的重要方法，将缺血发作时段还原成 12 导联心电图，对比分析其变化可以明确诊断。ST 段和 T 波改变主要表现为在缺血心肌对应区导联 ST 段水平型或下斜型下移，下移的幅值介于 0.05 ~ 0.15mV 之间，或在原先下移的基础上发生基线偏移，并且短时间内可以发生明显的动态变化，可以是下移程度加重，亦可以在严重缺血时发生抬高，甚至出现假性正常化（pseudo amelioration）等改变。伴随 ST 段异常出现 T 波改变，包括 T 波高尖、低平、双向或倒置。部分患者可出现一过性心律失常。

（二）心绞痛

心绞痛（$angI_{Na}$ pectoris）是急性冠状动脉供血不足引起急性心肌缺血的重要和常见临床表现，以发作性胸痛或心前区痛为特点，临床上将其分为稳定型、不稳定型和变异型心绞痛。

1. 稳定型心绞痛　稳定型心绞痛（stable $angI_{Na}$ pectoris）是劳力引起的急性心肌缺血，也称为稳定劳力型心绞痛。这类患者的静息心电图（无心绞痛发作）多表现为正常，部分患者有 ST 段和 T 波异常，主要表现为 ST 段轻度下移，T 波低平、双向或倒置，提示这类患者已存在心肌慢性供血不足。伴随心绞痛出现的心电图动态变化具有一定的特征性，即 ST 段水平型或下斜型下移 ≥0.1mV，或在原先下移的基础上进一步下移。稳定型心绞痛发作时少有 ST 段明显抬高。T 波改变虽然在反映心肌缺血的特异性方面不如 ST 段改变明显，但如果与平时的心电图进行比较，可发现明显的差别，也有诊断意义，例如静息心电图已有慢性缺血引起的 T 波低平或倒置，发作时可变为低平或倒置的假性正常化心电图。动态心电图记录是诊断稳定型心绞痛的有效方法，回顾分析心绞痛症状相关时段的心电图特征性改变，即可明确心肌缺血的诊断。

2. 不稳定型心绞痛　不稳定型心绞痛（unstable $angI_{Na}$ pectoris）是急性冠状动脉综合征的常见类型，病理生理特点为动脉粥样斑块不稳定而病变段血管痉挛，或斑块破裂并血栓形成使血管不全堵塞，导致急性、严重的心肌供血不足。除稳定型心绞痛外的其他心绞痛均为不稳定型心绞痛。目前多将静息型心绞痛、初发型心绞痛和恶化型心绞痛归为不稳定型心绞痛的三大临床表现类型，虽然它们各自的临床表现特点不同，但心肌缺血的心电图表现相似：①如为 ST 段下移改变，则多为下斜型且幅度较大（图 1-137）；②ST 段抬高较为多见，尤其是初发型心绞痛，这类患者缺血相关血管多无侧支循环形成，急性供血不足时多为透壁性心肌缺血；③缺血发作时易出现室性心律失常和严重缓慢心律失常；④心绞痛反复发作可出现异常 Q 波，提示严重缺血导致了一定范围的心肌顿抑。不稳定型心绞痛的心电图改变会随着症状的缓解而完全或部分消失。反复发作或发作持续时间较长者可出现心肌坏死，即发生了无 Q 波型心肌梗死。

3. 变异型心绞痛　变异型心绞痛（variant $angI_{Na}$ pectoris）实属不稳定型心绞痛的特殊类型，由 Prinzmetal 首先描述和提出，也称为 Prinzmetal 心绞痛。随着大量冠状动脉造影检查术的开展和资料积累，已发现变异型心绞痛患者冠状动脉造影可以是正常的，或者病变很轻微。这组患者，通过静脉注射麦角胺类药物即可诱发变异型心绞痛，心电图亦可出现相应地改变，此时冠状动脉造影显示有节段性的明显缩窄，若立即含服硝酸甘油，心绞痛可迅速缓解，ST 段亦恢复正常，这时再重复冠状动脉造影，原来显示缩窄的冠状动脉恢复正常管腔形态。因此，变异型心绞痛的发病，多为单纯冠状动脉痉挛所引起，亦可能由原有冠状动脉粥样硬化的基础上产生痉挛所致。

变异型心绞痛发作常与用力活动或情绪波动无关，心绞痛疼痛的程度较一般心绞痛剧烈，持续时间较久，而且心绞痛呈周期性，往往在夜晚、凌晨或白天的同一时间发作。变异型心绞痛的心电图改变和稳定型心绞痛明显不同，变异型心绞痛发作时心电图可见如下改变：①ST 段抬高的同时往往伴有对应导联 ST 段压低的改变，ST 段抬高有时呈单向曲线，但发作后可恢复正常，部分患者 ST 段呈先抬高后压低的表现；②T 波增高则相当常见，若发作时症状较轻，T 波可由原来低平变为直立，若发作时症状较重者，可见在 ST 段抬高的同时，T 波可变高尖，有时 T 波增高较 ST 段抬高更为显著；③若发作时症状较重，除 ST 段抬高移位外，亦可见到 QRS 波改变，即表现为 R 波增高、变宽及 S 波幅度减小；④部分患者在发作时可见 u 波倒置；⑤心律失常，以室性期前收缩较多见，亦见有房室阻滞，少数可有短阵性室性心动过速。

（李　晨）

第十三节　负荷心电图

负荷心电图（loading electrocardiogram）又称心电图负荷试验，系指通过运动或其他方法增加心脏的负荷，使心肌耗氧量增加；当负荷达到一定量时，冠状动脉狭窄患者的心肌供血不能相应增加，诱发心肌缺血，并通过心电图检查结果显示出来，从而辅助冠心病心肌缺血的诊断。根据负荷试验所采用的方法将心电图负荷试验分为三类。

一、药物负荷试验

常用药物有双嘧达莫（潘生丁）、腺苷、多巴酚丁胺、异丙肾上腺素等。

二、非运动、非药物负荷试验

常用方法有心房调搏、冷加压、缺氧、饱餐试验等。

三、心电图运动试验

心电图运动试验（electrocardiogram exercise test）又称运动负荷心电图，是目前最常用的、最重要的一种心电图负荷试验。心电图运动试验是使患者通过运动以增加心脏负荷，增加心肌耗氧量，继而诱发心肌缺血，导致心电图出现缺血性 ST 段改变。目前常用的是分级运动试验，主要有踏车运动试验和平板运动试验两种。平板运动试验是当前使用最普遍的方法，有多种方案，均从低运动量的热身活动开始，逐步提高运动的速度和平板的倾斜高度，分成由不同速度和倾斜度组合的阶段，反映逐步增加的耗氧量和运动负荷。最常用的是 Bruce 方案及较低运动量的修订 Bruce 方案。分级运动试验多采用常规 12 导联进行记录，与常规心电图不同的是肢体电极要放在躯干上，以减少肌肉活动的干扰。

根据运动量的大小又将运动试验分为极量运动试验和次极量运动试验。运动强度通常用最大心率代表。最大心率随年龄增加而减少。女性低于男性。极量运动试验是指受试者竭尽全力所达到的运动量，极量运动时的目标心率为 220 - 年龄。次极量运动试验的运动量相当于极量运动的 85% ~ 90%，其目标心率为极量运动时的 85%（约相当于 190 或 195 - 年龄）。

（一）运动试验的终点

发生以下情况是终止运动的指标。

（1）达到预计的心率值。

（2）出现典型的心绞痛。不是敏感的阳性指标，因不少冠心病患者有无症状性心肌缺血。

（3）出现缺血性心电图改变，特别是同时伴有心绞痛症状时。

（4）收缩压明显改变。收缩压较运动前下降 10mmHg 或升高达 200mmHg 以上。

（5）严重的心律失常。如频发室性早搏、室性心动过速等。

（6）明显的乏力、腿软、脸色苍白、步态不稳，均提示心排血量减少、骨骼肌缺血。

（7）出现心功能不全的临床表现。

（二）运动试验阳性标准

（1）出现典型的心绞痛症状。

（2）出现异常的心电图改变。包括运动中或运动后出现 ST 段水平型或下斜型下移 ≥0.1mV，持续 ≥2min；ST 段在 J 点后 0.08s 下移 >0.2mV，持续到停止运动后至少 1min；ST 段抬高 >0.1mv。对于无症状的健康人群，单纯心电图阳性改变不能诊断为冠心病，只是相当于冠心病的一个危险因素。

（三）运动试验假阳性和假阴性反应

运动试验假阳性即运动试验阳性但并没有冠心病。运动试验假阳性率比较高，特别是在更年期前后的女性。常见影响因素包括自主神经功能失调、过度换气、电解质紊乱、高血压、心室肥厚、心房复极波的干扰。运动试验假阴性即运动试验为阴性但患者确有冠心病。经与冠状动脉造影对照研究，运动试验假阴性率亦不低，甚至在有严重三支冠状动脉病变时运动试验也可呈阴性，这与 12 导联心电图记录对整个心脏而言还存在盲区及相对应部位缺血所致电位变化相互抵消等因素有关。

（四）运动试验的临床应用

运动试验主要用于冠心病的协助诊断、冠心病患者病情及预后的评估、治疗措施的选择和治疗效果的评价。如上所述，运动试验既有假阳性，又有假阴性，故在临床评价其结果时必须结合患者的症状及其他检查结果，必要时应做介入检查以明确诊断。此外，显性预激和完全性左束支传导阻滞可使运动试验的结果难以评价而没有诊断价值。反映冠心病病情严重或预后差的运动试验指标如下。

1. 症状限制的运动时间　完成 Bruce 第 2 阶段前或运动量 <6.5METS 即出现症状。

2. 症状限制时的心率　未用 β 受体阻滞剂等药物，尽管运动负荷增加，心率不能相应达到 120 次/min 以上。

3. ST 段水平型或下斜型下移　出现于心率 <120 次/min 或运动量 <6.5METS 时，或 ST

段下移 > 0.2mV 或持续到运动后 6min 以上或多导联 ST 段下移。

4. 收缩压反应 持续性降低 > 10mmHg 或增加运动量时血压不相应上升（ < 130mmHg）。

5. 其他重要表现 运动诱发的 ST 段抬高或诱发心绞痛或运动引起 U 波倒置或运动诱发室性心动过速。

（五）运动试验的安全性与禁忌证

运动试验通常比较安全，关键在于严格掌握运动试验的禁忌证，否则运动试验可能会诱发心肌梗死甚至死亡。运动试验的禁忌证为：不稳定型心绞痛、严重高血压、明显的心功能不全、严重的瓣膜狭窄、梗阻性肥厚型心肌病等。

（李 晨）

第十四节 食管心电图及心内心电图

一、食管心电图

食管心电图是将电极放到位于心脏后方的食管内，在相当于左心房的水平可记录到清晰而高大的 P 波。有时在常规心电图上难以对宽 QRS 波心动过速的来源进行判断时，食管心电图常可做出明确诊断。此外，利用食管电极通过电生理仪，在食管内对心脏进行心外起搏、进行电生理检查的技术，具有无创、安全、不需 X 线透视、价廉、耗时少、操作方便、无需昂贵设备和重复性好等特点，目前主要用于窦房结、房室结功能测定及阵发性室上性心动过速的诊断和鉴别诊断。

导管从鼻腔插入深度根据患者身高确定，即身高（cm）/10 + 20，一般为 34 ~ 40cm；或以患者的耳剑间距（耳垂至剑突基底部的距离）加 8cm 为实际插管深度，后者方便实用，1 次成功率达 95% 以上。插管后记录导管各极的单极心电图，以 P 波呈正、负双向且振幅最大和 QRS 波呈 QR 型处的两相邻电极为最佳电极部位。

通过食管电极，采用各种程序刺激可诱发和终止心动过速。由于心动过速时食管心电图上的 P 波很清楚，同时与体表心电图同步记录对比，比较容易对各种心动过速特别是室上性心动过速做出诊断和鉴别诊断，可作为射频消融术前的筛选检查。

二、心内心电图

心内电生理检查是利用心导管技术将多根多极导管经静脉和（或）动脉插入，置于心腔内不同部位，在窦性心律、起搏心律、程序刺激和心动过速时同步记录各电极所反映的局部心脏电活动，经过测量，分析、了解电冲动起源的部位和传导途径、速度、顺序，以及传导过程中出现的异常心电现象，以研究和探讨心脏电活动的生理、病理生理规律。

电极导管的位置需结合 X 线透视下导管所在的解剖部位和电极所记录的心腔内心电图来判断，通常先在 X 线透视下将导管放到相应的解剖位置，然后根据记录到的心腔内心电图进行微调，一般不难到位。心内电生理检查时常规要放置冠状窦、高位右心房、希氏束和右心室尖部四根多极标测导管。

通常利用希氏束电图（HBE）来测量心脏电活动的各个间期。

1. P－A 间期　为体表心电图最早 P 波的起点至 HBE 上 A 波（心房波）起点的时距，代表高位右心房到间隔低位右心房的传导时间，正常值为 25～45ms。

2. A－H 间期　为 HBE 上 A 波与 H 波希氏束波起点之间的时距，代表从间隔低位右心房经房室结至希氏束的传导时间，粗略代表房室结传导时间，正常值为 50～12ms。A－H 间期受自主神经张力和心率的影响较大。交感神经兴奋时 A－H 间期缩短；相反，迷走神经兴奋时 A－H 间期延长。A－H 间期随着心率的加快而逐渐延长。

3. H 波宽度　代表希氏束的传导时间，正常值为 10～25ms。

4. H－V 间期　为 HBE 上 H 波和 V 波（心室波）起点间的时距，代表从希氏束近端至心室肌的传导时间，正常值为 35～55ms。它不同于 A－H 间期，H－V 间期受自主神经张力和心率的影响较小、比较恒定。

三、心内电生理检查的临床应用

心内电生理检查具有一定的创伤性和危险性，费用较高，耗时较多，对仪器设备和人员要求较高，因此临床应用受到限制。对于快速性心律失常，现在已很少单独进行心内电生理检查，多于射频消融治疗时一并进行。对于缓慢性心律失常，过去主要用于判断房室传导阻滞的部位，但普通体表心电图和动态心电图已基本上可诊断，现在已很少进行心内电生理检查。对于窦旁结功能的评价已基本上为食管心房调搏和动态心电图所替代。

（李现立）

第十五节　其他衍生心电图

一、心室晚电位

心室晚电位（ventricular late potential，VLP）是指出现在 QRS 终末部和 ST 段上的高频、低振幅的碎裂电活动，是由于局部心肌延迟除极所致，是碎裂电活动在体表上的反映，常与心室折返性心动过速有关，多见于冠心病和致心律失常性右室心肌病，尤其是心肌梗死后患者，是一项可以进行危险性分级和判断预后的无创性技术。

（一）记录方法

目前临床上主要采用无创性体表记录方法，其基本技术包括：高分辨率放大器，主要用于放大心电信号；滤波技术，一般多采用 25～250Hz 带通滤波及双向滤波技术；信号平均（叠加）技术，是从体表记录微弱晚电位信号最重要的方法，常用时间信号平均方法。检测方法多采用时域法和频域法，其中时域分析开展较久，积累了一定的经验，重复性较好，目前在临床上已常规应用，而频域分析尚待总结经验。

（二）导联系统

近年多采用 Simson 倡导的 X、Y、Z 双极正交导联系统。X 轴正、负极分别置于第 4 肋间左腋中线和右腋中线；Y 轴正、负极分别位于左下肢和胸骨柄处；Z 轴正、负极分别置于

V_2 和后背之 V_2 相对应的位置。无关电极放置在右下肢。

（三）诊断参数、正常值和阳性标准

1. QRS 总时限　指滤波后综合导联心电图上 QRS 波起点至高频低振幅信号幅值下降至基础噪声 3 倍处的时间。正常值 <120ms。

2. QRS 终末 40ms 内振幅　指滤波后综合导联心电图上 QRS 波终末 40ms 均方根电压。正常值 >25μV。

3. VLP 时限　即 QRS 终末振幅低于 40μV 的时限，指滤波后综合导联心电图上从 QRS 波终点逆向测量至振幅为 40μV 处所经历的时间，正常值 <39ms。

VLP 的阳性标准至今尚未统一，目前多采用 Simson 标准，即上述 3 项指标中有任何 2 项异常，即为 VLP 阳性。在 VLP 记录中可于 QRS 波后可见一低振幅的棘波，多见于致心律失常性右心室心肌病，系发育不良病变处心肌延迟除极所致，又称为 Epsilon 波，以体表心电图 V_1 ~ V_3 导联最明显。

（四）主要临床意义

（1）VLP 阳性与恶性室性心律失常，尤其是心肌梗死后室性心动过速密切相关，可作为冠心病高危人群的预测指标之一，应注意随访。

（2）VLP 阳性者，提示室性心律失常为折返机制。

（3）VLP 阳性不是预测心脏性猝死的独立危险因素。

二、监测心电图

监测心电图（monitoring electrocardiogram，MECG）主要指心电监护，是利用心电监护仪器连续监测患者的心电活动参数，包括心率、心律、传导、ST－T 改变等，并对患者的瞬间心电变化及时进行分析、诊断并采取相应的医疗措施。目前使用最多的是床边心电监护，它在抢救危重心脏病患者、降低住院死亡率方面具有重要价值。近年来随着电子技术的飞速发展，又开发出遥测心电图和电话传输心电图，因此实现了床边监护、院内监护和院外监护多种监护系统。床边心电图监护一般使用模拟双极胸导联，即通过心电监测仪上的胸三极、四极或五极导联线中的两个电极显示双极心电图。常用的有普通监测导联（MⅠ、MⅡ、MⅢ）和一些改良监测导联，其中 MⅡ 导联图形近似于 V_5 导联，所得心电图波幅较大，干扰较小，是病房监测心律失常的常用导联之一。普通监测导联的连接方法见表 1－4。

表 1－4　普通监测导联的连接方法

监测导联	左手（正极）	右手（负极）	右足（地线）
MⅠ	左锁骨下外 1/4	右锁骨下外 1/4	右腋前线肋缘处
MⅡ	左胸大肌下缘或左腋前线肋缘处	右锁骨下外 1/4	右腋前线肋缘处
MⅢ	左胸大肌下缘或左腋前线肋缘外	左锁骨下外 1/4	右腋前线肋缘处

三、起搏心电图

配戴人工心脏起搏器患者的心电图称为起搏心电图。因此，起搏心电图由患者自主心律与

起搏器心律共同组成。分析起搏器心电图必须首先确定患者自身主导节律、存在的心电图异常及心律失常。而后在分析自主心律的基础上，通过分析起搏心电图判断起搏器的功能是否正常。起搏心电图如何，主要取决于起搏器的工作模式。心脏起搏器常见的基本工作模式有AAI、VVI、DDD、VAT。此处简要介绍上列不同起搏模式的起搏心电图特征（图1-144）。

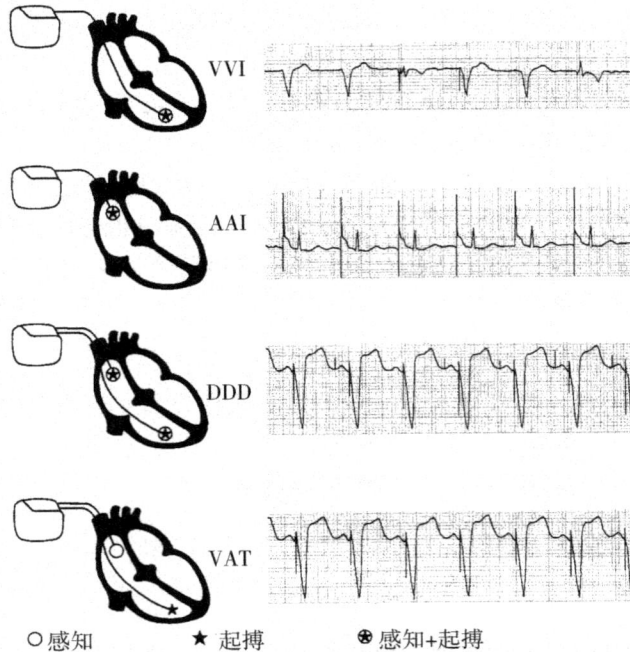

○感知　　★起搏　　⊗感知+起搏

图1-144　常见起搏器工作模式示意图

（一）心室抑制型起搏

心室抑制型起搏（ventricular inhibited pacing，VVI），其电极位于右心室，起搏和感知心室，与心房无关。每个钉样信号后面紧跟一个起搏的QRS波，通常呈宽大畸形，与P波无固定关系，起搏的QRS波不同于自身的QRS波，呈不典型左束支传导阻滞图形。右心室电极既可放在心尖部，也可放在高位室间隔。心室电极越靠近心尖部，QRS波宽大畸形越明显；相反，心室电极越接近高位室间隔，QRS波越接近正常。心电图上的排列顺序为钉样信号→起搏的QRS波，两者与自身的P波无固定关系。

（二）心房抑制型起搏

心房抑制型起搏（atrial inhibited pacing，AAI），其电极位于右心房，起搏和感知心房，电脉冲激动心房后经自身正常的房室结下传激动心室，因此每个钉样信号后面紧跟一个与自身P相似的起搏P波和一个自身QRS波。心电图上的排列顺序为钉样信号→起搏的P波→自身的QRS波。

（三）全自动双腔起搏

全自动双腔起搏（fully automatic dual chamber pacing，DDD），其右心房和右心室均起搏，有2个间期固定的钉样信号。心电图上的排列顺序为钉样信号→起搏的P波→钉样信号→起搏的QRS波。QRS波的形态类似于VVI。

（四）心房同步心室起搏

心房同步心室起搏（atrial synchronous ventricular pacing，VAT）感知心房，起搏右心室，每个钉样信号前面有一个自身的 P 波，后面紧跟一个起搏的 QRS 波，QRS 波的形态类似于VVI。心电图上的排列顺序为自身 P 波→钉样信号→起搏的 QRS 波。

（五）双心室三腔起搏器

在右心房和右心室电极基础上，经冠状静脉窦再放一根电极到左心室心外膜下同时起搏左心室，心电图类似于 DDD，QRS 波会更窄一些甚至接近正常，使不同步的左、右心室尽量同步收缩，以纠正由于心电活动异常所导致的血流动力学异常，可改善慢性心功能不全。目前主要用于左、右心室收缩不同步的、EF < 35% ~ 40% 的慢性心力衰竭患者。

近年来随着电子元器件的不断优化升级，计算机功能及遥控技术的发展，依据不同类型患者的要求，起搏器功能设置也日益增多且智能化自动化水平也不断提高，不同类型起搏器的起搏心电图肯定也不同。同一类型起搏器工作模式不同或所设置的参数不同，其起搏心电图亦有差别。因此，在分析起搏心电图以前必须首先了解起搏器的类型、工作模式及各种不同的参数。

（李现立）

第二章　心脏监护技术

心脏监护技术内容非常丰富，本章重点是心电、心音、血压、阻力等范围的监护技术，关于核素、超声、放射等领域的技术将分别在专门篇章中进行叙述。

第一节　心电监护

一、动态心电图监护

动态心电图（ambulatory electrocardiography，AECG 或 dynamic electrocardiography，DCG），系美国物理学博士，物理学家 Norman J. Holter 于 1957 年发明的，故又称 Holter 心电图（Holter electrocardiography 或 Holter ECG），简称为 Holter。

应用 Holter 技术长时间连续记录心脏动态电活动的方法，称为 AECG。AECG 监护系统，是用一种随身携带的记录仪，连续检测人体 24~72h 的心电变化，经信息处理分析及回放打印系统记录的心电图。其特点是：

（1）心电记录仪随身佩带，不受检测距离影响，不受体位及活动的限制。

（2）检测心电信息量大于常规 ECG 千倍至万倍以上，尤其对短暂性心律失常的捕捉和一过性心肌缺血的检出有独到之处。

（3）选择的导联必须不影响日常生活的活动，和由这种活动所产生的伪差和干扰。一般都选择模拟胸导 V_5、V_1 和 aVF 三个导联同步记录。近年来不少学者推荐 12 导联甚至 18 导联动态心电图，可获得更多的心电信息量。

（4）回放系统不仅可分析显示监测期内心搏总数、最高心率、最低心率、平均心率和每小时平均心率；并能自动分析和测出每小时室上性、室性早搏；室上性和室性心动过速（室速）的次数、程度和形态以及持续时间；房室传导阻滞；心脏停搏的情况以及 P-R 间期、QRS 波群、ST-T 变化的轨迹图像及趋势图、全览图等，还可以储存数据保存，为以后资料对比提供信息。其结果还可用其他多种方式显示，为临床提供有用资料。

（一）仪器与方法

记录盒（心电信息存储器）交给受检者，记录 24 小时或更长时间的心电图数据。目前主要采用闪光卡（也称闪存卡，flash memory）式动态心电图记录盒，既往的磁带式记录盒和集成块式记录盒以及简易动态心电图均逐步淘汰。用数字记录器可全信息记录心电图数码信号在闪光卡上，然后把闪光卡从记录盒中取出，插入计算机回放器内做资料回放与分析。其特点是：体积小（仅几克）、容量大（可贮存 48 小时或更多的心电信息）、耗电省、抗干扰能力强、记录数据易于保存不易丢失、不会有机械性故障。

近来采用电子硬盘存储器，将闪光卡和驱动器封装成一个整体，体积小、佩带方便，降低人为故障，延长了芯片使用寿命，回放速度加快。更适合在 12 和 18 导联动态心电图仪上使用。

电子 U 盘存储器，是 UBS 技术与闪光卡融为一体的技术，它的优点是：无驱动器、无回放器、直接使用 UBS 接口回放数据、速度快、体积小（小于手掌，重量在 80g 以下）、数据不会丢失、心电图形不失真、故障率低、经久耐用，是今后心电信息存储器的发展方向。

（二）导联系统

（1）电极：可分为一次性电极和长效电极两种，现在多采用一次性的"银-氯化银"电极，它的特点是：黏附力强且不易脱落，对皮肤刺激小，导电性能好，记录心电图形不失真。

（2）电缆与导联线：记录电缆为软质塑料金属导线，上端与记录盒连接，下端为分支的导联线，其前配有专用装置与电极连通。注意应将连到患者皮肤的每个导联导线卷成圈状，用胶布固定，以免监测过程中导联突然牵拉造成导联线断离。

（3）导联体系：目前尚未统一，一般多采用双导联和 3 导联系统以及 12 和 18 导联系统，其连接方式众多，主要见表 2－1。

表 2－1　双极胸导联的类型和连接方法

导联	正极位置	负极位置	接地极位置	近似常规导联
模拟 V_1（MV_1、VM_1）	A 胸骨右缘第 4～6 肋间 B. V_1	胸骨柄左侧左锁骨下凹外 1/3	右腋前线第 5 肋间	V_1
模拟 V_3（MV_3、VM_3）	V_3	同上	右腋前线第 5 肋间	V_3
模拟 V_5（MV_5、VM_5）	A. 左腋前线第 5 肋间 B. V_5	胸骨柄右侧右背肩胛下角下 2.5cm	右腋前线第 5 肋间 右腋前线第 5 肋间	V_5
模拟 aVF（M aVF）	左腋前线第 9～10 肋间	左锁骨下凹外 1/3	右腋前线第 5 肋间	aVF
CC_5	V_5、V_6	V_{5R}、V_{6R}	右腋前线第 5 肋间	V_5、V_6
MX	剑突	胸骨柄	右腋前线第 5 肋间	Vn

（三）记录技术

记录仪的安装与卸机一般应在动态心电图室进行，对老年体弱、行动不便者应由护士用轮椅推送，危重症患者可在床边进行。

1. 记录 1 份常规 12 导联心电图　必要时加做左侧卧位、右侧卧位、坐位、前倾位和立位 5 种基本体位心电图，供分析 AECG 时参考。

2. 电极的安置

（1）体位：患者采取平卧位、坐位或立位。

（2）电极粘贴部位：应尽量选择肌肉最少的骨骼表面部位，例如肋骨、胸骨柄及两侧，剑突两侧上方等处。粘贴反映左心室电位的电极（相当于 V_5、V_6 的位置）时，受检者的左肩胛骨不要上抬，以免肩胛复位时电极恰好转移到肋间肌表面的部位，使肌电干扰增大。

（3）皮肤处理：其要点是清洁表皮及去脂（如多毛者还要皮肤剃毛），再用 75% 乙醇的棉球或纱布擦拭拟安置电极的位置，可轻擦至皮肤微红，部分皮肤粗糙者可用高压消毒过的细砂纸小片从四个不同方向各轻擦皮肤 1~2 次，使皮肤与电极保持良好接触，保证记录质量。

（4）电极的固定：将电极牢固粘贴于选择皮肤上，再将导联线连接于电极板上，而后在其上用胶布加固，以防出汗过多，电极脱落。

3. 记录盒的安装

（1）先将电池装入记录盒内，安好盒盖，再将导联线插头插入记录电缆插座的相应位置。

（2）打开记录开关，观察心电波形和振幅，注意有无显著的基线漂移、肌电干扰或其他伪差，应查找原因，及时排除，对于肥胖、胸廓畸形、乳房过大、肺气肿等患者，可适当调整电极安置的部位，以使 QRS 波群振幅符合要求。心电波形稳定后，记下开始记录的时间。

（3）嘱患者将手表的时间调至与记录盒上的时间相同。

（4）将记录仪装入保护袋内，用专用皮带束在腰间或斜挂在左肩上。

4. 生活日志　检查前对患者的要求：首先要使患者了解 AECG 检查的目的，机器使用方法及注意事项，特别要具体指导患者如何详细填写生活日志，使整个检查过程中发生的症状、用药情况、生活工作情况、情绪变化、运动锻炼等都有记录和确切的时间，以便回放分析时观察动态心电图变化与上述记录内容的相互关系，为诊断和解释病情提供依据和参考，见表 2-2。

表 2-2　动态心电图生活日志

姓名			注意事项：①请准时安装与拆卸。②详细记录日常生中的各项活动：如散步、爬楼、进餐、吸烟、劳动、排便、睡觉等。每换一项生活项目记录一次。③监测中如有不适：胸闷、心前区痛、气急、心悸、头晕等，记在症状栏，准确记录起止时间。④请爱护记录器，避免高压电，不得摔、碰及与雨淋。⑤注意磁带到底后，磁带反面再记录（集成块和闪光卡不需要此注意事项）。⑥记录盒上有的有警报按钮，供在记录过程中发生严重情况时使用，按一次即可，并记录时间。⑦请注意不要牵拉心电图导联线，万一电极脱落，要及时复位。
性别	年龄		
病区	床号		
住院号			
动态监护号			

开始	年	月	日		时间	活动内容	病状
	时	分		例：			
					9：30~9：40	装机后走回病房	无
结束	年	月	日		9：55~10：05	上、下三楼	气促、心前剧痛
	时	分					

主要症状
地址
电话
记录盒号
导联线号
备注

（四）分析方法

1. AECG 回放分析系统　AECG 采用的是计算机图像识别法。目前一般使用的动态心电图连续记录多为 24h，如果以实时速度回放，则需 24h，如果以普通心电图纸记录，可长达 2000m 以上，所以采用高速回放分析方法。回放速度为实时记录速度的为 120 倍或 240 倍，用闪光卡后"24 小时的 10 万次心动周期的心电信息"，可在 100 秒甚至数秒内就可将其全部数据输入电脑内。

（1）键盘：键盘上有功能键、数字键和英文字母键等，操作者可通过键盘将记录盒获得的心电信息输入计算机内。

（2）计算机：当今 AECG 均以高速度、大容量计算机为核心，运算速度快，容量大，显示准确，操作简便，对心律失常及 ST 段分析均较前有显著改善，使分析内容、分析速度及分析质量明显提高。

（3）显示器：目前多为大屏幕高分辨彩色显示器或液晶显示器，显示屏上面的画面变化是通过操作键盘来实现的。主要用于编辑修改报告，可同时显示多条心电图条带，进行观察、合并、重新标释或进行形态图叠加，还可通过实时叠加及扫描全息波形的双重方式，捕获和观测异常心搏及 P－R 间期与 ST 段变化。

（4）打印机：主要用激光打印机。现代 AECG 多以激光打印机为通常配置件，打印图像清晰美观、速度快，使其报告具有印刷化质量。

2. AECG 分析方法及报告

（1）分析方法：当前国内外各类型 AECG 仪器的回放系统通过图纸或示波屏，观察冻结心电图，描记高速实时心电图及人机对话等方法，进行重新编辑，根据所获得数据以校正自动分析结果。有资料编辑仪和自动趋势系统的回放系统，在校正前附有标记，依其标记作为校正依据，这样就简捷、准确。常用的分析方法有：

1）全览图（缩微图）：每页可有 15min、30min、60min 的心电图波形，可观察心律的变化、心律失常的起始与终止和 ST－T 改变等情况。

2）视听叠加心电图：这是最早应用的高速回放分析方法。在高速回放过程中，在示波屏上，每个心动周期的 P－QRS－T 均叠加在其前发生的多个 P，出现在 S－T 波群的余辉上，因此这是多次 P－QRS－T 波群的高速叠加图。如果受试者在长时间内 P－QRS－T 形态一致，示波屏上则犹如一静止的 P－QRS－T。当心电波形发生异常改变时，在正常波形的余辉上可观察到叠加的异常波形，但有的仪器异常波形在叠加的正常波形以外显示；回放系统同时配有同步音响信号，在心律正常情况下，音响均匀；当发生心律失常时，音调和响度发生相应改变。这样，操作者可同时进行视、听双重观察。并可在发现心律失常时及时停止运转，留取实时心电图或进行修改。在高速回放的叠加图上还可有效地观察到 ST 段和 T 波改变。

3）R－R 间期栅状图：栅状图位于示波屏的下方或左侧，每一栅状标记的长度表示 R－R 间期，可直接观察到即时的心率变化，亦可从栅状标记幅度的突变现象注意到心律失常的存在。例如在快速出现的一系列栅状标记中，突然见到一短一长的标记，表明可能出现了一次早搏，如有怀疑，可停止运转直接观察实时心电图形。正常窦性心律、室上性搏动、室性搏动以及伪差等的栅状标记以不同颜色显示，更适于操作者的观察。但频率接近正常的室性心律失常在栅状图上不易显示。

4）趋势图（trendgram）：趋势图是将有关心率和 ST 段的资料，经电子计算机处理后，自动打印出的连续曲线，表示监测期内的演变。趋势图的横坐标表示以小时为单位的时间、纵坐标分别表示心率（次/分）的变化和 ST 段抬高或压低的程度［毫米（mm）或毫伏（mV）］。

5）直方图（histogram）或频率分布图：直方图或频率分布图用来表示异位搏动的分布情况，横坐标表示以小时为单位的时间、纵坐标表示异位搏动或心动过速等的发生次数。

6）QRS 形态图：为 QRS 波形主要分类图 AECG，可显示正常及异常如室上性或室性早搏的 QRS 波形，以出现频率的多少进行排列。每种 QRS 形态的特征，都由一个相应的 QRS 模式波形出现，并标出每种 QRS 波形的总数。

7）实时心电图：在回放分析过程中，操作者选择的以及计算机自动选择的正常或异常动态心电图片段；每页有若干条，每条长度是固定的（如 7s）。按普通心电图的标准显示或记录，描记速度为 25mm/s，振幅为 10mm/mV（现在很多仪器可根据 QRS 波群振幅自动调整标准电压），其上方或下方常标明时间。记录仪为三通道者，实时心电图为同步三导联记录。严格上讲，动态心电图报告中所叙述的异常现象，应有实时心电图的证明。

目前多数动态心电图设备同时具有"心率变异性（HRV）"的分析功能。

（2）伪差的辨识：目前，新型记录盒和回放分析系统，均力求减少伪差，并提高对伪差的识别，但仍不能满意地消除伪差。因此，要求操作者需具有辨识各种伪差的能力，给予分析系统删除伪差的正确指令。常见伪差产生原因与防范对策：

1）基线漂移：常见于电极与皮肤接触不良，电极上导电膏的干涸，呼吸运动等，关键是处理好皮肤，使电极与皮肤适度贴牢；或更换新电极。

2）伪心律失常：以伪室性早搏多见，偶可见伪室性心动过速或伪房室传导阻滞及室性停搏等。其原因多为电极黏附不佳、导联线或连接电缆断裂或个别导联线似断非断、受检者活动度过大、静电干扰、磁带不洁、电池容量不足、记录盒及回放分析系统故障。如电池容量不足使磁带记录仪的转速减慢可出现伪房性心动过速。处理方法主要是：

A. 处理好皮肤，在安置电极后，应仔细检查导联线有无断裂。

B. 嘱受检者控制运动强度及上身活动幅度。

C. 不穿易产生静电的化纤纺织物的衣着，不进入高频电场和强磁场。

D. 对磁带应及早进行消磁及清洁处理（闪光卡不存在此问题）。

3）伪低电压：电压与波形失真，多为电极安置不佳，安置部位偏移；电极质量差和电池容量不足。防范对策：

A 安置前注意部位选择。

B. 检查电极质量。

C. 电池应选用高能碱性电池。

4）伪 ST－T 改变：常见于剧烈活动，体位突然改变，静电干扰，应嘱受检者严格按照生活日志中的注意事项。

5）伪差的鉴别要点：

A. 生活日志的运用：回放分析时，对可疑伪差，应对照日志记载的活动、运动、体位改变和症状内容进行判断。

B. 注意比较两个不同通道的记录：如果可疑的伪差，仅发生于一个通道上，而同步记录的另一通道心电图仍然保持常态，则可认为伪差，亦可同时发生在两个通道上，应于鉴别。

C. 观察波形前后的变化：若可疑伪差的 P – QRS – T 间期明显变窄或增宽，但其前后的心电波正常，则可认为是伪差，仔细观察可见从正常 QRS 波群后的 P – QRS – T 均成比例地变窄，这是由于电池容量不足使磁带转动变慢所致（闪光卡不存在这个问题）。

3. 编辑与报告　　AECG 的编辑与报告，应由具有丰富的临床心电图工作经验，具备快速、准确判断复杂心律失常的能力、受过计算机课程专门培训及 AECG 系统操作训练的技术人员进行分析和书写，步骤如下：

（1）报告前：需仔细阅读患者的生活日志。

（2）报告：回放分析结束后，计算机即可形成报告，主要内容有：

1）检测期间每小时及 24 小时的心搏总数、平均心率、最高与最低心率及其发生的时间和在何种状态下发生；各种异常心搏的总数、频率、持续时间、形态特征及分布在每小时的数字、有无症状等。

2）心率及 ST 段趋势图：结论中应注明 ST 段改变的形态、程度，开始与终止时间、频率及其症状的联系。

3）异常心律的直方图或频率分布图。

4）选择的正常和异常时（各种心律失常、Q – T 间期异常，ST 段改变等）的实时心电图。

操作者须对计算机形成的报告，进行认真处理，有错误者须及早进行修改和校正。特别是计算机不能识别的心电现象和窦房传导阻滞、房室传导阻滞、束支传导阻滞、预激综合征、逸搏节律、房室交接区心律失常的区别以及结合患者生活日志记录和临床资料提出 AECG 诊断意见。AECG 报告的格式目前国内尚无统一标准，表 2 – 3 显示 AECG 报告格式，目前多数与 HRV（心率变异性）一起发出报告。

表 2 – 3　动态心电图（附 HRV）分析报告

姓　名　　　　性　别　　　　年　龄　　　　病　区　　　　床　号

AECG 编号　　　　住院号　　　　检查日期　　年　月　日

监测总时间　　　　起止时间　　　　时　分　秒到　时　分　秒

分析日期　　　　分析者　　　　记录盒号

监测中病人主要症状：

基本心律：窦性　异位　　　起搏心律；　　　　最快心率　　　次/分，见于

最慢心率　　　次/分，见于　　　　；日平均心率　　　次/分；

窦性心动过速　　　阵次；　　　　窦性心动过缓　　　阵次；

室性期前收缩：总数　　　次，最高频度　　　次/h，见于　　　；单源　多源（多形）

呈　　　　形态，联律间期　　　　；二（三）联律　　　次。

成对　　　　次；R – on – T　　　次。

室速：QRS 总数　　　个；共　　　阵次；频率　　　次/分；R – R 间距：规整不规整。

单源多源（多形）　　　持续时间　　　，见于

室上性期前收缩：房性　交接区性　总数　　　次，最高频率　　　次/h

见于　　　；P 形态　　　；联律间期　　　，成对　2/h。

室上速：房速　交接区性心动过速共　　　阵次，频率　　　次/分，

持续时间　　　，见于

心房颤动（心房扑动）：

心脏停搏：窦性　　　　　室性　　　次/分；　最长（R-R 或 P-P）间距　　　　　　　　　　秒。

ST-T：监测导联未见 ST-T 异常改变。

　　ST 段（水平　下垂　　上斜型）压低　　　　　mV，见于　　　　　　　导联。

　　发生时间　　　　　　　；持续时间

　　与频率关系：快频率依赖　　　慢频率依赖　　　　　　　　与频率无关。

　　T 波改变：

其他：

心电图改变与症状关系：　胸痛　胸闷　黑矇　头晕。

心率变异性：SDNN　　　　　ms；SDANN index　　　ms；SDNN index　　　　　　　　ms；

　　　　　　rMSSD　　　　ms；pNN50　　　　　%

结论：

　　　　　　　　　　　　　　　　　　　　　　　报告人：

　　　　　　　　　　　　　　　　　　　报告日期：　　　年　　　月　　　日

（五）临床应用

1. 心律失常　自从 AECG 广泛应用以来，发现在正常人群中也可出现各种类型的心律失常。据统计，正常年轻人中，窦性心律不齐 50%，窦缓、窦速（40～160bpm），散发的室性早搏、室上性早搏占 60%～98%，Ⅰ、Ⅱ型房室传导阻滞占 6%，窦性停搏占 5.7%。根据 Viltasolo 对 35 例运动员进行 AECG 监测，结果窦性停搏超过 2s 者占 37.1%，Ⅰ度房室传导阻滞占 37.1%，Ⅱ度一型房室传导阻滞占 22.9%，Ⅱ度二型占 8.6%，交界性心律占 37.1%。老年人室性早搏和室上性早搏比年轻人多见，以散发为主，偶有短阵无症状的室上性心动过速发生。为了衡量室性早搏的严重程度，Lown 将 AECG 检出的室性早搏分为 5 级：

0 级：无室性早搏；

1 级：1 小时内室性早搏 <30 次；

2 级：1 小时内室性早搏 >30 次；

3 级：多形性室性早搏；

4 级：A. 成对室早

　　　 B. 连续 3 个室性早搏或短阵室性心动过速；

5 级：R on T。

Lown 认为，3～5 级为警告性心律失常，易诱发室颤。还有学者认为，AECG 对心律失常的检出率极高，这对疾病的早期诊治及预后估价，均有重要价值。

Kleiger 对房性早搏分为 6 级：

0 级：无房性早搏；

1 级：偶发性房性早搏，小于或等于 10 次/分；

2 级：频发性房性早搏，大于 10 次/分；

3 级：多源性房性早搏；

4 级：成对出现的房性早搏；

5 级：阵发性房性心动过速、房颤及房扑；

6 级：多源性房性心动过速。

对心律失常应作具体分析，即使为复杂的心律失常，如多形性室早、成对或短暂室速、R on T 等，也并不意味着一定会发生室颤，必须结合其基本病因及临床表现，做出分析和判断，对于无器质性心脏病及心功能正常者，经随访发现极少可能引起严重心律失常。相反，有器质性心脏病和心功能不佳者，常可检出严重的心律失常，在自发性室颤之前数小时内，常有频发及多形室早增多、非持续性室速频发和室速时间延长，表明室颤发生前常有电不稳定性增加的迹象。对于无器质性心脏病者一般不需常规抗心律失常治疗，而已有器质性心脏病尤其心功能不全者，则可酌情应用抗心律失常药物，若从 AECG 中观察到有电不稳定增加现象，应积极治疗，以防猝死的发生。在应用抗心律失常药物的同时也应密切观察抗心律失常药物的致心律失常作用和其他毒副反应，以便及时调整药物种类及剂量。当然，对属于 Lown 分级的 3~5 级者长时间全面随访仍属必要，以便及时发现潜在的心脏病变。此外，AECG 有助于了解室性心律失常的自发变异，有利于考核抗心律失常治疗的疗效以及心律失常的自然病史。总之，AECG 监测对心律失常，尤其是室性心律失常的定量分析、临床意义的判断和评估具有重要意义，但 AECG 监测的有些问题还有待进一步研究，如自发性室性心律失常减少是否会降低猝死的发生率、抗心律失常药物对预防猝死究竟有多大价值等，均有待于进一步探讨。

2. 冠心病　AECG 在冠心病中主要用于：

（1）检出有猝死倾向的高危病例：众所周知，约 1/4 冠心病患者以猝死（原发性心跳骤停）作为最初和唯一的临床表现，如何防止猝死已成为对医学界最大的挑战，而猝死的主要原因，常常是严重心律失常。常规心电图由于检测时间短暂，往往难以发现危险的心律失常。对于这些可疑患者作 AECG 检查有可能发现严重而短暂的心律失常，如 R on T 室性早搏、短阵室速、心室扑动或颤动，以及心脏停搏等，从而为防治猝死提供有用资料，以指导临床治疗。对已发生心肌梗死的患者、AECG 有助于确定心肌梗死猝死的危险性。根据许多学者观察，心肌梗死患者急性期后和出院前 AECG 上有频发室性早搏，尤其多形性室性早搏和非持续性室速（NSVT）者，在 2~3 年内病死的危险性明显增高，若同时伴有心功能不全者（左室射血分数 <40%），则其死亡率较无心律失常和心功能代偿者高 3 倍以上。对于这类患者必须进行随访和定期复查，并予以积极防治。但并非每个患者都会在 2~3 年内死亡，只能作为评估和推测。

（2）AECG 可提高诊断心绞痛的阳性率和精确性：由于心绞痛历时短暂，常规心电图难以捕捉到心绞痛发作时 ST-T 改变或心律失常，AECG 有可能观察到心电图缺血性改变及心律失常。并结合其发作特点可确定心绞痛的类型及程度，对劳累型、变异型、自发型心绞痛做出判断。有人曾对 20 例变异型心绞痛患者作 AECG 研究，发现变异型心绞痛发作并非一开始就呈 ST 段升高，而是先有短暂的 ST 段下移，然后才出现 ST 段抬高，T 波由倒置变为直立。这在常规心电图常难以发现。

（3）鉴别胸痛原因：临床上有时难以判断胸痛的原因，即使是心源性胸痛也不一定是冠心病，如二尖瓣脱垂、心包炎、主动脉夹层动脉瘤等均可引起胸痛。心外原因如胸部肌肉痛、神经根炎、肋软骨炎、食管炎、食管裂孔疝、带状疱疹、胆囊炎、胸膜炎、肺炎等均可引起胸痛。AECG 检查有助于胸痛原因的鉴别，冠心病心绞痛者可能检出一过性心肌缺血性 ST-T 改变，而其他原因胸痛无此改变。但必须指出，心绞痛发作时也可以没有 ST-T 改变；应结合临床资料作综合分析。

（4）AECG 检查与运动负荷试验相结合可提高冠心病诊断的准确性。应用运动负荷试验诊断冠心病已有 40 余年历史，然而运动时出现的 ST 段下移只是表示冠脉血流与心肌氧供需失衡，并非冠脉病理改变的唯一证据，尚有许多因素可引起 ST 段下移，而不少变异型心绞痛和自发性心绞痛患者运动试验可以阴性，因其发生机理主要与冠脉痉挛有关，故运动试验有时难以诱发出 ST－T 改变，加上这类心绞痛常夜间或休息时发作、对与这些患者，运动试验与 AECG 检者相结合可提高诊断率。对于可疑冠心病，因同时并有某些缺陷和疾病而不能进行和/或耐受运动试验者，如截肢、瘫痪、多发性神经炎、跛足、身体虚弱、出现 ST 段下移和上抬，也不能随便下"无症状性冠心病"的诊断。因为 AECG 检测的导联与常规心电图导联不尽相同，常使用非标准的胸壁双极导联，导联数只有 2～3 个，其 ST－T 的判定不能与常规心电图作比较。因此对 ST 段判定标准要严格，在 R 波为主导联上 ST 段水平型或下垂型压低 >0.1mV，原先已有 ST 段压低者应在原有基础上再压低 >0.1mV，并持续超过 60 个心动周期；ST 段抬高必须 >0.15mV，持续 60 个心动周期以上，并根据 ST 段偏移的动态变化（活动时与安静状态时相比较）大小，结合临床资料来确定其价值和考虑是否为缺血性 ST－T 改变。此外，必须考虑体位改变、排便、排尿、屏气动作、服药（如洋地黄、β 受体阻滞剂）、导联接触不良、早期复极综合征、干扰、更年期、甲亢和自主神经功能紊乱等对 ST 段的影响。

AECG 尚可作为心肌梗死后劳动力鉴定、防治冠心病药物的疗效考核，以及冠心病康复期的监护。

这里特别强调指出：动态心电图对无痛性心肌缺血的诊断，具有较高价值。通过大量临床研究，证明动态心电图出现有临床价值的 ST 段压低时，有心绞痛症状的仅占 1/3，而 2/3 的患者并无症状。在排除干扰和人为因素之后，诊断无痛性心肌缺血应遵循"三个一"的标准：①ST 段水平型压低大于或等于 1mm（0.1mv）；②ST 段压低必须持续 1min 以上；③二阵发作间隔应超过 1min。

无痛性心肌缺血的特点是："短、轻、晨、多"四个字。"短"是指无痛性心肌缺血发作的持续时间比心绞痛短一些，有研究曾观察 18 例冠心病心绞痛患者的 43 次心绞痛发作持续时间，平均为 8.8 分钟，而无痛性心肌缺血多数不超过 5 分钟。"轻"是指无痛性心肌缺血 ST 段压低的程度轻，无痛性心肌缺血的 ST 段压低多在 0.1～0.2mV，而心绞痛者，往往超过 0.2mV；"晨"是指无痛性心肌缺血的 ST 段变化，多数出现在早晨（或上午），而心绞痛往往在劳累后的下午或其他时间较多；"多"是指心肌缺血中发作次数，无痛性心肌缺血多于心绞痛。也有人认为，老年人对痛觉不敏感，往往认为是胸闷感，而不感到是胸痛，其产生机理尚无统一的结论。在动态心电图分析中，应予以高度重视无痛性心肌缺血问题。

3. 病态窦房结综合征（病窦，SSS 综合征）　典型病窦诊断不难。对于早期和不典型病窦，AECG 可作为重要的辅助检查之一，并具有重要的临床价值。病窦在 AECG 的表现为显著窦性心动过缓（心室率常 <50bpm），在缓慢窦性心律基础上常合并窦性停搏、窦房阻滞，在窦性停搏后可出现交界性逸搏或逸搏心律以及各种快速心律失常（慢快综合征）。病窦所致房颤或房扑，心室率多较缓慢，窦房结恢复时间多显著延长（ >1.5s），各种心律失常多在夜间睡眠发生，故患者可无自觉症状，以致长期误诊，也是导致患者猝死的重要原因。AECG 较常规心电图对更多地发现双结病变所引起的心律失常。AECG 也可评价病窦的严重程度，也易于发现间歇性病窦，对患者是否需要安置人工心脏起搏器提供有用的资料。

此外，AECG 也可作为晕厥、眩晕病因的探讨和鉴别。心源性晕厥常因显著心动过缓、窦性暂停和/或严重心律失常所致，可通过 AECG 检查加以证实，而非心源性晕厥或眩晕，如短暂性脑缺血发作（TIA）、血管舒缩障碍或耳源性眩晕等，在 AECG 中常无相应心律失常之改变。但显著的心动过缓不一定产生晕厥，有人证实正常人心率降至 33bpm（次/分）或体育运动员心率甚至降至 28bpm，可无任何症状。因此，必须结合临床和有关检查作全面综合分析，必要时应作窦房结功能测定和心脏电生理检查，以明确诊断。

4. 安置心脏起搏器　一般根据病史、常规心电图和临床表现，即可确定安置起搏器的适应证，但对某些病例，特别是间歇性发作者，根据上述检查尚难以确定是否需要安置起搏器者，AECG 检查有助于确定指征。如无症状的高度或完全性房室传导阻滞者，在 AECG 中若发现有 QRS 波增宽和有室性逸搏者，常提示其起搏点不稳定或位于希氏束以下，易发生心室停搏或室颤，尽管无临床症状也需安置起搏器，以策安全。病窦患者即使无症状，若发现有较长时间窦性暂停（>3s）或伴短阵复杂的室早患者，也是安装起搏器的指征。此外，AECG 易于检出间歇性高度或完全性房室传导阻滞以及危重室性心律失常，为临床上是否需要安置起搏器（包括抗心动过速起搏和体内埋藏式自动除颤器）提供客观资料。对于已安置起搏器的患者，AECG 可用于考核起搏效应和对起搏器功能进行检查和评价，尤其是起搏功能属于间歇性失灵者，更有意义。此外，如在心率趋势图上，若出现心率比预期的起搏频率慢，则可能提示起搏器功能有故障。AECG 也易于检出有无起搏器"奔放"现象、起搏不良和起搏器引起的心律失常。

5. 二尖瓣脱垂综合征　二尖瓣脱垂综合征（简称二脱）是由于二尖瓣瓣膜本身和/或瓣下装置（腱、乳头肌）病变，使二尖瓣之一叶或两叶在收缩中、晚期或全收缩期脱垂入左房、伴或不伴二尖瓣关闭不全所引起的临床后果。患者可从无症状或有心悸、头晕、胸痛、乏力、气短等症状。合并严重二尖瓣关闭不全者需手术治疗，本征也是年轻人猝死的重要原因。多数具有心尖区收缩中、晚期喀喇音（click）和或收缩期杂音，近年来由于超声心动图的广泛应用，检出率有了很大提高。30%~40% 的二脱患者在常规心电图 Ⅱ、Ⅲ、aVF 及 V₄~V₆ 导联上可有 T 波低平、双相或倒置，ST 段压低或轻度升高，极少数病例可有 Q-T 间期延长和 R 波增大，但这些改变却揭示有可能发生猝死的危险。在这些病例中作 AECG 检查，常发现有严重的室性心律失常，对此必须给予适当的治疗。AECG 不仅比常规心电图易检出二脱患者的各种心律失常，包括室上性、室性早搏、心动过速和缓慢性心律失常，并可对各种心律失常的严重程度做出评价，有利于指导治疗和估价预后。此外，AECG 也有助于解释二脱的各种症状，如二脱患者的心悸可能与心律失常有关，但晚近也有人认为二脱患者的心悸与心律失常可能无明确关系，因为在 AECG 中显示有心律失常时患者不一定有心悸的感觉，相反，患者感到心悸时而 AECG 中未见有心律失常，除非症状与心律失常反复同时出现。少数二脱患者可表现为反复晕厥甚至猝死，这些病例多认为与严重心律失常、自发性室颤或心动过缓及 Ⅱ、Ⅲ度房室传导阻滞有关。对于二脱并严重心律失常者，AECG 可作为指导抗心律失常药物选择的参考及治疗的疗效考核。

6. 其他心脏病变

（1）心肌病：原发性心肌病临床上可分为扩张型（充血型）、肥厚型和限制型心肌病，多数心肌病在常规心电图上有异常表现，包括传导阻滞（左、右束支及房室传导阻滞）、室性心律失常（室早、室速、甚至短阵室扑和室颤）、室上性心律失常（房早、交界性早搏，房颤和房扑等）以及 ST - T 改变和病理性 Q 波，而 AECG 较常规心电图更易于检出各型心律失常，且对心律失常的严重程度可做出定量分析和评价，有利于指导临床用药和治疗。AECG 也有助于评定心肌病患者的某些症状，如肥厚型心肌病以往被认为患者晕厥发作可能与左室流出道狭窄程度呈正相关，但 Canedo 曾对 12 例反复晕厥的肥厚型心肌病患者作 AECG 及有关检查，结果发现只有 5 例有严重左室流出道狭窄，而其余病例狭窄并不严重，其晕厥发作主要与心律失常有关。肥厚型心肌病所致的猝死，过去认为可能与心脏收缩时流出道阻塞加重、冠脉供血减少、心肌灌注不足和心脏射血减少引起心源性脑缺血综合征有关。经过 AECG 广泛应用，目前已认识到肥厚型心肌病所致的猝死，其主要原因是发生了致命性心律失常。为此，目前主张心肌病患者的心律失常凡属于 Lown 分级为 4、5 级者均应作积极治疗，以预防猝死的发生。

（2）肺源性心脏病：应用 AECG 不仅可检出肺心病患者有无心律失常，且可对其合并心律失常的意义做出评价，一般认为肺心病加剧时，因缺氧常可诱发心律失常。相反，随着缺氧改善，心律失常可以减少甚至消失，因此 AECG 可作为监测肺心病病情严重程度的有用辅助检查之一。肺心病患者若出现严重心律失常，常提示呼吸衰竭加重或并存冠心病。

（3）预激综合征：由于预激综合征可呈持续性或间歇性，尤其是后者有时常规心电图难以发现，AECG 可提高预激综合征的检出率。60% ~ 80% 预激综合征可合并心律失常，AECG 有助于检出心律失常类型和程度。若用 AECG 监测如发现室上性心动过速，则心律失常的速率与类型（旁道逆传型、旁道正传型、反复性心动过速或房颤）不同，治疗方法也不尽相同。大部分预激患者猝死，往往为快速房颤经旁道下传心室发生室颤所致，AECG 监测对确定房颤的心室率极有帮助，若两个预激心搏之间的最短间期 < 250ms，则为高危猝死患者，应进一步作侵入性电生理检查，选择有效的药物治疗或明确旁道部位后作导管射频电消融术或外科治疗，以防止猝死的发生。

7. 用于药物或其他治疗的疗效观察

（1）评价抗心律失常药物的疗效：根据 AECG 观察，可判别心律失常的类型及其严重程度。一般认为早搏要少于治疗前的 50% 以上，才能提示属于有效。

（2）评价抗心绞痛的疗效：应用 AECG 观察药物治疗、体外反搏、冠状动脉搭桥、PTCA、冠状动脉内支架术等治疗前后，缺血性 ST - T 变化、再度出现加重则常提示手术后冠脉可能再狭窄。对无症状性心肌缺血更具有独特效果。

（3）评价正性肌力药物的疗效：心衰患者应用洋地黄及其他正性肌力药物，如多巴酚丁胺、米利农等使用后是否有效，AECG 也可提供客观指标。如通过用药后心率趋势图的分析，若治疗后心率比治疗前减慢，临床症状改善，则说明治疗有效，反之，说明疗效欠佳。此外，AECG 也可及早发现洋地黄中毒迹象，服用洋地黄患者在 AECG 跟踪复查中，出现室性心律失常、交界性心律及伴或不伴传导阻滞的房性心动过速等，则常揭示洋地黄过量。在扩张型心肌病安置起搏器的患者，长期服用地高辛，如经 AECG 检查发现有多源性室早、双向性室速和交界性心律伴室内阻滞，提示洋地黄中毒，应停药及早相应处理。

（六）发展动向

动态心电图是在心电图的基础发展起来的新的检测手段，为心血管疾病的诊断和治疗提供了重要的有价值的信息。AECG 记录时间长，获取信息量大、对心律失常的检出率高、且能进行定性和定量分析。对一过性心肌缺血，特别是日常活动中的无症状性心肌缺血的定量分析和对起搏器的功能评价等有诸多特点，深受患者和临床医生的欢迎，目前已成为无创伤心血管重要检测技术之一。

由于电子技术的发展，AECG 仪器的性能亦有了很大提高。目前国外有些产品用心电数据库，例如美国心脏协会数据库（AHA Date – Base）和麻省理工学院数据库（MIT Data – Base）来考核仪器的准确性。有人认为具有下列准确性的仪器是被认可的：室性早搏检出的灵敏性和特异性大于 90%；室上性早搏检出的灵敏性和特异性大于 80%，但仍有一定的局限性。

1. AECG 的局限性的改进

（1）AECG 对 P 波识别是不少学者研究重点，目前已有一些进展，要非常准确判别房性和交接区性心律失常，尚有一定困难；对 QRS 增宽的室上性心律失常难与室性心律失常区别。

（2）尽管国内已有一些单位调查我国有关人群的 AECG 生理参数，但公认的动态心电图正常范围的标准尚待有关部门制定，以促进 AECG 学术的发展。

（3）心电图诊断主要用 12 导联系统，而 AECG 导联有一定的限制：①目前多为 2~3 个通道，不能全面反映心脏电活动的全貌。对急性心肌梗死、房室肥大和束支阻滞患者能准确定位。②难以客观反映心脏各个部位心肌细胞的缺血的情况。对心肌缺血（特别是隐性心肌缺血）诊断的阳性率比较低。最近研制的 12 和 18 导联 AECG，可大大提高其阳性率。

（4）复杂的心律失常的检测：例如房室传导阻滞、心房颤动、窦房传导阻滞、预激综合征等，自动检测和分析的误差率很高。

（5）AECG 主要是回顾性的报告，不能迅速、即时获得检测结果，对需要即时做出诊断的危险性心律失常、急性心肌梗死、起搏器突发故障，需 24h 后回放后，才能做出报告，因此影响及时的诊断和治疗，这为 AECG 最大缺陷之一。目前有关方面，正在研制有报警功能的 AECG 和随时随地能通过电话或网络，将有症状时的心电信息传送给监护中心的 AECG，以便得到及时的诊断和治疗咨询意见。

2. AECG 的主要发展动向

（1）对 AECG 系统的要求：AECG 软件系统要不断提高，做到全信息保真记录、提高心律失常自动识别的准确性，提高人机对话的修改计算机数据能，可根据临床需要，调整和选择编辑打印结果等。

（2）记录盒的改进，主要是进一步减小体积和提高储存容量，在近年来最重要的进展是提高快闪存储器（也称闪光卡，flashmemory）的储存容量和减小 AECG 记录盒的体积。快闪存储器是一种用新的工艺制造的大规模存储集成电路。其特点是容量大，足以实现高质量的 AECG 信号记录，而且具有寿命长、重量轻、电池功耗低、没有声音及不怕震动的优点。在国内市场已广泛应用。近年来神经网络（neuronetwork 或 cellular network）系统在 AECG 中应用，已受到人们关注，研究较多的是神经网络在心电信号数据及 QRS – T 波识别中的应用。目前国内外研究已取得可喜进展。

（3）新导联的研究和应用：①有人报告了胸骨柄导联（负极置于胸骨上切迹的下方，正极置于剑突之前方）记录的 P 波最大。若同时应用胸骨导联和改良的 V_1 导联，诊断房性心律失常的效果较好。②高 V_4 导联（正极相当于 V_4 高一肋，负极在右锁骨中点偏外处），结果表明对检测心肌缺血具有较 CM_2、CM_5 更高的敏感性。

（4）提高各种心脏监护信息的联合分析功能，努力发展动态心电图与动态血压监测（ABPM）联合分析。了解心电变化和血压变异之间的相互关系，加强及时分析和做出相应处理的开发和应用，ABPM、AECG 与实时心电监护三项于一身的新仪器将要问世，可能获得更多的心血管监测信息，进一步提高诊断和监护效能。

目前已研究成功"动态心电向量图"设备，为不稳定性心绞痛检测提供有用诊断信息。

（5）广泛应用于其他各领域的科学研究：如潜水、登山、航天等特殊活动对心血管的影响。

（6）建立正常值及正常变异的数据库，我国人口众多，目前一些正常值调查样本尚不完善，应进行各个地区大样本的动态心电图生理正常范围的调查，以使诊断标准统一、规范、减少误差。

（7）将现代网络技术与动态心电图相结合，改变目前仅有单纯的心电图回顾功能，而增加报警功能、及时通过电话、电传、网络等将各种有症状时的心电图传送给医院，并能及时得到诊断和治疗。这将对紧急和危重的心血管患者监护和急救，具有重要意义。

二、床旁心电监护

病床旁进行心电监护是目前病房监护中最常用的监护技术，在心脏科患者、手术后、麻醉患者、某些产科患者、脑中风患者等均有可能根据病情需要，进行床旁的心电监护。由于是无创伤性，患者乐于接受。

1962 年 Day 等首先开创心脏监护室（CCU），对 AMI 患者在床旁，进行长时间心电图连续监护，发现各种心律失常，及时处理，使该年度的 AMI 的死亡率从 39% 下降到 19%。这一成果使 CCU 得到了公认，并迅速推广应用，名声斐然。

（一）床旁心电监护的特点

（1）监护时间长：一般做心电图检查，仅观察几十秒钟，得到的信息量非常少，一些短暂性、一过性的心律失常和 ST-T 变化，往往遗漏。而床旁心电监护，可根据临床病情需要。可以连续不间断的监护，数小时至数天或更长。可将所得心电信息连续回顾和比较分析，更加客观地了解病情演变过程，对指导治疗和诊断具有重要价值。

（2）智能化：根据程序设置安排，可以按照临床需要设置各种报警要求，如需要声音报警或同时增加光线闪烁报警，提高监护质量和效果，使许多人工不能做到的任务，监护设备的软件功能可出色完成。可自动分类是室性心律失常或是室上性心律失常，并可对心脏停搏时间报警设置调节等。

（3）实时性：动态心电图的回顾性处理，可在床旁发现问题实时处理。有专业医护人员随时随地进行监护观察，如出现一些心电严重问题的先兆，就可马上进行处理，防止病情恶化，明显提高抢救效果。

（4）人机对话：可按照电脑设置的程序进行人和仪器对话，根据程序设置安排及临床需要，分析各种参数。如可以回顾性分析 24 或 48 小时小时内的室性早搏次数，比较白天和夜间心律失常状态，分析和评价各种治疗措施对心电信息的关系，为进一步改进治疗意见，提供依据。

（5）信息长期储存：心电信息资料可以长期保存，必要时可以通过电脑程序进行复制保存，供患者长期随访参考，为今后病情演变寻求规律和采取相应防护措施提供科学依据。

（6）适应性：由于是无创伤性，适应于各种心脏和非心脏患者的监护，基本不影响各种常规的诊疗措施的实施，适合于各种危重患者的监护和抢救。

（二）监测基本方法

监测工作人员必须有良好的素质，对仪器设备的操作技术和性能要熟练和熟悉。同时要掌握异常紧急心电信息的合理处理方法。

1. 监测设备 主要有床旁心电监护仪或多参数心脏监护设备以及护士站的中央监护设备。

（1）床旁心电监护仪：一般是一个患者一台心电监护仪，重点监护是单纯为心律失常患者，见图2-1。

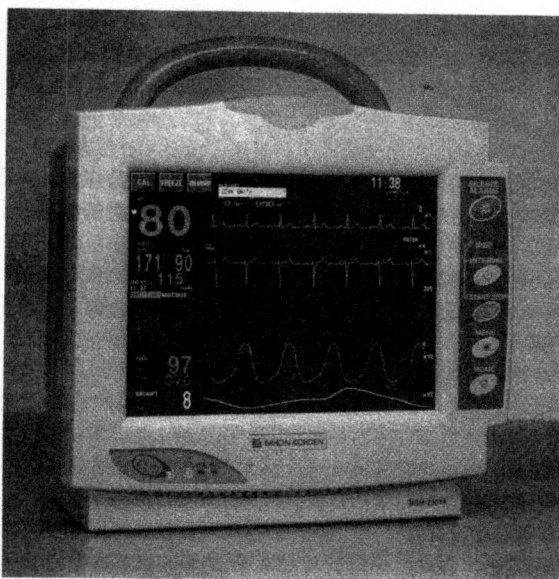

图2-1 手提式床边多参数心脏监护仪

有二道程心电信号，无创伤血压（收缩压和舒张压），心率和呼吸监护，使用非常方便

（2）床旁多参数监护仪监护（包括心电、血压、呼吸等生命体征的监护）：重点监护有心电和血流动力学变化的患者；中央心电监护仪（4床位或8床位），或中央站设置在护士站，主要是对监护单元的患者进行心脏监护。图2-2为8床位心脏监护仪。

有时中央心电监护仪，还与若干台床旁监护仪联网，充分发挥各种监护设备的效能，通过护士站的监护仪器，与医师密切配合，对整个监护病房内各个患者的心电或有关生命体征的进行有效监护。

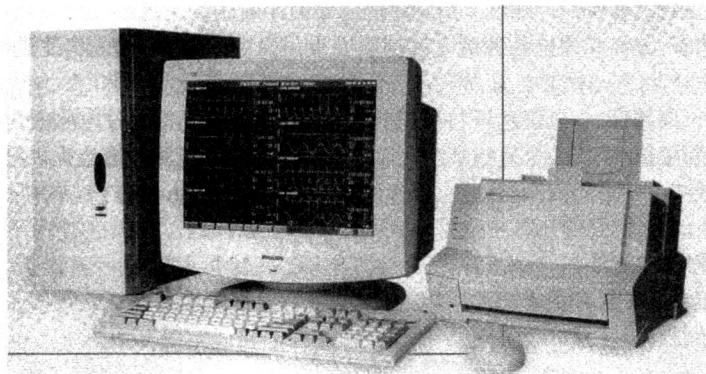

图 2 - 2   8 床位中央心电监护系统

左侧为电脑及其软件系统。中间为监视屏幕，右侧为打印机。可供 8
个患者进行心脏监护，并可随时根据病情需要，将监护结果打印出来

2. 注意事项

（1）监护电极的选择对心电信号的检测结果的有重要影响，目前主要采用"银－氯化银"一次性粘贴式纽扣电极片，其噪音小、抗干扰性能强、心电信号基线相对稳定、极化电压较低。但其品种繁多，应按照上述临床要求，采用优质电极。目前市场上一些电极尚不能达到临床要求，采用时应予注意；如果临时或短时间监护的心律失常监护，也可以考虑暂时使用肢体的电极夹。

（2）导联的选择非常重要，应根据病情需要，选择适合的导联，最常用的是模拟 V_5 导联。见表 2 - 4。

表 2 - 4   常用心电监护导联连接方法

检测导联	心电电极安置部位		
	正极（左手电极）	负极（右手电极）	接地电极（右脚电极）
模拟 V_1	左锁骨下外 1/4	右锁骨下外 1/4	右腋前线肋缘处
模拟 V_5	左胸大肌下缘或左腋	右锁骨下外 1/4	右腋前线肋缘处
模拟 aVF	左胸大肌下缘或左腋	左锁骨下外 1/4	右腋前线肋缘处

还可根据仪器设备的条件和临床病情需要，选择其他相应导联，以提高心电监护质量。如 MCL_1 导联、$MCL_{5(6)}$ 导联、BBL 导联、S_5 导联、四角或五电极导联、12 导联、18 导联、心脏起搏电极等。具体部位可参考各相关心电监护设备的操作规程。

（3）使用时应检查导联电极位置是否正确；仔细观察心电波形，并减少伪差和干扰信号。

（4）应注意使用安全，仪器设备要有良好的接地措施，防止漏电流和干扰。也要防止周围环境的电流干扰，如理疗仪器、放射设备、高频电刀等。

（5）各种监护仪器设备众多，性能不同，应认真阅读有关使用说明中注意事项，以保证监护仪器的合理正常运行。

三、无线电遥测心电监护

遥测心电监护是将佩戴在患者身上的检测的心电信号发生器，通过一定电子调制技术（如调频方式，调幅方式）将心电信号用无线电波形式，发射到一定距离（一般是 30~60m）的心电信号接收装置，再经过解调技术，恢复原有的心电信号，再显示于护士站监视器的屏幕上被监护患者可在这个范围适当活动，同时能进行有效的心电监护，主要用于危重患者急性期后并可以适当下床活动的患者或必须进行 CT 等检查的危重患者。见图 2-3、2-4。

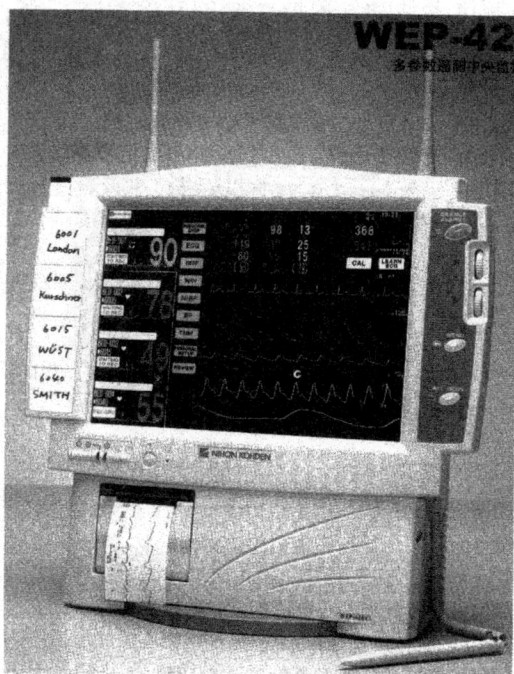

图 2-3　4 床位遥测中央监护仪

可显示 4 个患者的心电，心率和血压信号，具有遥测功能。必要时可选择需要的部分，进行记录

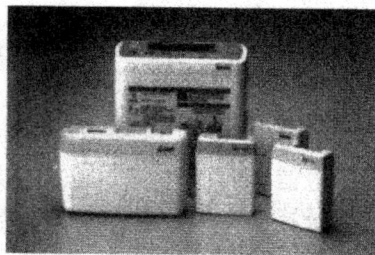

发射盒、床边监护仪

图 2-4　床边心电监护仪的心电信号发射盒

这种技术可摆脱心电信号导联线对患者活动的限制，可免除由于连接心电监护导联线所早成的活动限制。例如，在使用床旁监护的非无线电遥测患者，如果要下床去卫生间，就必

须卸下心电监护导联线去卫生间，此时将中断心电监护信息，一直要等到患者回到病床上，再重新连接好导联线后，才能恢复心电监护，并无法了解到患者在上卫生间时的心电变化规律。而使用无线电遥测心电监护装置，就可以容许患者在一定范围内活动，并能检测到患者在这种活动状态下（散步，上卫生间，屏气）的心电信号变异规律，对病情的演变具有一定的参考价值，特别是已能下床活动的患者更为适合。

随着软件开发的深入，使用操作简单方便，可以用电脑笔点击或画写资料，见图 2-5。

在急性心肌梗死患者进行无线电遥测心电监护中，如发现下床活动后，出现新的心律失常或 ST-T 变化，则应限制患者活动，采取严密的有效治疗措施。反之，患者在适当活动后，无明显心律失常或 ST-T 变化，应适当采用各种康复治疗措施，加快患者的健康恢复。图 2-6 为 4 床位遥测监护的屏幕显示资料。

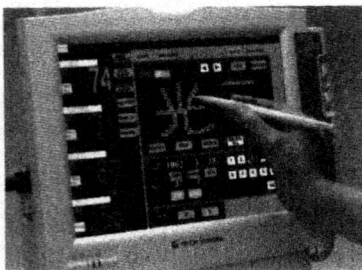

病人名字输入画面

图 2-5 用电脑笔点击或画写监护数据资料

用点笔书写资料（患者性别年龄等资料），并显示心电血压等信息

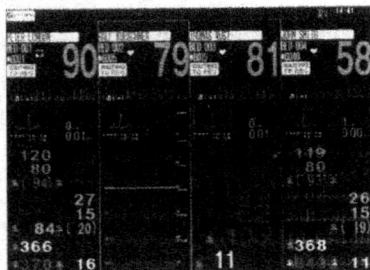

4人画面

图 2-6 为遥测监护的四位患者的心脏监护数据和资料的实时显示

可实时显示遥测的心率和心电，血压信息。最上边的是各个患者的心率（次/分）

无线电遥测心电监护技术，也有不足之处，临床应用中应充分予以重视。首先在患者活动时，往往带来很多干扰信号和心电信号的不稳定和漂移，使心电信号识别造成一定困难。在医学工程中，往往采取各种"滤波措施"和"速短时间常数"，以消除各种干扰信号。这种技术措施，对干扰信号消除和基线稳定有一定帮助，特别是缩短时间常数后，基线漂移现象明显好转，但是 ST 压低程度也被掩盖，明显影响对 ST-段的压低的准确判断，临床医师在分析心肌缺血时，必须考虑这些影响因素。

有关注意事项与床旁心电监护基本相似。

四、心率变异性

（一）心率变异性（heart rate variability，HRV）分析的研究现状

随着医学科学的发展，心脏病总死亡率虽然有所降低，但心脏性猝死（sudden cardian-death）仍然是心血管疾病治疗中最受关注的问题。

1978 年 Wolf 等首先观察到心率变异（HRV）程度可能是急性心肌梗死（AMI）后死亡率的一种预报因子。20 世纪 70 年代以来，随着电子计算机技术的进步和数字处理方法的应用，HRV 的研究得以迅速发展。

HRV 的概念不同于通常以分钟为单位的平均心率差别，如：80 次/分与 120 次/分之间的差别。而是分析逐个心动周期（R－R 间期）之间存在的微小时间波动及其规律。心率波动这一信号蕴含着有关心血管系统神经及体液调节活动的大量信息，因此 HRV 分析优于其他心电检测技术。

研究表明冠心病、心肌梗死、高血压、心功能不全等患者均存在自主神经功能障碍，因此 HRV 明显变小。而这一改变有可能成为其心律失常事件的促发因素。其中 AMI 的 HRV 改变一直是这一领域研究的重点。

HRV 在预测 AMI 后患者各种原因死亡时，其效果与左室射血分数（LVEF）相近，当预测发生心律失常的危险性时优于 LVEF。在一个 700 例 AMI 后患者 1 年的随访研究中，HRV 预测死亡的阳性准确率达到 43%。1996 年欧洲心血管病学会和北美的起搏与电生理学会共同组成的包括数学、工程、生物和临床方面的知名专家组成的专题委员会，明确指出 HRV 是判断自主神经活动的最好定量指标，是独立于其他传统指标（LVEF，室早次数，晚电位，平均心率）以外的预测死亡的危险因子。

（二）HRV 检测的方法学及临床评价

HRV 各项指标的测量都是建立在 R－R 间期测量的基础上。从方法学上可分为时域方法、频域方法及非线性方法。

1. 时域方法（time domain methods）

（1）常用的时域分析指标：时域法以 R－R 间期的变异为基础，可用标准差、极差、方差、变异系数等指标来表达。时域分析的各项指标都是通过定量的对 R－R 间期直方图或R－R 间期差值直方图的形状的描述获得的。R－R 间期直方图是对某一个人在一定时间段（如 1 小时，12 小时，24 小时）内的 R－R 间期长度分布的图解方式。直方图的形态可以很直观地代表 HRV 的大小，当直方图高而窄时，HRV 偏小，反之低而宽时，HRV 较大，故R－R 间期直方图可以反映心率变化的总体情况。国际上推荐使用 1/128s 是 7.8125ms 为标准的采样间隔。与 R－R 间期直方图相应的指标为 SDNN，HRV 指数，三角指数等。

R－R 间期差值的直方图是以相邻的窦性心搏的 R－R 间期差（以 ms 为单位）的基础上统计出来的，用以反映窦性心律不齐的程度。与 R－R 间期差值直方图相应的指标为 RMSSD，SDSD，PNN50 等。

时域分析可分为统计法与图解法，推荐使用的统计法指标和定义见表 2－5、表 2－6。

表 2-5   HRV 统计法指标

指标名称	单位	定义	正常参考值范围
SDNN	ms	所有的窦性心搏间期的标准差	141±39ms（<100ms 为中度降低，<50ms 为显著降低）
SDANN	ms	全程记录中每 5min NN 间期平均值的标准差	127±35ms
RMSSD	ms	相邻 NN 间期差值的均方根	27±12ms
SDNNindex	ms	全程记录中每 5min NN 间期标准差的平均值	
SDSD	ms	相邻 NN 间期差值的标准差	
NN50		全程记录中相邻 NN 间期差值大于 50ms 的个数	
PNN_5O	%	NN_{50} 除以整个 NN 间期的个数的%	

表 2-6   HRV 图解法指标

指标名称	单位	定义	正常参考值范围
HRV 三角指数		全部 NN 间期的直方图（计算机采样间隔为 1/128s）中，NN 间期总数除以占比例最大的 NN 间期数	37±15（<20 为中度降低，<15 为明显降低）
TINN	ms	全部 NN 间期的直方图中以峰值为高的近似三角形的底边宽度	
St. George 指数		NN 间期总数除以直方图中占比例最大的 NN 间期数乘以 2	
差异指数	ms	相邻 NN 间期差值的直方图中不同标高（如 100 和 1000）的宽度的差值	

以上指标中，SDNN 和三角指数适用于 24h 长程的 HRV 总体分析，SDANN 反映 HRV 中慢变化成分，RMSSD 反映 HRV 中快变化成分。

（2）使用时域分析指标的注意事项：①HRV 时域分析以长程 24h 为宜，特别是用作对 AMI 的预后判断时。计算图解法指标，采样时间不得少于 20min。②各项指标不能相互取代，不能交叉比较。应该区分所用的指标是直接测定 R-R 间期的差值，还是测定相邻 R-R 间期的差值，或是测定瞬间心率变化。各自所得的结果不能直接比较。③HRV 三角指数的计算结果与时间单位（bins）直接相关。目前国际上推荐使用 1/128s（7.8125ms）作为时间单位。不同采样间隔的三角指数不能进行比较。④不同时程的 HRV 分析结果不能直接比较。

2. 频域分析法（freguency demain analysis methods）

（1）常用的频域分析指标：频域分析是一种数学工具，可用来分析一条曲线的变化规律。即任何复杂的混乱的曲线都可以转换归纳成不同的正弦曲线的组合，根据各种正弦曲线的功率分布，绘制出频谱曲线。频谱曲线的横坐标是频率（Hz），纵坐标是功率密度（单位频率的功率）。频谱的形状与瞬时心率变化曲线形状有着对应关系。因此由频谱曲线中的高频成分与低频成分的大小，可以估计出瞬时心率变化曲线的特征。将心律变化曲线转变为频谱计算功率谱密度，常用的方法有自回归法（AR）和快速 Fourier 转换法（FFT）。两种方法所绘制的图形不同，但结果高度相关。FFT 法简单快速，AR 法较为精确且各频段曲线平滑，目测效果好，故推荐使用 AR 法。功率谱密度单位（PSD）分别有 ms^2/Hz（反映 R - R 间期变异）和 $beat^2/Hz$（反映瞬间心率变化）。因前者反映频谱变化的敏感性远远高于后者，为此推荐使用前者。

（2）目前推荐使用的短程和长程频域指标及其定义：见表 2 - 7、表 2 - 8。

表 2 - 7 推荐使用的 5min 短程频域指标

指标	单位	定义	频率范围（Hz）	正常参考值范围
5min 总功率	s^2	在选定的时限内总 NN 间期的变异	≤0.4	3466 ± 1018
VLF（极低频）	ms^2	VLF 范围内的功率	<0.04	
LF（低频）	ms^2	LF 范围内的功率	0.04 ~ 0.15	1170 ± 416
Lfnorm	nu	LF 功率标化单位	54 ± 4	
HF（高频）	ms^2	HF 范围内的功率	0.15 ~ 0.4	975 ± 203
Hfnorm	nu	HF 功率标化单位	29 ± 3	
LF/HF		LF 与 HF 之比		1.5 ± 2.0

表 2 - 8 推荐使用的 24h 长程频域指标

指标	单位	定义	频率范围（Hz）
总功率	ms^2	所有 NN 间期的变异	≤0.4
ULF（超低频）	ms^2	ULF 范围内的功率	<0.003
VLF（极低频）	ms^2	VLF 范围内的功率	0.003 ~ 0.04
LF（低频）	ms^2	LF 范围内的功率	0.04 ~ 0.15
HF（高频）	ms^2	HF 范围内的功率	0.15 ~ 0.4

频域分析中短程和长程分析的结果意义有很大区别。短程（5min）分析应取平卧休息体位，避免各种影响自主神经活动的因素，如：情绪波动，深大呼吸，吸烟、饮酒，喝咖啡等。短程频域分析结果可反映被检查者固有的自主神经活动情况。24h 长程频域分析不能控制上述各种影响因素，其结果只能反映总体的综合情况。24h 长程指标不宜用 LFnorm，HFnorm 及 LFi/HF 等指标。但 ULF 与 SDANN 相关，可以采用。

由于 LF 及 HF 各频段的数值直接受总功率的影响，特别是在短程分析时。不同状态下的总功率及 LF、HF 值各不相同，如果直接用绝对值进行比较，常可得出错误结论。应分别进行标化后进行比较。标化后的 LF 及 HF 值更能直接反映迷走和交感神经调节的变化。

计算公式如下：

$$\text{LFnorm（或 HFnorm）} = \frac{\text{LF（或 HF）}}{\text{总功率} - \text{VLE}} \times 100$$

（3）频域分析的注意事项：①严格区分短程和长程分析，应根据需要正确选择使用短程和长程分析，两者不能相互取代，两者所得的结果不能比较分析。②短程分析采样过程中应避免有早搏、漏搏等情况，如不可避免时，应在软件设计中设置自动判别并可选择性插入或消除某一搏动的功能。③采用 FFT 方法除应提供频谱曲线及各频段的具体数据外应说明分析的样本数及所采用的平滑窗函数（目前较多用者为 Hann，Hamming 及 Triangular 等）。

采用 AR 法则应标明所使用的数学模型，计算时使用的数据个数，LF 与 HF 等中心频率以及相应的测试要求。

（4）时域分析与频域分析的比较：同一段短程纪录的心电信号，用频域分析可以得到比时域分析更多或更准确的关于自主神经活动的信息。24h 长程 HRV 时域和频域指标有很多呈高度相关，见表 2-9。除非有特别目的，采用 24h 时域分析就不必作频域分析。

表 2-9　24h 长程时域指标和相关的频域指标

时域指标	相关的频域指标
SDNN	TP
HRV 三角指数	TP
TINN	TP
SDANN	ULF
SDNNindex	每 5min 总功率的均值
RMSSD	HF
SDSD	HF
NN50count	HF
PNN50	HF
差异指数	HF

多年来的基础和临床研究表明，HRV 分析方法是一种无创性、敏感性高、可定量分析心脏自主神经功能的手段，具有重要的应用价值。

HRV 是一项很有前途的研究课题，通过 HRV 研究有助于提高对一些生理现象，疾病的病理生理机制的认识和药物作用的了解。但目前 HRV 还远远不是一个成熟的临床监测项目。现在所用的 HRV 分析方法还不能全面揭示 HRV 的规律，采用非线性动力学方法来分析HRV 可能是一个十分吸引人的研究领域。作为一项发展中的技术，目前国内外尚缺乏长期随访及大规模、年龄配对设计的研究资料。对于临床工作者尚需要在基础医学专家和生物医学工程专家们的帮助下提高对有关 HRV 的认识水平，规范使用的仪器和软件，同意选用标准。使 HRV 研究从基础理论到临床科研有所突破。

（三）非线性分析法

（1）非线性分析的基本概念：近年来心脏的动力学问题颇受医学界关注。经过数学、生物医学工程、生理和医学工作者的共同探讨，现广泛认为心脏是一个复杂的非线性动力学系统，正常心脏运动具有混沌（chaos）的动力学规律。这是认识概念上的一个更新和飞跃。

混沌运动是一种特殊的运动形式，它只出现在非线性系统中。混沌指的是在确定性系统中出现的无规则性或不规则性，是无序之中的有序。混沌运动即不同于周期性运动，又有别于随机性运动，而是介于这两者之间的复杂的动态过程。

（2）HRV 混沌行为的生理机制：HRV 混沌行为的生理机制目前尚不十分清楚。心脏解剖结构在几何形态上具有二分叉的自相似性或类分形特征，这与心动周期时间历程上的混沌过程可能有关。例如：①冠状动脉和静脉网络是类分形的结构。②心脏中有一个类分形的连接纤维网络——腱索，它将二尖瓣、三尖瓣与肌肉连接。③某些心脏肌肉的分支模式是明显的类分形结构。④His－PurKingje 传导系统具有二分叉的类分形结构，这种非线性的结构使心脏具有了非线性的电学和力学特性。目前普遍认为 HRV 中的混沌现象取决于血流动力学、电生理、体液及自主神经调控之间复杂的相互影响。心搏的混沌是为了更好地适应不断变化的外界环境，而心搏一旦失去其不规则的混沌运动，则意味着病理状态。

（3）HRV 的非线性参数：用非线性方法分析 HRV，是 HRV 分析的一种新方法。HRV 的非线性参数有相图（散点图）及定量描述混沌的参数：分维数、李雅普诺夫指数、测度熵、复杂度、预测度。非线性参数的计算均涉及十分复杂的数学问题。故下面只介绍几个常用的非线形参数的概念及临床意义。

1）散点图（见图2－7）：即 HRV 信号的相空间轨迹图。以相邻两个窦性心动周期的前一个 R－R 间期长度 RR_i（ms）为横坐标，以后一个心搏的 R－R 间期 RR_i+1（ms）为纵坐标，在图上画出一定时间段内（24h）所有心动周期的点。正常人如彗星状，较密集的点主要分布于45°角直线附近，表示相邻的 R－R 间期大致相等，反映交感神经的活性。沿该直线方向上的长度代表 24h 心率的总体变异度，垂直于该直线方向上的稀疏散点，表示相邻 R－R 间距差异大，即窦性心律不齐，反映迷走神经活性，代表 HRV 的瞬时改变。病理状态下，散点图多为不规则型。

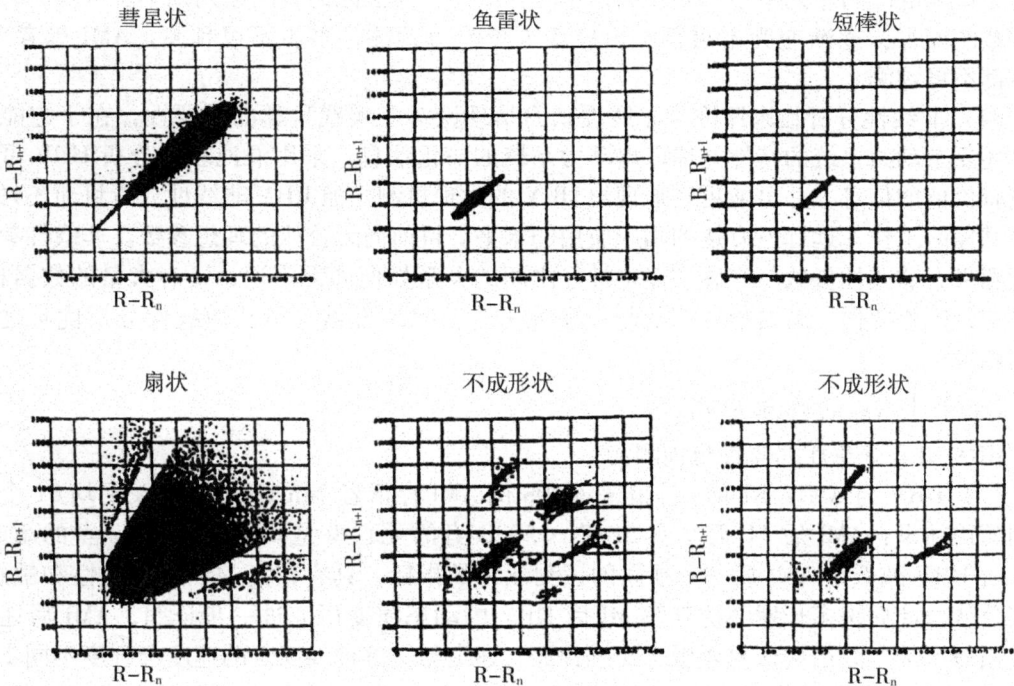

图2－7　HRV 非线性分析的散点图的常见类型

纵轴为 R－Rn＋1，横轴为 R－Rn。

正常人主要为彗星状（上左图）；鱼雷状（上中图）提示：心率缓慢时，R－R 间期差别减小；

短棒状（上右图）提示：交感神经和迷走神经张力都降低，变异的心搏小，HRV 小；

扇状（下左图）提示：心率变慢时快速变化仍增大；不成形状（见下中图和下右图），为成簇分散，形态各异的点区，其临床意义尚待研究

2）分维数（Hausdorff 维、信息维、相关维、容量维）：是用来描述混沌系统自由度信息，表征 HRV 信号系统分形特征的参数。病理状态下，HRV 信号的混沌分形性质发生改变，向周期性、准周期性靠拢，分维数减小。分维数越大，HRV 自相似复杂性越大。心血管动力系统的复杂性随年龄增大而减小，在平卧自主呼吸情况下，老年人近似为 3.41 ± 0.57，比年轻人（4.20 ±0.53）要低。

3）李维普诺夫指数（Lyapunov 指数，Lya）：Lya 是反映非线性系统动力学稳定性的参数。Lya 越大，系统的混沌程度就越大，正常人 Lya 为正值且显著大于 AMI 患者的 Lya。

4）测度熵：熵是指复杂系统产生信息的速率。是动力系统复杂程度的度量。熵为零表示系统是有规则的，熵无穷大，则是完全随机的，而混沌信号的测度熵是一个有限的正数。患病婴儿的测度熵低于健康婴儿。老人的测度熵（0.79 ±0.12）低于年轻人（0.90 ±0.04）。

5）复杂度：复杂度反映了一个时间序列随其长度的增加出现新模式的速率。在 HRV 分析中可以表现 R – R 序列接近随机的程度。健康人的 HRV 存在其固有的生理复杂性，而在 AMI、心源性猝死、充血性心力衰竭等病理状态下，复杂度减小或消失。

6）预测度：预测度可以用来分析 R – R 间期序列，周期性、混沌性、随机性的程度。非线性动力学及神经网络理论证明：有规律的周期性时间序列单步和多步都是可预测的，随机的无规律的时间序列单步和多步都是不可预测的，而混沌的时间序列则单步可预测，随预测步数的增加，逐渐变为不可预测。健康人单步可预测，多步不可预测，AMI 患者单步、多步都不可预测。

（4）非线性分析临床评价：非线性动力学理论对于实践科学的重要性，在于它能够定量描述复杂动力系统的特性并提取出动力系统的演化信息。采用混沌理论分析 HRV 可能取得更有价值的信息，并可能更好地理解 HRV 的生理机制。但 RHV 非线性分析目前还只是一些尝试性的工作，远远没有达到临床应用的水平。目前尚无公认的理想参数。非线性参数的生理意义，非线性参数与交感和迷走神经之间的关系如何尚无定论，还有大量的数据积累，分析统计工作要做。就目前现有的临床研究来看，HRV 非线性分析较线性分析优越之处已初露端倪。

（四）HRV 的临床应用

HRV 对心脏急症的监护与预测：

（1）HRV 与 AMI：Kleiger 等报道了 808 例 AMI 存活者 24h HRV 分析及平均 31 个月的长期随访结果：AMI 后 11 天左右 SDNN < 50ms 者的死亡率是 SDNN > 100ms 者的 5.3 倍。AMI 后 HRV 减低是 AMI 后一个独立的预测死亡的指标，具有较高的预测准确性和敏感性，已获公认。此后很多长期随访观察 MI 后 HRV 的动态演变研究进一步证明，AMI 后迷走神经受损最严重，故远期恢复要慢于交感神经，迷走与交感神经恢复的速度与程度不同步，导致迷走与交感神经失平衡，这与 AMI 后最初几个月内病死率密切相关。AMI 后不仅 HRV 各指标低于正常对照组，同时 HRV 各成分的昼夜节律也较对照组显著减小或消失。提示 HRV 的昼夜节律也是反映心肌缺血程度与自主神经功能状态的敏感指标。

（2）HRV 预测心律失常与猝死：许多大规模的临床试验证实，HRV 下降对于 AMI 后恶性心律失常及各种原因的心源性死亡都是一个重要的独立预测因素。在排除年龄、心功能、心肌梗死等相关因素后，SDNN < 25ms 较 SDNN >40ms 者猝死危险性增加 4.1 倍。自发性单形性室速发作前数 min HF 下降而 LF 无变化，提示猝死的发生主要与迷走神经功能受损有关。HRV降低与心律失常猝死之间可能是通过因果联系触发致命性心律失常。

（3）HRV与慢性充血性心力衰竭：研究发现心力衰竭患者HRV明显低于正常人，且昼夜节律减小。心功能Ⅲ～Ⅳ级患者HRV低于心功能Ⅰ～Ⅱ级患者。心力衰竭死亡者，其HRV呈进一步降低，且昼夜节律消失。这表明心力衰竭时心脏自主神经功能受损，神经激素系统持续激活，心脏β受体功能下调，这样使得心脏自主神经丧失了对心功能的支持调节作用。心力衰竭患者低的HRV预示高的死亡率。

（五）HRV的研究展望

（1）多年来的基础和临床研究表明HRV分析方法是一种无创性、敏感性高、可定量分析心脏自主神经功能的手段，具有重要的应用价值。目前已有肯定应用价值的领域：①AMI；②糖尿病。有研究前途的领域：①有猝死倾向的各种心脏病；②阵发性心律失常；③扩张性心肌病；④心力衰竭；⑤高血压病；⑥心脏移植。

（2）以下这些疾病常伴有HRV变化，其因果关系有待研究，HRV分析则是有效的手段：①胎儿宫内窒息；②Parkinson's病、多发性硬化、Guilliain－Barre综合征等；③血管迷走性晕厥及体位性低血压；④药物对HRV的影响。

HRV是一项很有前途的研究课题，通过HRV研究有助于提高对一些生理现象，疾病的病理生理机制的认识和药物作用的了解。但目前HRV还远远不是一个成熟的临床监测项目。现在所用的HRV分析方法还不能全面揭示HRV的规律，采用非线形动力学方法来分析HRV可能是一个十分吸引人的研究领域。作为一项发展中的技术，目前国内外尚缺乏长期随访及大规模、年龄配对设计的研究资料。对于临床工作者尚需要在基础医学专家和生物医学工程专家们的帮助下提高对有关HRV的认识水平，规范使用的仪器和软件，统一选用标准，使HRV研究从基础理论到临床科研有所突破。

（白延涛）

第二节　动态血压监护

长时间连续动态血压监护（ambulatory blood pressure monitoring ABPM，一般称为动态血压监护）已成为高血压防治中的一个重要手段，并广泛应用，与一般的一次性偶测血压有如下的优点：①ABPM反映的血压水平，昼夜节律状况与心、脑、肾靶器官损害程度之间有较好的相关性。在同等水平的诊所（医院）血压和同等程度的靶器官损害中，较高血压水平和血压昼夜节律消失者更容易发生并发症；②可提供24h或更长时间的多个血压测定值，具有更好的重复性，较少受心理行为和安慰剂影响，可评估治疗过程中休息及活动状态下的血压总体水平和昼夜节律以及药物作用的持续时间，可根据血压高峰与低谷时间，选择作用时间长短不一的降压药，更有效控制血压，减少药物不良反应；③同时进行动态心电图和ABPM可观察冠心病、心绞痛、心律失常与血压升高或降低之间的因果和时间顺序关系，有利于制定合理的治疗方案。

ABPM是一项有发展前景的诊断技术，在高血压诊治中的作用越来越受到重视。这一技术已在国内各地应用于临床，使对高血压的诊治和研究有了很大进展，能更好地预测高血压的疾病发展和并发症。

一、概述

动态血压监护可分为直接动态血压监测和间接动态血压监测两种方法。1966 年 Bevan 等设计了动脉内直接测压的连续检测方法，主要步骤是经皮穿刺动脉内留置 5cm 长导管，直接与传感器相连，测压后记录在 Oxford 监测仪内，最后加以还原，此法 24h 内可提供 8000～12 000 个监测值，准确度高，受外界干扰少，但此法价钱昂贵，且为有创检测，需要肝素抗凝。因此，临床的广泛应用受到限制。自 20 世纪 60 年代以来，美国率先开始采用无创性动态血压监测仪，最早应用的半自动动态血压监测仪，由袖带、充气球、传感器和记录仪组成仪器，患者需定期充气测压，且不能连续测量夜间血压。从 1965 年至 1975 年，Scheider 等增加有程序的电子定时器和电脑装置，使半自动动态血压监测仪发展成为自动无创性血压测定仪，该仪器能连续昼夜测压达 125～200 次，能定时将血压及心率记录并储存，该仪器装成盒式，携带方便。临床研究证明，该装置所测血压与动脉内测压呈高度相关，并与手测标准水银柱血压计测压相关。该仪器通过一种振荡器从动脉搏动中记录收缩压（SBP）和舒张压（DBP），另一种通过装有传感器的听诊器可获取 Korotkoff 音，经声音换能器转换成血压。各厂家生产出不同型号的仪器，临床应用中，考虑到有些患者脉搏较弱，最好用双探头（同时有振荡法和柯氏音法）自动测量血压。目前市场上销售的动态血压记录仪，其检测方法有以下三种：

（1）柯氏音法（Korotkoff – sound method）；

（2）振荡法（osciLLometric method）；

（3）手指嵌夹法（无袖带式）自身对照检测，有较好的可比性，临床上主要用于血压变异性监测。

二、测量方法

袖带固定在患者右上臂（如用手指嵌夹法则用测血压嵌夹于手指，不用袖带），斜背血压监测记录仪，以 5min、15min、30min 或 60min 一次进行自动测试，一般白昼每 15～30min 自动测定一次血压，而夜间每 30～60min 测定一次血压（见图 2 - 8）。袖带充气压在 40～260mm Hg 范围自动调节，24h 内可提供血压数据：最高收缩压和舒张压、最低收缩压和舒张压、平均白昼收缩和舒张血压、平均夜间收缩和舒张血压以及血压负荷等。

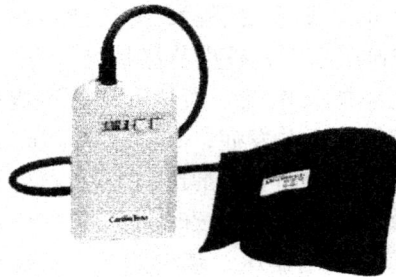

ABPM–04 24h动态血压

图 2 - 8　24h 动态血压检测的袖带与记录盒

图的右侧为测量血压的袖带，左侧为血压记录盒，记录盒和袖带之间
用管线连接。记录盒按照程序设计的时间，定时打气加压，使袖带气
囊膨胀加压，并放气减压，记录收缩压和舒张压及心率

在应用测试 ABPM 中，应严格按照正规操作，特别要注意以下几点，以免测试数据不准确或无效检测：

（1）袖带固定不得过紧或过松，严格按高血压测试标准中规定方法；
（2）准确无误地将血压压力感知探头固定于上肢动脉搏动明显处；
（3）袖带固定侧的上肢在 ABPM 自动测试中应保持相对静止放松状态；
（4）受检者不能随意移动袖带，以免袖带松动、漏气或传感导线脱落。

三、评价方法

（一）正常人血压昼夜特点

正常人 24h 动态血压波动规律是呈日间（或称白昼，6：00~22：00）上升，夜间（22：00~6：00）下降趋势，日间血压波动范围大于夜间，波动变化收缩压大于舒张压；此符合生理节奏性波动，因日间交感神经作用占主导，而且活动度大，血压波动范围也大，夜间睡眠时迷走神经张力增高，对外界干扰的反应明显降低，故夜间血压偏低，波动范围小。血压昼夜变异的机理不清楚，主要受三方面因素的调节：

（1）受体力、脑力活动变化的控制；
（2）受交感－迷走神经平衡的昼夜节律变化的影响；
（3）受人体固有节律的调节影响。

国内外均有文献报道正常人的 ABPM 资料，呈日间上升、夜间下降趋势，提示血压在昼夜 24h 内呈现一种生理节奏性波动。

（二）高血压患者血压昼夜节律的特点

高血压患者血压昼夜波动曲线：在大多数轻度、中度高血压患者血压昼夜波动曲线与正常血压者相类似，但总的血压水平较高，波动幅度较大，变异节律在同一受检者重复性良好，即使在降压药治疗后血压已有下降时，节律可依然存在，但在老年性高血压，严重高血压，有明显靶器官损害者，血压昼夜波动幅度减小或消失。国内陈爱伦等报道观察 67 例 60 岁~85 岁的老年人的 24h 动态血压，发现 75% 的老年人血压昼夜节律消失，结果提示高龄是血压昼夜节律消失的一个主要因素。Baumgart 等研究发现继发性高血压患者动态血压昼夜节律消失，可能与神经内分泌失调有关，其原理有待进一步研究。

（三）动态血压监护技术对高血压评价方法及诊断标准

用动态血压监测的高血压的诊断标准，是众所关心的问题。我国目前的高血压诊断，是按照中国高血压防治指南（2000）推荐的采用标准水银柱血压计测得的偶测血压（CBP）值确定的。许多研究表明，动态血压（ABP）低于 CBP，两者相关程度低，显然推荐的 CBP 高血压诊断标准不适于动态血压检测的高血压诊断标准，为此确定正常 ABP 与高 ABP 的界限值显得至关重要。有学者用动脉内 24h ABP 测量研究了 50 例，18 岁至 74 岁正常人，推荐白昼 ABP 上限：男女都为 140/90mmHg；夜间上限值男性为 130/80mmHg，女性为 115/60mmHg，但另有学者发现血压呈体位的变化影响。

目前已确定一些 ABPM 参数来分析所得数据，其中包括以下指标：

（1）24h 动态血压平均值：根据中国高血压防治指南 2005 年修订版的推荐的动态血压正常值：24h 均值 <130/80mmHg；白昼平均值 <135/85mmHg；夜间平均值 <125/75mmHg。

（2）血压负荷值：是动态血压较为客观评价高血压程度又一有用指标，即24h内收缩压超过140mmHg或舒张压的次数，与总测定收缩压或舒张压的百分比。例如24h内测定血压40次，其收缩压＞140mmHg有14次，其收缩压负荷值为14/40（35％），舒张压亦同。

目前国内外尚无统一评价血压负荷值的标准，许多学者提出如下参考建议：①正常血压负荷范围应＜10％，因为受检者的血压往往是在活动状态后，马上测量的，而不是在静息后测量，所以容许有一定的血压测量值超过140/90mmHg；②11％～40％为血压负荷值增高可能，一般认为不会累及靶器官出现器质性损害；③41％～60％为轻度血压负荷值增高，提示有可能累及靶器官，并出现器质性损害，应对心、肾、脑功能做进一步监测，并采取有效治疗措施；④61％～80％为中度血压负荷值增高，提示靶器官可能有器质性损害，应积极控制血压，防止发生脑血管病变、心肌肥厚和肾功能不全；⑤如＞80％，提示靶器官可能有明显损害，应采取严密监护措施和积极治疗，防止脑血管意外和心肾功能衰竭。因此血压负荷值是评价高血压病理生理演变、观察预后有意义的指标。

（3）24h血压趋势图：通过24h血压趋势图，可以观察到健康人群，在24h内有正常生理波动规律，即于夜间睡眠时，血压较低，特别在凌晨2～3时为24h血压最低谷，清晨醒来血压迅速增高，往往在6～9时达到24h的最高峰，以后又逐渐下降，到下午14时左右又达到一个低谷，随后血压又逐渐增高，至傍晚17～19时又形成一个高峰，20时后又逐渐血压降低。这样在24h内的血压趋势图形成一个双峰双谷曲线，即清晨、傍晚各出现一个血压高峰，凌晨及中午后，各出现一个血压低谷（既往有人认为中午后的低谷不太明显，也有称为双峰－谷的24h血压波动生理曲线）。当此生理曲线隐约或消失，提示动脉血管硬化程度加剧，其靶器官受累存在或已有明显损害。在轻度早期高血压患者中，多数为正常曲线，即双峰双谷明显，而在中度、重度高血压往往为存在与隐约。如双峰双谷消失多为长期和重度高血压及动脉硬化严重者。详见图2－9及图2－10。

（4）中、重度高血压：即收缩压＞160mmHg和舒张压＞100mmHg，占全部次数的百分比越高，即表明达到中、重高血压病的频率次数越高。

（5）24h收缩压与舒张压相关图，如斜率45°，则提示收缩压与舒张压变化相关很好。如斜率＞45°提示血压变化以收缩压改变为主；如斜率＜45°，则表示血压变异以舒张压为主（见图2－11）。

（6）收缩压与心率关系：

1）相关图（见图2－12）：如斜率为45°，则表明收缩压与心率变异明显相关。如斜率＞45°，提示两者变化以收缩压变异为主；如斜率＜45°，提示心率变化明显于收缩压变化，治疗时如无禁忌证，应优先考虑β受体阻滞剂。

2）收缩压×心率：生理学上习惯称为二项乘积，与心肌氧耗量有关，亦有人称为无创伤性心肌氧耗量指数。用以可粗略了解心肌氧耗量相对改变。

在动态血压24h变化曲线的趋势图上，根据24h血压曲线，如夜间血压下降者，称为"杓型（dipper）"，多出现于正常人群及轻度高血压患者或早期高血压患者；反之为"非杓型"，多见于较重高血压患者和继发性高血压患者。

数据

8:00 4/27 2001 ⟶ 9:00 4/28 2001

(mmHg)4/27
(次/min)

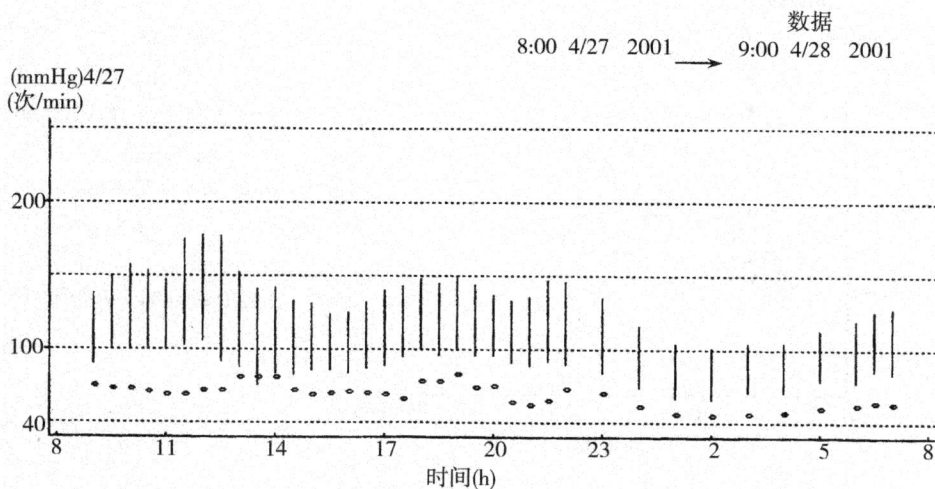

图 2-9 一例构型者 24h 血压和心率趋势图

图中的直线上端为收缩压，下端为舒张压，直线即为脉压差（收缩压减舒张压），白昼
（6：00～22：00）为每半小时测一次血压数据，夜间（22：00～6：00）每小时测量一次
血压。圆点代表心率（次/分）。本例清晨5：00血压逐步升高，到中午12：00达到最高
值，下午15：30为白昼收缩压最低谷值，以后又有上升趋势，到19：00有出现一个峰值
22：00以后血压逐渐下降，在半夜2：00到达最低谷值。24h出现了双峰双谷（第一峰
值在12：00，第二峰值在19：00；第一谷值在15：30，第二谷值于2：00）。在正常人和
高血压早期患者多为双峰双谷的动态血压趋势图

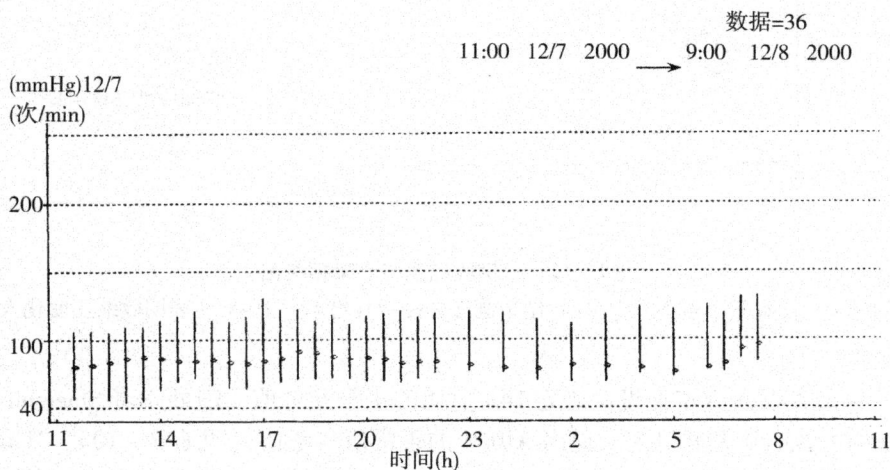

数据=36

11:00 12/7 2000 ⟶ 9:00 12/8 2000

(mmHg)12/7
(次/min)

图 2-10 一例非构型者 24h 血压和心率趋势图

该例双峰变化不明显，昼夜血压变化不大。提示动脉硬化较严重

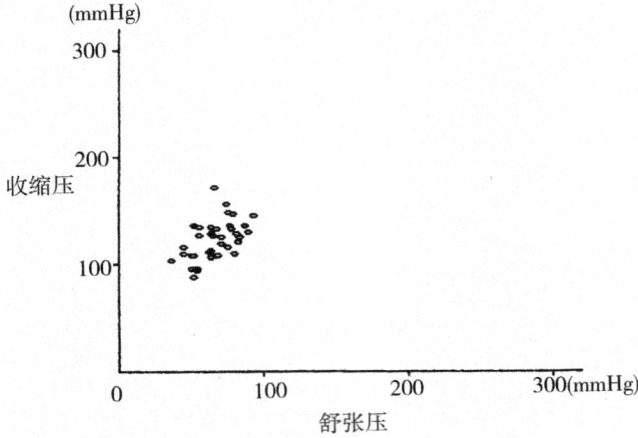

测定次数：38

平均值

收缩压　122.1　舒张压 66.1

标准差

SYS　17.7　DIA　13.3

r=0.522

相关公式

收缩压=.0.694×舒张压+76

图 2-11　一例 24h 收缩压与舒张压相关图

将 24h38 次收缩压和舒张压的相关结果制图，斜率超过 45°，表明收缩压变化大于舒张压

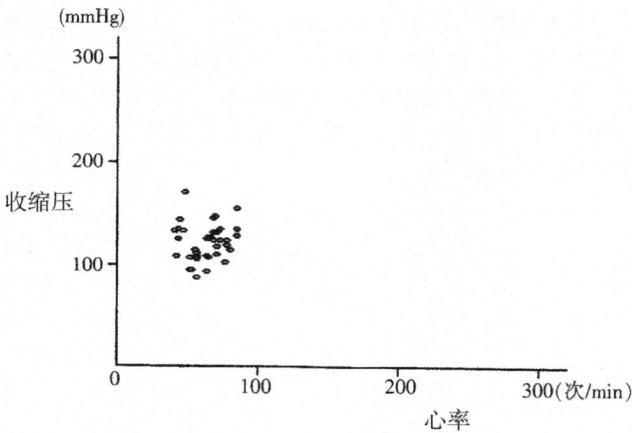

测定次数:38

平均值

收缩压　122.1　心率　62.9

标准差

收缩压　17.7　心率　12.6

相关系数=0.100

相关公式

收缩压=0.737×心率+75

图 2-12　一例收缩压与心率相关图

将 24h38 次收缩压和心率（次/分）结果制图，提示其斜率大于 45°，表明收缩压变化大于心率改变

目前，许多人群研究正在设法确定 24h 血压的正常参考值。国外学者 Staessen 等分析了 23 组包括 3474 名正常人群研究，提出 ABPM 的正常值参考值（见表 2-10）。White 研究发现，睡眠时血压明显低于清醒时，因此血压异常标准依清醒和睡眠分别确定，该作者提出清醒时（24h 平均血压）大于 135/85mmHg 及睡眠血压大于 120/80mmHg 的读数，超出 80%（以总数值为 100%）可作为高血压病的标准。

表 2 - 10　Staessen 等测得的正常值　（单位：mmHg）

类别	收缩压	舒张压	平均压
24h 血压范围	105 ~ 125	70 ~ 75	118 ~ 70
平均白天血压	120 ~ 125	70 ~ 80	123 ~ 76
平均夜间血压	105 ~ 110	60 ~ 65	106 ~ 64

国内张维忠报告 20 岁至 59 岁正常人的测定值，以均值加 2 个标准差作为正常参考值的上限，见表 2 - 11。

表 2 - 11　张维忠报告正常值　（单位：mmHg）

类别	收缩压	舒张压
24h 血压均值	<125	<80
日间血压均值	<135	<85
夜间血压均值	<115	<70
血压负荷值	<10%	<10%

2000 年 Staessen 等报道，第一届自我血压测定国际会议提出：成人 24h 动态血压正常上限为 130/80mmHg；白昼平均血压为：135/85mmHg；夜间平均血压为：120/70mmHg，这个标准与中国高血压联盟公布的结果是一致的。

中国高血压防治指南（2005）提出的血压水平的定义和分类，见表 2 - 12。按照 2005 年的中国高血压防治指南，将高血压的定义为：在未用抗高血压药的情况下，收缩压 ≥140mmHg 和/或舒张压 ≥90mmHg 按血压水平分为 1，2，3 级。收缩压 ≥140mmHg 和舒张压 >90mmHg，单列为单纯收缩期高血压。患者既往有高血压史，目前正在服用抗高血压药，血压虽然低于140/90mmHg，亦应该诊断为高血压。

表 2 - 12　血压水平的定义和分类　（单位：mmHg）

类别	收缩压	舒张压
正常血压	<120	<80
正常高值	120 ~ 139	80 ~ 89
高血压		
1 级高血压（轻度）	140 ~ 159	90 ~ 99
2 级高血压（中度）	160 ~ 179	100 ~ 109
3 级高血压（重度）	≥180	≥110
单纯收缩期高血压	≥140	<90

注：本表基本保留了 1999 年中国高血压指南的血压分类，删除"临界"高血压亚组。

（7）动态血压的临床报告参考建议：根据上述观察指标提出如下报告方式供临床参考（表 2 - 13）。

表 2 – 13 24 小时动态血压检测报告

检测编号：4680

姓名：孙某 性别：男 女√ 年龄：73 门诊号：0486423 住院号：702200 床号：503

临床高血压类型：原发性 继发性 1、2、3 级 高血压史：发现 20 年

合并冠心病 ／ 年；糖尿病 ／ 年；其他疾病： ／

近 3B 内使用药物：钙拮抗剂 mg， 次／日；β 受体阻滞剂 mg，次／日；ACE 抑制剂 mg，次／日

（未使用） α 受体阻滞剂 mg， 次／日；利尿剂 mg，次／日；其他 mg，次／日

检查结果

测定有效数据：39 个；起始于 12 月 5 日 8 时 04 分，结束于 12 月 6 日 8 时 01 分

（一）24 小时血压均值：收缩压：186mmHg；超过正常值 43.1%（国内正常上限值 130mmHg）

　　　　　　　　　　舒张压：128mmHg；超过正常值 60.0%（国内正常上限值 80mmHg）

（二）24 小时血压最高值：收缩压：250mmHg；出现在 5 日 13 时 01 分

　　　　　　　　　　　舒张压：156mmHg；出现在 5 日 22 时 01 分

（三）24 小时血压最低值：收缩压：148mmHg；出现在 6 日 3 时 0 分

　　　　　　　　　　　舒张压：55mmHg；出现在 5 日 9 时 01 分

（四）血压负荷值：收缩压（>140mmHg,%）：100.0%（正常值应<10%）

　　　　　　　　舒张压（>90mmHg,%）：97.4%（正常值应<10%）

（五）轻中度高血压值：收缩压（>160mmHg，次数）：36 次，占 92.3%

　　　　　　　　　　舒张压（>95mmHg，次数）：36 次，占 97.4%

（六）双峰双谷：明显隐约存在消失

（七）昼夜血压均值：收缩压（昼 190mmHg；夜 175mmHg；差值 15mmHg；7.9%）

　　　　　　　　　舒张压（昼 129mmHg；夜 126mmHg；差值 3mmHg；2.3%）

　　　　　　　　　（正常收缩压和舒张压昼夜差值均应>10%）

（八）24 小时心率：均值 92 次／分；（最高 170 次／分；最低 50 次／分）

分析：动态血压检测提示，24 小时血压平均值明显增高（平均收缩压超过 43.1%，平均舒张压超过 60.0%）；血压负荷值有严重增高（收缩压竟高达 100%，舒张压也高达 97.4%）；昼夜差值均小于 10%；双峰双谷为存在状态，呈非杓型图形。综上所述：提示存在严重血压增高，并有靶器官受累可能，建议进一步对心功能、肾功能和脑循环功能做检查，积极监护血压变化、加强降血压治疗措施，并建议 3 个月后随访复查。

报告人：
2000. 12. 13

四、临床应用

动态血压监测在临床上可用于诊断"白大衣"高血压、隐性高血压、顽固难治性高血压，发作性高血压或低血压，评估血压严重程度，以及用于临床研究（如评价心血管调节机制、预后意义、新药或治疗方案的考核等）。但不能取代常规的血压诊断。

（一）ABPM 在高血压诊断中的应用

1. "白大衣"高血压　测量血压在一定程度上伴随有血压升高，有一种防卫或警觉反应，许多患者在诊所（医院）中所测血压升高而在诊所（医院）外所测血压正常，且医生测量时血压总是高，护士测量时升高程度轻些，而 ABPM 为正常血压。这就是所谓"白大衣高血压"。Kleinert 报道，93 例未经治疗的高血压患者中，诊所（医院）血压高于家庭血压或 24h 平均压，这种现象被视为对医务人员的一种恐惧，其发生率为 21%。白大衣高血

压多见于女性、年轻人以及曾有过短暂高血压史者。ABPM 有助于鉴别此类血压升高。White 报道白大衣高血压患者的心功能指标与正常血压者相类似。

2. 安慰剂反应 在大多数高血压患者中，存在安慰剂反应并曾获得证实。澳大利亚轻型高血压治疗试验的结果证实，正常血压者和临界高血压有常被误诊为高血压。舒张压为 95～100mmHg 者，在长期服安慰剂后，其中 33% 受试者的舒张压降至 90mmHg 以下。这可能是由于血压的波动性，测量误差，多次测量趋向于均值，患者习惯测量过程所致，而不是安慰剂本身具有降低血压作用的能力。因此，安慰剂对照在一次常规性测量中是必不可少的。然而，ABPM 无安慰剂反应，可以简化降压药研究的设计，在治疗前后 ABPM 足以显示疗效。这样，交叉设计和安慰剂给药没有必要。

3. 原发性与继发性高血压的鉴别 经 ABPM 发现原发性高血压与继发性高血压具有不同的昼夜节律，原发性高血压与正常人相似。98.5% 的原发性高血压患者夜间血压下降超过 15mmHg。而 69% 的继发性高血压患者无明显的昼夜节律变化，故夜间血压下降者多提示为原发性高血压。嗜铬细胞瘤患者血压夜间升高，与原发性高血压的昼夜节律差异最大，而糖尿病、肾病、原发性醛固酮增多症及肾移植术后高血压与原发性高血压昼夜节律差异也很明显。肾性高血压患者昼夜节律波动的程度和肾功能衰竭的程度有关，即使血压正常的肾实质病变患者其血压变化幅度也减小。国内学者许琳等观察了 44 例原发性高血压及 23 例肾性高血压，结果表明，肾性高血压的昼夜节律明显减弱，收缩压和舒张压的夜间下降值均明显小于原发性高血压患者。

4. 动态血压与左心室肥厚（LVH） 持续性血压负荷过度是导致心肌肥厚的重要因素。但是，偶测血压值与 LVH 无关或仅呈弱相关，经过多种抗高血压药物治疗后，偶测血压的降低与 LVH 减轻的程度亦无相关性，这一矛盾现象的产生原因可能是偶测血压常常不能真实地反映机体血压水平，亦不能显示全天血压波动情况。很多研究者应用 ABPM 均发现 24h 血压波动和左心室肥厚有显著性相关，对于 24h 平均血压，如果其标准差大，高血压患者左心室肥厚发生率高，程度重；反之，标准差小，高血压患者左心室肥厚发生率程度轻。另有报道，24h 平均血压的波动增加，将显著提高其与 LVH 的相关性。研究还发现，在对运动产生剧烈反应的正常人中，有 90% 的人可发生左心肥厚，这进一步说明血压升高是导致左心肥厚的重要因素。国内张维忠报道血压昼夜节律消失的高血压者 LVH 检出率为 50%，而血压昼夜节律正常的高血压者的 LVH 检出率为 23%。

5. 用 ABPM 推测高血压的预后 利用 ABPM 探讨高血压的严重程度和靶器官损伤（TOD）相关性的报道日趋增多。有人提出 ABPM 能估计高血压患者的预后，与诊所偶测血压（CBP）相比较，ABPM 数值异常与 TOD 更有密切关系。此外，ABPM 长期升高的患者，其左心房、左心室肥大的指标明显小于白天血压升高的患者，并与正常人有明显差异；而白天平均血压升高的患者，休息时的左心衰发生率和剧烈运动时心输出量的降低明显高于诊所高血压者。最近的研究发现，无论长期或短期血压波动大的患者，其 TOD 的发病率与严重程度均明显升高。有人主张用血压负荷值来表明高血压的程度和 TOD 的相关性。White 等研究 30 例高血压患者的 24h ABPM 与左心功能的关系，发现 24h 血压负荷和左室重量指数（LVMI）呈正相关，与左室充盈压（LVFR）呈负相关。并由此提出，收缩压及舒张压负荷值为 40%，是一个很好的预测左室功能的指标，当血压负荷值为 40% 时左室肥厚或舒张功能减退可高达 60%～90%。因此，作者提出血压负荷值超过 40% 是高血压导致心脏受累的警报值。有关学者追踪 1067 例高血压患者，平均随访 5 年，发现平均白昼 ABPM 低于 CBP 者的心血管并发症的发生率低，全天平均 ABPM 高于预测值者的致死性和非致死性心血管事件率，显著高于 24h 平均 ABPM 低于预测值者，说明 ABP 值对于高血压病临床后果分析，是一个重要因素。

6. ABPM 可帮助分析心肌缺血、心律失常、脑卒中等与血压升高或降低之间的因果关系，有利于制定合理的治疗方案

血压急剧升降对靶器管，尤其是心血管系统有明显损害，高血压患者的夜间血压不下降与脑卒中的发生有一定的关系。一组急性出血和缺血性脑卒中患者在急性期和病情稳定后作 ABPM，显示血压升高者多为"非杓型者"。另一组属"杓型者"高血压患者，在施行脑磁共振检查时，多有无症状性脑血管损害。这提示评价夜间血压水平的监测，对是否容易引起心脏和脑血管并发症可能，比白昼或总体血压水平更为重要。较低的夜间血压水平可对脑血管可有保护作用。

现已证明高血压患者和急性心血管事件，如心肌梗死、心脏性猝死、脑卒中等都有明显而相似的昼夜节律变异。如在清晨，血压迅速上升接近峰值，而此时心血管事件发生率也是一天中最高的。临床与流行病调查显示急性心肌梗死和心脏性猝死并不是随机发生于任何时间，而是更多地发生于上午 6～12 时，即在起床后的数小时内。急性心肌梗死和心脏性猝死可由冠状动脉内血栓形成或急性心肌缺血所致，故对它们的触发因素和发生规律引起了注意。研究显示：①正常人和冠心病患者血小板的聚集率最高值发生在上午 6～9 时，同时此时期为内源性纤溶活性的最低水平，这可促使冠状动脉内狭窄部位的凝血。急性冠脉闭塞可以是动脉粥样硬化斑块破裂和继发的血栓形成的后果。②早晨起床后不久，许多内源性心血管功能增加心肌的氧需量，同时去甲肾上腺素和肾上腺素早上的释放高峰可使血压升高和心率增快而导致需氧量增加。动态心电图资料显示，伴有 ST 段下降的短暂心肌缺血发作（70%～90% 为无症状性）多发生在日间活动时，以上午 6～12 时最多见。值得注意的是窦性心律失常也趋向于上午 6～12 时。进一步的研究提示早晨心脏性猝死发生率较高，与此时间内容易有心肌缺血和心律失常有关。所以，无论是引起冠状动脉血流量减少，还是导致心肌耗氧量增加的各种心脏事件的促发因素都可以发生在日常活动时，并具有昼夜变异规律。了解血压和心脏事件的触发因素的昼夜变异规律，并采取相应措施可有助于更好地控制高血压和减少在上午发生的急性心肌梗死和心脏猝死，其措施有：

（1）在应用降压药时，尽可能地使 24h 血压得以控制，即使用高降压谷峰值比率的制剂，在目前趋向于应用长效制剂，也应注意给药时间，以防早晨血压过度升高，以及夜间血压过低。

（2）针对急性心脏事件的昼夜规律，更有效地使用抗心肌缺血的药物，如长效的硝酸酯类制剂，宜在起床之前使用，防止凌晨心肌缺血，而在夜间又宜保持无药物作用时间，以避免硝酸酯的耐药性。β 受体阻滞剂可有效防止心肌耗氧量的增加，在夜间给予长效制剂，有可能防止起床时心率加快和心肌缺血。

（3）抗血小板药物：如阿司匹林可以减少清晨血小板聚集增加。机理是通过抑制环氧合酶，使血栓素 A_2 不能合成而减少血小板聚集。

（二）ABPM 指导降压治疗和评价药物的疗效

ABPM 可显示 24～48h 内的降压效应，能证实在剂量有关的一定时间内药物是有效的，

能发现潜在过度的降压，尤其在夜间，故可确定选药剂量和给药频度，并确定患者血压的控制水平，能真实反应患者血压变化状况，从而指导临床医生更全面掌握病情进行合理的治疗。

1."白大衣"高血压　此类患者，如动态血压监测结果正常或达临界高血压范围，他们靶器官受损机会并不比血压正常者多见，降压药物几乎无效也无益，因此可不予药物治疗。

2. ABPM 区分不同降压药物抗高血压效应及药物治疗的效果　有关学者比较了可乐宁、心得平、尼群地平、依那普利的降压作用，发现它们降低 CBP 的效应是相同的，但可乐宁和依那普利降低平均 ABPM 的作用却小于心得平和尼群地平，后者的抗高血压的作用实际上是优于前两者的。Schrader 比较了钙拮抗剂尼群地平、β 受体阻滞剂和依那普利，后两者均能使早晨血压升高，而尼群地平这一作用并不明显。Eustron 等用 ABPM 观察氨酰心安 50mg/d 与依那普利 20mg/d 的治疗效果，结果两药物均可降低休息时的血压、24h 血压及运动时的血压。但氨酰心安对运动中血压降低更有效。国内有人报道用 ABPM 测定观察依那普利治疗高血压的疗效，总有效率为 90.6%，并观察到 7.5mg/次、一日 2 次服比 5mg/次、一日 2 次疗效好，白昼与夜间 ABP 均显著降低，不影响昼夜节律的变异。

3. ABPM 区分不同的抗高血压药物对血压昼夜节律的影响　国外有人回顾分析 3 年中 2859 份应用 ABPM 观察到抗高血压药物疗效的病例，发现 β 受体阻滞剂使夜间收缩压明显下降；血管紧张素转换酶抑制剂使夜间收缩压和舒张压均明显下降；钙拮抗剂或利尿剂与未治疗组夜间血压无明显变化，而且服用 β 受体阻滞剂后，夜间血压下降的患者是未治疗者的 3 倍。因此，对于夜间血压下降明显的高血压患者，最好在早晨使用作用持续时间短的药物或者不影响夜间血压下降药物，而对于无夜间血压下降的患者，则可能需要整个 24h 内平稳地降低血压，并要求使用有效的降低夜间血压的药物，以便恢复血压的正常昼夜节律。

4. ABPM 能发现降压效应相似的各种不同降压药物以及同一种降压药物不同剂型对血压昼夜节律的不同影响　有学者报告柳胺苄心定和双氢克尿塞一日两次都能有效控制 CBP 和 24h ABPM 值，但前者较后者能更有效地降低清晨 4 时至中午 12h 时间的血压上升速度以及该期间的平均血压。有学者发现非洛地平缓释型和普通型降低 CBP 和平均 24h ABPM 作用都相同，但前者降低夜间 23 时至上午 8 时平均血压作用较后者更为显著。ABPM 观察到对夜间血压的抗高血压效应各类药物的强度顺序为钙拮抗剂 > ACE 阻滞剂 > β 受体阻滞剂，夜间血压下降明显者，建议早晨使用短作用时间的药物或使用对夜间血压影响较小的药物。相反"非杓型"者则需在整个 24h 平稳降压，使用有效而能降低夜间血压的药物如钙拮抗剂、ACE 抑制剂来恢复正常的血压变化节律。

5. ABPM 为非药物降压措施疗效判断提供行之有效的方法　长期以来，减轻体重、行为疗法的抗高血压作用都存在争论，这主要是由于安慰剂确能降低血压，与偶测血压比较，ABPM 的测量不受安慰剂的影响，为消除安慰剂的效应提供了手段。Seheer 等通过 ABPM 的测量，证实减轻体重确实能明显降低肥胖高血压患者的血压。Monffans 等发现松弛疗法、瑜伽功、应激控制行为等疗法不能降低 24h ABPM 的数值。

6. 评定抗高血压治疗的疗效标准　药物疗效的评价尚无统一的标准。目前常用有两种方法：①White 等提出治疗后血压非正常的次数下降至正常 >90% 为显效，50%～90% 为有效，<50% 为无效。②治疗后异常血压值比治疗前下降 90% 以上为显效，较前减少 50%～

90%为有效，减少<50%为无效。

（三）动态血压监测中"谷峰比值"在降血压药理中应用

当前已广泛将动脉血压监测技术，应用于降血压药物的临床药理学评价。谷/峰比值是一项客观评价降血压药降压持续效应的客观指标。

1. 谷/峰比值（through/peak ratio）　是指降血压药物前一剂量作用终末，下一剂量使用之前的血压降低值（谷效应）与药物最大降压峰效应测得血压降低值的比值，以百分比表示。

如原来每日服用2次的降压药物，现改为日服1次，而剂量加1倍，24h总剂量无变化，但其药物动力学效应不尽一致。一次投药剂量较大，药物峰效应时所导致血压降幅过大，可能增加低血压并发症的危险性（如缺血性脑卒中），而在24h末，药效可能已接近消失；如同样剂量改为每日2次平均服用，则可能避免上述的弊端。

1988年美国食品与药物管理局（FDA）的心肾药物委员会提出了一项评价抗高血压药的临床评价指标：谷/峰比值，提出一种抗高血压药物应在其谷效应时，保持其大部分峰效应，即药物的谷效应，至少应保留峰效应的50%~60%。

2. 谷/峰比值的测量　谷效应时间的确定比较容易，一般主张将服药后第24h（即下一次服药前）的血压下降小时平均值作为降压药的谷效应，并用安慰剂作对照（T_1）。亦有人主张将服药后第20h或21~24h这段时间的血压下降值，按小时平均后并用安慰剂矫正的值作为谷效应（T_2），见图2-13。

峰效应的时间确定相对有些困难，因为每种降压药的峰效应值不同。每个人的峰效应也存在个体生理差异，还有安慰剂的影响因素，一般可用如下三种方法进行测算：①服药后2~6h中，按小时平均后的最近血压值与服安慰剂时相应时段的血压值之差（P_1）；②服药2~6h中，小时平均血压改变的最大值用安慰剂矫正（P_2）；③服药后2~6h的血压均值与安慰剂准备阶段，同时段的血压均值（P_3）。

进行动态血压监测谷/峰比值测量，必须多次重复监测，应每15min或30min测一次血压，可以提高测量的准确度，可在住院条件下或日常生活中进行监测。但为了与安慰剂对照，应尽量减少活动等影响因素，建议采用卧床休息或尽量减少活动的休息情况下监测，用药条件与安慰剂条件尽可能一致。

3. 谷/峰比值的临床意义　当一种降血压药物一次服用后，谷/峰比值>50%，表明：①该药在2次服药间期（24h内）一直保持平稳的降压效应；②也提示该药的降血压效应在此以后还可保持一段时间。提示此药可每24h服用一次，目前降血压药的控释剂，多可达到此目的。

如用药36h时，谷/峰比值在50%，说服此药降压效应能够维持36h以上。

如谷/峰比值<50%，必须每日服用2次或3次，才能合理达到降压效应。

如谷/峰比值很高，晨起服药后，则可能引起夜间血压降幅过大，增加缺血性脑卒中的发病危险。因此临床上应用谷/峰比值，可以更为客观地安排降血压药的服用时间和剂量。

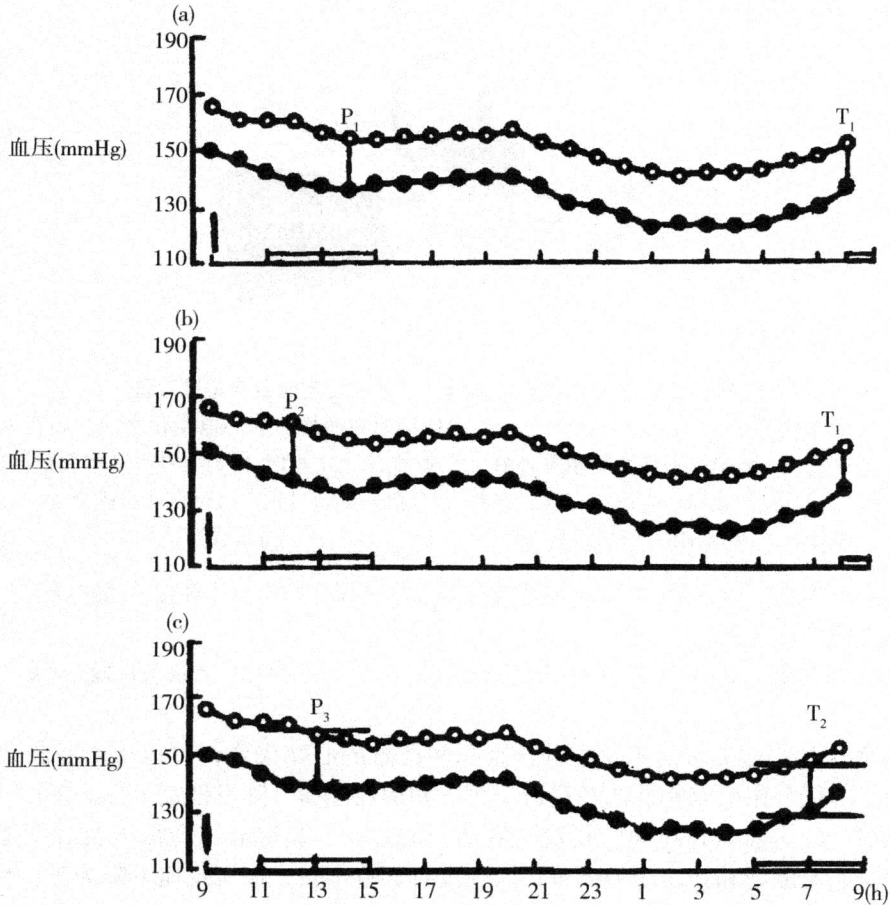

图 2 - 13 动态血压监测降压药物的谷/峰比值示意图

血压的峰值效应分别为 P_1、P_2、P_3，降压效应为 T_1、T_2 的三种不同测量方法。（a）T_1/P_1；（b）T_1/P_2；（c）T_2/P_3。图中圆圈为服用安慰剂时；黑点为服用降压药时

（四）动态血压和动态心电图同步监测的研究

国内和国外均有动态血压和动态心电图同步监测设备的开发研制，通过两种技术的同步观察表明，血压变化与心肌缺血和心律失常之间有相互因果关系。图 2 - 14 动态血压和动态心电图联合检测记录装置。可以连续记录小时心电图和定时自动记录血压数据。

（1）血压增高可诱发心肌缺血：国外文献报道，在休息期或凌晨时，92% 的资料提示：在血压增高或心率加快后的数分钟内，动态心电图显示有 ST 段压低。有学者认为是心肌氧耗量增加所致；反之，血压下降或心率减慢后，心肌缺血事件也减少；并采用控制血压以改善心肌缺血，取得一定成效。国内学者也有报道，支持此观点，一组 78 例资料表明，上午 6：00～10：00 平均血压最高（124.6 ± 16.7mmHg），此时 ST 段压低的时间最长（18.5 ± 15.3min）；夜间 22：00～02：00 的平均血压最低（101.1 ± 17.4mmHg），ST 段压低的时间也最短（1.5 ± 1.3min）。

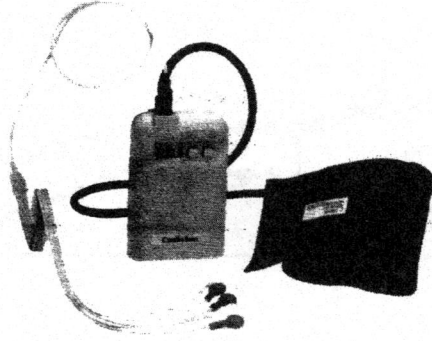

图 2 - 14　24h 动态心电连续记录和血压定时自动记录装置

同时实现动态血压和动态心电图记录，可以同时对照血压和心电变化之间的相互关系，有以下特点：血压测量重复性好，准确性高；24 小时 2 导联 ST - T 全息分析；连续同步测量血压，心电，HRV；特有的 ST 段压低超过设定值时自动血压测量，心电记录；24 小时 HRV 全息报告（时域，频域，散点，三角指数）

图 2 - 15 为动态血压和动态心电图同步测量的数据图例，可直接观察血压与心律失常、心肌缺血之间的相互关系。

（2）血压过低：因为降低了冠状动脉的灌注压，也可能导致 ST 段压低，出现心肌缺血。

（3）血压和心律失常的相互影响：有一些严重的心律失常，可以引心脏排血量下降以及血压明显降低。主要有室性心动过速、窦性和房性停搏、阵发性室上性心动过速、严重房室传导阻滞、心房颤动和扑动、频发性室性期前收缩、起搏器综合征以及心室颤动和扑动等，特别是心室颤动和扑动最为严重，因为没有心输出量，血压迅速下降为零，如不及时抢救，数分钟内可导致死亡。

某些短暂性心律失常，可能对血压影响不大，但是持续发展下去，也会影响血压和心排血量，如房性心动过速和严重的心动过缓等。应予以充分重视。

血压增高对心律失常也有一定影响。研究资料表明：大部分严重心律失常出现在血压增高时的峰值，可能原因：①血压升高引起左室壁张力增高和左室舒张末压增高，使心室应激性增高，易诱发异位搏动；②压力负荷过重本身，也可诱发心律失常；③高血压也可引起心肌缺血，而缺血的心肌诱发心律失常；④在 24h 内，上午 6：00 ~ 10：00 是血压最高的时段，也是心律失常发生率最高的时段；可能与此时血浆儿茶酚胺和皮质醇分泌增加和血小板聚集增高有关。

ST trend

X:tine(hour) Y:ST8OA(MY)

0.5 ... 0.5
0 ... 0
−0.5 −0.5
0.5 0.5
0 ... 0
−0.5 −0.5

17 20 23 2 5 8 11 14 17
1999−11−25   Selected:1999−11−26 15:40:00−0.14/ 0.01mV 85/min

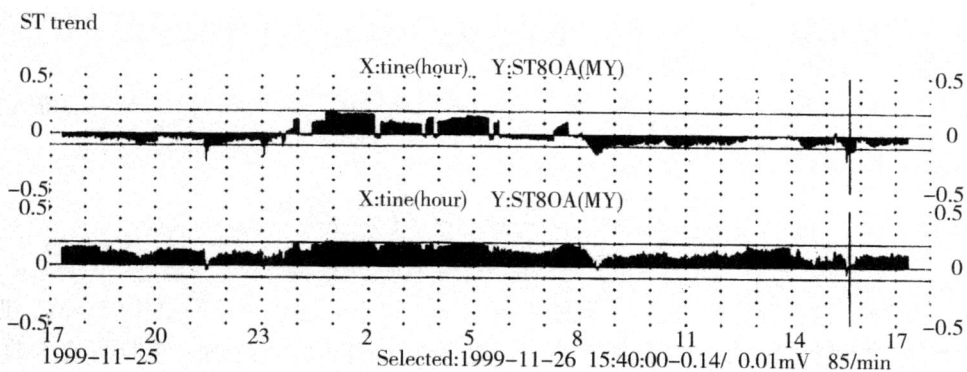

1999−11−26 15:40Scheduled ECG   Channel A+B−10mm/MV 25mm/s

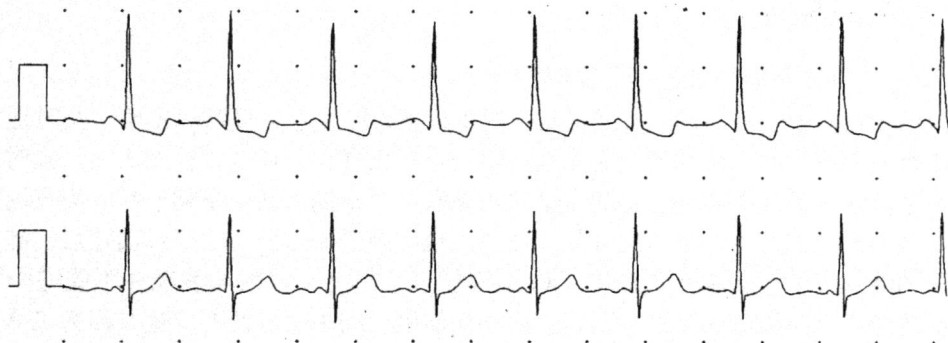

Blood pressure trend

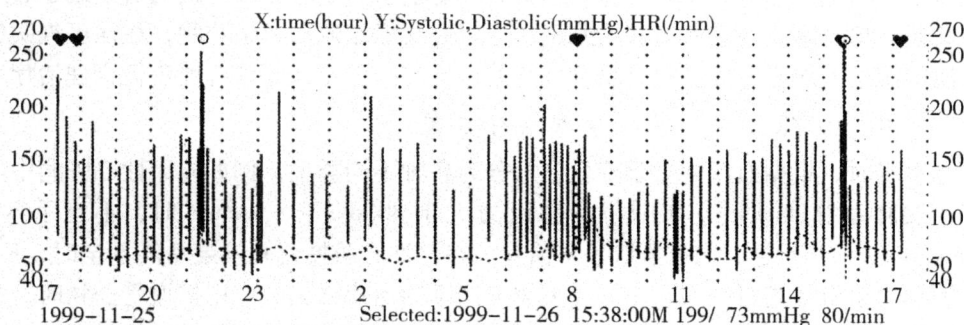

X:time(hour) Y:Systolic,Diastolic(mmHg),HR(/min)

270 270
250 250
200 200
150 150
100 100
50 50
40 40
17 20 23 2 5 8 11 14 17
1999−11−25   Selected:1999−11−26 15:38:00M 199/ 73mmHg 80/min

图 2−15 一例动态血压趋势图 ST 段趋势图和实时动态心电图形

本例为实际记录的图形，图的上部为心电图 ST 段趋势图。X 轴为时间（time，hour；时间，h）；Y 轴为 ST 段趋势图，+ 或 −0.5mV，在 J 点后 80ms 计算其振幅。上条为 V₅ 导联，下条为 V₁ 导联；监测时间从 17：00 到次日 17：30，共计 24.5h。

本图中部为实时动态心电图。为 15：40 分血压偏低时的心电图形。V₅ 导联出现明显的 ST 段下垂形压低，V₁ 导联 ST 段未见有压低现象。

本图下部为动态血压和心率趋势图，竖直线的顶端为收缩压，竖直线的底端为舒张压，竖直线的为脉压差，下面虚线的联线为心率趋势图。

在 15：40 出现血压突然增高达到 199/75mmHg，心率 80 次/分，在 ST 段趋势图上产生压低，恢复原图形即为中部的心电图形。表明血压突然增高可引起心电图缺血性改变在外科手术麻醉时，同步观察血压变化，可以看到许多血压和心律失常之间的相互影响，这些资料也可相互引证和参考。

（陈　炜）

第三节　血流动力学监护

心功能检查及血流动力学监测，既往主要用于急性心肌梗死所致的泵功能衰竭，近来还用于心肌病、瓣膜性心脏病伴发的心力衰竭。尤其是无创伤性血流动力学监测技术的发展，已广泛地用于各种心脏病变，在心力衰竭诊治、监护中具有重要价值。

一、临床意义

（一）早期诊断，评价心泵功能

临床的床边观察、心电图、X线检查可提供许多诊断信息，但难以正确、及时地反映心脏泵功能改变。不少心脏泵功能的血流动力学变化可出现在上述各种检查之前。及时地进行血流动力学监测，可获得各项血流动力学精确参数，为早期诊断、早期治疗心力衰竭提供客观依据。例如肺毛细血管楔嵌压的升高，往往出现在肺淤血之前；而经过治疗后，肺毛细血管楔嵌压的降低亦早于临床症状、体征和 X 线检查结果。又如临床表现并不能完全客观地反映左室功能，有时临床症状并不明显，而心功能测定结果已有改变，这是因为机体发挥代偿效应，可在一段时间内不出现临床症状，表面上患者看起来尚属良好，实际上这是一种假象，掩盖了心功能的真实改变。在患者中常有气急症状，是呼吸功能减退所致或是心脏功能受累的关系，单从临床观察有时甚难判别，通过心功能血流动力学监测，往往可查明气急的原因是属肺源性或属心源性。只有明确气急的性质与病因，才能针对性进行合理治疗。

（二）指导临床分型，选择合理治疗方案

心泵衰竭时，根据血流动力学变化，可分为各种不同类型，例如先天性心脏病中的室间隔缺损伴发肺动脉高压时，如肺小动脉阻力大于 $800dyn \cdot s \cdot cm^{-5}$ 时，不宜手术治疗，如 $<800dyn \cdot s \cdot cm^{-5}$ 时，仍可争取手术治疗。在急性心肌梗死并发泵功能不全时，Forrester 等按血流动力学改变进行分型，不同类型需采用不同治疗方案。应用扩血管药物时，常需根据血流动力学特点，选用合理的扩血管药物或方法。在胸外科做冠状动脉搭桥手术时，往往采用射血分数指标，作为能否手术的血流动力学评价指标。有的学者提出，冠脉搭桥时射血分数应大于50%，低于50%时应为手术禁忌证。最近，由于手术技术水平和麻醉技术水平的提高，射血分数低于50%时，亦有手术成功的报告。

（三）评价疗效

在血管扩张剂临床治疗中，常需在血流动力学严密监测下用药，否则剂量不易掌握，有时仅用小剂量即引起心排血量及血压的明显下降。血流动力学监测目的有：①了解心功能状态、选择用药的适应证以及合理的血管扩张剂；②观察治疗效应，预防和早期发现低血压、心动过速、心动过缓等副作用；③指导治疗，根据血流动力学监测结果，调节用药速度、剂量或调换、停用药物。

治疗过程中，还可评价各种药物疗效，选择适宜的药物及组合。近来因计算机介入"药物治疗信息反馈系统"的应用，使血流动力学监测又进入一个崭新时代。例如可应用计算机测定血压和心排血量，再将计算机反馈信息，让计算机发出指令自动调整滴药速度，使血压或心排血量维持在一个最佳水平，这一技术发展无疑大大提高血流动力学监测水平，提高治疗效果。

（四）提示预后

泵衰竭的发生率，严重程度及死亡率均与心功能密切相关。左室功能曲线是指示心脏泵功能最有价值的指标之一，肺毛细血管楔嵌压、心排血量、动脉压等指标的测定亦可提示预后和指导治疗。在心肌梗死后，心阻抗微分波 O 波增高，往往提示预后不良的警告讯号。右室心肌梗死时的血流动力学监测亦有其特殊重要意义，右室功能损害严重，预后较差。

二、观察指标

血流动力学监测的指标可分为压力、容量、阻力、速率、时间以及综合性指标，现分述于下。

（一）动脉血压

不同部位动脉监测意义各异，常用监测动脉为肘部动脉，采用袖带血压表测量；心导管检查时常测定肺动脉、肺小动脉压力以及主动脉、颈动脉、胸主动脉、腹主动脉压力；重危患者监护或麻醉监护时常采用桡动脉穿刺测压；胸外科手术时，还可测定冠状动脉压力。

监测动脉血压，对泵衰竭患者极为重要，尤其在急性心肌梗死患者更为重要，如血压过高，增加后负荷，使心肌耗氧量增加，扩大心肌梗死面积；亦可因血压过低，影响冠状动脉灌注，心肌缺血，亦可使心肌梗死范围扩大。冠状动脉血流与冠状动脉灌注压（主动脉压）成正比，与冠状动脉阻力成反比。在冠状动脉硬化时其阻力较恒定，因而冠状动脉血流主要靠主动脉压。在急性心肌梗死合并休克时，轻微的血压下降，亦可明显影响冠脉血流和心肌供氧，应精确地直接测压，使平均动脉压不超过 80mmHg，亦不应低于 70mmHg 为宜。在休克状态或用缩血管药物时，外周小动脉剧烈收缩，用一般袖带血压表测不准以至测不到血压，此时动脉插管直接测量血压非常重要，所测数值较袖带血压表高 10～30mmHg。

肺毛细血管楔嵌压（PCWP 或肺小动脉嵌入压，PAWP）对评价肺循环及左室工作状态非常有用，在肺阻力不变时，PCWP 与肺静脉压相似，肺静脉压又能反映左房压，若无二尖瓣狭窄，左室舒张期左房压又与左室舒张末期压相近。因此，可用右心导管测得的 PCWP 来反映左室舒张末期压，对早期监测是否发生心力衰竭有重要意义，目前已为各医院监护病房中常规监测血流动力学方法之一。PCWP 正常值为 6～12mmHg。

在肺血管阻力正常情况下，肺动脉舒张压与 PCWP 有密切相关，如无条件记录 PCWP，可将肺动脉舒张压减去 1.96mmHg 即相当于 PCWP。

由于 PCWP 测定要用心导管检查，有一定创伤性，近 20 年来，有不少学者用无创伤方法估测 PCWP，可用超声心动图、心阻抗血流图等方法，但精确性不及直接测压法。

（二）房室压

均用心导管直接测得，是监测心力衰竭最可靠的依据。左心衰时，左室舒张末期压应高于 18mmHg；右心衰时，右室舒张末期压应高于 10mmHg。右房压力亦是反映右室舒张末期压增高的指标，而左房压力除有房间隔缺损外，较难用右心导管测得（左室导管插管时偶尔亦有可能进入左房）。

（三）静脉压

可用穿刺方法测定颈静脉（中心静脉压）和肘静脉压，主要反映右室及右室舒张期负荷。中心静脉压正常为 $6 \sim 10 cmH_2O$，超过 $10 \sim 12 cmH_2O$，表明有右心衰竭可能，肘静脉压正常 $3.0 \sim 14.5 cmH_2O$，右心衰竭可增加到 $15 \sim 25 cmH_2O$。

（四）血流量

常用指标有每搏量（SV）、每搏指数（SVI）、每 min 心排血量（CO）和心脏指数（CI）等，是反映心脏泵血功能的主要依据，是最常用、最有效反映血流动力学状况的手段之一。其变化与机体新陈代谢需求相适应，如不能满足全身新陈代谢需要，便出现心力衰竭或循环功能不全。既往主要采用 Fick 氏法、染料稀释法、热稀释法、同位素法测得，近 20 年来应用超声心动图、心阻抗图等间接测定，具有简单易行、无创伤、多次重复以及连续观察等优点，国内已较普遍应用（将另行详述）。此外采用核素技术和磁共振技术对心脏功能检测也有重要价值。

（五）容积指标

主要指各房室收缩与舒张时的容积，是直接测定房室大小的依据，心力衰竭时各相应腔室大多增大。可用心室 X 线造影连续电影摄片、超声心动图、核心脏病学方法测知，其中以超声心动图最为简便、实用，目前应用最为广泛。用收缩与舒张期容量差值，可求得射血分数。

（六）阻力指标

主要反映压力与血流量的关系，常用的指标有外周总阻力（体循环阻力）、肺总阻力（PVR）、肺小动脉阻力。阻力越大，心室的后负荷越重。正常外周总阻力（TPR 或 SVR）应小于 $1600 dyn \cdot s \cdot cm^{-5}$，肺总阻力应小于 $450 dyn \cdot s \cdot cm^{-5}$。既往用心导管测定阻力，目前 TPR 多用非创伤方法（如心阻抗血流图、超声心动图等），而肺总阻力和肺小动脉阻力仍需用右心导管方法检测。

（七）时间指标

为采用时间间期评价心功能的指标，有等容收缩期、射血前期、射血期、快速射血期、缓慢射血期、等容舒张期、快速充盈期、缓慢充盈期、心房收缩期，或用其相互比值计算收缩时间间期，如舒张时间间期以及左室功能指数（Q-Z 间期）和右室功能指数（Q-C 间期）这些时间间期对判别左、右心室功能均有重要价值。可分别用超声心动图、心尖搏动图、颈动脉图、心阻抗血流图、肺阻抗血流图以及心导管监测等方法测得。

（八）速率指标

在单位时间内容量、压力、形态变化的程度，例如可用超声多普勒测定主动脉最大血流速度，测定平均加速度；用超声心动图测定室壁增厚速度；用心阻抗血流图测定 Heather Index，即 C 波振幅/Q-Z 间期，为胸腔内达到血流最大流速所需的时间，是一项客观评价心肌收缩力的有用指标。

（九）综合指标

求出压力、容量、时间、流量各种相互之间关系，以求客观评价心功能有用指标。例如用每搏量做分子，以脉压差做分母，求得主动脉顺应性；用心排血量乘平均动脉压可以估算出心室作功数值等。

这些指标用不同方法求得可有一定差异，在临床选用时尚需注意。

三、监测方法

血流动力学监测方法可分为有创伤性和无创伤性两大类。创伤性监测可能对患者带来一定创伤和痛苦，并需特殊设备和熟练的操作技术，但所测结果比较直接、可靠、准确，一般适合于手术中、监护室内使用；非创伤性监测具有可反复监测、连续观察、设备比较简单、受检者无痛苦和损伤等，较受患者欢迎，唯其影响因素较多，判断时应结合各方面临床资料综合分析，可避免一些干扰因素。如能采用创伤与无创伤两种方法联合监测。则更为理想，可取长补短，更全面地反映血流动力学状态。

（一）创伤性技术

创伤性血流动力学监测主要是心导管检查技术，主要设备需要穿刺针头、扩张导管、指引钢丝、三路开关、电测压计、压力心电示波器、压力心电记录器等，目前电脑测压装置亦取得很大发展。

1. 常规右心导管 是一种顺血流方向插入静脉，将心导管送入右房、右室、肺动脉、以至肺小动脉，测定各腔、室压力和血氧含量，获得血流动力学的右心信息。与特殊功能导管相配合还可做右侧选择性造影、氢与维生素 C 稀释曲线、心腔内心电图、房室束及房室心电图标测、人工心脏起搏、心腔内心音图以至于肺动脉瓣狭窄球囊扩张，经房间隔穿刺二尖瓣球囊扩张，心内膜和心肌活检，等等。用心导管检查的死亡率约为 0.1%，可出现室性早搏以至严重心律失常、静脉痉挛、空气栓塞、心脏压塞（心包填塞）（导管穿透房或室壁）等并发症，应注意预防。

（1）用途：①根据血氧含量及压力、阻力变化和导管是否进入异常途径，诊断先天性心脏病；②协助肺心病、心包病变、三尖瓣病变、某些心肌病的诊断；③协助二尖瓣病变手术指征的选择和判断手术疗效；④通过血氧含量分析，计算心排血量、心脏指数和分流情况；⑤对急性心肌梗死、心力衰竭进行血流动力学监测；⑥通过心导管内注射造影剂，进行选择性心血管造影；⑦特殊要求的右心系统诊断与治疗措施。

（2）右心压力正常值：①右房正常平均为 0~0.8kPa（0~6mmHg），a 波顶峰在 0.3~0.9kPa（2.5~7mmHg），平均压超过 1.3kPa（10mmHg）即表示右房压增高；②右室正常压力为 2.0~4.0/0~0.7kPa（15~30/0~5mmHg）；③肺动脉正常压力为 1.6~4.0/0.5~1.7kPa（12~30/4~13mmHg），平均压力为 1.3~2.4kPa（10~18mmHg）。如肺动脉压超过（收缩压）4.0kPa（30mmHg）或平均压超过 2.67kPa（20mmHg），应视为肺动脉压力增高。肺动脉总阻力应低于 4.5dyn·s·cm^{-5}；④上腔静脉平均压为 0.4~0.8kPa（3~6mmHg），下腔静脉平均压为 0.7~0.9kPa（5~7mmHg）。

（3）血氧含量：①右房与腔静脉混合血氧含量应 <1.9 容积%；②右室与右房应 <0.9 容积百分比；③右室与肺动脉应 <0.5 容积百分比。如果大于此值应认为异常，可能有心脏

分流存在。

2. 常规左心导管检查　是一种逆血流方向，从动脉内插入心导管的方法，将心导管经股动脉、颈动脉，或肘、桡动脉送入主动脉、左室以及冠状动脉或左房。测定压力、压力阶差、压力波形、有无进入异常途径，选择性造影或特种目的检查与治疗。左心导管死亡率为0.3%～0.5%，比右心导管危险性大；凡能用右心导管检查解决的，严禁改为左心导管。本检查常可能出现严重室性心律失常以及心脏压塞（心包填塞）等并发症，应严密注意预防。

（1）用途：①测定左室及主动脉压力及压力微分波、判断左室功能；②通过左室造影，计算射血分数，了解室壁活动状态，协助心肌病及室壁瘤等病变的诊断；③诊断二尖瓣及主动脉瓣病变；④协助对先天性心血管病的诊断；⑤施行冠状动脉造影、冠脉扩张成形术、冠脉溶栓治疗、主动脉内囊反搏、配合右心导管做动脉导管未闭栓塞术以及二尖瓣、主动脉瓣狭窄扩张术等。

（2）左心正常压力：①主动脉压力为（12.0～18.7）／（8.0～12.0）kPa［（90～140）／（60～90）mmHg］；②左心室收缩压与主动脉收缩压相似，舒张压为 −0.5～+1.3kPa（−4～+10mmHg）；③左房平均压在0.5～1.1kPa（4～8mmHg）；④肺静脉压力与左房压非常近似。不同压力曲线对诊断颇有帮助，尤其左房→左室或左室→主动脉连续压力曲线，根据压力阶差及压力曲线形态可诊断有关疾病。

3. 气囊漂浮导管　一般称为 Swan – Ganz 导管，于1970年由 Swan – Ganz 首先用于床旁的血流动力学监测。这种心脏导管的顶端有一个可以充气的薄壁球囊，并有双腔，一腔可测定压力，另一腔通向球囊可以充气或放气。气囊有两项作用：①起漂浮导向作用，一般该漂浮导管经股静脉穿刺，根据插入深度和监测压力曲线，可以了解导管达到在右心系统的位置。在导管进入右房后，出现典型的右房压力曲线，为便于通过三尖瓣口和进入肺动脉，可向球囊内，注入1.0～1.5ml 的气体（最好是二氧化碳，即使球囊破裂，对人体健康无明显影响）。此时该气囊漂浮于血流中，随血流漂浮起到导向作用，使导管能随血流漂浮，顺利通过三尖瓣口，进入右心室，再漂浮通过肺动脉瓣口，进入肺动脉，经肺动脉压力监测曲线证实，气囊漂浮导管顶端确实已进入肺动脉，将气囊导管的气囊中的气体全部放掉，可将导管再轻轻地向肺动脉分支前进数厘米，使导管顶端进入肺动脉分支或肺小动脉，再向气囊内注入气体0.5～0.8ml，使气囊膨胀并阻断该支肺动脉的血流和传递的压力，此时导管尖端内压力传感器接受的压力信息，是来自肺毛细血管的压力，肺毛细血管压力与肺静脉压力相似，左房压力与肺静脉压力相近，在左室的舒张末期的压力与左房压力也接近。因此可以用肺毛细血管压力来推算左心室舒张末期压力，用右心导管测量左室的舒张末期压力，这是气囊导管的最重要的临床价值。②如果在导管内增加一条热敏电阻导线，使具有温度测量功能和相应的配套设备，还可以通过气囊导管内注射冰水（一般注射5次冰水，去除最大和最小数，用中间三个数值的平均数，作为心脏排出血量的数值），用热稀释法测定心排出量。气囊漂浮导管技术，可得到比较完整的右房、右室、肺动脉和肺毛细血管压力（PCWP 或肺小动脉楔嵌压，PAWP）及心排出量信息，是分析和判断临床血流动力学有客观意义的技术，并广泛应用于临床血流动力学监护，也是 CCU 监护的重要指标。

4. 微型心导管检测技术　1962年正式研制微型心导管，将轻质硅塑料管（内径为0.9mm，外径为1.3mm），通过上肢静脉穿刺，将导管通过血流漂浮，经上腔静脉，右房，右室，可能漂浮进入肺动脉，可以测获肺动脉压力曲线，如果没有明显肺动脉阻力因素的条件下，用肺动脉舒张压力减去 1.96mmHg，即相当于左室舒张末期压力。

上述两种心导管的血流动力学检测技术，由于创伤小，可以在监护室的床旁施行，不需要放射科设备，没有 X 射线影响，所以受到临床医师和监护的患者欢迎。

5. 动脉穿刺测动脉压方法　常选用桡动脉测压（尤其适合手术麻醉时的血压连续监测，在一般病房较少采用），有时结合股动脉抽血也可选用股动脉测压。

在休克或使用缩血管药物时，由于外周小动脉剧烈收缩，用一般袖带式血压表，有时测不到或测不准血压，此时采用桡动脉穿刺测血压有重要价值，实际上不一定血压非常低，可能会高于常规测血压值 10～30mmHg，有时患者脉搏不能扪及，而直接插入动脉测压，其结果显示血压并不很低；然而，也有一些患者，用常规方法测获的血压在 90/60mmHg，因外周血管处于强烈收缩状态，实际的心排量已明显降低，组织灌注严重不足，如盲目加大血管收缩剂用量，可能进一步加剧休克状态；相反，若根据动脉直接穿刺测压结果，合理应用血管扩张剂，减轻心脏负荷，增加心排血量，并配合其他治疗措施，可使病情迅速改善。

6. 中心静脉压（CVP）　可用静脉插管直接插到右心房或右心房的腔静脉处，正常值为 6～10mmH$_2$O，主要反映右室泵功能状态、血容量与血管张力之间的协调关系，如无三尖瓣狭窄，则 CVP 与右心室舒张压相一致；如 CVP 超过 12mmH$_2$O，提示补液过快或过多，或可能有右心衰竭存在；如超过 15mmH$_2$O 应停止补液，并适当应用利尿剂；如低于 4mmH$_2$O，提示回心血量不足，应予快速补液，增加循环容量需要强调指出：CVP 主要反映右房负荷，而 PCWP（肺小动脉楔嵌压）主要反映左房负荷，两者并无一定的相连关系，也不能用 CVP 来评价左心功能。

（二）无创伤技术

心脏超声、核素技术、磁共振技术以及心阻抗技术和心机械图等无创伤技术，均有较重要发展。

四、血流动力学监测的临床评估

根据表 2-14、2-15、2-16 的资料，可为临床分型治疗及评价预后提供参考。

表 2-14　左心衰竭血流动力学分型及临床联系

类型	血流动力学变化		临床表现
	PCWP（mmHg）	CI（L/min·m^2）	
Ⅰ 代偿期	15～17	2.6～4.0	无心力衰竭表现
Ⅱ 后向性左心衰竭	18～19	>2.6	轻度肺充血
（肺充血）	20～24	>2.6	中度肺充血
	25～29	>2.6	重度肺充血
	>30	>2.6	肺水肿
Ⅲ 前向性左心衰竭	<17	2.2～2.7	亚临床抑制
	<17	1.8～2.1	出现灌注不足
	<17	<1.7	休克
Ⅳ 双向性左心衰竭	>30	<1.7	肺充血、肺水肿、休克（肺充血及灌注不足）

表 2 – 15 各种血流动力学状态的治疗原则

类型	CI（心脏指数）	肺毛细血管压（PCWP）	治疗原则
I	正常	正常	不需要特殊治疗
II	正常	升高	降低前负荷（利尿，扩张静脉药）
III	降低	降低	补充血容量，正性肌力药物
IV	降低	正常	降低后负荷（扩动脉药）和正性肌力药
V	降低	升高	综合 II 和 IV

表 2 – 16 心力衰竭临床和血流动力学分型及其预后观察

分型	肺充血 PCWP≥20mmHg	周围灌注不足 CI≤2.2L/min·m²	死亡率（%）临床	死亡率（%）血流动力学
I	（ – ）	（ – ）	1	3
II	（ + ）	（ – ）	11	9
III	（ – ）	（ + ）	18	23
IV	（ + ）	（ + ）	60	51

（刘宏伟）

第四节　心阻抗血流图无创伤性监测血流动力学技术

（一）概述

阻抗血流图是一种采用电生物阻抗技术，检测生物组织中血流动力学的技术。以心、肺、肝、脑最为常用的检测组织，如检测心脏血流动力学时，则称为心阻抗血流图（也称心阻抗图；ICG）；如检测肺循环血流动力学则称为肺循环阻抗血流图（也称肺阻抗血流图、肺阻抗图；IPG）。

1937 年美国 Nyboer 首次提出应用电生物阻抗技术进行血流动力学研究，于 1966 年由美国明纳苏达州立医院 Kubicek 提出计算心输出量的 Kubicek 公式，并与心脏功能的生理变化基本符合，目前已逐步在临床推广应用。1970 年俄国学者 HOBeKOφ 等，开展肺阻抗血流图研究，我国在 20 世纪 70 年代后期，系统研究肺心病的血流动力学变化，对肺心病早期诊断也有一定参考价值。以后国内不少学者观察心脏病患者血流动力学影响，取得许多有意义的成果。

（二）原理

阻抗血流图是采用电的生物阻抗技术，观察生物体器官或某一节段、区域在单位时间内容积变化。即：血流动力学引起身体某一节段的容积变化，这种容积变化可产生相应的电阻抗变化，记录此种阻抗变化即可能间接推测血流动力学改变。在测定心输出量时，把胸腔视作为一个圆柱体，将血液流入与流出胸腔而引起的阻抗值变化，按一定的数学模型推算出每搏的心搏出量和有关生理指标。

但不同的组织、体液及呼吸状态均可能引起相应阻抗变化。20 世纪 80 年代电脑技术引入生物阻抗研究，使其应用领域更为广泛，特别是阻抗 CT 对组织阻抗、血流动力学、局部肿块的判断研究，有重要价值。

（三）方法和仪器

国内外阻抗仪种类繁多，测定结果也有差异，给临床应用带来一定困难。国家医药管理部门批准和制订了阻抗血流图仪专业技术标准。在临床应用时，应采用符合专业技术标准的阻抗仪，用于心阻抗图、肺阻抗循环图等测定。

心阻抗图测定心输出量，目前多数采用 Kuoicek 或其改良公式。将四条带状电极，其中两条为接收电极带，分别围于并紧贴颈根部和胸部（剑突水平）皮肤；另两条为用发射电极带，一条围于颈根部上 3cm，一条围于剑突下 3cm。按心阻抗血流图全国暂行标准进行操作。将心阻抗微分波和同步记录的心电图、心音图，按公式计算，可得出四项生理参数：基础阻抗值（Z_0，计算单位为：Ω）、射血期（LVET，计算单位为：s）、C 波振幅（dZ/dt max，计算单位为：Q/s）、胸腔长度（L，计算单位为：cm）以及血液电阻率（p，计算单位为：Ω）。其正常图形见图 2－16（与心音图和心电图同时检测）。

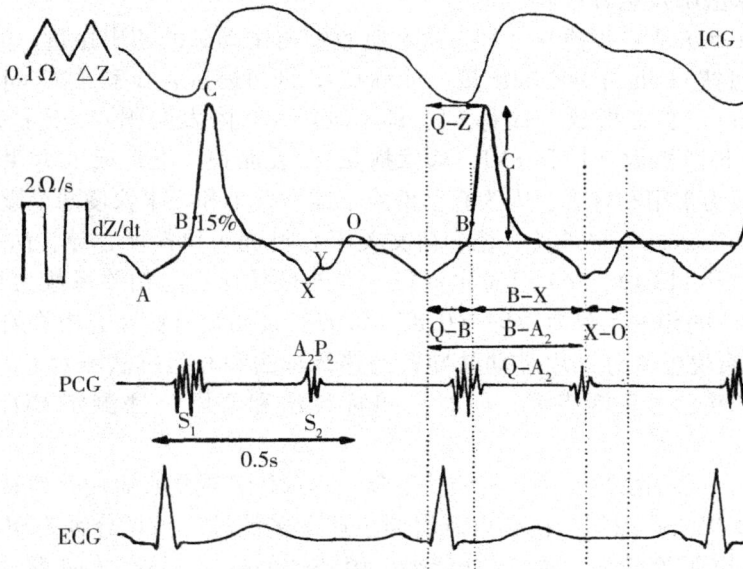

图 2－16 正常心阻抗血流图例

PCG 心音图；S_1 第一心音；S_2 第二心音；A_2 主动脉瓣关闭成分；P_2 肺动脉瓣关闭成分；B 点表示半月瓣开放成分，心室射血开始；B 点应校正 15%，如 C 波有升支切迹应以切迹为 B 点；ECG 心电图；dZ/dt 阻抗微分波（可分为 A dZ/dt、C dZ/dt、0 dZ/dt）

计算每搏量的 Kubicek 公式如下：

$$SV（每搏量，ml）= \rho \times \left(\frac{L^2}{Z_0}\right) \times VET \times dZ/dt（max）$$

举例：ρ 为 135（一般不测量，以常数 135 代入公式），L 为 24cm，Z_0 为 28Ω，VET 为 0.32s，dZ/dt（max）为 3.2Q/s 求 SV。代入公式：

$$SV = 135 \times (\frac{24}{28})^2 \times 0.32 \times 3.2$$

$$= 101.6 \text{ml/每搏量}$$

如心率为 75 次/分，则 CO（每分钟心输出量）为：CO（ml）× HR（beat/min）= $101.6 \times 75 = 7617.3 \text{ml/min} = 7.62 \text{L/min}$

如体表面积（BSA）为 1.68m²

则 CI（心脏指数）为：CO/BSA = 7.62/1.68 = 每分钟 4.54L/m²

则 SVI（心搏指数）为：SV/BSA = 101.6/1.68 = 60.5ml/m²

（四）临床应用

主要应用于测定心输出量、心室收缩时间间期、心阻抗微分波、基础阻抗观察及其派生指标等 5 个方面。

1. 测定心输出量　这是临床应用最早的指标。是人体生命信息和心脏泵功能的最主要指标之一。既往测定心出量主要用创伤性的心导管技术如 Fick 法、染料稀释法、热稀释法和用超声心动图来测定心输出量。而同心阻抗法测定心输出量是无创伤性、可连续监测、简便易行，深受临床医师及患者欢迎。

心输出量的表达方式有每搏量（即每次心脏收缩向主动脉的搏出血量，简称 SV，正常成人 60～120ml/每搏）；每分钟心输出量［简称 CO，即每搏量×心率（次/min），正常成人为 3.5～8.0L/min］；心脏指数［简称 CI，即 CO/BSA（体表面积），正常成人为每分钟 2.0～5.0L/m²］；每搏指数（简称 SVI，即每搏量/体表面积，正常成人为 40～80ml/m²）。其中以心脏指数最为常用和客观，因为它已消除了体格大小和心率快慢两个影响因素。

荷兰学者 Raaijmalers 等报道英、德、荷文关于心阻抗法和各种心导管法测定心输出量比较结果的文献，共 112 篇、164 组对比资料，与染料稀释法的相关系数为 0.82（0.75～0.87），与其他方法的相关系数为 0.91（0.87～0.93）证明均有良好的相关关系。国外学者报告了 24 例心力衰竭患者分别用肺动脉导管的热稀释法和心阻抗法测定 CO，其相关系数 0.87，另一组 11 例心力衰竭患者，同时用热稀释法和心阻抗法测定 CO，其相关系数为 0.91。

在心力衰竭时，心输出量几乎均有明显下降。本章作者观察心肌病心力衰竭患者的心脏指数均在每分钟 2.0L/m² 以下，在心力衰竭纠正后，多数可达到每分钟 3.0L/m² 以上。国内报告应用酚妥拉明治疗顽固性心力衰竭，用药 40min 后，SV 增加 44.5%，CO 增加 79.0%。英国 Thompson 等报告 17 例心力衰竭患者，注射西地兰前，CO 为 4.2L/min，注射后提高到 5.5L/min，表明用药后心输出量明显增加。美国 Kubicek 报告，心力衰竭患者的心输出量与体位有关，健康人卧位时心输出量比立位时增高；而心力衰竭患者则相反，卧位时反比立位时降低。

2004 年波兰华沙医学研究中心 Cybulski 等用动态心阻抗图技术，对高血压和心律失常 13 例患者，进行心阻抗图连续动态观察心搏出量，并和心脏超声多普勒的 306 次的数据对照，表明其相关系数为 0.828，证明监护的数据是有效和可靠的。

波兰华沙技术大学 Palko 等对 15 例心房颤动和扑动患者进行电复律治疗，并观察心阻抗图变化，心输出量在复律前为 4.4L/min；电复律并转为窦性心律后，增高到 7.0L/min。另对 4 例心动过缓经过电刺激，提高心率后，但是心输出量几乎没变化（因为心率提高，而每搏出量相应减少，见图2－17）。对窦性心动过缓的患者施行食管电生理检测时，提高心率后，每搏量明显减少，心率增快，但每分钟心输出量也没有明显变化（见图2－18）。这些变异符合临床血流动力学规律。

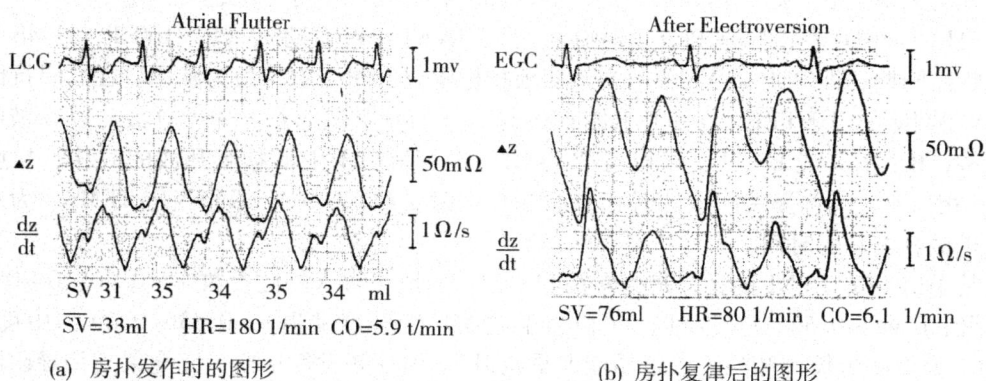

(a) 房扑发作时的图形　　　　　　　　　　(b) 房扑复律后的图形

图2－17　一例房扑患者电复律术前后的心阻抗图形

（a）房扑发作时SV（每搏量）仅33ml/每搏，HR（心率）为180次/分，而CO（每分钟心输出量）为5.9L/min；（b）通过电复律，恢复窦性心律，SV（每搏量）明显增加达到76ml/每搏，HR（心率）降为80次/分，而CO（每分钟心输出量）变化不大，为6.1L/min。提示由于心率减慢，尽管每搏量增高，但每分钟心输出量并没明显变化

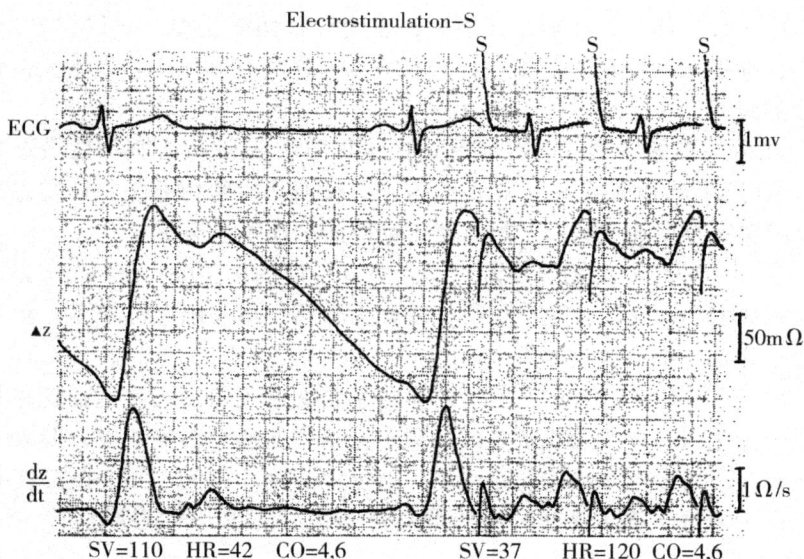

图2－18　一例窦性心动过缓的患者施行食管电生理检测的心阻抗图例

第一个心动周期的HR（心率）为42次/分，SV（每搏量）为110ml/每搏，CO（每分钟心输出量）为4.5L/min，42次/分；（b）通过食管电极刺激，心率提高到120次/分，SV（每搏量）明显降低到37ml/每搏，而CO（每分钟心输出量）无变化，仍为4.5L/min。提示由于心率加快，而每搏量明显，但每分钟心输出量并无变化

2. 用心阻抗图微分波，结合心电图、心音图测定收缩时间间期（STI）和舒张时间间期（DTI）

（1）STI 是一种无创伤性、唯一以时间为变量的测定心脏收缩功能指标，可用心阻抗图、颈动脉搏动图、心尖搏动图、超声心动图和核心功能学等方法进行测定。

STI 的常用观察指标是 PEP（射血前期）、LVET（射血期）、PEP/LVET、TEMS（总电机械收缩间期，即 PEP + LVET）。在该四项指标中以 PEP/LVET 最为常用。在心阻抗图中的 Q - B 间期即相当于 PEP，Q 为心电图 QRS 综合波的 Q 波的起点，如无 Q 波，以 R 波的起点来代替；B - A_2（或 B - X）即相当于 LVET，B 点相当于主动脉瓣开放的时相；X 点（或 A_2），相当于主动脉瓣关闭点的时相，即左心室射血期；Q - A_2 即相当于 TEMS，为左心室的电机械收缩总的时间。

其中以 PEP/LVET 的指标最为常用和实用。一般正常人的此参数应 <0.40；0.40 ~ 0.43 为可疑；0.44 ~ 0.52 为轻度延长（相当于收缩功能轻度减退）；0.53 ~ 0.60 为中度延长；≥0.61 为重度延长（相当于收缩功能严重减退）。但在频发性早搏、完全束支传导阻滞、心房颤动时，该评价指标应适当放宽。心力衰竭的过程往往出现 PEP 的延长和和 LVET 缩短，PEP/LVET 数值增大，并和心力衰竭程度有较好的相关关系。

（2）DTI 是反映心室早期舒张功能的指标，在心力衰竭临床观察中，往往是舒张功能减退引起，并非是收缩功能减退所致。在心阻抗图的 DTI 中，主要用 X - O 间期来评价舒张功能。X 点表示主动脉瓣关闭，O 点为左室快速充盈期的峰值。因为 X - O 间期为左室舒张早期时间，正常参数为 100 ~ 120ms。如大于 120ms 则提示有舒张功能减退。

如仅有 DTI 延长，而 PEP/LVET 无增大，表明舒张功能受损；如仅有 PEP/LVET 增大，而无 DTI 延长，则提示收缩功能受累；如既有 DTI 延长又有 PEP/LVET 增大，表示同时有收缩与舒张功能的减退。

3. 心阻抗微分波形的变化　心阻抗微分波（dZ/dt）是评价心脏功能最直观的指标，微分波有 A、C、O 三个波和 X 点。其中 A 波与心房收缩功能密切有关、C 波为左右心室射血所致、O 波反映左室早期充盈状态。X 点与主动脉瓣关闭不全有关。

正常 A 波的峰值位于心电图 P 波起点后，宽度均值约为 70ms，且 90% 为负向波，倒置的振幅 $0.12 \pm 0.09\Omega/s$，此波对左房负荷程度颇为敏感，但假阳性也较多，是一项反映左房负荷状态的敏感指标，但特异性略逊。

C dZ/dt 波（简称 C 波）与左右心室射血速率密切有关，当心室射血速率增快，C 波振幅增高，如心力衰竭时，C 波变成矮小波，提示心室射血速率明显减慢，健康成人 C 波振幅为 $3.60 \pm 0.60\Omega/s$，如在主动脉关闭不全时，多数大于 $4.2\Omega/s$，而在心力衰竭患者中多数 $1.0\Omega/s$。C 波出现双峰，提示存在心室协调功能障碍（如肥厚性心肌病伴主动脉瓣瓣下狭窄、室壁瘤等）。

O dZ/dt 波（简称 O 波）在健康成人中，是位于舒张早期的正向波，波幅应低于 $0.8 \Omega/s$（偶见 O 波平坦或低于基线）。但一般多采用 O/C 比值来表示 O 波的振幅变异，该比值是反映心室舒张功能和舒张功能性心力衰竭非常有价值的指标。健康成人 O/C 比值应小于 0.25，当 0.26 ~ 0.33 提示有舒张功能损伤可疑；0.34 ~ 0.50 提示有舒张功能轻度减退；0.51 ~ 1.0 提示有舒张功能中度减退；>1.0 提示舒张功能有明显减退（但在二尖瓣关闭不全者例外）；如 O/C 比值 >1.0 同时伴有明显气急不能平卧并出现下肢水肿，往往是冠心病和心肌病引起的心力衰竭；如 O/C 比值 >1.0，而无明显症状者，多数是风心病伴二尖瓣关闭不全。有学者曾观察一批二尖瓣膜置换术前后的患者的 O/C 比值的变化规律，100 例正常人的 O/C 比值均 <0.27，而二尖瓣术中测定其反流量大于 5ml/每搏者，其 O/C 比值均 >0.4，反流量大于 8ml/每搏者 O/C 比值均 >1.0。

　　2004 年德国学者 Berting 等报告经心脏超声和心导管检查证实的二尖瓣反流的 15 例患者，进行心阻抗图检测（其中 7 例施行二尖瓣置换术前后做过心阻抗图对比检测），证明所有 15 例患者均有明显的 O 波增高（也称 O Wave，简称 OW），其敏感性为 80%，特异性为 88%（对照组未见 O 波增高现象）；7 例二尖瓣置换术患者在术后 7 天复查，增高的 O 波全部明显降低。有学者认为：心阻抗图的舒张早期的 O 波变化，对诊断二尖瓣关闭不全有重要临床意义（见图 2-19 和图 2-20）。

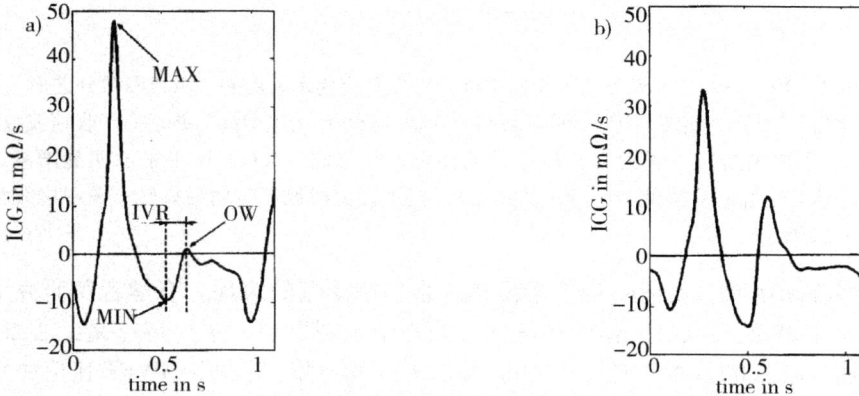

图 2-19　健康人和二尖瓣关闭不全患者的心阻抗图示意图

a. 健康人的心阻抗示意图
微分波收缩波（MAX）高，而 O 波（ow）低（IVR 为等容舒张期，从 MIN 即最低点到 O 波顶点）

b. 二尖瓣关闭不全患者的心阻抗示意图
二尖瓣关闭不全患者的心阻抗图微分波（MAX）降低，而 O 波明显升高

　　此外，O 波的形态也有重要临床意义。美国 Ramos 报道 81 例急性心血管病而进入 CCU 者，其中有 30 例有高大的异常 O 波，在出院后半年内有 16 例死亡（死亡率为 53.3%），而另 51 例在监护期间未见异常 O 波，出院半年后仅 2 人死亡（死亡率为 3.9%），两者有非常明显差异。因此 Ramos 认为，这种高大的异常 O 波，是心血管患者预后不良的警告信号。本文作者也观察到相似的结果，这种高大异常 O 波，提示存在着严重的舒张功能衰竭。但本文作者等曾观察 18 例 43 次心绞痛发作时 O 波及变化，其中有 37 次发作时 O 波明显增高（O/C 比值增高更明显），在心绞痛发作停止后 10min，无一例外均恢复原形，提示 O 波及 O/C 比值增高是心绞痛发作时心室舒张期负荷暂时增高的表现。

　　英国 Bowles 等用食管调搏诱发冠心病患者的心绞痛，发现心阻抗图 O 波及左室舒张末压均有明显增高（分别从 $0.65 \pm 0.5\Omega/s$ 和 8.3 ± 10mmHg 升高到 $3.1 \pm 1.0\Omega/s$ 和 15.8 ± 20mmHg）和射血分数相应降低，用硝酸甘油后 10min，O 波和舒张末压即恢复，射血分数也好转，认为心阻抗图 O 波增高和左室舒张末压、射血分数之间有密切关系，O 波增高是心肌缺血存在的可靠指标，能反映左室舒张功能和继发性左室容积变化的异常。

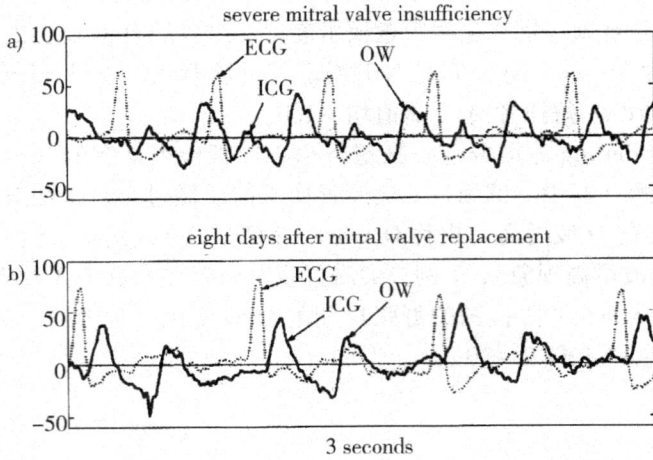

图 2 - 20　一例二尖瓣关闭不全患者进行二尖瓣置换术前后的心阻抗图微分波形

a. 为手术前的图形，收缩波（ICG）明显降低，O 波（OW）明显增高，并远高于收缩波数倍；

b. 为该患者于二尖瓣置换术后 8 天所记录的图形，收缩波（ICG）比手术前明显增高，O 波（Ow）比手术前明显相对降低（已低于收缩波），提示二尖瓣反流有明显好转。图中虚线为心电图（ECG）波形

国内许多临床研究，也证明 O 波增高是舒张功能受累的表现。有学者曾研究 15 例冠心病频发性心绞痛 38 次心绞痛发作前和发作时的心阻抗图资料，主要特点是：心绞痛发作时心输出量增加，心阻抗图微分波的 Cdz/dt 和 Odz/dt 均有增高，PEP/LVET 比值缩短。

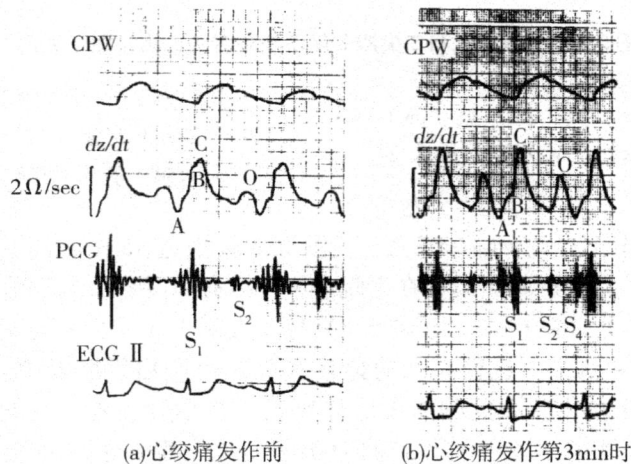

(a)心绞痛发作前　　　　(b)心绞痛发作第3min时

图 2 - 21　一例心绞痛发作前与发作时的心阻抗图例

曾某某，男，64 岁，冠心病，频发性心绞痛，4 ~ 5 次/d 发作。（a）为心绞痛发作前 2h 的图形；（b）为心绞痛发作第 3min 时的图形。第一道为 CPW（颈动脉搏动图），第二道为心阻抗图微分波（dz/dt），第三道为 PCG（心音图），第四道为 ECG（心电图）。发作前心阻抗图 Cdz/dt 为 1.6Ω/s，Odz/dt 为 0.1Ω/s，而在心绞痛发作时，Cdz/dt 增高为 2.0Ω/s，Odz/dt 的明显增高达到 0.8Ω/s（高出 7 倍）。心电图中见到 ST 段，压低更加增深

图 2－21 为一例冠心病心病心绞痛发作前和发作时的心阻抗图形，在心绞痛发作时心阻抗图微分波的 O 波有明显增高。在心绞痛发作停止后 3min O 波即恢复。

有学者曾观察冠心病伴心力衰竭患者的心阻抗图，也看到有不同程度的 Odz/dt 增高，这种增高可以用硝酸甘油等血管扩张药治疗和缓解（见图 2－22）。

心阻抗图微分波的 X 点增深，是反映主动脉关闭不全（AI）的重要指标，美国 Richard 报告，在 AI 的患者中 X 点明显变深，"X 波"面积增大，并与主动脉反流量有密切相关（r＝0.89），英国 Shieken 进一步定量分析主动脉反流量与"X 波"面积的关系，并提出 S/X 面积（C 波的面积为 S）比值，并划分出主动脉反流量轻、中、重的标准，如有重度反流，提示在近期内有发生心力衰竭的可能，应积极治疗。

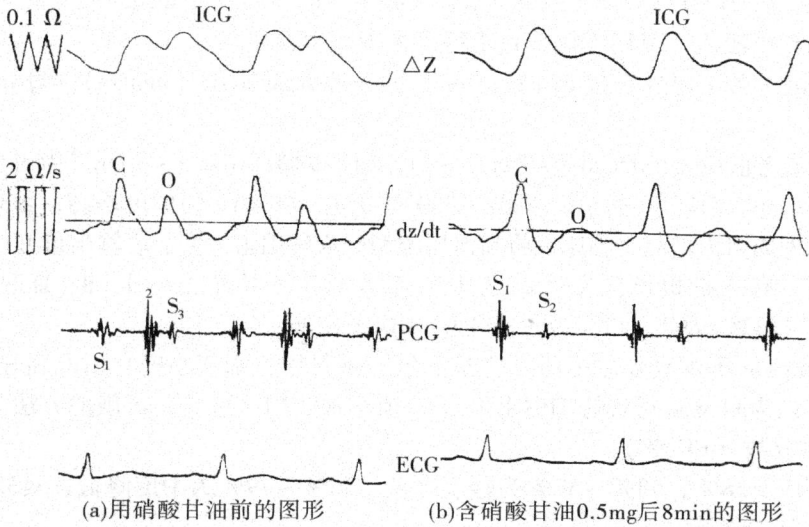

(a)用硝酸甘油前的图形　　　　(b)含硝酸甘油0.5mg后8min的图形

图 2－22　一例冠心病伴心力衰竭患者的用硝酸甘油治疗前后的 ICG（心阻抗）图形

杨××，男，58 岁，冠心病 10 年，近半年来并发心力衰竭，经常胸闷气急，本图为用硝酸甘油治疗前后的 ICG 图形，近半年出现胸闷和气急等心力衰竭症状。用硝酸甘油后可缓解。第一道为心阻抗图的 Z，第二道为心阻抗图微分波（dz/dt），第三道为心音图，第四道为心电图。（a）为用硝酸甘油前图形，（b）为含药后 8min 的图形。用药前有明显的舒张期 O 波增高，O/C 比值高达 0.5（正常应小于 0.25），提示舒张功能明显受累。经含用硝酸甘油后 8min 后，O/C 比值降到正常范围内（O/C 为 0.1）。提示患者的舒张期负荷得到改善（用药后心音图第三心音也消失）和胸闷气急症状也有好转

4. 心阻抗图的基础阻抗值（也称 Z_0 值）　是一项灵敏反映胸腔内体液增多的指标。当左心衰竭伴肺淤血或肺水肿时，Z_0 值会有明显下降。正常人胸腔 Z_0 值在 20Ω 以上。在临床上出现胸腔积液、脓胸、心包积液、肺水肿等 Z_0 值降到 20Ω 以下。Z_0 值降低 1.0Ω，相当于增加 $80 \sim 200$ml 胸腔积液（胸水或心包积液）。日本学者在胸外科手术后观察 Z_0 值变化，认为 Z_0 值低于 18Ω 往往提示预后不良。如在 18Ω 以上时，预后较好。国内范洪侠报道 100 例流行性出血热患者，发现在发热期 Z_0 值开始下降，在少尿期 Z_0 值最低，到多尿期 Z_0 值明显回升，以后逐步恢复正常 Z_0 值，对流行性出血热的诊断、临床分型、指导治疗、和估计预后均有重要指导意义。2005 年夏思良等对 56 例心力衰竭患者，观察心阻抗的基础阻抗

变化，并和 X 线胸部检查相结合进行对照，发现随着心力衰竭加重基础阻抗产生相应改变，可根据基础阻抗变化的数值，对心力衰竭患者肺部液体可进行量化和估测，简便、快速、灵敏和可靠。

5. 派生指标的临床观察

（1）总外周阻力（简称 Total Peripheral Resistance，TPR）：

由血压和心输出量两个生理参数得出。血压是采用平均压。

平均压计算公式如下：平均压（mmHg）＝1/3 收缩压（mmHg）＋2/3 舒张压（mmHg）。

例如：收缩压为 140mmHg，舒张压为 90mmHg，问平均压为多少？

代入公式；（140×1/3）＋（90×2/3）＝46.7＋60＝107.7mmHg

求得平均动脉压后，可用下例公式求得总外周阻力：

TPR（达因·秒·厘米 5 或 dyn·s·cm^{-5}）＝平均动脉压（mmHg）/每 min 心输出量（L/min）×80

成人正常参考值应 <1600dyn·s·cm^{-5}；（1601～2000）dyn·s·cm^{-5} 为可疑；（2001～2800）dyn·s·cm^{-5} 为轻度增高；（2801～3600）dyn·s·cm^{-5} 为中度增高；≥3601dyn·s·cm^{-5} 为重度总外周阻力增高。临床上将高血压类型分为外周阻力型、心输出量型、主动脉型和混合型等 4 型。有文献报道原发性高血压患者的 TPR（阻抗法），I、Ⅱ、Ⅲ型患者分别为（2098±699）、（2428±868）和（2969±1440）dyn·s·cm^{-5}。

英国 Thompson 等观察降血压药（普萘洛尔、肼屈嗪、柳苄心安）对高血压患者评价血流动力学时，认为阻抗法测获的 TPR 指标是一项非常实用、可靠、灵敏的方法。

（2）射血分数（EF,%）：

正常范围应≥58%，50%～57% 为轻度降低、36%～49% 为中度降低、≤35% 为明显降低。可按如下公式测算：

$$BF = \left(1.125 - 1.25 \times \frac{Q-B}{VET}\right) \times 100\%$$

举例：Q－B（射血前期）0.12s，VET（射血期）为 0.28s，求 EF（%）。代入公式：

$$EF = \left(1.125 - 1.25 \times \frac{0.12}{0.28}\right) \times 100\%$$

$$= （1.125 - 1.25 \times 0.429）\times 100\%$$

$$= 58\%$$

附肺循环阻抗血流图

（一）概述

肺循环阻抗血流图（impedance pneumography，简称 IPG），或称肺阻抗图、肺阻抗容积图（impedance pneuoplethysmography），或称肺血流图（theopneumography），或称肺循环阻抗图。IPG 与 ICG 的观察重点并不相同，后者主要分析微分波型变异，而 IPG 主要观察变动阻抗的波形（AZ）改变。

IPG 常见有 a、S、D 三个波。正常人 a 最矮小、S 波最高大、D 波紧接 S 波并略低于 S 波。a 波主要是左房收缩、肺静脉回流受阻，使肺静脉系统扩张充盈引起，反映舒张晚期肺循环容量的变动,与左房负荷密切有关,a波的峰值在心电图p波起点后约0.14s;S波是反映收缩期肺循环容量变动,主要是右心室收缩期向肺动脉射血,肺循环容量扩张引起,S波起点在心电图Q(或R)波后约0.11s;D波主要反映舒张早中期肺循环容量变化,起点在S波的降支上,与肺静脉容量变化及充盈有关。此外也可参考微分波变化,并结合同步记录的心电图和心音图,求得一些时间和振幅参数,对右室收缩与舒张功能也可做出客观评价。常用观察指标有Ha(a波振幅)、HS(S波振幅)、HD(D波振幅)、Ha/HS、HD/HS、Q-B间期(右室射血前期)、B-P_2间期(右室射血期)、RVET(右室射血期)。

(二)仪器与方法

基本与心阻抗图相同,但电极形状和放置部位不同。一般用4块2.5cm×3.5cm金属电极板,两块置于前胸部皮肤上(一块接收电极板贴于右锁骨中线第2肋间、另一块发射电极板置于其上3cm处);另两块置于右背部皮肤上(一块接收电极板贴于肩胛角,另一块发射电极板置于其下3cm处),具体操作可按肺循环阻抗血流图全国暂行标准执行。并与心电图、心音图同步记录,其正常图形见3-23。

(三)临床应用

主要用于无创伤性评价肺循环血流动力学和判别右室、左房负荷。常见的肺循环病理状态是肺动脉缺血、肺动脉充血和肺静脉淤血,特别对肺循环淤血的患者中,IPG有较好的临床应用价值。

(1)肺淤血:在各种原因导致的左心衰竭、左房负荷过重,均可引起肺静脉淤血,如冠心病、高心病的左心衰竭,风心病二尖瓣膜病,左房黏液瘤等的左房负荷过重等。在IPG检测中肺淤血的假阳性和假阴性低,特异性和敏感性高,是一项有较高价值的无创伤性肺淤血检测指标。肺淤血IPG的主要表现是D波明显增高或HD/HS比值增高。

在二尖瓣狭窄患者中,在纠正心力衰竭后和排除其他原因引起的右房负荷过重,有学者对30例二尖瓣狭窄手术患者观察,发现HD/HS比值和二尖瓣口狭窄程度有一定的相关关系(该比值在0.85~1.0,多见于轻度狭窄;1.0~1.2主要为中度狭窄;>1.2往往为重度狭窄)。在二尖瓣关闭不全的患者中,在舒张期往往出现D′波,即在D波后的又一尖峰,尖峰的顶点在心音图P_2后约0.12s,在二尖瓣关闭不全而反流量≥5ml/每搏,95%患者中均见D′波。反流量越大,此D′波越显高尖,如每搏反流量大于15ml,D′/D可高达1.5。此外,在左心衰竭患者用扩血管药物疗效评价时,可无创伤血流动力学监测,可随时观察波形改变并判断病理生理影响。扩张性心肌病心力衰竭时,同样有明显的HD/HS比值增高(见图2-24)。

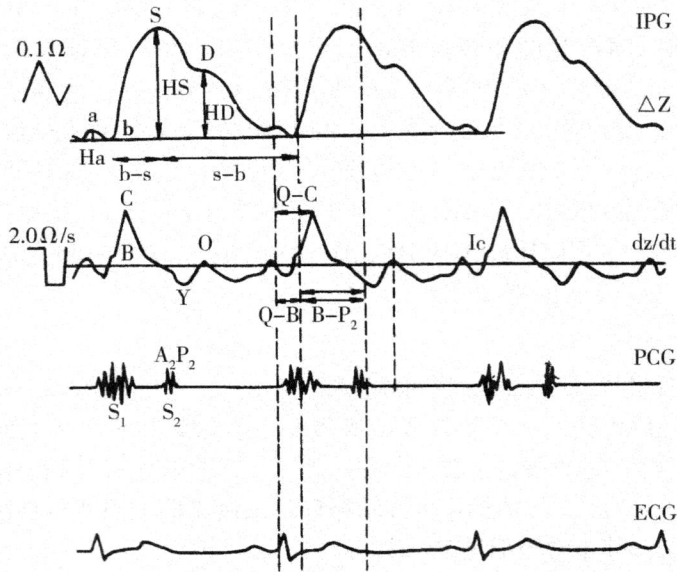

图 2 - 23　正常肺循环阻抗血流图例

　　肺循环阻抗血流图（IPG）的变动阻抗（AZ）的定标（0.1Ω）；a 波：心房波；S 波：心室收缩波；D 波：心室舒张波；Ha：心房波振幅（Ω）小于 0.03Ω；HS：心室收缩波振幅（Ω），0.2～0.38Ω；HD：心室舒张波振幅（Ω）0.12～0.30Ω；HDn：降中峡；Ha/HS：心房波/心室收缩波的振幅比值（0.1～0.3）；HD/HS：心室舒张波/心室收缩波的振幅比值（0.5～0.84）；b 点：收缩波的起始点；b - S 间期：上升时间（s）；S - b 间期：下降时间（s）；

　　肺循环阻抗血流图的阻抗微分波（亦称为一阶导数图，dz/dt）dz/dt：阻抗微分波的定标（2.0Ω/s）；

　　A 波（A dz/dt）：心房微分波速率；C 波（C dz/dt）：心室收缩微分波速率；

　　O 波（O dz/dt）：心室舒张微分波速率；O/C 比值应小于 0.25；

　　Y 点：肺阻抗微分波最低点；Ic：等容收缩波；

　　Q - C：右室收缩功能指数；B 点：肺血管床充盈开始；

　　Q - B 间期：右室射血前期（RPEP）；B - P_2：右室射血期（RVET）；

　　RSTI：Q - B/B - P_2，应在 0.24～0.40；P_2 - O：右室舒张功能指数，应小于 0.12s；

B - Y 间期：对于健康人，略长于右室射血期 20～60ms；

　　PCG：心音图；

　　ECG：心电图

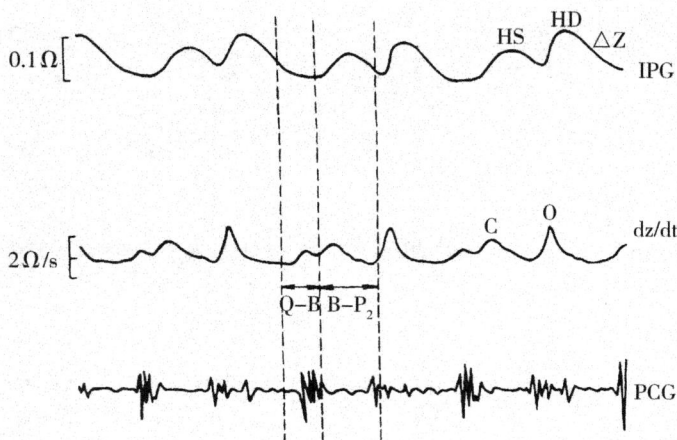

图 2 - 24　一例扩张性心肌病患者的肺循环阻抗血流图形

患者杨某某，男，42 岁，心悸和气急近 10 年近来症状加重，有心力衰竭和下肢水肿，X 胸片有肺淤血表现。IPG（肺循环阻抗血流图）△Z 的 HD/HS 明显增高，达到 1.54（正常应小于 0.84），O/C 比值高达 2.2（正常应小于 0.25），RPEP/RVET 0.59（正常应小于0.40），为提示有明显的肺淤血存在和右室功能减退

图 2 - 25 为作者观察记录的一例肺心病患者，用 6 道生理记录仪同步记录的心导管的肺动脉压力曲线、颈动脉搏动图曲线、肺循环阻抗血流图、心音图和心电图的图谱。对创伤性和非创伤性对照研究有重要意义。

（2）肺充血：主要是由左向右分流的室间隔缺损、房间隔缺损和动脉导管未闭，肺循环充盈过度。肺阻抗血流图呈现 HS 明显增高，可高于正常值的 1 倍或更多。在心外科手术并阻断左向右分流后，即明显降低（提示左向右分流和肺充血改善）。

（3）肺缺血：主要是肺动脉狭窄、肺动脉发育不全。肺阻抗血流图的特点是 HS 降低和S 波上升支倾斜。

（4）测定右室收缩时间间期（RSTI）：评价右室收缩功能有较好的参考价值。以 Q - B为右室射血前期（RPEP），B - P_2 为右室射血期（RVET），Q - B/B - P_2（RSTI）是评价右室收缩功能的有效指标。正常值应小于 0.43，如无房颤、频发性早搏、完全性束支传导阻滞等可按如下标准评价：0.44 ~ 0.60 提示右室收缩功能轻度受累，≥0.61 提示存在右室收缩功能明显受损。

此外，肺阻抗血流图在许多呼吸系统疾病也有临床应用价值（肺心病、慢阻肺、胸腔积液等）。

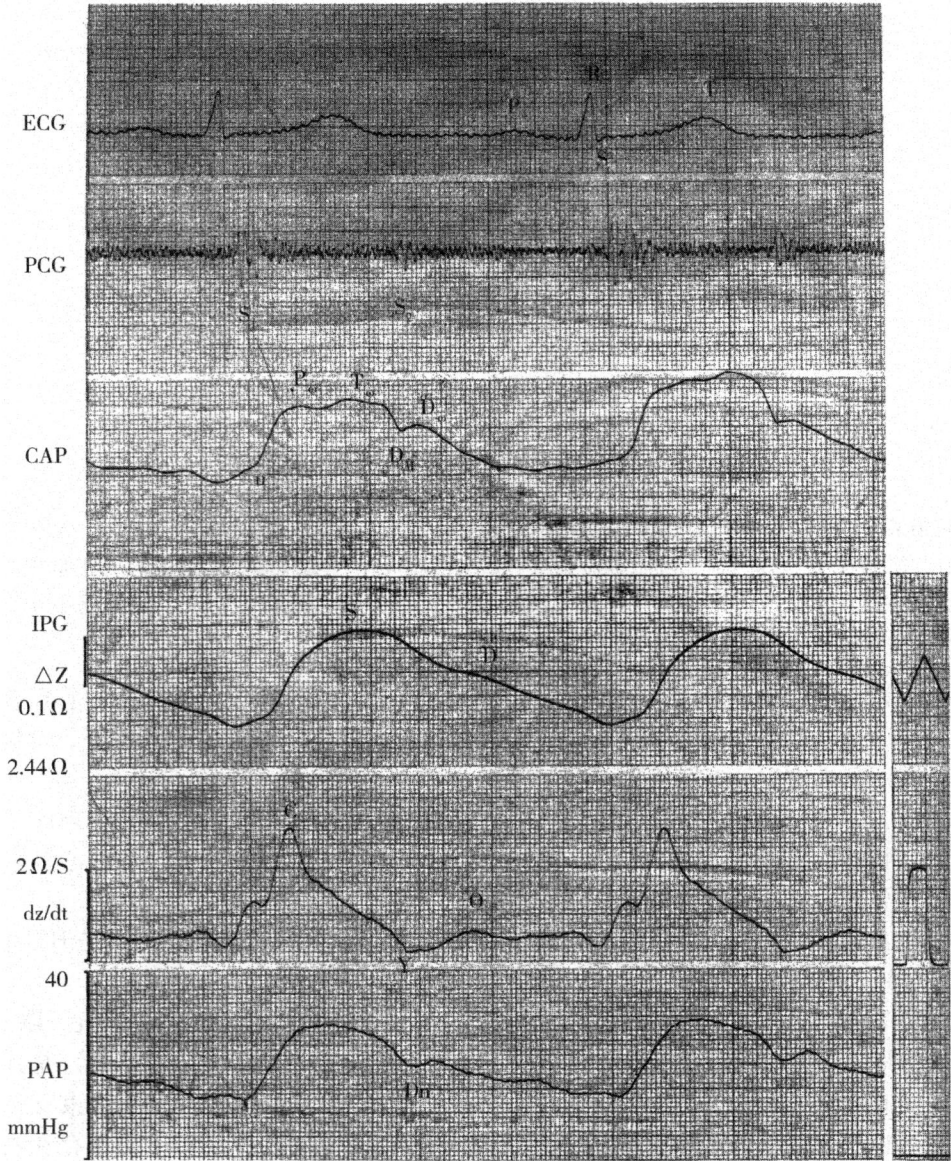

图 2-25　一例肺心患者创伤性心导管肺动脉压力曲线和非创伤性的肺阻抗图 6 道生理线

施某某，男，72 岁，肺心病反复发作 18 年，采用抗感染，抗心力衰竭治疗后病情已缓解。
采用 SJ-61 型六道生理记录仪在床旁进行右心导管检查，并同时做肺阻抗图监测。本图记
录速度为 100mm/s。

第一道为 ECG（心电图）；第二道为 PCG（心音图）；第三道为 CAP（颈动脉搏动图）；第
四道为 IPG 的变动阻抗（△Z）；第五道为 IPG 的微分波（dz/dt）；第六道为右心导管的肺
动脉压力曲线，PAP（肺动脉平均压）。

表明肺动脉压力已降到正常范围内，IPG 的图形各项指标也属正常范围

（张　帆）

第五节 心音图监护技术

在 19 世纪早期，Laennec 将听诊器应用于临床实践，心脏听诊一直到现在仍是对心脏患者诊断最常用和最基本的手段。20 世纪初 Lewis 应用弦线电流计创始了临床心音图的记录，并于 1909 年 Weiss 写下了第一部心音图学著作。以后随着电子技术的发展，心音图仪器设备有了极大的改进，临床应用心音图也日益广泛，其论文著作浩瀚如海，极大地丰富了心血管生理学和临床学，对各种心脏病变和诊断、病情演变、预后，提供了丰富的临床信息。

（一）心音图和心脏听诊比较

心音图（phonocardiogram，简称 PCG）在临床使用中有一定优越性及局限性。现将心音图与听诊器的听诊各自特点做一比较：

（1）心音图可以长期保存、随访比较，如治疗前后、手术前后的比较。听诊器很难达到此目的。

（2）心音图与心电图心尖搏动图、颈动脉图、颈静脉图、超声心动图、放射学心脏造影、同步记录可准确判断杂音出现的时相。并为收缩时间间期等心功能时相分析，提供心音的病理生理学准确相位关系。有时听诊器结合脉搏亦可初步判断，但不够精确。

（3）心音图可记录听诊不易辨别的第三心音、第四心音、收缩期及舒张期的额外音。

（4）心音图可分析心音分裂的存在和分裂的性质，而听诊则可能有一定困难。

（5）心音图可能发现被响亮杂音所掩盖或出现在响亮杂音之后的，而听诊时不易听出的心脏杂音。

（6）心音图检查可分析杂音的形态、频率、相对响度和时限，有助于判别杂音性质。心脏听诊器往往难以判别。

（7）心音听诊最为敏感的声音频率范围是 1000 ~ 5000 赫兹（周/s），如超过范围的可借于心音图来判别。听诊器听诊，可能因听诊医生的听力频率曲线而有所影响，有些有经验的老医师，也可能因年龄大而听力减退，影响了听诊的结果，而心音图可予以弥补。

（8）两个听诊较相似的杂音，可用心音图的药物或运动负荷试验加以鉴别，提高听诊的效果。

（9）心音图检查可作为疾病严重性及病程演变指标，如测定 $Q - S_1$（从 ECG 波群起点到心音图上第一心音第二部分之时距）和 $A_2 - OS$（第二心音的主动脉关闭成分至二尖瓣开瓣音的时距），可初步估计二尖瓣狭窄程度。

（10）心音图有助于某些先天性心脏病的分型，如心音图结合心导管检查资料，可对法洛四联症，按杂音形态、时间来确定肺动脉口狭窄的部位。

（11）心音图在教学上也有广泛应用价值，有助于学生正确掌握心脏听诊技术。

但是，心音图亦有一定局限性，其设备较昂贵，尚不能使所有医疗单位都具备；国产的心音图仪有些频率响应还不够；对运动或活动状态的心音变化记录亦有困难；轻度的肺动脉和主动脉关闭不全的杂音往往不能记录到，而听诊器听诊有时尚能闻及；心音图常常有伪迹混入造成分析困难；心音图一般亦难确定杂音响度和判别杂音来自心内或心外。因此，在诊断时必须听诊器、心音图相互配合，两者不能偏废。心脏听诊是内科和心血管科的重要基本功，是诊断心血管病最常用的手段之一。心音图是将心脏听诊的结果图像化，有其更为广泛的临床应用价值。

（二）心音图测定方法

（1）仪器：由心音换能器、频率滤波、放大器、显示和记录器四部分组成。

1）心音换能器：一般有动圈式及加速度式两大类。加速度式较灵敏，体积小，较适用。动圈式体积大，灵敏度略逊，但波型较清晰，尤其用低频心音较适合。还有放入心导管内的微型心音换能器。

2）频率滤波：通常有 L（低频、50Hz），M_1、M_2（中频 100、200Hz），H（高频 400Hz）四种。L 主要用于分析心音与心动周期关系；M 适用于记录正常心音与频率较低的杂音（如二尖瓣狭窄的舒张期滚筒样杂音）；H 适用于核对听诊的发现以及记录高频杂音，如主动脉或肺动脉瓣关闭不全的舒张期杂音。

3）记录器：常用描笔式、热笔式、喷笔式及位置反馈式、电脑打印等。描笔式与热笔式的笔杆或笔尖易与记录纸产生一定摩擦阻力，可能影响"频响"，引起一定程度的失真，尤其对高频成分影响较明显。喷射式是将"墨水射流"喷于记录纸上，无摩擦阻力，心音失真小，使用较理想。亦有用光线示波器扫描于感光纸的，但价格较昂贵。用电脑记录而在用激光打印机打印出的心音图已在临床应用。

（2）记录方法：一般受检者取仰卧位，解开胸部衣服。检查者结合听诊及临床需要，将心音换能器放置胸部适当部位，并根据心音的性质选择适当频率。记录速度一般用 50 或 100mm/s，必要时可用 200mm/s 或更多。记录时受检者一般宜暂停呼吸，以减少呼吸对心音的影响（如需要研究呼吸与心音关系者，另作别论）。心音图振幅宜调节至 15～20mm。

（三）正常心音图

一般成年人多数仅能扫描记录到第一、第二心音，而第三心音往往仅于少年儿童或较瘦的青年人描记到，第四心音正常人较少描记到（见图 2-26）。

第一心音　表示心室收缩期开始，由四个成分组成。①由 1～2 个低频低振幅振动，为心室肌收缩音。②由 1～2 个高频率、高振幅振动，是第一心音主要成分，一般认为由二尖瓣关闭引起。③频率亦较高，振幅亦较大，有人认为由三尖瓣关闭所致。既往不少文献曾认为是由半月瓣开放而产生，现在有人对此提出异议。④低频率、低振幅振动，血液喷入大血管所造成。第一心音标志心室肌收缩开始，起始于 QRS 波群起点后 0.02～0.05s，历时 0.10～0.15s。

第二心音　标志心室收缩期结束，舒张期开始，亦由四个成分组成，但一般仅能看到第二成分，第一、第三、第四成分往往不太清楚。①振幅小，频率低，是等容舒张期室肌松弛所致。②有两个或更多高频，高振幅组成，由半月瓣关闭、血流在大血管内的加速度和管壁振动所引起。一般前者为主动脉瓣所引起，后者高振幅振动为肺动脉瓣所致。在心尖区只有主动脉瓣成分，没有肺动脉瓣成分，肺动脉瓣成分在肺动脉瓣区最清楚。主动脉瓣成分应出现在颈动脉波降支切凹前 0.011～0.035s。③为低频、低振幅振动，为大血管壁及血柱振动所致，如果第 2 成分中有肺动脉瓣成分，则第 3 成分往往被重叠看不清。④是 1～3 个低频、低振幅振动，是房室瓣开放后又暂时关闭造成。第二心音历时 0.08～0.14s，起始于心电图 T 波结束或稍后 0.03～0.05s。

第三心音　在第二心音起点后 0.12 ~ 0.18s，持续 0.03 ~ 0.08s（平均为 0.05s），与心尖搏动图 F 点相对应，为心室舒张早期血液急速充盈引起心室壁、乳头肌、腱索振动所造成。卧位时以心尖区及左胸第 4 肋间最清楚，由 1 ~ 3 个低频、低振幅振动组成，其振幅应小于第二心音振幅的 1/3。生理性第三心音，约在 50% 的儿童及青少年中看到，尤其是胸部扁平者更易见到；而在 40 岁以上者见到第三心音，应考虑有心脏功能损伤。

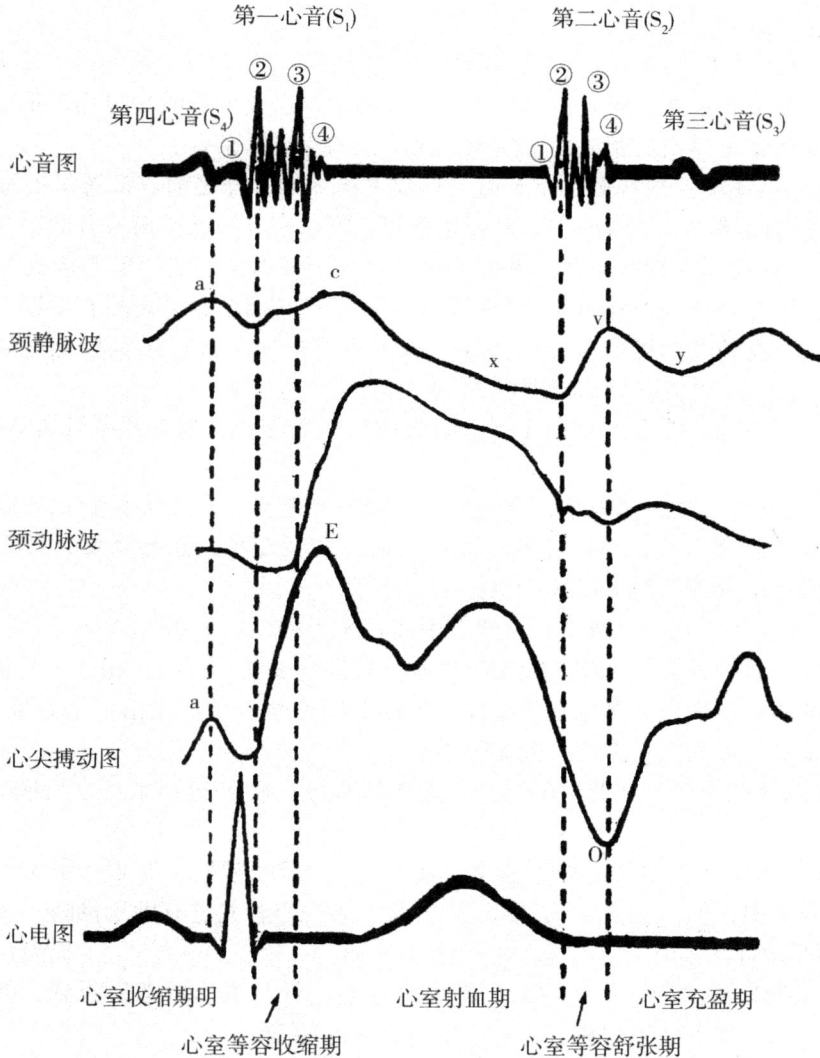

图 2 - 26　正常心音图例

第四心音为低频、低振幅 1 ~ 3 次振动，振幅应小于第一心音的 1/4，历时平均 0.05s，应出现在第一心音起始点前 0.07s 以内，是心房收缩后血液迅速进入心室，使心室肌突然振动产生，右房引起者在三尖瓣区记录最明显。如果振幅 > 第一心音 1/3、距第一心音时间超过 0.08s，几乎均为病理性第四心音。最近认为 P 波起点到第四心音越短，心室功能损伤越明显，预后越差。正常 $P-S_4$ 间期在右房为 $0.09 \sim 0.16s$，在左房为 $0.12 \sim 0.20s$。

（四）异常心音图

1. 收缩期杂音　分为喷射性（由通过狭窄通道产生）和反流性（血液反流引起）杂音两种。

（1）喷射性杂音：

1）房间隔缺损：杂音呈不典型的菱形，持续时间较短，约占收缩期的 2/3。并伴有第二心音亢进和分裂。

2）肺动脉瓣狭窄：杂音呈菱形，菱峰在收缩中期，持续时间较长，可超过第二心音主动脉瓣成分。狭窄严重者，菱峰后移，第二心音肺动脉瓣成分有明显降低。重度狭窄者在三尖瓣区可记录到收缩早期的相对性三尖瓣关闭不全的反流性杂音。

3）主动脉瓣狭窄：杂音多终止于第二心音主动脉瓣成分之前。杂音呈菱形，狭窄愈严重，杂音持续时间越长，振幅愈大，菱峰愈后移，第二心音主动脉瓣成分的出现相应延迟。

4）法洛四联症：右室漏斗部或者肺动脉瓣狭窄较轻则杂音的幅度常较高。菱峰多出现于收缩中期，第二心音肺动脉瓣成分振幅降低。狭窄严重者，杂音菱峰在早期，振幅低，历时较短，第二心音肺动脉瓣成分几乎消失。狭窄极严重时，杂音振幅极低，甚至消失，P_2 与 A_2 相重，并有主动脉瓣区收缩期喷射音。

（2）反流性杂音：杂音紧接连于第一心音后，一般为一贯型，亦可呈递减型或递增型，出现于全收缩期。

1）室间隔缺损：如缺损较小，杂音呈一贯型或递增型；缺损大伴肺动脉高压者，杂音呈平顶型，P_2 亢进伴分裂；伴重度肺动脉高压时，杂音变短，振幅降低，常有肺动脉喷射音。肌部缺损者杂音多呈菱形或递增型；

2）二尖瓣关闭不全：递减型：杂音频率高，见于轻度二尖瓣关闭不全、乳头肌功能失调和腱索断裂。后两者常伴收缩中晚期喀喇音，且杂音多变。当心律快、负荷加重时，杂音增强，反之减弱；递增型：多见于单纯性二尖瓣关闭不全，杂音在第二心音前达到最高峰；一贯型：频率高，常见于严重二尖瓣关闭不全；

3）三尖瓣关闭不全：杂音频率高，占据全收缩期，到 P_2 处结束，多为递减型。吸气时振幅增大；

4）特发性肥厚性主动脉瓣瓣下狭窄（IHSS）：杂音的频率、振幅和形态变异较大，有时酷似室间隔缺损，但可记录到 S_4 及 S_2 逆分裂。第一心音亢进有助于诊断。

2. 舒张期杂音

（1）舒张期反流性杂音：此种杂音频率高。响度低，听诊器常易听到，但在心音图中反而难于记录到，这点必须注意。心音图中为高频递减型。

1）主动脉瓣关闭不全：第二心音主动脉瓣成分后即出现杂音，先有极短的递增，然后长时间递减，可占舒张期的前 1/2 或 3/4 甚至全部过程，持续时间越长、关闭不全程度越严重。但在极严重的关闭不全或心衰时，杂音可变短以至消失；

2）肺动脉瓣关闭不全：肺动脉瓣关闭不全在器质性病变较少见，杂音见于舒张早期、中期，频率低，历时长，先递增后递减，第二心音肺动脉瓣成分振幅减轻或消失。功能性肺动脉瓣关闭不全比较多见，杂音出现在舒张早期，频率高，历时短，呈递减型，第二心音肺动脉瓣成分振幅高大，常有收缩期喷射音及喷射性收缩期杂音。

（2）舒张期充盈性杂音：常见于二尖瓣狭窄。轻度狭窄呈递减型，持续时间短；中度狭窄杂音持续时间较长，虽递减型，而于收缩前期出现增强；严重狭窄时，杂音振幅降低，持续时间亦缩短，甚至舒张期杂音可消失。"功能性"二尖瓣狭窄杂音出现略迟，历时短，多局限于舒张中期。

3. 连续性杂音　杂音起始于第一心音之后，逐渐增强，至第二心音时最响，以后又逐渐减弱。杂音连续于收缩期和舒张期，其间无中断。

（1）动脉导管未闭：杂音始于第一心音后 $0.03 \sim 0.06s$，中频，递增型。高峰在 S_2 处或其前，常掩盖 S_2，继之为舒张早期、中期渐减型杂音，从而形成持续于收缩和舒张期的大菱形杂音。菱峰于第二心音处，呈连续性杂音。

（2）主动脉窦（乏氏窦）动脉瘤：动脉瘤破裂血流常进入右心。本病杂音性质与动脉导管未闭相似，但位置较低，常于胸左第 $3 \sim 5$ 肋间处，舒张期杂音振幅增高，有助于鉴别。

此外，冠状动脉瘘、主-肺动脉间隔缺损、肺动静脉瘘、支气管动脉侧支循环、主动脉或肺动脉缩窄亦可出现连续性杂音。

4. 额外音　是在正常心音之外出现的额外音，与心脏杂音不同，额外音所占的时间为 $0.01 \sim 0.08s$，接近一般正常心音所占时间。

（1）收缩期额外音（喀喇音）：振幅较高，在第一心音第二成分开始后 $0.05 \sim 0.14s$（平均 $0.07s$）在心电图 QRS 波群后 $0.14s$ 处。听诊时往往与第一心音分裂难以鉴别，而心音图可帮助鉴别。

1）收缩早期额外音（肺动脉收缩喷射音）：见于原发性或继发性肺动脉高压、原发性肺动脉扩张、轻中度肺动脉瓣狭窄、房间隔缺损和异位肺静脉引流。主动脉收缩喷射音。见于主动脉瓣狭窄、主动脉缩窄、主动脉瓣关闭不全、高血压、法洛四联症、永存动脉干、马方综合征、肺动脉闭锁、主动脉硬化等。

2）收缩中期额外音：出现于第一心音以后 $0.08s$，可由心脏以外的邻近器官随心跳振动而引起，如心包膜粘连、胸膜心包粘连、气胸等。体位变化时可能变异或消失。

3）收缩中晚期额外音：发生在第二心音之前，振幅较高，如伴有收缩晚期杂音，则主要见于二尖瓣脱垂综合征（Barlow 综合征）。这种杂音有重要的诊断价值。

此外，缺血性乳头肌功能失调、室壁瘤、心肌病亦可能有收缩晚期喀喇音。

（2）舒张期额外音：有舒张期三音律（舒张期奔马律、收缩期前奔马律、重叠型奔马律）、舒张期四音律、二尖瓣拍击音、心包叩击音、肿瘤扑落音等，常需与其他三音律鉴别（详见表 2-17）。

（3）其他额外音：在人工机械瓣膜换置术后常有额外音，尤其球笼瓣和碟瓣，由球或碟撞击金属瓣环、支架或再弹回所引起。在安装人工心脏起搏器后，由于脉冲电流刺激，引起局部胸壁肌肉收缩而出现额外音。这几种额外音与机械活动的时期相对应。

5. 心音的强弱与分裂

（1）第一、第二心音同时强弱变化：听诊比心音图更易观察到这个现象。

1）胸部传导心音组织情况：瘦长者及儿童胸壁薄，第一、第二心音均增强；肥胖者胸壁厚，第一、第二心音均减弱；肺气肿、左侧胸膜炎、心包积液时，阻碍心音传向体表，故第一、第二心音亦减弱。

2）心室收缩力及心排血量：甲状腺功能亢进、发热、高血压、活动后、情绪紧张等情况下心室收缩增强，心排量增加，两个心音均增强；反之，甲状腺功能减退、心肌梗死、心肌炎、休克、心衰时，心室收缩则减弱。

（2）第一心音的强弱变化：与房室瓣关闭时的速度及幅度、瓣膜病变程度、心室收缩时房室瓣的位置、心房收缩起始至心室收缩起始之间的时距和心肌收缩力均密切有关。第一心音亢进多见于二尖瓣狭窄、伴有大量左向右分流的先天性心脏病、二尖瓣脱垂综合征、左房黏液瘤及心肌收缩力增强（运动、发热、甲亢）等；第一心音减弱者见于二尖瓣关闭不全、P－R间期延长等。

（3）第二心音的强弱变化：肺动脉瓣区第二心音亢进见于肺动脉高压、肺循环阻力增高、肺动脉瓣关闭有力；主动脉瓣区第二心音亢进见于高血压、体循环阻力增高、主动脉瓣关闭有力。反之，主动脉或肺动脉瓣狭窄时，第二心音减弱。

（4）第一心音分裂：是指该心音第二与第三成分间距增大（＞0.04s）。多见于完全性右束支阻滞，偶见于严重二尖瓣狭窄、室性早搏、三尖瓣下移畸形、肺动脉高压、左室人工心脏起搏及完全性左束支阻滞。

（5）第二心音分裂：系该心音第二成分中的主动脉瓣成分与肺动脉瓣成分间距增大（达到0.04～0.08s）。产生原因是肺动脉瓣关闭时间落后于主动脉瓣关闭时间（正常落后时间应在0.026～0.03s）。主要见于完全性右束支阻滞，有大量左向右分流的一些先天性心脏病、左心室排血时间缩短（主动脉瓣提前关闭）、右心室排血受阻（肺动脉瓣口狭窄或肺动脉高压）以及原发性肺动脉扩张（肺动脉缺乏弹性）。

此外，亦可出现第二心音逆分裂（反常分裂），即肺动脉瓣成分出现在主动脉瓣成分之前，用心音图与颈动脉搏动图同步记录即可诊断。正常情况下第二心音第二成分的主动脉瓣关闭在颈动脉图切凹前0.02s，肺动脉瓣关闭成分与切凹相对应或稍后0.01～0.05s，如果两个成分均在切凹前，提示有逆分裂存在。主要见于左束支传导阻滞、人工右室起搏、左室排血受阻（主动脉瓣口狭窄或重度高血压）等。

第二心音分裂在听诊时需要与二尖瓣拍击音和第三心音相鉴别，并有一定难度，而用心音图则较易做出鉴别。

临床常见的三音律特点列于表2－17。

表2－17　临床常见的三音律特点

心音	影响部位	时间	性质	临床意义
生理性第三心音	心尖区或三尖瓣区	第二心音后约0.15s	振幅低，时间短于第二心音	见于30岁以下的正常儿童及青年
生理性第四心音	心尖区或胸骨左缘下部	第一心音前0.07s以内	振幅应小于第一心音的1/4	正常幼儿及少数老年人
室性奔马律（病理性第三心音）	心尖区（左心）及胸骨左缘第4至第5肋间（右心）	第二心音后约0.15s	振幅为第一心音最高振幅的1/4～1/2	出现于心脏扩大及心肌损害时，如心力衰竭、二尖瓣关闭不全、心肌炎、心肌病

续 表

心音	影响部位	时间	性质	临床意义
房性奔马律（病理性第四心音）	心尖区或胸骨左缘下部	第一心音前 0.07s 以上	振幅应大于第一心音的 1/3	见于左、右心室负荷过重，如高血压、冠心病、心肌炎、心肌病、重度肺动脉瓣狭窄、肺动脉高压、三尖瓣下移畸形等
重叠型奔马律	心尖区及胸骨左缘下部	第二心音后 0.15 ~ 0.18s	振幅较高、频率丰富、时间略宽	由于心动过速，使舒张期缩短或 P－R 间期延长，使室性及房性奔马律重叠
二尖瓣拍击音	胸左 3 ~ 4 肋间或心尖区	A2 成分后 0.07s 左右，与心尖搏动图 O 点相对应	振幅稍高，频率亦较高	二尖瓣狭窄
心包叩击音	心尖区及胸骨左缘下部	离第二心音较近，0.05 ~ 0.13s	中等频率，历时短促	缩窄性心包炎
肿瘤扑落音	心尖区内侧及胸骨左缘 3 ~ 4 肋间	在第二心音后 0.08 ~ 0.12s，略晚于二尖瓣拍击音	振幅较低	常见于左房或右房黏液瘤
短促舒张期杂音	心尖区	距第二心音约 0.15s	振幅低，短促轻度二尖瓣狭窄	
过早搏动的心音	心尖区	距第二心音较远，有时有变动	较正常第二心音振幅低而持续时间短	由过早搏动而引起
第二心音分裂	肺（主）动脉瓣区	为第二心音第二成分，两个振幅相距 0.04 ~ 0.08s	两个振幅相近	正常人随深呼气，两个振幅间距加大，呼气缩小，>0.04s 为病理性分裂
第一心音分裂	心尖区或三尖瓣区	为第一心音组成成分，二、三成分间距 >0.04s	两个振幅相近	听诊时与第四心音、收缩早期喀喇音易混淆，在心电、心音同步记录，即可辨别
收缩早期喀喇音	心尖区或肺（主）动脉瓣区	在第一心音之后约 0.07s	振幅高，持续时间较短	听诊时容易混淆，心音图易鉴别（因为在第一心音后）
四音律	心尖区及胸骨左缘下部	第二心音后 0.15 ~ 0.20s 有两个心音	分别高于生理性第三、四心音的振幅	同时出现室性及房性奔马律

　　心音图经过近百年来的发展，仍是心脏内外科医师常用手段。但随着心导管介入技术的应用，有部分医师有时出现忽视心脏听诊和心音图倾向，应引起注意。能用简便无创的方法解决的，就不要用创伤的技术监测。听诊和心音图仍是内科医师的基本功。

　　一种随身携带式微型心音图设备已有研究（带有小型液晶显示屏幕，见图 2 - 27），可放在医师口袋中随身携带，可大部分代替听诊器功能，又有主要心音图机的功能，随时放在患者胸前皮肤上，显示患者实时心音图，并可储存一定心动周期，如 60 ~ 300s 心音图或/和同步记录心电图的功能，必要时可输入专用电脑、加以储存、上网络传送和远程会诊等，并在临床开始使用。这将给临床医师的听诊技术，给以莫大的帮助。心脏创伤与非创伤技术相结合是一个重要发展方向，使心音图和多种非创伤检测技术，特别是和影像技术相结合，是心音图有发展前途的重要领域，例如可为心脏超声图观察时的时相标志以及结合临床的心脏瓣膜病变的形态学变化和心音信号同步分析，可为临床提供更多诊断信息。

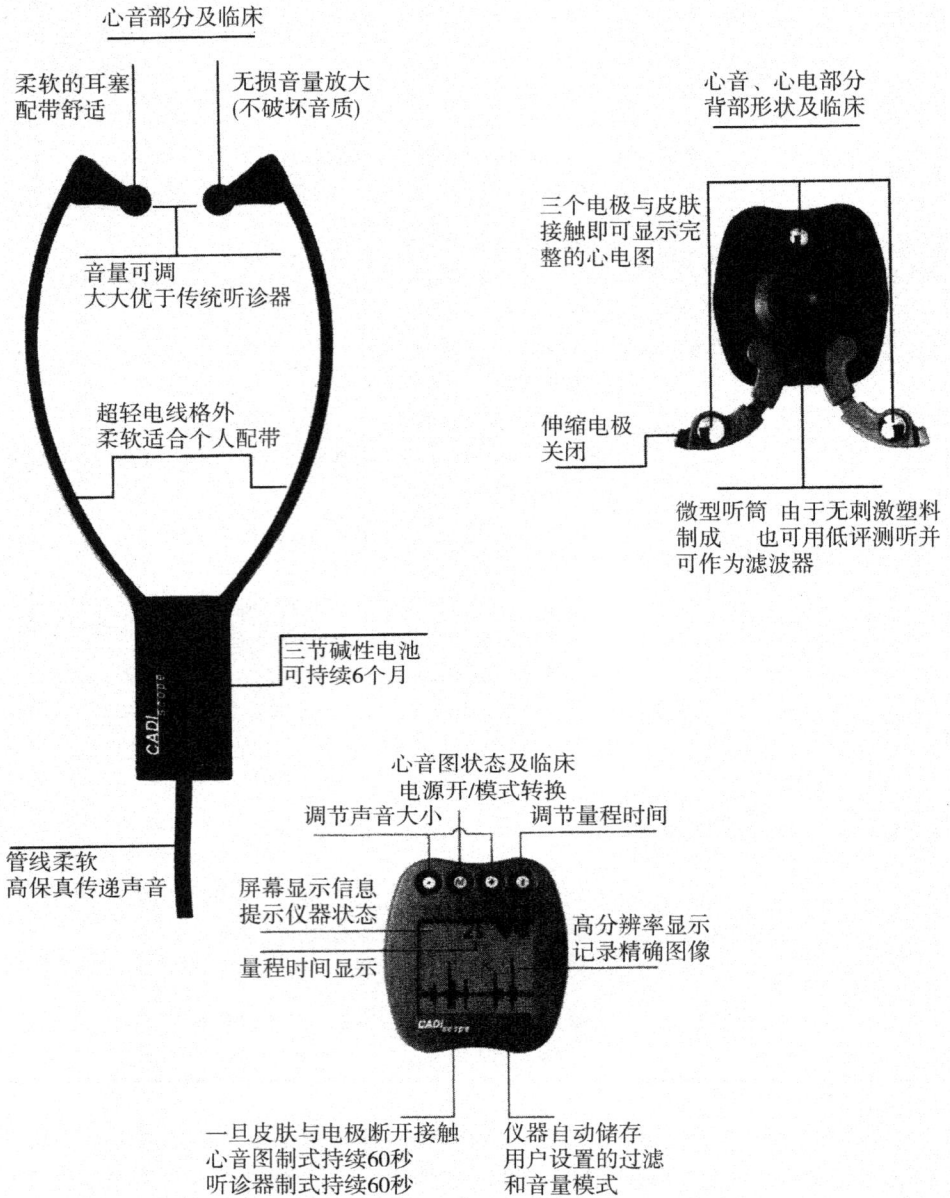

心音部分及临床

柔软的耳塞
配带舒适

无损音量放大
(不破坏音质)

心音、心电部分
背部形状及临床

三个电极与皮肤
接触即可显示完
整的心电图

音量可调
大大优于传统听诊器

超轻电线格外
柔软适合个人配带

伸缩电极
关闭

微型听筒 由于无刺激塑料
制成 也可用低评测听并
可作为滤波器

三节碱性电池
可持续6个月

管线柔软
高保真传递声音

心音图状态及临床
电源开/模式转换

调节声音大小

调节量程时间

屏幕显示信息
提示仪器状态

量程时间显示

高分辨率显示
记录精确图像

一旦皮肤与电极断开接触
心音图制式持续60秒
听诊器制式持续60秒

仪器自动储存
用户设置的过滤
和音量模式

图 2-27　携带式电子心音图听诊器

上图为电子心音图主要设备，下图为其显示屏幕。该种电子听诊器，可以显示心电图形和心音图形，实时了解患者的心音和心电图形，是非常方便的家庭心脏监护设备。

（李　霞）

第六节 心脏负荷试验

心脏负荷试验即通过各种有效的，能增加心脏氧耗量的方法（如运动、药物、物理等）进行测定心肌负荷状态的情况及变化。目前在临床上常用的负荷试验，大体上分为心脏运动负荷试验、药物负荷试验和其他负荷试验三类。通过这三类负荷试验后，以了解或者排除冠状动脉粥样硬化性心脏病或是分析心肌在高耗氧情况下的变化。当有冠状血管供血不足时心肌血流量减少，因而在临床上会产生心绞痛的发作，血压下降；在心电图上会出现缺血性ST段及T波变化或心律失常等。在超声心动图上将发生节段性室壁运动异常，心功能减退，心搏量的改变。负荷试验能显示出心肌组织血流量、心功能及代谢等方面的变化。成为临床冠心病诊断和疗效评定的重要辅助手段之一。

当前，心脏负荷试验的主要方法常用的有活动平板运动试验以及潘生丁、腺苷等药物负荷试验和心房调搏负荷试验等。负荷中监护和评估和分析的方法常有心电图监护、超声心动图、放射性核素显像、造影等方法。心脏运动负荷试验中，既往曾用二级梯运动试验（Maste试验）和自行车踏车运动试验，由于评定方法欠客观、安全性差、敏感性不够，目前在我国已很少应用，我国主要采用活动平板运动负荷试验（但少数医院还采用自行车踏车运动试验）。

心脏负荷试验的目的是通过一定量的运动或药物，导致或诱发心肌缺血、功能失常，以此方法来判断隐性冠状动脉硬化性心脏病，筛选某种职业、工种的冠状动脉储备能力的评估。也可进一步了解冠心病的病变程序、预后、药物治疗结果等。

心脏运动负荷试验常用评价指标可参考表2-18。

表2-18 心脏运动负荷试验心电图常用评价指标

结果		疾病		评价指标	
		有	无		
试验结果	阳性	真阳性a	假阳性b	阳性预测值	$\frac{a}{a+b}\times100\%$
	阴性	真阴性c	假阴性d	阴性预测值	$\frac{c}{c+d}\times100\%$
评价指标		敏感性	特异性	患病率	$\frac{a+c}{a+b+c+d}\times100\%$
		$\frac{a}{a+c}\times100\%$	$\frac{d}{b+d}\times100\%$	准确性	$\frac{a+d}{a+b+c+d}\times100\%$

注：①敏感性（sensitivety）：病例组中诊断试验阳性者的比例。反映该试验方法检出病例的能力，未能诊断出来者为漏诊，敏感性越高，漏诊率越少。漏诊率=1-敏感性。敏感性只和患者组有关。

②特异性（specificity）：非病例组中诊断阴性者的比例，反映该试验方法排除非病例的能力，特异性越高，误诊越少。误诊率=1-特异性。特异性则涉及非患者组。

③预测值（predictive value）：由敏感性、特异性和所检查人群的患病率所决定。一般而言，敏感性越高，阴性预测值越高；反之，特异性越高，则阳性预测值越高。

④准确性（accuracy）：反映诊断的一致性，也称为诊断效能（efficacy）。一般地说，敏感性和特异性越高，准确性也高。

一、活动平板运动负荷试验

心脏运动负荷试验主要作用是：当心脏通过一定量的运动负荷后，其心肌需氧量会增加，当冠状动脉供血正常时，除出现气促、心率加快等临床表现外，一般没有显著的病理变化；而当有冠状动脉供血不足时，常常在运动负荷时产生胸闷、胸痛或其他一些临床表现，在进行一些物理检查时会出现异常变化，如心电图上会出现异常的 S-T 段、T 波变化、心律失常等；在超声心动图上心功能指标出现异常或左室出现节段性活动异常；通过放射性核素显示或造影检查，运动负荷试验可判断冠状循环是否有能力增加供氧能力。

但是运动负荷试验后并非每一例冠状动脉硬化性心脏病都有典型变化。其原因是直至今日还不能确定冠状动脉狭窄到底要达到什么样的程度，才能确定为冠状动脉显著狭窄。有人曾做动物试验证实，当冠状动脉狭窄程度达到85%时，冠状动脉血流量才呈现减少；而在运动时冠状动脉狭窄的程度至少要达到50%以上时，冠状动脉血流量才能显著减少。人体在活动时，当心率加快、血压上升、心肌收缩力增加时可导致心肌氧耗量增加，因而心率可作为运动时心肌耗氧的指标及运动负荷的量。

（一）试验前准备和注意事项

（1）饱餐后不宜进行心脏负荷试验，需要隔2h后才可进行试验。

（2）执行心脏负荷试验者，必须认真采集病史，进行体格检查，谨慎审查受试者的适应证和有无禁忌证。

（3）受试者在负荷前应停服影响负荷试验的药物，如洋地黄、心得安及扩血管药物等。

（4）在运动负荷时应由有经验的医师监督执行，遇有不测时及时终止，并在检查室内准备好各种抢救物品及药物。

（5）在运动前应嘱受试者遇有任何不适时，应立即告诉执行医师，以便及时进行处理。

（二）活动平板运动负荷试验的适应证及禁忌证

（1）适应证：

1）冠心病的辅助诊断；

2）心脏病的内外治疗疗效评定；

3）在冠心病中筛选高危患者进行心外科旁路手术或冠状动脉支架术前；

4）心肌梗死患者出院前，了解有无残存心肌缺血；

5）评价心脏功能，估量患者劳动能力；

6）体育疗法运动处方的依据；

7）飞行员体检；

8）运动员体力状况的评定。

（2）禁忌证：

1）新近有急性心肌梗死者或有严重并发症；

2）不稳定性心绞痛；

3）严重心律失常、快速心动过速、莫氏Ⅱ度及高度 A-V 传导阻滞：

4）有明显心力衰竭者、重度高血压（收缩压＞200mmHg）；

5）有严重心功能不全；

6）急性全身性疾病；

7）有严重主动脉瓣狭窄和关闭不全者、梗阻性肥厚型心肌病；

8）严重疾病，如严重关节炎或关节畸形；

9）急性心肌炎或心包炎；主动脉夹层分离。

（3）运动负荷终止指征：

1）出现典型心绞痛、心肌梗死者；

2）收缩压下降≥10mmHg或收缩压≥210mmHg者；

3）运动后心率不增加，甚至有所下降者；

4）试验中出现严重性心律失常，如室性心动过速、室上性心动过速、多源性室早、室早二联律和Ⅱ度～Ⅲ度、A－V传导阻滞者；

5）出现呼吸困难、发绀、头晕、眼花、步态不稳、脸色苍白、运动共济失调、体力不支，不能继续运动，有虚脱现象；

6）已达到预计运动量者；

7）心电图S－T段水平或下斜型压低≥1.0mm或抬高≥1.0mm者。

（4）安全性：活动平板运动负荷试验的安全性是取决于严格掌握禁忌证、正确掌握运动终点和对于并发症的迅速准确处理，通常安全性是高的。但是文献统计数据表明，因活动平板运动负荷试验的死亡率为10/100 000和诱发心肌梗死或严重心律失常而需住院者为24/100 000。其他少见的并发症有缓慢性心律失常、心力衰竭、低血压、休克、极度疲劳、肌肉骨骼损伤等。

（三）活动平板运动负荷量的确定

心脏负荷量是人体在运动时所做的运动量，受试者在运动时，心肌耗氧量随运动量的增加而增加，并与心率呈直线相关。平时我们所称的极量时的心率往往也就是最大心率数。因此，最大心率时所做的运动量被视为运动的极量。而用年龄推算出来的最大心率时运动量并不真正代表运动的极量。而血压心率乘积常能反映出负荷量，在正常人中该乘积与运动时的氧耗量相关性很好。能较准地反映心脏实际负荷水平，亚极量及低负荷量。亚极量等于85%～90%的极量心率数。低负荷量是60%～70%的极量心率。按年龄估算，极量心率＝210－年龄，亚极量心率＝195－年龄。表2－19为年龄与预计数量心率关系。

表2－19 年龄与预计极量心率关系

年龄	20	25	30	35	40	45	50	55	60	65	70	75
极量心率	206	200	194	188	182	176	171	165	159	153	147	141
90%极量心率	186	180	175	169	164	159	154	148	143	138	132	128
85%极量心率	175	170	160	160	155	150	145	140	135	130	125	120
70%极量心率	145	140	130	132	128	124	119	115	111	107	104	100

在临床上极量运动很少进行。因极量运动时常会引起肺水肿、猝死等，所以在日常所使用的量常限制＋在亚极量级。亚极量级运动负荷试验能感性接近极量级，而其安全性比较好，在临床上经常使用。在有陈旧性心肌梗死或者慢性心功能不全，负荷心率达到110～130次/分可定为终止心率数。有心肌梗死病史者可用低负荷量。

（四）活动平板运动负荷试验的运动方法

1. 分级 当前分级活动平板运动负荷试验被广泛地应用。运动量可调，并且能逐步增加负荷量。活动平板运动比踏车负荷运动要优越。在运动方式上是被动性运动。运动量不受人为因素影响。能适用于多数受试者（除下肢不能活动者外），是一种较好的运动负荷方式。目前分级活动平板负荷运动方案种类很多，有 Chung 方案、Ellestad 方案、Nanghton 方案、MeHeny 方案及目前使用得较多的 Bruce 方案。在某些运动方案中，运动级是固定的，运动负荷量的增加全由运动速度变化而改变运动负荷的量。而有些方案其运动量都是固定速度，增加运动级数可达到增加运动负荷的目的。然而在 Bruce 方案中，速度和运动级均有改变。借此而使运动负荷量增加。目前使用最多者是改良 Bruce 方案，见表 2-20。

表 2-20　改良 Bruce 方案
（级别 1-7 为 Bruce 方案）

级别	速度（mi/h）	坡度（%）	时间（min）	代谢当量（METS）
0	1.7	水平	3	2
0.5	1.7	5	3	3
1	1.7	10	3	4
2	2.5	12	3	6~7
3	3.4	14	3	8~9
4	4.2	16	3	15~16
5	5	18	3	21
6	5.5	20	3	-
7	6	22	3	-

活动平板运动负荷试验系统的设备类型众多，图 2-28 是一种常用的设备。

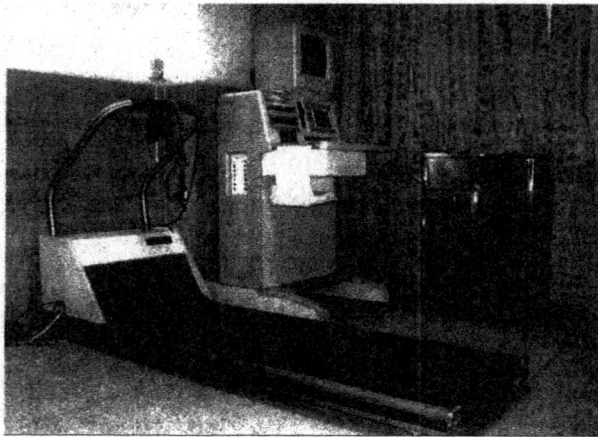

图 2-28　活动平板运动负荷试验系统

2. 分级活动平板运动负荷试验的方法

（1）在活动平板上步行前，要进行 12 导联心电图检查，测量血压（在运动负荷中应每 2~3min 记录心电图和测量血压一次），血压测量宜采用自动测量设备（见图 2-29），并嘱受试者先在平板上进行慢速步行，以便了解和体会试验情况。并向受检者说明检查程序及注意事项，应告诉患者怎样使用紧急开关。

（2）安置好监护用电极 CM_5，正极置于 V_5 上，负极置于胸骨柄处，CM_1 电极正极置于胸骨右侧第 4 肋间，负极置于胸骨柄左缘。接地电极于右锁骨中线第 5 肋骨上。结束分析时，也要进行 12 导联心电图检查。以便能得更多的心电信息。图 2 – 30 为采用遥测 12 导联心电图进行活动平板运动负荷试验。

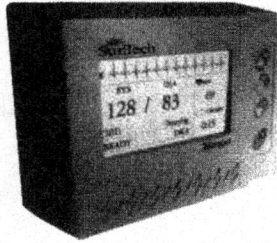

图 2 – 29　活动平板运动负荷试验的血压自动监护装置

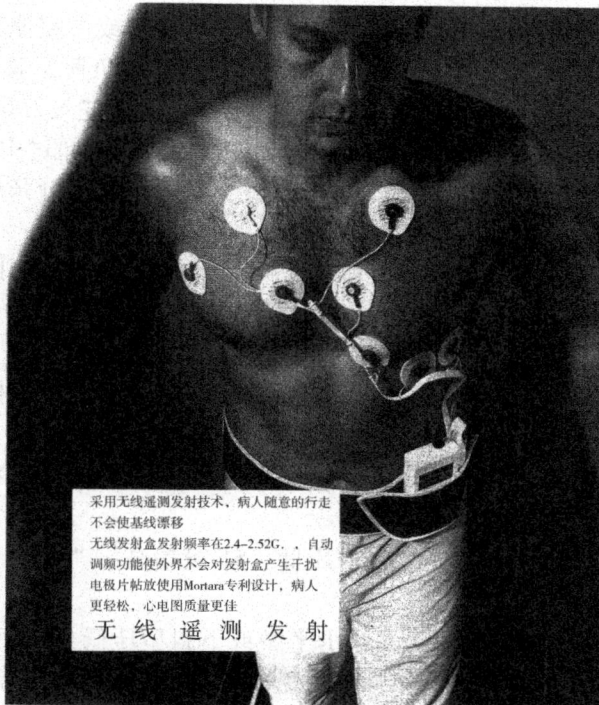

采用无线遥测发射技术，病人随意的行走不会使基线漂移
无线发射盒发射频率在2.4~2.52G，，自动调频功能使外界不会对发射盒产生干扰
电极片帖放使用Mortara专利设计，病人更轻松，心电图质量更佳

无线　遥测　发射

图 2 – 30　采用无线电遥测 12 导联心电图施行活动平板负荷试验

（3）活动平板运动负荷试验要征得本人及家属同意，以防止发生意外。活动平板室内要准备好急救用品和药物。运动中要密切观察患者变化，如有意外情况时即停止试验。

（4）活动平板的负荷量分四个阶段，每个级运动 3min。第一级在 10% 坡度上以 1.7mPh 速度步行 3min；第二级在 12% 坡度上步行速度增加至 2.5mPh，运动 3min；第三级在 14% 坡度上步行 3.4mPh，同样运动 3min；第四级在 16% 坡度上步行速度 4.2mPh，运动 3min。

（注：mPh=千米/时）。

3. 阳性标准及其结果的判断　由于冠心病病情严重程度不同，其诊断的敏感性也有差异。有文献的1380例冠状动脉造影结果对照资料报道：敏感性为54%～80%；特异性为88%～96%。另有文献报道，在单支病变敏感性为37%～60%；双支病变敏感性为60%；三支病变敏感性一般为90%左右（86%～100%）。

一般可从症状体征、血流动力学和心电图三个方面来判断试验结果。

（1）症状和体征：运动负荷时或者负荷后发生与运动有关的胸痛，特别是出现典型心绞痛是冠心病的表现，大多数同时伴有缺血性ST段改变。如只有缺血性ST段改变，而没有心绞痛，应考虑为无痛性心肌缺血。

在运动中或运动终止时出现新发生的第四心音，如能除外高血压引起，则应是冠心病的表现。运动诱发的乳头肌功能不全，可以在心尖部听到一过性的收缩期杂音及/或喀喇音，触诊可发现心尖区双搏动。

（2）血流动力学：

1）血压：在正常人的运动中，由于心排量增加和外周阻力下降，收缩压最高可达到目的170～200mmHg，舒张压通常保持不变或略有下降；如果收缩压升高不明显（小于30mmHg），提示心肌缺血、左室收缩功能减退、主动脉狭窄或左室流出道受阻。如反有收缩压下降（超过10mmHg），是严重冠心病的表现，也是运动负荷试验终止的指标。文献报道，达到极量运动时，收缩压有明显升高，平均的增高值：正常人为62±19mmHg；陈旧性心肌梗死为38±33mmHg；心绞痛为40±26mmHg。如舒张升高超过10mmHg，为高血压反应。基础血压正常，运动中血压反应过高（收缩压＞200mmHg；舒张压＞95mmHg），是预测发生高血压的指标。

2）心率：正常人极量运动试验平均增加109次/分；随着心功能下降，心率增加减少，Ⅱ级心功能者平均增加56次/分；Ⅲ级心功能者平均增加43次/分，Ⅳ级心功能者平均增加34次/分。窦房结功能不全者，心率增加值也明显低于正常者。

3）心率和收缩压的二项乘积，是估算心肌耗氧量的简易和有用指标，如心率70次/min和收缩压为120mmHg，则心率和收缩压的二项乘积为$70 \times 120 = 8400$（8.4×10^3）。运动峰值时，正常人为（34.3 ± 4.3）$\times 10^3$；陈旧性心肌梗死为（25.5 ± 5.8）$\times 10^3$；心绞痛为（25.2 ± 7.1）$\times 10^3$。

（3）心电图：运动负荷后可出现ST段压低、ST段抬高、"ST段正常化"、T波改变、QRS波变化和心律失常等。

1）运动负荷时或者负荷后发生ST段水平型或下斜型压低是心肌缺血的最常见表现。运动中和运动后出现的导联数越多，压低程度越大，出现时间越早，持续时间越长，则说明心肌缺血范围和程度更严重，预后更差。下斜型压低比水平型压低缺血更严重。

2）运动前即有ST段下降者，在运动中或心绞痛发作时，ST段反而回到"正常化"位置，也应考虑为心肌缺血。

3）运动负荷后ST段抬高≥0.1mV，持续2min以上。提示有严重局部心肌透壁性心肌缺血。在一次运动试验中，同时出现ST段下移和抬高，提示存在多支冠状动脉病变。如在有病理性Q波导联上出现ST段抬高，提示为室壁瘤或无心肌活动区。

4）U波变化：运动后U波倒置发生率较低，其诊断心肌缺血的敏感性较低，但特异性较高。U 波倒置常伴有 ST 段异常。多提示冠状动脉功能不全或有度重冠脉病变。

5）QRS 波变化：在正常人群的运动负荷后，R 波振幅见有下降，而有冠心病者则有 R 波增高或振幅不变。国外有文献报道，认为此项指标诊断冠心病的特异性和敏感性还由于 ST 段压低，但也有相反的意见的文献资料。国内研究资料报表明，R 波振幅诊断冠状动脉单支病变的敏感性较高，而 ST 段压低诊断冠状动脉三支病变和左主干病变的敏感性较高。如果运动后 Q 波振幅减低或不变则提示左前降支冠状动脉狭窄。对判断心肌缺血有较高的特异性。曾有文献研究，提出运动负荷后，S 波加深也是心肌缺血较敏感的指标。经过计算机研究处理，发现运动负荷后 QRS 波的时限增宽可能是心肌缺血的一项指标。

6）心律失常：运动负荷试验后出现心律失常，使是否有临床诊断价值，目前尚未有统一意见。正常人在运动负荷后有 5% 发生单发性的室性早搏或房性早搏。但是频发性室性早搏（≥10 次/分），或运动后出现的室性早搏增加，或室性早搏伴有冠状动脉功能障碍的其他心电图表现，则多有诊断意义。由运动负荷试验诱发的多源性室性早搏、成对的室性早搏、室性心动过速等常是冠状动脉病变的表现。

4. 心脏运动负荷试验的假阳性和假阴性的原因

（1）假阳性：①药物影响，如洋地黄、利尿剂、抗忧郁剂、镇静剂、雌激素、奎尼丁、心得安等；②心室肥厚、心肌病、二尖瓣脱垂、预激综合征；③电解质紊乱，如低钾；④严重贫血；⑤静息心电图已有异常，如左室肥厚、右室肥厚、左束支传导阻滞、右束支传导阻滞；⑥血管调节功能减退。

（2）假阴性：①运动量不足；②冠状动脉病变较轻或已建立侧支循环；③药物影响，应用 β 受体阻滞剂、硝酸甘油等抗心绞痛药物和抗心律失常药物等。

（五）心脏运动负荷试验监护的方法

各种心脏负荷试验中最常用的监护有心电图监护，其中包括用动态心电图监护、放射性核素监护，此外还有超声心动图监护、心阻抗图监护、放射性核素监护，但使用得最多的是心电图监护。因为心电图监护既能了解心肌缺血情况同时还能监护心律的变化，这是其他监护的不能代替的监护手段。至于超声心电图、放射性核素、心阻抗图等只能了解心肌缺血时心室壁的运动失常而不能了解心律失常。心阻抗图只能监护心输出量方向的变化，而对缺血或心肌的运动失常也难以表达。在临床上，严重的心律失常往往是造成死亡的主要原因之一。因此在监护中，对心律失常的监护是非常重要的项目。超声心动图尽管不能明确表达心律失常，但对由心脏缺血而产生的室壁或室膈的运动异常，常能明确的显示。因此近年来常被用于监护心肌。缺血的范围及程度被临床所重视。

目前在心电监护中，很少使用 12 导联心脏监护，常常是用单极或双极导联来监护。单极心电导联，只能用于监护心律失常，而对心肌缺血的反映有时不够明确。双极导联比单极有了进步，对左心室区的缺血，常常能够显示。但其范围都不能满意的显示。如 CM$_5$ 心电电极基本上与常规 V$_5$ 导联相似，对左室的心肌缺血或劳损等能够被显示，CM$_1$ 心电电极基本上与常规 V$_1$ 导联相仿，对 P 波的变分显示较清晰，在分辩 P 波的有无判别心律起源有一定的用处。所以说心电监护电极一般讲不得少于 2 个电极的监护，当然能用 12 导联做监护，其效果会更加满意。12 导联电极多数用来监护受试者处在静止状态下。而不是处在功能运动状态下进行监护。如果观察药物负荷时可以采用 12 导联心电图的监护，能够为临床提供更多的心电信息。动态心电图的监护大致上与双导心电监护相似，其最大的区别是时间长，能自动地记录不需人工操作，对于观察 24h 的活动、生活、睡眠时的心电信息是非常好的监护方法。

在心脏负荷试验中，对血压的监护是非常重要的，有时通过对受试血压的监护，可防止发生脑卒中及急性心衰或其他意外，一般情况下临床上往往是在试验前或试验后各进行 1 至 2 次血压的测定而很少长时间的监护血压情况。随着科学技术的进步，现在已有了 24h 动态血压监护，能够每时每刻地按自己的要求进行设置监护间隔时间，间隔时间可短到几分钟，长到数小时进行连续监护测量记录，使用非常方便，其测量的数据也比较可靠。因此动态血压监护在现代监护中是不可缺少的重要的项目之一。

上述介绍了一些仪器的监护，但我们认为在负荷试验中临床的监护是不可缺少的。除了观察心电变化和血压的高低外，还要观察受试者在负荷试验中的和临床症状及体征等。如果是药物负荷试验，除了观察受试者的负荷变化外，同时还要观察患者有无药物引起意外情况的发生。如药物过敏，或有药物不良反应，或负荷药物的剂量有误等，万一发生严重不适，应立即停止，并采取解救措施。

心脏负荷试验的监护步骤：①心脏负荷试验前需进行常规心电图检查，在心脏负荷试验中要连续观察心电图变化，发现情况立即记录及时分析；②负荷试验结束后记录即刻 2 分、4 分、6 分、8 分 12 导联常规心电图，也可选择性记录 II、III、aVF、V_4、V_5、V_6 等心电图导联；③负荷时可采用双导心电图电极，如没有设备也可用单导记录。如果不是运动负荷是药物负荷时可记录 12 导联常规心电图；④双导心电监护常用电极 CM_1 和 CM_5 放置方法；⑤单导心电监护也可用电极 CM_5 和 CM_1 放置方法。

二、药物负荷试验

药物负荷试验是运动负荷试验的补充手段，它是应用药物提高心率、增加心肌收缩力或调节冠状动脉舒张及收缩状态，以增加心肌氧耗量或造成"冠状动脉窃血"来诱发心肌缺血，出现心绞痛或/及心电图 ST 段改变，借此以辅助冠心病诊断。也可以用药物对心电图出现的 ST 变化是否为心肌缺血进行鉴别诊断，以排除非冠状动脉病变性 ST 变化。以前曾用一些药物由于安全性差或诊断敏感性欠佳已被淘汰（如葡萄糖耐量试验和静脉补钾试验等）。目前常用的有潘生丁（双嘧达莫）试验和腺苷试验，本节予以简介。其他尚有硝酸甘油试验、心得安试验、氨酰心安试验、肾上腺素试验、异丙基肾上腺素试验、多巴胺试验、多巴酚丁胺试验、麦角新碱诱发试验和毛果云香碱试验等。

（一）潘生丁（双嘧达莫）负荷诱发试验

1976 年，Taucher 等首先用于冠心的诊断。潘生丁诱发心肌缺血的机理：潘生丁诱发冠状动脉狭窄部位血流分配量减少，也称为冠状动脉"窃血"。使用潘生丁后冠状动脉扩张，血流量增加，造成心内膜下层血流量绝对的减少。而心外膜层血流量增加造成心内膜与外膜血流量不一致，使得心肌收缩功能下降，造成局部室壁运动失调。

（1）心电图潘生丁负荷的试验前准备：

1）试验前停服氨茶碱和潘生丁及浓茶或咖啡等饮料；试验前 3h 开始禁食。

2）试验对先做好注射药物用的静脉通道，并准备抢救药品及物品。

3）试验前安置好心电图监护用电极，并记录 12 导联心电图，同时记录测量血压，如有条件可做 24h 动态血压观察。

（2）用药方法及剂量：静脉给药总剂量为0.5mg/kg，加5%葡萄糖20毫升，在4min内静脉注射完毕。在注射前、注射后即刻、2min、4min、6min、8min、10min、12min分别描记12导联心电图（同时测量血压）。如阴性者，次日可提高剂量为0.84mg/kg，加在5%葡萄糖20毫升，再施行一次，在10min内静脉注射完毕（最初4min注入0.56mg/kg，间歇4mm，最后2min注入0.28mg/kg），心电图和血压观察方法同前。

（3）心电图潘生丁负荷试验监护方法：

1）负荷试验先前记录一次12导联心电图，测一次血压如有条件，可安置动态血压监护。

2）在试验的全过程中用心电监视心电图变化，直至注射结束后10min。如发生心电变化时，要等到心电恢复正常才能终止监护。

3）在试验中如发生有严重头痛、头晕、血压下降或有严重的心律失常时，应即刻停止用药，并立即给予氨茶碱0.1~0.25mg静脉注射。

（4）试验的阳性标准：

1）在负荷试验中，或者在试验后发生典型的心绞痛或在原有心绞痛基础上加重；

2）在负荷试验中，或者在试验后发生的心电图ST段呈水平型压低或者下斜型压低≥0.1mV；持续性2min以上；

3）心电图ST段抬高≥0.2mV；

4）血压下降≥10mmHg；

5）有不典型胸痛，用氨茶碱静脉注射3min后才能缓解；

6）出现严重的心律失常，房室传导阻滞等。

（5）试验的可疑阳性标准：

1）T波由直立到平坦、双相、倒置；

2）诱发心绞痛，未用氨茶碱即自行缓解；

3）心电图ST段缺血型压低小于0.1mV，但大于0.05mV；

4）有不典型胸痛，用氨茶碱静脉注射3min内能缓解。

（6）禁忌证：胸痛、急性心肌梗死、心律失常、肺部感染。

（7）评估：心电图潘生丁负荷试验特异性和敏感性各家报道不一，特异性为80%，敏感性为67%~93%，低于超声心动图和放射性核素潘生丁负荷试验。但为由于年老体弱和残疾不能做运动负荷者，提供了一个较好的冠心病无创伤性诊断方法。

（二）腺苷负荷诱发试验

腺苷是一种杂环分子，由嘌呤碱和核苷酸组成。部分正常细胞在代谢中可生成少量腺苷，当组织缺血时可生成大量腺苷，当腺苷在低浓度时可抑制迷走神经导致心率增加，而在高浓度时可抑制窦房结和房室传导，导致心动过缓及房室传导阻滞。大剂量腺苷使心内膜下血流减少，心外膜血流增加，造成类似于潘生丁的"窃血现象"。使狭窄冠状动脉远端血流减少而诱发心肌缺血和心电图ST-T改变。有人认为在腺苷注射期间心室顺应性降低，腺苷由于半衰期短，作用迅速，副作用少，因此对于缺血性心脏病的诊断是有应用价值。

（1）腺苷负荷试验的禁忌证：

1）Ⅱ度~Ⅲ度A-V传导阻滞禁止使用；

2）哮喘、慢性严重性阻塞性肺气肿者不宜进行试验；

3）原发性低血压者不宜进行腺苷负荷试验；

4）SSS 症在应用时常易发生心动过缓，故不宜应用；

5）在 24h 内服用过潘生丁者不宜做腺苷负荷试验；

6）对服用氨茶碱、咖啡者在 12h 内不宜进行腺苷负荷试验。

（2）试验方法：

1）腺苷 0.14mg/kg·min 剂量静脉匀速注射，6min 注射完毕；

2）注射前和注射中至注射后 10min，各记录一次 12 导联心电图，同时记录血压和胸痛等症状；

3）当左室壁出现明显运动异常，心电图出现缺血性 ST 压低 0.3mV 可停止用药；

4）当收缩压下降 20mmHg 以上或出现明显胸痛、头痛、呼吸困难、心动过缓。

（3）阳性标准：与双嘧达莫（潘生丁）负荷诱发试验相同。

1）用药后或用药中出现典型心绞痛；

2）在超声心动图上出现新的节段性室壁运动失调，或者原有节段性运动失调加重，扩大等；

3）心电图显示缺血性 S-T 段下降≥0.1mV 以上。

（4）评估：潘生丁扩张血管是通过腺苷介导的。而腺苷作用直接副作用少，作用时间短暂是一种很好的负荷药物，有较高的应用价值。腺苷负荷试验可引起缺血性 ST 段下降，几乎所有在心电图上由腺苷所致的 ST 段压低者都有明显的冠状动脉疾病。在超声心动图中，其敏感性为 85%，特异性为 100%。腺苷负荷试验比潘生丁负荷试验优越。

三、其他负荷试验

除心电图的运动和药物负荷试验外，还有采用食管调搏等负荷方法以及用超声心动图和核素来观察心脏负荷后的变化，从各种方面来提高冠心病的诊断水平。常用的有放射性核素运动负荷试验和药物负荷试验、超声心动图药物负荷试验和食管调搏负荷试验，本节予以简介，其他还有饱餐试验、吸烟试验、缺氧试验、过度通气试验、冷压试验、握拳试验等。

（一）放射性核素运动负荷试验和药物负荷试验

放射性核素是一种脏器内外，正常组织与病变组织间的放射性浓度差为基础的显像方法，其诊断原理是放射性核素标记物质具有选择性地集聚在某一脏器或病变组织内。通过核医学显像或检测仪器能检测制定标记物的浓度。组织中浓度的放射性高低，取决于组织内的血流量、细胞数量及功能代谢和排泄等因素。心脏通过放射灌注和心肌细胞活力，能了解心肌梗死的程度及面积等。核素心脏负荷检查方法很多，常用的试验方法有：心肌灌注显像，通过运动负荷或药物负荷来诊断心肌灌注情况。心脏功能测定法，通过放射性核素血管造影可测定左右心室容量、射血分数、区域性室壁运动情况和内分流的诊断。

当前常用放射性核素来检测心脏的负荷试验有两种方法，即放射性核素运动负荷试验和放射性核素药物（潘生丁）负荷试验。

（1）放射性核素运动负荷试验（平面显像）：

1）显像剂：主要采用^{201}铊（^{201}Tl）或^{99}锝（^{99}Tc）为显像剂；

2）试验方法：

A. 受试者在试验前，开通静脉通路，测量心电、血压。

B. 准备好急救用品和药物。

C. 首先在静息状态进行下（以^{201}Tl 为例），静脉注射^{201}Tl 55～92.5MBq，注射后10～20min，用 γ 照相机进行多体位的心肌显像（常规为前位、左前斜位45°和左侧位），以此资料作为对比数据。

D. 择期进行活动平板分级负荷运动，开通静脉通道，一般采用改良 Bruce 方案。必须密切观察运动中和运动后的心电和血压变化。在达到目标心率（亚极量）或出现心绞痛、胸闷、血压下降、ST 段明显压低、频发性室性早搏后，通过静脉通道注射74～111MBq，同时嘱受检者继续运动30～45s，达到首次分布和血液中的快速清除。

E. 停止运动，在注射后0～10min 进行负荷显像，于2～5h 进行再分布显像（必要时于18～24h 进行延迟显像）。

F. 各次显像的体位等条件必须一致。

G. 如采用^{99}Tc，其注射剂量和显像时间有所不同。

3）评估：放射性核素运动试验的结果：^{201}Tl 灌注显像运动试验较心电图运动负荷试验敏感。对冠心病诊断敏感性增高，但其特异性即下降。有报道，敏感性可高达93%～95%。但假阳性也增高，其特异性仅为80%。本试验并发症少，较安全，费用不高，但要专门设备及试剂。

4）采用断层显像和门电路心血池显像的放射性核素运动负荷试验，也是有效的冠心病诊断技术。

（2）放射性核素潘生丁负荷试验：

1）试验方法：潘生丁负荷试验测试方法基本同运动负荷。不同处是注射潘生丁药物方法。

潘生丁用药方法：

A. 于4min 静脉注入潘生丁0.14mg/kg·min，共4min。总量0.56mg/kg。

B. 潘生丁注射后2min，接着注射^{201}Tl 74～111MBq（或注射^{99m}Tc－MIBI）。

C. 如患者胸痛可注射氨茶碱125mg。

D. 于2～5h 进行再分布显像（必要时于18～24h 进行延迟显像）。

2）阳性标准：

A. 出现可逆性灌注缺损；

B. 出现新的室壁运动异常；

C. 左室 EF 降低≥5%。

3）评估：^{201}铊灌注显像，潘生丁负荷试验，冠心病的敏感性为70%～90%。特异性为70%～100%。潘生丁负荷试验，核素造影左室 EF 的特异性是100%。但敏感性较低。

4）如不用潘生丁，也有采用腺苷或多巴酚丁胺，但使用剂量和时间等有所不同。

（二）食管调搏负荷试验

心房食管调搏负荷试验，首先在1967年用于临床，通过心房调搏加速心率，增加心肌耗氧量，当冠状动脉供血不足时，可诱发心绞痛，在超声心动图上出现室壁运动异常，在心电图上出现 ST 段下降或抬高、T 波变化、心律失常等。对诊断冠心病有一定的价值。心房调搏负荷试验对体质差、行动不便者进行运动试验有困难者是一种较好的心脏负荷方法。

（1）试验设备：食管调搏器一台，心电图机一台或超声心动图仪一台。急救物品及药物、心电监视器。食管调搏负荷试验（超声心动图食管心房调搏负荷试验法和心电图食管心房调搏负荷试验法）。

（2）检查方法：

1）试验前准备：经鼻腔插入两极起搏电极。也可用吞入胶囊型双极起搏电极。放入深度常规 30～40cm，可用心电图 P 波的形态来鉴定正确起搏位置，正常起搏位置在心电图上 P 波呈现双相高大 P 波，表示电极处在左房中部是较好的起搏点。

2）备好监护仪、急救物品和常规药物。

3）如果用心电图来观察负荷结果时，要按置好心电图常规电极，如果用超声心动图来观察负荷结果时，要在试验前选择好超声心动图较好的声像切面。

4）试验前进行心电图常规记录 12 导联图形，测量血压。

（3）起搏方法：常用超速抑制法，起搏电压要高于起搏阈值 2V 以上，只要能满意的起搏，电压使用越低越好。因电压高使受试者有不舒服的感觉。开始起搏时可先高于自身心率的 20%。负荷形式有两种方式：①慢速递增法：即每级递增 20 次/分。每级持续 30s，停止 60s，一直达到 160 次/分。②快速递增法：在 1min 内把起搏频繁递增至 160 次/分。持续 2～3min 观察有无心电图 ST 段下降或抬高，或超声心动图出现节段性室壁运动异常。

（4）阳性标准：起搏心率达到 160 次/分时，即刻时出现 S－T 段下降≥0.75mm。停止起搏后第 1～3 个周期中 S－T 段下降≥1.0mm。缺血型 S－T 段下降≥0.5mm 持续 2min，发生典型心绞痛。在超声心动图上出现节段性室壁运动异常或者原有室壁运动障碍加重。

（5）阴性标准：

1）受试者在调搏心率达到 160 次/分时，持续 2min 后无异常 S－T 段变化。

2）超声心动图中未出现异常的室壁活动异常。

（6）并发症与禁忌证：

1）食管有轻度烧灼感，有时有短暂的房扑或房颤等；

2）禁忌证有：房性心律失常，病窦综合征，恶性心律失常等。注意：在试验时不能够突然停止起搏，以免造成停搏。

（7）评估：本试验安全，简便，并发症轻微、费用低。试验结果能较客观地反映病情。其敏感性为 64%～85%，特异性为 72%～88%，不低于运动负荷试验和药物负荷试验。通过试验可判断冠心病的严重程度及治疗效果等。缺点是有时患者不能忍受食管烧灼而拒绝进行检查。但也有人报告，由于运动负荷不提高血压等因素，其阳性率低于分级活动平板运动负荷试验。

（三）超声心动图潘生丁负荷试验

超声心动图负荷试验的方法众多，有超声心动图的卧位踏车运动负荷试验，超声心动图的食管调搏负荷试验和超声心动图药物负荷试验，这里介绍超声心动图潘生丁负荷试验。

（1）试验前准备：

1）试验前停服氨茶碱和潘生丁及浓茶或咖啡等饮料。

2）试验前先做好注射药物用的静脉通道，并准备抢救药品及物品。

3）试验前安置好心电图监护用电极，并记录 12 导联心电图，同时记录测量血压。

（2）用药剂量：

1）静脉给药总剂量为 0.084mg/（kg·min）。

2）用潘生丁 0.14mg/（kg·min），静脉注射 4min 内注射完，间歇 4min。如果超声心动图无阳性变化时可再加注 0.14mg/（kg·min），2min 内完成。

（3）心脏负荷试验监护方法：

1）负荷试验前先记录一次 12 导联心电图，测一次血压。如有条件，可安置动态血压监护。

2）在试验的全过程中用心电监护了解心电图变化，直至注射结束后 10min。如发生心电变化时要等到心电恢复正常才能终止监护。

3）在试验中如发生有严重头痛、头晕、血压下降或有严重的心律失常时应即刻停止用药，并立即给予氨茶碱 0.125~0.25mg 静脉注射。

（4）超声心动图潘生丁负荷试验的方法：是用超声心动图来检测用药后的变化，因此，在测试前首先要选择好满意的超声声像图，用药后连续观察心脏长轴和短轴时的室壁和心室膈活动幅度及形态等。

（5）阳性标准：观察注射潘生丁后心室后壁和室膈有无运动失调，或原有的节段性运动失调范围是否扩大或加重，发生异常运动失调现象后，用氨茶碱能在数分钟内消失或明显减轻。

（6）评估：超声心动图潘生丁负荷试验的敏感性与使用药物剂量的大小有关系。据观察，在大剂量时可提高阳性敏感性。标准剂量 0.56mg/kg，阳性率为 30%~60%；大剂量 0.84mg/kg 时，为 50%~90%，特异性高达 95%~100%，而敏感性相似。对于多支冠状动脉病变具有较高的敏感性。

（四）多巴酚丁胺负荷诱发试验

多巴酚丁胺主要作用于心脏 β_1 受体，产生正性变力性及变时性的作用，使心肌收缩增强，心率加快，从而造成心肌的耗氧量增加，病变的冠状动脉发生缺氧，常常使室壁运动失调。通过超声心动图可以显示出室壁运动失调部位及程度，在心电图上可发生缺血性 ST 段下降或抬高，心律失常、早搏等。

（1）试验前准备：

1）试验前备好可调微量泵，建立静脉通道，并准备好抢救药品及物品。

2）试验前安置好心电图监护电极，并记录 12 导联心电图，同时测量血压。

3）选择好超声心动图观察的部位。

（2）负荷试验的方法：

1）用多巴酚丁胺以每千克体重 2.4~5μg/（kg·min）的剂量和速度，为起始剂量。然后以每千克体重每 3~5min 递增 5μg/min，最大剂量为 30μg/（kg·min），为终止量。

2）递增药物时，用超声心动图连续显示室壁、室膈的活动情况。

3）每 3min 监测一次 12 导联心电图和血压。

（3）阳性标准：

1）用药后出现新的室壁运动异常，停药后可消失。

2）发生与负荷试验相关的胸痛，用硝酸甘油后可缓解。

3）心电图的阳性标准与潘生丁负荷诱发试验相同。

（4）评估：本试验敏感性与冠状动脉病变的数量有关，有人研究单支冠状动脉病变者的敏感性达70%左右。本试验并发症少，较安全。由于多巴酚丁胺半衰期很短，因此临床上的副作用很短暂。

（5）价值：多巴酚丁胺试验，除应用心电图和超声心动图观察外，还可以用放射性核素的平面显像和断层显像技术进行观察和评价，也有重要的冠心病诊断价值。

（杨 华）

第三章 心脏起搏技术

第一节 概述

　　心脏起搏器是一种植入人体内的电子治疗仪器，通过人工心脏起搏器发放的脉冲电流刺激心脏，代替心脏的起搏点，引起心脏搏动的一种治疗和诊断方法。主要应用于治疗致命性心动过缓，也可用于药物治疗无效，不宜行射频治疗，超速起搏治疗有效的异位性快速心律失常如超速抑制治疗室性心动过速。近年，起搏器用途进一步拓展，如通过左右心室同步起搏治疗左束支传导阻滞相关的心力衰竭等。

　　人工心脏起搏器自1952年由 Zoll 首先应用于临床后，各种类型的起搏器陆续问世。随着电子工程技术的发展，电池和电极的不断改进，起搏器的体积逐渐缩小，质量不断提高，功能增多，使用寿命延长。临床应用范围也逐渐扩大，对延长患者生命和提高生活质量起了重要作用。

　　1. 起搏器的构成　由脉冲发生器、电源、电极及其导线3个部分组成。脉冲发生器是起搏器的主体，故又将脉冲发生器单独称为起搏器，而将所有3个组成部分合称为人工心脏起搏系统。

　　(1) 脉冲发生器：作用是形成和发放脉冲，并感知心电活动或其他生理反应，根据患者生理参数的变化自动调整起搏频率和起搏方式等。有些起搏器还具有信息存储功能，如心律失常事件选择性记录，治疗过程的记录。现代起搏器实现了小型化、程控化、多功能化及智能化。临床应用范围也逐渐扩大，脉冲发生器的类型也不断增加，功能更复杂和贴近临床治疗需要。

　　(2) 电源：主要应用体积小、容量大、自放电少和电流稳定而耐用的化学能电池。固态锂电池应用较广。使用寿命10～12年。脉冲发生器和电池一起密封在金属外套内，呈长方形或椭圆形，边缘圆钝，重量18～135g不等。

　　(3) 电极和导线：使脉冲发生器发放的起搏脉冲传到心肌，同时又将心腔内心电图信号从心脏传递到起搏器。电极和导线与体液接触，且随心脏的搏动而不断摆动，要求有高度的耐腐蚀性，生物相容性和耐屈折。目前电极多用铂、铂铱合金或爱尔近合金及极化性能较优的热解碳制成。导线的金属材料要求电阻率小，强度高，选用的材料有不锈钢丝和银丝、镍合金丝和银丝拧合以及碳。导线的外绝缘材料多用硅胶。根据手术途径和要求的不同，电极可分为心外膜电极，心肌电极和心内膜电极三类。目前多用心内膜电极。心内膜电极又分单极和双极。双极起搏可避免胸肌刺激。另外，为了防止或减少电极移位及术后阈值升高等并发症的发生，制成了多种特殊结构的心内膜电极，主要分为：主动电极和被动电极。主动电极，其前端可旋入心肌内，操作简便，不易发生脱位。另外，右室间隔部希氏束和浦氏纤维或希氏束起搏可保留正常的心室激动顺序，改善血流动力学，右室流出道间隔部起搏时，电极位置接近希氏束和浦氏纤维系统，因而较右室心尖部起搏可取得更好的血流动力学效果。由于流出道的部位被动电极不可能固定，故近年来螺旋电极应用增多。被动电极主要通过电极头端的特殊设计，如倒叉状，伞状。为预防阈值升高设计的有多孔型电极、碳电极、及类固醇激素洗涤电极。用于心房内膜起搏的 J 形电极，以便使电极易放置在右心耳内。

2. 起搏方式

（1）胸外起搏：系经胸壁放置特制的圆形或长方形的大面积的起搏电极进行起搏。1 个电极放置在左肩胛与脊柱之间，另一电极放置在相当于 V_2 导联的部位或心前区。脉冲幅度为 25 ~ 150V，脉宽 2 ~ 3ms。需用大功率特殊的起搏器。输出电流从 20mA 开始，并以 10mA 递增，直至夺获心室。因电流大，多引起胸痛和明显的胸壁肌肉收缩，患者不易耐受。一般应用于心脏骤停的急救。

（2）经食管起搏：将双极食道起搏电极导管涂上石蜡油，经鼻将电极送入食道。深度约 30 ~ 40cm 即达心房中部水平，记录食道导联心电图显示 P 波呈正负双相，且振幅最大处为起搏最佳位置，然后接上起搏器，脉宽在 1.5 ~ 5.0ms，输出电压 15 ~ 40V，频率 70 次/分，进行起搏。如需心室起搏，将电极插入深达 40 ~ 55cm 处，食道导联心电图显示正相 P 波，QRS 呈 qR 型，T 波直立，即可起搏心室。

（3）直接心脏起搏：电脉冲直接发放到心脏，起搏稳定、可靠。应用最多的是经心内膜起搏。有时根据需要采用心外膜起搏和心肌起搏。

1）心外膜起搏：开胸，切开心包，将盘状电极与心外膜缝合。电极固定可靠，但手术创伤大，术后电极周围结缔组织增生，电阻增大，需提高脉冲的幅度。另一种心外膜的临时起搏是为防止心脏手术后发生的传导阻滞或心律失常。在关胸前将金属导线缝扎在心外膜上，待病情稳定，不需起搏保护时将导线拉出。

2）心肌起搏：将电极埋入心肌。电极有柱状、环状、螺旋状等。经剑突下上腹切口或经胸膜外前纵向切口，暴露心包，并纵行切开，在右心室壁无血管区用电极旋入器将电极旋入心肌。心肌起搏也容易发生阈值升高，主要用于静脉途径不宜送入电极的患者。目前也应用于同步化起搏中，冠状静脉窦静脉无合适血管分支时，可选择经胸放置左心室起搏电极。

3）心内膜起搏：临时经静脉心内膜起搏时，可选用贵要静脉、锁骨下静脉、颈内、外静脉和股静脉。因上肢活动较多，易造成电极移位，使起搏失败。作为抢救或保护性起搏，一般多选用颈内静脉和股静脉。颈内静脉和股静脉穿刺安全，电极到位后，固定导管电极对患者的活动限制较小。紧急时，在心电图监护下盲目插入电极。确定电极达右心室的方法有：①监护心腔内心电图，当出现 rS，ST 段呈弓背形抬高，P 波极小时，说明电极已接触心内膜；②电极导线与起搏器相连接，使起搏器处于工作状态，插电极过程中监护心电图，出现右室起搏图形时提示电极已到位。

导管电极分单极和双极。单极导管的特点是对 QRS 波的感知比较灵敏，按需功能好；在体表心电图上脉冲信号较大，易于识别；耗电省；起搏阈值稍高。适用于永久起搏。双极导管的特点是对 QRS 感知的敏感度差，按需功能差；在体表心电图上脉冲信号较小，有时不易识别；耗电较多；起搏阈值稍低；不需另安无关电极。但抗肌电干扰的能力较强。

4）冠状静脉窦内起搏，目前应用于再同步化起搏的患者。冠状静脉分支内起搏实际上是左心室起搏，有可能优于右心室尖部起搏。

（陈　炜）

第二节　永久人工心脏起搏器

一、永久人工心脏起搏器的适应证

植入型心脏起搏器治疗的适应证主要是"症状性心动过缓"。所谓"症状性心动过缓"是指直接由于心率过于缓慢，导致心排出量下降，重要脏器及组织尤其大脑供血不足而产生一系列症状，如晕厥、近似晕厥、黑矇等；长期心动过缓也可引起全身性症状，如乏力、运动耐量下降及充血性心力衰竭等。2008年美国ACC/AHA/HRS将植入型心脏起搏器治疗的适应证分为3类：Ⅰ类适应证：根据病情，有明确证据或专家一致认为起搏器治疗对患者有益、有用或有效。相当于绝对适应证；Ⅱ类适应证：根据病情，起搏器治疗给患者带来的益处和效果证据不足或专家意见有分歧。又分Ⅱa类（倾向于支持）和Ⅱb类（意见有分歧）。是相对适应证；Ⅲ类适应证：根据病情，专家一致认为起搏器治疗无效，甚至在某些情况下对患者有害，因此不需要或不应该置入心脏起搏器。也即非适应证。

1. 病窦综合征（sick sinus syndrome，SSS）

（1）Ⅰ类：SSS表现为症状性心动过缓；或必须使用某些类型和剂量的药物进行治疗，而这些药物又可引起或加重心动过缓并产生症状者；因窦房结变时性不良而引起症状者。

（2）Ⅱa类：自发或药物诱发的窦房结功能不良，心率<40次/分，虽有心动过缓的症状，但未证实与所发生的心动过缓有关；不明原因晕厥，若合并窦房结功能不良或经电生理检查发现有窦房结功能不良。

（3）Ⅱb类：清醒状态下心率长期低于40次/分，但症状轻微。

（4）Ⅲ类：无症状的患者，包括长期应用药物所致的窦性心动过缓（心率<40次/分）。虽有类似心动过缓的症状，也已证实该症状并不来自窦性心动过缓；非必须应用的药物引起的症状性心动过缓。

2. 成人获得性房室传导阻滞

（1）Ⅰ类：任何阻滞部位的Ⅲ度AVB伴下列情况之一者：①有AVB所致的症状性心动过缓（包括心力衰竭）；②需要药物治疗其他心律失常或其他疾病，而所用药物可导致症状性心动过缓；③虽无临床症状，但也已证实心室停搏≥3s或清醒状态时逸搏心率≤40次/分；④射频消融房室交界区导致的Ⅲ度AVB；⑤心脏外科手术后发生的不可逆性AVB；⑥神经肌源性疾病（如肌发育不良等）伴发的AVB、无论是否有症状均列为Ⅰ类适应证，因为AVB随时会加重。

（2）Ⅱa类：无症状的Ⅲ度AVB，清醒时平均心室率≥40次/分，尤其合并心肌病和左心室功能不全；无症状的Ⅱ度Ⅱ型AVB，心电图表现为窄QRS波。如为宽QRS波则为Ⅰ类适应证；无症状性Ⅱ度Ⅰ型AVB，因其他情况行电生理检查发现阻滞部位在希氏束内或以下水平；Ⅰ度或Ⅱ度AVB伴有类似起搏器综合征的临床表现。

（3）Ⅱb类：合并有左心室功能不全或充血性心力衰竭症状的显著Ⅰ度AVB（PR间期>300ms），缩短AV间期可能降低左心房充盈压而改善心力衰竭症状者；神经肌源性疾病

（肌发育不良等）伴发的任何程度的 AVB，无论是否有症状，因为传导阻滞随时会加重。

（4）Ⅲ类：无症状的Ⅰ度 AVB；发生于希氏束以上及未确定阻滞部位是在希氏束内或以下的Ⅱ度Ⅰ型 AVB；预期可以恢复且不再复发的 AVB。

3. 慢性双分支和三分支阻滞

（1）Ⅰ类：双分支或三分支阻滞伴间歇性Ⅲ度 AVB；双分支或三分支阻滞伴Ⅱ度Ⅱ型 AVB；交替性双束支阻滞。

（2）Ⅱa类：虽未证实晕厥由 AVB 引起，但可排除由其他原因（尤其是室性心动过速）引起的晕厥；虽无临床症状，但电生理检查发现 HV 间期≥100ms；电生理检查时，由心旁起搏诱发的希氏束以下非生理性阻滞。

（3）Ⅱb类：神经肌源性疾病（肌发育不良等）伴发的任何程度的分支阻滞，无论是否有症状，因为传导阻滞随时会加重。

（4）Ⅲ类：分支阻滞无症状或不伴有 AVB；分支阻滞伴有Ⅰ度 AVB，但无临床症状。

二、永久人工心脏起搏器的类别及性能

起搏器命名代码为适应描述起搏器功能和起搏方式命名的需要，1987 年北美起搏电生理学会（NASPE）和英国起搏电生理专业组（BPEG）推荐五字母命名代码，简称 NBG 编码（表 3 – 1）。

表 3 – 1　NBG 起搏器编码表

	编码排列				
	Ⅰ	Ⅱ	Ⅲ	Ⅳ	Ⅴ
	起搏心腔	感知心腔	反应方式	程控、遥测、频率应答	抗快速心律失常作用
编码字母	V	V	T	P	P
	A	A	I	M	S
	D	D	D	C	D
	O	O	O	R	O
	S	S	O		

Ⅰ起搏心腔：A＝心房起搏，V＝心室起搏，D＝心房、心室顺序起搏；S＝特定的心房或心室起搏，O＝不起搏。

Ⅱ感知心腔：A＝心房感知，V＝心室感知，D＝心房和心室双腔感知，S＝特定的心房或心室感知，O＝不感知。

Ⅲ反应方式：T＝感知后触发，I＝感知后抑制，D＝触发＋抑制，O＝不感知。

Ⅳ体外程控、遥测、频率应答方式：P＝单一程控方式，M＝多程控功能，R＝频率应答功能，C＝遥测功能。

Ⅴ抗心动过速功能：P＝起搏抗心动过速，S＝电击，D＝P＋S，O＝无。

三、起搏器的类型

2001 年 4 月，对 NASPE/BPEG 起搏器编码进行修订（表 3 – 2）。

表 3 - 2　修订后的 NASPE/BPEG 起搏器编码注释

编码	意义
VOO, VOOO, VOOOO	非同步心室起搏, 无感知、无频率应答或心室多部位起搏
VVIRV	心室抑制型起搏, 有频率应答和多部位心室起搏 (双室起搏或单室多部位起搏)
AAI, AAIO, AATOO	可感知同步心房除极的心房起搏, 无频率应答或多部位起搏
AAT, AATO, AATOO	有触发功能的心房起搏, 在心房警觉期感知时不延迟, 无频率应答和多部位起搏
AATOA	有触发功能的心房起搏, 在心房警觉期感知时不延迟, 无频率应答。但有多部位起搏 (双房起搏或者单房多部位起搏)
DDD, DDO, DDDOOO	双腔起搏 (在 V - A 间期内房、室感知后有正常的抑制, 在 A - V 间期内可感知心室的信号, 在程控的 P - V 间期后、V - A 间期感知到 P 后可触发心室起搏), 无频率应答及多部位起搏

1. 非同步型起搏器 (AOO、VOO)　亦称固定频率起搏器。以固定频率发放起搏脉冲, 不受患者自发心搏的影响而变动。故在治疗过程中, 当出现较快的自发心搏时, 起搏脉冲与自主节律发生竞争。如起搏脉冲落在自发心搏的易损期中, 可引起严重的室性心律失常而威胁患者生命。因此, 本型起搏器仅适用于Ⅲ度 AVB 而无室性期前收缩患者, 或作超速起搏治疗异位快速心律失常。临床上基本不用。

2. 同步型起搏器

(1) 心房按需型起搏器 (AAI): 为单腔起搏器, 通过放置在心房的电极, 起搏器可感知自发心搏的变化并自动调整起搏脉冲的发放, 与自发心搏取得同步, 因而不致发生竞争心律。临床上用于明显的窦性心动过缓或窦性静止、窦房阻滞, 而房室传导功能正常的患者。

(2) 心房同步、心室触发型起搏器 (VAT): 实际为房室双腔起搏。在心房内的电极只感知心房的电活动, 称为感知电极。在心室内的电极只发放起搏脉冲, 激动心室, 称为刺激电极。当心房的电活动 (P 波) 经心房内电极传入起搏器时, 经过 0.12～0.20s 延迟后, 起搏器通过心室电极发放起搏脉冲激动心室。本型起搏器有 400～500ms 的不应期, 使之只能感知频率在 125～150 次/分内的 P 波, 从而将起搏的心室率限制在此范围内, 避免由于患者发生室上性快速心律失常时引起相应的快速心室率。反之, 当患者出现窦性心动过缓或窦性静止时, 起搏器将自动转为 60 次/分的频率起搏心室。此种起搏器比较符合生理过程, 最适用于 AVB 而窦房结功能良好的患者。

(3) 心室同步型起搏器 (VVT、VVI): 此型起搏器可根据患者自发心搏的变化而自动调整起搏脉冲的发放, 与自发心搏取得同步, 因而不致发生竞争心律。这类起搏器又分为: ①R 波触发型: 如有自身心搏的 QRS 波出现, 并超过起搏器的频率或自发心搏提前出现时, 都将触发起搏器提前发放起搏脉冲, 使之落在患者自发心搏的绝对不应期中, 成为无效刺激, 并重新安排起搏脉冲的释放, 因而避免发生竞争心律。如无自身心搏发生, 则起搏器发放脉冲, 激动心脏。本型起搏器的主要缺点是耗电较多, 故较少应用。②R 波抑制型: 当有自身心搏的 QRS 波出现时, 经起搏器感知, 取消下一个预定刺激脉冲的释放, 而从自身心搏的 QRS 波开始重新安排刺激脉冲的周期。在此 QRS 波后的规定时间内, 无自身心搏发生时, 起搏器将等待预定的一段时间 (逸搏间期) 再发放脉冲。当自身心搏频率超过起搏器频率时, 起搏器不发放脉冲。而当自身心率慢于起搏频率时, 起搏器又发放脉冲, 因此又称按需型起搏器。这种起搏器不发生竞争性心律，比 R 波触发型起搏器耗电少。临床应用较广泛。

（4）房室顺序型起搏器（DVI、VDD、DDD）：DVI 适用于窦性心动过缓的患者。需放置心房和心室电极。心房电极无感知功能，仅能按固定频率释放脉冲至心房。心室电极具有感知和发放脉冲的功能。在正常工作时，起搏器经心房电极发放脉冲使心房激动，经 120～200ms 延迟后，经心室电极发放起搏脉冲使心室激动，心房和心室按先后顺序收缩，保持接近正常的血流动力学效果。当患者自发激动下传引起心室激动或有自发心室激动时，起搏器则抑制经心室电极发放的起搏脉冲。由于无心房感知功能，故可出现心房节律的竞争，体力活动时不能自动改变起搏频率。VDD 适用Ⅲ度 AVB 而窦性频率稳定的患者：起搏器正常工作时，心房电极感知心房电活动（P 波），经过一段时间的延迟后，经心室电极发放起搏脉冲，激动心室。此种起搏器能保证心房、心室顺序收缩，并且使心室率随窦性频率变化而改变。DDD 起搏器称为全功能起搏器。具有双腔起搏，双腔感知，具有抑制或触发两种功能，为多个起搏器功能的组合。DDD 与 VDD 的主要差别是 DDD 能起搏心房。目前应用的 DDD 起搏器能按照需要进行自动起搏模式的转换，如 AAI、VVI、VOO、DDI、VDD、DVI 等。

（5）程控起搏器：是可在体外遥控调节起搏参数的埋藏式起搏器，由程控器和起搏器 2 个部分配合工作。体外程控器根据临床需要编排程控参数，使用时将程控器放在囊袋处的皮肤上，按下程控启动按钮，向起搏器发放指令，起搏器接受后立即进行相应改变。

只能调节 2 个以下参数的称为简单程控，调节参数在 2 个以上的称为多功能程控。一般可对下列参数进行程控调节：①起搏频率：大多数起搏器的频率可调范围在 45～120 次/分。可据患者需要适当调节，如外科手术、心力衰竭时可提高起搏频率，以适应暂时性生理情况的变化。而有时患者在心室起搏时有不适感，或出现不良的血流动力学作用，调低起搏频率以保持患者的窦性心律。当然减慢起搏频率也可以延长起搏器的使用寿命。②输出强度和脉冲宽度的程控：起搏器的总能量输出是电压和脉宽的函数。大多数起搏器的输出是可以在 2～10V 范围内调节。输出电压调低，有助于延长电池寿命。此外，当起搏阈值升高时，可增加电压输出到 7～10V。降低脉宽输出也能延长电池寿命。但脉宽降低至 0.3ms 以下时需要较高的刺激电压，故脉宽一般选择 0.5ms。③感知灵敏度：大多数起搏器对 R 波感知范围在 1.25～5mV（感知越低表示灵敏度越高）。对 P 波的感知范围在 0.3～2.5mV。这项参数程控有助于解决感知不良和过度感知，避免再次电极定位。④不应期：起搏器的不应期是指感知起搏脉冲发出后的一段时间，在这段时间内，起搏器不能感知任何电活动。这项参数程控主要防止对 T 波的感知，在 AAI 型起搏器中，预防对远场（farfield）R 波的感知。⑤滞后：通常以低于程控心率的每分钟脉冲发放数表示。换句话说就是起搏器的逸搏间期要比起搏间期或自主心律的间期长。一个程控频率为 60 次/分、滞后 20 次/分的起搏器，当自身心率＞40 次/分时，起搏器不发放起搏脉冲。自身心率＜40 次/分时，起搏器发放脉冲。这样可使患者有较多机会维持窦性心律。一旦起搏器夺获心室，自身心率需快于起搏频率才能抑制起搏器发放脉冲。⑥起搏方式可根据临床需要转换起搏方式。DDD 起搏器可根据需要自动进行模式转换，如 DDD 转换为 AAI，VVI，DDI 等。

（6）抗心动过速起搏器：这一类型起搏器多属于双重按需类型。在心动过速时释放短阵刺激脉冲，或扫描刺激脉冲终止之，而心率过缓时又能释放起搏脉冲起搏心室。可以是自动识别室上性心动过速，自动释放短阵或扫描刺激脉冲。也可由医生或患者在体外控制脉冲的释放方式和扫描时间，以终止过速型心律失常。目前此种功能主要应用在 ICD 中，采用抗心动过速功能，可减少除颤放电，延长起搏器的寿命。

（7）频率应答式起搏器：这类起搏器通过心电图或生物感知器感知人体信息变化，如血液酸碱度、氧和二氧化碳含量、体温、血压、心腔容量、每分通气量、呼吸频率及人体运动等，自动改变其脉冲输出频率，增加心排出量，以适应人体代谢增加的需要。对间歇性出现窦性心律的患者，在心室刺激时，可发生室房逆传，可能抵消频率改变增加心排出量的好处。

（8）自动阈值测定和自动夺获起搏器：为克服起搏器植入后起搏电压设置的盲目性，此型起搏器中增加了自动起搏阈值测定功能（vario 功能）和自动夺获功能。在测出起搏阈值后，起搏器可自动调节输出电压，以最大限度地减少电能消耗。同时为了保证可靠的起搏，该起搏器同时增加了自动夺获的功能。自动夺获功能包括四个方面：①起搏夺获的自动确认功能：起搏器刺激信号发出后，判定是否跟随着心脏的除极反应。自动夺获型起搏器增加了心脏刺激除极波（EvokedResponse，ER）感知系统，当起搏器发放刺激信号时，自动使心脏自发除极波感知系统关闭，直到心肌兴奋，有效不应期过后，才再次开放。ER 感知系统为了避免将电刺激发出后引出的电极头极化作用产生的电位误为心脏刺激除极波，也在刺激信号后暂时关闭 15ms。15ms 后 ER 检出系统立即开放。如果检出窗口 47.5ms 中不能检出 ER 信号，连同前 15ms，总共 62.5ms 即刺激信号发出后 62.5ms 内，不能检出 ER 信号，则认为未能夺获，随之则发出电压 4.5V，脉宽 0.49ms 的保护性起搏刺激保证有效的起搏。②自动保护性起搏：在起搏器工作期间，凡是起搏信号后 62.5ms 内，ER 感知系统未能检出心脏刺激波时，则确定为未能夺获，起搏器立即发出高能有效的脉冲信号夺获心脏。③刺激阈值的自动确定：自动确定刺激阈值在两种情况时发生，第一种情况，是在起搏器稳定起搏工作了 8h 后，自动确定一次，稳定起搏时的刺激电压为基础电压，自动确定时在其基础电压减 0.3V 所得值开始起搏，如果连续夺获两次，则再减 0.3V 继续起搏，如果仍能连续夺获 2 次，则可再减 0.3V，直到不能有效夺获两次，则认为该起搏电压值为阈值下刺激，即在此值基础上加 0.3V 起搏，如果能稳定起搏，则认为该值为起搏阈值，在所测阈值基础上再加 0.3V 作为此后 8h 实际起搏电压。第二种情况是在每 8h 规律起搏中间遇到起搏阈值突然升高，原起搏电压不能有效起搏时。这种情况下的起搏阈值自动确定是用原来起搏电压为基础值，先加 0.3V 起搏，直至稳定有效起搏为止，该值为起搏阈值，再加 0.3V 为下一阶段的实际起搏值。④起搏电压的自动调节及确定：如上所述应用类似 vario 功能测定稳定有效的起搏电压后，该值则为起搏阈值，在此基础上，起搏器能够自动加上 0.3V 作为下一阶段的实际起搏电压。因此，具有自动阈值管理的起搏器使用寿命长，安全可靠，随访简化、省时等。

（9）预防阵发性房颤起搏治疗的程序：目前许多起搏器针对房颤或房性心律失常发生的电生理机制应用了预防阵发性房颤的起搏程序，常用的起搏程序工作模式有如下 5 种：①持续或动态超速起搏；②干预短 - 长心动周期或心室反应性起搏；③超速抑制房性期前收缩后心房电活动；④窦性心律转复后的超速抑制起搏；⑤预防运动后不相称性的心率下降。

四、起搏器的选择

在选择起搏器时，要根据不同的心律及患者的年龄、心功能、活动要求、原发心脏病史、经济承受能力及其他并发症等来综合考虑，如条件允许应首选仿生理型起搏器，对年轻患者，心房变时性不良者应选用频率应答式起搏器。

1. 完全性或高度房室传导阻滞　要根据心房的变时性反应、有否合并心房颤动、心房扑动及阵发室上性心动过速，以及是否有巨大的右心房、心房麻痹（P波极小）等。

（1）心房变时性正常者：最好选用VDD或DDD，一般也可用VVI。

（2）心房变时性不良者：应选用VVIR，也可用DDDR，一般仍可用VVI。

（3）伴有持续的心房颤动、心房扑动或频发室上性心动过速或巨大右心房者：可选用VVIR。年龄大、体力活动少，亦可用VVI。

2. 病态窦房结综合征

（1）窦房阻滞、窦性静止，窦性心律基本正常，房室传导功能正常（房室结文氏点 > 130次/分），既往无AVB，在颈动脉窦按摩时无AVB，左心房直径<50mm，左室EF>40%者，选用AAI。如合并AVB，则用DDD或VDD。

（2）严重窦性心动过缓、窦房阻滞、窦性静止而房室传导功能正常者应选用AAIR或DDDR。若伴AVB，则选用DDDR或VVIR。

（3）病态窦房结综合征表现持续、心室率很慢的心房颤动、心房扑动或频发室上性心动过速及巨大右心房者应选用VVIR。

（4）心动过缓与心动过速交替发作，心动过速为快速心房颤动或室上性心动过速者可选用DDI或DVI，可以用VVI。

（5）房室结或心室逸搏节律者可用DVI、DVIR或DDDR。

五、永久起搏器的安置

目前对适合安装永久心脏起搏器的患者，均选用经静脉心内膜导管起搏。可供选择的静脉途径有头静脉、锁骨下静脉、颈内、外静脉。头静脉切开术是常用的血管途径，头静脉解剖位置恒定，体表标志明确，位置较深且固定，导线不易因肢体活动牵拉而脱位。但也有缺点，如10%～15%患者血管较细、畸形、严重扭曲、狭窄或缺如。遇到上述情况，只能改用其他血管途径。锁骨下穿刺途径应用方便、切口小、快捷，是最常用的血管途径。但锁骨下静脉穿刺可出现并发症，以及电极导管被锁骨和肋骨磨损，导致起搏失败。

1. 头静脉途径　左、右头静脉均可选用

（1）患者仰卧在X线检查床上，常规消毒颈部和胸部皮肤，铺消毒巾。

（2）1%利多卡因作局部浸润麻醉，在右锁骨中外1/3交界下方2cm处作4～5cm长横切口，逐层分离皮下组织，达胸大肌肌膜，沿胸大肌找出胸大肌与三角肌之间的肌间沟，顺此沟向下分离脂肪层，即可暴露出其内的头静脉，分离出2～3cm长。结扎头静脉远端。

（3）用眼科手术剪刀剪开头静脉口径约为头静脉的1/3或1/2，将电极头轻轻插入。

（4）在X线透视下将电极由头静脉送入锁骨下静脉、无名静脉、上腔静脉、右心房，再利用远端呈弯曲弧形的导向钢丝使电极进入右心室尖部，嵌在心肌小梁内。通过胸透、心腔内心电图及起搏阈值确定电极位置。

（5）定位：X线透视下，平卧位时电极头端指向心尖，吸气时应在横膈上，侧位透视导管头端应指向前胸壁，几乎与前胸壁相贴。心腔内心电图呈 rS 型，r 波振幅变动不超过1.5mV。ST 段明显抬高，看不到 P 波或 P 波很低，深呼吸，体位改变心腔内心电图无改变。测起搏阈值在 0.5～1.0V（脉宽 0.5ms 时），起搏心电图呈 R_I、S_{II}、S_{III}、V_I 呈 rS 型。符合上述条件才能确定起搏导管头端已嵌入右心室心尖部。

（6）主动电极的植入：先用头端形成 180°的弯钢丝将电极送入右室流出道，撤出钢丝，继而对直钢丝进行塑形并送至电极头端，在后前位投照体位下逐渐回撤到达室间隔。在左前斜 45°投照体位下确认电极头端垂直指向室间隔，此时电极头必须垂直指向脊柱，也就是垂直指向室间隔，这样可保证电极指向室间隔。心电图 QRS 综合波无相对宽大畸形，心电图 II、III、aVF 导联 QRS 波群直立，电轴不偏。测定起搏阈值、阻抗、R 波振幅，达到要求后（阈值 <1.0V，阻抗 500～2000Ω，R 波 >5.0mV），后将螺旋电极旋入心内膜下。一般旋出电极以 8～10 圈为宜，透视中看到电极头端旋出标志分离即可，不要旋转电极过多。再次复测各项参数。测试满意后，经深呼吸、咳嗽等动作观察电极是否脱位，然后调整导线张力，缝扎固定电极。

（7）心房电极的植入：起搏心房用的 J 型电极进入右心房后，在下腔静脉口附近退出钢丝 10cm 左右，使远端呈自然 J 型弯曲，在右前斜位 45°透视下，旋转导管，使电极指向前方（胸骨），再轻轻回撤导管，使电极头端进入右心耳内。进入右心耳的标志是透视下见导管顶端指向左前上，正位透视下见电极头端随心搏向右沿纵轴明显摆动。测心房起搏阈值应 <1.5V，心腔内心电图显示 PR 段明显抬高。

（8）透视下调整电极导管在心腔内的屈曲度。然后结扎头静脉近端，使电极导管固定。

（9）1% 利多卡因浸润麻醉将要埋入起搏器处的皮肤。

（10）可用同一切口或再作一切口制作囊袋。囊袋的位置在锁骨中外 1/3 交界下方第二前肋间向下的部位。钝性分离皮下组织至胸大肌肌膜上，胸壁很薄的患者，囊袋可在胸大肌前筋膜内。囊袋要稍大于起搏器，故放入的起搏器应离囊袋口 2cm 左右，以免张力过大不易缝合及张力过大引起皮肤压迫坏死。

（11）将电极导管尾端与起搏器上的插孔相接，然后拧紧固定螺丝。

（12）将起搏器放入皮下囊袋内，调整电极导管的位置，将多余的导线近肌肉面放置，避免形成锐角。起搏器有字一面朝外放入囊袋内。再记录起搏心电图，X 线透视电极导管的位置。

（13）逐层缝合皮下组织及皮肤，囊袋内彻底止血，如有渗血，可于囊袋底部放置橡皮片引流条一根。也有应用凝血酶处理囊袋内出血。为了减少术后感染，一般不放置引流条。手术完毕，切口用敷料覆盖，及时放置沙袋压迫止血。

2. 颈外静脉途径　如头静脉太细或走行异常，可选用颈外静脉。该血管暴露好，手术操作方便。手术方法：仰卧位，不用枕头，头转向左，常规消毒皮肤，铺手术巾。右颈静脉切口取位于右锁骨中点上方 2～3cm 处，作 2～3cm 长横切口，切开皮肤，浅筋膜和颈阔肌，暴露颈外静脉。结扎远端，近端切开，插入起搏电极导管。起搏器囊袋仍制作在前胸部，电极导管经皮下隧道达囊袋处。电极导管可以经锁骨上或下穿过，在锁骨下穿过易损伤血管。

经锁骨上穿过时，皮下隧道应尽量靠内侧。因为锁骨的胸骨头活动幅度小，可减少对电极导管的牵拉。其他步骤与头静脉途径相同。此途径不美观，患者不易接受，故应尽可能选择其他途径。

3. 锁骨下静脉途径　一般认为锁骨下静脉途径比颈外静脉途径好，最适合作生理性双腔起搏，但有可能出现气胸，出血等并发症。具体操作过程：取仰卧位，穿刺侧肩部略垫起，头转向对侧。常规消毒皮肤。铺手术巾。选择锁骨中内 1/3 交界下方约 2cm 处为穿刺点，先用 1% 利多卡因麻醉，切开皮肤约 1cm，用血管钳分离切口深部皮下组织和肌肉。然后用尾部接有生理盐水的 5ml 注射器的穿刺针，抽吸成负压，针头斜面向下，进针方向为向上向内，指向胸骨上窝和甲状软骨之间，针超过锁骨的后缘后，基本与胸壁保持平行，不宜过深，以免穿破胸膜或损伤神经与动脉。当阻力突然消失，见有静脉回血时，固定穿刺针，取下注射器，插入导引钢丝，并在 X 线下将其软头送达右心房，退出穿刺针，沿导引钢丝插入可纵行撕开的外套管与扩张管。退出扩张管和导引钢丝。迅速将起搏电极导管通过外套管插入右心房中下部，然后退出外套管，并将其与电极鞘管脱离。其他步骤与头静脉途径相同。如需同时放置两根电极导管，可经鞘管放置两根导引钢丝至上腔静脉，退出鞘管，再先后分别经导引钢丝插入扩张管和鞘管，退出导引钢丝和扩张管，经鞘管送入电极导管。

4. 腋静脉途径　锁骨下途径植入电极可以出现电极磨损断裂并发症，故为了保证起搏安全，可选择穿刺腋静脉途径放置起搏电极。选锁骨中点下缘 1.5cm 为 A 点，锁骨中点内侧 2.5cm 为 B 点，A 点与 B 点连线的反向延长线距 A 点 2cm 为穿刺进针点（C 点），朝锁骨 A 点方向进针，穿刺针与胸壁成 30°～45°穿刺，进针 2～4cm 即可到血管。也可根据解剖定位、静脉造影定位和超声定位。

六、安置起搏器患者的术后护理

（1）术后记录 12 导联体表心电图。

（2）术毕摄正、侧位胸片，观察电极位置及导线系统，以便随访参考。

（3）进监护室进行心电监护，观察起搏效果，按需功能等。

（4）术后卧位，少活动，特别是囊袋侧上肢应避免大幅度活动，以免电极脱位。

（5）术后 24h 左右拔除橡皮片引流条，及时更换敷料，用抗菌素 3d。

（6）治疗原发病，纠正电解质紊乱及其他心律失常。

（7）详细填写手术记录单。填写安置起搏器患者随身携带的登记卡，包括患者姓名、住址、安置起搏器的医院、医生及其联系电话号码，安置起搏器的日期、起搏器型号，以备随访和发生意外时处理。

（8）术后 7d 拆线。

（9）切口应用黏合剂的患者，可以不更换敷料，可在术后 3d 出院。

七、安置人工心脏起搏器的并发症及其处理

人工心脏起搏器的并发症可分为：手术并发症、伤口并发症和后期并发症（表 3－3）和起搏功能障碍。随着起搏器质量的提高和手术经验的积累，这些并发症已很少见。

表 3-3　安置起搏器的并发症

分类	并发症
手术并发症	胸血管损伤、空气栓塞、心脏穿孔、心包填塞、电极移位、神经损伤（膈神经和喉返神经损伤）、囊袋内积气
伤口并发症	血肿、感染、皮肤破溃、起搏器移位、骨骼肌抽搐
后期并发症	静脉血栓、肺栓塞、Twidder 综合征、缩窄性心包炎、三尖瓣关闭不全、起搏器综合征

1. 手术并发症　当电极进入心室腔、安放心外膜或心肌电极时，由于机械性刺激，可引起室早、室速、室颤，或心室停顿。因此，在手术前必须作好一切准备，必要时在安置永久起搏电极之前先行临时性起搏保护。

采用锁骨下静脉途径，可并发气胸、血管损伤、气栓及起搏器囊袋内积气。囊袋积气可继发于气胸，或在囊袋关闭时留有空隙。电极导管经颈内静脉可引起隔神经和喉返神经损伤。各种途径插入的电极都可引起心肌穿孔。因此，术中定位时要求 ST 段抬高不应超过 8mV，过分抬高可能发生心肌穿孔。发生心肌穿孔时，一般只需在 X 线透视下将电极稍退回心脏重新安置即可，多数不需要外科手术。心肌穿孔时很少发生心包内积血及心包填塞，如出现心包积血、压塞表现，应考虑心包穿刺引流，或心脏修补。电极脱位多发生在术后 1 月内，发生率为 5% 左右，术中仔细定位，以及让患者深呼吸、咳嗽试验，可减少电极脱位的危险。因电极移位导致起搏失效时，应立即重新调整电极的位置。

此外，冠状静脉窦内放置电极可并发冠状静脉穿孔，夹层等，以及心包压塞。

2. 伤口并发症　最常见的伤口并发症是血肿形成。因此，术中需认真止血，术后应用沙袋压迫止血。如血肿较大，可开放切口，取出血凝块。更换起搏器的患者应去除多余的囊壁，以防止无菌性浆液瘤形成。伤口感染是少见的并发症。严格无菌操作和术前、术中及术后预防性应用抗菌素可避免发生。通常一旦发生感染应取出起搏器和电极导管，静脉注射抗生素，必要时安置临时心脏起搏器，待感染完全消除后，再从对侧静脉途径重新植入起搏器。皮肤坏死为起搏系统埋置浅，引起局部皮肤缺血所致，常见于消瘦的患者。故对消瘦的患者，应将起搏器埋入皮下组织较深的部位或埋入胸大肌下。起搏器常发生向胸外侧面移位，此时可发生皮肤压迫坏死，将靠近起搏器的电极导管缝扎在深筋膜上可防止移位发生。当发现皮肤受压变色时，应及时更换起搏器的位置。

3. 后期并发症　不常见的并发症有上腔静脉血栓形成，引起上腔静脉综合征，以及颅内静脉窦血栓及右心房、室血栓形成。在低心排出量并有右心房或右心室有血栓的患者可发生肺栓塞。有报道经静脉途径或经胸放置电极的患者发生缩窄性心包炎。三尖瓣关闭不全是非常少见的并发症，可继发于电极导管的置入或去除后。起搏器在囊袋内可发生旋转移位（Twidder 综合征）。心室起搏的患者，由于心房和心室收缩的不同步，可使心室充盈量减少，而致心搏量减少，血压降低，脉搏减弱，可伴有相应的症状，称为人工心脏起搏器综合征，发生率可达 15% 左右，如症状明显需换用心房同步或房室顺序起搏或左右心室同步化起搏。

4. 起搏器功能障碍　生物医学工程技术的发展已使起搏器寿命延长，质量非常可靠。但是，起搏器功能障碍仍有发生。因此，对安置起搏器的患者行适当的长期随访。起搏器功能障碍可表现为预置起搏频率的改变（加速或减慢）、不规则起搏、感知失灵。这几种表现可单独存在，或并存。起搏频率突然加速称奔放，可引起室性心动过速；或室颤，导致患者死亡，故需紧急处理。可行电极复律，切断电极导管，然后重新安置新的起搏器。心率变慢是起搏器功能障碍最常见的表现，多为电池耗竭。不规则起搏也多见电池临近耗竭时，可伴有起搏频率加快或变慢。也可见于电极导管间歇断裂、电极移位、穿孔或阈值升高。感知功能失灵可单独出现，但也可伴有起搏脉冲不能心室夺获。不能感知的原因有信号太小，电极移位，电池不足、电路故障。当感知电路故障时，按需型起搏器仅作为固定频率起搏器工作。起搏脉冲不能心室夺获，表现为持续性、或间歇性出现。最常见的原因是电极移位或导管断裂。电极移位多发生在起搏器植入后1个月内。而在后期可能是电极周围纤维化、心脏原发病变的发展、严重高血钾或低血钾，以及药物中毒，尤其是奎尼丁和普鲁卡因胺。如不存在以上因素可能是起搏器本身的故障。骨骼肌电位有时抑制单极起搏系统的按需型起搏器。由深吸气，用力或咳嗽产生的膈肌收缩也可暂时抑制按需型起搏器功能。电离辐射也能引起新一代程控起搏器故障，应避免接触。与固定频率起搏器相比，按需型起搏器产生室颤的可能性很小，但它更易受各种电磁源如雷达的干扰，应避开高能量的电磁源，以免生意外。新型的起搏器基本上克服了受外界磁场的干扰。目前市场上已经有可以接受磁共振检查的起搏器，即强磁场不影响的起搏器的功能。

八、安置人工心脏起搏器患者的随访

使用永久起搏器的患者，经常随访检查是确保患者安全和起搏长期有效的重要措施。出院前向患者及其家属介绍有关起搏器的知识和注意事项。嘱患者每晨醒后检查自己的脉搏并随时记录，发现心率改变及时与医生联系。根据起搏器厂家的警告，告知患者相关的注意事项，如避免进入有电磁场的环境，以防起搏器电路受干扰而引起的起搏或感知失常。

出院后2个月内应每2~3周随访1次，2个月至1年内每1~2个月随访1次。1年后每3~6个月随访1次。在起搏器预期寿命到达前半年，增加随访次数至每3个月或每月1次。发现电池有耗竭倾向时，宜每周随访1次，直至更换新的起搏器。随访检查的主要项目如下。

1. 心电图　通过心电图记录，可观察起搏器的按需功能和起搏功能。如脉冲频率下降10%，应更换起搏器。必要时行动态心电图检查。

2. 起搏阈值测定　术后6周左右进行。测定方法因起搏器类型和厂家的不同而异。一些起搏器通过缩短脉宽逐渐降低输出强度，而另一些起搏器通过降低输出电压来降低输出强度，通过观察夺获丧失点，确定起搏阈值。还有一些起搏器通过将磁铁放在起搏器的上方，该起搏器便自动开始递减其输出强度的周期，从心电图上观察其起搏失败的起始脉冲，从而可推算出起搏阈值。由于在术后开始几周内，起搏阈值可能上升，故在4~6周内不应降低输出强度。6周后，为延长电池使用寿命，可降低输出强度，但应维持输出强度是起搏阈值的2倍，以策安全。

3. 胸部X线拍片　摄正、侧位胸片以了解电极位置是否良好，有无移位或电极有无断裂。

4. 起搏脉冲图检查　用脉冲分析仪测量脉冲周期和脉冲宽度，根据脉冲周期计算脉冲频率。方法简单、直观。或通过示波器作类似心电图标准导联Ⅱ或Ⅰ的连接，观察起搏脉冲的波形、频率和脉宽，并与该起搏器原来的参数比较。如脉宽增加15%，脉冲幅度下降

20%，提示电池临近耗竭，需更换起搏器。但是，目前已经基本不用。但在无程控仪的条件下，仍可作为评价起搏功能的一种方法。

（杨红涛）

第三节　临时心脏起搏器

临时心脏起搏为非永久性置入起搏电极的一种起搏方式。起搏电极一般放置 1~2 周，患者心动过缓恢复正常或引起心动过缓的原因去除后，就可终止临床起搏器的应用。

一、临时心脏起搏的适应证

（1）AMI 伴有Ⅲ度或高度 AVB 者或下壁 AMI 伴有Ⅲ度或高度 AVB 经药物治疗无效者。

（2）急性心肌炎或心肌病伴阿斯综合征者。

（3）药物中毒引起阿斯综合征发作者。

（4）心脏手术后发生Ⅲ度 AVB 者。

（5）电解质紊乱（如高血钾）引起高度 AVB 者。

（6）超速抑制以诊断及治疗其他方法不能终止的室上性心动过速或室性心动过速。

（7）预防性应用于更换或安置永久型起搏器、冠状动脉造影、电击复律及外科手术治疗。

二、临时起搏器置入术

1. 静脉途径　包括锁骨下静脉，颈内、外静脉，股静脉和肱静脉。其中股静脉、颈内静脉及锁骨下静脉是最常用的静脉入路。

2. 电极定位　临床心脏起搏通常采用单腔按需起搏器，即 VVI，在体表心电图指引下应用漂浮导管电极，不需 X 线指导。心腔内心电图可指导电极的定位：电极到达右房时呈现巨大 P 波，进入右心室时记录到巨大 QRS 波，电极接触到心内膜时 ST 段呈弓背向上抬高 1.5~3.0mV 是重要的定位指标。

右心室心尖部起搏时体表心电图呈左束支传导阻滞及左前分支阻滞样图形，心电轴显著左偏 −30°~90°，V_5、V_6 导联 QRS 波形态可表现为以 S 波为主的宽阔波。右心室流出道起搏时 QRS 波群呈类似左束支传导阻滞样图形，Ⅱ、Ⅲ、aVF 导联的主波向上，心电轴正常或右偏。

3. 并发症　并发症的发生与术者技术水平、起搏器电极的留置时间及术后护理状况密切相关。最常见的并发症是导管移位，其次是穿刺并发症、心律失常、膈肌刺激、感染、导管断裂、心肌穿孔等。

（何小芳）

第四节　心脏的再同步化治疗

心脏的再同步化治疗（cardiac resynchronization therapy，CRT）是通过双心室起搏的方式治疗心室收缩不同步的心力衰竭患者。理论上讲，左右心室同步起搏可恢复正常的左右心室及心室内的同步激动，减轻二尖瓣反流，从而增加心输出量。

一、CRT 适应证

CRT 适应证详见表 3 - 4。

表 3 - 4　CRT 治疗适应证（2010 年 ESC《心力衰竭患者器械治疗指南》）

CRT - D 或 CRT - P 置入推荐	患者人群	推荐级别和证据水平
推荐降低患病率/病死率	心功能 NYHA Ⅲ 级或可走动的 Ⅳ 级、LVEF ≤ 35%、QRS 宽度 ≥ 120ms、窦性心律且接受了最佳的药物治疗	Ⅰ A
推荐降低患病率，预防疾病进展	心功能 NYHA Ⅱ 级；LVEF ≤ 35%、QRS 宽度 ≥ 150ms、窦性心律且接受了最佳的药物治疗	Ⅰ A
可考虑用于降低患病率	永久性房颤房室结消融后起搏器依赖者、心功能 NYHA Ⅲ ~ Ⅳ 级、LVEF ≤ 35%、QRS 宽度 ≥ 130ms	Ⅱ A，B
可考虑用于降低患病率	永久性房颤伴缓慢心室率且起搏比率 ≥ 95% 者、心功能 NYHA Ⅲ ~ Ⅳ 级、LVEF ≤ 35%、QRS 宽度 ≥ 130ms 并接受了最佳的药物治疗	Ⅱ A，C
推荐降低患病率	Ⅰ 级起搏器植入适应证、心功能 NYHA Ⅲ ~ Ⅳ 级、LVEF ≤ 35%、QRS 宽度 ≥ 120ms	Ⅰ B
可考虑用于降低患病率	Ⅰ 级起搏器植入适应证、心功能 NYHA Ⅲ ~ Ⅳ 级、LVEF ≤ 35%、QRS 宽度 < 120ms	Ⅱ A，C
可考虑用于降低患病率	Ⅰ 级起搏器植入适应证、心功能 NYHA Ⅱ 级、LVEF ≤ 35%、QRS 宽度 < 120ms	Ⅱ B，C

二、CRT 置入技术

除常规右心房、右心室起搏部位外，CRT 还需要进行左心室起搏。目前左心室起搏的主要途径是经冠状静脉窦将起搏电极送至心脏静脉起搏左心室。

冠状静脉窦电极导线的置入方法如下。

1. 冠状静脉窦插管　一般选择左锁骨下静脉穿刺或分离头静脉送入导引钢丝，然后将特殊设计的冠状静脉窦长鞘送入冠状静脉窦。

2. 逆行冠状静脉窦造影　在置入冠状静脉窦电极导线前，首先应进行逆行冠状静脉窦造影，了解冠状静脉窦及其分支血管的走形。

3. 冠状静脉窦电极导线置入　冠状静脉窦逆行造影后，撤出造影导管，再沿静脉鞘将电极导线送入心脏静脉，最好选择左室侧或后静脉，也可选择其他血管。

4. 心室起搏阈值测定 因为是心外膜起搏，因此左心室起搏阈值较高。记录左心室心电图及体表心电图。最后再将右心房、右心室电极导线置入，分别测试右心房、右心室及双心室起搏阈值。

三、并发症及处理

除了与常规起搏器植入类似的并发症外，CRT 独特的并发症主要与冠状静脉窦和左室起搏导线有关。与导线有关的常见并发症：①左室起搏导线置入未成功：左室导线的置入是 CRT 的关键环节。目前认为最佳的起搏点通常是在左室侧静脉或侧后静脉。据报道左室起搏导线置入失败率为 5%～13%；②冠状静脉窦夹层、穿孔，发生率为 2%～4%。一般夹层仅表现为造影剂在局部潴留，只需密切观察病情进展。如夹层严重影响冠状静脉窦血液回流，并向心包腔内弥散，应及时终止手术并采取相应措施；③心肌穿孔、心脏压塞：预防的关键在于轻柔操作，遇到阻力适当回撤导线。大部分穿孔在导线撤出后自行愈合，较少发生心脏压塞。一旦发生心脏压塞要严密观察，立即进行心包穿刺和引流；④膈肌刺激：膈肌刺激主要表现为随起搏出现的呃逆或腹肌抽动，发生率为 1.6%～3%。术中导线固定后应行高电压刺激试验，观察是否有上述现象。如有发生需要调整导线位置。

（张　帆）

第四章　心血管疾病药物治疗

第一节　β肾上腺素能受体阻滞剂

β肾上腺素能受体阻滞剂（β-blocker）简称阻滞剂，最早应用于心绞痛和心肌梗死的治疗，其后陆续被应用于高血压、肥厚型心肌病、心力衰竭等疾病，在心血管疾病治疗中占有重要地位。

一、药理作用

1. β_1 选择性　β阻滞剂根据其在不同组织中拮抗交感神经胺的能力不同而分为选择性和非选择性β阻滞剂。选择性β阻滞剂，如比索洛尔、阿替洛尔、美托洛尔等在较低剂量时主要阻滞 β_1 受体，对支气管和外周血管影响较弱；在较大剂量应用时，仍然能阻断 β_2 受体。在有阻塞性肺病患者中应用 β_1 阻滞剂相对比较安全，其支气管 β_2 受体仍能维持调节支气管扩张。外周动脉疾病患者，β_1 阻滞剂不会阻断外周动脉的扩张，而非选择性β阻滞剂会因阻断 β_2 受体介导的血管扩张，影响外周血供。

2. 内在拟交感胺活性　部分β阻滞剂对 β_1 或 β_2 受体有内在拟交感胺活性，它在阻断交感儿茶酚胺对受体作用的同时仍有部分激动β受体的作用，这些有内在拟交感胺活性的β阻滞剂在治疗心律失常、心绞痛和高血压等疾病时疗效和无内在拟交感胺活性的β阻滞剂相当，但负性频率和负性传导作用相对较少，且能降低外周血管阻力，对血脂、支气管和外周血管的影响小。无内在拟交感胺活性的β阻滞剂，撤药反应少。近年研究表明，β阻滞剂对心肌梗死后二级预防具有重要的保护作用，但这些研究中所选用的β阻滞剂都是无内在拟交感胺活性的药物，因此，目前对有拟交感胺活性的β阻滞剂临床应用利弊尚无定论，有待于进一步研究。

3. α肾上腺素能受体活性　有些β阻滞剂（如拉贝洛尔）能同时阻断α受体和β受体。拉贝洛尔阻断α受体的作用是酚妥拉明的 1/10～1/6，而阻断β受体的作用是普萘洛尔的 1/4～1/2，其阻断α受体的作用是阻断β受体作用的 1/16～1/4。和其他β阻滞剂一样，它能有效治疗高血压和心绞痛，但它额外的α受体阻滞作用还会降低外周血管阻力。这种同时兼有α阻滞作用的β阻滞剂是否在临床上更有益处尚待研究。卡维地洛是另一种兼有α阻滞作用的β阻滞剂，其阻断α受体的作用是阻断β受体作用的 1/10，以毫克和毫克相比，此作用比普萘洛尔强 4 倍。卡维地洛已经被广泛地应用于高血压、症状性心力衰竭和心绞痛的治疗中。阿尔马尔也是一种兼有α和β阻滞作用的β阻滞剂，其作用比大致为 1：8，目前也被广泛用于高血压、心绞痛的治疗中。

4. β阻滞剂的膜稳定作用　部分β阻滞剂有膜稳定作用，即降低细胞膜 Na^+ 通透性，抑制 Na$^+$ 快速进入细胞膜，使动作电位 0 相上升速度及幅度降低，而对静息电位和动作电位时间无影响。过去曾认为 β 阻滞剂的抗心律失常作用系膜稳定作用引起，但后来发现很多 β 阻滞剂无膜稳定作用，同样有抗心律失常作用，且这些药物在达到具有膜稳定作用时的血药浓度远远超过治疗浓度，因此，目前认为 β 阻滞剂的抗心律失常作用与膜稳定作用几乎无关。常见有膜稳定作用的 β 阻滞剂有阿替洛尔和普萘洛尔。

5. β 阻滞剂的药代动力学　尽管 β 阻滞剂作为一大类药，治疗作用相似，但药代动力学有很大不同。其芳环结构的差异导致胃肠吸收程度、肝脏首过代谢、脂溶性、蛋白结合率和体内分布容积、生物转化、代谢产物活性和肾脏清除率等不同，这些都会影响临床疗效。

二、在心血管疾病中的应用

1. 抗心肌缺血作用　β 阻滞剂抗心肌缺血的主要机制是：①降低心肌氧耗、降低心率、血压和心肌收缩力。②增加冠脉血流：通过减慢心率增加舒张期的灌注时间，增加侧支血流和缺血区域血供再分布。③预防或减少冠状动脉粥样硬化斑块破裂及血栓形成。④减少微血管的损伤。⑤稳定细胞和溶酶体膜。⑥抑制心肌细胞凋亡。

所有 β 阻滞剂都能在一定程度上减少心绞痛的发作和缓解心绞痛患者的症状。一项总结 β 阻滞剂 20 余年临床应用的荟萃分析显示，β 阻滞剂减少稳定型心绞痛患者心绞痛症状的作用与钙通道阻滞剂、硝酸酯类药物相当，其不良反应也与之相当或更低。β 阻滞剂能降低患者运动时的心率—血压乘积，延长出现心绞痛的时间，提高缺血阈，显著控制运动导致的心绞痛。β 阻滞剂能提高近期心肌梗死患者的生存率，预防卒中，预防高血压患者心力衰竭发生，与安慰剂相比，使用 β 阻滞剂者的死亡、室速和室颤、心肌梗死和心绞痛恶化的发生率降低。对因冠脉痉挛而非狭窄引起的心绞痛，β 阻滞剂会加重痉挛发生，因此不宜使用。目前指南建议，对于无禁忌证的稳定型心绞痛患者都应给予 β 阻滞剂治疗。

关于 β 阻滞剂在不稳定型心绞痛和非 ST 段抬高型急性冠脉综合征中应用的临床研究较少，近来，陆续有研究观察了行冠脉血运重建的急性冠脉综合征患者中 β 阻滞剂的疗效，发现 30d 和 6 个月病死率比不用此药组显著降低，因此提示 β 阻滞剂也有降低这类患者近期病死率的作用。

对于急性 ST 段抬高型心肌梗死早期，β 阻滞剂可减慢心率，降低氧耗和延长舒张期增加心内膜下血供，减少梗死面积，早期大规模临床试验（ISIS、MIAMD）显示急性心肌梗死早期静脉给予美托洛尔 5～15mg 能减少 7d 和 15d 死亡率。但近期 2 项大规模研究（GUSTO - I 和 COMMIT 研究）发现，急性心肌梗死早期常规静脉给予 β 阻滞剂，并未观察到 28d 内有联合终点事件（死亡、再发心肌梗死或心脏骤停）显著下降，其原因是心源性休克发生率的增加抵消了再发心肌梗死和室颤发生率的降低。因此，目前建议在心肌梗死早期谨慎给予 β 阻滞剂静脉制剂，尤其是在合并心力衰竭、低血压或血流动力学不稳定的患者。大量随机对照研究证实急性 ST 段抬高型心肌梗死患者早期口服 β 阻滞剂能显著降低再发心肌梗死或死亡危险性，7d 相对危险度下降14%，长期维持应用死亡相对危险性下降23%。因此，目前强调，急性 ST 段抬高型心肌梗死患者 24h 内接受静脉 β 阻滞剂没有不良反应的患者应继续接受口服 β 阻滞剂维持治疗，对于没有用静脉 β 阻滞剂或早期存在 β 阻滞剂禁忌的患者，也应重新评估禁忌证，对合适患者尽早开始口服 β 受体阻滞剂治疗。

2. 抗高血压作用　β阻滞剂的降压疗效和副作用因药物种类和制剂不同而异，其降压作用具有相对平缓的量效曲线，血压下降同时不降低周围血管阻力。β阻滞剂在降压的同时能有效改善高血压伴高动力特征患者的一些症状，如患者自诉有焦虑、多汗和心动过速等症状时，或对其他药物治疗有心动过速反应者（如二氢吡啶类钙拮抗剂）。高血压伴有心肌梗死史的患者应用有心脏选择性、脂溶性、无内在拟交感胺活性的β阻滞剂进行二级预防特别重要。

β阻滞剂与非二氢吡啶类钙拮抗剂合用时需警惕有无显著负性频率和负性传导作用，与噻嗪类利尿剂合用可能会加重代谢紊乱。

3. 抗充血性心力衰竭作用　β阻滞剂有负性肌力作用，易加重心力衰竭患者的临床症状，早年被禁用于心力衰竭患者中，但新近的广泛研究已表明交感神经系统慢性过度激活在慢性充血性心力衰竭的病理生理中占有重要作用，循环儿茶酚胺增多会导致：①心肌肥厚、凋亡、纤维化，促进心肌重构，损害收缩功能。②β受体下调。③房性和室性心律失常。④心肌缺血。⑤肾排钠受损。⑥外周血管收缩。因此，β阻滞剂的应用能减缓或逆转左室重构，降低心力衰竭患者的病死率和病残率。

近10年的一系列随机对照试验，共有约2万名左心室射血分数（LVEF）降低的慢性心力衰竭患者被证实在应用血管紧张素转换酶抑制剂和利尿剂的基础上再加用β阻滞剂能进一步降低因心力衰竭加重而住院的机会，延长生存时间，因此，对目前或既往曾有心力衰竭症状、射血分数降低史的患者，在临床症状稳定时都推荐给予β阻滞剂治疗，除非存在禁忌证或不能耐受。一旦左室功能不全诊断明确，应尽早给予β阻滞剂治疗，而不应拖延至ACEI和利尿剂给药稳定后再加用。对症状轻微或无症状的左室功能不全患者，也应给予β阻滞剂治疗，减轻左室重构，延缓疾病发展。对NYHA心功能分级Ⅳ级的心力衰竭患者，需待病情稳定（4d内未静脉用药、已无液体潴留并体重恒定）后，在严密监护下由专科医师指导应用。

β阻滞剂还能降低心力衰竭患者的猝死发生率。根据MERIT-HF临床试验亚组分析，在NYHA心功能分级Ⅱ～Ⅲ级患者中猝死是心力衰竭患者的主要死因；分别占64%和59%。而NYHA心功能分级Ⅳ级患者中猝死亦占33%。

4. 抗心律失常作用　β阻滞剂属于Ⅱ类抗心律失常药，有负性频率和负性传导作用，能延长有效不应期。对房室折返型室上性心动过速，β阻滞剂能改善60%～80%患者的症状，减少发作，尤其对伴有缺血性心肌病或充血性心力衰竭者更安全有效。静脉应用β阻滞剂还能有效控制房扑、房颤的快速心室率。

三、常用β阻滞剂

1. 卡维地洛　非心脏选择性β阻滞剂，兼有抗氧化和α阻滞作用，大量随机对照试验证实其在心力衰竭和心肌梗死后左室功能不全的患者中有显著降低病死率的作用。

2. 美托洛尔　是心脏选择性 β_1 阻滞剂，在急性心肌梗死患者中应用能显著降低其病死率，具有良好心肌保护作用。其短效静脉制剂也广泛用于心肌缺血和心肌梗死的治疗中。在急性缺血患者中，可静脉用药，5mg静脉快速推注，每5min应用1次，最多可连用3次，此后可以口服制剂维持。

3. 比索洛尔　是心脏选择性 β_1 阻滞剂，广泛用于高血压、心力衰竭和心肌缺血治疗中，在 CIBIS－2 研究中，它显著降低心力衰竭患者的总死亡率和猝死发生率。

4. 阿替洛尔　是心脏选择性 β 阻滞剂，目前应用于心绞痛、心肌梗死后保护和高血压治疗中。它属脂溶性药物，半衰期相对较长。有关阿替洛尔对终点事件影响的临床研究都没有发现它能减少冠脉事件，因此目前虽然阿替洛尔在心肌梗死后心肌保护中应用广泛，但缺乏大规模随机对照研究结果证实。

5. 艾司洛尔　是一种快速起效、作用时间短的选择性 β_1 阻滞剂，它在体内代谢迅速，清除半衰期约 9min，在负荷量 0.5mg/kg，继以 0.05～0.3mg/（kg·min）的剂量静脉给药时，5min 内即可达到稳态血药浓度（如不用负荷量，则需 30min 达稳态血药浓度）。可用于心房颤动、心房扑动时控制心室率，围手术期高血压和窦性心动过速的处理。

四、耐受性和不良反应

既往认为中国人群对 β 阻滞剂的耐受性较西方人群差，因此临床应用剂量偏小。但近年在我国开展的大规模双盲、安慰剂对照临床试验（COMMIT/CCS－2）中显示，中国人群对 β 阻滞剂也有良好耐受性，发生二度 II 型或三度房室传导阻滞的比例为 0.9%，与安慰剂相似（1.0%），也与西方同类研究相似，因此在东西方人群中并没有观察到任何明显的种族差异。

β 阻滞剂的主要不良反应有心动过缓、房室传导阻滞和负性肌力作用。所有 β 阻滞剂几乎都有致支气管痉挛的作用，但小剂量 β_1 阻滞剂的致气道痉挛作用最小，一般不易产生不良后果。β 阻滞剂的其他副作用有疲乏，性功能障碍，对糖代谢和脂代谢的不利影响可能会削弱 β 阻滞剂降低心肌缺血患者心血管事件的有益作用。

长期应用 β 阻滞剂治疗心绞痛的患者骤然停药可能会加重心绞痛的发生，甚至有引发心肌梗死和死亡的报道。

β 阻滞剂的主要禁忌证有支气管痉挛性肺病、心脏传导阻滞或病态窦房结综合征未安装人工心脏起搏器者。胰岛素依赖性糖尿病患者需慎用。

（何小芳）

第二节　肾素—血管紧张素—醛固酮系统抑制剂

10 余年来，肾素—血管紧张素—醛固酮系统抑制剂包括血管紧张素转换酶抑制剂、血管紧张素 II 受体拮抗剂和醛固酮拮抗剂，在心血管疾病治疗中的地位逐渐确立。大量随机对照试验表明，此类药物对高血压、心力衰竭和稳定型心绞痛患者都有良好疗效，能改善左室重构、延缓病程进展和降低病死率。另外，新型肾素抑制剂也在近期得到研发，2007 年 5 月第一个肾素抑制剂阿利吉仑已经由美国 FDA 批准正式上市。

一、作用机制

研究发现，ACEI 能抑制血管紧张素 II 所介导的血管收缩，同时减少缓激肽的降解，后者能促进扩血管因子生成，如一氧化氮和前列腺素等，更重要的是 ACEI 还能抑制组织肾素血管紧张素系统，如心脏和肾脏局部的肾素系统，减少血管和心肌重构，减少炎症和血栓栓塞危险性，并延迟肾病的进展，所有这些药理机制使 ACEI 在高血压、心力衰竭等疾病治疗中占有重要地位。随着研究的深入，发现在应用 ACEI 以后，仍有部分血管紧张素 I 转换成血管紧张素 II，这是通过非 ACE 依赖的非酶途径进行的转换。ARB 能竞争性地与血管紧张素 II 的 I 型（AT1）受体结合，因此，理论上可以全面阻断血管紧张素 II 的缩血管作用。血管紧张素 I 向血管紧张素 II 转化过程中还同时会产生血管紧张素，它也是一种内源性的 ACE 底物和抑制剂，和血管紧张素 I 及缓激肽一样，具有扩张血管作用，其降压作用是通过激活和释放血管扩张因子如前列腺素、一氧化氮，促进缓激肽扩血管作用所介导。血管紧张素除有血管收缩作用外，还能使醛固酮水平增高，而醛固酮能促进水钠潴留，交感激活，并最终促进心肌和血管纤维化。尽管 ACEI 能短期降低醛固酮水平，但长期应用 ACEI，醛固酮水平并不能得到长期抑制，即所谓"醛固酮逃逸"现象。螺内酯能竞争性抑制醛固酮敏感性的肾集合小管的钠通道，促进钠水排出，保留钾离子。此外，螺内酯还能抑制心脏和体循环系统的醛固酮受体，改善心室和血管重构。

二、药理作用

（一）血管紧张素转换酶抑制剂

1. 分类　ACEI 可根据其与 ACE 分子中锌原子相结合的配体不同分为 3 类：含巯基、含羧基和含膦酰基 ACEI。

2. 药代动力学特点　不同 ACEI 口服吸收率有很大差别（25%～75%）。有些药物原药没有活性，只有在经肝脏或胃肠道组织水解后成为有活性的代谢产物。药物峰浓度一般出现在服药后 1～4h。大多数 ACEI 经肾脏排泄，但福辛普利、佐芬普利、群多普利等经肝肾双通道排泄。卡托普利在机体内清除迅速，作用时间小于 6h，而雷米普利拉（雷米普利活性代谢产物）和群多普利酸在机体内清除较其他 ACEI 慢。在充血性心力衰竭患者中，药物吸收和生物转化减慢，起效慢，同时肾脏滤过率减少致药物清除减少，血浆浓度增高，作用时间延长，因此在有严重肾功能减退患者（肌酐清除率≤30ml/min），应减少 ACEI 的用量。但由于福辛普利、群多普利、佐芬普利等能同时经尿液和胆汁排泄，因此它们在肾功能损害患者中的清除率不受影响，一般不需调整剂量。

（二）血管紧张素受体阻滞剂

药代动力学特点：目前临床应用的 ARB 有氯沙坦、缬沙坦、替米沙坦、伊普沙坦、坎地沙坦、奥美沙坦等。从结构看，大多数 ARB 有一个相似的联苯四唑环结构，但侧链各不相同。伊普沙坦没有联苯四唑环结构，而有与氯沙坦相似的苯基咪唑结构。这些结构的不同导致不同 ARB 药物药代动力学和药效有所差别，主要表现在与 AT1 受体的亲和力、口服生物利用度、口服吸收率和代谢及清除率等。

氯沙坦经肝脏细胞色素 P450 转换酶代谢为有活性的产物 EXP3174，此代谢产物活性是母体药物的 10～40 倍，能发挥强大的阻断血管紧张素 II 的作用。坎地沙坦酯是母体药物，在小肠内转换为有活性的坎地沙坦，因此它不属于经肝脏代谢的药物。不同 ARB 口服吸收率有很大差别，最低的是伊普沙坦（13%），最高的是伊贝沙坦（60%～80%），但这种差别没有导致显著临床作用差异。所有 ARB 药物生物利用度不受食物影响。大多数 ARB 药物都以原型经肾脏和胆道系统排泄，但氯沙坦经肝脏 CYP3A4 和 CYP2C9 代谢为活性和非活性产物后经肠道和尿道排泄，分别占 60% 和 35%，伊贝沙坦经 CYP2C9 代谢为非活性产物，原药和代谢产物主要经胆道排泄，约占 80%。

三、临床应用

（一）高血压

ACEI 是公认的一线降压药物，与其他降压药相比，除能良好控制血压外，还能改善患者的远期预后。

在高血压 I 级或 II 级患者中，ACEI 治疗反应率约 40% ~ 70%，其疗效受钠吸收水平和人种的影响，在盐敏感、低肾素水平的高血压患者中，单用 ACEI 疗效欠佳。ACEI 降压作用的量效关系曲线在低剂量时较陡直，此后趋于平坦。不会引起水钠潴留或心率加快，剂量递增较安全，但心力衰竭患者例外。加用利尿剂可增加 ACEI 的降压疗效。各种 ACEI 比较试验显示，在对等剂量时，其降压疗效和耐受性相当。

利尿剂和 ACEI 合用有协同作用，其机制是利尿剂能通过排钠刺激 RAAS，使血压处于血管紧张素 II 依赖状态，即便是很小剂量的利尿剂（氢氯噻嗪 12.5mg/d）与 ACEI 合用也能获得明显血压下降。β 阻滞剂与 ACEI 合用的降压效果增加较少，它主要能阻止 ACEI 应用后产生的交感神经系统激活。ACEI 的降压效应在与二氢吡啶类或非二氢吡啶类钙阻滞剂合用时能得到更显著的发挥。

ACEI 在大规模多中心随机对照试验中已被证实能降低慢性收缩性心力衰竭患者的住院率和病死率，能减少蛋白尿，因此在伴有心力衰竭、左室肥厚、蛋白尿、心肌梗死、糖尿病等合并症的高血压患者中更推荐应用 ACEI。ACEI 还能恢复血管内皮功能，促进血管重建，增加血管顺应性。

ARB 也是治疗高血压的一线药物，与其他种类降压药如 ACEI、利尿剂、钙阻滞剂的降压疗效相当。ARB 与 ACEI 的最大不同是 ARB 大多经肝肾双通道排泄，而 ACEI 大多经肾脏排泄。ARB 对心率无影响，不会引起水钠潴留和交感神经系统激活。ARB 类药物治疗 I、II 级高血压的反应率接近 40% ~ 70%。大部分 ARB 的建议用法为每天 1 次。ARB 的疗效在与利尿剂合用时也得到加强。另外，ARB 与周围性 α 阻滞剂、钙阻滞剂和醛固酮受体拮抗剂合用时往往能使血压进一步下降。在心力衰竭和蛋白尿患者中，上述联合用药还能减少蛋白尿，改善心力衰竭症状。有研究表明，在心力衰竭、左室肥厚和进展性肾病患者中应用 ARB 能得到独立于降压作用以外的临床益处。但需要指出的是，在这些临床试验中 ARB 都是与利尿剂等药物合用，而且受试人群往往都采用 2 ~ 4 种降压药物联合应用，因此，目前还不明了 ARB 是否能预防心血管事件如心肌梗死等。

（二）充血性心力衰竭

1. ACEI 和 ARB　大量前瞻性、双盲、安慰剂对照研究已经证实 ACEI 在慢性心力衰竭患者中的显著疗效，如提高运动耐量、调节水盐平衡、改善临床症状、调节神经内分泌、提高生活质量和生存率，这些证据都强烈推荐心力衰竭患者应采用 ACEI 治疗。目前还未得到 ARB 治疗慢性心力衰竭的临床疗效优于 ACEI 的证据，但其临床应用耐受性良好。理论上 ARB 和 ACEI 合用会比单用更有效，但这一观点在多项临床试验中并未得到验证，而且 ARB 和 ACEI 合用会使高钾血症和肾功能恶化的机会增加。不过有临床试验证实，在不能耐受

ACEI 的患者中，采用 ARB 治疗，患者仍可得到明显疗效。

2. 醛固酮拮抗剂　与 ACEI 和 ARB 一样，螺内酯通过抑制心肌和血管内醛固酮受体，调节心室和血管重构，防止心肌肥厚和纤维化。过去，螺内酯仅用于严重充血性心力衰竭、难治性水肿和低血钾患者，随着对心力衰竭醛固酮逃逸现象的认识及一些临床研究证实，心力衰竭患者对螺内酯合并 ACEI 治疗的耐受性良好，且能改善严重心力衰竭患者症状，降低病死率，因此螺内酯在慢性心力衰竭中的应用得到重视。由于螺内酯非特异性地与盐皮质激素受体结合，有明显抗雄激素和促雌激素的作用，在 RALES 研究中有 10% 男性患者出现了女性型乳房发育。依普利酮是近几年研制的高选择性作用于盐皮质激素受体的药物。EPHESUS 是一项心肌梗死后心力衰竭患者应用依普利酮的疗效和生存率研究，急性心肌梗死伴左室功能不全和心力衰竭患者在最佳药物治疗基础上使用依普利酮，能进一步降低病死率和病残率。

四、剂量和不良反应

1. 剂量　ACEI 一般从小剂量开始逐渐递增，直至靶剂量（临床试验中证实能提高生存率的剂量），并维持使用，期间可以调整心力衰竭的其他用药以处理不同的临床情况。与 ACEI 一样，ARB 也应从小剂量开始，逐级递增，直至到达靶剂量。

2. 不良反应和应用注意事项　ACEI 药物的副作用与血管紧张素 Ⅱ 的阻断和激肽的积聚有关，总发生率处于可接受的低水平范围内。常见副作用有低血压，但大多数患者无明显症状，无症状者可继续使用。应用 ACEI 后出现的轻度肾功能不全，部分可能因心功能改善，心排血量增加、肾脏灌注改善而出现，并非真正的肾功能不全，而有些与 ACEI 减少肾血流灌注而降低肾小球滤过率有关，需仔细区别。由肾功能不全引起的撤药率低于 0.5%。ACEI 易引起高钾血症，在慢性肾病患者或合并应用保钾剂尿剂者中更多见，因此用药后 1 周需监测血钾水平和肾功能，如果血钾 > 6.0mmol/L，或血清 Cr 升幅 > 50%，或 Cr > 265μmol/L（3mg/dl）应停用 ACEI。其他副作用，如味觉障碍、皮疹、咳嗽等都可在停药后恢复。需注意的是临床医生在因 ACEI 引起咳嗽而做停药决定时需慎重，心力衰竭本身也易引起咳嗽，但这种咳嗽可随着心功能的好转而减少，ACEI 引起的咳嗽一般为干咳，多在用药后前几个月出现，停药后 7 ~ 10d 可自行消失。虽然 ACEI 类药物引起的血管性水肿发生率低，但是严重时会致命，它可发生于用药后的几周至几个月，对已知有血管神经源性水肿病史的患者不宜再给予任何一种 ACEI，对应用 ACEI 发生血管性水肿者也应立即停药。ACEI 类药物有致畸作用。因此 ACEI 类药物的绝对禁忌证包括血管性水肿、ACEI 过敏、妊娠、双侧肾动脉狭窄。左室流出道梗阻者不宜使用 ACEI。ARB 类发生低血压、肾功能不全和高钾血症的几率与 ACEI 相当，但发生咳嗽的副作用明显减少。

（张　帆）

第三节　利尿剂

一、分类和药理作用

利尿剂主要通过抑制肾脏的钠重吸收，促进体内钠、水排出。按其在肾脏的作用部位进行分类，噻嗪类利尿剂主要抑制远端肾小管的钠转运；袢利尿剂主要作用于髓袢升支的钠钾转运，产生显著排钠作用。噻嗪类利尿剂和袢利尿剂在排钠的同时都有排钾作用。醛固酮拮抗剂能竞争性抑制醛固酮敏感性的肾集合小管钠通道，促进钠水排出，保留钾离子。

二、在心血管疾病中的应用

1. 高血压　噻嗪类利尿剂是一类重要的降压药物，可以单用或与其他降压药联用产生协同作用。它的降压作用可以分为三阶段：急性、亚急性和慢性，分别产生于用药后 1～2 周、数周和数月。急性期阶段主要通过排钠利尿使细胞外容量减少，心排血量减少；亚急性期，降压作用逐渐由血浆容量减少向外周血管阻力降低转变，后者因小动脉管壁钠负荷降低所致；慢性阶段，降压作用的机制以降低外周血管阻力为主。噻嗪类药物，如氢氯噻嗪的量效关系曲线在剂量超过 25mg/d 后趋于平坦，但许多不良反应则与大剂量应用有关，如对代谢的影响包括低钾血症、低镁血症、糖耐量异常等，在小剂量应用（氢氯噻嗪 12.5～25mg/d）时较少见。大量研究表明，小剂量利尿剂能有效防止高血压患者的靶器官损害、预防心血管事件发生，且耐受性良好，因此美国 JNC7 将其列为高血压 Ⅰ 或 Ⅱ 级的初始药物选择。Ⅰ 级高血压中，利尿剂降压作用与其他大多数种类降压药物相当。利尿剂和其他种类降压药物合用，能发挥更有效的协同降压作用，现被广泛用于各种高血压治疗的复方制剂中。

近年来，螺内酯也逐渐被应用于原发性高血压的治疗，单用或与噻嗪类利尿剂合用。它起效缓慢，首剂后的峰效应在 48h 或其后，递加疗效常常在几周后出现，持续多月，不受人种和尿醛固酮分泌率的影响。螺内酯还可作为难治性高血压的联合用药之一。

2. 充血性心力衰竭　利尿剂治疗后数小时至数天就能减轻充血性心力衰竭患者的症状及体征，降低心脏充盈压；长期应用可使患者运动耐量增加，生活质量提高。利尿剂对心力衰竭患者病死率和病残率的影响目前还不明了，现主张对所有存在（或曾有）心力衰竭症状并伴体液潴留者均给予利尿剂，同时给予 ACEI 和 β 阻滞剂。在心力衰竭患者中，应用最多的是袢利尿剂呋塞米，从小剂量开始，逐步递增，直至尿量增加，体重减轻。由于利尿剂的主要用途是改善症状，当临床症状明显缓解后，可减量维持。对轻度心力衰竭或无症状左室功能不全患者，若通过限钠饮食即能控制体液容量，则无必要再加用利尿剂。

三、剂量和不良反应

常见利尿剂剂量和不良反应见表 4 - 1。

表 4 - 1　常用利尿剂

噻嗪类利尿剂		
氢氯噻嗪	12.5～50mg，1 次/d	副作用有低钾、低镁血症
吲达帕胺	1.25～5mg，1 次/d	
袢利尿剂		
呋塞米	10～80mg，2～3 次/d	作用持续时间短，需每日多次剂量
托拉塞米	2.5～50mg，1～2 次/d	作用持续时间长，生物利用度稳定
保钾利尿剂		

螺内酯	12.5～50mg，1～2次/d	副作用有剂量依赖性男子女性型乳房发育，半衰期长，高钾血症
氨苯蝶啶	12.5～150mg，1～2次/d	副作用为高钾血症
阿米洛利	5～10mg，1～2次/d	常合用氢氯噻嗪，以增强疗效，减少钾的潴留
依普利酮	25～50mg，1～2次/d	高选择性作用于醛固酮受体，抗雄激素作用少

（李现立）

第四节　有机硝酸酯类药物

有机硝酸酯类药物在人体内能快速转换为一氧化氮（NO），后者激活平滑肌细胞和血小板的鸟苷酸环化酶，使单磷酸环化鸟苷（cGMP）增加，促进血管扩张和抑制血小板聚集，发挥一系列药理作用。

一、药理作用

硝酸酯类能促进血管扩张，主要扩张静脉和大冠状动脉，对部分外周小动脉和微血管床也有扩张作用，降低心脏前后负荷，减少需氧量20%～40%。它对冠脉大血管和直径大于100μm动脉的扩张作用能改善冠脉循环，促进侧支血流，抑制冠脉痉挛。硝酸酯类药物对更小动脉和阻力血管没有作用。硝酸酯类还有一定程度的抑制血小板聚集作用，在体外实验、动物实验和正常人群、心绞痛和心肌梗死患者中都已证实。

二、药代动力学特点

不同硝酸酯类药物的药代动力学有很大差别。

1. 硝酸甘油　血浆硝酸甘油浓度很难测量，舌下含服后会有短暂升高。使用皮下贴片时，可在血浆中维持一定的浓度，但必须在应用12～14h后撕去。

2. 单硝酸和二硝酸异山梨酯　循环中二硝酸异山梨酯经肝脏首过代谢后转化为5－单硝酸异山梨酯，比二硝酸异山梨酯更具活性。5－单硝酸异山梨酯口服吸收完全，生物利用度接近100%，一旦这些有机硝酸酯类药物的血浓度达到稳态后，耐受性也会同时产生。因此目前硝酸酯长效制剂都设计成有一定的时间空缺，以避免产生药物耐受性。

各类硝酸酯类药物均有静脉制剂，可用于缓解心绞痛症状或心功能不全急性发作时。

三、在心血管疾病中的应用

硝酸酯类药物可用于治疗各类心绞痛，如稳定型劳力性心绞痛和不稳定型心绞痛、急性心肌梗死以及充血性心力衰竭等。

无论是用于治疗心绞痛还是心力衰竭，若血硝酸酯药物浓度持续偏高多个小时，及多次给药之间缺乏硝酸酯空白期，均易出现硝酸酯耐药，目前对其发生机制尚无准确阐明。避免硝酸酯耐药最好的方法是采用短效口服硝酸酯，留一段药物空白时间。每天口服 1 次的长效硝酸酯药物对预防耐药性也有较好作用，它可使血浆药物浓度有所起伏。硝酸甘油贴片需要间隔给药，每天应用 12～14h，留 10～12h 药物空白。需要指出的是，即使已经发生硝酸酯耐药的情况，舌下含服硝酸甘油仍能产生治疗效果。

四、不良反应

硝酸酯类药物的主要不良反应是头痛，但随着用药时间延长，头痛可以缓解。其次是低血压反应，发生于 10% 使用小剂量静脉硝酸酯类药物患者中，在减慢滴速和停药后可以恢复，口服硝酸酯类药物中较少发生低血压反应。部分患者在刚开始应用时会觉疲乏，甚至出现黑矇或晕厥。

（杨　华）

第五节　中药与食物的合用

我国素有"药食同源"之说。从古到今中医药学都告诉我们：药食同源、同用。食物的性能与药物的性能一致，具有包括"气""味…升降…浮沉…归经""补泻"等内容，并可以在阴阳、五行、脏腑、病因、病机、治则、治法等中医基础指导下应用。传统中医的食物与药物没有明确界限，即：药疗中有食，食疗中有药。古人谆谆告诫后人："气血得理，百病不生；若气血失调，百病竞起"。因此"为食""为药"的万物必须讲究，要因人、因地、因体、因病合理地使用。

一、药食同源的起源及关系

（一）药食同源的起源

"药食同源"是指许多中药与食物是同时起源的，食物即药物，它们之间并无绝对的分界线。古代医学家将中药的"四性""五味"理论使用到食物之中，认为每种食物也具有"四性""五味"。唐朝时期的《黄帝内经太素》一书中写道："空腹食之为食物，患者食之为药物"，反映出"药食同源"的思想。《淮南子·修务训》称："神农尝百草之滋味，水泉之甘苦，令民知所避就。当此之时，一日而遇七十毒。"可见神农时代药与食不分，无毒者可就，有毒者当避。随着经验的积累，药食才开始分化。在使用火后，人们开始食熟食，烹调加工技术才逐渐发展起来。在食与药开始分化的同时，食疗与药疗也逐渐区分。在中医药学的传统之中，论药与食的关系是既有同处，亦有异处。但从发展过程来看，远古时代是同源的，后经几千年的发展，药食分化，若再往今后的前景看，也可能返璞归真，以食为药，以食代药。"药食同源"理论认为：许多食物既是食物也是药物，食物和药物一样都能够防治疾病。在古代原始社会中，人们在寻找食物的过程中发现了各种食物和药物的性味和功效，认识到许多食物可以药用，许多药物也可以食用，两者之间很难严格。区分。这就是"药食同源"理论的基础，也是食物疗法的基础。中医药学还有一种中药的概念是：所有的动植物、矿物质等也都是属于中药的范畴，中药是一个非常大的药物概念。虽然药物也是食物，食物也是药物，但食物的副作用小，而药物的副作用大，这就是"药食同源"的另一种含义。

（二）中药与食物的关系

中药与食物的关系就是药食同源。人人知道，中医治病最主要的手段是中药和针灸。中药多属天然药物，囊括植物、动物和矿物，而可供人类饮食的食物，同样来源于自然界的动物、植物及部分矿物质，因此，中药和食物的来源是雷同的。有些东西，只能用来治病，就称为药物，有些东西只能作饮食之用，就称为食物。但大部分东西，既有治病的作用，同样也能当作饮食之用，叫作药食两用。因为它们都有治病功能，所以药物和食物的界线不是非常清楚的。譬如橘子、粳米、赤小豆、龙眼肉、山楂、乌梅、核桃、杏仁、饴糖、花椒、小茴香、桂皮、砂仁、南瓜子、蜂蜜等等，它们既属于中药，有良好的治病疗效，又是大家经常吃的富有营养的可口食物。知道了中药和食物的来源和作用以及两者之间的亲切关系，我们就不难理解药食同源的说法了。中药与食物的共同点：可以用来防治疾病。它们的不同点是：中药的治疗药效强，也就是人们常说的"药劲大"，用药正确时，效果突出，而用药欠妥时，容易出现较明显的副作用；而食物的治疗效果不及中药那样凸显和敏捷，配食不当，也不至于立即产生不良的后果。但不可轻忽的是，药物固然作用强但一般不会经常吃，食物虽然作用弱但每天都离不了。我们的日常饮食，除供应必需的营养物质外，还会因食物的功能作用或多或少的对身体均衡和生理性能产生有益或不利的影响，与日俱增，从量变到质变，这类影响作用就变得十分明显。从这个意思上讲，它们其实不亚于中药的作用。因此准确合理地选择饮食，坚持下去，会起到药物所不能达到的效果。

二、药食同源品种

表4-2 列出了部分药食同源品种。

表4-2 部分药食同源品种按26种功能分类表

保健功能	名称
1. 免疫调节	茯苓、枸杞、大枣、阿胶、桑椹、银耳
2. 促进消化功能	山楂、麦芽、鸡内金、山药、莱菔子、扁豆、陈皮、茯苓、大枣、佛手
3. 改善记忆功能	茯苓、黄精
4. 促进生长发育功能	山楂、鸡内金
5. 缓解体力疲劳功能	枸杞、砂仁、肉桂、丁香
6. 提高缺氧耐受力功能	沙棘籽油、枸杞、黄精
7. 对辐射危害有辅助保护功能	银耳、枸杞、香菇
8. 通便功能	火麻仁、决明子、莱菔子、百合、玉竹、芦荟、橘皮、山楂、郁李仁、桑椹
9. 辅助降血脂功能	山楂、芦荟、决明子、荷叶、沙棘油
10. 辅助降血糖功能	葛根、黄精、乌梅、决明子、山药、甘草、苦瓜、桑叶、百合
11. 调节肠道菌群功能	党参、茯苓、神曲
12. 改善睡眠功能	酸枣仁、莲子心、桑椹、枸杞子、茯苓
13. 减肥功能	荷叶、茯苓、决明子、山楂、香橼、菊花、海藻、莱菔子、乌龙茶
14. 改善营养性贫血	阿胶、茯苓、桑椹、大枣、龙眼肉、陈皮、枸杞
15. 对化学性肝损伤有辅助保护功能	山楂、桑椹、麦芽、葛根、黄精、大蒜、枸杞、茯苓、栀子、鱼腥草、陈皮

保健功能	名称
16. 促进泌乳功能	龙眼肉、大枣
17. 对胃黏膜损伤有辅助保护功能	茯苓、山楂、薏苡仁、陈皮、干姜、葛根、蒲公英、甘草、枸杞
18. 促进排铅功能	海带、茶叶、猕猴桃
19. 清咽润喉功能	菊花、桑叶、胖大海、薄荷、桔梗、金银花、乌梅、蒲公英、橘红、罗汉果、甘草
20. 辅助降血压功能	决明子、海带、茶叶、山楂、槐花、菊花
21. 增强骨密度功能	面粉、小麦胚芽、豆类、虾、螃蟹、贝类、海藻、牛肉、鸡肉、肝脏
22. 抗氧化功能	茶多酚、番茄红素、桃仁
23. 缓解视疲劳功能	枸杞子、越橘、菊花、决明子
24. 祛痤疮功能	决明子、白芷、茯苓、枸杞、金银花、栀子、桑叶、马齿苋、鱼腥草、山楂、菊花、薏苡仁、杏仁、乌梢蛇
25. 祛黄褐斑功能	枸杞、桃仁、桑椹、菊花、决明子、茯苓、葛根、桑叶、干姜
26. 改善皮肤水分功能	白芷、葛根、杏仁、乌梅、山药、枸杞、昆布、桑椹

三、食物的性味特点

（一）食物的属性和作用

1. 现代营养学把食物分酸碱两性　酸碱之性并非指其入口之味，而是指食物在人体代谢之后的最终产物是呈酸性还是呈碱性。营养学总体要求人体酸碱平衡。掌握食物的酸碱性，把握膳食的营养平衡是营养科学、身体健康的重要标志。

（1）酸性食物：肉鱼蛋禽，谷类，硬果（如：榛子、花生、核桃），部分水果（如：李子、梅子、葡萄干、杏、山楂等）。酸性食物含氯、硫、磷元素高，使人体血液呈酸性，易疲劳，但溃疡、胃酸过高者不宜食。

（2）碱性食物：水果、蔬菜、牛奶、豆类、茶，硬果（如：杏仁、栗子、椰子等）。碱性食物含钙、钠、镁、钾较高，可使人精力充沛。但消化不良，胃酸偏低者忌食。

（3）中性食物：黄油、奶油、植物油、淀粉、糖等，中性食物含碳氢氧元素高。但动脉硬化患者忌食。

2. 根据中医理论食物也有四气五味，所谓四气即寒热温凉之性，五味即酸苦甘咸辛之味。不同性味的食物有不同的功效。

（1）胀气食物：牛奶、豆浆、红薯、洋葱、蒜、芹菜、山药、马铃薯及甜味食品（如汽水）等，其含糖纤维素较高，老年患者、动脉硬化、冠心病患者禁食。

（2）刺激性食物：辣椒、花椒、胡椒、茴香、桂皮、姜、芥末、酒、韭菜、葱、蒜、五香粉等。急性传染病、高热、口腔及咽部疾病和胃十二指肠疾病患者禁食。

（3）发物类食物：海产鱼类、鹅肉、公鸡肉、鲤鱼、虾、螃蟹、鸭蛋等。可能与某种蛋白有关。患外科诸症、各类手术及痈肿疔疮者忌食。

（4）属寒凉性的食物：具有清热解毒的作用，如豆腐、猪肉、马肉、鸭肉、螃蟹、荞麦、冬瓜、黄瓜、梨、西红柿、笋、豆芽、海带、裙带菜、紫菜、茶叶、盐、啤酒、西瓜等。

（5）属温热的食物：具有祛寒和兴奋的作用，如大豆、糖、蛋、牛奶、江米、火腿、鸡肉、兔肉、羊肉、带鱼、海参、葱、韭菜、芹菜、酒、葡萄、生姜、胡椒、花椒、大蒜、芥菜等。

（6）属中性食物：既不属热也不属寒但可根据烹调方法不同而发生变化，如大米、小麦、玉米、黑豆、花生、芝麻、山药、蘑菇、木耳、白砂糖等。

（7）属辣味食物：具有"行气"作用，食用后出汗，发热，促进血液循环，祛风散寒，舒筋活血，入肺脏。

（8）属苦味食物：具有健胃消炎作用，食后入心脏。

（9）属酸性食物：具有增进食欲，健脾开胃作用，可治疗慢性腹泻和脱肛，抑制出汗，还可振奋精神，食后入肝脏。胃酸过高者不宜食。

（10）属甜味食物：具有滋养和缓和作用，可补气充实血液成分，食用后入脾脏。

（11）属咸味食物：具有缓解肌肉紧张，改善淋巴肿胀及解除便秘的作用，食后入肾脏。

另外烹调方法还能对食物属性产生影响和改变，如白菜本属凉性但煮过后就变成温性。温性食物依烤、煮、蒸、炒、油炸的顺序而使温性增加，同时对机体的滋补性也增强。凉性食物依水煮、生食顺序而使属性增强，同时可除去体内摄入过足后多余部分，增加泻性，可缓解便秘、水肿和肥胖。

（二）饮食与四季气候特点的结合

1. 春季　主食选用甘凉性味的小麦加工成的各种面食，再配一些米粥，副食主要选用辛甘之品（如葱、香菜、韭菜、胡萝卜、花生、圆白菜、鸡肉、大枣、禽蛋、鱼、豆类、猪肉等），因春天气候温和，人体阳气开始升发，新陈代谢逐渐旺盛起来，多用辛甘食品以助阳气利于代谢，配用甘凉主食可防阳气太过。宜省酸增甘，以养脾气为原则。

2. 夏季　主食用甘寒性味的小米，配用面食稀粥，常加些绿豆。副食主要选用甘酸清润之品（如青菜、西红柿、冬瓜、茄子、黄瓜、咸蛋、丝瓜之类，以及鸡蛋、鸭肉、牛肉等）。夏天热，阳气盛，选用性味寒凉甘酸清润之品，可清热祛暑。甘酸又可化阳保护阴气，切忌辛辣之品，免伤阳气，常吃大蒜防伤脾胃之阳。少吃油腻食品，多吃苦味食品。

3. 秋季　主食、副食均用甘润之品，主食以大米、糯米等谷物为主配以面食、白薯等，稀粥中常放些芝麻、核桃仁。副食除各种蔬菜外要多吃各种水果，梨、蜂蜜、莲子、银耳、葡萄、萝卜。肉类食品用些猪肉、兔肉、河鱼等。秋季气候凉燥多吃甘润之品可生津润燥，忌辛辣（生姜、辣椒之类）。少用苦瓜、黄瓜、香菜等苦寒与甘寒发散之品。注意暖腹，禁食生冷，烹调味道以清淡为主。

4. 冬季　主食用甘温性味之品，如玉米、高粱食品，搭配些米面。稀粥中放些芸豆、赤小豆。副食应具有滋阳护阴或保阴潜阳、理气功效的蔬菜（大白菜、胡萝卜、藕、白萝卜、豆芽菜、木耳等），肉类品选用甘温助阳之品（羊肉、狗肉、鸡肉等）可以温补阳气，又避免化火而阴阳失调。烹制的食品味道应五味相配，略浓些。禁忌偏食或多食，多食些新鲜蔬菜如胡萝卜、油菜、菠菜、豆芽等。

这些饮食养生的认识观，既突出祖国医学饮食疗法的特点，又完全符合，现代医学、食品营养学的原理，是我们中药临床药师应该掌握的。

四、常见食物的功效介绍

1. 平菇 性甘、温。具有追风散寒、舒筋活络的功效。

2. 鸡油菌 性甘、寒。具有清目、利肺、益肠胃的功效。

3. 银耳（雪耳） 性甘、平、淡，归肺、胃、肾经。具有强精、补肾、润肠、益胃、补气、和血、强心、壮身、补脑、提神、美容、嫩肤、延年益寿之功效。

4. 灵芝 性甘，平。归心、肺、肝、肾经。主治虚劳、咳嗽、气喘、失眠、消化不良，恶性肿瘤等。

5. 鸡腿菇 性平，味甘滑。具有清神益智，益脾胃，助消化，增加食欲等功效。

6. 茶树菇 性平，味甘温。具有补肾滋阴、健脾胃、提高人体免疫力、增强人体防病能力的功效。

7. 金针 性平，味甘滑。补肝，益肠胃，抗癌；主治肝病、胃肠道炎症、溃疡、肿瘤等病症。

8. 木耳（云耳，黑木耳） 性平，味甘。归胃、大肠经。具有益气、润肺、补脑、轻身、凉血、止血、涩肠、活血、强志、养容等功效。

9. 紫菜 性寒，味甘咸。入肺、肾经。具有化痰软坚、清热利水、补肾养心的功效。

10. 海带 性寒，味咸。入胃、肾、肝经。消痰软坚、泄热利水、止咳平喘、祛脂降压、散结抗癌。

11. 藕 生藕味涩，性凉；煮熟味甘，微温。入心、脾、胃经。具有清热、生津、凉血、散瘀、补脾、开胃、止泻的功效。

12. 胡萝卜 性平，味甘。入肺、脾经。健脾消食、补肝明目、清热解毒、透疹、降气止咳。

13. 萝卜 性平，味辛、甘。入月、胃经。具有消积滞、化痰清热、下气宽中、解毒等功效。

14. 土豆 味甘、性平、微凉。入脾、胃、大肠经。有和胃调中，健脾利湿，解毒消炎，宽肠通便，降糖降脂，活血消肿，益气强身，美容，抗衰老之功效。

15. 地瓜 性凉，味甘。用于胃热烦渴，或饮酒过度，热伤津液，大便燥结。

16. 豌豆 味甘，性平。归脾、胃经。益脾养中，生津止渴。具有止泻痢、调营卫、利小便、消痈肿、解乳石毒之功效。

17. 生菜 性凉，味甘。有清热安神，清肝利胆，养胃的功效。

18. 茴香 味辛，性温。归肝、肾、脾、胃经。有散寒止痛，理气和中之功效。

19. 黄豆 味甘，性平。入脾、大肠经。具有健脾宽中，润燥消水，清热解毒，益气的功效。

20. 黄豆芽 味甘，性凉。入脾、膀胱经。滋润清热，利水解毒。

21. 豆腐 甘，凉。归脾、胃、大肠经。益中气，和脾胃，健脾利湿，清肺健肤，清热解毒，下气消痰，润燥生津。

22. 绿豆 味甘，性寒。入心、胃经。清热解毒，消暑，利水。

23. 绿豆芽 味甘，性寒。归心、胃经；有清热解毒，醒酒利尿的功效。

24. 冬瓜果 果皮和子味甘淡，性凉。归肺、大肠、小肠、膀胱经。利水，消痰，清热，解毒。

25. 南瓜　味甘，性温。子味甘，性平。瓜入脾、胃经。益脾暖胃，充饥养中。子驱虫。具有补中益气，消炎止痛，解毒杀虫，降糖止渴的功效。

26. 丝瓜　瓜味甘，性凉。瓜络味甘，性平。通行十二经。入心、肝、肺、胃经。瓜清热，化痰，凉血，解毒。瓜络有通经活络，清热化痰，解暑除烦，通经活络、祛风的功效。

27. 黄瓜　甘，凉。归脾、胃、大肠经。清热利尿。瓜藤清热，利湿，祛痰，镇痉。

28. 苦瓜　味苦，性凉。入心、肝、肺经。清热解暑，明目，解毒，利尿凉血，解劳清心，益气壮阳之功效。

29. 莴苣　味甘、苦，性凉。入胃、膀胱经。有利五脏，通经脉，清胃热、清热利尿的功效。

30. 洋葱　味甘、微辛，性温。入肝、脾、胃、肺经。具有润肠，理气和胃，健脾消食，发散风寒，温中通阳，提神健体，散瘀解毒的功效。

31. 菜花　性凉，味甘。入肾、脾、胃经。可补肾填精，健脑壮骨，补脾和胃。

32. 茼蒿　味辛、甘，性平。归脾、胃经。有调和脾胃，利小便，化痰止咳的功效。

33. 芹菜　（水芹菜、香芹、蒲芹、药芹）甘，凉。归肝、胃、肺经。具有平肝清热，祛风利湿，除烦消肿，凉血止血，解毒宣肺，健胃利血，清肠利便，润肺止咳，降低血压，健脑镇静的功效。

34. 菠菜　味甘，性凉。入大肠、胃经。有养血止血，利五脏，通肠胃，调中气，活血脉，止渴润肠，敛阴润燥，滋阴平肝，助消化的功效。

35. 白菜　味甘，性微寒、平。归肠、胃经。解热除烦，通利肠胃，养胃生津，除烦解渴，利尿通便，清热解毒。

36. 韭菜　根味辛，性温。有温中开胃，行气活血，补肾助阳，散瘀的功效。叶味甘、辛、咸，性温。入肝、胃、肾经。温中行气，散瘀解毒。种子味辛、咸，性温。入肝、肾经。补肝肾，暖腰膝，壮阳固精。

37. 圆白菜　性平，味甘。归脾、胃经。可补骨髓，润脏腑，益心力，壮筋骨，利脏器，祛结气，清热止痛。

38. 葫芦　甘、淡，平。归肺、脾、肾经。清热利尿，除烦止渴，润肺止咳，消肿散结的功能。

39. 油菜　味辛，性温。入肝、肺、脾经。茎、叶可以消肿解毒，治痈肿丹毒、血痢、劳伤吐血。种子可行滞活血，治产后心、腹诸疾及恶露不下、蛔虫肠梗阻。

40. 番茄（西红柿）　甘、酸，微寒。归肝、胃、肺经。生津止渴，健胃消食。清热解毒，凉血平肝，补血养血和增进食欲的功效。

41. 蚕豆　味甘，性平。入脾、胃经；可补中益气，健脾益胃，清热利湿，止血降压，涩精止带。

42. 豇豆　性平，味甘咸。归脾、胃经。具有理中益气，健胃补肾，和五脏，调颜养身，生精髓，止消渴的功效。

43. 芦笋　味甘，性寒。归肺、胃经。有清热解毒，生津利水的功效。

44. 葱　味辛，性温。入肺、胃经。发汗解表，通阳，利尿，通阳活血，驱虫解毒。

45. 姜　味辛，性温。入肺、脾、胃经。解表，散寒，温胃，解毒。

46. 蒜　味辛，性温。入脾、胃、肺经。暖脾健胃，行气消积，解毒杀虫。

47. 胡椒（白胡椒，黑胡椒）　味辛，性热。入胃、大肠经。温中散寒，下气，消痰。

48. 黑豆　豆味甘涩，性平。入肝、肾经。种皮味甘，性凉。入肝经。补血，安神，明目，益肝肾之阴。种皮养血疏风。

49. 花生　种子性平，味甘。入脾、肺经。种皮味甘微苦涩，性平。入肝、脾经。荚壳味淡微涩，性平。入肺经。枝叶味微苦甘，性凉。入肝经。种子益脾润肺，补血。花生衣健脾止血。荚壳敛肺止咳。枝叶平肝安神。

50. 山楂　味酸、甘，性微温。入脾、胃、肝经。化食消积，收敛止泻，健胃，活血化瘀，驱虫。

51. 无花果　味甘，性平。具有健脾，滋养，润肠的功效。

52. 甘蔗　味甘，性平。归肺、胃经。健脾，生津，利尿，解酒。

53. 西瓜　西瓜瓤及西瓜皮味甘、淡，性寒。西瓜子味甘，性平。西瓜霜味咸，性寒。归心、胃、膀胱经。西瓜瓤及西瓜皮清热消暑，解渴，利尿。西瓜子滋补，润肠。西瓜霜清热解暑，利咽喉。

54. 李子果　肉味甘、酸，性寒。核仁味苦，性平。入肝、肾经。果肉清热，利水，消食积。核仁活血利水，滑肠。

55. 杨梅　味酸、甘，性平。归肺、胃经。生津止渴，消食，止呕，利尿。

56. 荸荠　味甘、淡，性凉。清热，化痰，生津，降压。

57. 桃　果肉味酸、甘，性温。归胃、大肠经；桃仁味苦、甘，性平。有小毒。果肉敛肺，敛汗，活血。桃仁活血，润肠。具有养阴、生津、润燥活血的功效。

58. 苹果　味甘，微酸，性平。归脾、肺经。补气，健脾，生津，止泻。

59. 枣　味甘，性平。入脾、胃经。补血，健脾，养心安神。

60. 草莓　味甘、酸，性凉。润肺，生津，健脾，解酒。

61. 香蕉　味甘，性寒。入肺、大肠经。清热，利尿，通便，降压，安胎。

62. 菠萝　味甘，性平。入胃、肾经。健脾解渴，消肿，去湿。

63. 柠檬　果味酸、甘，性平。核味苦，性平。入肝、胃经。果化痰止咳，生津，健脾。核行气，止痛。有化痰止咳，生津，健脾的功效。

64. 柿子　果味甘、涩，性平。柿蒂味涩，性平。入肺、脾、胃、大肠经；果止渴，润肺，健脾。柿蒂降气止呃。

65. 荔枝　果肉味甘、酸，性温。核，味甘、微苦，性温。入心、脾、肝经。果肉具有补脾益肝，理气补血，温中止痛，补心安神的功效；核具有理气，散结，止痛的功效。

66. 石榴　种子味甘、酸，性凉。果皮味酸、涩，性温，有毒。入肺、肾、大肠经。种子清热解毒，润肺止咳。果皮收敛，杀虫。具有生津止渴，收敛固涩，止泻止血的功效。

67. 杏　果味甘、酸。甜杏仁味辛、甘，性温。可润肠、止咳、补气。归肺、大肠经。

68. 枇杷　果味甘，性平。核味苦，性平。入肺、胃经。果清热，生津。核祛痰止咳，和胃降逆。

69. 木瓜　性温，味酸。入肝、脾经。平肝舒筋，和胃化湿。用于湿痹拘挛，腰膝关节酸重疼痛，吐泻转筋，脚气水肿。具有消食，驱虫，清热，祛风的功效。

70. 柑　果肉味甘、酸，性平。滋养，润肺，健脾，止咳，化痰。有生津止渴、和胃利尿功效；

71. 龙眼　果肉味甘，性温。果壳味甘、涩，性温。果核味甘、涩，性温。归心、脾经。果肉补脾养血，益精安神。果壳收敛。果核止血，理气，止痛。果实开胃，养血益脾，补心安神，补虚长智。

72. 梨　味甘，性凉。入肺、胃经。清热润肺，生津，解酒。

73. 芒果　果味甘、酸，性平。核味甘、苦，性平。入肺、脾、胃经。果理气，止咳，健脾。核行气止痛。果实还有益胃止呕，解渴利尿的功效。

74. 香瓜　味甘，性寒。归心、胃经。具有清热解暑，除烦止渴，利尿的功效。

75. 葡萄　性平，味甘、酸。入肺、脾、肾经。解表透疹，利尿，安胎，补气血，益肝肾，生津液，强筋骨，止咳除烦。

76. 猕猴桃　果酸、甘，寒。入脾、胃经。根及根皮苦、涩，寒。清热生津，健脾止泻，止渴利尿。

五、服用中药时的饮食禁忌

一般来说，在服用清内热的中草药时，不宜食用葱、蒜、胡椒、羊肉、狗肉等热性的食物；在治疗寒症时，应禁食生冷食物；服用含有人参、地黄、何首乌的药物时，忌服葱、蒜、萝卜；服用含薄荷的中药时，不应吃鳖肉；茯苓不宜与醋同吃；吃鳖甲时，不宜配苋菜；服用泻下剂如大承气汤、麻仁丸时，不宜食用油腻及不易消化的食物；驱虫类中药也应避免油腻食物，并以空腹服药为宜。在患病服药期间，凡是属于生冷、黏腻等不易消化的食物及刺激性食物如辣椒等，都应避免食用。

（一）一般的饮食禁忌

实践证明，忌口是有一定道理的。因为我们平时食用的鱼、肉、禽、蛋、蔬菜、瓜果及油盐酱醋茶等都有各自的性能，对疾病的发生、发展和药物的治疗作用，均产生一定影响。如清代章杏云之《调疾饮食辩》中云："患者饮食，藉以滋养胃气，宣行药力，故饮食得宜足为药饵之助，失宜则反为药饵为仇。"所以，传统中医很讲究服用中药须注意饮食忌口。常规的饮食禁忌原则如下：

1. 忌浓茶　一般服用中药时不要喝浓茶，因为茶叶里含有鞣酸，浓茶里含的鞣酸更多，与中药同服时会影响人体对中药中有效成分的吸收，减低疗效。尤其在服用"阿胶"、"银耳"时，忌与茶水同服，同时服用会使茶叶中的鞣酸、生物碱等产生沉淀，影响人体吸收。如平时有喝茶习惯，可以少喝一些绿茶，而且最好在服药 2~3h 后再喝。

2. 忌萝卜　服用中药时不宜吃生萝卜（服理气化痰药除外），因萝卜有消食、破气等功效，特别是服用人参、黄芪等滋补类中药时，吃萝卜会削弱人参等的补益作用，降低药效而达不到治疗目的。

3. 忌生冷　生冷食物性多寒凉，难以消化。生冷类食物还易刺激胃肠道，影响胃肠对药物的吸收。故在治疗"寒证"服中药如温经通络、祛寒逐湿药，或健脾暖胃药，不可不忌生冷食物。

4. 忌辛辣　热性辛辣食物性多温热，耗气动火。如服用清热败毒、养阴增液、凉血滋阴等中药或痈疡疮毒等热性病治疗期间，须忌食辛辣。如葱、蒜、胡椒、羊肉、狗肉等辛辣热性之品，如若食之，则会抵消中药效果，有的还会促发炎症，伤阴动血（出血）。

5. 忌油腻　油腻食物性多粘腻，助湿生痰，滑肠滞气，不易消化和吸收，而且油腻食物与药物混合更能阻碍胃肠对药物有效成分的吸收，从而降低疗效。服用中药期间，如进食荤腻食物，势必影响中药的吸收，故对痰湿较重、脾胃虚弱、消化不良、高血压、冠心病、高脂血症、高血粘度以及肥胖病等患者更须忌食动物油脂等油腻之物。

6. 忌腥膻　一般中药均有芳香气味，特别是芳香化湿、芳香理气药，含有大量的挥发油，赖以发挥治疗作用，这类芳香物质与腥膻气味最不相容。若服用中药时不避腥膻，往往影响药效。如鱼、虾、海鲜腥气，牛羊膻味。对那些过敏性哮喘、过敏性鼻炎、疮疖、湿疹、荨麻疹等过敏性皮炎患者，在服用中药期间必须忌食腥膻之物，还应少吃鸡、羊、猪头肉、蟹、鹅肉等腥膻辛辣刺激之发物。因为这类食物中含有异性蛋白，部分患者特别敏感容易产生过敏，从而加重病情。

（二）特殊的饮食禁忌

忌口是中医治病的一个特点，忌口的目的，是避害就利、调摄饮食、充分发挥药物的疗效，历来医家对此十分重视，其有关内容也广泛存在于《内经》《本草纲目》等历代医籍中。实践证明，忌口是有一定道理并颇为讲究的，除一般要求避免进食辛辣炙烤、肥甘厚腻、腥臊异味等刺激性食品外，还要重视以下几方面：

1. 宜少食豆类、肉类、生冷及其他不易消化的食物，以免增加患者的肠胃负担，影响疾病恢复。脾胃虚的患者，更应少食该类食物。热性疾病应禁食或少食酒类、辣味、鱼类、肉类等，因酒类、辣味食物性热，鱼类、肉类食物有腻滞、生热、生痰作用，食后助长病邪，使病情加重；服解表、透疹药宜少食生冷及酸味食物，因冷物、酸味均有收敛作用，会影响药物解表透疹功效；服温补药时应少饮茶，因茶叶性凉，能降低温补脾胃的效能；服用镇静、催眠类药物前后，不宜喝茶，更不能用茶水送服这些药物。

2. 服清热凉血及滋阴药物时，不宜吃辣物。中医辨证为热证的患者（如便秘、尿少、口干、唇燥、咽喉红痛、舌干红、苔光剥等症状），吃辣的食物会加重热象，从而抵消清热凉血药（如石膏、银花、连翘、山栀、生地、丹皮等）及滋阴药（如石斛、沙参、麦冬、知母、玄参等）的作用。

3. 服用甘草、苍耳、乌梅、桔梗、黄连、吴茱萸忌食猪肉；服地黄、首乌忌食葱、蒜、萝卜；服丹参、茯苓忌食醋；服苍术、白术忌食桃、李；服土茯苓、使君子忌饮茶；服荆芥忌食虾、蟹等海鲜；服厚朴忌食煎炒豆类；服人参、党参忌食萝卜，因萝卜有消食、化痰、通气的作用，而人参、党参是滋补性药物，这样一补一消，作用就抵消了。

4. 凡口苦咽干、烦热不安、大便秘结、血压升高、神衰不宁、心动过速，以及甲状腺功能亢进者，一般要忌食生姜、大蒜、韭菜、大葱、羊肉、狗肉、胡椒等高脂、香燥、辛辣之品；凡脾胃虚寒、手足冰凉、大便溏薄、血压偏低、心动过缓之证者，要忌西瓜、冬瓜、萝卜、绿豆、生梨、甘蔗、蜂蜜、鳖等生冷寒凉、滋腻、黏滑之品；凡畏寒发热、头痛心烦、便秘尿黄、口舌溃烂、疖疮肿瘤者，忌食竹笋、豆芽、丝瓜、韭菜、茄子、虾、蟹、螺、蚌等食品。

此外，下面是几种与常用中药相忌的食物，应用时也要注意。①龙胆酊等苦味健胃药忌蜂蜜、大枣、甘草等甜味食物。因为蜂蜜、大枣等食物的甜味可掩盖苦味，从而减少苦味对味觉神经末梢的刺激，降低其健胃的作用。②双黄连胶囊、颗粒剂忌大蒜。双黄连制剂是清热解毒、治疗外感风热的常见药物，性凉，而大蒜性热。服双黄连制剂的同时如果食用大蒜，会降低药效。③发汗药忌食醋和生冷食物。醋和生冷食物有收敛作用，服发汗药物时若与之同时食用，就会与药效相抵。

　　总之，服药忌口有其一定的科学道理，这些也是长期临床观察的经验总结。为了取得良好的疗效，在服用中药期间，凡属生冷、油腻、腥臭等不易消化，或有特殊刺激性的食物，都应忌口。另外，在服用中药时，最好不要喝饮料，因为饮料中的添加剂、防腐剂等成分也会影响中药有效成分的吸收而降低药效。当然，忌口也不能绝对化，要因人、因病而异，对一般患者，特别是慢性患者来说，若长时间忌口，禁食的种类又多，则不能保持人体正常所需营养的摄入，反而降低了人体的抵抗力，对恢复健康不利，因此，应在医师或中药临床药师指导下，可适当食用增加营养的食物，以免营养缺乏。

（刁燕春）

第五章 心内科常用急救操作

第一节 心肺复苏

心肺复苏（cardiopulmonary resuscltation，CPR）是心肺复苏技术的简称，是针对心跳和呼吸停止所采取的抢救措施，即采用胸外按压或其他方法建立暂时的人工循环并恢复心脏的自主搏动和血液循环，用人工呼吸代替自主呼吸并恢复自主呼吸，达到恢复苏醒和挽救生命的目的。现代心肺复苏包括基本生命支持（basic life support，BLS）、高级生命支持（advance cardiovascular life support，ACLS）和持续生命支持（persistent life support，PLS）三个部分，本章主要讲解生存链、基础生命支持和高级生命支持中与心血管有关的药物应用。

一、生存链

1992 年《心肺复苏指南》提出"生存链"的基本概念。具体描述了早期识别与启动急救系统、早期心肺复苏、早期除颤以及早期高级生命支持。生存链包含的重要原则：①如果生存链中的任何一个环节薄弱或中断，都将会使生存率降低。②其中"早期识别与启动急救系统"这一环节最为重要。2010 年《心肺复苏指南》（以下简称 2010 年指南）继续强调，有效 BLS 是 ACLS 成功的基础，即开始尽可能少地中断高质量 CPR，数分钟内对室颤（VF）/无脉室速（VT）患者进行电除颤。新"生存链"的第五个环节即心脏骤停后续治疗，强调多学科综合优化救治的重要性（见图 5 - 1）。

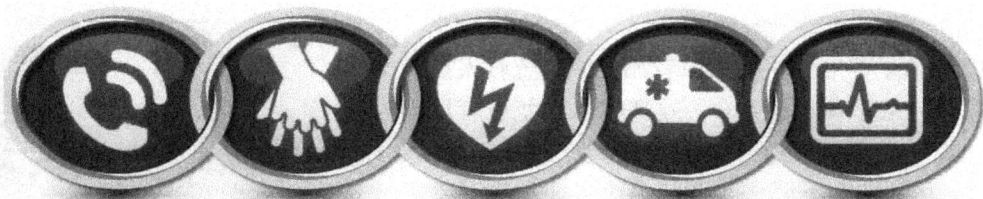

图 5 - 1　生存链的环节包括：早期识别与启动急救系统、早期心肺复苏、早期除颤、早期高级生命支持及心脏骤停后续治疗

二、基本生命支持

BLS 是一系列的操作程序，包括对心跳、呼吸停止的判断，基本循环和呼吸支持等干预的技术。CPR 中有 A、B、C、D 四步，即：A：开放气道；B：人工通气；C：循环支持；D：电除颤。现场急救人员首先要对患者有无反应、有无意识，呼吸和循环体征做出准确判断。只要发现无意识、无呼吸（包括无效呼吸）立即向急救医疗服务系统求救，如果有 2

名以上急救人员在场，一名应立即实施 CPR，另一名则快速求救。心肺复苏的基本程序：识别判断、呼叫急救系统和心肺复苏（CPR）。

1. 识别判断　BLS 的"识别判断"阶段极其关键，经过准确识别，无意识、反应、呼吸即实施 CPR（按 C - A - B 顺序）。正确判断患者心跳、呼吸停止需要急救人员有迅捷的反应能力，无论是判断过程，还是相继采取的急救措施，时间要求非常短暂和迅速，不应超过 10s。只要发病地点不存在危险并适合，应就地抢救。急救人员在患者身旁快速判断有无损伤和反应。可轻拍或摇动患者（图 5 - 2），并大声呼叫："您怎么了！"如果患者有头颈部创伤或怀疑有颈部损伤，要注意可能造成脊髓损伤，对患者不适当的搬动会造成截瘫。

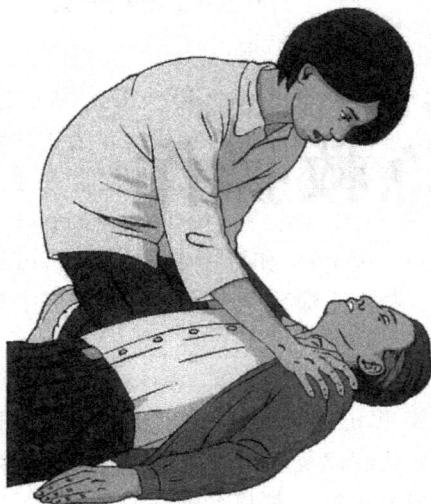

图 5 - 2　判断受难者的意识

2. 启动急救系统　如发现患者无反应、无意识及无呼吸，只有一人在现场，要先拨打急救电话，启动急救系统，目的是求救于专业急救人员，并快速携带除颤器到现场。如果是淹溺或其他原因窒息所致，应立即进行五组 CPR（约/2min），再去打电话。2 人以上时，一人打电话，另一人马上实施 CPR。

3. 心肺复苏准备　如果患者无反应，急救人员应判断患者有无呼吸或是否为无效呼吸，先使患者取仰卧位，即先行 30 次心脏按压，再开放气道。患者无反应时，因肌张力下降，舌体和会厌可能把咽喉部阻塞（舌是造成呼吸道阻塞的最常见原因）。有自主呼吸时，吸气过程气道内呈负压，也可将舌或会厌（或两者同时）吸附到咽后壁，造成气道阻塞。常用的开放气道方法有两种，即仰头提颏法（图 5 - 3）和推举下颌法（图 5 - 4）。如无颈部创伤，两种方法都可以采用，对非专业人员因推举下颌法难于学习，故不推荐采用；专业急救人员对于怀疑有颈椎脊髓损伤的患者，应避免头颈部的延伸，可使用推举下颌法。

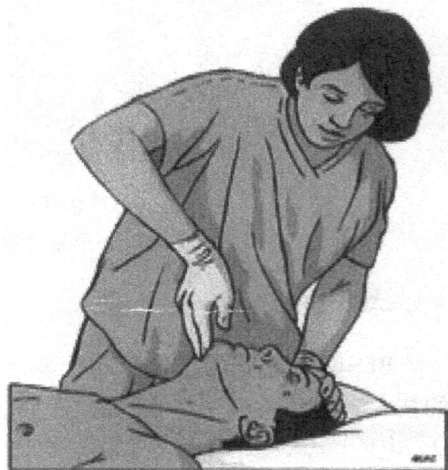

图 5 - 3　仰头提颏法

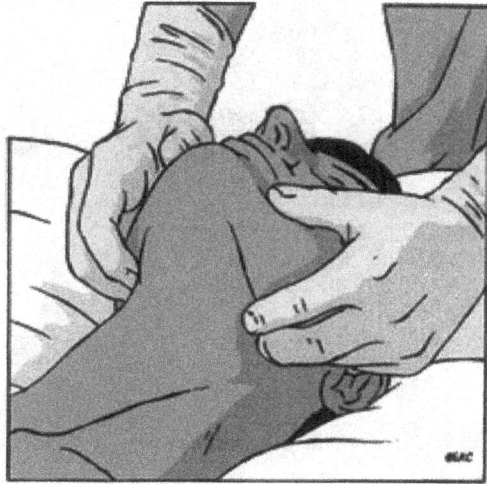

图 5 - 4　推举下颌法

三、人工呼吸

检查呼吸开放气道后，不再推荐采用感觉有无气息（流），观察胸部有无起伏动作，听有无气流呼出声音的方法。一经观察确定无意识，及无呼吸或出现无效呼吸，即判断为心搏骤停。

绝大多数呼吸或心搏骤停患者均无呼吸，偶有患者出现异常或不规则呼吸，或有明显气道梗阻征的呼吸困难，这类患者开放气道后即可恢复有效呼吸。开放气道后发现仍无呼吸或呼吸无效时，应立即行人工通气，如果不能确定通气是否有效，也应立即进行人工通气。采用人工呼吸时，每次通气必须使患者的肺膨胀充分，可见胸廓上抬。常用的人工呼吸的方式包括口对口呼吸（图 5 - 5）、口对鼻呼吸、口对气管套管呼吸、口对面罩呼吸（图 5 - 6）以及球囊 - 面罩通气。

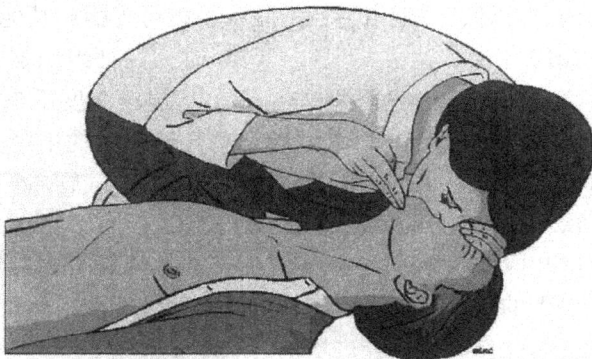

图 5 - 5　口对口人工呼吸

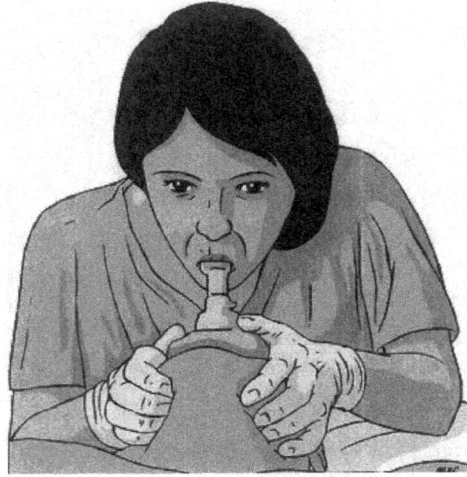

图 5 - 6　口对面罩人工呼吸

四、循环支持

1. 循环评估　2011 年指南规定对非专业急救人员，在行 CPR 前不再要求将检查颈动脉搏动作为一个必需的诊断步骤。因此，非专业急救人员无需根据脉搏检查结果来确定是否需要胸外按压或电除颤，如果发现无反应、无自主呼吸即按心搏骤停处理。对于专业急救人员可检查脉搏，但不能超过 10s，如不能确定有无脉搏，应立即进行 CPR。专业急救人员在检查循环体征时，要一方面检查颈动脉搏动，一方面观察呼吸、咳嗽和运动情况，专业人员能鉴别正常呼吸、濒死呼吸，以及心搏骤停时其他通气形式。评价时间不要超过 10s，如果不能肯定是否有循环，则应立即开始胸外按压。

2. 胸外按压　CPR 期间循环支持的主要措施是胸外按压，部位要求在胸部正中进行按压，要求按压可产生 60～80mmHg 的收缩压，通过增加胸内压或直接挤压心脏产生血液流动，通过胸外按压使血液流向肺，并辅以适当的呼吸，就可为脑和其他重要器官提供充足的氧气，以便行电除颤。2010 年专家达成共识：①CPR 时为保证组织器官的血流灌注，必须实施有效的胸外按压。②成人按压频率至少 100 次/分，按压深度不少于 5cm，每次按压后胸廓完全回复，按压与放松比大致相等。③尽量避免胸外按压的中断。④在建立人工气道前，成人单人 CPR 或双人 CPR，按压/通气比率都为 30∶2，气管插管以后，按压与通气可能不同步，通气 8～10 次/分，按压频率大于 100 次/分。

3. 单纯胸外按压的 CPR　如果旁观者未经过心肺复苏培训，则应进行单纯胸外按压的心肺复苏，即仅为突然倒下的成人患者进行胸外按压，并强调在胸部正中用力快速按压，或者按照急救调度人员的指示操作。所有经过培训的非专业施救者应至少为心搏骤停患者进行胸外按压。另外，如果经过培训的非专业施救者有能力进行人工呼吸，应按照 30 次按压对应 2 次呼吸的比率进行按压和人工呼吸。单纯胸外按压（仅按压）心肺复苏对于未经培训的施救者更容易实施，而且更便于调度员通过电话进行指导。另外，对于心脏病因导致的心搏骤停，单纯胸外按压心肺复苏或同时进行按压和人工呼吸的心肺复苏的存活率相近。

4. 咳嗽 CPR　目的是启动本身自主的 CPR，这在理论上是可能的，但在临床应用时有一定限制。临床上要求严密监护患者，心搏骤停一定要在目击下发生，在患者意识丧失之前要用力咳嗽，而且这一情况只有在心脏骤停前的 10～15s 可行。咳嗽可使患者胸内压升高，使血流继续流动，以保持清醒的意识。

五、电击除颤

大多数成人突发非创伤性心搏骤停的原因是 VF，电除颤是救治 VF 最为有效的方法。早期电除颤也是心脏性猝死患者复苏成功的关键。心律分析证实为 WF/无脉性 VT 应立即进行 1 次电除颤，之后做 5 组 CPR，再检查心律，必要时再次除颤。单相波除颤器首次电击能量选择 360J，双相波除颤器首次电击能量选择 150J 或 200J。心脏静止与无脉电活动电除颤均无益。如果任何施救者目睹发生院外心搏骤停且现场有 AED，施救者应从胸外按压开始心肺复苏，并尽快使用 AED。在医院和其他机构使用现场的 AED 或除颤器治疗心搏骤停的医务人员应立即进行心肺复苏，并且尽快使用准备好的 AED/除颤器。

六、心肺复苏药物的应用

心脏停搏时，用药应考虑在其他方法之后，如急救人员应首先开展基本生命支持（BLS）、电除颤、适当的气道管理，而非先应用药物。开始 BLS 后，尽快建立静脉通道，同时考虑应用药物抢救。心肺复苏期间常用的复苏药物包括：

1. 肾上腺素　肾上腺素作为血管收缩药有百年历史，作为 CPR 基本用药已有四十多年历史。主要药理作用有：增强心肌收缩力；增加冠状动脉及脑血流量；增加心肌自律性和减低除颤阈值等。目前肾上腺素仍被认为是复苏的一线选择用药，可用于电击无效的 VF/无脉性 VT、心脏静止或无脉性电活动（PEA）。用法是 1mg 静脉推注，每 3～5min 重复一次，每次从周围静脉给药时应该稀释成 20ml，以保证药物能够到达心脏。因心内注射可增加发生冠状动脉损伤、心脏压塞和气胸的危险，同时也会延误胸外按压和肺通气开始的时间，因此，仅在开胸或其他给药方法失败或困难时才考虑应用。

2. 血管加压素　血管加压素实际上是一种抗利尿激素。当给药剂量远远大于其发挥抗利尿激素效应时，它将作为一种非肾上腺素能样的周围血管收缩药发挥作用。血管加压素是通过直接刺激平滑肌 V_1 受体而发挥作用的。平滑肌的收缩可产生一系列的生理效应，包括皮肤苍白、恶心、小肠痉挛、排便感和支气管痉挛，对女性还可引起子宫收缩。如果动脉给药，血管加压素因其对血管的收缩作用，对食管静脉曲张破裂出血有良好的治疗效果。此外，在腹部血管造影时，血管加压素可以促进胃肠道平滑肌收缩，减少肠道内气体的影响。对意识清楚的冠心病患者并不建议使用该药，因为该药增加周围血管阻力作用可诱发心绞痛的发作。在正常循环的模型中，血管加压素的半衰期为 10～20min，这较心肺复苏时肾上腺素的半衰期要长。

CPR 时血管加压素与 V_1 受体作用后，可引起周围皮肤、骨骼肌、小肠和血管的强烈收缩，而对冠状动脉血管和肾血管床的收缩作用相对较轻，对脑血管亦有扩张作用。因该药没有 β 肾上腺素能样活性，故 CPR 时不会引起骨骼肌血管舒张，也不会导致心肌耗氧量增加。血管加压素被认为是与肾上腺素相比对心搏骤停可能同样有效的一线药物，在长时间缺血情况下，两者联合使用的效果是单用肾上腺素或血管加压素的 3 倍。血管加压素一般可在第一或第二次电除颤后通过静脉或骨髓途径给药一次（40U），肾上腺素可每 3～5min 给药一次

（1mg），血管加压素或许可替代第一或第二剂肾上腺素。40U 的血管加压素加 1mg 肾上腺素，疗效优于 1mg 肾上腺素（Ⅱa 级推荐）。

3. 胺碘酮　胺碘酮（amlodarone，可达龙）属于Ⅲ类抗心律失常药物。2005 年《心肺复苏指南》更加突出了胺碘酮治疗各种心律失常的主流地位，更适合于严重心功能不全患者的治疗。如射血分数 <40% 或有充血性心衰征象时，胺碘酮为首选的抗心律失常药物。因为在相同条件下，胺碘酮作用更强，且比其他药物致心律失常的可能性更小。2005 年《心肺复苏指南》推荐：当 CPR、2 次电击除颤以及给予血管加压素后，如 VF/无脉性 V－T 仍持续，应考虑给予抗心律失常药物，优先选用胺碘酮静注，若无胺碘酮，可使用利多卡因 75mg 静注。胺碘酮用法：心搏骤停患者如为 VF/无脉性 VT，初始剂量为 300mg 溶入 20～30ml 生理盐水或葡萄糖液内快速推注，3～5min 后再推注 150mg，维持剂量为 1mg/min 持续静滴 6h。非心搏骤停患者，先静脉给予负荷量 150mg（3～5mg/kg），10min 内注入，后按 1～1.5mg/min 持续静滴 6h。对反复或顽固性 VF/VT，必要时应增加剂量再快速推注 150mg。一般建议每日最大剂量不超过 2g。

胺碘酮具有负性心肌收缩力和扩血管的作用，可引起低血压和心动过缓。这常与给药的量和速度有关，预防的方法就是减慢给药速度，尤其是对心功能明显障碍或心脏明显扩大者，更要注意注射速度，监测血压。

4. 利多卡因　仅作为无胺碘酮时的替代药物：初始剂量为 1～1.5mg/kg 静脉推注。如 VF/VT 持续，可给予额外剂量 0.5～0.75mg/kg，5～10min 一次，最大剂量为 3mg/kg。

5. 异丙肾上腺素　异丙肾上腺素是纯 β 受体兴奋剂，具有正性肌力作用，加速时相效应，增加心肌耗氧，加重心肌缺血和心律失常。其适应证是心动过缓，需植入起搏器者，或者尖端扭转型室速（除外先天性长 QT 间期后，可临时使用），滴速宜慢，不能静脉推注。

6. β 受体阻滞剂　对于一些难治性多形性 VT、尖端扭转型 VT、快速单形性 VT 或室扑（频率大于 260 次/分）及难治性 VF，可试用静脉 β 受体阻滞剂。美托洛尔每隔 5min，每次 5mg 静脉注射，直至总剂量 15mg；艾司洛尔 0.5mg/kg 静脉注射（1min），继以 50～300μg/min 静滴维持。

7. 硫酸镁　仅用于尖端扭转型 VT（Ⅱb 类推荐）和伴有低镁血症的 VF/VT 及其他心律失常两种情况。用法：对于尖端扭转型 VT，紧急情况下可用硫酸镁 1～2g 稀释后静脉注射，5～20min 注射完毕；或 1～2g 加入 50～100ml 液体中静滴。必须注意，硫酸镁快速给药有可能导致严重低血压和心搏骤停。

8. 儿茶酚胺类药物　本类药物不仅能较好地稳定心脏电活动，而且具有良好的正性肌力和收缩外周血管作用。当不需要肾上腺素的变时效应时，可考虑使用多巴胺或多巴酚丁胺。多巴胺的推荐剂量：5～20μg/（kg·min），超过 0μg/（kg·min）可以导致体循环和内脏血管的收缩。多巴酚丁胺具有很强的正性肌力作用，无明显血管收缩作用，常用于严重收缩性心功能不全的治疗，剂量范围 5～20μg/（kg·min）。

9. 钙剂　钙离子在心肌收缩和冲动传导中有重要的作用。但回顾性和前瞻性研究均表明，心搏骤停患者应用钙剂治疗无效。另外，有理论根据表明，补钙过多导致的高血钙可能对机体有害。只有高血钾、低血钙或钙通道阻滞剂中毒时，钙剂治疗有效，其他情况均不用钙剂治疗。对于高血钾触发的难治性 VF，可给予 10% 葡萄糖酸钙 5～20ml 静脉注射。

10. 碳酸氢钠　在心搏骤停和复苏后期，足量的肺泡通气是控制酸碱平衡的关键。高通气可以通过减少二氧化碳潴留，纠正呼吸性酸中毒。很少有研究表明，缓冲碱治疗可以改善预后。只有在一定的情况下，应用碳酸氢盐才有效，如患者原有代谢性酸中毒、高钾血症、三环类或苯巴比妥类药物过量。此外，对于心脏停搏时间较长的患者，应用碳酸氢盐治疗可能有益。但只有在除颤、胸外心脏按压、气管插管、机械通气和血管收缩药治疗无效时方可考虑应用该药。应根据患者的临床状态应用碳酸氢盐：使用时，以 1mmol/kg 作为起始量，在持续 CPR 过程中每 15min 重复 1/2 量，最好根据血气分析结果调整补碱量，防止产生碱中毒。

11. 阿托品　阿托品（atroplne）可阻断或逆转胆碱能介导的心率下降和房室结传导的降低，是治疗急性症状性心动过缓的一线药物（Ⅱa 类）。成人临床试验表明静脉用阿托品可提高心率，改善心动过缓相关的症状和体征，应考虑作为症状性窦性心动过缓、房室结水平传导阻滞或窦性停搏患者等待经皮或经静脉起搏器治疗时的临时治疗措施。对将要停搏的缓慢心律，阿托品 1mg 静注，每 3～5min 一次，总剂量不超过 3mg，对心脏静止和 PEA，使用阿托品治疗可能无获益。

（何小芳）

第二节　除颤与电复律

一、定义

心脏电复律（cardioversion）是指在严重快速心律失常时，将一定强度的电流直接或经胸壁作用于心脏使全部或大部分心肌在瞬间除极，将异常心脏节律转复为正常窦性节律，然后心脏自律性最高的起搏点（通常是窦房结）重新主导心脏节律的治疗过程。电除颤（defibrillation）是以一定量的电流冲击心脏从而使室颤终止的方法，用于治疗室颤。电复律主要用于治疗快速性心律失常。

二、电复律/电除颤的种类

1. 直流电复律/除颤　根据所使用电流的性质不同可以区分为直流电与交流电复律/电除颤。交流电放电时电流量大，放电时间长达 20ms，不易避开心室易损期，易引起心肌损伤及更严重的心律失常，甚至可直接导致心功能恶化。因此，交流电复律/电除颤很快便废弃不用。近四十多年来世界各国均采用直流电复律。与交流电复律相比，直流电复律放电量容易控制，安全性较高，且便于同步电复律。

2. 同步与非同步电复律/电除颤　临床根据治疗过程中是否采用同步触发可以将电复律/电除颤区分为同步与非同步电复律/电除颤。同步电复律是指利用同步触发装置，用体表心电图 R 波来控制电流脉冲的发放，使电流仅在心动周期的绝对不应期中发放（脉冲电流落在 R 波的下降支上，而避免落在 T 波顶峰前 20～30ms 以内的易损期），避免诱发室颤，临床上用于除室颤或心室扑动以外的其他快速性心律失常的转复。不用同步触发装置可在任何时间内放电，用于转复室颤或心室扑动，称为非同步电复律，临床上通常仅用于室颤或心室扑动的复律治疗；还有就是无法识别 R 波的快速室性心动过速，由于无法以同步直流电进行电复律，只能非同步电击（相当于除颤）。

3. 体内与体外电复律/电除颤　根据复律（除颤）电极板位置不同可以分为体内与体外电复律/电除颤。体内电复律/电除颤常用于心脏手术或急症开胸抢救的患者，一个电极板置于右室面，另一个电极板置于心尖部，电流能量通常为 20～30J，一般不超过 70J。非手术情况下，大多采用经胸壁复律（除颤），亦即体外电复律/电除颤；通常将 APEX（阴极电板）放在左前胸或心尖部，STERNUM（阳极电板）放在右胸或后背，从而保证电流可以正好通过心脏，达到理想的除颤效果。

4. 单向波和双向波电复律/电除颤　根据除颤波形的不同，现代除颤仪分为两种类型，即单向波和双向波。单向波是指半个正弦波，双向波是指完整的正弦波。双向波的优点是单向波结束心脏干扰杂波后再给出一个方向的引导性电波，该引导性电波接近心脏正常电信号，因此能更有效激发起心脏的正常工作。

5. 经食管内低能量电复律　所需能量较小（20～60J），患者不需要麻醉即可耐受，同时可避免皮肤烧伤，但仍需对食管电极导管的设计和安置进行不断改进，将来有望成为一种有前途的处理快速性心律失常的新方法。

6. 经静脉电极导管心脏内电复律　通常采用四极电极导管，在 X 线透视下将导管电极通过肘前或颈静脉插入右心，该导管可兼作起搏、程序刺激和电复律之用。所需能量一般为 2～6J，患者多能耐受，初始电击从低能量开始，然后逐渐增加电能。主要适用于心内电生理检查中发生的房颤。

7. 埋藏式心脏复律除颤器　近年来，经静脉置放心内膜除颤电极已取代了早期开胸放置心外膜除颤电极。埋藏式心脏复律除颤器的体积也明显减小，已可埋藏于胸大肌和胸小肌之间，甚至像起搏器一样可埋藏于皮下囊袋之中。可同时具备抗心动过缓起搏、抗心动过速起搏、低能电转复和高能电除颤等功能。

8. 自动体外除颤仪　自动体外除颤仪（automated external defibril–lator，AED）　AED 是一种由计算机编程与控制的、用于体外电除颤的、自动化程度极高的除颤仪。AED 具有自动分析心律的功能。当电极片粘贴好之后，仪器立即对心搏骤停者的心律进行分析，迅速识别与判断可除颤性心律（心室颤动或无脉性室速），一旦患者出现这种可除颤性心律，AED 便通过语音提示和屏幕显示的方式，建议操作者实施电除颤。AED 体积小、重量轻，便于携带与使用，不仅专业人员，即使是非专业人员，在经过规定的学时培训之后，也完全可以安全、正确地掌握 AED 的操作方法。其操作步骤是相同的，即开机、分析心律、建议是否电击。现代的 AED 大多采用双向波技术。

目前一般情况下所说的电复律/电除颤均指在体外采用直流电进行的电击操作，因此，下文所述电复律/电除颤均指体外直流电复律（除颤）。

三、电复律/电除颤的适应证

心脏电复律对终止折返性心动过速特别有效。原则上，任何形式的心动过速，只要导致低血压、充血性心力衰竭或心绞痛，而内科治疗又不能迅速奏效时，均应电击终止。转复成功后，患者的血流动力学状态几乎均能改善。

1. 心室颤动和心室扑动　一旦出现心室颤动或心室扑动，通常即可引起显著的血流动力学障碍，应立即使用非同步电击复律，而且越早越好，因为除颤成功的可能性随着时间的流逝而降低且室颤可能在数分钟内转为心脏停搏。对于顽固性心室颤动患者，必要时可静脉推注利多卡因或胺碘酮等药物；若电击前室颤波很细小，可以静脉注射肾上腺素，使颤动波变大，以提高转复的成功率。

2. 室性心动过速 室性心动过速经药物治疗无效或伴有严重血流动力学障碍及频发阿斯综合征应紧急行同步直流电电击复律；但是对于无法识别 R 波的快速室性心动过速，有时只能进行非同步电复律治疗。

3. 心房颤动 心房颤动是选用同步直流电复律中最常见的一种心律失常。电复律即刻成功率在 70% ~96%。由于心房颤动的病因各异，病程长短不一，对药物反应差异较大，故在电复律的选择上应多方权衡。心房颤动行电复律治疗应遵循下述原则：有血流动力学障碍或症状严重，但药物治疗未能有效时需尽快电复律；无明显血流动力学障碍不需紧急电复律，但电复律后可望维持窦律，改善心功能，缓解症状。

心房颤动有下列情况者可考虑电复律：①心室率快、药物治疗无效；②房颤后心力衰竭或心绞痛恶化或不易控制；③持续房颤病程在 1 年以内且房颤前窦房结功能正常；④心脏、左房扩大不明显（心胸比例 <60%，左房直径 <55mm）；⑤二尖瓣病变已经手术纠治 6 周以上者；⑥原发病（如甲状腺功能亢进、急性心肌梗死、肺炎、肺栓塞等）已得到控制，但心房颤动仍持续存在的患者；⑦预激综合征合并快速房颤，如药物无效且存在血流动力学障碍，应尽快电复律；如心室率过快（>200 次/分）时应考虑同步直流电复律，当心室率达 250 次/分，立即给予同步直流电复律。

但是近年来对以心房大小、瓣膜病变严重程度来决定是否进行电复律有不同意见，不少临床学家认为，对房颤患者都应给予 1 次电复律的机会。

4. 心房扑动 心房扑动药物治疗通常较为困难，而电复律对心房扑动有较高的转复率，成功率几乎为 100%，且所需能量较小，50J 以下能量电击，95% 的患者可转复为窦性心律。故有人提出电复律是终止心房扑动的首选方法，特别是快速心室率引发低血压、心力衰竭或心绞痛的患者，可立即同步电复律。

5. 阵发性室上性心动过速 绝大多数室上速不需要首选电复律，应根据具体情况首选兴奋迷走神经的方法转复，或选用药物转复方法，也可选用食管调搏治疗。但少数顽固性阵发性室上速经治疗无效，发作持续时间长，并伴有血流动力学障碍，如血压下降、诱发或加重心绞痛或心力衰竭，此时无论是窄 QRS 波还是宽 QRS 波均应立即行直流电复律治疗。

6. 异位性心动过速性质不明 异位性心动过速而性质不明（如室上性心动过速伴差异性传导抑或室性心动过速不能明确鉴别时）而导致用药困难且伴有明显血流动力学障碍者也可进行电复律。

四、电复律/电除颤的禁忌证

下列情况禁用电复律：①洋地黄中毒引起的快速性心律失常。洋地黄中毒时心脏对电击的敏感性增加，容易导致恶性室性心律失常（如心室颤动）的发生，因此，若此时电刺激可引起不可逆的心搏停止。②室上性心律失常伴高度或完全性房室传导阻滞或持续心房颤动未用影响房室传导药物情况下心室率已很缓慢。③伴有病态窦房结综合征（即快 - 慢综合征）。④近期有动脉栓塞或经超声心动图检查发现心房内存在血栓而未接受抗凝治疗者。

房颤患者存在下列情况时不宜进行电复律：①拟近期接受心脏外科手术者。②电解质紊乱尤其是低血钾，电复律应该在纠正后进行。③甲状腺功能亢进伴房颤而未对前者进行正规治疗者。④左心功能严重损害者，因转复后有发生急性肺水肿可能。另外，心脏、心房明显增大（心胸比例＞65%，超声显示左房内径＞55mm）者，即使成功转复维持窦律的可能性也不大。⑤复律后在奎尼丁或胺碘酮的维持下又复发或不能耐受抗心律失常药物维持治疗者。⑥伴风湿活动或感染性心内膜炎而未控制的心脏病患者。⑦房颤为阵发性，既往发作次数少、持续时间短，预期可自动转复者，因为电复律并不能预防其复发。

此外，尖端扭转型室性心动过速或多形性室速伴有低钾血症者，QT 间期延长者应慎用电复律。异位起搏点自律性增加所致的快速性心律失常电复律疗效较差，即使复律成功后也容易复发。因此，自律性增高的房性心动过速、非阵发性交界性心动过速、加速性室性自主心律一般不主张用电复律治疗。

以上所列适应证及禁忌证都是相对的，应从每个患者的具体临床情况出发全面评估获益与风险，不能生搬硬套。

五、常见并发症

除了对患者选择和操作方法不当外，电复律的并发症可能与原有心脏疾患和所用电能大小有关。据报道，电击能量为 150J 时，并发症的发生率为 6%，大于 300J 时，并发症发生率可达 30%，因此，应尽量避免高能量电击。

1. 心律失常　①常见房性或室性早搏，窦性心动过缓和房室交界性逸搏，多为暂时性，一般不需处理；②窦性停搏、窦房阻滞或房室传导阻滞，多见于原有窦房结功能低下或房室传导系统有病变者，静脉滴注异丙肾上腺素或阿托品有助于提高心室率。

2. 心肌损伤　高能量电击后血清心肌酶（CK、LDH、AST）升高，大多可在 5～7 天恢复正常。少数患者心电图可见 ST－T 改变，偶见异常 Q 波和高钾性 T 波改变。

3. 低血压　多发生于高能量电击后，可持续数小时，多可自行恢复；如血压下降明显可用多巴胺、间羟胺（阿拉明）等血管活性药物。

4. 皮肤灼伤　几乎所有患者在电复律后电极接触部位均有皮肤灼伤，可见局部红斑水疱，多由于电极板按压不紧、导电糊过少或涂抹不均所致，一般无须特殊处理。

5. 血栓栓塞　心脏电复律后血栓栓塞的发生率约为 1.5%，多为心房栓子脱落导致外周动脉栓塞；过去曾有反复栓塞史者，尤其是房颤患者复律前应注意评估给予抗凝治疗的必要性。

6. 肺水肿及心力衰竭　由于电复律后左房机械性功能受到抑制，或受到肺栓塞的影响而出现肺水肿及心力衰竭，可使用扩血管药物及利尿剂治疗，必要时给予机械通气治疗。

六、电复律/电除颤的能量选择

电复律/电除颤的能量通常用焦耳来表示，即能量（J）＝功率（W）×时间（s）。能量大小的选择主要根据心律失常的类型和病情，在实际操作中需要考虑患者的体重等指标，如体重轻者可选用较小能量，而体重重者则常需使用较大能量。一般情况下，不同心律失常的单向波电复律/电除颤能量选择如下：心房扑动 50～100J，心房颤动 100～200J，室上性心动过速 100～150J，室性心动过速 100～200J，心室颤动 200～360J。而双向波电复律/电除颤能量则常为单向波能量的一半。一般一次电击未奏效时可增加电能再次电击。

七、电复律前的注意事项

1. 电复律/电除颤一般需要住院进行，需要进行全面的体格检查和有关实验室检查（包括心电图和血液化验等）。

2. 正在抗凝治疗者，应测定凝血酶原时间和活动度。如果患者正在服用洋地黄类药物，应在复律前停服 24~48h。

3. 电击前 8h 内应禁食禁水，避免复律过程中发生恶心和呕吐。

4. 12 导联心电图记录及心电连续监测，建立静脉通道，末梢氧分压达 90% 以上。

5. 房颤持续 48h 以上或不能确定房颤时间，转复前应常规抗凝治疗。转复前应用华法林 3 周，转复成功后持续应用 4 周，且应控制国际标准化比值（INR）在治疗范围内（1.8~3.0）。

6. 复律前抗心律失常药物的应用　服药的目的是建立相应药物的血药浓度以利于复律后窦律的维持，同时明确对药物的耐受性。另外，亦有少数患者用药后可转复为窦律从而免于电击。常用的可选择药物包括 I c 类和 III 类抗心律失常药物。

7. 在电复律/电除颤时，应注意两个电极之间的胸壁不要涂凝胶、乳膏或盐水等导电物质，以避免电流可能沿胸壁表面流动，而未通过心脏。

若心电显示为细颤，应坚持心脏按压或用药，先用 1% 肾上腺素 1ml 静脉推注，3~5min 后可重复一次，使细颤波转为粗颤波后，方可施行电击除颤。触电早期（3~10min 内）所致的心搏骤停，宜先用利多卡因 100mg 静注。

八、操作过程中的注意事项

施行电复律的房间应较宽敞，除了除颤器外，还应具备各种复苏设施，例如氧气、急救箱、血压和心电监护设备等。患者仰卧于硬板床上，松解患者衣领、腰带，一般需要快速、安全和有效地麻醉，以保证电复律和电除颤时患者没有不适感和疼痛感，目前最常使用的是丙泊酚或咪达唑仑直接静脉注射。

患者一旦进入理想的麻醉状态后，暴露胸部，连接除颤器心电监测导联，记录心电图。并将两个涂有导电糊或裹有湿盐水纱布的电极分别置于相应位置。将一电极板置于胸骨右缘第 2、3 肋间，另一电极板置于心尖部。两个电极板之间距离不少于 10cm，电极板放置要紧贴皮肤，并有一定压力。准备放电时，操作人员不应再接触患者、病床以及同患者相连接的仪器，以免发生触电。电击复律成功后关闭除颤仪电源，充分清洁电极板并放回电极槽内。

九、电复律/电除颤后注意事项

电复律后应立即进行心电监测，并严密观察患者的心率、心律、血压、呼吸和神志，监测应持续 24h。观察电复律术后是否有并发症：如皮肤烧伤、心肌损伤、循环栓塞、肺水肿以及各种形式的心律失常等。

心室颤动的患者复律后在监护室留院观察，房颤、室上性心动过速复律后于普通病房留院观察 1~7d。

患者清醒后，卧床休息 1~2d，清醒 2h 内避免进食水，防止恶心、呕吐。活动量以不引起心慌、胸闷为度。

清醒2h后给予高热量、高维生素、易消化饮食，保持排便通畅，避免情绪激动、吸烟、过度劳累、进食刺激性食物等。

严格按医嘱服药，定期复查；有心慌胸闷、呼吸困难应立即就诊，条件允许的情况下，反复发作的室性心动过速、心房颤动，应尽早安装除颤起搏器或经皮导管射频消融治疗。

指导患者规律服药，告知服药的注意事项，避免诱发因素，保持心情舒畅，适当增加活动。心脏病有复发的可能性，告知患者做好心理准备。

对于心房颤动患者，即使复律前未使用抗凝药物治疗，但是复律后仍需要抗凝4周，因为心房功能的恢复可能延迟至窦性心律恢复后3周。

十、最新国际指南亮点

最新国际指南亮点主要包括以下几点（详见表5-1）。

1. AHA《心肺复苏指南》中的按压通气要求比发生了显著变化，从5：1到15：2到目前的30：2或连续按压，并要求避免过度通气。在2005年版本之后，美国亚利桑那大学心脏中心GordonA. Ewy等提出了纯胸外按压不通气的方式，并通过临床证实持续胸外按压即可提供充足的氧供。

2. 指南越来越强调在除颤之前，先进行胸外按压，使心脏得到足够的灌注。尤其是2010年《心肺复苏指南》，调整了心肺复苏的流程，由A-B-C更改为C-A-B，并要求更高的按压频率和按压深度。强调高质量的有效胸外按压。

3. 指南越来越重视不间断按压，和持续按压，减少中断次数并且不要过早放弃患者。

4. 2010年《心肺复苏指南》针对心肺复苏的高质量要求促使我们考虑使用一种高效、便携的移动心肺复苏设备来辅助或部分替代人工按压。

表5-1　2010年版《心肺复苏指南》的更新

2000年版	2005年版	2010年版
1. 婴儿和儿童CPR时，按压/通气比为5：1；成人CPR时，按压/通气比为15：2 2. 未强调胸外按压的质量和速率、胸腔完全恢复状态，以及减少中断胸外按压的重要性	1. 强调胸外按压的质量和频率，要求"用力而快速按压，按压频率100次/分" 2. 所有单人CPR时，按压/通气比均为30：2 3. 每次按压后使胸廓完全恢复到正常位置，压/放时间50%：50% 4. 应尽量控制中断胸外按压的时间	1. 调整了心肺复苏的流程，由A-B-C更改为C-A-B，把心脏按压放在了最重要的位置 2. 在除颤之前进行胸外按压，在除颤1次结束之后马上再进行胸外按压 3. 按压频率至少100次/分，按压深度至少5cm 4. 连续按压，尽可能减少按压中断，持续按压，不过早放弃患者 5. 可以在治疗科室使用机械按压

（李冬玉）

第三节　食管调搏技术

早在1774年，内科医生Squires首次提出，体外电刺激可以作用于人体心脏。次年（1775

年），丹麦的内科医生 Abildgaard 进行了电刺激作用于人体心脏的研究。1952 年美国哈佛大学医学院 PaulM. Zoll 医生首次在人体胸壁的表面施行脉宽 2ms、强度为 75～150V 的电脉冲刺激心脏，成功地为 1 例心脏停搏患者进行心脏复苏。此后拉开了心脏电刺激与心脏电生理研究的序幕。

1957 年食管心房调搏技术被成功地应用于临床。1969 年 Burack 将食管调搏技术成功地应用于起搏心室。1972 年 Stopczyk 经食管测定了心房不应期。1973 年 Monotoyo 应用食管心房调搏术进行心脏电生理检查，并将其用于各种快速性心律失常的治疗。自此，经食管起搏心脏成为心脏电生理的重要检查方法。

1978 年蒋文平教授率先在国内应用食管调搏技术进行心脏电生理检查，其后的十余年间，各项心脏电生理检查（测定窦房结、房室结功能，终止与诱发心动过速等）基本依赖于食管调搏，该技术如雨后春笋般在我国蓬勃发展，成为我国最热门的心脏电生理检查技术。1990 年后，随着心内电生理与射频消融技术在我国迅速开展，加之食管心房调搏技术存在多个难以逾越的瓶颈，使这项红极一时的电生理检查跌至冰点，极少有人问津，甚至形成"谈食管调搏而色变"的局面。但是改革与坚守始终是这项技术的坚持与进取者们的信念，经过十余年的不懈努力，终于使其华丽转身，打破了束缚多年的瓶颈，进入了一个崭新的发展阶段，成为真正意义的具有我国特色的安全、便捷、实用、易于掌握的无创心脏电生理检查技术，特别适用于射频消融术前的诊断、急诊终止快速性心律失常，并成为那些尚不具备心内电生理检查条件的医院进行心脏电生理检查时的主要选择，也成为衔接心电图与临床的不可或缺的桥梁。

一、刺激仪的发展历程

早在 20 世纪 80 年代初，由徐大栋工程师设计，蒋文平、郭继鸿等教授参与研发，由苏州东方电子仪器厂生产的第一代食管电生理刺激仪（XD－1 型）问世，并开始应用于临床。其采用模拟电路产生刺激波，以变压器隔离人体和电源，随机发放的模式进行食管心房起搏。虽然当时的刺激仪电路简单，但开启了我国自主设计、研发与生产心脏电生理刺激仪的先例。为了迎合临床的需求，各种品牌、型号的刺激仪如雨后春笋般出现，使食管心房调搏检查技术进入了临床的鼎盛期。此后，一些品牌的刺激仪因存在各种设计上的欠缺，逐步退出历史舞台。然而，生产我国自己的心脏刺激系统一直是坚持者的信念。在自主研发理念的推动下，苏州东方电子仪器厂先后推出了 XD－2、DF－3、DF－4、DF－5 型心脏刺激仪。内部设计也从早期的数模混合程控电路，逐步发展为程控电路；从原来电路复杂，故障率高，进展到使用精密激光微调技术的集成电路，使数字处理与医学数据分析合为一体，系统技术指标完全符合 12 导联心电图的行业标准。

二、消除、降低插管与刺激引起的痛苦

插管引起的咽部不适感，甚至恶心、呕吐是伴随食管调搏检查的一个重要的临床不良反应。虽然有多种解决方法，例如下管同时吞咽食物或水等，但均没有形成系统的、规模性的临床研究与解决方案。李中健等报告从 1995 年起，连续 6 年借鉴消化内科胃镜检查中使用润滑止痛胶（内含 1% 的盐酸丁卡及适量氯己定）的经验，在 548 例食管调搏患者中试用润滑止痛胶，通过多项指标观察，结果显示：该方法可减少或消除因插管引起的咽部不适感，也可解除部分因调搏刺激引起的灼痛等不适反应。该方法虽然未能从根本上解决食管调搏引起的刺激与烧灼感，但至少解决了插管中的不适感或呕吐症状，有利于更多的适应证患者接受检查和治疗。

三、刺激、记录系统的革新

1. 解决落后的存储方式　自 2005 年起，为了解决以往食管调搏检查中的种种不便与问题，历时 3 年由我国自行设计、生产的集刺激与记录技术于一身的新型心脏电生理刺激仪 DF－5 问世，其采用嵌入式系统和计算机联机系统，融合数－模混合电路、数字处理技术以及医学数据分析等先进技术，实现了心脏电生理刺激、记录、分析、报告、存档等一系列功能的一体化（图 5－7）。经浙江省人民医院和苏州大学第一附属医院反复的临床试验与厂家不断完善硬件的改革与软件设计，新一代刺激仪科学与人性化设计的存储方式使经食管调搏技术的存储从原来的纸质记录，手工剪贴的方式转变为计算机硬盘储存，这种存储方式可完整地保存患者检查过程中所有的心电图资料，彻底结束了依靠手工进行心电图记录、整理、剪贴、测量与分析的时代。

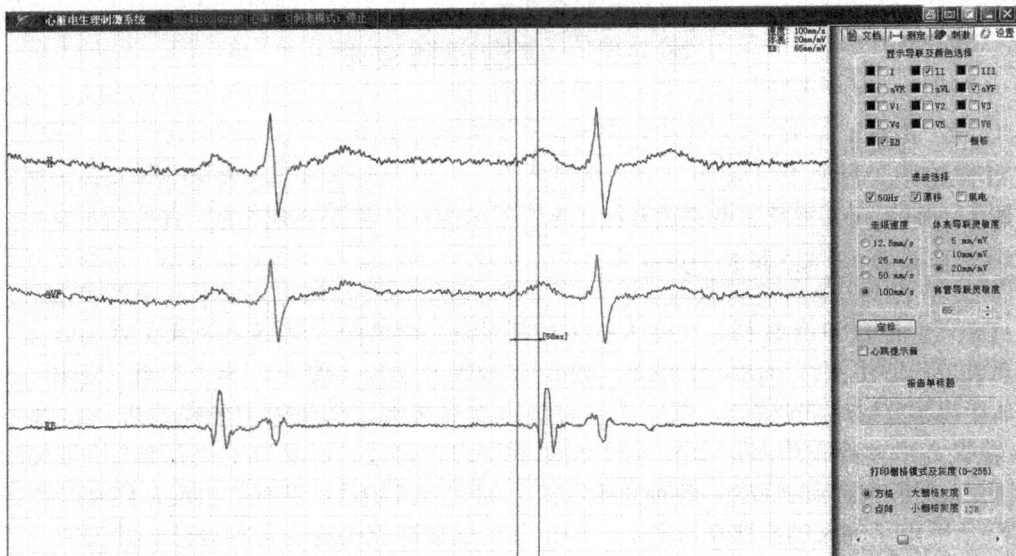

图 5－7　人性化的设计

集刺激、记录、分析、报告与存档等功能于一身的新型心脏电生理刺激仪，不仅可以随意调整记录速度、心电图波形振幅，还可直接测量各种间期。本图为将速度调整为 100mm/s 后测量右房到左房（食管电图记录）的房间传导时间

2. 食管导联心电图记录方法的改革　以往利用胸导联（单极）连接食管电极导管的方法记录出单极食管导联心电图（图 5－9），或利用双极肢体导联记录双极食管导联心电图（图 5－8B），虽然 P 波也高大、清晰，但同步记录时必须舍弃某一胸导联（单极食管导联心电图），或出现同步的肢体导联都变为食管导联心电图（双极食管导联心电图）的弊病，无法做到真正同步记录食管导联与 12 导联心电图。新型无创心脏电生理仪设有独立的心电图记录系统与滤波双极食管导联心电图（EB）记录系统（图 5－8C），不需要在体表心电图与食管电极导管之间反复连接。图 5－9A 为新型无创心脏电生理仪记录的体表与食管导联心电图，图中食管导联 P 波呈 3 相波，高大清晰，具有类左房电图和（或）类心内冠状窦电图的特点与作用。图 5－9B 为相同纸速记录的体表与心内冠状窦电图，比较食管与心内

冠状窦电图几乎没有差别。

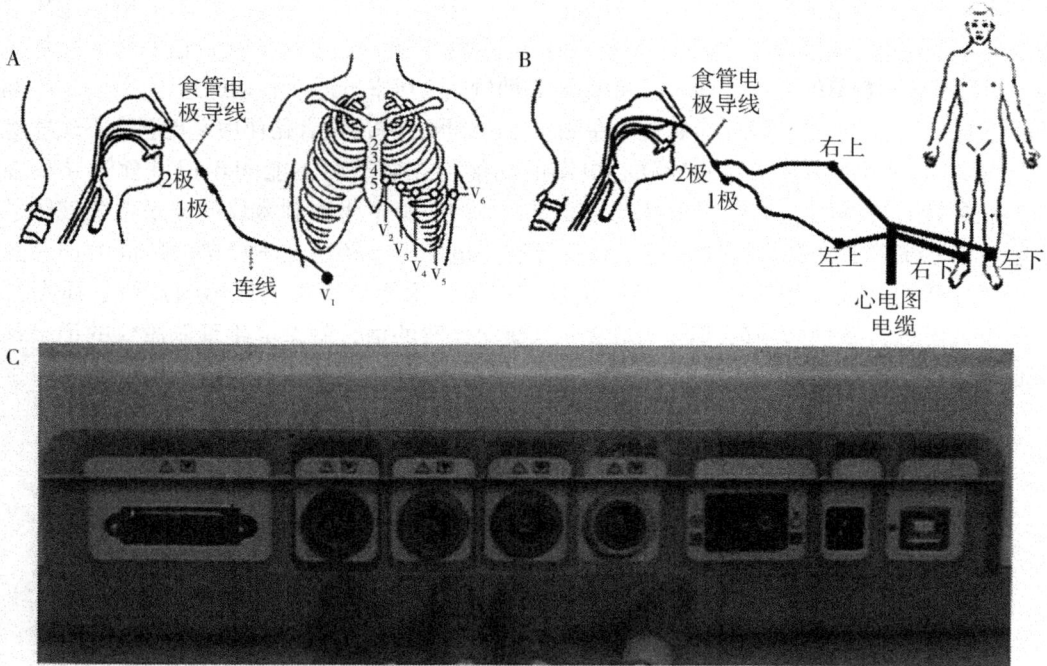

图 5－8 食管心电图记录方法改革

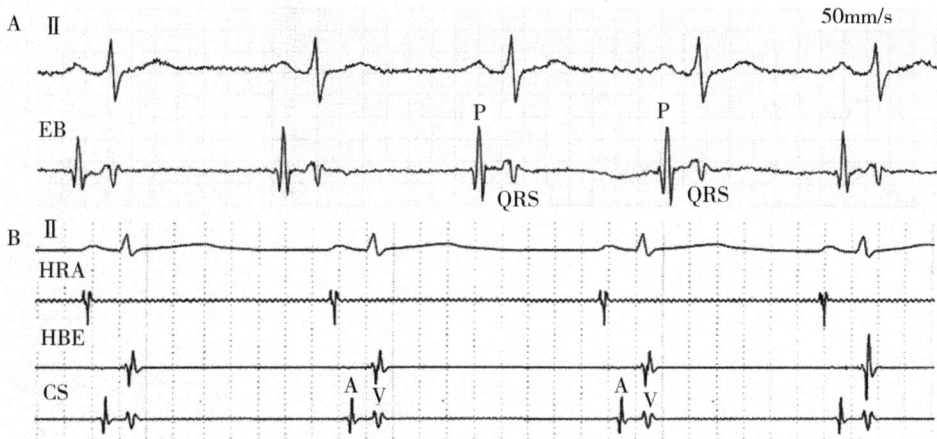

图 5－9 食管导联心电图与心内电图的比较

A. EB 代表双极记录的食管导联心电图；B. 窦性心律时的心内电图，CS 代表导管在冠状窦记录的双极冠状窦电图，将冠状窦电图与 A 图的食管导联心电图比较，不难发现二者极为相似。HRA：高位右房；HBE：希氏束

3. 随意调整心电图电压、增减导联、改变速度　普通 12 导联心电图机只能依照设定的程序选择记录导联，极大限制了心电图的记录与分析。新型的心脏电生理刺激仪吸纳了多通道心内电生理记录仪的精华部分，增加了记录或分析时随意调整心电图电压、增减心电图导联和随

意改变心电图显示与记录速度的功能，该三项功能对病例的分析与诊断提供了极大便利。图 5 – 10 为 1 例经食管调搏诱发心动过速的心电图。分析该图时，采用了增高心电图电压，加快心电图显示速度，剔除无用导联，加之应用自动测量的方法，使该心动过速的诊断变得异常容易，通过准确测量 RP 间期（90ms），诊断该心动过速为房室折返性心动过速，再比较 V₁ 与食管导联心电图 P 波的位置，确定旁路位于左侧。最后诊断：左后壁旁路伴房室折返性心动过速。

4. 增加刺激时同步记录食管导联心电图的功能　在刺激时不能同步记录食管导联心电图一直是食管心房调搏多年来不能解决的难题，新型心脏电生理刺激仪的记录系统破解了这道难题。该系统除了在自主心律时记录食管导联心电图外，还可在发放刺激的同时记录到清晰的食管导联的 P 波（图 5 – 11），解决了长期以来，食管调搏对诱发出的短暂心律失常不能确诊或无法进行鉴别诊断的问题。如果进行横向比较的话，新型电生理刺激仪的记录系统有与心内多导记录仪异曲同工之妙。

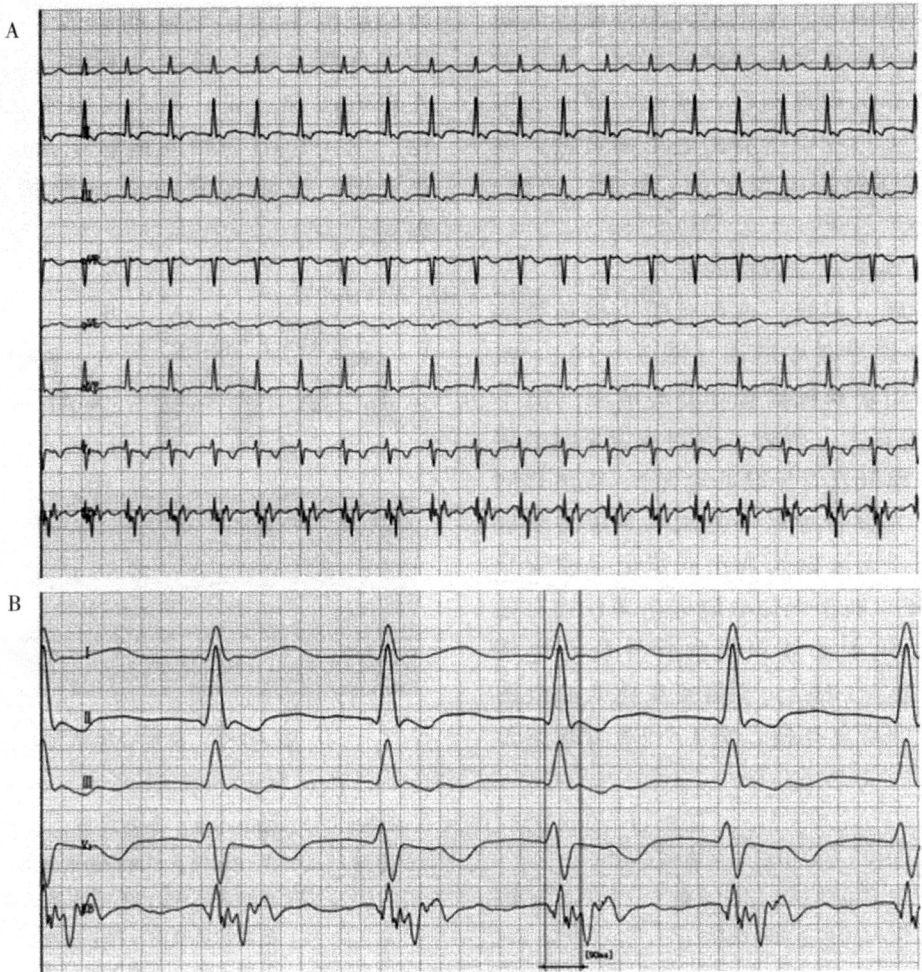

图 5 – 10　随意增减振幅、导联与速度后的心电图

A. 心动过速时记录的常规 6 个肢体导联、V₁ 导联和食管导联心电图。B. 在 A 图的基础上减少了导联，增加了导联振幅、提高纸速，使测量更清晰，诊断更便捷

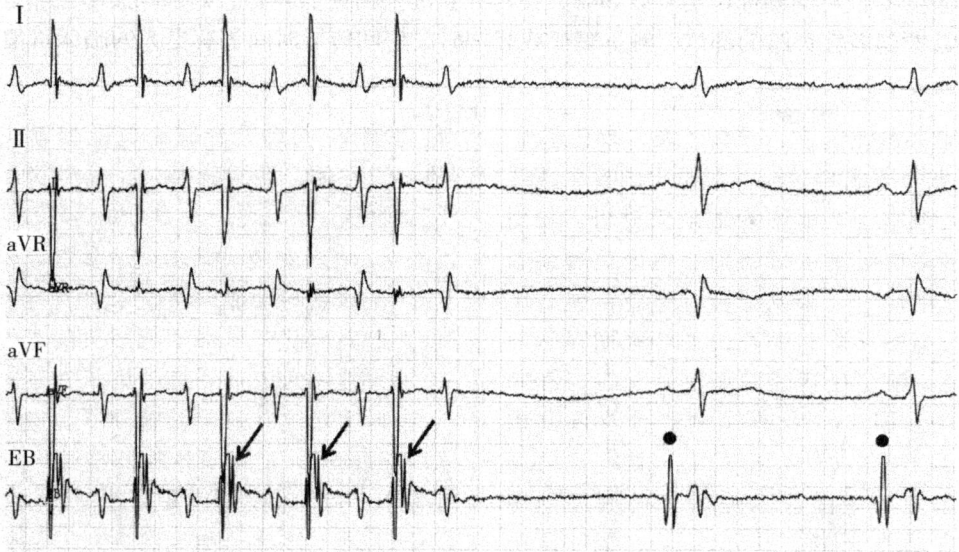

图 5 - 11　刺激时同步记录食管与体表心电图

图中刺激脉冲后的食管导联（EB）箭头指示处可见明显的起搏的 P 波，其与窦性心律时记录的食管导联心电图的 P 波（圆点指示）形态一致

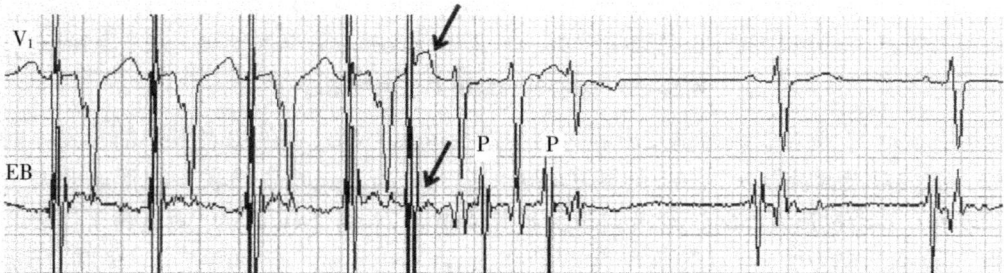

图 5 - 12　起搏停止后出现短暂心律变化心电图

图 5 - 12 为 1 例刺激后即刻出现短暂心律失常患者的心电图。图中给予 S_1S_2 刺激，S_2 刺激后出现连续 3 个窄 QRS 波群，如单纯从体表心电图分析无法得出确切诊断。从同步记录的食管心电图可见：在 3 个窄 QRS 波群前面均有 P 波，且 RP 间期 >70ms，结合体表心电图有心室预激的表现，提示这 3 个连续、快速出现的窄 QRS 波为 S_2 刺激诱发的短暂房室折返，比较 V_1 导联与食管导联 P 波的发生顺序，提示右侧旁路，与体表心电图结论一致。食管心房调搏诊断：预激综合征诱发短暂房室折返，右侧房室旁路。

5. 增加起搏同步记录双极胸导联心电图的功能　Fontaine 发现双极胸导联可增加 Epsilon 波的检出率，创建了 Fontaine 导联。利用 Fontalne 提出的原理，新型心脏电生理仪增加了同步记录双极胸导联心电图功能。对体表心电图 P 波不清晰的患者，应用同步记录双极胸导联心电图亦可提高对 P 波的识别能力。图 5 - 13 为开启双极胸导联功能后记录的常规 12 导联心电图、双极胸导联（BC）和食管导联心电图（EB）。与普通 12 导联相比，双极胸导联记录的 P 波振幅明显增高。特别是在发放刺激信号后食管导联 P 波与脉冲信号十分贴近时（B 图），双极胸导联记录的 P 波可明确标识出有效夺获，使对夺获的判断更加容易。如果双极部位靠近右胸部位，对诊断隐匿性旁路的部位、测量窦律或起搏时的房间传导时间等有更大的临床价值。

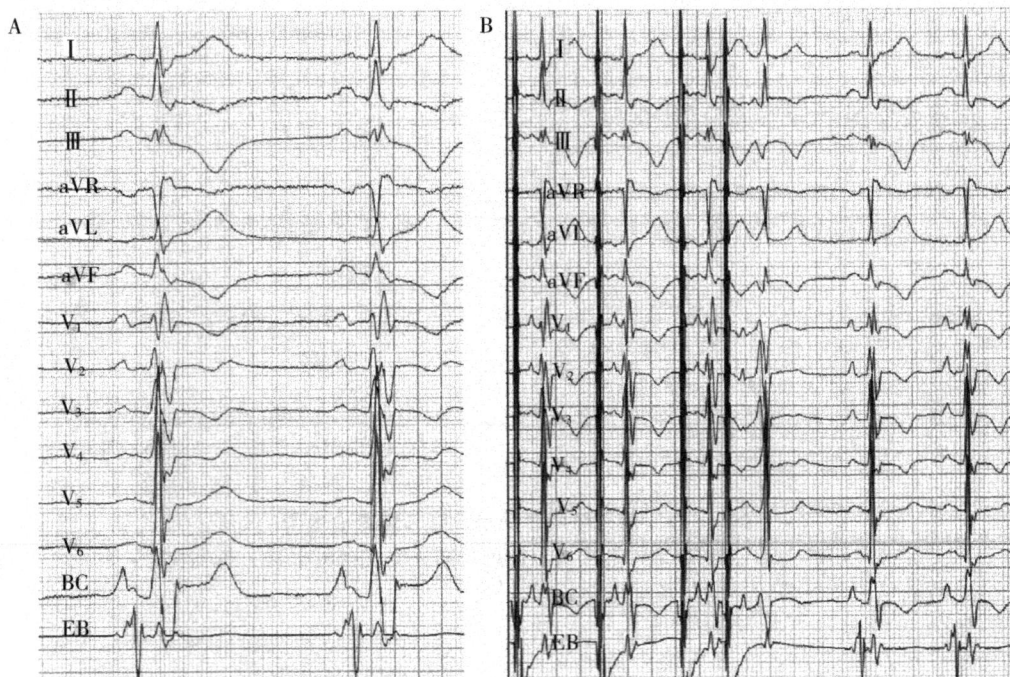

图 5-13　双极胸导联使 P 波电压增高

晚近有人对 51 例食管调搏诱发出顺向型房室折返性心动过速的患者发作前及发作时常规 12 导联、滤波双极食管导联和双极胸导联心电图进行分析，观察各导联 P 波形态及发生先后顺序。结果：心动过速发作时，双极胸导联 P 波清晰者 21 例（41.2%）明显高于体表心电图 V₁ 导联（17 例，33.3%）；双极胸导联 P 波出现率（61.4%）明显高于 V₁ 导联（52.9%）（P<0.05）；且右侧旁路伴有顺向型房室折返性心动过速发作时，双极胸导联 P 波领先于食管双极导联 P 波，左侧旁路伴有顺向型房室折返性心动过速发作时，食管双极导联 P 波领先于双极胸导联 P 波。该研究证实双极胸导联心电图可记录到清晰的 P 波，与 V₁ 导联相结合，可进一步提高顺向型房室折返性心动过速定位诊断的准确率（图 5-14）。

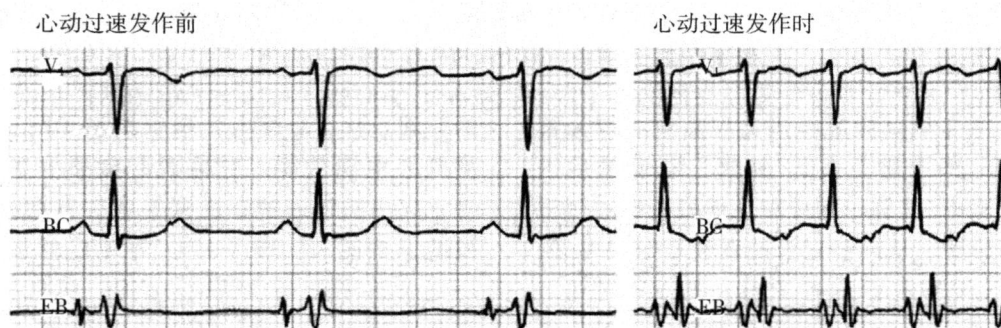

图 5-14　双极胸导联在顺向型房室折返性心动过速发作前与发作中的心电图

四、有效降低起搏电压的革命

对食管调搏起搏电压的技术革命经历了几个关键的阶段。食管调搏早期，刺激脉宽限定在 2ms 内，使有效夺获心房的起搏电压过高，因引起受检者严重的食管烧灼感而不被普遍接受。直至 1978 年新的研究发现，在食管与心房之间的组织与腔隙可起到电容器的功效，能有效降低起搏阈值，当脉宽从 2ms 逐渐增加到 9.8ms 后，起搏电压可明显下降到 20 ~ 30V，受检者食管局部的烧灼感也随之明显减轻，该技术因而被大部分患者接受。尽管如此，仍有少部分患者难以耐受这种强度的刺激。起搏电压过高始终是制约食管调搏技术广泛、深入开展的最主要难题。

2012 年，根据将刺激正极对称置于刺激负极两侧时可以有效增加阳极的面积，降低接触电阻，使刺激电极单位面积的电流密度下降的原理，刺激仪生产厂家研发并成功应用双阳极对称刺激方式（图 5 - 15），有效降低了起搏阈值电压。近期一项仍在进行中的临床试验表明，采用该项技术的大部分患者进行食管调搏时，起搏电压均低于 15V，平均 10 ~ 12V，最低起搏电压仅为 5V，接近心内电生理检查的起搏电压。临床研究证实，10 ~ 12V 左右的刺激强度，患者食管的烧灼感全部消失。该项技术改革具有划时代的意义，破除了笼罩在食管调搏头顶三十余年的阴霾，完全推翻了食管调搏电压无法降低的理念，是一次革命性的技术突破，更是食管调搏受检者最大的福音，从而免除了那些不是必须进行心内电生理检查患者接受有创检查的风险。特别是在介入性诊断与治疗严格的准入制度下，食管调搏使不能开展心内电生理的医疗机构进行心脏电生理检查成为可能。

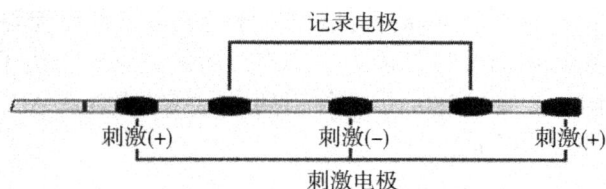

图 5 - 15　新型 5 极食管电极导管设计原理示意图

五、食管调搏技术的临床应用

食管调搏技术的临床应用可简单地概括为 8 个字：复制、诊断、治疗、急救。

（一）复制

电生理与心电图最本质的区别在于后者对心律失常仅是简单的记录，而前者则对心律失常具有复制的能力。食管心脏电生理技术（食管调搏）可以复制各种折返性快速性心律失常及缓慢性心律失常。

1. 复制缓慢性心律失常　食管调搏对缓慢性心律失常的复制包括对窦房结自律性、传导性功能降低的检出以及对房室结的传导功能下降的复制。

（1）检出窦房结自律性降低：窦房结的自律性与传导功能的下降，在体表与动态心电图中的检出率均不高，近年国内文献报告在 2800 例同步 12 导联动态心电图中，检出窦性停搏≥3.1s 者 130 例，检出率为 4.6%。另一项研究对 46 例有不同程度胸闷、气短、头晕、黑矇及发作性晕厥等症状的患者进行动态心电图与食管调搏检查，结果：动态心电图记录到窦性停搏、窦性心动过缓者 11 例（24%），而经食管调搏检出窦房结功能异常者高达 41 例（88.1%）。提示对窦房结功能的筛查仍然主要依靠心脏电生理检查，其不仅可对窦房结功能定性，还可以定量。

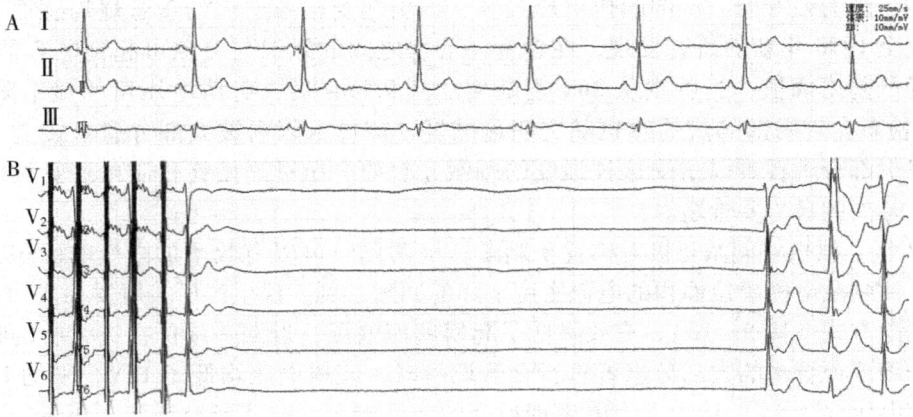

图 5-16　测定窦房结功能

图 5-16 患者男，反复晕厥，心电图示窦性心动过缓。为了解窦房结功能行食管调搏检查。A 图为安静状态下的心电图示窦性心动过缓。B 图给予 200 次/分的 S_1S_1 刺激，连续刺激 30s，停止刺激后，出现窦房结长达 6100ms 的停搏（正常值 <1500ms）。提示窦房结自律性降低。

（2）复制房室结的传导功能下降：房室结传导能力可通过食管心房调搏逐步提高起搏心房的频率，观察房室结前向传导的能力。房室结功能正常时，给予 150 次/分的 S_1S_1 刺激，房室结出现文氏阻滞；给予 180 次/分的刺激，房室结出现 2:1 阻滞。如果检查中低于该值提示房室结传导功能降低。

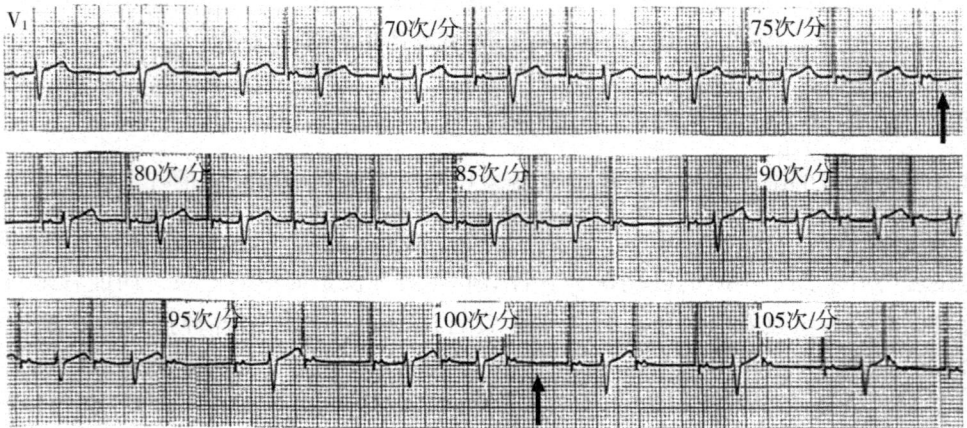

图 5-17　检测房室结功能

图 5-17 为食管调搏检出房室结传导功能低下的心电图，图中第 1 个箭头指示处，心房起搏频率 75 次/分，出现房室结文氏传导，此后逐渐提高起搏频率，房室结阻滞程度逐渐加重，当起搏频率增加到 100 次/分时（第 2 个箭头），房室呈 2:1 传导。提示该患者房室结

传导能力明显降低。

2. 复制快速性折返性心动过速

（1）复制室上性心动过速：食管调搏复制折返性室上性心动过速的成功率高，特别是对房室结与房室折返性心动过速，可高达95%以上，且安全、可靠。

图5-18为1例食管调搏应用 S_1S_1 刺激诱发房室折返性心动过速患者的心电图，图中可见仅发放2个 S_1S_1 刺激，第2个刺激后PR间期延长后出现室房逆传并诱发房室折返性心动过速，比较食管导联与 V_1 导联P波出现时间，不难诊断该旁路位于左侧壁。

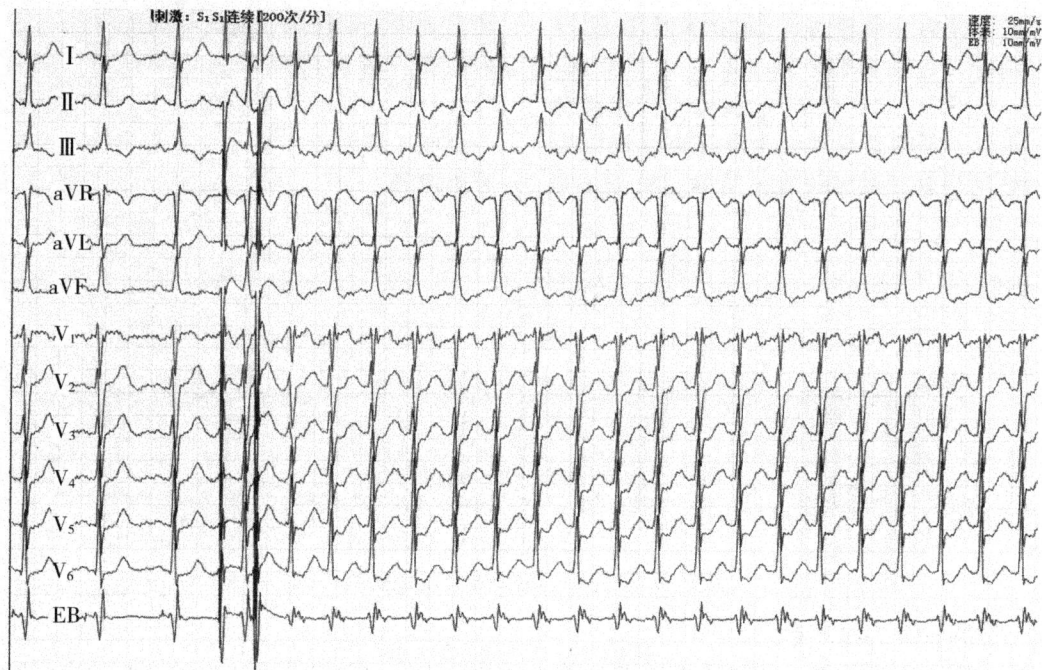

图5-18 S_1S_1 刺激诱发房室折返性心动过速

（2）复制室性心动过速：食管调搏除复制室上性心动过速外，还可复制部分特发性室性心动过速。单纯经食管心房调搏刺激诱发室性心动过速的发生率较低，静脉滴注异丙肾上腺素后诱发室速的比例可从原来的20%提高到40%。

图5-19为1例应用食管调搏诱发宽QRS波心动过速的心电图。图中可见连续 S_1S_1 刺激停止后出现宽QRS波心动过速，根据食管导联心电图可明确看到第2个P波有效夺获心室，测量该QRS波与其前面QRS波时限无缩短，说明该QRS波为室性融合波，且心房频率慢于心室率；根据体表心电图 V_1 导联呈右束支传导阻滞，Ⅱ、Ⅲ、aVF导联呈rS型，电轴位于无人区，提示该宽QRS波心动过速为特发性左室室性心动过速。

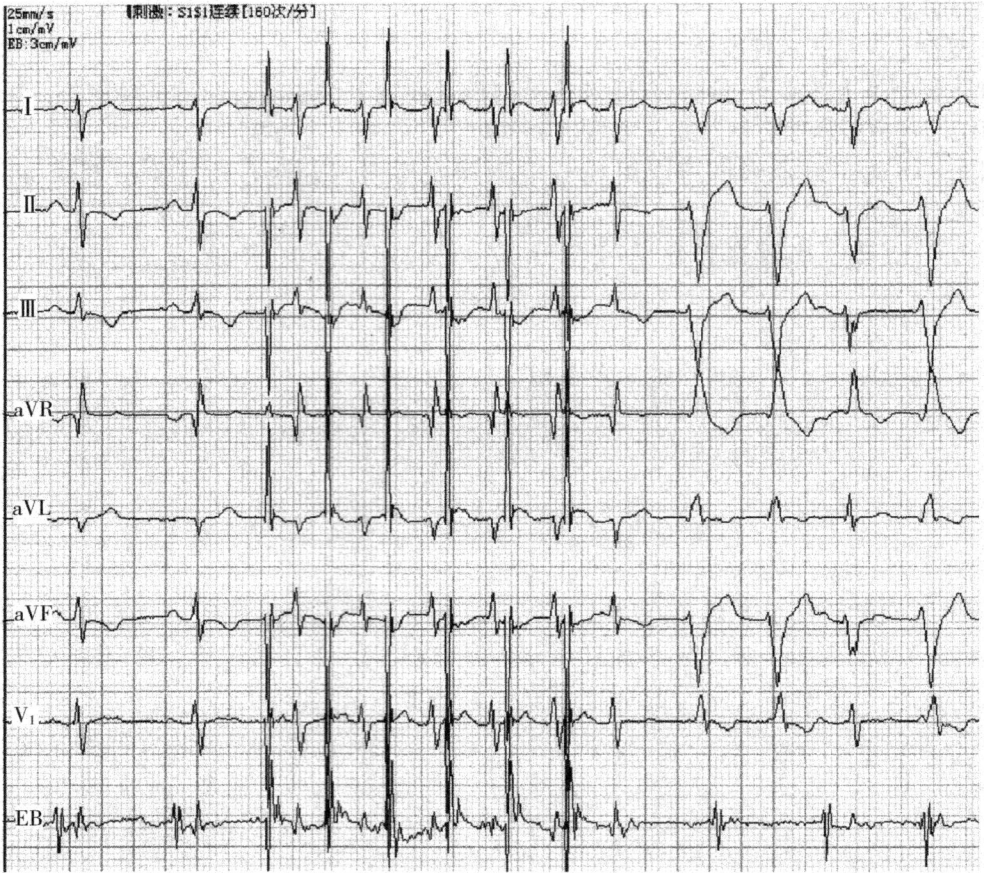

图 5 – 19 S₁S₁ 刺激诱发特发性室速

3. 复制特殊心电现象

（1）复制裂隙现象：裂隙现象是指在激动或兴奋传导的方向上（正向或逆向），心脏特殊传导系统中存在不应期及传导性显著不同的区域，当远侧水平面有效不应期长，而近端水平面相对不应期较长时，激动传导就可能出现一种伪超常传导的现象，称为裂隙现象。食管调搏可复制多种裂隙现象，例如：食管电极周围组织与心房肌之间的裂隙现象、希浦系统与房室结之间的裂隙现象、束支与房室结之间的裂隙现象等。

图 5 – 20 是食管心房调搏时记录的心电图，应用 S₁S₂ 程序起搏，S₁S₁ 间期 700ms，每条心电图的第 2 个数字表示 S₁S₂ 的联律间期值，观察 S₂ 刺激后的反应，A 条 S₁S₂ 间期 300ms，S₂ 刺激后心房冲动经房室结下传，QRS 波群正常。B 条中 S₁S₂ 联律间期缩短到 290ms，S₂ 刺激后房室结不能下传心室，C 条 S₁S₂ 联律间期再次缩短到 280ms，S₂ 刺激更加提前，下传时更应当遇到房室结的有效不应期而不下传，但是该 S₂ 刺激之后房室结反而下传心室，并诱发了房室折返性心动过速，提示电生理检查时，在房室结的近端与远端或房室结与希浦系统之间出现了裂隙现象。

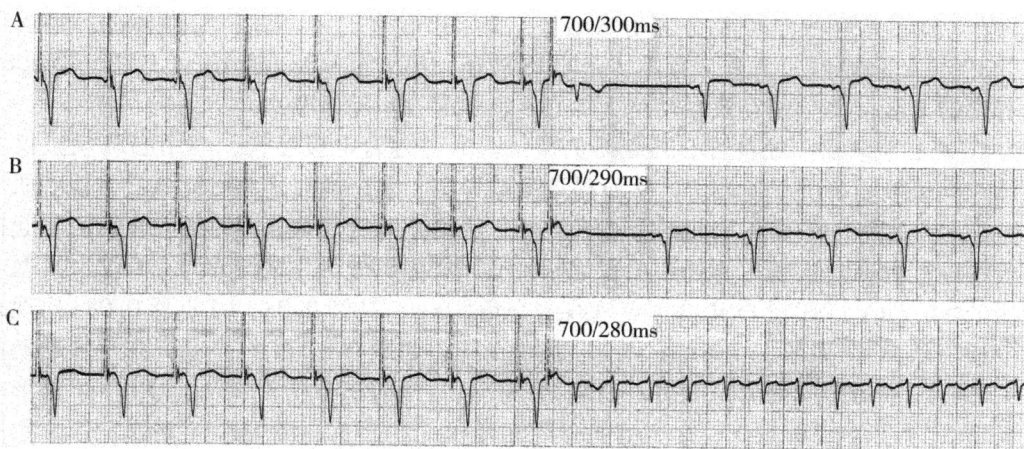

图 5 - 20　食管心房调搏复制裂隙现象心电图

（2）复制房室结 1 ∶ 2 下传心室现象：房室结 1 ∶ 2 下传心室是一种临床十分罕见的房室结双径路传导现象，表现为 1 次窦性激动经房室结快、慢径路 2 次下传激动心室，这种情况连续发生，导致 2 倍于心房率的心室率。心电图特点：①窦性心律；②心室率为心房率的 2 倍；③出现长短 2 种 PR 间期，且每种 PR 间期时限基本一致，即短 PR 间期和长 PR 间期时限各自相对恒定。文献中曾将此称为"阵发性非折返性室上性心动过速"，临床呈现心动过速无休止性发作，长期平均心室率增快，可进展为心动过速性心肌病。应用食管调搏可以复制该现象。

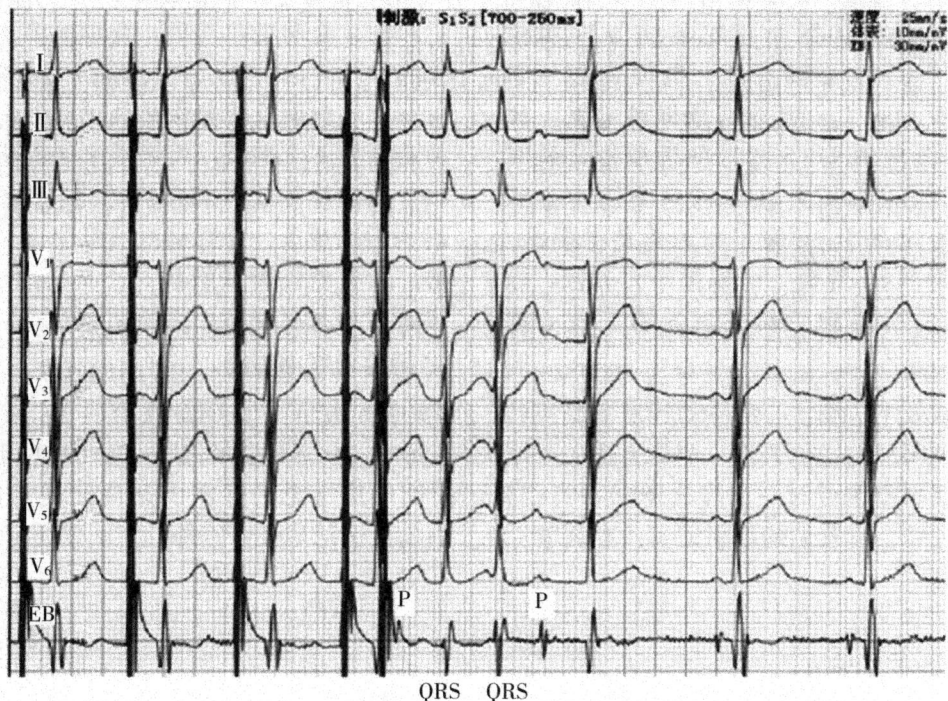

图 5 - 21　应用 S_1S_2 刺激复制房室结 1 ∶ 2 下传心室现象

图 5-21 为应用 S_1S_2 刺激复制房室结 1：2 下传心室现象。图中 S_2 刺激的脉冲后可见起搏的 P 波（食管导联），其后跟随 2 个 QRS 波群，第 2 个 QRS 波群前无 P 波，提示 S_2 脉冲后起搏的 P 波同时分别经快慢径路下传心室，引起心室除极两次。

4. 复制心肌缺血　经食管心脏起搏负荷试验通过食管电极导管，应用心脏刺激仪发放起搏脉冲间接刺激心脏起搏心房，从而提高受试者的心率，增加其心肌耗氧量，使心肌出现暂时性供氧与需氧的失衡，从而揭示心肌缺血，达到心脏负荷试验的目的。食管心脏起搏负荷试验的阳性标准（出现以下任一项者为阳性）：①以 R 波为主的导联中 ST 段水平型或下斜型压低 ≥0.1mV，ST 段与 R 波顶点垂线的交角 >90°，持续 0.08s（J 点后 0.08s 出现缺血性水平或下斜型 ST 段压低 ≥0.05mV，并维持 2min；如原有 ST 段下移者应在原基础上再下移 >0.05mV，并维持 2min）。食管心房起搏停止后，最前 3 个或 3 个以上 QRS-T 波形中出现缺血型 ST 段压低 >0.1mV。②典型的心绞痛发作。③严重心律失常（频繁发作，室性心动过速及心室颤动；多源性室性期前收缩还应结合有无 ST 段改变及当时的症状来判定）。④收缩压下降 ≥20mmHg。文献报道，食管心房起搏负荷试验检测冠心病的敏感性为 64% ~ 85%，特异性为 72% ~ 88%。晚近有人比较单纯应用食管调搏负荷试验与静脉使用多巴胺 10μg/（kg·min）＋食管调搏负荷试验，结合冠状动脉造影，结果：单纯食管调搏负荷试验诊断冠心病的敏感性为 57.1%，特异性为 77.8%。多巴胺联合食管调搏负荷试验诊断冠心病的敏感性为 81.0%，特异性为 88.9%，联合负荷试验敏感性明显高于单纯食管调搏负荷试验（P<0.05）。

（二）诊断

1. 食管调搏的诊断作用　食管调搏通过复制各种心律失常、心电现象以及心律失常时同步记录食管导联心电图得以对复杂心律失常进行诊断。

（1）食管调搏对预激综合征的诊断：食管调搏不仅可以检测旁路不应期，诱发房室折返性心动过速，测定折返的诱发条件和终止窗口以及检出预激的高危患者，明确房室折返性心动过速的发生机制、特点和折返的类型，对显性旁路进行定位诊断，还可以利用旁路与房室结不同的电生理特性检出不完全显性预激，从而可以对不完全显性预激进行诊断与旁路定位，特别是可以对隐匿性预激进行确诊及旁路定位。

图 5-22 为 1 例显性预激伴有阵发性心悸病史患者的心电图，为诱发心动过速，确定心动过速的发生机制行食管调搏检查。检查前体表心电图示预激伴右前侧壁旁路。检查中给予 $S_1S_2S_3$ 刺激，当 S_2S_3 刺激缩短至 500/320ms 时，S_3 脉冲后 δ 波消失，PR 间期延长，提示旁路进入有效不应期，心房冲动经房室结下传，呈窄 QRS 波群。该 QRS 波群后 V_1 与食管导联均可见明显的逆传 P 波，测量上述 2 个导联 RP 间期：食管导联的 RP 间期明显短于 V_1 导联，说明房室逆传时左房率先除极，高度提示左侧的房室之间存在 1 条快速逆向传导通道——旁路。食管调搏结果证实：本例患者除了右前侧壁的显性旁路外，左侧壁还有 1 条隐匿性旁路。

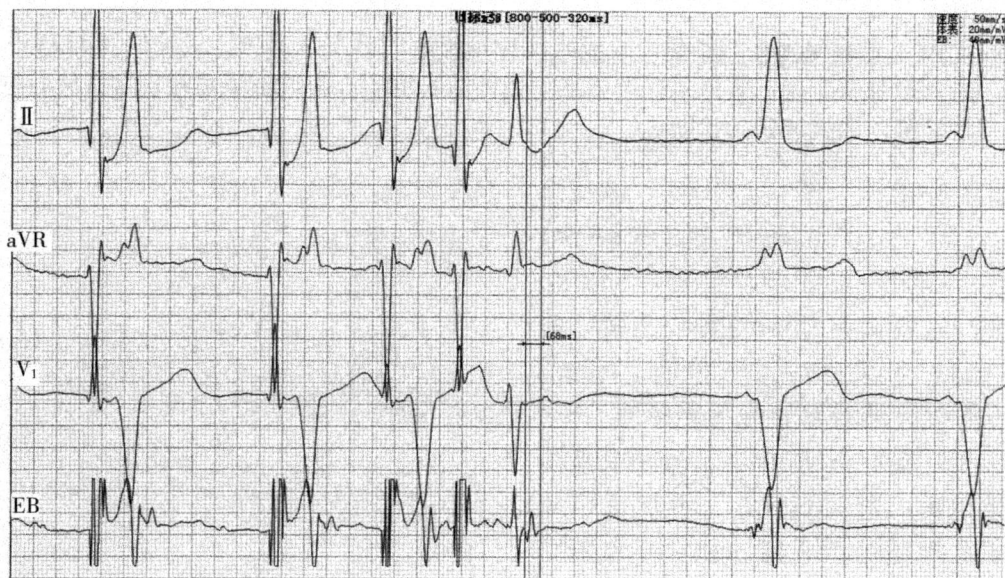

图 5 - 22　食管调搏检出房室双旁路

（2）食管调搏对房室结双径路的诊断：人体房室结存在传导速度和不应期截然不同的两条径路，称为房室结双径路、其中一条径路传导速度快但不应期长称快径路，其是房室结的优势传导径路；另一条径路传导速度慢而不应期短称为慢径路，心率正常时慢径路不显露或极少显露。食管调搏可以用早搏刺激检出房室结双径路，表现为 S_2 刺激后，S_2R 间期在传导过程中突然延长，且延长时间 >60ms 并可以持续一段时间，提示房室结存在双径路传导。食管调搏是检出房室结双径路最有效的无创性检查方法。

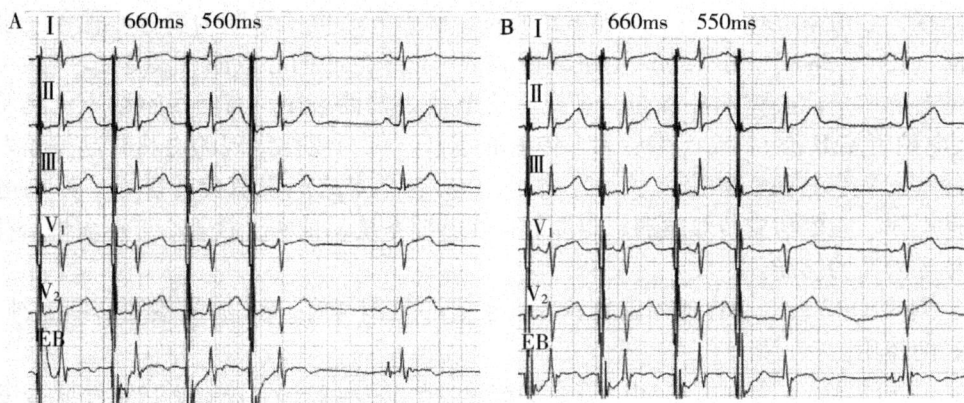

图 5 - 23　SIS，刺激诊断房室结双径路

图 5 - 23 显示给予患者 S_1S_2 刺激。A 图 S_2 刺激后，S_2R 间期220ms；B 图将 S_1S_2 联律间期缩短10ms后，再次给予 S_1S_2 刺激，S_2 刺激后，S_2R 间期突然延长至430ms，延长量达210ms，提示房室结除正常传导途径外，还存在1条缓慢传导通路，即慢径路。该图证实了房室结双径路的诊断。

2. 食管心电图对复杂心律失常的诊断作用　食管心电图因其P波高大，对诊断复杂心律失常有独到之处。

（1）对复杂心律失常的诊断：心房波（P/F 波）的频率、部位、极性以及与 QRS 波群的关系是分析复杂心律失常最重要的依据，当体表心电图心房波不清楚时，常常使心电图的分析与诊断陷入困境或误导诊断。

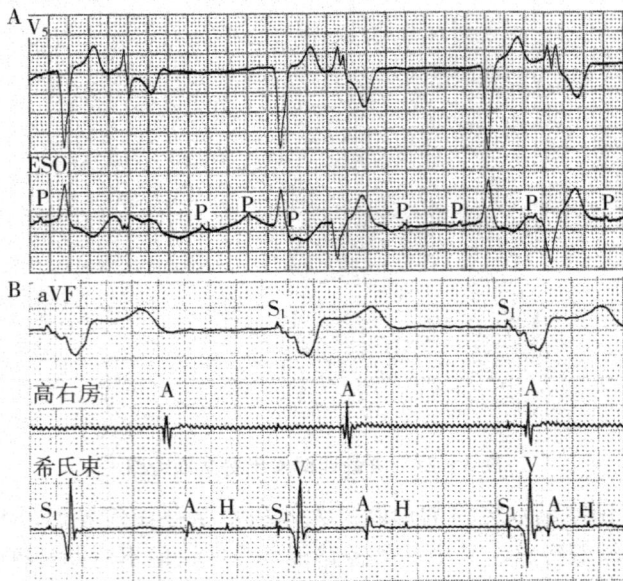

图 5 - 24　经食管心电图（ESO）排除房颤的诊断

图 5 - 24 为女性患者，59 岁，因心慌、气短、双下肢水肿入院，体表心电图诊断：房颤、三度房室传导阻滞、室性逸搏、室性早搏二联律。为确定诊断描记食管心电图，发现 P 波规律出现，心房率 100 次/分，不能下传心室。经食管心电图诊断为窦性心律伴三度房室传导阻滞（图 5 - 24A）。植入永久心脏起搏器术中记录的心内心电图（图 5 - 24B）可见高右房和低右房按窦性心律顺序除极，证实心房节律为窦性心律，其经房室结下传到希氏束（希氏束电图可见 H 波），希氏束后无下传的心室波，仅为规律出现的由临时起搏器发放的起搏脉冲（S_1）引起的心室除极波（V 波），心房与心室之间没有传导关系。心内电图诊断：窦性心律、三度房室传导阻滞，阻滞部位在希浦系统，证实了食管心电图窦性心律、三度房室传导阻滞的诊断。

（2）对宽 QRS 波心动过速的鉴别诊断：食管心电图对宽 QRS 波的鉴别诊断有神奇的、一锤定音的作用。

图 5 - 25 的 A、B 图均为宽 QRS 波心动过速（肢体导联 + V_1 导联 + 食管导联心电图），单纯依靠心电图无法对其作出准确诊断，同步记录食管心电图后诊断变得容易。图 A 通过食管心电图可见 RP 间期固定，且 >70ms，提示心室与心房之间有传导与被传导的关系，根据诊断标准不能判断图 A 为房室折返性心动过速伴左束支传导阻滞。图 B 中的 P 波埋藏在 QRS 波群内，提示心房与心室同时除极，该特点只在房室结折返性心动过速时才出现，因此图 B 的诊断为房室结折返性心动过速伴左束支传导阻滞。

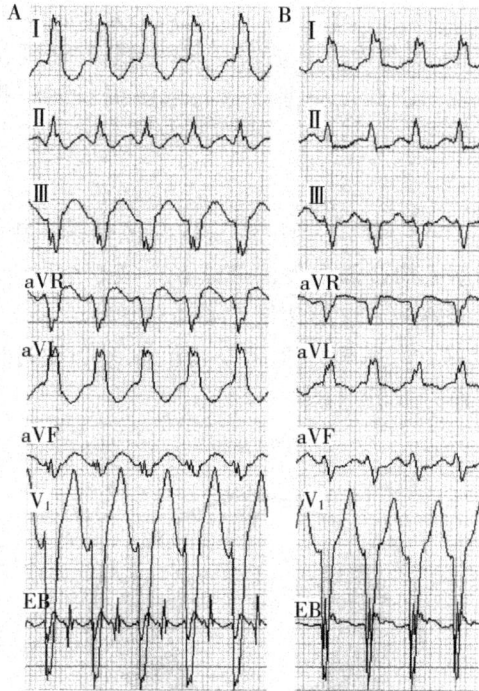

图 5 – 25 食管心电图对宽 QRS 波心动过速的鉴别诊断

（3）对室速时室房逆传的诊断：食管心电图对室速逆传的诊断有独到之处，不仅能够快速判断室房分离，而且可以确定不同比例的室房逆传。

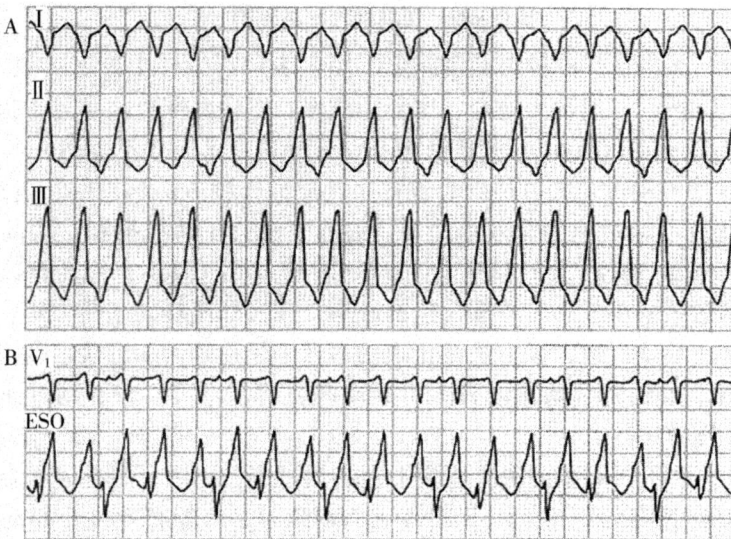

图 5 – 26 食管导联心电图（ESO）诊断室速 3 ∶ 2 逆传心电图

图 5 – 26 为 1 例宽 QRS 波心动过速心电图，根据图中心房率慢于心室率，V$_1$ 导联呈类左束支传导阻滞，Ⅱ、Ⅲ 导联主波直立，不难做出右室室速的诊断。如果单纯观察体表心电图，特别是 V$_1$ 导联时，可以发现 RP 间期相对固定，似乎室速呈 3 ∶ 1 逆传心房，结合与

V_1 导联同步记录的食管心电图时，室速伴 3∶1 逆传的诊断立即被推翻。食管心电图中可清晰看到 QRS 波群后有 2 个连续逆传的 P 波，且 RP 间期逐渐延长，第 3 个 QRS 波群后没有逆传 P 波。该现象重复出现，因此，根据食管心电图提供的证据，诊断为室性心动过速伴室房 3∶2 逆传。

（三）治疗

1. 终止室上性心动过速　室上性心动过速是指起源于希氏束分叉以上的连续 3 个或 3 个以上自发的心动过速或程序心房刺激诱发的连续 6 个或 6 个以上的心动过速。室上性心动过速发作时，可用食管心房调搏的方法迅速终止心动过速。

（1）终止心动过速的机制：心脏程序刺激终止折返性心动过速的机制是通过刺激脉冲打入折返环路的可激动间隙而完成的（图 5 - 27）。

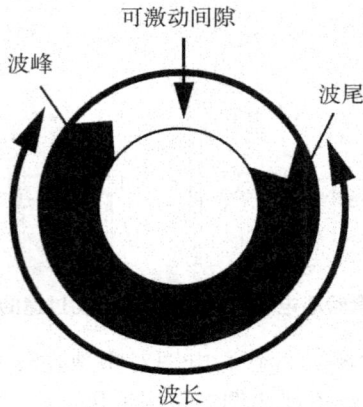

图 5 - 27　可激动间隙示意图

图中白色部分代表折返环中的可激动间隙，黑色表示折返环中处于有效不应期的部分，这部分也称为折返波波长，前部为波锋，尾部为波尾。图中两部分之和等于折返周期。可激动间隙（ms）= 折返周期（ms）- 波长（波长 = 传导速度 × 有效不应期）

（2）终止折返性心动过速的方法：心脏程序刺激的 3 种方法均可终止折返性心动过速。其中以 S_1S_1 刺激终止心动过速的有效率最高。终止方法：①超速抑制：用高于患者心动过速心率的 20%~30% 或 30 次/分的频率发放 S_1S_1 刺激，可有效终止心动过速。②亚速刺激终止心动过速：刺激频率小于患者心动过速的心率，通过非同步的起搏方法将刺激脉冲打入可激动间隙，以终止心动过速，该方法终止成功率低于超速抑制的方法。③早搏刺激：可选用 RS_2 和 S_1S_2 刺激，适时的早搏刺激打入可激动间隙后，也可终止心动过速，但其有效率低于 S_1S_1 刺激的超速抑制。

图 5 - 28 为用 3 种不同刺激方法终止室上性心动过速，图 A 采用超速抑制，连续发放快速 S_1S_1 刺激后心动过速有效终止。图 B 采用亚速刺激时，未能有效终止心动过速。图 C 应用早搏刺激，心动过速被终止。

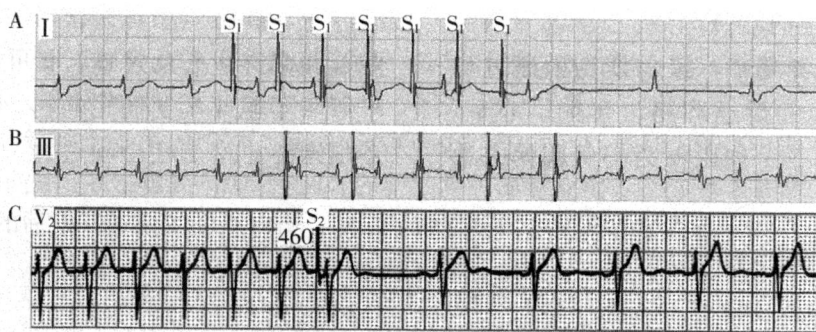

图5-28　应用不同方法终止室上性心动过速。图中数字单位为 ms

2. 终止心房扑动　心房扑动是临床较常见的心律失常，心房扑动的患者多数合并器质性心脏病或在心脏外科手术后、房颤药物复律的过程中等出现，少数为特发性心房扑动。心房扑动多数为阵发性，也可以持续数天，甚至数年。心房扑动发作时心房肌连续地快速除极和复极，频率一般在240～350次/分之间，其经常伴房室2：1下传，使心室率较快并伴有明显的血流动力学改变，能使器质性心脏病患者合并的心衰加重，心功能恶化而导致死亡。心房扑动对药物治疗反应差，是常见的内科急症，需要紧急处理。

食管心房调搏主要用于终止典型心房扑动，对不典型心房扑动的终止效果差。终止时选择 S_1S_1 刺激。利用快速的 S_1S_1 刺激脉冲（刺激频率在400～500次/分左右，连续5～15个刺激）打入房扑折返环的可激动间隙，达到终止房扑的目的。典型心房扑动终止的成功率可高达80%～90%。心房扑动终止后有3种反应：①心房扑动直接转为窦性心律（图5-29）；②心房扑动先被转为心房颤动再自行恢复为窦性心律；③心房扑动终止后成为心室率缓慢的房颤。

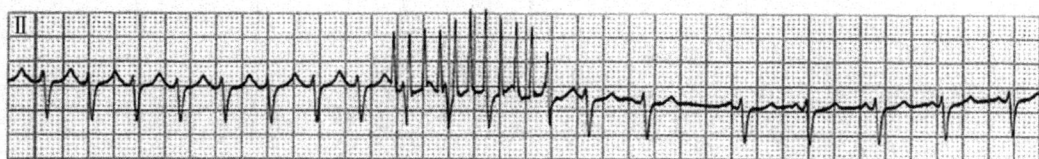

图5-29　食管心房调搏终止心房扑动
应用刺激频率为500次/分的 S_1S_1 刺激终止房扑，刺激停止后房扑恢复窦性心律

3. 终止室性心动过速　经食管心室超速刺激终止室性心动过速需要较高的起搏电压，且不易成功起搏，使临床应用受到一定的限制。而采用食管心房刺激终止室性心动过速所需要的起搏电压远低于心室起搏电压，且不易引起室颤，是一种相对简单、安全的方法。

经食管心房刺激终止室速时，心房激动需要进入心室折返环路的可激动间隙方可终止室速（图5-29），因此只有具备了下述条件，室速才能够被终止：①心房肌、房室结不应期较短的室速，其利于快速心房刺激时的心房冲动下传心室；②心房刺激频率的选择需符合房室结下传的能力，过快的心房刺激频率可使心房冲动下传心室时，因遇到房室结生理性阻滞而不能全部到达心室，影响终止效果；③频率较慢的室速终止率相对高，因为频率较慢室速折返环路更长，可激动间隙也更大，利于经房室结下传的传导打入折返环。从安全角度考虑，建议应用食管调搏终止室速时，应选择血流动力学相对稳定的室速。

图 5-30 患者因反复心动过速伴心悸就诊，同步记录体表与食管心电图可见宽 QRS 波心动过速，V_1 导联呈 Rs 型，电轴位于无人区，伴有室性融合波与房室分离，心电图诊断：特发性左室室速。给予 180 次/分的 S_1S_1 心房刺激，竖箭头指示的第 2 个刺激脉冲后起搏脉冲有效夺获心房并下传心室（食管导联可见起搏的 P 波），QRS 波群变窄，提示该刺激通过房室结下传并有效打入室速的折返环路，夺获了心室，有效终止了室速。此后的 2 个刺激仅为心房起搏并通过房室结下传，与终止心动过速无直接关系。

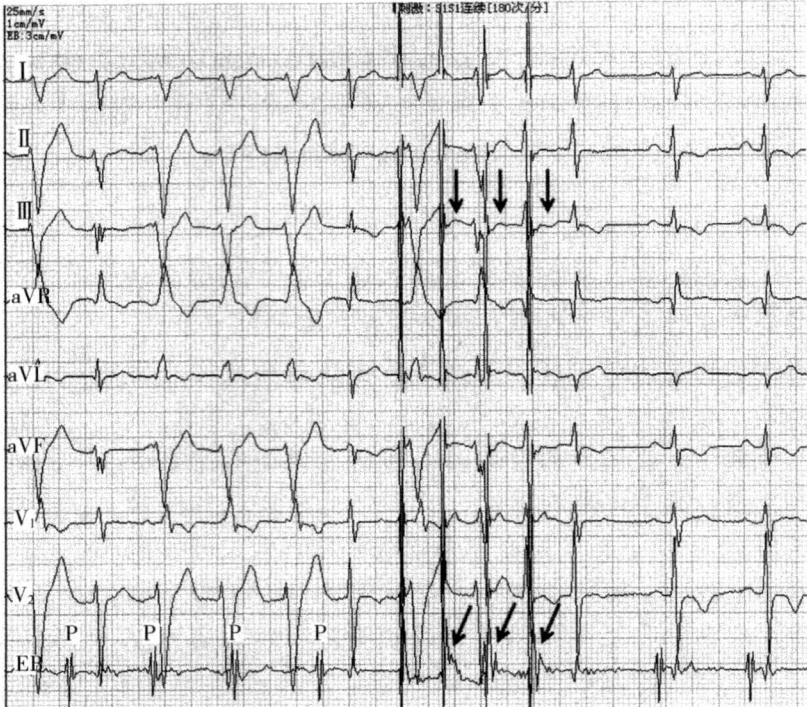

图 5-30　心房调搏终止室速

（4）对特殊人群的治疗：对特殊人群的治疗主要是指该类人群特别是妊娠者发生了快速性心律失常后，不能或不便使用药物终止心动过速时，食管心房调搏是终止心动过速的首选方法（图 5-31）。

图 5-31 为 1 例 30 岁妊娠女性，妊娠期间多次发生室上性心动过速。图 5-31A 为同步记录的体表与食管心电图，图中可见 P 波与 QRS 波群重叠，说明心房与心室同时除极，该现象是房室结折返性心动过速的特征性心电图表现，经食管导联心电图诊断该心动过速为房室结折返性心动过速。图 5-31B 经食管给予心房 200 次/分的 S_1S_1 刺激有效终止了心动过速。此后该患者每次心动过速时都主动要求应用食管调搏终止心动过速。该病例提示食管心房调搏对于那些不能或不便使用药物终止心动过速的患者而言是临床终止室上性心动过速的首选方法。

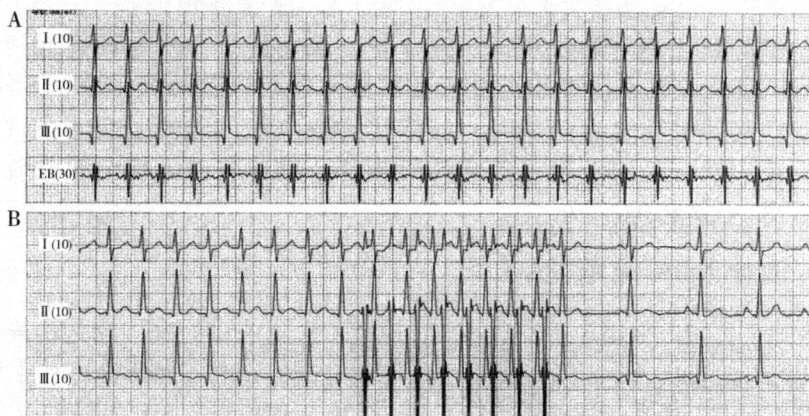

图 5 - 31 应用食管调搏终止妊娠患者房室结折返性心动过速

(四) 急救

食管调搏开展的早期就不断有应用食管心房调搏进行急救的相关报告。1984 年张永庆率先报告了经食管调搏抢救 1 例严重心动过缓伴晕厥的 71 岁女性患者，图 5 - 32 为该患者入院时记录的心电图，心电图显示窦性静止、交界区性逸搏心律、一度房室阻滞 (图 5 - 32A、B)。图 5 - 32C、D 为经食管心房起搏时心电图，持续给予 68 次/分 (起搏电压 35V) 的 S_1S_1 刺激及药物治疗后，患者神志恢复。图 5 - 32E 经静脉滴注异丙肾上腺素 1mg 后，患者恢复窦性心律，进而停止经食管心房起搏。

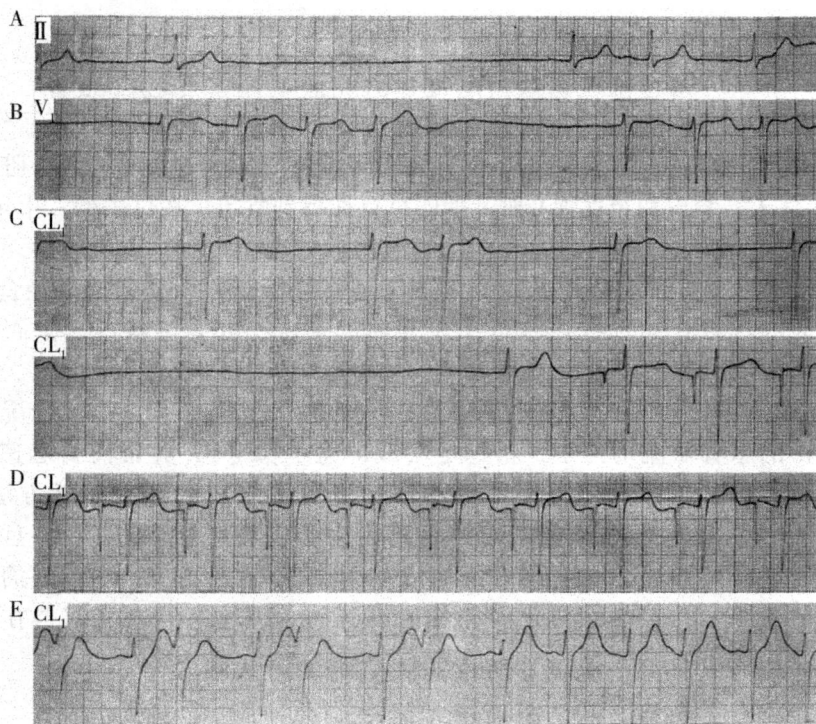

图 5 - 32 食管调搏抢救严重心动过缓病例

此后，不断有经食管调搏抢救危重患者的报告。需要指出的是，虽然食管心房调搏在以往的急救中起到了一定的作用，但因食管心房调搏是心房起搏，而经食管心室起搏不稳定，对三度房室传导阻滞引起急性心室频率过缓导致晕厥的病例不适用。因此，在使用食管心房起搏抢救危重病例时，应该注意适应证的选择。在有条件的医院急诊救治过缓性心律失常引起的晕厥或猝死需要紧急心脏起搏时，仍应首选临时起搏器而不是经食管心房/心室起搏。

六、管调搏技术绚丽的未来

食管调搏除了长期以来用于诱发与终止快速性室上性心动过速、测定传导系统不应期、测定窦房结功能等检查之外，随着起搏电压的有效降低使原本不宜开展的项目得以实施，使其临床的应用范围得以拓展，填补了不能开展心内电生理检查的医疗机构进行电生理检查的空白，可进一步提高临床与心电图医生对心律失常的认识水平。

随着对食管心脏电生理认识水平的不断提高，对该技术的不断改进与革新，我们有理由相信：食管心脏电生理这一具有我国特色的无创性心脏电生理技术将迎来更加绚丽的春天。

（李现立）

第四节　心脏临时起搏技术

一、概述

自 20 世纪 30 年代初期，Hyman 首先应用钟表式机械发生器在人体进行了经胸心脏起搏术。20 世纪 50 年代初，Zoll 经皮穿刺进行心脏临时起搏成功地抢救了一例心脏停搏的患者。20 世纪 50 年代末，经皮和经食管心脏起搏的可行性得到肯定。在过去的二十年里，临时起搏术已成为处理严重心动过缓和某些心动过速的可靠方法。

心脏临时起搏的方法有以下几种：经皮起搏、经静脉心内膜起搏、经食管起搏和经胸起搏。临时起搏方式的选择通常取决于当时的情况，如紧急状况、是否可能需要植入永久心脏起搏器、患者本身的特殊因素（如身体状况、解剖部位情况、可利用的静脉入路等）和可能的并发症等。这些因素中大多数可能是发生在紧急情况下，而需要进行临时起搏的患者血流动力学常不稳定（或即将不稳定），并常需要迅速对心血管的衰弱状态进行预防和治疗干预。通常对不同的患者所采用的临时起搏方法因人而异，比如极严重的心率减慢发生在抢救室内，应首选经皮穿刺进行起搏，一旦稳定则改用经静脉心内膜起搏。各种临时起搏方法的优缺点比较见表 5 - 2。本节将简要介绍几种常用的临时起搏方法，主要侧重于经静脉心脏临时起搏术，经食管起搏在我国已普遍开展，本节不再赘述。

表 5 - 2　临时起搏的方法学

方法	优点	缺点
经皮	无创	不舒适
	并发症少	不能长期应用
	短期内可靠	
	较舒适	
经静脉	可靠	需要中心静脉入路
	可行房室顺序起搏	
经食管	相对无创	只能起搏心房
		不能长期应用
		起搏钢丝常常放置困难
经胸	开始迅速	起搏效果不一（常因为患者非常危重）
		并发症高
经心外膜	心脏直视手术后短期内非常有效	仅用于心脏直视手术后
	并发症少	

二、经皮心脏起搏

在所有的临时起搏方法中，经皮心脏起搏是指出现严重缓慢性心律失常时在几秒内可以即刻施行的唯一非介入性治疗手段。尽管在 20 世纪 50 年代初其可行性已得到肯定，但直到最近由于一系列技术和仪器的改进，经皮起搏才得以更广泛应用。经皮心脏起搏现已成为迅速治疗缓慢性心律失常的有效治疗手段。由于经皮起搏属于非介入性治疗手段，其并发症发生率非常低．目前为止还未出现骨骼肌损伤、皮肤损伤或与经皮起搏有关的其他问题的报道。经皮起搏的最大弊病是不能保证稳定有效和可靠的心脏起搏。早期的研究显示，经皮起搏的总有效率为 70% ~ 80%。当出现持续性心动过缓或心脏收缩功能丧失（5min 以内），迅速进行经皮起搏是非常有效的（>90%）。现今，经皮起搏失败者多贝于心肺复苏的延误并最终导致循环衰竭的患者，在这部分患者中，缺血、缺氧及电解质紊乱的状态下有效起搏常更加困难。

经皮起搏心脏是依赖安放在胸壁上的电极片使电流通过，并可激动心肌和起搏心脏。标准的电极片为 70 ~ 120cm^2 大的贴片，以提供对胸部窗口足够的覆盖面，并减少皮肤与电极片之间的电流密度，从而减轻对皮肤的刺激。儿科所用的电极片面积为 30 ~ 50cm^2。起初，高阻抗（500 ~ 1000Ω）电极片可以降低皮肤与电极片之间的电流密度而使患者更能适应，但该电极不能用于心脏转复或除颤。更新设计的低阻抗电极（50 ~ 100Ω）能够获得更有效的起搏，患者更易耐受，而且又可以用于心脏转复和除颤。

合适的电极放置是决定经皮成功起搏的最重要的因素之一，标准的负极电极应直接覆盖在心尖部相当于体表心电图 V$_3$ 的位置，阳极应安置于（建议）背部脊柱与左侧或右侧肩胛骨的下半部之间，如果使用背部电极无效，也可选用以右前胸乳头上方大约 6 ~ 10cm 的距离为中心安置电极阳极。由于骨骼可增加阻抗，背部电极不应直接安置于脊柱或肩胛骨上。假如电极松脱，起搏夺获的可能将下降 10%。电极片所致的阈值增加可能和心室与电极片负极之间的距离较大有关。

所用的脉冲发生器（多数情况是除颤器/起搏器二者结合的仪器）必须在较宽的脉宽下产生强电流夺获心肌组织，在 20～40ms 脉宽下起搏阈值的范围在 20～140mA（通常为 40～70mA）。由于高而宽的起搏刺激信号可以产生明显的伪差，有时使标准心电图的记录图形难以辨认。现在的经皮起搏系统有特殊的模拟心电图显示功能，其对每次刺激信号有 100ms 的抑制，以降低伪差的影响。一旦电极安置后，必须确定是否有效起搏夺获。在患者能够耐受下起搏夺获确定后，应当应用高于阈值 5～20mA 的输出进行起搏。

经皮起搏的并发症发生率非常低，患者主要不能耐受的原因是疼痛和咳嗽。然而，由于设计方法的改进已使皮肤表面的电流密度明显减低，引起皮肤神经刺激的情况明显减轻，但对骨骼肌的刺激还有发生，且患者很不适应。因此，进行经皮起搏的所有患者必须适当镇静，一旦病情稳定，应当立即改用经静脉心脏起搏。

三、经静脉心内膜起搏

近年来随着介入医学的普及和提高，越来越多的临床医生可以在 X 线指引下熟练地安置心脏临时起搏器，该方法简单，容易操作。但在实际临床工作中，相当多的患者由于疾病危重或条件所限，要求必须迅速在床旁进行心脏临时起搏。简单而适用的方法是应用漂浮电极导管在床旁植入，但由于目前缺乏规范的植入方法以及大量的临床病例的经验，使许多医师在床旁临时起搏方面得不到正规培训，并走了许多弯路。

应用漂浮电极导管进行床旁心脏临时起搏于 1973 年首先由 Schnitzler 等报道，并使此项技术在国外迅速得到推广应用，并已成为医院急救必不可少的医疗技术之一，挽救了许多患者的生命。20 世纪 80 年代 Roberto Lang 等对此项技术进行了更深入的研究，并与 X 线指导下植入临时起搏器进行了比较，结果显示该项技术具有操作时间短、脱位率和心律失常发生率低的优点。北京大学人民医院自 1995 年开始在体表心电图指导下完成了数百例应用漂浮电极导管进行床旁心脏临时起搏术，现将经验和体会作一简要介绍。

（一）适应证

应用指征主要包括：①严重病态窦房结综合征、房室传导阻滞伴明显血流动力学障碍及严重脑缺血临床症状；②有永久起搏器植入指征而需行心脏临时起搏过渡者；③心肌梗死合并窦性停搏、房室传导阻滞而又避免应用增加心肌耗氧量药物者；④快慢综合征或慢快综合征应用抗心律失常药物困难者；⑤长 QT 间期合并多形性室速者；⑥超速刺激终止室性心动过速；⑦心肺复苏的抢救等。

（二）器械及设备

普通心电图机或监护仪、心脏临时起搏器、18 号普通穿刺针和 6F 或 7F 动脉鞘、5F 漂浮电极导管及必要的局部麻醉和抢救药品、除颤器和消毒包（如静脉切开包等）。

（三）右心室起搏心电图的特点

右心室起搏主要有两个部位，即右室心尖部起搏和右室流出道起搏。右室心尖部起搏区域起搏的特点是起搏稳定，脱位率低，如电极导管预留长度合适，即使患者站立、行走，导管也不易脱位。其起搏点位于心室的下方，引起的心脏激动必然经心尖部通过心室肌逆向沿室间隔向上扩布，并先后激动右室、左室游离壁、基底部，最后终止于左室基底部，心室电轴将向左、向上、向后，心电图表现为类左束支传导阻滞伴电轴左偏图形，其Ⅱ、Ⅲ、aVF导联呈主波向下图形。右室流出道为另一常用起搏部位，也是漂浮电极导线最容易到达的部位。我们知道右室呈近似锥体形，室上嵴将其分为下方的固有心室和上方的漏斗部。漏斗部为肺动脉的起点，即肺动脉圆锥。右室流出道肺动脉圆锥系一近乎垂直的短管，始于室上嵴的游离缘，止于肺动脉瓣，长约 1.5cm，此部位无肌小梁，表面光滑。该部位由于起搏的最早激动点位于心室心底部，心室电轴常指向左下，表现为电轴正常或轻度右偏。起搏心电图在Ⅱ、Ⅲ和 aVF 导联呈主波向上图形。

（四）植入方法

1. 穿刺部位的选择　主要有三个，即左锁骨下静脉、右侧颈内静脉和右侧股静脉。首选左锁骨下静脉，其优点是导管走行方向与血管走向一致，不易进入其他分支，另外植入后不影响患者的肢体活动。对穿刺技术经验不足的医师建议可首选右侧股静脉，尽量不选用左股静脉。穿刺部位选择应因时、因地而异，当受到其他原因的限制如呼吸机、心脏按压等影响时，应果断决定最佳起搏部位。

2. 导管深度的判定　根据我们研究的结果，三种不同穿刺部位到达心腔的距离不同，经左锁骨下静脉、右侧颈内静脉和右侧股静脉到达三尖瓣口的距离大约分别为 30cm、20cm 和 40cm，当然要受到患者身高和穿刺点远近等因素的影响。这样，术者根据起搏部位的不同可相应继续把电极送入相应的长度，以避免导管送入过多或过少造成起搏不良。有时由于进入流出道导管过多，造成导管顶端在肺动脉口上下弹动，则引起起搏和感知功能不良。此时根据导管的进入深度和Ⅱ导联起搏图形特点将导管回撤几厘米即可。

3. 具体操作过程　以经左锁骨下静脉起搏为例，首先连接好肢体导联心电图，并描记Ⅱ导联（或Ⅲ、aVF 导联）心电图，常规消毒皮肤，铺无菌巾，应用 Seldinger 穿刺技术在局麻下穿刺成功，根据血液颜色、血管压力判定进入静脉系统后送入 6F 或 7F 动脉鞘。无菌状态下取出漂浮电极导管，以 1ml 空气向远端球囊充气，观察球囊是否完好，之后使球囊恢复非充气状态，把电极的尾端交给助手，并根据正负极与临时起搏器相连，开启临时起搏器，选择起搏电压大于 5V，感知敏感度 1.0~3.0mV，起搏频率高于自主心率 10~20 次/分。在"带电"状态下沿鞘管送入漂浮电极导管，结合鞘管的长度，当球囊穿过鞘管后由助手向球囊充气 1.0ml，继续向前送入导管，连续描记观察Ⅱ导联心电图，一旦出现心室起搏后，说明电极导管的顶端已跨过三尖瓣环，应立即让助手对气囊放气，并迅速继续向前送入电极导管，当出现Ⅱ导联主波向下的起搏图形，则继续送入 7~8cm，如出现Ⅱ导联主波向上的图形，则继续送入 4~5cm 即可。一般情况下，无论是右室流出道起搏，还是心尖部起搏，只要起搏阈值较低（一般小于 1.0V），临时起搏器起搏和感知功能正常，均可认为起搏成功。如患者确实需要搬动、转院等，对操作熟练者，可以通过调整导管位置，尽量保持心尖部起搏。

4. 其他　危重患者可保留鞘管，可连同导管一起固定于皮肤上，如患者条件允许，为减少感染机会，尽可能在保持导管稳定的情况下，把鞘管退至体外，对电极导管进行固定。术后应注意抗感染，定期换药，应用抗生素预防感染等。原则上，临时电极导管保留一般不超过两周。

（五）VVI 起搏心电图起搏、感知功能的判定

心脏临时起搏器的安置，首要条件要求医生必须掌握 VVI 起搏心电图起搏、感知功能

的判定，临时起搏器植入后，注意观察有无感知或起搏功能障碍。起搏功能常常容易判定，感知功能常需仔细分析。具体心电图分析请参考其他章节。

四、存在问题及解决办法

心脏起搏在心肺复苏中的作用是肯定的，但不是万能的，切记不能忽视原发病的抢救，尤其是呼吸功能的改善与维护，否则电－机械分离是不可挽回的，多数患者的电活动常可维持很长时间，机械活动常很快丧失，尽管有人曾试用大剂量钙剂来试图改善这种电－机械分离现象，但常收效甚微。植入心脏起搏电极后尽管起搏图形尚可，但已出现心脏电－机械分离，之后 QRS 波形将逐渐增宽、振幅逐渐减低。这种情况下如果机械活动丧失，漂浮电极肯定是无效的，必须改用普通电极"盲插"或直接心腔穿刺进行起搏，但起搏成功率常下降。对存在严重三尖瓣反流的病例，漂浮电极常植入困难，容易脱位，应加以注意，必要时只能在 X 线指导下应用普通电极植入进行起搏。

在体表心电图指引下应用漂浮电极导管进行床旁心脏临时起搏，是一项简单而适用的方法，具有省时、迅速、简单易行的特点，易于在临床推广应用，只要正规操作，临床医生非常容易掌握，必将对挽救患者的生命、提高抢救成功率起到积极的作用。

五、经食管心脏起搏

经食管心脏起搏在我国已应用多年，也是我国早期心脏电生理检查的主要手段。由于食管位于心脏后方，上段与左房后壁紧贴，下段靠近左室。当把记录电极置于食管时可记录食管心电图，并进行心脏电生理检查。由于上述特点，通过食管进行心脏临时起搏成为可能。由于起搏的部位主要是左心房，因此经食管心脏起搏主要适用于严重窦性停搏而房室结功能正常的患者，而对于房室传导阻滞而引起的心室停搏无效。当出现这种情况时，早期也有报道，当把食管电极继续向下推送时，起搏的食管电极可以与左心室比邻而夺获心室达到临时心脏起搏的作用，偶有对昏迷患者通过已插入的气管插管送入食管电极起搏心室的报道。

经食管心脏临时起搏适用于病窦综合征的患者，同样也适用于快速性心律失常的诊断和终止。其主要不足是需要更大的体外起搏脉冲的发放，输出电压常高达 10V 以上，起搏脉宽达到 10~20ms。当患者清醒时，持续食管起搏患者常不能耐受，可尽早更换经静脉起搏等措施。

六、心外膜心脏起搏

多种心脏手术后常使用经心外膜起搏保驾，以防止术后发生缓慢性心律失常，也适用于起搏器依赖而需电极导线拔除的患者。手术时，暴露出顶端的钛包裹的电极，缝合在心房和心室的外膜上。在外面连接临时起搏器，一般放置电极的目的是预防心脏手术后短期合并的缓慢性或快速性心律失常。并可同时记录心房、心室的心电图与体表心电图对照，用于鉴别诊断不同类型的心动过速，而这一系统最重要的作用为维持和改善患者术后的血流动力学，通过调整恰当的心率和房室顺序，可使每搏量和心排血量达到最佳状态。在一项对连续 70名开胸术患者的研究中，术后应用心外膜起搏术，其诊断或治疗的有效性达 80%。心外膜起搏的导联是用于标准的双极或单极，但安置后数天起搏阈值和感知阈值有升高的倾向，特别设计的心外膜起搏导联与非绝缘加硬导线可提供更低的起搏阈值，导线可简单地由体外拔出。使用临时心外膜起搏相当安全，在一组包含 9000 名患者的大规模临床观察中，除有 3 例患者无法取出电极外，未发现其他并发症，而对这 3 名患者的电极导线于皮肤处剪除后，也无任何后遗症发生。心外膜起搏因其有效性和安全性已在临床广泛应用。

总之，心脏临时起搏术是临床必备的抢救技术，也是心血管医生必须了解和掌握的重要治疗手段，应用得当可以及时挽救患者的生命。医生应根据患者的不同情况及时采取不同的临时起搏措施，为后续的有效治疗赢得宝贵的时间。

（陈　炜）

第五节　心包穿刺术

心包腔包裹在心脏表面，位于脏层心包（内层）和纤维壁层心包（外层）之间，正常情况下腔内含有大约 50ml 浆液，其压力在 $-5cmH_2O$ 至 $+5cmH_2O$ 之间波动。一旦心包内液体容量和压力增加，将压迫心腔并限制心室充盈，导致心排血量下降和心脏压塞。往往需要行心包穿刺术（pericardiocentesis），必要时还需要留置引流装置。

一、心包穿刺术的适应证

心包穿刺既可用于诊断，也可用于治疗，主要适应证包括：大量心包积液出现心脏压塞症状者，穿刺抽液以解除压迫症状；抽取心包积液协助诊断，确定病因；心包腔内给药治疗（详见表 5 - 3）。

表 5 - 3　心包穿刺的适应证

心脏压塞或心包积液即将发生压塞
心包积液原因未明，需要抽液分析
心包积液由感染所致，需要抽液培养
复发或持续性心包积液
缓解心包积液相关的症状如呼吸困难、食管压迫等
心包腔内给药

一、心包穿刺术的禁忌证

对于已出现心脏压塞的患者，心包穿刺是挽救生命的重要措施之一，因而无绝对禁忌证。然而，当心包穿刺的风险增高时，则必须特别小心。另外，在某些情况下，外科手术也是心包穿刺的重要替代手段。

由升主动脉夹层所致的心脏压塞或心包积血，由于心包穿刺有可能加重出血和导致休克，应列为心包穿刺的禁忌证，此时应选择急诊外科修补主动脉并行心包积血引流。不过，也有学者认为，在患者转运至手术室前，为了稳定病情，也可行心包穿刺以少量引流积血而适当升高血压。另外，由心肌梗死后左心室游离壁破裂或创伤导致的心包积血也往往需要外科手术。出血素质患者（如 INR、PT、～PTT 升高或血小板减少）也是非急诊心包穿刺的相对禁忌证，必要时应考虑使用维生素 K 和血制品（如新鲜冰冻血浆、血小板等）。对于反复或化脓性心包积液，外科手术可能优于心包穿刺。此外，对于多腔分隔的包裹性、位置偏后或容量较小的心包积液，经皮穿刺在技术上往往存在困难，且效果不佳，而外科手术则更具优势。心包穿刺前必须特别注意的临床情况见表5-4。

表5-4 心包穿刺前需要特别注意的临床情况

- 继发于 A 型主动脉夹层的心包积血
- 外伤性心包积血
- 继发于心肌梗死后心室游离壁破裂的心包积血
- 出血素质
  - ——使用抗凝剂
  - ——INR、APTT、PT 升高
  - ——血小板计数低于 50 000/mm^3
- 反复心包积液
- 化脓性心包积液
- 需要引流的小量心包积液
- 包裹性心包积液
- 拟穿刺部位有感染者或合并菌血症或败血症者
- 无法配合手术操作的患者

三、心包穿刺的术前准备

1. 药品，2% 利多卡因及各种抢救药品。

2. 器械，5ml 注射器、50ml 注射器、22G 套管针、胸腔穿刺包。如行持续心包液引流则需要准备：穿刺针、导丝、尖刀、扩皮器、外鞘管、猪尾型心包引流管、三通管、肝素帽 2 个、纱布等。

3. 心脏监护仪、除颤器。

4. 术前行超声心动图检查协助确定部位、进针方向与深度。同时测量从穿刺部位至心包的距离，以决定进针的深度。

5. 开放静脉通路。

6. 向患者及家属说明手术目的及方法，解除紧张情绪。

7. 签署手术知情同意书。

四、心包穿刺的监测与判断

心包穿刺术中可能发生心律失常等并发症，必须在心电监护下完成。另外，在穿刺过程中，若将穿刺针与心电或压力监测器等相连，可以协助判断穿刺针的位置；通过穿刺针注射生理盐水，还能通过超声确认穿刺针的位置。确认穿刺针或导管进入心包腔的技术见表5-5。

表5-5 确认穿刺针或导管在心包腔的技术

- 通过穿刺针监测心电信号
  - ——ST 段抬高/室性早搏提示刺激或穿刺心包
  - ——PR 段抬高/房性早搏提示进入右心房

- 监测压力
  ——观察心包腔压力曲线（出现右心室压力波形提示进入右心室）
- 注射摇动后的生理盐水，超声观察到达心包腔的微泡
- 于透视引导下注射对比剂
- 插入0.889mm（0.035英寸）的J型导丝，透视下观察导丝包绕心脏走行

五、心包穿刺操作技术

1. X线透视与造影剂指示下心包穿刺引流　急性心脏压塞一旦确诊，应立即在X线透视和造影剂提示下行心包穿刺引流术。通过采取这一措施，多数急性心脏压塞患者可避免开胸手术，同时为需行心脏修补术的患者赢得宝贵时间。超声指引下的心包穿刺引流被公认是一种安全有效的措施。但是，在必须立即穿刺时超声设备不一定到位，相比之下造影剂指示下心包穿刺引流术操作简单、快速、准确、可靠，该穿刺方法可作为在介入操作时急性心脏压塞紧急处理的首选措施。

穿刺途径：①剑突旁穿刺：为目前最常用的途径，尤其适用于急性心脏压塞的紧急心包穿刺。由剑突与左肋弓角下方1~2cm经膈肌穿刺心包前下方。取平卧位，局部麻醉，逐层浸润，当穿刺针越过左肋弓，应迅速将针尾下压使穿刺针与腹壁呈15°角，穿刺方向指向左肩。一般进针3~5mm可达心包壁，有抵抗感后轻微用力再进针3~5mm，如阻力突然消失，则表明进入心包腔。该穿刺径路的主要缺点是可能穿刺肝左叶；②心尖区穿刺：由第5或第6肋间心浊音界内侧2cm处穿刺，穿刺针向后、向内指向脊柱的方向进针，肥胖的患者可选择该穿刺途径。该穿刺径路不适用于慢性阻塞性肺疾病患者，有损伤冠状动脉左前降支、胸膜及肺的风险，应用较少。如果剑突穿刺失败，心尖区穿刺是可选择的替代途径。③胸骨左缘穿刺：注射器负压下于胸骨左缘3~4肋间垂直进针，抽吸出血液后先注射造影剂证实进入心包腔后，方可置入导丝和鞘管。该途径的优点是不会伤及肝，但技术要求较高，在积液量较小或进针过快时均可能刺入右心室。

使用长度为8cm的18号穿刺针，如图5-33所示，穿刺时应在后前位持续X线透视下缓慢负压进针，回抽出血性液体后推注少量造影剂，如造影剂沿心包腔分布，则证实穿入心包。如进针过程中未抽出血性液体，但X线透视显示针尖可能已经位于心包腔，亦可推注少量造影剂予以证实或者排除。如果造影显示穿刺针进入心室，应迅速而平缓地回撤穿刺针，穿刺针穿破心室肌一般不引起严重出血。穿刺针进入心包腔后，经穿刺针送入0.889mm（0.035英寸）、145cm长的导丝至心包腔内，通过长导丝送入动脉鞘，沿导丝经动脉鞘送入猪尾导管进行引流。多数患者在引流后症状迅速缓解。患者血流动力学稳定后，可通过向心包内注射少量造影剂观察残存积血量及新积血量产生的速度。每次经猪尾导管抽出心包积液后均应使用5ml生理盐水冲入导管，以防导管被血栓堵塞。待无新出现的积血或积血产生的速度已非常缓慢时，可将引流管固定于皮肤，尾端连于三通管后保持无菌，引流管腔内充入肝素盐水，保留12~24h引流液少于50ml，可拔除引流管。

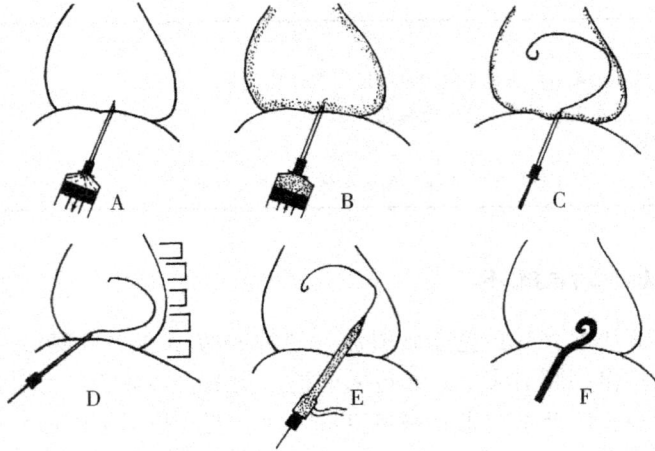

图 5 - 33　心包穿刺示意图

A. 18 号穿刺针连于装有造影剂的注射器，在剑突与左肋交角处进针；B. 抽出血性液体后推注造影剂 3~5ml，造影剂沿心包腔分布证实穿入心包；C. 经穿刺针送入 0.889mm（0.035 英寸）、145cm 长导丝至心包内足够长度（确保不被弹出）；D. 可用左前斜位进一步证实导丝在心包；E. 经导丝送入鞘管（也可用扩张器扩张后直接经导丝静脉留管），如患者症状重，鞘管进入心包后即可经鞘管引流；F. 经鞘管将猪尾导管送入心包足够深度。引流完后将猪尾导管固定，尾端无菌包裹，以备可能的再次引流

2. 超声引导下心包穿刺引流　急性心脏压塞多是在导管室处理的，如果病情允许，行心脏超声检查明确心脏压塞的诊断，并在超声引导联合 X 线透视与造影剂指示下进行心包穿刺引流，有助于提高心包穿刺引流的成功率，减少并发症。如果急性心脏压塞发生于床旁，可于床旁行超声引导下心包穿刺引流。

穿刺前行心脏超声检查可确定心包积液的量、积液最深的位置和积液与体表最近的位置。穿刺时采取平卧位，如在床旁穿刺可采用 45°半卧位，穿刺针针尾连接装有 10ml 生理盐水或利多卡因的注射器，进针位点采取剑突旁或心尖区途径。以负压进针，超声探头在剑突旁可指导进针方向和进针深度。当回抽到血性液体提示穿刺针已在心包腔，必要时还可通过穿刺针注射生理盐水或利多卡因作为对比剂，多普勒超声可根据声学影在心包腔内还是心腔内明确穿刺针的位置。如果经剑突旁途径失败，可采用经心尖区途径，但是超声不能透过空气，应避免在有肺遮挡心脏的位置进针（也为避免气胸）。穿刺针进入心包腔后的后续处理同 X 线透视与造影剂指示下心包穿刺引流。

3. 心包穿刺引流失败的处理　如果经皮心包穿刺失败，而心脏压塞引起心跳、呼吸骤停，情况危急，为进一步抢救赢得时间可采用非常规的经心腔心包腔引流。Verrier 等首先在动物的心脏压塞模型中通过穿刺右心耳将 4F 导管置入心包腔引流证明了该方法的有效性和安全性。Verrier 等将 8F 长鞘置于右心耳，头端装有穿刺针的 4F 导管在长鞘辅助下刺穿右心耳，0.356mm（0.014 英寸）的长导丝通过 4F 导管和穿刺针被置入心包腔。撤出装有穿刺针的 4F 导管，沿导线将普通 4F 导管置入心包腔。通过 4F 导管向心包腔注入生理盐水或肝素化的血液，成功建立了急性心脏压塞的模型。最终通过 4F 导管抽吸引流，成功处理急性心脏压塞。Fisher报道两例经穿房间隔途径行左侧旁路消融术时发现消融导管进入心包腔，患者出现心脏压塞的症状。Fisher将消融导管继续向心包腔送入一段以后，沿消融导管将8.5FDaig长鞘送入心包腔，沿8.5FDaig长鞘将0.813mm（0.032英寸）长导丝送入心包腔，通过Daig长鞘抽吸心包腔积液。当心包腔内积液抽吸干净后，保留导丝，撤出Daig鞘而将5F多功能导管沿导丝送入心包腔继续引流。观察30~75min后，超声证实无心包腔积液，撤出多功能导管，保留导丝，1h后仍无心包积液，拔除导丝，超声随访观察无心包腔积液。采用Fisher等方法的前提是在长鞘辅助下导管明确位于心包腔。

六、心包穿刺术中的注意事项

1. 严格掌握适应证，应由有经验的医师操作或指导，并在心电监护下进行穿刺。穿刺及引流过程中要密切观察患者症状和生命体征的变化。

2. 为了避免损伤心肌和血管，最好用套管针进行心包穿刺。

3. 向患者做好解释工作，嘱其在穿刺过程中不要深呼吸或咳嗽，麻醉要充分。

4. 穿刺过程中如出现期前收缩，提示可能碰到了心肌，要及时外撤穿刺针。

5. 引流液有血时，要注意是否凝固，血性心包积液是不凝固的，如果抽出的液体很快凝固，则提示损伤了心肌或动脉，应立即停止抽液，严密观察有无心脏压塞症状出现，并采取相应的抢救措施。

6. 抽液速度要慢，首次抽液量一般不宜过大。

7. 取下空针前应夹闭橡胶管，以防空气进入。

8. 为了防止合并感染，持续引流时间不宜过长。如果需要长期引流，应考虑行心包开窗术等外科处理，并酌情使用抗生素。

七、心包穿刺术的并发症处理

如果穿刺的目的是为了缓解心脏压塞，则术后应注意压塞复发征象。如果未留置导管或导管堵塞，这种危险的确存在。心包穿刺术的并发症可能包括：心腔被穿破或撕裂，冠状动脉撕裂，心室颤动，气胸，穿入腹腔，感染。

1. 心腔被穿破或撕裂　这种危险经常存在。当积液量少或为分隔包裹性积液时容易发生，要想完全避免不太可能。一般而言，刺入心肌，尤其是左室心肌后果不大，但右房或右室被刺破后，尤其是合并肺动脉高压时，可能需要手术修补。除非操作者有十足把握肯定导引钢丝是在心包腔内，否则决不可顺导丝插入扩张管或导管，否则后果不大的穿刺孔可能被扩大成裂口而危及患者生命。

如果确认穿刺针进入了心腔，应尽快采取如下措施：①立即拔出穿刺针，拔出导引钢丝。②监视心脏压塞的征象及其进展。③请心胸外科医师会诊。④如心脏压塞进展迅速，应做好准备以便再次穿刺引流，必要时手术引流。

2. 冠状动脉撕裂　对此人们常有担心，实际上非常罕见。倘若发生，可引起急性心脏压塞或心室颤动。

3. 心室颤动　可由冠状动脉撕裂引起。当术者接触穿刺针头并同时接触未接地的心电图机外壳，在针尖触及心室（左室或右室）之际，心电图机外壳上的漏出电流即可由术者和穿刺针导入心脏而引起室颤。一旦发生应立即拔针除颤。

4. 气胸　发生气胸表明穿入胸腔，损伤了肺。慢性阻塞性肺疾病患者或采用肋骨旁或心尖途径穿刺时容易发生。治疗气胸一般无需插管引流。

5. 穿入腹腔　大量腹水时可能发生，如果操作时未将针尖送至肋缘、继而将针尖略偏移以避开肋缘面时也可发生。如有腹水时可抽出草黄色液体，术者因此误认为穿刺针已进入心包，并随即将导管送入腹腔。穿入腹腔一般无严重后果，除非误穿腹内脏器。

（李玉敏）

第六章　心脏瓣膜病

第一节　二尖瓣狭窄

一、病因和病理改变

临床上所见的二尖瓣狭窄（mitral stenosis），绝大多数都是风湿热的后遗病变，因二尖瓣狭窄而行人工瓣膜置换术的患者中，99%为风湿性二尖瓣狭窄。但有肯定的风湿热病史者仅占60%；在少见病因中，主要有老年人的二尖瓣环或环下钙化以及婴儿及儿童的先天性畸形；更罕见的病因为类癌瘤及结缔组织病；有人认为，病毒（特别是Coxsackie病毒）也可引起慢性心脏瓣膜病，包括二尖瓣狭窄。淀粉样沉着可以发生在风湿性瓣膜病变的基础上并导致左房灌注障碍。Lutembacher综合征为二尖瓣狭窄合并房间隔缺损。左房肿瘤（特别是黏液瘤）、左房内球瓣栓塞以及左房内的先天性隔膜如三房心，也可引起左房血流障碍，而与二尖瓣狭窄引起的血流动力学改变相似，但这些情况不属于二尖瓣器质性病变的范畴。风湿性心脏患者中大约25%为单纯二尖瓣狭窄，40%为二尖瓣狭窄合并关闭不全。二尖瓣狭窄的患者中约2/3为女性。

在风湿热病程中，一般从初次感染到形成狭窄，估计至少需要2年，一般常在5年以上的时间，多数患者的无症状期在10年以上。

风湿性二尖瓣狭窄的基本病理变化是瓣叶和腱索的纤维化和挛缩，瓣叶交界面相互粘连。交界粘连、腱索缩短，使瓣叶位置下移，严重者如漏斗状，漏斗底部朝向左房，尖部朝向左室。在正常人，血流可自由通过二尖瓣口，经乳头肌间和腱索间进入左室。在风湿性二尖瓣狭窄的患者，腱索融合，瓣叶交界融合，造成血流阻塞，引起一系列病理生理改变。

正常二尖瓣口面积约 $4\sim6cm^2$。当二尖瓣受风湿性病变侵袭后，随着时间的推移，瓣口面积逐渐缩小。瓣口面积缩小至 $1.5\sim2.0cm^2$ 时，属轻度狭窄；$1.0\sim1.5cm^2$ 时，属中度狭窄；$<1.0cm^2$ 时属重度狭窄。

二、病理生理

二尖瓣狭窄时，基本的血流动力学变化是：在心室舒张期，左房左室之间出现压力阶差，即跨二尖瓣压差。轻度二尖瓣狭窄，"压差"仅见于心室快速充盈期；严重狭窄，"压差"见于整个心室舒张期。值得注意的是在同一患者，跨二尖瓣压差的高低还与血流速度有关。后者不仅决定于心排血量，还决定于心室率。心室率加快，舒张期缩短，左房血经二尖瓣口流入左室的时间缩减，难于充分排空。在心排量不变的情况下，心室率增快，跨二尖瓣压差增大，左房压力进一步升高。临床可见不少原来无症状的二尖瓣狭窄患者，一旦发生心房颤动，心室率增快时，可诱发急性肺水肿。流体力学研究证明，瓣口面积恒定的情况下，跨瓣压差是血流速度平方的函数，也就是说，流速增加一倍，跨瓣压差将增加三倍。

（一）左房—肺毛细血管高压

瓣口面积大于 $2.0cm^2$ 时，除非极剧烈的体力活动，左房平均压一般不会超过肺水肿的压力阈值（$25\sim30mmHg$），因此患者不会有明显不适。瓣口面积 $1.5\sim2.0cm^2$ 时，静息状态，左房—肺毛细血管平均压低于肺水肿的压力阈值；但在中度活动时，由于血流加快，再加上心跳加快，心室舒张期缩短，二尖瓣两侧压差增大，左房—肺毛细血管平均压迅速超过肺水肿的压力阈值，因此可出现一过性间质性肺水肿。活动停止，左房，肺毛细血管压又迅速下降，肺间质内液体为淋巴回流所清除，肺水肿减轻或消失。这类患者，安静时无症状，但在较重的体力活动时，则表现出呼吸困难。

瓣口面积 $1.0\sim1.5cm^2$，左房—肺毛细血管压持续在高水平，轻微活动，甚至休息时，也可能超过肺水肿的压力阈值，因此，患者常主诉劳力性气促和阵发性夜间呼吸困难。稍微活动，即可诱发急性肺泡性肺水肿。左房—肺毛细血管高压期，心排血量大体正常，患者无明显疲乏感。

（二）肺动脉高压

二尖瓣狭窄患者肺动脉高压产生机制包括：①左房压力升高，逆向传导致肺动脉压被动升高；②左房高压，肺静脉高压触发反射性肺小动脉收缩；③长期而严重的二尖瓣狭窄导致肺小动脉壁增厚。从某种意义上说，肺血管的这些变化有一定的保护作用，因毛细血管前阻力增高，避免较多的血液进入肺毛细血管床，减少肺水肿的发生。然而，这种保护作用是以右心排血量减少为代价的。

随着肺动脉压力进行性增高，劳力性呼吸困难、阵发性夜间呼吸困难、急性肺水肿等表现会逐渐减轻。但右室功能受损表现及心排血量减少的症状逐渐明显。

瓣口面积 $1.5\sim2.0cm^2$ 时，可有阵发性左房—肺毛细血管高压，但肺动脉压一般不高。

瓣口面积 $1.0\sim1.5cm^2$，持续性左房—肺毛细血管高压，肺动脉压也可以被动性升高。

瓣口面积 $<1.0cm^2$，肺动脉压主动性地、明显地升高，而左房-肺毛细血管压略有下降，心排出量也下降。患者常诉疲乏无力，劳动耐量减低。

（三）左心房电活动紊乱

二尖瓣狭窄和风湿性心脏炎可引起左房扩大、心房肌纤维化、心房肌排列紊乱。心房肌排列紊乱，进一步导致心房肌电活动传导速度快慢不一，不应期长短有别。由自律性增高或折返激动所形成的房性期前收缩，一旦落在心房肌易损期即可诱发心房颤动。心房颤动的发生与二尖瓣狭窄的严重程度、左房大小、左房压高低密切相关。开始时，心房颤动呈阵发性。心房颤动本身又可促进心房肌进一步萎缩，左房进一步扩大，心房肌传导性和不应性差距更为显著，心房颤动逐渐转为持续性。

$40\%\sim50\%$ 症状性风湿性二尖瓣狭窄患者，合并有心房颤动。

二尖瓣狭窄早期，一般为窦性心律。

当瓣口面积 $1.0\sim1.5cm^2$，可发生阵发性心房颤动。心房颤动发作时，心室率快而不规则，心室舒张期短，每可诱发急性肺水肿。

当瓣口面积 $<1.0cm^2$，常为持久性心房颤动。因此，持久性心房颤动，多提示血流动

力学障碍明显。

（四）心室功能改变

二尖瓣口面积 $> 1.0cm^2$，左房，肺毛细血管压升高，肺动脉压力也可被动性升高。但是，这种程度的肺动脉高压，不会引起明显的右室肥厚，更不会引起右室衰竭。二尖瓣口面积 $< 1.0cm^2$ 时，肺动脉压主动性地、明显地升高，甚至超过体循环压水平。长期压力负荷增重，右室壁代偿性肥厚，继之右室扩大，右室衰竭。

Grash 等研究发现，约 1/3 的风湿性二尖瓣狭窄患者存在左室功能异常，其原因尚有争议。一般认为，二尖瓣口狭窄，舒张期左室充盈减少，前负荷降低，导致心排血量降低。Silverstein 则认为，风湿性炎症造成的心肌损害、心肌内在收缩力降低为其主要原因。临床上，外科二尖瓣分离术后，左室射血分数不能随二尖瓣口面积的扩大而增加，也支持 Silverstein 的观点。Holzer 则指出，二尖瓣狭窄时，心排血量降低与冠状动脉供血不足、心肌收缩力受损有关。还有人提出，二尖瓣狭窄时，右室后负荷增重，收缩状态改变，可影响左室功能。汤莉莉等对 20 例风湿性二尖瓣狭窄患者行球囊扩张术，术前及术后测定多种左室功能指标，发现术前各项左室功能降低主要与前负荷不足有关。这一结论与外科二尖瓣分离术所得结论相矛盾，其原因可能是外科手术中全麻开胸等多种因素改变了心肌收缩力以及心脏的前、后负荷的结果。

（五）血栓前状态出现

血栓前状态是指机体促凝和天然抗凝机制的平衡失调，具体地讲，是血管内皮细胞、血小板、血液抗凝、凝血、纤溶系统及血液流变等发生改变所引起的有利于血栓形成的病理状态。

血栓栓塞是二尖瓣狭窄的常见的、严重的并发症。据统计，该病血栓栓塞并发症的发生率约 20%，二尖瓣狭窄合并心房颤动时，血栓栓塞的危险性较窦性心律时提高 3~7 倍。有学者对 34 例二尖瓣狭窄患者的止血系统多项指标进行过研究，结果发现，这类患者止血系统多个环节发生异常，即存在着血栓前状态。其严重程度与二尖瓣口狭窄严重程度相关，合并心房颤动者较窦性心律者更为严重。

（六）心血管调节激素的改变

如前所述，随着二尖瓣狭窄的发生和发展，左房压力逐渐增高，继之肺动脉压力升高，右室负荷增重，最终将导致右心衰竭。这些血流动力学改变必然会启动机体一系列心血管调节激素的代偿机制。

1. 心钠素分泌的变化 近年来发现，心脏具有分泌心钠素的功能，在一些心血管疾病中，其分泌可发生程度不等的变化。Leddome 在狗的左心房放置一气囊，造成二尖瓣口的部分阻塞以模拟二尖瓣狭窄。研究结果显示血浆心钠素浓度随左房压力升高而升高。Daussele 发现严重二尖瓣狭窄但不伴右心衰竭的患者，外周血心钠素浓度为正常人的 7~10 倍。多数学者（包括外国学者）认为二尖瓣狭窄时，血心钠素水平升高的主要原因是左房压力升高刺激心房壁肌细胞分泌心钠素。Waldman 发现二尖瓣狭窄时，血心钠素水平不仅与左房压力有关，而且与左房容积和左房壁张力有关。Malatino 通过对 24 例二尖瓣狭窄患者的研究发现，心房颤动组与窦性心律组相比，左房内径较大，血心钠素水平较高；心房颤动组血心钠素水平与左房压力高低无关。这一结果说明，心房快速颤动，心房容量增大，心房壁显著扩张是二尖瓣狭窄合并心房颤动患者血心钠素升高的主要原因。

二尖瓣狭窄患者血心钠素水平升高的意义在于：①促进水钠排泄；②抑制肾素—血管紧张素—醛固酮系统的分泌；③扩张肺动脉、降低肺动脉压或推迟肺动脉高压的发生；④降低交感神经兴奋性。

2. 肾素—血管紧张素—醛固酮系统的变化　二尖瓣狭窄时，肾素—血管紧张素—醛固酮系统（RAS）随病程的变化而有不同的改变。早期，即左房高压期，心肺压力感受器兴奋，交感神经活性减弱，血中肾素—血管紧张素—醛固酮系统水平降低。一旦肺动脉压力明显升高或右心衰竭出现，心排血量下降，重要脏器供血不足，交感神经及 RAS 兴奋，相关心血管调节激素分泌增加，血中去甲肾上腺素、肾素、醛固酮水平升高。体外试验证明，心钠素与 RAS 是一对相互拮抗的心血管调节激素。但对二尖瓣狭窄患者的研究发现，血浆心钠素水平与 RAS 系统的变化似乎相关性不大。Luwin 等发现，经皮二尖瓣球囊扩张（PBMV）术后 10～60 分钟，心钠素水平下降同时肾素、醛固酮水平上升；Ishikura 等报告，PBMV 术前，心钠素水平显著升高，肾素、醛固酮水平也显著升高，血管紧张素水平无明显变化；术后，血心钠素水平显著下降，同时肾素、血管紧张素 II、醛固酮水平未见明显上升。

上述资料说明，二尖瓣狭窄患者，体内 RAS 变化是很复杂的，可能受多种机制所控制。

3. 血管加压素分泌的变化　血管加压素由垂体分泌，左房也有感受器，其分泌受血浆晶体渗透压和左房容量双重调节。二尖瓣狭窄患者，左房容量增加，左房内感受器兴奋，血管加压素水平升高；PBMV 术后，左房容量下降，血管加压素水平也降低。

三、临床表现

（一）症状

1. 呼吸困难　劳力性呼吸困难为最早期症状，主要由肺的顺应性减低所致。由于肺血管充血和间质水肿而使活动能力降低。日常活动时即有左室灌注受阻和呼吸困难的患者，一般有端坐呼吸并有发生急性肺水肿的危险。后者可由劳累、情绪激动、呼吸道感染、性交、妊娠或快速房颤等而诱发。肺血管阻力显著升高的患者，右室功能受损，致右室排血受阻，因此，这类患者很少有突然的肺毛细血管压力升高，故反而较少发生急性肺水肿。由于二尖瓣狭窄是一种缓慢进展性疾病，患者可以逐渐调整其工作和生活方式，使之接近于静息水平，避免了呼吸困难发生。若行运动试验，方可客观判断心功能状态。

2. 咯血　可表现为下列几种形式：

（1）突然的咯血（有时称之为肺卒中），常为大量，偶可致命。系由于左房压突然升高致曲张的支气管静脉破裂出血所造成，多见于二尖瓣狭窄早期，无肺动脉高压或仅有轻、中度肺动脉高压的患者；后期因曲张静脉壁增厚，咯血反而少见。

（2）痰中带血或咳血痰，常伴夜间阵发性呼吸困难，此与慢性支气管炎、肺部感染和肺充血或毛细血管破裂有关。

（3）粉红色泡沫痰，为急性肺水肿的特征，由肺泡毛细血管破裂所致。

（4）肺梗死，为二尖瓣狭窄合并心力衰竭的晚期并发症。咳血性痰是由于毛细血管有渗血和肺组织有坏死的缘故。

3. 胸痛　二尖瓣狭窄的患者中，约 15% 有胸痛，其性质有时不易与冠状动脉疾患所致的心绞痛相区别。有人认为可能是由于肺动脉高压以致肥大的右室壁张力增高，同时由于心排血量降低致右室心肌缺血所致，或继发于冠状动脉粥样硬化性狭窄，其确切机制尚不明。大多数患者通过成功的二尖瓣分离术或扩张术，胸痛症状可以得到缓解。

4. 血栓栓塞　为二尖瓣狭窄的严重并发症，约20%的患者在病程中发生血栓栓塞，其中约15%～20%由此导致死亡。在开展抗凝治疗和外科手术以前，二尖瓣狭窄患者中约1/4死于血栓栓塞。血栓形成与心排血量减低、患者的年龄和左心耳的大小有关。此外，瓣膜钙质沉着可能是一危险因素，有10%的二尖瓣钙化的患者，在施行瓣膜分离术后发生栓塞。有栓塞病史的患者，在手术时左房中常见不到血栓。发生栓塞者约80%有心房颤动。若患者发生栓塞时为窦律，则可能原有阵发性房颤或合并有感染性心内膜炎，或原发病为心房黏液瘤而并非是二尖瓣狭窄。栓塞可能是首发症状，甚至发生在劳力性呼吸困难以前。35岁以上的房颤患者，尤其是伴有心排血量降低和左心耳扩大者是发生栓塞最危险的因素，因此应该给予预防性的抗凝治疗。

临床所见约半数的栓塞发生在脑血管。冠状动脉栓塞可导致心肌梗死和（或）心绞痛，肾动脉栓塞可引起高血压。约25%的患者可反复发生或为多发性栓塞，偶尔左房内有巨大血栓，似一带蒂的球瓣栓子，当变换体位时可阻塞左房流出道或引起猝死。

5. 其他　左房显著扩大、气管－支气管淋巴结肿大、肺动脉扩张可压迫左侧喉返神经，引起声嘶；此外，由于食管被扩张的左房压迫可引起吞咽困难。发生右心衰竭者，常有纳差、腹胀、恶心、呕吐等消化系统症状，小便量亦少。

（二）体征

1. 望诊和触诊　严重二尖瓣狭窄可出现二尖瓣面容，特征是患者两颊呈紫红色。发生机制是，心排血量减低，周围血管收缩。二尖瓣狭窄，尤其是重度二尖瓣狭窄，心尖搏动往往不明显（左室向后移位）。若能触及与第一心音（S_1）同时出现的撞击（tapping）感，其意义与S_1亢进等同，提示二尖瓣前内侧瓣活动性好。令患者左侧卧位，可在心尖区触及舒张期震颤。肺动脉高压时，胸骨左缘第2肋间触及肺动脉瓣震荡感，胸骨左缘触及右室抬举感；当右室明显扩大，左室向后移位，右室占据心尖区，易将右室搏动误为左室搏动。

2. 听诊　二尖瓣狭窄，在心尖区多可闻及亢进的第一心音，它的存在提示二尖瓣瓣叶弹性良好，当二尖瓣瓣叶增厚或钙化，这一体征即告消失。随着肺动脉压增高，肺动脉瓣关闭音变响，传导也较广，甚至在主动脉瓣听诊区及心尖区可闻及；第二心音分裂变窄，最后变成单一心音。重度肺动脉高压，还可在胸骨左缘第2肋间闻及喷射音，吸气时减弱，呼气时增强；在胸骨左缘2～3肋间闻及肺动脉关闭不全的格—史（Graham－Steell）杂音；在胸骨左下缘闻及三尖瓣关闭不全的收缩期杂音以及右室源性的第三心音和第四心音。

二尖瓣开瓣音（opening snap），在心尖区采用膜型胸件易于闻及，往往与亢进的S_1同时存在，二者均提示二尖瓣瓣叶弹性良好。钙化仅累及二尖瓣瓣尖，该音依然存在，但累及二尖瓣瓣体时，该音即告消失。开瓣音与主动脉瓣关闭音之间的时距愈短，提示二尖瓣狭窄愈重；相反，则愈轻。

二尖瓣狭窄最具诊断价值的听诊是，在心尖区用钟型胸件听诊器听诊可闻及舒张期隆隆样杂音，左侧卧位尤易检出。该杂音弱时，仅局限于心尖区；强时，可向左腋下及胸骨左缘传导。杂音响度与二尖瓣狭窄轻重无关，但杂音持续时间却与之相关，只要左侧房室压力阶差超过3mmHg，杂音即持续存在。轻度二尖瓣狭窄，杂音紧跟开瓣音之后出现，但持续时间短暂，仅限于舒张早期，但舒张晚期再次出现；严重二尖瓣狭窄，杂音持续于整个舒张期，若为窦性心律，则呈舒张晚期增强。二尖瓣狭窄舒张期隆隆样杂音在下述情况下可能被掩盖：胸壁增厚，肺气肿，低心排血量状态，右室明显扩大，二尖瓣口高度狭窄。这种二尖瓣狭窄谓之"安静型二尖瓣狭窄"。对疑有二尖瓣狭窄的患者，常规听诊未发现杂音，可令患者下蹲数次，或登梯数次，再左侧卧位，并于呼气末听诊，可检出舒张期隆隆性杂音。

（三）辅助检查

1. X 线检查　X 线所见与二尖瓣狭窄的程度和疾病发展阶段有关，仅中度以上狭窄的病例在检查时方可发现左房增大（极度左房扩大罕见），肺动脉段突出，左支气管抬高，并可有右室增大等。后前位心影如梨状，称为"二尖瓣型心"。主动脉结略小，右前斜位吞钡检查可发现扩张的左房压迫食管，使其向后并向左移位，左前斜位检查易发现右室增大。老年患者常有二尖瓣钙化，青壮年患者亦不少见，以荧光增强透视或断层 X 线检查最易发现二尖瓣钙化。肺门附近阴影增加，提示肺静脉高压所致的慢性肺淤血和肺间质水肿。

2. 心电图检查　轻度二尖瓣狭窄者，心电图正常。其最早的心电图变化为具特征性的左房增大的 P 波，P 波增宽且呈双峰型，称之为二尖瓣型 P 波（$P_{II} > 0.12$ 秒，$PtfV_1 \leqslant -0.03mm \cdot s$，电轴在 $+45° \sim -30°$ 之间），见于 90% 显著二尖瓣狭窄患者。随着病情发展，当合并肺动脉高压时，则显示右室增大，电轴亦可右偏。病程晚期，常出现心房颤动。

3. 超声心动图检查　超声心动图对二尖瓣狭窄的诊断有较高的特异性，除可确定瓣口有无狭窄及瓣口面积之外，尚可帮助了解心脏形态，判断瓣膜病变程度及决定手术方法，对观察手术前后之改变及有无二尖瓣狭窄复发等方面都有很大价值。

超声诊断的主要依据如下：

（1）二维超声心动图上见二尖瓣前后叶反射增强，变厚，活动幅度减小，舒张期前叶体部向前膨出呈气球状，瓣尖处前后叶的距离明显缩短，开口面积亦变小。

（2）M 型超声心动图示二尖瓣前叶曲线上，舒张期正常的双峰消失，E 峰后曲线下降缓慢，EA 间凹陷消失，呈特征性城墙状。根据狭窄程度的不同，下降速度亦有差异，与此相应，E 峰后下降幅度即 EA 间垂直距离减小；二尖瓣前叶与后叶曲线呈同向活动；左房扩大，右室及右室流出道变宽，有时还可发现左房内有血栓形成。

（3）Doppler 图像上舒张期可见通过二尖瓣口的血流速率增快。

（4）Doppler 超声心动图运动试验：运动试验可用于某些二尖瓣狭窄患者，以了解体力活动的耐受水平，揭示隐匿的二尖瓣狭窄的相关症状。运动试验可与 Doppler 超声心动图相结合，以评价二尖瓣狭窄在运动时的血流动力学。Doppler 超声心动图运动实验通常是在运动中止后静息状态下行 Doppler 检查。Doppler 超声心动图主要用于下列情况：①证实无症状的二尖瓣狭窄，患者具有良好的运动能力，在强度和日常生活活动相等的工作负荷状态下可以无症状；②评价运动期间肺动脉收缩压；③对于那些有症状但静息状态下检查却只有轻度二尖瓣狭窄的患者，可用这种方法了解运动时血流动力学变化。

四、并发症

（一）心房颤动

见于重度二尖瓣狭窄的患者，左房明显增大是心房颤动能持续存在的解剖基础；出现心房颤动后，心尖区舒张期隆隆样杂音可减轻，收缩期前增强消失。

（二）栓塞

常见于心房颤动患者，以脑梗死最为多见，栓子也可到达四肢、肠、肾脏和脾脏等处；右房出来的栓子可造成肺栓塞或肺梗死；少数病例可在左房中形成球瓣栓塞，这种血栓可占据整个左房容积的1/4，若堵住二尖瓣口则可造成晕厥，甚至猝死。

（三）充血性心力衰竭或急性肺水肿

病程晚期大约有50%～75%发生充血性心力衰竭，并是导致死亡的主要原因，呼吸道感染为诱发心力衰竭的常见原因，在年轻女性患者中，妊娠和分娩常为主要诱因。急性肺水肿是高度二尖瓣狭窄的严重并发症，往往由于剧烈体力活动、情绪激动、感染、妊娠或分娩、快速房颤等情况而诱发，上述情况均可导致左室舒张充盈期缩短和左房压升高，因而使肺毛细血管压力增高，血浆易渗透到组织间隙或肺泡内，故引起急性肺水肿。

（四）呼吸道感染

二尖瓣狭窄患者，由于常有肺静脉高压、肺淤血，故易合并支气管炎和肺炎。临床上凡遇心力衰竭伴发热、咳嗽的患者时，即应考虑到合并呼吸道感染的可能，应及时给予抗生素治疗，以免诱发或加重心力衰竭。显著二尖瓣狭窄的患者，一般不易感染肺结核。

五、自然病程

由于介入治疗和外科治疗的飞速发展，使得了解二尖瓣狭窄以及其他类型瓣膜病的自然病程相当困难。仅有少数资料能提供二尖瓣狭窄病程信息。在温带地区，如美国和西欧，首次风湿热发生后15～20年才出现有症状的二尖瓣狭窄。从心功能Ⅱ级进展为心功能Ⅲ～Ⅳ级约需5～10年；在热带和亚热带地区，病变进展速度相对较快。经济发展程度和种族遗传因素也可能起一定作用。如在印度，6～12岁儿童即可患有严重的二尖瓣狭窄，但在北美和西欧，有症状的二尖瓣狭窄却见于45～65岁。Sagie采用Doppler超声心动图对103例二尖瓣狭窄患者进行随访后指出，二尖瓣口面积减小速率为0.09cm²/年。

外科治疗二尖瓣狭窄出现前的年代，有关二尖瓣狭窄自然病程的资料提示，症状一旦出现，预后不良，其5年存活率在心功能Ⅲ级为62%，Ⅳ级为15%。1996年，Horstkotte报告一组拒绝行手术治疗的有症状的二尖瓣狭窄患者，5年存活率为44%。

六、治疗

二尖瓣狭窄患者，可发生肺水肿、心力衰竭、心律失常以及血栓栓塞等并发症，已如前述。一般来说，二尖瓣狭窄患者，若未出现并发症，可不必治疗，但应防止受凉，注意劳逸结合，应用长效青霉素预防乙型溶血性链球菌感染；有并发症者，宜选择适当方式进行治疗。

二尖瓣狭窄的治疗方式分内科治疗和外科治疗两方面。此处只介绍内科治疗部分。

（1）β受体阻滞剂：由于二尖瓣狭窄合并间质性肺水肿或肺泡性肺水肿的主要成因是二尖瓣口的机械性阻塞，二尖瓣跨瓣压差增大，左房压力和肺静脉—肺毛细血管压力增高。二尖瓣跨瓣压差与心率、心排血量之间的关系是：压力阶差＝心排血量/（K·舒张充盈期）（K为一常数，包含二尖瓣口面积）。心排血量增加或舒张充盈期缩短可导致压力阶差上升。若能减慢心率及（或）降低心排出量，就可降低二尖瓣跨瓣压差，降低左房、肺静脉—毛细血管压，减轻患者肺淤血症状。

1977 年，Steven 等对 8 例单纯二尖瓣狭窄呈窦性心律的患者进行了研究，用普萘洛尔 2mg 静脉注射，注射前及注射后 10 分钟测心率、肺小动脉楔嵌压、左室收缩压、左室舒张压以及心排血量。结果显示心率下降（13.0 ± 2.6）次/分（P < 0.01），心排血量下降（0.5 ± 0.2）L/min（P < 0.05），二尖瓣跨瓣压差下降（7.1 ± 1.6）mmHg（P < 0.05），肺小动脉楔嵌压下降（6.9 ± 1.2）mmHg（P < 0.01），左室收缩压下降（5.1 ± 2.6）mmHg（P > 0.05），左室舒张末期压力无变化。

有学者也曾用普萘洛尔静脉注射抢救单纯二尖瓣狭窄合并急性肺水肿的患者，还曾用普萘洛尔口服治疗单纯二尖瓣狭窄合并慢性肺淤血的患者，疗效均非常满意。β 受体阻滞剂能有效地减慢窦房结冲动，因此可用于：①二尖瓣狭窄合并窦性心动过速；②二尖瓣狭窄合并窦性心动过速和急性肺水肿；③二尖瓣狭窄合并快速型室上性心律失常。

（2）钙通道阻滞剂：如维拉帕米和硫氮䓬酮，这两种药物均能直接作用于窦房结，减慢窦性频率；还可作用于房室结，延缓房室传导。但是这两种药物还能扩张周围血管，引起交感神经兴奋，间接地使窦性频率加快，房室结传导加速。因此，钙通道阻滞剂对房室结和窦房结的净效应与剂量相关，为有效减慢窦性心律，延缓房室传导，常须用中等剂量或大剂量。由于用量较大，常发生诸如头痛、便秘、颜面潮红及肢体水肿等副作用。所以这种药物，多用作洋地黄的辅助用药，以减慢快速心房颤动患者的心室率。

（3）洋地黄制剂：对窦房结基本无直接作用，但能有效地抑制房室结，延缓房室传导。对二尖瓣狭窄、窦性心动过速合并肺水肿的患者，临床应用价值有限，甚至有人认为有害。对二尖瓣狭窄快速心房颤动合并肺水肿者，应用洋地黄制剂，疗效满意。

应该指出的是：洋地黄对静息状态下的快速心房颤动，能显著减慢心室率，在应激状态下，洋地黄控制心房颤动的心室率的能力较差。其原因在于：洋地黄减慢房室结传导的作用，主要是通过兴奋迷走神经实现的，在应激状态下，交感神经兴奋，房室传导加速，这种交感神经的兴奋作用超过迷走神经的抑制作用，因此心房颤动患者心室率难以减慢，为解决这一问题，可加用 β 受体阻滞剂或钙通道阻滞剂，辅助洋地黄控制应激状态下心房颤动患者的心室率。

经皮球囊二尖瓣成形术的禁忌证包括：①左房内血栓形成；②近期（3 个月）内有血栓栓塞史；③中、重度二尖瓣关闭不全；④左室附壁血栓；⑤右房明显扩大；⑥心脏、大血管转位；⑦主动脉根部明显扩大；⑧胸、脊柱畸形。

（李现立）

第二节　二尖瓣关闭不全

一、病因和病理改变

二尖瓣装置包括瓣环、瓣叶、腱索和乳头肌，它们在功能上是一个整体。正常的二尖瓣功能，有赖于上述四成分的结构和功能的完整，其中任何一个或多个成分出现结构异常或功能障碍便可产生二尖瓣关闭不全（mitral regurgitation），当左室收缩时，血液便可反流入左房。以前，在人群中，风湿热、风湿性心瓣膜炎发生率很高，因此认为风湿性二尖瓣关闭不全极为常见，即使临床未发现伴有二尖瓣狭窄的二尖瓣关闭不全，若未查到其他病因，也认为是风湿性二尖瓣关闭不全。随着心脏瓣膜病手术治疗的开展及尸检资料的累积，对二尖瓣关闭不全的病因的认识也随着发生了变化。据报告，风湿性单纯性二尖瓣关闭不全占全部二尖瓣关闭不全的百分数逐渐在减少。1972年，Seizer报告风湿性二尖瓣关闭不全占44%；1976年，Amlie报告占33%；1987年，Kirklin及中尾报告为3%～21%。非风湿性单纯性二尖瓣关闭不全的病因，以腱索断裂最常见，其次是感染性心内膜炎、二尖瓣黏液样变性、缺血性心脏病等。缺血性心脏病之所以造成二尖瓣关闭不全，其机制可能与左室整体收缩功能异常、左室节段性室壁运动异常以及心肌梗死后左室重构等有关。

二尖瓣关闭不全的病因分类，详见表6-1。

表6-1 二尖瓣关闭不全的病因分类

病损部位	慢性	急性或亚急性
瓣叶-瓣环	风湿性	感染性心内膜炎
	黏液样变	外伤
	瓣环钙化	人工瓣瓣周漏
	结缔组织疾病	
	先天性，如二尖瓣裂	
腱索-乳头肌	瓣膜脱垂	原发性腱索断裂
	（腱索或乳头肌过长）	继发性腱索断裂
	乳头肌功能不全	感染性心内膜炎或慢性瓣膜病变所致
		心肌梗死并发乳头肌功能不全或断裂
		创伤所致腱索或乳头肌断裂
心肌	扩张型心肌病	
	肥厚性梗阻型心肌病	
	冠心病节段运动异常或室壁瘤	

（一）瓣叶异常

由于瓣叶受累所致的二尖瓣关闭不全，常见于慢性风湿性心瓣膜病，男性多于女性，其主要病理改变为慢性炎症及纤维化使瓣叶变硬、缩短、变形，或腱索粘连、融合、变粗等，病程久者可钙化而加重关闭不全。风湿性二尖瓣关闭不全的患者中，约半数合并二尖瓣狭窄。此外，结缔组织疾病、感染性心内膜炎、穿通性或非穿通性创伤均可损毁二尖瓣叶；心内膜炎愈合期二尖瓣尖的回缩也能引起二尖瓣关闭不全。

（二）瓣环异常

1. 瓣环扩张　成人二尖瓣环的周径约10cm，在心脏收缩期，左室肌的收缩可使瓣环缩小，这对瓣膜关闭起重要作用，因此，任何病因的心脏病凡引起严重的左室扩张者，均可使二尖瓣环扩张，从而导致二尖瓣关闭不全。一般原发性瓣膜关闭不全比继发于二尖瓣环扩张引起的关闭不全严重些。

2. 瓣环钙化　在尸检中，二尖瓣环特发性钙化甚为常见。一般这种退行性变对心脏功能影响很小，严重的二尖瓣环钙化，则是引起二尖瓣关闭不全的重要原因。高血压、主动脉瓣狭窄和糖尿病以及 Marfan 综合征等，均可使二尖瓣环的钙化加速，并可使二尖瓣环扩张，因而更易造成二尖瓣关闭不全；此外，慢性肾衰竭和继发性甲状旁腺功能亢进的患者，也易发生二尖瓣环钙化。严重钙化的患者，钙盐可能侵入传导系统，导致房室或（和）室内传导阻滞，偶尔钙质沉着扩展可达冠状动脉。

（三）腱索异常

这是引起二尖瓣关闭不全的重要原因。腱索异常可由下列原因引起，先天性异常、自发性断裂或继发于感染性心内膜炎、风湿热的腱索断裂。多数患者腱索断裂无明显原因，后叶腱索断裂较前叶腱索断裂多见，常伴有乳头肌纤维化，腱索断裂也可由创伤或急性左室扩张引起。根据腱索断裂的数目和速度而引起不同程度的二尖瓣关闭不全，临床上可表现为急性、亚急性或慢性过程。

（四）乳头肌受累

任何妨碍乳头肌对瓣叶有效控制的因素，均可导致二尖瓣关闭不全。乳头肌是由冠状动脉的终末支供血，因此，对缺血很敏感，乳头肌血供的减少，可引起乳头肌缺血、损伤、坏死和纤维化伴功能障碍。唯乳头肌断裂在临床上罕见。若缺血呈一过性，乳头肌功能不全和二尖瓣关闭不全也呈一过性，且伴有心绞痛发作。若缺血严重而持久，引起慢性二尖瓣关闭不全。后内侧乳头肌的血供较前外侧少，故较易受缺血的影响。引起乳头肌受累的原因，归纳起来有下列几种：①乳头肌缺血，常见者为冠心病；②左室扩大，使乳头肌在心脏收缩时发生方位改变；③乳头肌的先天性畸形，如乳头肌过长、过短、一个乳头肌缺如等；④感染性心内膜炎时合并乳头肌脓肿，可引起急性瓣下二尖瓣关闭不全；⑤其他，如肥厚型心肌病、心内膜心肌纤维化、左房黏液瘤、外伤等。

根据乳头肌受累的程度及速度，临床上可表现为急性二尖瓣关闭不全或慢性二尖瓣关闭不全的征象。

二、病理生理

二尖瓣关闭不全时，左室排血可经两个孔道，即二尖瓣孔和主动脉瓣孔，因此排血阻力降低。在主动脉瓣打开之前，几乎半量的左室血液先期反流左房。反流量的多少，决定于二尖瓣孔的大小和左室—左房压力阶差。而二尖瓣孔的大小和左室—左房压力阶差又是可变的。左室收缩压或者左室－左房压力阶差决定于周围血管阻力；正常二尖瓣环有一定弹性，其横截面可由多种因素调节，如前负荷、后负荷、心肌收缩力。当前负荷和后负荷增加，心肌收缩力降低，左室腔扩大，二尖瓣环扩张，反流孔增大，反流量增加；当采用某些措施（如正性肌力药物、利尿剂、血管扩张剂）使左室腔缩小，反流孔变小，反流量减少。

（一）左室功能的变化

当急性二尖瓣关闭不全发生开始时，左室以两种方式来代偿，一是排空更完全，二是增加前负荷。此时，左室收缩末压降低，内径缩短，室壁张力明显下降，心肌纤维缩短程度和速率增加。当二尖瓣关闭不全持续而变为慢性二尖瓣关闭不全，特别是严重二尖瓣关闭不全，左室舒张末期容量增大，收缩末期容量恢复正常。根据 Laplace 定律（心肌张力与心室内压和心室半径乘积相关），由于左室舒张末期容量增大，室壁张力增加至正常水平或超过正常水平，此谓严重二尖瓣关闭不全的慢性代偿阶段。左室舒张末期容量增加，即前负荷增加，二尖瓣环扩大，二尖瓣关闭不全加重，即进入二尖瓣关闭不全引起二尖瓣关闭不全的恶性循环。在慢性二尖瓣关闭不全，左室舒张末期容量及左室质量均是增加的，左室发生典型的离心性肥厚，肥厚的程度与扩大的程度不成比例。二尖瓣关闭不全，由于左室后负荷降低，射血分数（EF）可以维持于正常水平或超过正常水平。

多数严重二尖瓣关闭不全患者，心功能代偿期可持续多年；部分患者，由于左室长期容量超负荷，最终发生心肌失代偿，收缩末期容量，前负荷后负荷均增加，而射血分数和每搏出量降低。左室功能失代偿者，神经内分泌系统激活，循环炎性因子增加，磷酸肌酸与三磷酸腺苷比例降低。

严重二尖瓣关闭不全患者，冠状动脉血流速度加快，而与主动脉瓣病变相比较，心肌氧耗量的增加并不显著，因为这类患者心肌纤维缩短程度和速度虽然增高，但这不是心肌氧耗量的主要决定因素，主要决定因素是室壁张力，心肌收缩力和心率，前者（平均左室壁张力）实际是降低的，而后两者变化不大。因此，二尖瓣关闭不全的患者很少出现心绞痛。

反映心肌收缩力强弱的各种射血指标（如射血分数，左室短轴缩短率）是与后负荷大小成反比的，二尖瓣关闭不全早期，上述射血指标增高。许多患者最终之所以有症状，是因为二尖瓣反流量大，左室压和肺静脉压增高，而各种射血指标却无变化，甚至增高。也有部分患者，症状严重，提示左室收缩功能严重减低，各种射血指标降至低于正常水平或正常低水平。即使二尖瓣关闭不全合并明显左室衰竭，左室射血分数及短轴缩短率仅有轻、中度降低。因此，当射血分数为正常低水平时，即提示左室收缩功能受损。当射血分数中度减低（0.40~0.50），则提示左室收缩功能严重受损，而且在二尖瓣矫治术后常难以逆转；当射血分数低于0.35，提示左室收缩功能极度受损，二尖瓣矫治术的风险很大，术后疗效不佳。

（二）左房顺应性的变化

左房顺应性是严重二尖瓣关闭不全患者血流动力学和临床表现的主要决定因素。依据左房顺应性的差别，可将二尖瓣关闭分为三个亚组：

1. 左房顺应性正常或降低组　该组左房扩大不明显，左房平均压显著增高，肺淤血症状突出。见于急性二尖瓣关闭不全，如腱索断裂、乳突肌头部梗死、二尖瓣叶穿孔（外伤或感染性心内膜炎）。数周、数月后左房壁逐渐增厚，收缩力增强，排空更充分，左房顺应性低于正常；急性二尖瓣关闭不全发生后6~12个月，肺静脉壁增厚，肺动脉壁也增厚，肺动脉血管阻力增加，肺动脉压力增高。

2. 左房顺应性显著增高组　该组左房明显扩大，左房平均压正常或略高于正常。见于严重慢性二尖瓣关闭不全。这类患者，肺血管阻力和肺动脉压力正常或稍高于正常，常有心房颤动和心排血量减低的表现。

3. 左房顺应性中度增高组　该组介于第一组和第二组之间，临床上最常见。见于严重二尖瓣关闭不全，左房可有不同程度扩大，左房平均压升高，肺静脉压力、肺血管阻力和肺动脉压力可能升高，心房颤动迟早也会发生。

三、临床表现

（一）症状

慢性二尖瓣关闭不全患者临床症状的轻重，取决于二尖瓣反流的严重程度、二尖瓣关闭不全进展的速度、左房和肺静脉压高低、肺动脉压力水平以及是否合并有其他瓣膜损害和冠状动脉疾病等。

慢性二尖瓣关闭不全的患者在出现左室衰竭以前，临床上常无症状。部分慢性二尖瓣关闭不全合并肺静脉高压或心房颤动患者可于左室衰竭发生前出现症状。从罹患风湿热至出现二尖瓣关闭不全的症状，一般常超过 20 年。二尖瓣关闭不全的无症状期比二尖瓣狭窄长，急性肺水肿亦比二尖瓣狭窄少见，可能与左房压较少突然升高有关，咯血和栓塞的机会远比二尖瓣狭窄少，而由于心排血量减少所致的疲倦、乏力则表现较突出。

轻度二尖瓣关闭不全的患者，可能终身无症状，多数患者仅有轻度不适感。但如有慢性风湿活动、感染性心内膜炎或腱索断裂，则可使二尖瓣关闭不全进行性加重，由低心排血量或肺充血引起之症状亦会逐渐明显，有时甚至发展为不可逆的左心衰竭。二尖瓣关闭不全的患者出现心房颤动时，虽会影响病程的进展，但不如二尖瓣狭窄时明显，可能因为二尖瓣关闭不全患者出现快速房颤时，不至于使左房压明显升高之故。

严重二尖瓣关闭不全的患者，由于心排血量很低，因此患者有极度疲乏力、无力的感觉，活动耐力也大受限制，一旦左心衰竭，肺静脉压力升高，患者即可出现劳力性呼吸困难，亦可有夜间阵发性呼吸困难，进而可出现右心衰竭的征象，表现为肝脏淤血肿大、踝部水肿，甚至出现胸、腹水；合并冠状动脉疾病患者，可出现心绞痛的临床症状。

（二）体征

心界向左下扩大，心尖区出现有力的、局限性的收缩期搏动，亦表示左室肥厚、扩张。二尖瓣瓣叶病变所致二尖瓣关闭不全，第一心音常减低。由于左室排空时间缩短，主动脉瓣关闭提前，常可出现第二心音宽分裂。合并肺动脉高压时，肺动脉瓣关闭音增强。在左室快速充盈期，流经二尖瓣口血流量增大、增速，常可在心尖部闻及左室源性第三心音，有时伴有短促的舒张期隆隆性杂音。

二尖瓣关闭不全最重要的体征是心尖区收缩期杂音。多数患者，杂音在 S_1 后立即发生，持续于整个收缩期，超过甚至掩盖主动脉关闭音，该杂音响度稳定，呈吹风性，调较高，可向左腋下和左肩下放射，若为后外侧瓣病变，杂音还可向胸骨和主动脉瓣区放射，后者特别多见于二尖瓣后叶脱垂时。二尖瓣关闭不全杂音，不随左室每搏输出量大小变化而变化，其强弱也与二尖瓣关闭不全的严重程度无关。某些患者，因左室扩大、急性心肌梗死、人工瓣瓣周漏、严重肺气肿、肥胖、胸廓畸形，虽有严重二尖瓣关闭不全，杂音很难听到，甚至完全听不到，此谓安静型二尖瓣关闭不全（silent mitral regurgitation）。

风湿性二尖瓣病，可表现为单纯二尖瓣狭窄、二尖瓣关闭不全，但更多表现为二尖瓣狭窄合并二尖瓣关闭不全。在二尖瓣狭窄合并二尖瓣关闭不全的患者，如果听诊发现心尖部 S_1 减低，又可闻及第三心音，说明以关闭不全为主；若发现心尖部 S_1 亢进，有明显开瓣音，收缩期杂音柔和而又短促，提示以狭窄为主。

（三）辅助检查

1. X 线检查　轻度二尖瓣关闭不全，X 线检查无明显异常发现，较严重者可有左房增大及左室增大。严重二尖瓣关闭不全者，可呈巨大左房，有时可使食管向右、向后移位，并组成右心缘的一部分。若有心力衰竭或肺动脉高压症存在，则出现右室增大。透视下可见二尖瓣钙化，有时可见左房收缩期搏动。有肺静脉高压时，可见 Kerley B 线。急性严重二尖瓣关闭不全常有肺水肿的征象，而左房、左室扩大不显著。左室造影对二尖瓣关闭不全的诊断，很有帮助，且能提示反流量的大小。

2. 心电图检查　轻度二尖瓣关闭不全者，心电图正常；较重者，主要示左室肥大和劳损，当出现肺动脉高压后，可有左、右室肥大或右房肥大的表现。病程短者，多呈窦性心律，约1/3的慢性二尖瓣关闭不全者示心房颤动。窦性心律者，标准导联中P波可增宽并出现切迹，V_1导联ptf负值增大，提示左房增大。

3. 超声心动图检查　对重症二尖瓣关闭不全的诊断准确率很高，轻症者因反流量小，心脏形态改变不显著，故较难肯定。超声诊断的主要依据如下：

（1）M型图可示左房左室增大及容量负荷过重的现象，有时可见瓣膜钙化。右室及肺动脉干亦可能扩大或增宽。

（2）切面超声心动图上可见瓣叶增厚、反射增强，瓣口在收缩期关闭对合不佳。

（3）Doppler检查时，在左房内可见收缩期血液返回所引起湍流。

（4）左心声学造影时，可见造影剂在收缩期由左室返回左房。

（5）腱索断裂时，二尖瓣可呈连枷样改变，在左室长轴切面观可见瓣叶在收缩期呈鹅颈样钩向左房，舒张期呈挥鞭样漂向左室（二尖瓣脱垂的改变详见后）。

运动超声心动图可协助判断二尖瓣关闭不全的严重程度，了解运动期间血流动力学的异常改变，尤其对那些轻度二尖瓣关闭不全但有症状患者以及病情稳定而无症状的二尖瓣关闭不全患者，运动超声心动图可客观地评价其心功能状态。

4. 放射性核素检查　超声心动图是诊断二尖瓣关闭不全最常用的影像学方法，但在下述情况下可进一步考虑门控血池核素造影或一期心血管造影：超声检查结果不甚满意；临床与超声诊断有出入；有必要更准确测定左室射血分数。此外，通过该法还可测量左室功能和反流分数；也可用于定期随访患者，若在随访期，静息射血分数进行性下降达正常值下限，或左室舒张末期以及（或）收缩末期容量进行增加，提示患者应考虑手术治疗。

四、自然病程

二尖瓣关闭不全的自然病史，取决于基本病因、反流程度及心肌功能状态。轻度二尖瓣关闭不全，可多年无症状，其中仅少数患者因感染性心内膜炎或腱索断裂而使病情加重。一般慢性风湿性二尖瓣关闭不全在诊断后的5年存活率为80%，10年存活率为60%，但如已出现明显症状（心功能已达Ⅲ～Ⅳ级），则5年和10年存活率均明显降低，分别为40%和15%。瓣膜脱垂综合征的病程大多为良性，寿命与正常人相近，但约有15%可进展为严重的二尖瓣关闭不全，若并发感染性心内膜炎或腱索断裂，则预后与急性二尖瓣关闭不全相同。

五、治疗

慢性瓣膜病由于相当时期内可无症状，因此，在诊断确立后仅需定期随访，内科治疗的重点是预防风湿热和感染性心内膜炎的发生及适当地限制体力活动。血管扩张剂特别是减轻后负荷的血管扩张剂，通过降低射血阻抗可减少反流量和增加心排出量，对急性二尖瓣关闭不全可产生有益的血流动力学效应，对于慢性二尖瓣关闭不全是否如此，目前尚无定论。洋地黄类药物对负荷过重的左室具正性肌力作用，故控制本病的心力衰竭症状较二尖瓣狭窄者更适宜，对伴有心房颤动者更有效。

六、急性二尖瓣关闭不全

有关急性二尖瓣关闭不全的病因详见表 6-1。其中，最重要的是自发性腱索断裂，感染性心内膜炎致瓣膜毁损和腱索断裂，缺血性乳头肌功能不全或断裂，人工瓣功能不全。急性二尖瓣关闭不全也可发生在慢性二尖瓣关闭不全的病程中，使病情突然加重。

急性二尖瓣关闭不全多发生于左房大小正常，房壁顺应性正常或降低的患者，当二尖瓣反流突然发生，左房压、肺静脉压迅速升高，可引起急性肺水肿，甚至引起肺动脉压升高，右心衰竭。而左室前向搏出量显著减少，收缩末期容量稍降低，但舒张末容量增加，压力升高。

（一）临床表现

1. 症状　突然发作呼吸困难，不能平卧。频频咳嗽，咳大量粉红色泡沫痰，伴极度乏力。

2. 体征　端坐位，精神紧张，全身大汗，皮肤青紫。听诊肺部满布哮鸣音或哮鸣音与湿性啰音混杂。重症者，可有血压下降，甚至发生心源性休克。心尖搏动位置大多正常。听诊心脏可发现心跳快速；第二心音宽分裂，左室源性第三心音或第四心音；肺动脉瓣关闭音增强；心尖区可闻及收缩早期递减型杂音，呈吹风性，调低而柔和，传导方向视受累瓣膜不同而不同。

（二）辅助检查

1. X 线检查　左房、左室不大，但有明显肺淤血或肺水肿。若发生于慢性二尖瓣关闭不全的基础上，则可见左房、左室扩大。

2. 心电图　一般为窦性心动过速，无左房、左室扩大表现。

3. 超声检查　左房、左室稍大；收缩期，二尖瓣闭合不全；有时可发现二尖瓣在整个心动周期内呈连枷样运动；Doppler 超声检查可发现严重二尖瓣反流。

（三）治疗

吸氧，镇静，静脉给予呋塞米。内科治疗最重要的是使用血管扩张剂，特别是静脉滴注硝普钠。该药可以扩张动脉系统，降低周围血管阻力，从而减轻二尖瓣反流；同时可扩张静脉系统，减少回心血量，缓解肺淤血。临床实践证明，硝普钠可以减轻症状，稳定病情，为下步手术治疗创造条件。急性二尖瓣关闭不全伴血压下降时，可同时使用正性肌力药，如多巴酚丁胺等；如有条件，应尽早应用主动脉内球囊反搏。

（李玉敏）

第三节　二尖瓣脱垂综合征

一、概述

1961 年，Reid 提出收缩中期喀喇音（click）和收缩晚期杂音均起源于心脏瓣膜。1963 年，Barlow 将收缩中期喀喇音、收缩晚期杂音、心电图 T 波改变和心室造影显示二尖瓣脱垂归纳为独特的综合征。以后人们称之为 Barlow 综合征，即本文所称的二尖瓣脱垂综合征（mitral valve prolapse syndrome）。二尖瓣脱垂综合征，又名听诊—心电图综合征，收缩中期喀喇音—收缩晚期杂音综合征，气球样二尖瓣综合征等。

目前认为，二尖瓣脱垂综合征是多种病因所造成的，在左室收缩时二尖瓣叶部分或全部突向左房，并同时伴有相应临床表现的一组综合征。

二瓣脱垂是一种最常见的瓣膜疾病。其患病率，根据受检人群及诊断标准的不同而异，文献报告的患病率为 0.4% ~ 17% 。

2002 年发表的 Framingham 心脏研究，采用新的超声诊断标准（下面将讨论）对人群进行检查，二尖瓣脱垂综合征患病率为 2.4% ，女性患病率为男性两倍。

虽然大多数原发性二尖瓣脱垂综合征是散发的，但有少数研究显示其家族性聚集倾向。有一报道在 17 例肯定受累的先证者家庭中，近 50% 的第一代亲族呈现二尖瓣脱垂的超声心动图特征。本病还曾在几对孪生儿中发现。Framingham 首次检出 100 例二尖瓣脱垂病例中，30% 的人至少有 1 名亲戚也有二尖瓣脱垂。从现有资料看，大多数为垂直遗传，在二代或多代中有听诊异常，提示为常染色体显性遗传。

二、病因

二尖瓣脱垂综合征的病因至今尚未完全澄清。有人曾试图从病因角度将该病分为原发性二尖瓣脱垂和继发性二尖瓣脱垂（表 6-2）。

表 6-2　二尖瓣脱垂综合征病因分类

原发性	家族性
	非家族性
继发性	Marfan 综合征
	风湿性心内膜炎
	冠心病
	扩张型心肌病
	特发性肥厚性主动脉瓣下狭窄
	心肌炎
	外伤
	甲状腺功能亢进
	左房黏液瘤
	结节性动脉周围炎
	系统性红斑狼疮
	肌营养不良
	骨发生不全
	Ehlers – Danlos 综合征
	假性弹性纤维黄色瘤先天性心脏病（第 2 孔型房间隔缺损、室间隔缺损、动脉导管未闭、爱伯斯坦畸形、矫正型大血管转位）
	运动员心脏
	Turner 综合征
	Noonan 综合征
	先天性 QT 间期延长综合征

从二尖瓣脱垂综合征猝死者和瓣膜置换术者的病理检查发现，这类患者均有不同程度的瓣膜和腱索的黏液瘤样变性。由于原发性二尖瓣脱垂患者死亡数少，换瓣者也不多，因此目前尚难确定是否大多数或所有原发性二尖瓣脱垂者均有瓣膜和腱索的黏液瘤样变性。

前已述及，部分患者有家族性发病倾向，常合并有骨骼异常和某些类型的先天性心脏病，因此应怀疑本综合征与胚胎期发育障碍有关。胚胎学研究业已证明，二尖瓣、三尖瓣、腱索、瓣环、房间隔、胸椎、肋骨和胸骨的发育均在胚胎的 35～42 天进行。因此这些成分的两种或两种以上异常并存就不足为怪了。

二尖瓣脱垂常与某些遗传性结缔组织疾病并存。其中知道最多的是 Marfan 综合征和 Ehlers - Danlos 综合征。在一组研究中，35 例 Marfan 综合征患者，91% 有二尖瓣脱垂；另一组 13 例典型 Marfan 综合征患者，超声证实 4 例有二尖瓣脱垂，尸检和组织学发现所有病例二尖瓣均有酸性黏多糖沉积所致的黏液瘤样改变。在Ⅳ型 Ehlers - Danlos 综合征一个家系 10 例患者中，经切面超声心动图证实 8 例有二尖瓣脱垂。Ⅲ型胶原异常是Ⅳ型 Ehlers - Danlos 综合征的基本生化缺陷。最近有人报告，19 例瓣膜替换术时切除的黏液样变性的二尖瓣，多种胶原含量增加，特别是Ⅲ型胶原。故在原发性二尖瓣脱垂与遗传性胶原合成障碍疾病所致的二尖瓣脱垂之间，瓣叶的超微结构基础是不同的。Marfan 综合征，Ehlers - Danlos 综合征等结缔组织疾病，由于二尖瓣、瓣环、腱索组织脆弱，容易引起二尖瓣脱垂。

心室与瓣叶大小之间正常的平衡关系失调可引起解剖学卜的二尖瓣脱垂，这时，二尖瓣叶或腱索可无任何病理改变。左室明显缩小或几何形状发生显著改变时，二尖瓣叶于收缩期不能保持正常的位置和形状，从而形成某种程度的脱垂，如特发性梗阻性肥厚型心肌病、继发孔房间隔缺损、直背综合征、漏斗胸等。风湿性心肌炎、病毒性心肌炎、扩张型心肌病、冠心病，由于左室整体或节段性运动异常，也可引起二尖瓣脱垂。预激综合征患者，由于左室激动顺序异常，也可引起二尖瓣脱垂。

Tomaru 曾对 42 例脱垂瓣叶的切除标本作了病理分析，发现脱垂瓣叶有慢性炎症者 22 例。病变主要表现为瓣叶结构有明显破坏，有弥漫性小血管增生和瘢痕形成，因而瓣叶的海绵组织层变窄甚至消失。有作者据此称之为炎症后瓣叶脱垂。说明二尖瓣脱垂不仅可由黏液样变引起，也可由炎症后病变所致。

三、病理解剖

正常二尖瓣主要包括三层：第一，心房面层，含弹力纤维结缔组织；第二，中层，又称海绵组织层，含疏松的、黏液样的结缔组织；第三，心室面层，又称纤维质层，含浓密的胶原纤维。腱索也是由浓密的胶原纤维所构成，插入纤维质层。

原发性二尖瓣脱垂的基本病理改变是，海绵组织层组织含量增加（瓣叶肥大），侵入纤维质层，使之断裂；在纤维质层和腱索的连续部位胶原分解或发育不全，腱索分支点减少、附着点增加，排列杂乱无章，中央索呈退行性变，黏液样变性，腱索延长，位于腱索间的瓣膜节段脆弱、伸长，心室收缩时在压力的作用下异常的向左房鼓出，但二尖瓣关闭尚属正常。瓣膜病理改变不是均一的，后瓣受累最重；瓣环发生黏液样变，周径扩大。

由于瓣叶、腱索和左室内壁之间频繁接触摩擦，相应部位纤维增厚，即出现继发性摩擦病灶（friction lesion）。

在瓣叶，继发性摩擦病灶位于瓣叶间的接触处，局部纤维组织特别是胶原纤维沉积，细嫩的透明的瓣叶变为粗糙的不透明的瓣叶，形态也发生改变。尽管如此，前后叶交界处绝无粘连，这是区别于风湿性二尖瓣病的特征之一。

摩擦病灶也可出现于左室心内膜面与腱索接触处。其开始病变为在与有关腱索相对应的心室内膜出现线状纤维增厚，后者可以扩展并汇合。病程后期，有关腱索也被融合于左室内壁的纤维组织中。这样一来，腱索可以缩短。若左室内膜有广泛的纤维化，纤维化组织也可出现少有的钙化现象。

四、病理生理

二尖瓣脱垂是一种慢性进行性病理过程。绝大多数无并发症的二尖瓣脱垂，其血流动力学正常。

多数报道认为二尖瓣脱垂患者心室活动呈高动力状态，射血分数增加。少数研究者发现，这类患者左室有节段性收缩异常。偶有报道指出，左室后基底段和膈段强烈收缩，前壁向内凹陷，后者似乎与二尖瓣脱垂相应腱索张力增高有关。

二尖瓣环呈中度或显著扩大，其周径可较正常大 2/3 以上。瓣环扩大本身就可影响瓣叶的正常关闭。

曾有少数报道，可同时伴有三尖瓣脱垂及右室收缩功能异常。

五、临床表现

（一）症状

大多数二尖瓣脱垂患者无症状，只是在健康检查通过听诊或心电图有 T 波改变而被发现，实践证明，仅有收缩中期喀喇音而不伴收缩晚期杂音者多无明显症状。

常见症状有胸痛、心悸、呼吸困难、疲乏无力，头昏或晕厥，少数患者主诉焦虑和恐惧感。还有个别患者有神经精神症状。

胸痛发生率40%～80%，多与劳力无关，部位局限而不向他处放射，性质如刀割样或撕裂样，可持续半小时、数天，硝酸甘油疗效差，个别患者，胸痛呈典型心绞痛样。胸痛机制不明。

心悸，见于半数以上病例。心悸的发生，可能与心律失常有关，但动态心电图检查发现，主观感觉心悸与记录到的心律失常之间相关性不高。

约40%患者主诉呼吸困难。不论活动时还是静息状态下均如此。经仔细询问有这种主诉者，多诉说"气不够用"，"长吸一口气好些"，并非真正的呼吸困难。这样异常感觉可能与换气过度有关。

少数患者有黑矇和晕厥。Wigle 等报告 7 例晕厥者均为短阵心室颤动引起。但晕厥也可在无心律失常时出现，其中部分患者可能为脑栓塞引起的一过性脑缺血发作，栓子来自于心房壁或二尖瓣叶。

（二）体征

在体征方面，二尖瓣脱垂患者最重要的表现为体型、胸廓和脊柱以及心脏听诊的异常发现。

这类患者，多为无力体型。胸廓和脊柱常有异常，如正常脊柱胸段后曲消失（直背综合征），脊柱侧弯以及漏斗胸等。

听诊心脏时可能发现包括收缩中期或晚期喀喇音、收缩期杂音和第一心音改变。其中，以喀喇音和杂音尤为重要，是二尖瓣脱垂综合征特征性标志。这类患者听诊发现变化甚大，时有时无，时强时弱。有的患者既有收缩中期喀喇音又有收缩晚期杂音，另一些患者可能只有收缩中期喀喇音或只有收缩晚期杂音。因此应多次听诊、多体位听诊。Fontana 等强调至少需要在四个体位进行听诊，如仰卧位、左侧卧位、坐位和立位。

收缩中晚期喀喇音，为收缩期的高调的额外音，持续时间短暂，在心尖部和胸骨左缘近二尖瓣处最易闻及。喀喇音可以缺如，可呈单个或多个，多发生于收缩中期和晚期，偶尔发生于收缩早期。多个喀喇音可酷似心包摩擦音，这可解释何以过去易将二尖瓣脱垂综合征误诊为心包炎。经选择性左室造影和心脏超声检查证明，喀喇音出现的时间正好与脱垂二尖瓣叶活动达最高峰的时间相一致，此时瓣叶腱索结构突然被拉紧而产生振动，所以，曾被称之为"腱索拍击音"或瓣叶"帆样拍击"现象。由于收缩期喀喇音与喷血无关，因此又称为非喷射性喀喇音。喀喇音出现时间可随左室舒张末期容量及几何形态改变而改变，可提前也可错后。

收缩期杂音为一种高调、柔和的吹风性杂音，常紧跟喀喇音之后，也可在喀喇音稍前出现，因此，位于收缩中晚期，也可呈全收缩期。杂音为递增型，也可为递增—递减型，常超越第二心音的主动脉瓣成分。收缩期杂音是由二尖瓣脱垂、瓣口不能紧密闭合而使血液反流所致。杂音的最佳听诊部位在心尖区。和喀喇音一样，其发生时间也随左室舒张末期容量变化而变化，既可提前也可错后，可增强也可减弱。少数患者，可间歇闻及收缩期"喘息"（systolic whoop）音或"吼鸣"（honk）音。心尖部喘息音或吼鸣音是一种高频乐音，传导广泛并常伴震颤。其产生的可能机制是，由于脱垂瓣叶震荡，或从一侧脱垂瓣叶边缘漏出的非对称性血流冲击另一侧瓣叶所致。

心尖部第一心音的强度可有不同变化，这与二尖瓣脱垂发生的时间及特点有关。第一心音增强，提示二尖瓣呈早期脱垂或全收缩期脱垂。第一心音正常，提示二尖瓣中晚期脱垂。第一心音减弱，提示腱索断裂，二尖瓣呈连枷样脱垂。第一心音之所以增强，是由于喀喇音和第一心音几乎同时发生；第一心音之所以减弱，是由于二尖瓣关闭时，瓣叶不能很好弥合。

二尖瓣脱垂综合征的动态听诊（dynamic auscultation）详见表6-3。

表6-3 二尖瓣脱垂综合征的动态听诊

方法	喀喇音出现时间	收缩期杂音		
		出现时间	持续时间	响度
运动	↑	↑	↑	↑
站立	↑	↑	↑	↑
蹲踞	↓	↓	↓	↓
等长握拳	↓	↓	↓	↓
Valsalva 动作（屏气）	↑	↑	↑	↑
Valsalva 动作（呼气）	↓	↓	↓	↓
亚硝酸异戊酯吸入	↑	↑	↑	↑
去氧肾上腺素滴入	↓	↓	↓	↑
异丙肾上腺素滴入	↑	↑	↑	↑
普萘洛尔	↓	↓	↓	↓

注：↑：提前，延长，增强；↓：后移，缩短，减弱。

二尖瓣脱垂综合征的听诊表现可因为某些生理性措施和药物的影响使其发生时间、持续时间、响度明显改变，这一特点对于该综合征的诊断价值很大。其发生基础是左室舒张末期容量的改变，凡能降低左室射血阻力、减少静脉回流、加快心率、增加心肌收缩力的药物或生理性措施，均可使左室舒张末期容量减少，腱索与左室长轴相比相对过长，瓣叶较接近于脱垂位置，左室收缩一开始，二尖瓣瓣叶即迅速达到最大脱垂，因此喀喇音和杂音提前发生，并靠近第一心音。相反，凡能增加左室舒张末期容量的药物和生理性措施，均能使二尖瓣叶脱垂延迟发生，喀喇音和杂音则错后出现，并靠近第二心音。

一般来说，如果杂音出现时间后移，说明二尖瓣反流程度减轻，那么，杂音响度减轻，持续时间缩短。但是，某些措施却可引发矛盾性表现，如吸入亚硝酸异戊酯时，左室舒张末期容量减少，杂音提前发生，持续时间延长，但由于左室压力下降，反流减少，杂音减轻。相反，静脉滴入去氧肾上腺素时，杂音发生延迟、持续时间缩短、杂音却增强。对二尖瓣脱垂综合征的诊断来说，了解各种生理性措施和药物对杂音发生时间的影响比对杂音响度的影响更为重要。

值得注意的是，不少经选择性左室造影或超声检查证实有二尖瓣脱垂的患者，听诊时甚至动态听诊时完全无异常，此即所谓"隐匿性二尖瓣脱垂"。这类患者发生率究竟多高，尚未确定。据 Framingham 对 2931 例人调查，经 M 型超声心动图证实有二尖瓣脱垂者中，不到 15% 的可听到喀喇音和（或）杂音。这个报告是否可靠，不少人提出质疑。因为 M 型超声心动图本身对二尖瓣脱垂的诊断标准须进一步审订。

最后，需要提及的是，除二尖瓣脱垂能产生收缩中期喀喇音外，还有三尖瓣脱垂、心房间隔瘤、心腔内肿瘤、肥厚型心肌病以及胸膜—心包疾病，应该注意鉴别。

六、辅助检查

（一）心电图

大多数经心脏听诊和心脏超声检查证实有二尖瓣脱垂而无症状的患者，心电图检查都为正常；少数无症状患者及许多有症状患者，心电图检查时有异常发现，尤其是吸入亚硝酸异戊酯及运动期间更为明显。这些心电图异常，多属非特异性的。

最常见的心电图异常是 ST – T 改变，表现 Ⅱ、Ⅲ、aVF、$V_{4~6}$ 导联 T 波低平或倒置，可伴有 ST 段抬高或压低。这些表现可随体位变化而变化，还随时间推移而变化。ST – T 改变的发生率随各组选择病例的不同而不同，约占 30% ~ 50%。心电图改变的机制可能是：二尖瓣叶和（或）腱索张力增高，乳头肌和心内膜应激，发生相对性缺血。

二尖瓣脱垂综合征的患者，可发生多种心律失常，其中以室性期前收缩最常见。这里，特别应指出的是，二尖瓣脱垂综合征患者，常有阵发性室上性心动过速。Kligfield 认为这与这类患者预激综合征发生率高有关。在一般人群，有室上性心动过速发作史者仅 20% 有旁道存在；但在二尖瓣脱垂又有室上性心动过速发作史的患者中，60% 有旁道存在。而且旁道总在左侧。上述事实说明，二尖瓣脱垂合并阵发性室上性心动过速的患者，必须进一步做心脏电生理检查。

Bekheit 等通过研究发现，二尖瓣脱垂患者心电图上常有 QT 间期延长，这可能是室性心律失常的发生机制之一。

（二）动态心电图

二尖瓣脱垂综合征患者进行动态心电图监测时，85%患者可检出频发性室性期前收缩，50%可检出短暂性室性心动过速，30%可检出室上性心律失常。心律失常的出现与性别、年龄、瓣膜脱垂程度、喀喇音有无、ST－T改变、QT间期延长与否等因素无明显相关性。

动态心电图监测时，偶可检出窦性心动过缓、窦性停搏、窦房阻滞及不同程度的房室传导阻滞。

（三）运动心电图

二尖瓣脱垂综合征患者运动心电图常呈异常，但冠脉造影正常。运动对心电图的影响报道不一。例如，在一组有心绞痛史的二尖瓣脱垂患者，50%于亚极量或极量运动试验时，出现缺血性ST段压低，这种ST段压低与心律失常的检出无关；另组病情相似，但静息心电图有ST－T改变和严重心律失常，运动心电图却无ST段压低。原有静息心电图ST－T波改变人中，部分于运动时可转为正常，另一部分却在运动时变得更为明显，更为广泛；原无ST－T改变的患者，运动时可发生ST－T改变。

运动试验时，75%以上二尖瓣脱垂综合征患者可检出心律失常，特别是室性心律失常。一般来说，心律失常出现于运动终末，心率减慢时。

（四）X线表现

胸部骨骼异常为二尖瓣脱垂综合征患者最常伴随的X线征象（60%～70%），大多数为直背、漏斗胸或胸椎侧突。

无并发症的二尖瓣脱垂患者，心影多为正常。合并二尖瓣关闭不全者，可有左房和左室扩大。

（五）负荷闪烁显像（stress scintigraphy）

对于某些既有胸痛又有心电图异常的二尖瓣脱垂患者，为除外冠心病合并二尖瓣脱垂，心电图运动试验固然有些帮助，但采用负荷闪烁显像检查更有价值。若检查结果阴性，即无运动诱发的局限性心肌缺血，则可排除冠心病；但阳性结果，则无鉴别诊断价值。

七、并发症

绝大多数二尖瓣脱垂综合征患者不会发生严重并发症。只有少数患者可发生进行性二尖瓣关闭不全、心律失常、心脏性猝死、体循环栓塞、感染性心内膜炎等严重并发症。

（一）进行性二尖瓣关闭不全

进行性二尖瓣关闭不全在二尖瓣脱垂综合征的患者中确切发生率尚不明确。Pocock组患者随访时间10～15年，进行性二尖瓣脱垂发生率为15%，既有喀喇音又有收缩期杂音的患者较仅有喀喇音的患者进行性二尖瓣关闭不全的发生率高。严重二尖瓣关闭不全多见于50岁以上男性二尖瓣脱垂综合征患者。

二尖瓣关闭不全呈进行性加重的机制：①二尖瓣叶退行性变和腱索延长呈进行性加重，致使二尖瓣脱垂加重；②二尖瓣环呈进行性扩大，早期阶段这种扩大属原发性（即与左室腔与左房腔大小无关的）扩大，随之而来的是继发性（即与二尖瓣关闭不全所致的左室和左房扩张相关的）扩大；③自发的或因某种应激所致腱索断裂；④感染性心内膜炎。后两者常使二尖瓣反流突然加重。

进行性二尖瓣关闭不全的结果是左房、左室扩大，左心衰竭。

（二）心律失常

早期一些报告认为二尖瓣脱垂综合征的患者中，室上性和室性心律失常的发生率较高。动态心电图记录发现，二尖瓣脱垂综合征的患者，室性期前收缩发生率为 50% ~ 80%；频发或复杂性室性期前收缩 30% ~ 50%；持续性和非持续性室性心动过速 10% ~ 25%。这类患者，室上性心律失常也相当常见；阵发性室上性心动过速发生率最高，少数患者可表现为窦房结功能不全，不同程度的房室传导阻滞以及各种束支和分支阻滞。

Framingham 地区调查时，采用 M 型超声心动图和动态心电图对 179 名无二尖瓣脱垂者和 61 例有二尖瓣脱垂者进行对比研究，发现二尖瓣脱垂患者复杂或频发室性期前收缩发生率较高，但与无二尖瓣脱垂者比较，统计学上无显著差异。

二尖瓣脱垂综合征患者室性心律失常发生率，运动时增高，休息时降低；Boudoulas 发现，室性心律失常发生率与尿中儿茶酚胺浓度明显相关；情绪不良时，室性心律失常频繁发生。这些事实均证明，室性心律失常与神经体液因素有着密切联系。另外，也有人认为脱垂瓣膜过度牵拉腱索，激惹心肌，也是室性心律失常发生的机制之一。

室上性心动过速的基础是存在房室结双通道或房室旁道。近年来，有关二尖瓣脱垂综合征与预激综合征并存的报告颇多（7% ~ 68%），但它的发生机制不同于过去概念，认为并非由于二尖瓣黏液样变性破坏引起，而是由于旁道的存在改变了心室肌的电—机械活动顺序，导致二尖瓣脱垂。二尖瓣脱垂后期患者，可出现心房颤动，这多由于进行性二尖瓣关闭不全，血流动力学改变，左房扩大所致。

（三）心脏性猝死

心脏性猝死与二尖瓣脱垂之间的关系尚未完全弄清。二尖瓣脱垂综合征的患者，可发生心脏性猝死。猝死可发生于运动中，也可发生于睡眠时，可有先兆症状，也可无先兆症状。有明确家族史者、严重二尖瓣关闭不全者、有复杂室性心律失常者及有 QT 间期延长者，猝死的危险较大。

猝死的直接原因多为心室颤动，Boudoulas 报告 9 例二尖瓣脱垂合并猝死者，8 例记录到心室颤动。也有个别报告猝死是由病态窦房结综合征或完全性房室传导阻滞引起。

尽管这类患者可以发生心脏性猝死，但发生率相当低。Devereux 组 387 例二尖瓣脱垂者中，4 例发生猝死。

（四）感染性心内膜炎

Corrigall 等经对照研究证实，二尖瓣脱垂综合征患者易于发生感染性心内膜炎，其发生率为对照组的 5 ~ 8 倍。临床报告说明，不论有无收缩期杂音都可能发生感染性心内膜炎，有收缩期杂音者、瓣叶增厚者、脱垂严重者更易于发生。

有学者报告 25 例二尖瓣脱垂合并感染性心内膜炎患者，除 1 例的诊断仅根据患者具有一清楚的喀喇音和收缩期杂音外，所有患者都是以超声心动图、心血管造影或病理检查确诊的。17 例于感染性心内膜炎发生前 2 ~ 49 年就有心脏杂音史。血培养结果以甲型链球菌最多，其次是 D 组链球菌、金黄色葡萄球菌等。

二尖瓣脱垂综合征之所以易于发生感染性心内膜炎与脱垂加于二尖瓣的应力，以及二尖瓣关闭不全时，血液由左室高速射向左房有关。

（五）体循环栓塞

Barnett 等收集众多文献说明，二尖瓣脱垂综合征是一过性脑缺血或脑卒中病因之一。许多神经科文献也证明了这一点。45 岁以上脑卒中患者中，50%～7% 有二尖瓣脱垂；45 岁以下的患者，二尖瓣脱垂发现率为 40%。

栓塞除发生于脑动脉外，还可发生视网膜动脉、冠状动脉及其他体动脉。

二尖瓣脱垂综合征患者之所以易发生体循环栓塞，原因尚未澄清。可能由于瓣膜肥大、增厚、表层出现裂隙，有利于血小板聚集。Steele 研究证明，二尖瓣脱垂综合征患者的血小板活性是增强的。

八、病程经过

有关二尖瓣脱垂综合征自然病史报告不多，Zuppiroli 曾对经超声心动图检查证实的 316 例患者进行前瞻性研究，随访时间（102±32）个月。随访期间 29 例发生 33 种严重或致死性并发症，每年总发生率为 1.2%；心脏性死亡 6 例（0.2%）；体循环栓塞 7 例（0.3%）；行二尖瓣置换者 11 例（0.4%）。Avierinos 等报告（2002）一组 833 例二尖瓣脱垂综合征患者，平均随访 10 年，19% 死亡，20% 发生与二尖瓣脱垂相关事件（如心力衰竭、心房颤动、脑血管事件、动脉血栓栓塞、感染性心内膜炎）。高龄、男性、存在全收缩期杂音是死亡和心血管并发症的独立预测指标。

一般认为，绝大多数二尖瓣脱垂综合征患者预后良好，可多年无症状，病情长期稳定。少数患者可发生进行性二尖瓣关闭不全，而且多见于瓣膜显著肥大，瓣叶增厚的年龄较大的男性患者。罕有发生心脏性猝死者，这类患者死前多有严重二尖瓣关闭不全或 QT 间期延长，或级别较高的室性心律失常。感染性心内膜炎发生率也相当低，而且多可采取措施加以防范。但体循环栓塞也并非少见，表现为一过性脑缺血发作、脑梗死、黑矇、视网膜动脉阻塞，瓣膜肥大而又增厚的患者易于发生，应注意预防。

九、诊断

关于二尖瓣脱垂综合征的诊断标准，尚未完全统一。这里引用 Perloff 诊断标准，以供参考。该标准分为肯定诊断标准和可疑诊断标准。

具有下述一项或多项即可确诊为二尖瓣脱垂：

（一）听诊

心尖部闻及收缩中晚期喀喇音和收缩晚期杂音或者仅在心尖部闻及吼鸣音。

（二）二维超声心动图

1. 心室收缩时，二尖瓣叶明显向心房侧移位，而且瓣叶结合点位于或高于（≥2mm）二尖瓣环平面。

2. 心室收缩时，二尖瓣叶呈轻中度向心房侧移位，同时应伴有腱索断裂或多普勒显示二尖瓣反流，或二尖瓣环扩大。

（三）心脏听诊加上超声心动图

超声检查时，心室收缩期，二尖瓣叶呈轻中度向左房侧移位，同时应伴有下述之一者。

1. 心尖部可闻及明显的收缩中晚期喀喇音。

2. 年轻人心尖部可闻及收缩晚期杂音或全收缩期杂音。

3. 收缩晚期吼鸣音。

下述各项只能作为诊断二尖瓣脱垂综合征的怀疑线索，而不能作为确诊的依据。

1. 心脏听诊　心尖部可闻及响亮第一心音以及全收缩期杂音。

2. 二维超声心动图

（1）心室收缩时，二尖瓣后叶呈轻中度向左房侧移位。

（2）心室收缩时，二尖瓣前、后叶呈中度向左房侧移位。

3. 超声心动图加上病史　心室收缩时，二尖瓣叶呈轻中度向左房侧移位，同时伴有下述条件之一者：

（1）年轻人有局灶性神经症状发作史或一过性黑矇病史。

（2）按肯定诊断标准确诊的二尖瓣脱垂综合征患者的第一代亲属。

在二尖瓣脱垂综合征的诊断方面，超声心动图占有十分重要的地位。超声检查时，应十分准确地了解瓣环与瓣叶的相对关系。许多研究表明，二尖瓣环并不是一平面结构，而是前后缘靠近左房侧，内外侧结合部靠近左室侧，构成所谓"马鞍"样形态。二维超声心动图检查时，在心尖四腔图上，瓣环连线位置较左心长轴切面瓣环连线的位置低，靠近左室，故诊断的假阳性率高。近年发展的三维超声心动图和四维超声心动图，能重建二尖瓣装置的马鞍形立体结构，直接显示瓣环和瓣叶的解剖关系，对正确诊断二尖瓣脱垂、重新评价其诊断标准可能有较大价值。

十、治疗

二尖瓣脱垂综合征的治疗包括下述四个方面：

（一）指导并安慰患者

无明显并发症的二尖瓣脱垂患者，一般预后良好，无须特别治疗，可每 2 ~ 4 年在门诊随访一次。心尖部有收缩期杂音者，每年门诊随访一次。应给患者作耐心说服教育工作，安慰患者，消除顾虑。

（二）对症治疗

因为许多症状缺乏器质性改变的基础，如心悸、胸痛、眩晕等。对此，除向患者说明病情外，可考虑使用镇静剂，也可用 β 受体阻滞剂如美托洛尔等。

（三）预防并发症

1. 感染性心内膜炎　对于确诊为二尖瓣脱垂的患者，是否一律应采取预防感染性心内膜炎的措施，一直存在着争议。因为这种患者感染性心内膜炎的发生率仅 5/10 万人口，所以预防感染性心内膜炎的措施仅适用于：①超声证实二尖瓣叶肥大而且增厚者；②心尖部有明显收缩期杂音者；③易于发生菌血症者（如有药瘾者）。

2. 心律失常和心脏性猝死　前已述及，这类患者可以发生猝死，猝死最常见的原因是心律失常。心律失常的发现常有赖于动态心电图监测。由于二尖瓣脱垂综合征患者很常见，这么多的患者均作动态心电图，显然不实际。下述患者应考虑行动态心电图监测：①常规心电图存在心律失常者；②常规心电图存在 QT 间期延长者；③常规心电图有 ST – T 改变者；

④从事特殊职业者（如飞行员、高空作业工人）。

根据动态心电图所发现的心律失常类型和恶性程度，选择药物如美托洛尔、苯妥英钠、奎尼丁及胺碘酮等。极个别患者甚至要埋植心脏转复除颤器。

3. 进行性二尖瓣关闭不全　目前尚缺乏有效的预防措施。

4. 体循环栓塞　有体循环栓塞史的患者，可用抗凝剂及血小板聚集抑制剂，防止再次发生栓塞。

（四）治疗并发症

1. 感染性心内膜炎　治疗原则同一般感染性心内膜炎。若血流动力学改变明显，或者因瓣膜上有赘生物存在而反复发生栓塞者，应考虑换瓣手术。

2. 心律失常　根据心律失常类型及复杂程度，选择适合的抗心律失常药物，如美托洛尔、苯妥英钠、胺碘酮等。

3. 体循环栓塞　可选用抗凝剂和血小板聚集抑制剂，但是近期发生的脑梗死，这类药物应用宜谨慎。

（梁　鹍）

第四节　主动脉瓣狭窄

一、病因和病理改变

主动脉狭窄（aortic stenosis）的病因主要有三种，即先天性病变，炎症性病变和退行性病变。单纯性主动脉瓣狭窄，极少数为炎症性，多为先天性或退行性，而且多见于男性。

（一）先天性主动脉瓣狭窄

先天性主动脉瓣狭窄，可来源于单叶瓣畸形，双叶瓣畸形，也可来源于三叶瓣畸形。

单叶瓣畸形，可引起严重的先天性主动脉瓣狭窄，是导致婴儿死亡的重要原因之一。

双叶瓣畸形本身不引起狭窄，但先天性瓣膜结构异常致紊流发生，损伤瓣叶，进而纤维化，钙化，瓣膜活动度逐渐减低，最后造成瓣口狭窄。这一过程常需数十年，因此此型狭窄多见于成人。部分双叶瓣畸形患者，也可表现为单纯先天性主动脉瓣关闭不全，或者既有狭窄又有关闭不全。双叶瓣畸形患者，常伴有升主动脉扩张，主动脉根部扩张也可引起主动脉瓣关闭不全。

三叶瓣畸形表现为三个半月瓣大小不等，部分瓣叶交界融合。虽然三叶瓣畸形主动脉瓣的功能可能终身保持正常，但不少患者，由于瓣叶结构异常，紊流发生，导致瓣膜纤维化，钙化，最终也可出现瓣口狭窄。

（二）炎症性主动脉瓣狭窄

引起炎症性主动脉瓣狭窄的病因主要为风湿热，其他少见病因如系统性红斑狼疮、风湿性心脏病等。主动脉瓣受风湿热侵袭后，主动脉瓣交界粘连，融合，瓣叶挛缩，变硬，瓣叶表面可有钙化沉积，主动脉瓣口逐渐缩小。风湿性主动脉瓣狭窄常同时有关闭不全，而且总是与二尖瓣病并存。

（三）退行性主动脉狭窄

与年龄相关的退行性（钙化性）主动脉瓣狭窄现已成为成年人最常见的主动脉瓣狭窄。Otto 等报告，65 岁以上的老年人中退行性钙化性主动脉瓣狭窄的发生率为 2%，主动脉瓣硬化（超声表现为主动脉瓣叶不规则增厚）但无明显狭窄的发生率为 29%。一般认为后者为一种早期病变。退行性病变过程包括有增生性炎症，脂类聚集，血管紧张素转化酶激活，巨噬细胞和 T 淋巴细胞浸润，最后骨化，该过程类似于血管钙化。瓣膜钙化呈进行性发展，起初仅发生于瓣叶与瓣环交界处，继之累及瓣膜，使之僵硬，活动度减低。

退行性钙化性主动脉瓣狭窄，常与二尖瓣环钙化并存，二者具有相同的易患因素，这些易患因素也同时是血管壁粥样硬化的易患因素，包括低密度脂蛋白胆固醇升高、糖尿病、吸烟、高血压等。回顾性研究提示，长期应用他汀类药物，可使退行性钙化主动脉瓣狭窄进展减缓。前瞻性试验研究也证实了这一结论。

二、病理生理

正常主动脉瓣口面积为 $3 \sim 4cm^2$。当瓣口面积缩小至 $1.5 \sim 2.0cm^2$ 为轻度狭窄；$1.0 \sim 1.5cm^2$ 为中度狭窄；$< 1.0cm^2$ 为重度狭窄。主动脉瓣狭窄的基本血流动力学特征是左室前向射血受阻。一般来说，只有当主动脉瓣口面积缩小至正常的 1/3 或更多时，才会对血流产生影响。随着瓣口面积缩小，狭窄程度加重，心肌细胞肥大，左室呈向心性肥厚，左室游离壁和室间隔厚度增加，舒张末期左室腔内径缩小。

由于主动脉瓣狭窄在若干年内呈进行性加重，为维持同样的心排血量，左室腔内收缩压代偿性上升，收缩期跨主动脉瓣压差增大，左室射血时间延长。

主动脉瓣重度狭窄时，反映左室收缩功能的各种指标可能保持在正常范围内，但却有明显的舒张功能异常，表现为左室壁顺应性减低，左室壁松弛速度减慢，左室舒张末期压力升高；左房增大，收缩力增加。

左室肥厚，室壁顺应性降低，舒张末期压力上升。随之而来的是左房压、肺静脉压和肺毛细血管压力升高。反映这种左室舒张功能异常的临床表现是劳力性呼吸困难。病程的早期阶段，即在左室舒张功能减低的时候，收缩功能仍保持正常。随着时间的推移，收缩功能也逐渐下降，反映收缩功能的各项指标如心排血量、射血分数、射血速率相继减低，收缩末期容积稍增加，左室腔轻度增大，左室舒张压和左房压进一步升高。

左室一旦显著肥厚，心房对心室充盈的重要性就更为突出。心房收缩，可使左室舒张末期压提高至 $20 \sim 35mmHg$，即使无左室收缩功能或舒张功能不全时也是如此。但是，左房平均压升高却不甚明显，因而不会引起肺淤血或劳力性呼吸困难。这类患者，一旦出现心房颤动，说明左室舒张压和左房压显著升高，极易发生急性肺水肿。

左室心内膜下心肌，在正常情况下就易于发生缺血、缺氧，在有显著的心室壁向心性肥厚时，情况更是如此。之所以如此，原因有多种：①左室肥厚，氧耗增加；②血管增长，尤其是毛细血管的增长不能与心肌肥厚同步进行；③从心肌毛细血管到肥大心肌细胞之间的弥散距离增大；④收缩时间延长，一方面使收缩期张力—时间曲线乘积增大，氧耗增加；另一方面使舒张期缩短，冠状动脉灌注减少，供氧减少；⑤左室舒张末期压力升高妨碍心内膜下心肌灌注；⑥心肌内压力升高，也限制了收缩期及舒张期的冠状动脉血流；⑦主动脉腔内压力减低，冠状动脉灌注压下降。因此，某些严重的主动脉瓣狭窄的患者，虽无冠状动脉疾病，也可发生心绞痛或心肌梗死。

还有一种较少见的情况是，主动脉瓣狭窄的患者，由于肥厚的室间隔妨碍了右室向肺动脉射血，肺动脉—右室收缩压差增大，此即所谓 Bernheim 现象。

三、临床表现

生后即发现主动脉瓣区收缩期杂音，以后又持续存在，提示为先天性主动脉瓣狭窄。

生命后期出现杂音，提示获得性主动脉瓣狭窄。晚发心脏杂音患者，又有风湿热病史，提示风湿性主动脉瓣狭窄；单纯主动脉瓣狭窄而又缺乏风湿热病史患者，90% 以上为非风湿性主动脉瓣狭窄；70 岁后，出现主动脉瓣区收缩期杂音，提示退行性钙化性病变。

（一）症状

主动脉瓣狭窄患者，无症状期长，有症状期短。无症状期，3% ~5% 患者可因心律失常猝死。有症状期，突出表现为所谓三联征，即心绞痛、晕厥和心力衰竭。未经手术治疗患者，三联征出现，提示预后不良，有心绞痛者，平均存活 5 年；有晕厥者，3 年；有心力衰竭者，2 年。预期寿限一般不超过 5 年。此期，也有 15% ~20% 发生猝死。

1. 心绞痛　对于重度主动脉瓣狭窄来说，这是一种最早出现又是最常见（50% ~70%）的症状。

与典型心绞痛所不同的是，这种患者的心绞痛发生于劳力后的即刻而不是发生在劳力当时；含服硝酸甘油也能迅速缓解疼痛，但易于发生硝酸甘油晕厥。

心绞痛产生的原因有三：①心肌氧耗增加。心肌氧耗决定于左室收缩压和收缩时间的乘积。主动脉瓣狭窄患者，这两项参数皆增高，因而氧耗增高。②50% 主动脉瓣狭窄患者可合并冠状动脉粥样硬化性狭窄。③极少数患者，主动脉瓣上钙化性栓子脱落后引起冠状动脉栓塞。

2. 晕厥　发生率为 15% ~30%。多发生于劳力当时，也可发生于静息状态下。晕厥发生前，多有心绞痛病史。

也有部分患者，并无典型晕厥发生，只表现为头晕、眼花或晕倒倾向，此谓之近晕厥（near syncope）。近晕厥与晕厥具有同样的预后意义。

晕厥发生的机制可能为：①劳力期间，全身小动脉发生代偿性扩张，此时心脏不能随之增加心排血量；②劳力期间，并发室性心动过速或心室颤动；③劳力期间，并发房性快速性心律失常或一过性心脏阻滞。

3. 左心衰竭　表现为劳力性呼吸困难、端坐呼吸、阵发性夜间呼吸困难，乃至急性肺水肿。

左心衰竭之所以发生，开始阶段是由于左室舒张功能不全，以后又有左室收缩功能不全的参与。

此外，严重主动脉瓣狭窄的患者，可发生胃肠道出血，部分原因不明，部分可能由于血管发育不良，特别是右半结肠的血管畸形所致，较常见于退行性钙化性主动脉瓣狭窄。主动脉瓣置换术后一般出血可停止。年轻的主动脉瓣畸形患者较易发生感染性心内膜炎；钙化性主动脉瓣狭窄可发生脑栓塞或身体其他部位的栓塞，如视网膜动脉栓塞可引起失明。

疾病晚期可出现各种心排血量降低的临床表现，如疲倦、乏力、周围性发绀等，最后亦可发展至右心衰竭乃至全心衰竭。偶尔,右心衰竭先于左心衰竭,此可能由于 Bernheim 现象所致。

(二) 体征

1. 动脉压　主动脉瓣明显狭窄者,脉压一般小于 50mmHg,平均为 30～40mmHg,收缩压极少超过 200mmHg。但是,合并主动脉瓣关闭不全者以及老年患者的收缩压可达 180mmHg,脉压可达 60mmHg。因此不能单凭动脉脉压来预测狭窄的严重程度。

2. 颈动脉搏动　主动脉瓣狭窄患者,颈动脉搏动减弱或消失。如果将触诊颈动脉与听诊心脏结合起来,可以发现颈动脉搏动上升缓慢,搏动高峰紧靠主动脉瓣关闭音(A_2)或与 A_2 同时发生。颈动脉搏动消失或者只有收缩期震颤,提示极严重的主动脉瓣狭窄。主动脉瓣狭窄合并关闭不全,或者合并动脉硬化者,颈动脉搏动可以正常。

3. 主动脉瓣关闭音　主动脉瓣狭窄,A_2 延迟或减低,因此在心底部只听到单一第二心音;也可出现第二心音的反常分裂。

4. 主动脉瓣喷射音　在主动脉瓣狭窄的患者中,年龄越轻,越可能闻及主动脉瓣喷射音;年长患者,多半不能闻及。这种喷射音多发生在心尖部,其存在与否与主动脉瓣关闭音的响度密切相关。A_2 减低,多无喷射音;A_2 正常,多有喷射音。

5. 主动脉瓣狭窄性杂音　这种杂音的特征是:响亮、粗糙、呈递增、递减型,在胸骨右缘 1～2 肋间或胸骨左缘听诊最清楚,可向颈动脉,尤其是右侧颈动脉传导,10% 主动脉瓣狭窄患者,收缩期杂音最响部位在心尖部,特别是老年患者或者合并有肺气肿的患者易于发生这种情况。一般来说,杂音愈响,持续时间愈长,高峰出现愈晚,提示狭窄程度愈重。主动脉瓣狭窄患者,出现左心衰竭时,由于心排血量减少,杂音响度减低,甚至消失,隐匿性主动脉狭窄可能是顽固性心力衰竭的原因,应该注意搜寻。

四、实验室检查

(一) 心电图

心电图的序列变化能较准确地反映"狭窄"的病程经过和严重程度:①轻度狭窄,心电图多属正常;②中度狭窄,心电图正常,或者 QRS 波群电压增高伴轻度 ST－T 改变;③重度狭窄,右胸前导联 S 波加深,左胸前导联 R 波增高,在 R 波增高的导联 ST 段压低、T 波深倒置。心电轴多无明显左偏。偶尔,心电图呈"微性梗死"图形,表现为右胸导联 R 波丢失。

心电图变化,还具有一定的预后意义。在主动脉瓣狭窄而发生猝死患者中,70% 患者心电图呈现左室肥厚伴 ST－T 改变,只9%的患者心电图正常。如果一系列心电图上,左室肥厚呈进行性加重,提示狭窄性病变在加重。

主动脉瓣狭窄患者,不论病情轻重,一般为窦性心律。如果出现心房颤动,年龄较轻者,提示合并有二尖瓣病变;年龄较长者,说明病程已属晚期。如前所述,这类患者,特别是同时有二尖瓣环钙化者,可出现各种心脏阻滞,其中以一度房室传导阻滞和左束支传导阻滞最常见,三度房室传导阻滞较少见。

(二) X 线检查

主动脉瓣狭窄患者,心影一般不大。但心形略有变化,即左心缘下 1/3 处稍向外膨出。

75%~85%患者可呈现升主动脉扩张，扩张程度与狭窄的严重性相关性差，显著扩张提示主动脉瓣二瓣畸形或者合并有关闭不全。主动脉结正常或轻度增大。部分患者可见主动脉瓣钙化，35 岁以上的患者，透视未见主动脉瓣明显钙化可排除严重主动脉瓣狭窄。

左房呈轻度增大。如果左房明显扩大，提示二尖瓣病变、肥厚性主动脉瓣狭窄，或者主动脉瓣狭窄程度严重。

（三）超声心动图检查

可显示主动脉瓣开放幅度减小（常小于 15mm），开放速度减慢，瓣叶增厚，反射光点增大提示瓣膜钙化；主动脉根部扩大，左室后壁及室间隔呈对称性肥厚，左室流出道增宽。二维超声心动图可以发现二叶、三叶主动脉瓣畸形，如有瓣膜严重钙化、瓣膜活动度小、左室肥厚三项同时存在，则提示主动脉瓣狭窄严重。

Doppler 超声可测定心脏及血管内的血流速度，通过测定主动脉瓣口血流速度可计算出最大跨瓣压力阶差，亦可计算出主动脉瓣口面积，此结果与通过心导管测定的数字有良好的相关性。若将 Doppler 超声与放射性核素心血管造影联合检查，则计算出的主动脉瓣口面积的准确度更大。

（四）导管检查

对于 35 岁以上的患者，特别是具有冠心病危险因素的患者，应加作冠状动脉造影，以了解有无冠心病伴存。这类患者，不宜行左室造影。

（五）磁共振显像

可了解左室容量、左室质量、左室功能。也可对主动脉瓣狭窄严重程度作定量评价。

五、治疗

（一）无症状期处理

对于无症状的主动脉瓣狭窄患者，内科治疗包括：①劝告患者避免剧烈的体力活动；②各种小手术（如镶牙术、扁桃体摘除术等）术前，选用适当的抗生素以防止感染性心内膜炎；③风湿性主动脉瓣狭窄可考虑终生应用磺胺类药物或青霉素，预防感染性心内膜炎；④一旦发生心房颤动，应及早行电转复，否则可导致急性左心衰竭。

（二）有症状期

1. 手术治疗　凡出现临床症状者，即应考虑手术治疗。

2. 主动脉瓣球囊成形术（balloon aortic valvuloplasty）　这是 20 世纪 80 年代狭窄性瓣膜病治疗的一个进展，其优点在于无需开胸、创伤小、耗资低，近期疗效与直视下瓣膜分离术相仿。经 30 多年临床实践证明，该治疗方法有许多不足之处，诸如多数患者术后仍有明显的残余狭窄，主动脉瓣口面积增加的幅度极为有限，远期再狭窄发生率及死亡率均很高，因此应用受到限制。具体内容见心脏瓣膜病介入治疗章节。

（黄宏伟）

第五节 主动脉瓣关闭不全

一、病因和病理变化

主动脉瓣关闭不全（aortic regurgitation）可因主动脉瓣本身的病变（原发性主动脉瓣关闭不全）和升主动脉的病变或主动脉瓣环扩张（继发性主动脉瓣关闭不全）所引起，根据发病情况又分为急性和慢性两种，临床上以慢性主动脉瓣关闭不全较多见，也是本节的重点。其病因分类详见表6-4。

表6-4 主动脉瓣关闭不全的病因分类

病损	慢性	急性或亚急性
瓣膜病变（原发性）	风湿性	感染性心内膜炎
	退行性钙化性	外伤性
	先天性	自发性脱垂或穿孔
	主动脉二叶瓣	
	室间隔缺损伴主动脉瓣受累	
	主动脉瓣窗孔	
	瓣膜脱垂综合征	
	结缔组织疾病	
	系统性红斑狼疮	
	类风湿关节炎	
	强直性脊柱炎	
升主动脉病变（继发性）	年龄相关的退行性变	急性主动脉夹层
	主动脉囊性中层坏死	急性主动脉炎
	二叶主动脉瓣	
	主动脉夹层	

主动脉瓣本身病变引起主动脉瓣关闭不全的常见病因有：风湿性心脏病、先天性畸形及感染性心内膜炎等。

风湿性心脏病所致的主动脉瓣关闭不全，系由风湿性主动脉瓣炎后瓣叶缩短、变形所引起，常伴有程度不等的主动脉瓣狭窄和二尖瓣病变，以男性多见。老年退行性钙化性主动脉瓣狭窄中75%合并有关闭不全（一般为轻度）。先天性主动脉瓣关闭不全，常见于二叶式主动脉瓣；偶尔，瓣膜呈筛网状发育不全，可引起单纯关闭不全。虽然先天性主动脉瓣叶窗孔是一常见畸形，但因它发生在主动脉瓣关闭线上方，因而罕有显著的主动脉瓣反流。此外，高位室间隔缺损亦可使主动脉瓣受累。

因单纯性主动脉瓣关闭不全而行主动脉瓣置换术的患者中，50%以上为继发于主动脉显著扩张的主动脉瓣关闭不全。升主动脉扩张的病因为主动脉根部病变，后者包括与年龄相关的退行性主动脉扩张、主动脉囊性中层坏死（单纯性或与 Marfan 综合征并存）、二叶主动脉瓣相关性主动脉扩张、主动脉夹层、成骨不全、梅毒性主动脉炎、Behcet 综合征和体循环高血压等。

二、病理生理

正常时，主动脉与左室在舒张期的压力相差悬殊，如存在主动脉瓣关闭不全，则在舒张期即可有大量血液反流入左室，致使左室舒张期容量逐渐增大，左室肌纤维被动牵张。如左室扩张与容量扩大相适应，则左室舒张末期容量（LVEDV）虽增加，而左室舒张末期压（LVEDP）不增高，扩张程度在 Starling 曲线上升段，可以增强心肌收缩力。加之，由于血液反流，主动脉内阻抗下降，更有利于维持左室泵血功能，故能增加左室搏出量。随后，左室发生肥厚，室壁厚度与左室腔半径的比例和正常相仿，因此得以维持正常室壁张力。由于 LVEDP 不增加，左房和肺静脉压也得以保持正常，故多年不发生肺循环障碍。随着病情的进展，反流量必然越来越大，甚至达心搏出量的 80%，左室进一步扩张、心壁肥厚，心脏重量可增加至 1000g 以上，心脏之大（"牛心"），为其他心脏病所少见。此时，患者在运动时通过心率增快、舒张期缩短和外周血管扩张，尚可起到部分代偿作用。但长期的容量负荷过重，必然导致心肌收缩力减弱，继之心搏出量减少，左室收缩末期容量和舒张末期容量均增大，LVEDP 升高，当后者逆传至左房、肺静脉时，就可引起肺淤血或发生急性肺水肿。此外，主动脉瓣关闭不全达一定程度时，主动脉舒张压即会下降，致冠状动脉灌注减少；左室扩大，室壁增厚，心肌氧耗量增加。两者共同促成心肌缺血加重。左心功能不全，最后亦可发展至右心功能不全。

三、临床表现

（一）症状

慢性主动脉瓣关闭不全患者，可能耐受很长时间而无症状。轻症者一般可维持 20 年以上。

1. 呼吸困难　最早出现的症状是劳力性呼吸困难，表示心脏储备功能已经降低，随着病情的进展，可出现端坐呼吸和阵发性夜间呼吸困难。

2. 胸痛　患者常诉胸痛，可能是由于左室射血时引起升主动脉过分牵张或心脏明显增大所致。心绞痛比主动脉瓣狭窄少见。夜间心绞痛的发作，可能是由于休息时心率减慢，舒张压进一步下降，使冠状动脉血流减少之故；亦有诉腹痛者，推测可能与内脏缺血有关。

3. 心悸　左室明显增大者，由于心脏搏动增强，可致心悸，尤以左侧卧位或俯卧位时明显，室性期前收缩伴完全性代偿间歇后的一次收缩可使心悸感更为明显。情绪激动或体力活动引起心动过速时，也可感心悸。由于脉压显著增大，患者常感身体各部位有强烈的动脉搏动感，尤以头颈部为甚。

4. 晕厥　罕见出现晕厥，但当快速改变体位时，可出现头晕或眩晕。

（二）体征

颜面较苍白，头随心搏摆动。心尖搏动向左下移位，范围较广。心界向左下扩大。心底部、胸骨柄切迹、颈动脉可触到收缩期震颤，颈动脉搏动明显增强。

主动脉瓣关闭不全的主要体征为：主动脉瓣区舒张期杂音，为一高音调递减型哈气样杂音，最佳听诊区取决于有无显著的升主动脉扩张。原发性者在胸骨左缘第 3~4 肋间最响，可沿胸骨左缘下传至心尖区；继发性者，由于升主动脉或主动脉瓣环可有高度扩张，故杂音在胸骨右缘最响。轻度关闭不全者，此杂音柔和、高调，仅出现于舒张早期，只在患者取坐位前倾、呼气末才能听到；较重关闭不全时，杂音可为全舒张期且粗糙；在重度或急性主动脉瓣关闭不全时，由于左室舒张末期压高至几乎与主动脉舒张压相等，故杂音持续时间反而缩短。有时由于大量急速反流可致二尖瓣提前关闭，而出现中、晚期开瓣音。如杂音带音乐性质，常提示瓣膜的一部分翻转、撕裂或穿孔。主动脉夹层分离有时也出现这种音乐性杂音，可能是由于舒张期近端主动脉内膜通过主动脉瓣向心室脱垂或中层主动脉管腔内血液流动之故。

严重主动脉瓣关闭不全时，在主动脉瓣区常有收缩中期杂音，向颈部及胸骨上凹传导，为极大量心搏量通过畸形的主动脉瓣膜所致，并非由器质性主动脉瓣狭窄所引起。反流明显者，在心尖区可听到一低调柔和的舒张期隆隆性杂音，称为 Austin - Flint 杂音，其产生机制为：①从主动脉瓣反流入左室的血液冲击二尖瓣前叶，使其震动并被推起，以致当左房血流入左室时产生障碍，出现杂音；②主动脉瓣反流血与由左房流入的血液发生冲击、混合，产生涡流，引起杂音，因为在置换了 Star - Edwards 球瓣患者并无可开合的瓣叶，也可听到此杂音。听到此杂音时，应注意与器质性二尖瓣狭窄所引起的舒张期杂音相鉴别。吸入亚硝酸异戊酯后，因反流减少，此杂音即减弱。左室明显增大者，由于乳头肌向外侧移位，在心尖区可闻及全收缩期杂音。主动脉瓣关闭不全，心尖区 S_1 正常或减低；A_2 可正常或增强（继发性），也可减低或缺失（原发性）。可在胸骨左缘闻及收缩早期喷射音，此与大量左室血流喷入主动脉，主动脉突然扩张而振动有关。若在心尖区听到第三心音奔马律，提示左室功能减退。

重度主动脉瓣关闭不全可致主动脉舒张压下降，根据直接测压，主动脉瓣关闭不全的舒张压最低可至 30~40mmHg。如舒张压 <50mmHg，提示为严重主动脉瓣关闭不全。收缩压正常或升高，脉压增大。可出现周围血管征，如水冲脉（water - hammer）、"枪击音"（pistol shot sound）、毛细血管搏动及股动脉收缩期与舒张期双重杂音（Duroziez 征），有的患者其头部随心搏摆动（De - Musset 征）。

（三）辅助检查

1. X 线检查　左室增大，升主动脉扩张，呈"主动脉型"心脏。透视下见主动脉搏动明显增强，与左室搏动配合呈"摇椅样"搏动。病情严重者，左房亦显示扩大。如为继发性主动脉瓣关闭不全，可见升主动脉高度扩大或呈瘤样突出。在 Valsalva 动作下作逆行性升主动脉根部造影，大致可以估计关闭不全的程度，如造影剂呈喷射样反流仅见于瓣膜下，提示为轻度；如左室造影剂密度大于主动脉者，提示为重度；如造影剂已充填整个左室但密度低于主动脉，提示为中度关闭不全。荧光增强透视，有时可见主动脉瓣及升主动脉钙化。

2. 心电图检查　常示左室肥厚劳损伴电轴左偏；左室舒张期容量负荷过重可显示为：Ⅰ、aVL、V_{3-6} 等导联 Q 波加深以及 V_1 出现小 r 波，左胸导联 T 波可高大直立，也可倒置。晚期左房也可肥大。如有心肌损害，可出现室内传导阻滞及左束支传导阻滞等改变。

3. 超声心动图检查　对主动脉瓣关闭不全有肯定的诊断价值，不但可以观测房室大小及主动脉的宽度，而且也可提示主动脉瓣的改变。慢性主动脉瓣关闭不全可见左室腔及其流出道与升主动脉根部内径增大，如左室代偿良好，尚可见室间隔、左室后壁及主动脉搏动增强；二尖瓣前叶舒张期可有快速振动。二维超声心动图可见主动脉关闭时不能合拢，有时也可出现扑动。Doppler 超声可见主动脉瓣下方舒张期涡流，其判断反流程度与心血管造影术有高度相关性。

超声心动图检查可帮助判断病因，如可显示二叶式主动脉瓣、瓣膜脱垂、破裂及升主动脉夹层等病变，还可显示瓣膜上的赘生物。

4. 放射性核素心血管造影 结合运动试验可以测定左室收缩功能，判断反流程度，和心导管检查时心血管造影术比较，有良好的相关性，此法用于随访有很大的实用价值。

四、预后

Bonow 等报告一组患者，患有严重主动脉瓣关闭不全，但无症状，左室射血分数正常。经 10 年随访，45% 以上患者仍保持无症状且有正常左室功能。美国 ACC/AHA 曾在关于瓣膜性心脏病处理指南中指出：①无症状主动脉瓣关闭不全患者，若左室收缩功能正常，那么每年症状性左室功能不全发生率不足 60%，无症状左室功能不全发生率不足 3.5%，猝死发生率不足 0.2%；②无症状主动脉瓣关闭不全患者，若左室收缩功能减低，每年将有 25% 患者出现心力衰竭症状；③有症状主动脉瓣关闭不全，年死亡率超过 10%。

一般来说，与主动脉瓣狭窄患者一样，一旦出现症状，病情常急转直下。心绞痛发生后，一般可存活 4 年；心力衰竭发生后，一般可存活 2 年。Dujardin 等对未经手术治疗的主动脉瓣关闭不全患者长期随访证明，心功能 Ⅲ ~ Ⅳ 级组 4 年存活率约 30%。

五、治疗

1. 随访 轻中度主动脉瓣关闭不全，每 1 ~ 2 年随访一次；重度主动脉瓣关闭不全，若无症状且左室功能正常，每半年随访一次。随访内容包括临床症状，超声检查左室大小和左室射血分数。

2. 活动 轻中度主动脉瓣关闭不全患者，或重度主动脉瓣关闭不全但无症状且左室射血分数正常患者，可从事一般体力活动；若有左室功能减低证据的患者，应避免剧烈体力活动。

3. 预防感染性心内膜炎 只要有主动脉瓣关闭不全，不论严重程度如何，均有指征应用抗生素类药物以预防感染性心内膜炎。

4. 血管扩张剂 慢性主动脉瓣关闭不全伴有左室扩大但收缩功能正常者，可以应用血管扩张剂，如口服肼屈嗪、尼群地平、非洛地平和血管紧张素转化酶抑制剂等。已有不少的随机性、前瞻性研究证明，上述药物具有良好的血流动力学效应。但是，有症状的慢性主动脉瓣关闭不全者，应首选主动脉瓣置换术，若患者不宜或不愿行手术治疗，也可应用血管扩张剂。

六、急性主动脉瓣关闭不全

急性主动脉瓣关闭不全最常见的病因是感染性心内膜炎、急性主动脉夹层、心脏外伤。其特征是心跳加快，左室舒张压增高。急性主动脉瓣关闭不全通常发生于左室大小正常的患者，后者对于突然增加的容量负荷不能适应。收缩期，左室难于将左房回血和主动脉反流充分排空，前向搏出量下降；舒张期，左室充盈突然增加，而室壁顺应性不能随之增加，因此舒张压快速上升（少数可与主动脉舒张压相等），在舒张早期即可超过左房压致使二尖瓣提前关闭。二尖瓣提前关闭，一方面，避免升高的左室舒张压向左房—肺静脉逆向传递；另一方面，左房排空受限，左房—肺静脉淤血，房壁和静脉壁顺应性又不能随之增加，因而左房压、肺静脉压、肺毛细血管压很快升高，肺淤血、肺水肿接踵而至。心跳加快，虽可代偿左室前向搏出量减少，使左室收缩压和主动脉收缩压不致发生明显变化，但在急性主动脉瓣关闭不全患者，血压常明显下降，甚至发生心源性休克。

（一）症状

突然发作呼吸困难，不能平卧，全身大汗，频繁咳嗽，咳白色泡沫痰或粉红色泡沫痰。严重者，烦躁不安，神志模糊，乃至昏迷。

（二）体征

面色灰暗，唇甲发绀，脉搏细数，血压下降，甚至呈休克状。

心尖搏动位置正常。第一心音减低，肺动脉瓣关闭音可增强，常可闻及病理性第三心音和第四心音。

急性主动脉瓣关闭不全也可在胸骨右缘第 2 肋间或胸骨左缘 3、4 肋间闻及舒张期杂音，与慢性主动脉瓣关闭不全杂音不同的是，该杂音仅限于舒张早期，调低而短促。其原因是随着左室舒张压上升，主动脉—左室压差迅速下降，反流减少或消失。常可在上述听诊部位闻及收缩期杂音，后者与舒张期杂音一起，组成来回性（to and fro）杂音。另外，可在心尖区闻及短促的 Austin – Flint 杂音。

听诊肺部，可闻及哮鸣音，或在肺底闻及细小水泡音，严重者满肺均有水泡音。

（三）辅助检查

1. 心电图　常见非特异性 ST 段和 T 波改变；病程稍长者，可出现左室肥厚图形。

2. X 线检查　常见肺淤血、肺水肿表现；心影大小多属正常，但左房可略显扩大。若为继发性急性主动脉瓣关闭不全，可见升主动脉扩张。

3. 超声检查　可见二尖瓣开放延迟，幅度减低，关闭提前。左室舒张末期内径正常。偶尔，随着主动脉和左室舒张压变化，可见主动脉瓣提前关闭。

（四）处理

急性主动脉瓣关闭不全的危险性比慢性主动脉瓣关闭不全高得多。常可因急性左室衰竭致死，因此应及早考虑外科手术。内科治疗只能作为外科手术术前准备的一部分。内科治疗包括吸氧，镇静，静脉应用多巴胺，或多巴酚丁胺，或硝普钠，或呋塞米。药物的选择和用量大小依血压水平确定。对于这类患者，禁止使用 β 受体阻滞剂，后者减慢心率，延长舒张期，增加主动脉瓣反流，使病情进一步恶化。主动脉内球囊反搏术也禁忌使用，该术可增加舒张期周围血管阻力，增加反流量，使病情加重。

（黄宏伟）

第六节　三尖瓣狭窄

一、病因和病理

三尖瓣狭窄（tricuspid stenosis）几乎均由风湿病所致，少见的病因有先天性三尖瓣闭锁、右房肿瘤及类癌综合征。右房肿瘤的临床特征为症状进展迅速，类癌综合征更常伴有三尖瓣反流。偶尔，右室流入道梗阻可由心内膜心肌纤维化、三尖瓣赘生物、起搏电极及心外肿瘤引起。

风湿性三尖瓣狭窄几乎均同时伴有二尖瓣病变，在多数患者中主动脉瓣亦可受累。尸检资料提示，风湿性心脏病患者中大约15%有三尖瓣狭窄，但临床能诊断者大约仅5%。

风湿性三尖瓣狭窄的病理变化与二尖瓣狭窄相似，腱索有融合和缩短，瓣缘融合，形成一隔膜样孔隙，瓣叶钙化少见。

三尖瓣狭窄也较多见于女性，可合并三尖瓣关闭不全或与其他任何瓣膜的损害同时存在。右房明显扩大，心房壁增厚，也可出现肝脾大等严重内脏淤血的征象。

二、病理生理

当运动或吸气使三尖瓣血流量增加时，右房和右室的舒张期压力阶差即增大。若平均舒张期压力阶差超过5mmHg时，即足以使平均右房压升高而引起体静脉淤血，表现为颈静脉充盈、肝大、腹水和水肿等体征。

三尖瓣狭窄时，静息心排血量往往降低，运动时也难以随之增加，这就是为什么即使存在二尖瓣病，左房压、肺动脉压、右室收缩压正常或仅轻度升高的原因。

三、临床表现

（一）症状

三尖瓣狭窄致低心排血量引起疲乏，体静脉淤血可引起消化道症状及全身不适感，由于颈静脉搏动的巨大"a"波，使患者感到颈部有搏动感。虽然患者常同时合并有二尖瓣狭窄，但二尖瓣狭窄的临床症状如咯血、阵发性夜间呼吸困难和急性肺水肿却很少见。若患者有明显的二尖瓣狭窄的体征而无肺淤血的临床表现时，应考虑可能同时合并有三尖瓣狭窄。

（二）体征

主要体征为胸骨左下缘低调隆隆样舒张中晚期杂音，可伴舒张期震颤，可有开瓣拍击音。增加体静脉回流方法可使之更明显，呼气及Valsalva动作屏气期使之减弱。风湿性者常伴二尖瓣狭窄，后者常掩盖本病体征。

三尖瓣狭窄常有明显体静脉淤血体征，如颈静脉充盈、有明显"a"波，吸气时增强，晚期病例可有肝大、腹水及水肿。

（三）辅助检查

1. X线检查　主要表现为右房明显扩大，下腔静脉和奇静脉扩张，但无肺动脉扩张。

2. 心电图检查　示 P_{II}、V_1 电压增高（ >0. 25mV）；由于多数三尖瓣狭窄患者同时合并有二尖瓣狭窄，故心电图亦常示双房肥大。

3. 超声心动图检查　其变化与二尖瓣狭窄时观察到的相似，M 型超声心动图常显示瓣叶增厚，前叶的射血分数斜率减慢，舒张期与隔瓣呈矛盾运动，三尖瓣钙化和增厚；二维超声心动图对诊断三尖瓣狭窄较有帮助，其特征为舒张期瓣叶呈圆顶状，增厚、瓣叶活动减低、开放受限。

四、诊断及鉴别诊断

根据典型杂音、右房扩大及体循环淤血的症状和体征，一般即可做出诊断。对诊断有困难者，可行右心导管检查，若三尖瓣平均跨瓣舒张压差大于 2mmHg，即可诊断为三尖瓣狭窄。应注意与右房黏液瘤、缩窄性心包炎等疾病相鉴别。

五、治疗

限制钠盐摄入及应用利尿剂，可改善体循环淤血的症状和体征。严重三尖瓣狭窄（舒张期跨三尖瓣压差 >5mmHg，瓣口面积 <2. 0cm^2），应考虑手术治疗。由于几乎总合并有二尖瓣病，两个瓣膜病变应同期进行矫治。

（李冬玉）

第七节　三尖瓣关闭不全

一、病因和病理

三尖瓣关闭不全（tricuspid regurgitation）罕见于瓣叶本身受累，而多由肺动脉高压致右室扩大、三尖瓣环扩张引起，常见于二尖瓣狭窄及慢性肺心病。一般来说，当肺动脉收缩压超过 55mmHg，即可引起功能性三尖瓣关闭不全。少见者如风湿性三尖瓣炎后瓣膜缩短变形，常合并三尖瓣狭窄；先天性如艾伯斯坦畸形；亦可见于感染性心内膜炎所致的瓣膜毁损，三尖瓣黏液性退变致脱垂，此类患者多伴有二尖瓣脱垂，常见于 Marfan 综合征；亦可见于右房黏液瘤、右室心肌梗死及胸部外伤后。

后天性单纯性三尖瓣关闭不全可发生于类癌综合征，因类癌斑块常沉着于三尖瓣的心室面，并使瓣尖与右室壁粘连，从而引起三尖瓣关闭不全，此类患者多同时有肺动脉瓣病变。三尖瓣关闭不全时常有右房、右室明显扩大。

二、病理生理

三尖瓣关闭不全引起的病理生理变化与二尖瓣关闭不全相似，但代偿期较长；病情若逐渐进展，最终可导致右室右房扩大，右室衰竭。肺动脉高压显著者，病情发展较快。

三、临床表现

（一）症状

三尖瓣关闭不全合并肺动脉高压时，方才出现心排血量减少和体循环淤血的症状。

三尖瓣关闭不全合并二尖瓣疾患者，肺淤血的症状可由于三尖瓣关闭不全的发展而减轻，但乏力和其他心排血量减少的症状可更为加重。三尖瓣关闭不全若不伴肺动脉高压，患者可长期无症状。

（二）体征

主要体征为胸骨左下缘全收缩期吹风性杂音，吸气及压迫肝脏后可增强；如不伴肺动脉高压，杂音见于收缩早期，有时难以闻及。当反流量很大时，有第三心音及三尖瓣区低调舒张中期杂音。颈静脉脉波图 V 波增大；可扪及肝脏搏动。瓣膜脱垂时，在三尖瓣区可闻及非喷射性喀喇音。其体循环淤血体征与右心衰竭相同。

四、辅助检查

1. X 线检查　可见右室、右房增大。右房压升高者，可见奇静脉扩张和胸腔积液；有腹水者，横膈上抬。透视时可看到右房收缩期搏动。

2. 心电图检查　无特征性改变，可示右室肥厚劳损，右房肥大；并常有右束支传导阻滞。

3. 超声心动图检查　可见右室、右房、三尖瓣环扩大；上下腔静脉增宽及搏动；二维超声心动图声学造影可证实反流，多普勒可判断反流程度。

4. 右心导管检查　当超声检查尚难得出明确结论性意见，或临床判断与超声检查有矛盾时可考虑行右心导管检查。做该检查时，无论三尖瓣关闭不全病因如何，均可发现右房压和右室舒张末压升高；右房压力曲线可见明显 V 波或 C－V 波，而无 X 谷。若无上述发现，可排除中重度三尖瓣关闭不全。随着三尖瓣关闭不全程度加重，右房压力波形愈来愈类似于右室压力波形。令患者深吸气，右房压力不像正常人那样下降，而是升高或者变化不大，是三尖瓣关闭不全的特征性表现。若肺动脉或者右室收缩压高于 55mmHg，提示三尖瓣关闭不全为继发性（或功能性）；若肺动脉或右室收缩压低于 40mmHg，说明三尖瓣关闭不全为原发性，即三尖瓣本身或其支持结构病变。

五、诊断及鉴别诊断

根据典型杂音，右室右房增大及体循环淤血的症状和体征，一般不难做出诊断。但应与二尖瓣关闭不全、低位室间隔缺损相鉴别。超声心动图声学造影及多普勒可确诊，并可帮助作出病因诊断。

六、治疗

三尖瓣关闭不全若不伴肺动脉高压，一般无症状，无需手术治疗；若伴肺动脉高压，可行三尖瓣环成形术，后者为目前广泛应用的术式，实践证明疗效良好。

某些严重的原发性三尖瓣关闭不全可能需行人工瓣膜置换术。鉴于三尖瓣位人工机械瓣发生血栓栓塞的风险大，因此多采用生物瓣，生物瓣的优势是无需长期抗凝治疗，而且耐久性也不错（可达 10 年以上）。

（李玉敏）

第八节　肺动脉瓣疾病

一、病因和病理

原发性肺动脉狭窄，最常见的是先天性肺动脉瓣狭窄，可合并房间隔缺损或主动脉骑跨；可继发或伴发漏斗部狭窄。风湿性心脏病多累及多个瓣膜；其他少见的病因有右心感染性心内膜炎后粘连、类癌综合征、Marfan 综合征等。

肺动脉瓣关闭不全，多由肺动脉高压引起的肺动脉干根部扩张所致，常见于二尖瓣狭窄，亦可见于房间隔缺损等左至右分流先天性心脏病。罕见的病因有风湿性单纯肺动脉瓣炎、Marfan 综合征、先天性肺动脉瓣缺如或发育不良，感染性心内膜炎引起瓣膜毁损、瓣膜分离术后或右心导管术损伤致肺动脉瓣关闭不全。

二、病理生理

肺动脉瓣狭窄时，右室收缩压升高，右室肥大；肺动脉压正常或偏低，收缩期肺动脉瓣两侧出现压力阶差。在严重狭窄时，其跨瓣压力阶差可高达 240mmHg。狭窄愈重，右心衰竭的临床表现出现愈早。如合并先天性房间隔缺损等左至右分流先天性心脏病，则右至左分流出现较早。

肺动脉瓣关闭不全不伴肺动脉高压者，由于反流发生于低压低阻力的小循环，故血流动力学改变通常不严重。若瓣口反流量增大可致右室容量负荷增加，引起右室扩大、肥厚，最后导致右心衰竭。伴发肺动脉高压、出现急性反流或反流程度重者，病情发展较快。

三、临床表现

轻中度肺动脉瓣狭窄，一般无明显症状，其平均寿命与常人相近；重度狭窄者，运动耐力差，可有胸痛、头晕、晕厥、发绀。主要体征是肺动脉瓣区响亮、粗糙、吹风样收缩期杂音，肺动脉瓣区第二心音（P_2）减弱伴分裂，吸气后更明显。肺动脉瓣区喷射音表明瓣膜无重度钙化，活动度尚可。先天性重度狭窄者，早年即有右室肥厚，可致心前区隆起伴胸骨旁抬举性搏动。持久发绀者，可伴发杵状指（趾），但较少见。

不伴肺动脉高压的单纯肺动脉瓣关闭不全，右室前负荷虽有所增加，但患者耐受良好，可多年无症状。伴肺动脉高压的肺动脉瓣关闭不全，其临床症状多为原发疾病所掩盖，这种继发性肺动脉瓣关闭不全通常伴有右室功能不全发生，前者可使后者进一步加重。主要体征为肺动脉瓣区舒张早期递减型哈气样杂音，可下传至第 4 肋间。伴肺动脉高压时，肺动脉瓣区第二心音亢进、分裂。反流量大时，三尖瓣区可闻及收缩期前低调杂音（右侧 Austin – Flint 杂音）。如瓣膜活动度好，可听到肺动脉喷射音。

四、辅助检查

（一）X 线检查

肺动脉瓣疾病者示右室肥厚、增大。单纯狭窄者，肺动脉干呈狭窄后扩张，肺血管影稀疏；肺动脉瓣关闭不全伴肺动脉高压时，可见肺动脉段及肺门阴影尤其是右下肺动脉影增大。

（二）心电图检查

示右室肥厚劳损、右房增大，肺动脉瓣狭窄者，常有右束支传导阻滞。

（三）超声检查

肺动脉瓣狭窄，超声心动图检查可发现右房、右室内径增大，右室壁肥厚，室间隔与左室后壁呈同向运动；肺动脉干增宽；肺动脉瓣增厚，反光增强，开放受限，瓣口开放面积缩小；采用多普勒技术可测量跨肺动脉瓣的压力阶差。

肺动脉瓣关闭不全，若有肺动脉高压，超声检查除可发现原发病表现外，还可发现肺动脉增宽，右室肥厚，扩大；若无肺动脉高压，右室改变相对较轻。采用多普勒技术可半定量测定肺动脉瓣口反流量。

五、诊断及鉴别诊断

根据肺动脉瓣区典型收缩期杂音、震颤及肺动脉瓣区第二心音减弱可作出肺动脉瓣狭窄的诊断。借助二维超声心动图及右室 X 线造影，可帮助鉴别肺动脉瓣狭窄、漏斗部狭窄及瓣上狭窄。

根据肺动脉瓣区舒张早期杂音，吸气时增强，可作出肺动脉瓣关闭不全的诊断。多普勒图像可帮助与主动脉瓣关闭不全的鉴别。

六、治疗

肺动脉瓣狭窄者，当静息跨瓣压力阶差达40mmHg 以上时，可作直视下瓣膜分离术或切开术，或行经皮球囊瓣膜成形术，但以后者为首选。

无肺动脉高压的肺动脉瓣关闭不全，患者通常无症状，无需治疗。有肺动脉高压的肺动脉瓣关闭不全，治疗包括：①酌情治疗原发病（如二尖瓣狭窄、房间隔缺损、室间隔缺损）；②治疗肺动脉高压，可使用血管扩张剂（包括血管紧张素转化酶抑制剂）；③治疗右室衰竭。

（金 风）

心内科医师临床与实践

（下）

白延涛等◎主编

吉林科学技术出版社

第七章 冠状动脉疾病

第一节 稳定型心绞痛

一、概述

稳定型心绞痛（stable angina pectoris，SAP）是由于劳力等引起心肌耗氧量增加，而病变的冠状动脉不能及时调整和增加血流量，从而引起可逆性心肌缺血，但不引起心肌坏死。SAP应为近60d内心绞痛发作的频率、持续时间、诱因或缓解方式没有变化；无近期心肌损伤的证据。

SAP患者年病死率在1%~3.2%。女性心绞痛的发病率低于男性，但年病死率高于男性。有阻塞性睡眠暂停的患者患冠心病的危险是一般人群的4.5倍。

（一）病因

最常见的基本病因是冠状动脉粥样硬化引起动脉管腔狭窄。其次，在不同程度动脉粥样硬化病变基础上或正常冠状动脉发生的血管痉挛亦可引起心绞痛。其他原因的冠状动脉病变如先天性冠状动脉起源畸形或冠状动脉炎等较为少见，但心肌桥（冠状动脉的一段在心肌内，当心肌收缩时可对这一段冠状动脉造成压迫，出现狭窄，而舒张期狭窄明显减轻或消失）引起胸痛者并不少见。此外，严重的主动脉瓣狭窄或关闭不全、梗阻性肥厚型心肌病、明显心肌肥厚或心室扩张，未控制的高血压病以及甲状腺功能亢进症、严重贫血等也可引起心绞痛。梅毒性主动脉炎可引起冠状动脉口狭窄及主动脉瓣关闭不全而导致心绞痛。

（二）发病机制

心绞痛是心肌缺血的后果，是心肌耗氧和供氧之间的不平衡造成的。心脏是需氧器官，几乎完全依靠自身所含物质的氧化来产生能量。在稳定状态测定心肌耗氧的速率（MVO_2）能提供心脏总代谢率的准确结果。心肌氧耗的多少由心肌张力、心肌收缩强度和心率所决定，故常用"心率×收缩压"作为估价心肌氧耗的指标。心肌能量的产生要求大量的氧供。心肌平时对血液中氧的吸取已接近于最大值（静息时75%，缺血时达90%）。氧供需要增加时已难从血液中更多地摄取氧，只能依靠增加冠状动脉的血流量来提供。正常冠状动脉循环有很大的储备量。平静时冠状动脉循环血流量为250~300ml/min或0.8ml/g；在剧烈体力活动时冠状动脉适当地扩张，血流量可增加到休息时的5~6倍。这种自我调节是由交感和副交感，代谢因素（主要为腺苷），以及其他重要血管活性物质，如一氧化氮和内皮素完成。

冠状动脉灌注主要在舒张期，此时室壁张力和冠状动脉阻力最低。根据 Laplace's 定律，跨室壁的心内膜张力最高，心外膜张力最低，使得心内膜最容易缺血。

随着冠状动脉管腔阻塞程度的增加，会产生阻塞两端的压力差。而压差的大小主要由狭窄处的横截面决定。狭窄远端压力下降常伴有血管扩张，这限制了可能的冠状动脉储备（即冠状动脉血流进一步增加的能力）。诊断性试验如应用腺苷和双嘧达莫并测定血流储备分数就是基于这一现象。

在没有足够的侧支循环情况下，冠状动脉粥样硬化使管腔狭窄超过 75% 横截面（相当于造影上超过管腔直径 50%），心肌的血供减少，但尚能满足心脏平时需要，休息时可无症状。一旦心脏负荷突然增加，如劳累、激动、饱餐、左心衰竭等，使心肌张力增高、心肌收缩力增强和心率增快而致心肌氧耗量增加时，心肌血液供求矛盾加深，引起心绞痛。这种情况称为需氧量增加性心肌缺血（demand ischemia），是大多数慢性稳定型心绞痛发作的机制。随着狭窄程度的加重，引起心绞痛的阈值降低，轻微的活动就会引起心绞痛。

慢性稳定型心绞痛的斑块纤维帽厚，脂质核小，炎症反应轻，不容易破裂，为稳定性斑块。有些心绞痛如变异性心绞痛，主要是由冠状动脉痉挛引起。冠状动脉阻力血管的内皮细胞功能异常，使内皮相关性扩张性功能受损，可表现为 X 综合征（syndrome X）。此类患者有心绞痛样不适，运动试验阳性，而冠状动脉造影正常。严重贫血的患者，心肌供血量虽未减少，但由于红细胞减少使血液携氧量不足，也可引起心绞痛。

二、临床诊断

（一）临床表现

1. 疼痛 是心绞痛的主要症状。典型发作为突发性疼痛，有如下特点。

（1）疼痛的部位：以胸骨后痛最常见，也可以是心前区痛。疼痛的范围为一区域，而不是一点，常放射至左肩及左上肢前内侧，达环指和小指。有时疼痛放射至右上肢，背部，颈部、下颌、咽部或上腹部并伴消化道症状。偶尔放射区疼痛成为主要症状，而心前区痛反而不明显。每次心绞痛发作部位往往是相似的。

（2）疼痛的性质：因人而异，常呈紧缩感、绞榨感、压迫感、烧灼感、胸憋、胸闷或有窒息感、沉重感，有的患者只述为胸部不适。心绞痛的特征是疼痛的程度逐渐加重，然后逐渐减轻、消失，很少呈针刺样或搔抓样痛，也不受体位或呼吸的影响。疼痛的程度可轻可重，取决于血管阻塞或痉挛程度、个人痛阈、心功能、心脏肥大、心脏做功及侧支循环情况。重者常迫使患者停止动作，不敢活动和讲话，伴面色苍白、表情焦虑，甚至出冷汗。重症心绞痛，特别是多支病变者，对硝酸甘油反应迟钝或无反应。卧位心绞痛，发作时必须坐起甚至站立方能缓解。有的心绞痛首次发作在夜间平卧睡眠时，冠状动脉造影常显示多支冠状动脉严重阻塞性病变或左主干病变。有些患者否认疼痛和不适，主诉气短，眩晕，疲乏，出汗或消化道不适，当这些症状出现在运动时或其他应激时，心肌缺血的可能性很大。

（3）疼痛持续时间：多数为 1～5min，很少时长 >15min，也不会转瞬即逝或持续数小时。

（4）诱发因素及缓解方式：慢性稳定型心绞痛的发作与劳力（走快路、爬坡、饱餐）或情绪激动（发怒、焦急、过度兴奋）和突然受冷有关，停下休息即可缓解，多发生在劳力当时而不是之后。舌下含服硝酸甘油可在 2~5min 内迅速缓解症状。

心绞痛严重程度的判断可参照加拿大心血管学会（CCS）分级（表7-1）。

表7-1 加拿大心血管学会（CCS）的心绞痛分级

级别	心绞痛临床表现
Ⅰ级	一般体力活动不引起心绞痛，如行走和上楼，但紧张、快速或持续用力可引起心绞痛发作
Ⅱ级	日常体力活动稍受限，快步行走或上楼、登高、饭后行走或上楼、寒冷或风中行走、情绪激动可发作心绞痛，或仅在睡醒后数小时内发作，在正常情况下以一般速度平地步行200m以上或登一层以上楼梯受限
Ⅲ级	日常体力活动明显受限，在正常情况下以一般速度平地步行100~200m或登一层楼梯时可发作心绞痛
Ⅳ级	轻微活动或休息时即可出现心绞痛症状

2. 危险因素 在收集与胸痛相关的病史后，还应了解冠心病相关的危险因素：如吸烟、高血压病、高脂血症、糖尿病、肥胖以及冠心病家族史等。

3. 体征 一般冠心病心绞痛患者不发作时多无异常体征。发作时常呈焦虑、恐惧状态，以手紧按心前伴出汗、心率增快和血压增高。由于局部心肌缺血，收缩不协调，可见收缩期心前区局部反常搏动，心尖 S_1 减弱。因心肌顺应性降低，左心室舒张末压增高，心房收缩力增强，可闻及 S_1。如乳头肌缺血及功能障碍可引起二尖瓣关闭不全，心尖部可闻及收缩期杂音或高调杂音，如海鸥鸣。此外，由于一过性左心室收缩功能减弱或一过性左束支传导阻滞，左心室收缩期延长，可致主动脉瓣关闭延迟，而延至肺动脉瓣关闭之后，从而产生 S_2 逆分裂。

（二）辅助检查

1. 心电图 约有半数病例平时静息心电图在正常范围内，也可能有陈旧性心肌梗死或非特异性 ST-T 改变。有时有室性、房性期前收缩或传导阻滞等心律失常。

在胸痛发作或发作后即刻做心电图对诊断缺血特别有用，还能知道缺血的部位、范围和严重程度。以 R 波为主的导联上可有 ST 段降低及 T 波低平或倒置等心内膜下心肌缺血改变，左心室心内膜下心肌由冠状动脉分支末梢供血，在心脏收缩时承受的压力最大，故容易发生缺血。有时心绞痛由心外膜冠状动脉的较大分支痉挛引起，心电图可见部分导联 ST 段抬高，称为变异型心绞痛。有时仅出现 T 波倒置，或在平时 T 波倒置的病例，于发作时 T 波反而变为直立，即所谓假性正常化。T 波改变对心肌缺血的意义虽不如 ST 段，但如与平时心电图相比有明显差别，有动态变化者也有助于诊断。在胸前导联深的 T 波倒置，有时在心绞痛发作后几小时或几天更明显，提示左前降支明显狭窄。弥漫性 ST 段压低伴 aVR 导联 ST 段抬高提示左主干病变或多支血管病变。少数患者出现一过性 Q 波，可能与心肌缺血引起一过性局部缺血心肌电静止有关。

24h 动态心电图表现如有与症状相一致 ST-T 变化，则对诊断有参考价值，还能发现无症状性心肌缺血。

2. 心电图运动试验 运动试验不仅可检出心肌缺血，提供诊断信息，而且可检测缺血阈值，估测缺血范围及严重程度。该试验对诊断冠心病的敏感性70%，对排除冠心病的特异性 75%。

3. 胸部 X 线检查　对稳定型心绞痛并无诊断性意义，多为正常。但有助于了解心肺疾病的情况，如有无充血性心力衰竭、心脏瓣膜病、心包疾病等。

4. 超声心动图　可估价左心室功能和心瓣膜情况。对提示有主动脉瓣狭窄，肥厚性心肌病或二尖瓣反流的收缩期杂音者应该做心脏超声。在心绞痛当时或心绞痛缓解后 30min 内做心脏超声可发现缺血区室壁运动异常。在有陈旧心肌梗死史或心力衰竭症状的心绞痛患者应该用超声或核素技术定量评估左心室功能。

5. 负荷超声心动图、核素负荷试验（心肌负荷显像）　多数患者用运动试验检查，对不能运动的患者可用双嘧达莫、腺苷或多巴酚丁胺等药物负荷试验检查。多巴酚丁胺通过增加心率和加强心肌收缩而增加心肌对氧的需求，从而诱发心肌缺血。腺苷，扩张血管使缺血区产生不一致的灌注，非狭窄血管扩张可能"盗走"已经最大扩张的狭窄远端血管的血流，使之缺血加重，所谓的"窃血现象"。双嘧达莫通过腺苷释放而产生"窃血现象"。在超声心动图上缺血区室壁运动异常或收缩期室壁变薄，在单光子发射计算机断层核素扫描（ECT）或正电子发射断层扫描（PET）上显示缺血区灌注缺损，最新的 PET - CT 可以同时了解冠状动脉解剖、心肌灌注和代谢。适应证：①静息心电图异常、LBBB、ST 段下降 >1mm、起搏心律、预激综合征等心电图运动试验难以精确评估者。②运动试验不能下结论，而冠心病可能性较大者。③既往血管重建（PCI 或 CABG），症状复发，需了解缺血部位者。④在有条件的情况下可替代运动试验。

6. 多层 CT 或电子束 CT　多层 CT 或电子束 CT 平扫可检出冠状动脉钙化并进行积分。人群研究显示钙化与冠状动脉病变的高危人群相联系，但钙化程度与冠状动脉狭窄程度却并不相关，因此，一般不推荐将钙化积分常规用于心绞痛患者的诊断评价。

64 层螺旋 CT 造影为显示冠状动脉病变及形态的无创检查方法。有较高阴性预测价值，若冠状动脉 CT 造影未见狭窄病变，一般可不进行有创检查。但 CT 冠状动脉造影对狭窄病变及程度的判断有一定限度，特别当钙化存在时会显著影响狭窄程度的判断，而钙化在冠心病患者中相当普遍，因此，仅能作为参考。

7. 实验室检查　血常规有助于排除贫血，甲状腺功能测定可排除甲状腺功能亢进或减退症，这些可能诱发或加重心绞痛的因素。常规检测血脂、血糖、C - 反应蛋白、肾功能等来寻找危险因素。当鉴别不稳定型心绞痛和非 ST - 段抬高性心肌梗死时，需测定肌钙蛋白和 CK - MB。

8. 冠状动脉造影术　对心绞痛或可疑心绞痛患者，冠状动脉造影可以明确诊断心血管病变情况并决定治疗策略及预后。是目前诊断冠心病的"金标准"。

（三）诊断与鉴别诊断

根据疼痛的特点，一般典型心绞痛不难诊断。胸痛可以由许多心脏和非心脏原因引起，心脏原因又分为缺血性和非缺血性。在鉴别诊断时需很好考虑（表 7 - 2）。不典型者宜结合病史、体征、心电图检查、运动试验、连续心电图监测，甚至冠状动脉造影明确诊断。鉴别诊断（表 7 - 2）要考虑下列情况。

表 7 - 2 胸痛的鉴别诊断

	缺血性痛	非缺血性痛
心源性	①氧供减少: 冠状动脉粥样硬化性: 明显的粥样硬化; 冠状动脉血栓形成; 冠状动脉, 非粥样硬化原因: 主动脉或冠状动脉夹层; 冠状动脉痉挛; 微血管痉挛; 可卡因引起的血管收缩; ②需氧增加: 肥厚性心肌病; 主动脉狭窄; 扩张性心肌病; 前负荷增加 (即主动脉或二尖瓣反流); 心动过速; 心肌桥; 先天性冠状循环异常	心包炎; 主动脉夹层
非心源性	①氧供减少: 贫血, 镰状细胞病; 缺氧: 睡眠呼吸暂停, 肺纤维化, 慢性肺病, 肺动脉栓塞; 一氧化碳中毒; 高凝状态: 红血球增多症; 血丙种球蛋白增多症; ②需氧增加: 甲状腺功能亢进症; 高温; 高正性肌力状态 (例如肾上腺素能刺激)	①胃肠道: 食管 (炎症, 痉挛, 反流, 破裂, 溃疡); 胆道 (结石, 胆囊炎); 胃 (溃疡); 胰腺炎 ②精神性: 焦虑症 (过度通气, 惊慌); 抑郁症; 失眠; 心脏神经症 ③肺: 肺动脉栓塞; 气胸, 胸膜炎, 肺炎, 肺动脉高压 ④神经肌肉: 肋软骨炎, 纤维织炎, Tietze's 综合征, 肋骨骨折, 带状疱疹, 胸腔出口综合征, 胸骨锁骨关节炎

1. 非心脏性疾病引起的胸痛

（1）消化系统: ①食管疾病: 反流性食管炎, 常呈烧心感, 与体位改变和进食有关, 饱餐后、平卧位易发生, 可进行相关检查, 如食管 pH 值测定等; 食管裂孔疝症状类似反流性食管炎; 食管动力性疾病包括食管痉挛、食管下段括约肌压力增加或其他动力性疾病, 可伴吞咽障碍, 常发生在进餐时或进餐后。②胆道疾病: 包括胆石症、胆囊炎、胆管炎引起的疼痛常在右上腹部, 但也可在上腹部、胸部, 可伴消化道症状, 腹部 B 超等检查有助于诊断。③溃疡病、胰腺病: 有相应消化系统症状。

（2）胸壁疾病: 肋骨炎、肋软骨炎、纤维织炎、肋骨骨折、胸锁骨关节炎等, 局部常有肿胀和压痛。带状疱疹, 疼痛沿肋间神经分布, 伴有相应部位的皮肤疱疹。颈椎病, 与颈椎动作有关。肋间神经痛, 本病疼痛常累及 1~2 个肋间, 但并不一定局限在前胸, 为刺痛或灼痛, 多为持续性而非发作性, 咳嗽、用力呼吸和身体转动可使疼痛加剧, 沿神经行径处有压痛, 手臂上举活动时局部有牵拉疼痛, 故与心绞痛不同。

（3）肺部疾病: 肺动脉栓塞、肺动脉高压, 伴气短、头晕、右心负荷增加, 可做相应检查。肺部其他疾病: 肺炎、气胸、胸膜炎、睡眠呼吸暂停综合征等。

（4）精神性疾病: 过度换气、焦虑症、抑郁症等。心脏神经症的胸痛为短暂 (几秒钟) 的刺痛或较持久 (几小时) 的隐痛, 患者常喜欢不时地深吸一大口气或作叹息性呼吸。胸痛部位多在左胸乳房下心尖部附近, 或经常变动。症状多在疲劳之后出现, 而不在疲劳的当时, 作轻度活动反觉舒适。含硝酸甘油无效或在 10min 后才 "见效", 常伴有心悸、疲乏及其他神经症的症状。

（5）其他: 心肌需氧量增加, 如高温、甲状腺功能亢进、拟交感毒性药物可卡因的应用、高血压病、重度贫血 (Hb <70g/L), 低氧血症等。

2. 非冠心病的心脏性疾病 可以诱发胸痛的有心包炎、严重未控制的高血压病、主动脉瓣狭窄、肥厚型心肌病、扩张型心肌病、快速性室性或室上性心律失常、主动脉夹层等,均有相应的临床表现及体征。

3. 冠状动脉造影无明显病变的胸痛

（1）冠状动脉痉挛：常在夜间发生，发作时心电图 ST 段抬高，发作后 ST 很快恢复正常。

（2）心脏 X 综合征：为小冠状动脉舒缩功能障碍所致，也称为冠状动脉微血管病变，以反复发作劳累性心绞痛为主要表现，疼痛亦可在休息时发生。发作时或运动负荷心电图可示心肌缺血，放射性核素心肌灌注可示缺损，超声心动图可示节段性室壁运动异常，但冠状动脉造影正常。

（3）非心源性胸痛：非心脏性疾病引起的胸痛。

（四）稳定型心绞痛的危险评估

危险分层可根据临床评估、对负荷试验的反应、左心室功能及冠状动脉造影显示的病变情况综合判断。

有下列情况的为高危，预后不良，需积极治疗，血管重建可降低病死率。

1. 临床评估　典型心绞痛；外周血管疾病、心力衰竭；有陈旧性心肌梗死、完全性 LBBB、左室肥厚、二至三度房室传导阻滞、心房颤动、分支阻滞者。吸烟和血脂异常，加上高血压病、糖尿病、腹型肥胖、心理压力大、蔬菜和水果吃得少、缺乏规律锻炼等，可以预测心肌梗死危险的 90%。

2. 负荷试验　运动心电图早期出现阳性（ST 段压低 >1mm）；ST 段压低 ≥2mm；ST 段压低持续至运动结束后 5min 以上；血压下降 ≥1.33kPa（10mmHg）；在运动期间或以后当心率在 120 次/分时，出现严重室性心律失常；Duke 评分 ≤ −11 分。放射性核素检查缺血范围大于左心室的 15%、多于一个血管床的多处灌注缺损、大而严重的灌注缺损、运动负荷时肺内有核素摄取、运动后左心室扩大。超声负荷试验多处可逆性室壁运动异常和更严重更广泛的异常。

Duke 活动平板评分 = 运动时间（min）− 5 × ST 段下降（mm）−（4 × 心绞痛指数）。心绞痛指数定义为：运动中未出现心绞痛评 0 分，运动中出现心绞痛为 1 分，因心绞痛终止运动试验为 2 分；Duke 评分 ≥5 分属低危，−10 ~ 4 分为中危，≤ −11 分为高危。

3. 左室功能　LVEF < 35%。

4. 冠状动脉造影　多支病变，左主干病变或左前降支近端病变者。

三、治疗

稳定型心绞痛治疗的主要目的：减轻症状和缺血发作，改善生活质量；预防心肌梗死和猝死，延长寿命。

在选择治疗药物时，应首先考虑预防心肌梗死和死亡。此外，应积极处理危险因素。

（一）控制危险因素

控制危险因素是冠心病一级预防和二级预防的核心。生活方式的干预包括戒烟、限酒、减轻体重（体重指数 <28kg/m²，男性腰围 <90cm，女性腰围 <85cm）、体育锻炼和饮食疗法。通常要给予能明显改善预后的药物（例如阿司匹林、他汀类，降压药等），其中调脂治疗（按照相应的指南使 LDL − C 达到目标值）；降压治疗，一般患者血压降低 ≤18.7/

12.0kPa（140/90mmHg），糖尿病者≤17.3/10.7kPa（130/80mmHg）；控制糖尿病使糖化血红蛋白（GHbA1c）在正常范围（≤6.5%）。必须要查找出并治疗能加重冠心病和诱发心肌缺血的并存疾病如贫血、甲状腺功能亢进症、发热、感染、慢性肺疾患、睡眠呼吸暂停综合征、糖尿病、肾衰竭和抑郁症。对相关的心脏疾病，如瓣膜性心脏病、缓慢性心律失常和快速性心律失常以及心力衰竭给予相应的治疗。

（二）药物治疗

1. 预防心肌梗死和死亡　有抗栓治疗、他汀类、β受体阻滞剂、ACEI类，对严重冠状动脉狭窄的患者 CABG 和 PCI 也能延长寿命和降低心肌梗死危险。

（1）抗栓治疗

1）阿司匹林：通过抑制环氧化酶和血栓烷（TXA_2）的合成达到抗血小板聚集作用。阿司匹林可降低心肌梗死、脑卒中或心血管性死亡的风险，所以只要没有用药禁忌证，所有冠心病患者都应服用阿司匹林。阿司匹林首剂 300mg，可抑制治疗前循环中的血小板。最佳的维持剂量为 75～150mg/d，抑制每天新生血小板的 10%。主要不良反应为胃肠道出血或阿司匹林过敏。不能耐受阿司匹林者，可改用氯吡格雷作为替代治疗。

2）氯吡格雷：通过选择性不可逆的抑制血小板 ADP 受体而阻断 ADP 依赖激活的 GPⅡb/Ⅲa 复合物，有效减少 ADP 介导的血小板激活和聚集。主要用于支架植入后及阿司匹林有禁忌证的患者。该药起效快，顿服 300mg 后 2h 即能达到有效血药浓度。常用维持剂量为 75mg/d，1 次口服。

3）华法林：作为二级预防的疗效与阿司匹林相仿，但出血并发症较多。华法林与阿司匹林合用比单用阿司匹林效果好，前提是国际标准化比值（INR）控制为 2.0～3.0。在冠心病合并心房颤动时可考虑联合应用，但需严密观察出血并发症的出现。

（2）调脂治疗：从 TC > 4.68mmol/L（180mg/L）开始，TC 水平与发生冠心病事件呈连续的分级关系，最重要的危险因素是 LDL - C。研究表明，他汀类药物能有效降低 TC 和 LDL - C，并因此降低心血管事件；能延缓斑块进展，使斑块稳定和抗炎等有益作用。冠心病患者调脂治疗的主要目标为降低 LDL - C，次要目标为降低非高密度脂蛋白胆固醇（non-HDL - C）和 apoB。根据危险程度不同，LDL - C 的目标值不同。

在他汀类治疗效果不明显的基础上，可加用胆固醇吸收抑制剂依折麦布（ezetimibe）10mg/d。高三酰甘油血症或低高密度脂蛋白血症的高危患者可考虑联合服用降低 LDL - C 药物和一种贝特类药物（如非诺贝特）或烟酸。

在应用他汀类药物时，应严密监测转氨酶及肌酸激酶等生化指标，及时发现药物可能引起的肝脏损害和肌病。采用强化降脂治疗时，更应注意监测药物的安全性。临床常用的他汀类药物剂量见表 7 - 3。

表 7 - 3　临床常用他汀类药物

药品名称	常用剂量（mg）	服用方法
洛伐他汀	25～40	晚上 1 次，口服
辛伐他汀	20～40	晚上 1 次，口服
阿托伐他汀	10～20	每天 1 次，口服
普伐他汀	20～40	晚上 1 次，口服

药品名称	常用剂量（mg）	服用方法
氟伐他汀	40 ~ 80	晚上 1 次，口服
瑞舒伐他汀	5 ~ 10	晚上 1 次，口服
血脂康	600	每天 2 次，口服

（3）血管紧张素转化酶抑制剂（ACEI）：稳定型心绞痛合并糖尿病、心力衰竭或左心室收缩功能不全的高危患者应使用 ACEI（表 7 - 4）。所有冠心病患者均能从 ACEI 治疗中获益，但低危者获益可能较小。其有益作用与 ACEI 的降压、保护内皮功能及抗炎作用有关。

表 7 - 4　临床常用的 ACEI 剂量

药品名称	常用剂量（mg）	服用方法	分类
卡托普利	12.5 ~ 50	3 次/日，口服	巯基
伊那普利	5 ~ 10	2 次/日，口服	羧基
培哚普利	4 ~ 8	1 次/日，口服	羧基
雷米普利	5 ~ 10	1 次/日，口服	羧基
贝那普利	10 ~ 20	1 次/日，口服	羧基
西那普利	2.5 ~ 5	1 次/日，口服	羧基
赖诺普利	10 ~ 20	1 次/日，口服	羧基
福辛普利	10 ~ 20	1 次/日，口服	磷酸基
卡托普利	12.5 ~ 50	3 次/日，口服	巯基

（4）β 受体阻滞剂：可降低陈旧性心肌梗死、高血压或左心功能不全患者的病死率，并能有效控制缺血，减轻症状，因而被推荐常规应用于心绞痛患者的治疗。具有内在拟交感活性的 β 受体阻滞剂心脏保护作用较差。推荐使用无内在拟交感活性的 β 受体阻滞剂。β 受体阻滞剂的使用剂量应个体化，从较小剂量开始，逐级增加剂量，以能缓解症状，心率 ≥ 50 次/分（平静清醒状态下）为宜（表 7 - 5）。

表 7 - 5　常用 β 受体阻滞剂

药品名称	常用剂量（mg）	服用方法	选择性
普萘洛尔	10 ~ 20	每天 2 ~ 3 次，口服	非选择性
美托洛尔	25 ~ 100	每天 2 次，口眼	β_1 选择性
美托洛尔缓释片	50 ~ 200	每天 1 次，口服	β_1 选择性
阿替洛尔	25 ~ 50	每天 2 次，口服	β_1 选择性
比索洛尔	5 ~ 10	每天 1 次，口服	β_1 选择性
阿罗洛尔	5 ~ 10	每天 2 次，口服	α_1、β 选择性
卡维地洛	12.5 ~ 25	每天 2 次，口服	α_1、β 选择性

2. 减轻症状和改善缺血　目前减轻症状及改善缺血的主要药物包括三类：β 受体阻滞剂、硝酸酯类药物和钙拮抗剂。

（1）β 受体阻滞剂：能抑制心脏 β 受体，从而减慢心率、减弱心肌收缩力、降低血压，以减少心肌耗氧量，从而减少心绞痛发作和增加运动耐量。用药后要求静息心率降至 55 ~ 60 次/分，严重心绞痛患者如无心动过缓症状，可降至 50 次/分。只要无禁忌证，β 受体阻滞剂应作为稳定型心绞痛的初始治疗药物。β 受体阻滞剂能降低心肌梗死后稳定型心绞痛患者死亡和再梗死的风险。目前可用于治疗心绞痛的 β 受体阻滞剂有很多种,当给予足够剂量时,均能有效预防心绞痛发作。更倾向于使用选择性 β 受体阻滞剂,如美托洛尔、阿替洛尔及比索洛尔。同时具有 α 和 β 受体阻滞的药物,在慢性稳定型心绞痛的治疗中也有效。

β 受体阻滞剂的禁忌证:一度房室传导阻滞（PR 间期 >0.24s）、任何形式的二度或三度 AVB 而无起搏器保护、严重的心动过缓 <50 次/分、低血压 SBP < 12.0kPa（90mmHg）、有哮喘病史或严重慢性心力衰竭。慢性阻塞性肺病患者应当非常小心地使用 β 受体阻滞剂,使用高度选择性 $β_1$ 受体阻滞剂,如比索洛尔 2.5mg/d,根据患者病情逐渐增加剂量。

推荐使用无内在拟交感活性的 β 受体阻滞剂。β 受体阻滞剂的使用剂量应个体化,从较小剂量开始。长期使用 β 受体阻滞剂,可使效应细胞上 β 受体数目增加。一旦停用 β 受体阻滞剂,已增加的 β 受体将增加与内源性儿茶酚胺的结合,呈现过度反应,可出现不稳定型心绞痛甚至心肌梗死,称 β 受体阻滞剂撤药综合征,故应逐渐减量停药,不能突然大幅度减量或停药。

（2）硝酸酯类制剂:为非内皮依赖性血管扩张剂,能较快松弛血管平滑肌,使全身血管尤其是静脉扩张,从而减少回心血量,降低前后负荷;减少心室容量,降低室壁张力,减少心脏机械活动、心输出量和血压,因而降低心肌耗氧量;轻度扩张冠状动脉,降低其阻力,增加其血流量,从而缓解心绞痛,并有预防和减少心绞痛发作的作用。

终止发作:心绞痛发作时应立即休息,一般患者在停止活动后症状即可缓解。较重的发作可选用作用较快速的硝酸酯类制剂。硝酸甘油片:舌下含化（0.5mg）,1～3min 开始起效,约 30min 后作用消失。对大约 92% 的患者有效,其中 76% 在 3min 内见效。延迟见效或完全无效时可能提示患者并非患冠心病或患严重冠心病,也可能所含的药物已失效或未溶解,如属后者可嘱患者将药片轻轻嚼碎后继续含化。硝酸甘油气雾剂:将气雾剂喷于颊黏膜或皮肤上,前者吸收易、作用快。硝酸甘油静脉注射液:起始剂量 5～10μg/min,根据血压、心率及症状逐渐增加剂量,最大到 200μg/min,适用于用硝酸甘油片无效的频发心绞痛。二硝基异山梨酯:即消心痛,舌下含用量每次 5～10mg,2～5min 见效,持续 2～3h。用喷雾剂喷入口腔,每次 1.25mg,1min 见效。

预防心绞痛:硝酸甘油:在可能引起发作的活动前,舌下含服此药可预防胸痛发作。硝酸甘油贴膜:每张含硝酸甘油 25mg 或 50mg,通过药膜缓慢释放,每小时释放硝酸甘油 0.2mg 或 0.4mg,24h 释放入血量为 5～10mg,贴敷后 1～2h 到达有效浓度,作用持续 24h,但一般在贴敷后 12～16h 去除,以预防耐药性产生。

二硝酸异山梨酯:口服每次 10～30mg,3～4 次/日,服后 15～30min 起效,续持 4～5h。其缓释片或胶囊:20mg 或 40mg,每天服用 1～2 次。

单硝酸异山梨酯:是硝酸异山梨酯有活性的代谢产物,通过口服给药能完全利用,因不经过肝脏首次通过代谢,口服与静脉注射血药浓度相近,持续作用 12h。口服 20mg,每天 2 次。其缓释片或胶囊:40～60mg,每天 1 次,口服。

长效硝酸酯制剂用于减低心绞痛发作的频率和程度,并可能增加运动耐量。长效硝酸酯类不适宜用于心绞痛急性发作的治疗,而适宜用于慢性长期治疗。每天用药时应注意给予足够的无药间期,以减少耐药性的发生。如劳力型心绞痛患者日间服药,夜间停药,皮肤敷贴片白天敷贴,晚上除去。

硝酸酯类药物的不良反应包括头痛、面色潮红、心率反射性加快和低血压，以上不良反应以给予短效硝酸甘油更明显。第1次含用硝酸甘油时，应注意可能发生体位性低血压。使用治疗勃起功能障碍药物，如西地那非者24h内不能应用硝酸甘油等硝酸酯制剂，以避免引起低血压，甚至危及生命。对由严重主动脉瓣狭窄或肥厚型梗阻性心肌病引起的心绞痛，不宜用硝酸酯制剂，因为硝酸酯制剂降低心脏前负荷和减少左室容量能进一步增加左室流出道梗阻程度，而严重主动脉瓣狭窄者应用硝酸酯制剂也因前负荷的降低进一步减少心搏出量，有造成晕厥的危险。

（3）钙离子拮抗剂：此类药物可阻止钙离子流入心肌细胞和平滑肌细胞，减弱心肌收缩，减少心肌氧耗；扩张冠状动脉，解除冠状动脉痉挛，改善心内膜下心肌的血供；扩张周围血管，降低动脉压，减轻心脏负荷；还降低血液黏度，抗血小板聚集，改善心肌的微循环。其扩张冠状动脉及解痉作用较硝酸甘油强而持久，对变异性心绞痛或以冠状动脉痉挛为主的心绞痛，钙离子拮抗剂是一线药物（表7-6）。尤其是非二氢吡啶类钙离子拮抗剂。

表7-6　临床常用钙离子拮抗剂剂量

药品名称	常用剂量（mg）	服用方法
硝苯地平控释片	30～60	1次／日，口服
氨氯地平	5～10	1次／日，口服
非洛地平	5～10	1次／日，口服
尼卡地平	40	2次／日，口服
贝尼地平	2～8	1次／日，口服
地尔硫䓬普通片	30～90	3次／日，口服
地尔硫䓬缓释片或胶囊	90～180	1次／日，口服
维拉帕米普通片	40～80	3次／日，口服
维拉帕米缓释片	120～240	1次／日，口服

1）维拉帕米：对冠状动脉及周围血管都有扩张作用，但对心率、心肌收缩和房室传导有抑制作用。口服吸收良好，但生物利用度只有10%～20%，服后2h起效，维持6～8h。可用40～80mg，每天3次。缓释维拉帕米120～240mg每天1次，疗效持续12h。不良反应有胃肠道不适、头痛、眩晕、神经过敏等。病态窦房结综合征、房室传导阻滞及心力衰竭者禁用。

2）硝苯地平：二氢吡啶类钙拮抗剂，其扩血管作用最强，口服90%可吸收，服后20min起效，维持4～8h，对心肌收缩、房室传导没有明显影响。主要不良反应有头痛、颜面潮红、乏力、血压下降、心率增快、下肢水肿等，短效硝苯地平目前已不主张用于冠心病治疗。硝苯地平控释剂30～90mg，每天1次，大多数不良反应减少。因其强力扩血管作用，禁用于低血压患者、患重度主动脉瓣狭窄和肥厚梗阻性心肌病的患者。

3）地尔硫䓬：其作用介于硝苯地平和维拉帕米之间。对冠状动脉和外周血管阻力均有降低作用，对心排出量无明显影响，对房室传导的抑制作用轻微。在基础情况下，地尔硫䓬虽然很少引起心外膜冠状动脉扩张，但可增加冠状动脉狭窄部位远端的心内膜下心肌的血液灌注，并能阻滞运动引起冠状动脉收缩；减低后负荷和改善左心室舒张功能，使运动试验中无症状的运动时间延长。因而是高效的抗心绞痛药物。口服吸收快而完全，约30min血药浓度即达高峰，半衰期约为 4h。适用于因血管痉挛引起的心绞痛。一般剂量为 30 ~ 90mg，每天 3 次口服。地尔硫草缓释片或胶囊，90 ~ 180mg，每天 1 次。不良反应有头晕、头痛、失眠、皮肤潮红以及胃肠道不适。严重心动过缓、高度房室传导阻滞和病态窦房结综合征的患者禁用。

当稳定型心绞痛合并心力衰竭必须应用长效钙离子拮抗剂时，可选择氨氯地平或非洛地平。非二氢吡啶类钙拮抗剂地尔硫草和维拉帕米能减慢房室传导，常用于伴有心房颤动或心房扑动的心绞痛患者，也可作为对 β 受体阻滞剂有禁忌的患者的替代治疗。对单种药物疗效不理想者可采用联合用药。β 受体阻滞剂和长效钙草拮抗剂联合用药比单用一种药物更有效。此外，两药联用时，β 受体阻滞剂还可减轻二氢吡啶类钙拮抗剂引起的反射性心动过速不良反应。老年人、已有心动过缓或左室功能不良的患者，维拉帕米或地尔硫草不宜与 β 受体阻滞剂的联合应用，以免加重传导阻滞和诱发心力衰竭。停用本类药时也宜逐渐减量然后停服，以免发生冠状动脉痉挛。

（4）活血化淤、芳香温通类中药：如冠心苏合丸、麝香保心丸、人工合成麝香含片、复方丹参滴丸、苏冰滴丸以及中医辨证施治等。

（5）代谢治疗药：曲美他嗪，能有效抑制缺血时的游离脂肪酸的 β 氧化，促进葡萄糖的有氧氧化，更有效地利用有限的氧产生 ATP，保持心脏收缩功能；并促进糖酵解和葡萄糖有氧氧化偶联，避免细胞酸中毒，防止钙离子过载，同时促进游离脂肪酸合成磷脂，保护心肌细胞膜，从而保护心肌细胞。其特点是改善心肌缺血，减少心绞痛发作次数，提高运动耐量而不影响血压和心率。剂量为 20mg，3 次/天，口服。偶见胃肠道不适。

（三）血管重建

对于稳定型心绞痛患者，治疗的目的为改善预后和缓解症状。血管重建需从这两个方面进行全面评价。用 PCI 或 CABG 行冠状动脉血管重建术对下列患者能改善成活率、缓解症状：①左主干病变。②2 ~ 3 支血管病变伴中、重度左心功能不全。③累及前降支近端的 2 支血管病变不管左心室功能如何。④不管症状如何但有左心室功能不全。⑤左前降支近端病变。⑥药物治疗下仍有 3 ~ 4 级的心绞痛。⑦无创检查存在大面积缺血者。没有上述情况者，冠状动脉血运重建对控制心绞痛仍有用，但对心肌梗死和死亡的影响则与药物治疗相似。

（梁　鹍）

第二节　急性 ST 段抬高型心肌梗死

一、概述

急性心肌梗死（acute myocardial infarction，AMI）是指因持久而严重的心肌缺血所致的部分心肌急性坏死，临床表现常有持久的胸骨后剧烈疼痛、急性循环功能障碍、心律失常、心力衰竭、发热、白细胞计数和血清心肌损伤标记酶和肌钙蛋白的升高以及心肌急性损伤与坏死的心电图进行性演变。急性心肌梗死分为 ST 段抬高型心肌梗死（ST – segment elevation myocardial infarction，STEMI）和非 ST 段抬高型心肌梗死（Non ST – segment elevation myocardial infarction，NSTEMI）。本节主要讨论急性 ST 段抬高型心肌梗死。

冠状动脉粥样硬化造成管腔狭窄和心肌供血不足，而侧支循环尚未建立时，由于下述原因加重心肌缺血即可发生心肌梗死。

1. 冠状动脉完全闭塞　病变血管粥样斑块内或内膜下出血，管腔内血栓形成或动脉持久性痉挛，使管腔发生完全的闭塞。

2. 心排血量骤降　例如休克、脱水、出血、严重的心律失常或外科手术等引起心排血量骤降，冠状动脉灌流量严重不足。

3. 心肌需氧需血量猛增　重度体力劳动、情绪激动或血压剧升时，左心室负荷剧增，儿茶酚胺分泌增多，心肌需氧需血量增加。

4. 其他　急性心肌梗死亦可发生于无冠状动脉粥样硬化的冠状动脉痉挛，偶尔由于冠状动脉栓塞、炎症、先天性畸形所致。

二、诊断要点

（一）临床表现

1. 先兆症状　50%以上心肌梗死患者在发病前数日可有下述表现：①原有心绞痛症状加剧，发作频繁且时间延长，对硝酸甘油疗效明显降低。②一向健康的中老年，突然出现心绞痛，并呈进行性加重。③劳力性心绞痛突然转为夜间或安静时发作，或同时并发自发性心绞痛。④心绞痛发作时伴心律失常、心功能不全或血压明显下降。⑤心绞痛发作时，心电图ST 段明显抬高，或胸前导联出现 T 波高耸，或原有缺血性图形（ST 段压低及 T 波）倒置进行性加重。凡遇上述情况均应警惕近期内可能会发作心肌梗死，必须严密观察或入院诊治。

2. 症状

（1）胸痛：为本病最突出的症状。发作多无明显诱因，且常发作于安静时，疼痛部位和性质与心绞痛相同，但疼痛程度较重，持续时间久，有长达数小时甚至数天，用硝酸甘油无效。患者常烦躁不安、出汗、恐惧或有濒死感。但有 20% ~30% 患者症状不典型，可有下述表现：①疼痛部位改变，部分患者疼痛发生在上腹部，尤其是下壁梗死，可误诊为消化性溃疡穿孔、急性胰腺炎、胆囊炎等急腹症。有些患者疼痛发生在头颈部、咽喉、下颌处，可误诊为咽喉炎、牙痛或偏头痛等。②胸痛轻微或无痛，这种情况多见于高龄、糖尿病患者，偶尔小范围梗死在整个病程中也可无痛。③以其他症状作为首发症状或掩盖胸痛，最常见的可表现为不明原因或难以解释的突然出现心力衰竭（尤其是左心衰竭）、昏厥、血压明显下降或休克、脑卒中，有时脑卒中和心肌梗死可互为因果或同时并存，产生所谓心脑卒中或脑心卒中，急性胃肠道症状如恶心、呕吐、腹胀、呃逆，严重心律失常而误诊为其他疾病。④可表现为心搏骤停或猝死。⑤少数患者因心脏破裂可表现为心脏压塞征象。⑥右心室梗死可主要表现为右心衰竭征象。总之，中老年患者出现上述症状，其原因尚无满意解释者均应考虑有心梗可能，应及时做心电图和（或）心肌酶、肌钙蛋白鉴别之。

（2）全身症状：发热、心动过速、白细胞增高和血沉增快等，此主要由于组织坏死吸收所引起，发热多在疼痛发生后 24 ~48h 后出现，体温多在 38℃左右。

（3）心律失常：75% ~95% 的患者伴有心律失常，多见于起病 1 ~2 周，而以 24h 内为最多见，心律失常中以室性心律失常最多见，如室性期前收缩，部分患者可出现室性心动过速或心室颤动而猝死。房室传导阻滞、束支传导阻滞也不少见，室上性心律失常较少发生。前壁心肌梗死易发生束支传导阻滞，下壁心肌梗死易发生房室传导阻滞，室上性心律失常多见于心房梗死。

（4）低血压和休克：休克多在起病后数小时至1周内发生，患者表现为面色苍白、烦躁不安、皮肤湿冷，脉搏细弱，血压下降＜10.7kPa（80mmHg），甚至昏厥，若患者只有血压降低而无其他表现者称为低血压状态。休克发生的主要原因：由于心肌遭受严重损害，左心室排血量急剧降低（心源性休克）；其次，剧烈胸痛引起神经反射性周围血管扩张；此外，尚有因呕吐、大汗、摄入不足所致血容量不足的因素存在。

（5）心力衰竭：主要是急性左心衰竭，为梗死后心肌收缩力减弱或收缩不协调所致。

3. 体征

（1）心脏体征：心界可扩大，也可无明显增大，心率多增快，若下壁梗死累及窦房结动脉，也可表现为心动过缓或房室传导阻滞，心尖部第一心音减弱，可出现第三、四心音奔马律，在发病2~3d后有时可闻及心包摩擦音。心尖区可出现粗糙的收缩期杂音或收缩中、晚期喀喇音，提示二尖瓣乳头肌功能失调或断裂所致，在病程中可出现各种心律失常，其中以室性心律失常最常见，其次可出现心房颤动或室上性心律失常。

（2）除极早期血压可能增高外，多数患者出现血压降低。

（3）与心律失常、休克和心力衰竭有关的其他体征。

（二）诊断依据

根据病史（主要包括胸痛特征、冠心病危险因素）、体征（包括左心功能不全、严重心律失常、休克体征）、实验室检查（主要包括心电图改变、心脏标记物、冠状动脉造影），是否为STEMI；确定为STEMI后，然后进行危险性分层。

1. 典型的胸痛症状　突发胸前区压榨样疼痛，持续时间超过30min以上，有长达数小时甚至数天，一般用硝酸甘油无效，伴有患者常烦躁不安、出汗、恐惧或有濒死感。

2. 动态的心电图（ECG）演变　心电图是诊断急性心肌梗死最重要的检查手段之一，它可以起到定性、定时、定位、定情的作用。一次心电图检查未能作出判断者，应连续监测、定期复查，并作前后对比。少数仅有T波改变的小灶性梗死，或合并室性心律、完全性左束支或房室传导阻滞、预激综合征等心律失常者，心电图改变不典型、不明确者均应结合临床及心肌损伤标记物改变作出判断。

3. 血清心肌损伤标记物的动态改变　急性心肌梗死（AMI）后一些心肌标志物蛋白从坏死组织大量释放到循环血液中，不同蛋白的稀释速度因其在细胞的位置、分子质量大小以及局部的血液和淋巴流量不同而异。心肌标志蛋白释放的动态曲线对心肌梗死的诊断非常重要，但紧急再灌注的治疗措施需要尽早明确诊断和决定，因此以往主要是根据症状和心电图检查。但随着床旁全血心肌标志物监测的应用，对早期心肌梗死的诊断（特别是心电图不能确定的病例）提供了帮助。

（1）心肌钙蛋白T（cTnT）和肌钙蛋白I（cTnI）：为氨基酸序列不同于骨骼肌来源的肌钙蛋白，为心肌特异性的标记物。用特异的抗体可以定量检测到心脏的cTnT和cTnI。通常cTnT和cTnI在正常健康人群中不能检测到，在AMI发病后2~4h开始升高，可增高到正常上限的数10倍，持续时间可达7~14d。因此，cTnT和cTnI对心肌梗死的诊断具有重要意义。

（2）肌酸激酶（CK）：在AMI后4~8h内增高，但CK的主要缺点是缺乏心脏特异性，因为CK在骨骼肌损伤时也可增高，如肌内注射后可有2~3倍的总CK增高。因此，在胸痛或其他原因患者注射镇痛药后可有总 CK 的假性增高，导致心肌梗死的误诊。

（3）肌红蛋白：是一种心肌和骨骼肌中的低分子蛋白。它在心肌梗死时是出现最早的心肌标记物，同时。肾脏清除较快，通常在心肌梗死后 24h 内恢复正常水平，而且缺乏特异性，需与其他指标如 CK - MB 同时分析才能有助于心肌梗死诊断，其临床意义不大。

4. 脂联素　脂联素可沉积在受损的人动脉壁，能抑制内皮细胞中血管细胞黏附因子、细胞间黏附因子及 E - 选择素的表达，从而减少由肿瘤坏死因子 - A（TNF - A）诱导的单核细胞对人主动脉内皮细胞的黏附。这种作用通过环磷酸腺苷蛋白激酶通道抑制内皮细胞的转录因子 - κB 信号系统实现。脂联素可显著抑制成熟巨噬细胞的吞噬活性及其产生 TNF - A 的能力，还具有诱导骨髓单核细胞凋亡的作用，该结果表明，脂联素对血细胞的形成和免疫反应起负调控作用，可能具有终止炎症反应的作用。最新报道，心肌梗死的早期、肉芽形成阶段，脂联素分布于病灶的间质组织、周围存活心肌细胞四周；而在疤痕组织中未发现。这表明脂联素在缺血性损伤后的心肌重构中起到一定的作用。实验测定发现，脂联素水平存在动态变化，究其原因可能也和参与心肌梗死后心肌的重构有关。研究确认了在 AMI 患者中血清脂联素水平存在动态变化，其可能在 AMI 发病过程以及血管内皮和心肌的修复过程中起到一定的作用。

（三）鉴别诊断

注意与下列疾病相鉴别。

1. 心绞痛　不稳定型心绞痛的症状可类似于心肌梗死，但胸痛程度较轻，持续时间短，硝酸甘油效果好，心电图动态 ST - T 演变时间短，多在 30min 内恢复正常，无心肌酶学及肌钙蛋白的动态变化。

2. 急性心包炎　尤其是病毒性心肌心包炎胸前区疼痛可持久而剧烈，深吸气时加重，疼痛同时伴有发热和心包摩擦音。ECG 除 aVR 外，其余多数导联 ST 段呈弓背向下型抬高，T 波倒置，无 Q 波，可资鉴别。

3. 急性肺动脉栓塞　常有突发胸痛、咯血、呼吸困难、发绀、昏厥和休克，多有骨折、盆腔或前列腺手术、静脉血栓或长期卧床史。肺动脉栓塞后，尤其是大块肺动脉栓塞使右心室射血阻力增加，右心室后负荷急剧增加，可表现为急性右心衰竭征象，包括 P_2 亢进，颈静脉怒张、肝大等。另一方面，肺栓塞致肺血减少，导致肺静脉回流入左心房血量减少，左心室射血减少，可出现低血压甚至休克征象。心电图提示肺性 P 波、电轴右偏，典型者 I 导联出现深 S 波，III 导联有明显 Q 波（<0.03s）及 T 波倒置。X 线胸片可显示肺梗死阴影。放射性核素肺灌注扫描可见放射性稀疏或缺失区。

4. 主动脉夹层或动脉瘤　前胸出现剧烈撕裂样锐痛，常放射至背、胁肋、腹部及腰部。在颈动脉、锁骨下动脉起始部可听到杂音，两上肢血压、脉搏不对称。胸部 X 线提示纵隔增宽，血管壁增厚。超声心动图、CT 和 MRI 可见主动脉双重管腔图像，具有确诊价值。心电图无典型的心肌梗死演变过程。

5. 急腹症　急性胰腺炎、消化性溃疡穿孔、急性胆囊炎和胆石症等均有上腹部疼痛，易与上腹部疼痛剧烈为突出表现的心肌梗死相混淆，但腹部有局部压痛或腹膜刺激征。无心肌酶、肌钙蛋白及心电图特征性变化。

三、急性 ST 段抬高型心肌梗死治疗

（一）院前急救

院前急救的基本任务是帮助 AMI 患者安全、迅速地转运到医院，以便尽早开始再灌注治疗；重点是缩短患者就诊时间和院前检查、处理、转运所需的时间。尽量识别 AMI 的高危患者，直接送至有条件进行冠状动脉血管重建术的医院。

医疗救护系统在接到救护电话后应立即派救护车到达现场，将患者转运到就近的能够开展介入的医院，凡有下列情况的患者：①心源性休克。②有溶栓禁忌证。③死亡危险性特别高，应尽快行血管成形术。

1. 早期识别 AMI 症状　我国急性心肌梗死的死亡高发时段仍集中在院前阶段，大量急性心肌梗死患者到院时已丧失最佳时机，患者若能够对早期症状有足够的警惕是急性心肌梗死抢救中的关键环节。因此，对患者及家属进行冠心病教育非常重要，使患者症状被及早发现，达到早期治疗的目的。当有剧烈胸痛发作时，患者舌下含服硝酸甘油 0.5mg，5min 后胸痛不能缓解或加重，此时患者或家属必须联系急救中心，并由急救中心就近送往有急性心肌梗死处理能力的医院。

2. 院外心搏骤停　心室颤动是急性 ST 段抬高型心肌梗死患者早期死亡的最重要原因，且死亡多发生在症状发生后的 1～2h。心室颤动转复成功率与发生时间至终止时间呈负相关，在心搏骤停 1min 内进行除颤成功率可达到 70%～90%，每延迟 1min 患者抢救成功率下降 7%～10%，若在心搏骤停后 12min 以上进行除颤，成功率只有 2%～5%。因此，救护人员早期到达，早期识别，早期开始心肺复苏，早期除颤，对提高急性心肌梗死的抢救成功率非常重要。此外，有研究显示，经过训练的非医务人员，能够进行有效的心脏转复治疗，因此培训公共服务系统人员，熟练掌握简易的心脏复苏基本操作，熟悉自动体外除颤器（AED）的使用，并在公共区域适当地配备 AED，有望提高急性心肌梗死患者的生存率。

3. 院前溶栓　许多随机、对照临床研究结果表明，急性 ST 段抬高心肌梗死后溶栓开始时间越早，患者受益越大，如发病最初 2h 内进行溶栓，能明显降低患者死亡率，发病 3h 内溶栓和执行急诊 PCI 有同等疗效。法国 USIC2000 SURVEY 研究发现院前溶栓患者 1 年死亡率低于院内溶栓和院内急诊 PCI 的患者。但是，院前溶栓对医疗中心的医务人员和急救中心的急救人员的要求均极高。有条件的地方可考虑开展院前溶栓治疗。

（二）住院治疗

1. 监护和一般治疗

（1）休息：一旦诊断 AMI 应绝对卧床休息，可以降低心肌耗氧量，减少心肌损害。休息包括体力上的休息和精神上的休息。因此一方面要求患者卧床休息，对血流动力学稳定且无并发症的患者一般卧床休息 1～3d，对病情不稳定及高危患者卧床时间可适当延长，另一方面对患者进行必要的解释和鼓励，使其积极配合治疗而又解除焦虑和紧张，必要时可适当给予镇静药物，以便患者得到充分休息及减轻心脏和心理负担。

（2）吸氧：急性心肌梗死患者常有不同程度的动脉血氧张力降低，在休克和左心室功能衰竭时尤为明显。吸氧对有休克或左心室功能衰竭的患者特别有用，对一般患者也有利于防止心律失常，并改善心肌缺血缺氧，也有助于减轻疼痛。

（3）监护：在 CCU 进行持续心电、血压和呼吸的监测，必要时还需监测肺毛细血管压和静脉压。根据心率、心律、血压和心功能的变化及时调整治疗措施、避免猝死的发生。

（4）护理：饮食方面，在最初 2～3d 应以流质为主，以后随着症状的减轻而逐渐增加其他容易消化的半流质，宜少量多餐，钠盐和液体的摄入量应根据出汗量、尿量、呕吐量及有无心力衰竭作适当评估。保持大便通畅，大便时避免用力，给予缓泻药如乳果糖（杜密克）20～40ml/d 治疗便秘。除病重、血流动力学不稳定者，卧床时间不宜过长，症状控制并且稳定者应鼓励早期活动，有利于减少并发症和及早康复。目前，在美国 AMI 的平均住院天数为 5～6d。

2. 解除疼痛　急性心肌梗死时剧烈胸痛可使患者交感神经过度兴奋，产生心动过速、血压升高和心肌收缩功能增强，从而增加心肌耗氧量，并容易诱发快速心律失常。因此，应该给予有效的镇痛治疗。心肌再灌注治疗开通梗死相关血管、恢复缺血心肌的供血是解除疼痛最有效的方法。但再灌注治疗前可选用下列药物尽快解除疼痛。

（1）吗啡或哌替啶（杜冷丁）：吗啡 2～4mg 静脉注射，必要时 5～10min 后重复，总量不超过 15mg。吗啡既有明显的镇痛作用和减轻患者交感神经过度兴奋和濒死感，还有扩张血管降低左心室前、后负荷和心肌耗氧量的作用。注意低血压和呼吸功能抑制的不良反应，但很少发生。或可使用哌替啶 50～100mg 肌内注射。

（2）硝酸酯类药物：通过扩张冠状动脉，增加冠状动脉血流量以及增加静脉容量，而降低心室前负荷。大多数心肌梗死患者有应用硝酸酯药物指征，而在下壁心肌梗死、可疑右心室梗死或明显低血压的患者（收缩压低于 90mmHg），尤其合并心动过缓时，不适合应用。

硝酸酯类禁忌证如下：SBP < 90mmHg 或下降 > 30mmHg；HR < 50/min 或 > 100/min；可疑右心室心肌梗死；肥厚性心肌病；严重主动脉狭窄；近 24h 内服用过治疗勃起功能障碍的磷酸二酯酶抑制药，如西地那非（万艾可）、伐地那非（艾力达）等。其常见的不良反应有头痛、头晕、低血压、心率加快和恶心等胃肠道不适反应。个别患者应用小剂量硝酸甘油后即可发生严重心动过缓和低血压。此时应立即停止用药，抬高下肢，迅速补液及静注阿托品，必要时可给予多巴胺升压。

（3）β 受体阻滞药：大量研究表明，在 AMI 发病最初几个小时内应用 β 受体阻断药，能缩小梗死范围，降低并发症的发生率，降低溶栓治疗患者的再梗死率。早期应用还可降低 AMI 患者心室颤动的发生率和具有镇痛作用。无禁忌证的情况下应尽早常规应用，窦性心动过速和高血压的患者最适合使用 β 受体阻滞药。

β 受体阻滞药的禁忌证包括：①心率低于 60/min。②动脉收缩压低于 100mmHg。③急性左心衰竭。④二、三度房室传导阻滞。⑤哮喘病史。⑥严重慢性阻塞性肺部疾病。⑦末梢循环灌注不足。另外，β 受体阻滞药可能加重冠状动脉痉挛，故禁用于可卡因诱发的心肌梗死者。值得注意的是，尤其是应用高选择性 $β_1$ 受体阻滞药后，2 型糖尿病、慢性阻塞性肺病以及外周血管疾病不再列为 β 受体阻滞药的禁忌证。现在的临床研究显示此类患者能从 β 受体阻滞药中获益。

3. 抗栓治疗

（1）抗血小板治疗：冠状动脉内斑块破裂诱发局部血栓形成是导致急性心肌梗死的主要原因。在急性血栓形成中血小板活化起着十分重要的作用，抗血小板治疗已成为急性心肌梗死的常规治疗。目前临床上常用的抗血小板药物主要有阿司匹林、氯吡格雷（clopidogrel）

和血小板膜糖蛋白Ⅱb/Ⅲa（GPⅡb/Ⅲa）受体拮抗药。

（2）抗凝治疗：目前主张对所有急性心肌梗死患者只要无禁忌证，均应给予抗凝治疗，它可预防深静脉血栓形成和脑栓塞，还有助于梗死相关冠状动脉再通并保持其通畅。抗凝剂包括肝素、低分子肝素、X因子抑制剂、水蛭素等。

4. 再灌注治疗 早期开通闭塞的冠状动脉，使缺血心肌得到再灌注称之为再灌注治疗（re-perfusion therapy），濒临坏死的心肌可能得以存活，或坏死范围缩小，改善预后，是一种积极的治疗措施。目前再灌注治疗方法主要有溶栓治疗、紧急经皮冠状动脉介入术（PCI）和急诊冠状动脉搭桥术（CABG）。

一般认为，下列情况应首选溶栓治疗：①发病早期（症状出现≤3h且不能及时行介入治疗）。②导管室被占用或不能使用。③不能及时行介入治疗，转运延迟，从就诊到球囊扩张时间＞90min。

下列情况应首选介入治疗：①有熟练PCI技术的导管室及心外科支持。从就诊到球囊扩张时间＜90min，从就诊到球囊扩张比就诊到开始溶栓治疗时间＜1h。②高危STEMI患者。心源性休克、Killip 3级以上。③有溶栓禁忌证患者。④发病超过3h。⑤STEMI的诊断有疑问。

（1）溶栓治疗：溶栓治疗（fibrinolytic treatment）是指通过静脉或冠脉内注入溶栓剂溶解梗死相关冠状动脉内的新鲜血栓，使梗死相关冠状动脉再通的治疗方法。早期静脉应用溶栓药物能提高AMI患者的生存率，在患者症状出现后1~2h内开始用药，治疗效果最显著。有研究显示，在AMI 3h以内溶栓，其效果与急诊介入治疗相当。而且溶栓治疗相对简单、方便易行，尤其适用于基层医院，现在仍然是一种重要的再灌注手段之一。

溶栓药物：溶栓药物（thrombolytic）应该称为纤溶药物（fibrinolytic）更为确切，因为所有这些药物都是纤溶酶原激活剂，进入体内激活纤溶酶原形成纤溶酶，使纤维蛋白降解，溶解已形成的纤维蛋白血栓，同时不同程度地降解纤维蛋白原。纤溶药物不能溶解血小板血栓，甚至还激活血小板。

纤溶药物按照纤维蛋白选择性可大致划分为以下几类：

第一代纤溶药物。尿激酶、链激酶，不具有纤维蛋白选择性，对血浆中纤维蛋白原的降解作用明显，可致全身纤溶状态。

第二代纤溶药物。组织型纤溶酶原激活药，瑞替普酶（rPA）、单链尿激酶型纤溶酶原激活药（scu-PA）、重组葡萄球菌激酶及其衍生物等，具有纤维蛋白选择特性，主要溶解已形成的纤维蛋白血栓，而对血浆中纤维蛋白原的降解作用较弱；乙酰化纤溶酶原—链激酶激活剂复合物（anistreplase，APSAC）是具有相对纤维蛋白选择特性的纤溶药物。

第三代纤溶药物。主要特点是半衰期延长，血浆清除减慢，有的还增加了纤维蛋白亲和力，更适合静脉推注给药，包括tPA的变异体r-PA（reteplase）、替奈普酶（TNK-tPA，tenecteplase）、拉诺替普酶（n-PA，lanoteplase）等。

（2）介入治疗：直接经皮冠状动脉介入术（primary coronary intervention，PCI），发病数小时内进行的紧急PTCA及支架术已被公认为是一种目前最安全、最有效的恢复心肌再灌注的手段，其特点是梗死相关血管再通率高和残余狭窄小。溶栓失败未达到再灌注也可实行补救性PCI。心肌梗死发生后，尽早恢复心肌再灌注能降低近期病死率，预防远期的心力衰竭发生。但是该技术需要有经验的介入心脏病科医生和心血管造影设备，目前在国内基层医院尚无法推广。

（3）急诊冠状动脉旁路搭桥术：由于外科技术、术中心肌保护、低温体外循环已取得了很大的进步，使得急性心肌梗死患者外科再灌注治疗术近期及远期死亡率相当低，这一结果使 CABG 成为急性心肌梗死患者挽救濒死心肌的一个可能方法。

急性心梗冠状动脉旁路手术再灌注治疗能挽救濒危心肌和改善生存率，然而，除非极早期进行，否则手术能达到再灌注的时间显然迟于溶栓或直接 PTCA 治疗，而且手术本身有危险性。目前的观点是再灌注旁路手术应仅限于那些冠状动脉解剖适于手术的，不适合溶栓治疗或溶栓治疗不成功和（或）直接 PTCA 不成功的，发病在 4～6h 内的高危患者。而且，只适宜在已实施了做紧急冠状动脉旁路手术再灌注这一治疗程序的某些中心进行。需行急诊 CABG 的患者应该接受新鲜冰冻血浆来纠正他们凝血机制障碍，并在术中尽量减少输血。

四、急性心肌梗死的二级预防

急性心肌梗死康复后，患者应接受二级预防（secondary prevention）以减少心脏性死亡（包括猝死）和再梗死的发生率，以达到改善患者的生活质量和长期生存率。主要有以下措施。

（一）生活方式改变

1. 戒烟　心肌梗死后的患者吸烟极其有害，Rallidis 报道 135 名年轻（＜35 岁）患者 10 年随访结果显示，首次心肌梗死后继续吸烟的患者占 56%，有 1/3 的患者在随访期间发生了心血管事件。吸烟可以使冠脉痉挛，降低 β 受体阻滞药的抗缺血作用，增加死亡率。戒烟后 1 年内，再梗死及死亡率均可以降低。二级预防的试验证明，戒烟可使心脏事件发生率下降 7%～47%。因此，应对患者说明戒烟的重要性并力劝患者戒烟。戒烟有困难者需要心理医师治疗。口服或经皮给予尼古丁制剂对戒烟可起暂时的辅助作用，但不能在心肌梗死后 3 个月内使用，也不能在吸烟的同时给予尼古丁制剂。也可应用戒烟药物辅助戒烟，盐酸安非他酮可减轻吸烟的戒断症状。比如近年来出现的伐尼克兰全新的双重作用机制戒烟药物，是 $\alpha_1\beta_2$ 受体的部分激动药，可以有效减轻吸烟的戒断症状，同时大大提高戒烟的成功率。文献报道服用伐尼克兰 3 个月可使戒烟成功率达到 40% 以上，而一般干戒（即仅凭毅力戒烟）成功率不足 3%。该药没有明显的药物相互作用，特别适合在有心血管疾病患者中应用。

2. 合理饮食　饮食治疗是冠心病二级预防的一项重要内容，饮食治疗的目的是降低血浆胆固醇，均衡营养，降低过多的总热量摄入（饮食中脂肪入量 ＜30% 总热量，饱和脂肪酸占 8%～10%）。如治疗效果不佳，饱和脂肪酸降至 7% 以下，饮食中应提高蔬菜、水果、谷物的比例。

3. 运动　心脏病患者进行有氧运动对生理、心理和代谢都有益处，这也适用于急性心肌梗死后的患者。有氧运动有助于减轻体重，降低血压，降低三酰甘油水平和升高高密度脂蛋白胆固醇水平。运动应在病情稳定后开始，并在运动试验开出的运动处方基础上，由医师指导进行。

4. 控制体重　目标 BMI 为 18.5～24.9kg/m² 或腰围男性 ＜90cm，女性 ＜85cm。控制体重超过正常标准体重，应减少每日进食总热量，给予低脂、低胆固醇饮食，限制酒和含糖食品摄入，尽量以植物油为食用油。避免食用过多的动物性脂肪和富含胆固醇食物。

5. 心理治疗　研究表明，孤独、抑郁、生气等是心肌梗死后的危险因子，对心脏缺血事件和心律失常事件的发生有促发作用。对这类有心理障碍的患者应给予心理治疗。出现上述心理障碍的原因与脑内 5 - 羟色胺的缺乏有关，5 - 羟色胺再吸收抑制药氟西汀（fluoxetine）等有良好的抗抑郁作用，可缓解抑郁、生气等症状。这类药物还可降低患者对烟和酒的渴望，降低交感神经活性。

（二）阿司匹林

急性心肌梗死发病后应即给予阿司匹林，并无限期口服用于二级预防。单个研究和荟萃分析显示，阿司匹林能降低病死率 10% ~ 15%，降低再梗死 20% ~ 30%，降低脑卒中 20% ~ 30%。阿司匹林剂量为口服 75 ~ 150mg，1 次/d。应用阿司匹林的反指征包括对该药过敏和有活动性消化性溃疡；阿司匹林不耐受者，可考虑使用氯吡格雷；双联抗血小板主要应用于 ACS、支架置入后患者，指南要求联用 9 ~ 12 个月。

（三）β受体阻滞药

大量资料表明，β受体阻滞药用于急性心肌梗死后二级预防有很好的效果，是二级预防最有效的药物之一，大面积梗死或前壁梗死等高危患者受益更大。β受体阻滞药可应用于代偿良好的心力衰竭和无症状左心功能不全的患者。对心功能 II ~ III 级的心力衰竭患者也可应用，但应从小剂量开始并在应用中密切观察病情变化。著名的哥德堡美托洛尔研究显示，美托洛尔显著降低心肌梗死急性期和长期死亡率。此外，哥德堡美托洛尔研究、斯德哥尔摩研究、阿姆斯特丹研究、贝尔法斯特研究和 Loptessor 研究，5474 例心肌梗死患者分别接受美托洛尔 200mg/d 或安慰剂治疗，美托洛尔显著降低心肌梗死患者猝死风险 42%，而且目前只有 β受体阻滞药能降低猝死，其他任何药物没有这种作用。TIMI ~ II 研究显示美托洛尔显著降低急性心肌梗死的再梗风险。

因此，除低危患者外，所有无使用 β受体阻滞药禁忌证的患者，应在发病后 5 ~ 7d 开始使用，并长期用药。对发病后立即开始 β受体阻滞药治疗的患者，如用药过程中无禁忌证发生，可不中断持续用药。低危组患者如无禁忌证，也可应用 β受体阻滞药作二级预防，但由于该组患者本来预后良好，也可不应用 β受体阻滞药作二级预防。无选择性或有 β₁ 受体选择性的 β受体阻滞药都可应用，但有内源性拟交感作用的 β受体阻滞药不宜应用。

（四）他汀类

长期用他汀类药是安全的。他汀类药可使富含胆固醇的脂质核心缩小，巨噬细胞减少，纤维帽变得致密，起到稳定斑块的作用。除降脂因素外，他汀类药能改善受损的内皮细胞功能，对有炎症的斑块并有消除炎症的作用。

（五）血管紧张素转化酶抑制药

无低血压及其他禁忌证的急性心肌梗死患者应早期使用血管紧张素转化酶抑制药（ACEI），ISIS - 4、GISSI - 3、AIRE、SAVE、TRACE、SMILE 这些试验都显示了 ACEI 在急性心肌梗死治疗中的益处。对有左心功能不全、左心室射血分数 < 0.40 和前壁心肌梗死的患者应长期用药。对无合并症的患者，ACEI 可在应用 6 周后停药。也有认为即使这类低危患者长期使用 ACEI 有降低再梗死的可能性。

（六）控制高血压、血糖

急性心肌梗死后的患者如有高血压，1 年病死率增加 50%，因此急性心肌梗死后控制高血压能改善患者的预后。治疗包括限盐饮食和药物治疗。药物推荐使用β受体阻滞药、血管紧张素转化酶抑制药和血管紧张素Ⅱ受体拮抗药，目标血压应控制在≤130/80mmHg，但舒张压不宜<70mmHg。有糖尿病患者应控制好血糖。

（七）抗心律失常药

目前认为Ⅰ类抗心律失常药不宜用于急性心肌梗死后室性心律失常的治疗。减少心律失常死亡和猝死的最理想药物依然是β受体阻滞药。对于心肌梗死后的严重室性心律失常，可应用胺碘酮（amiodarone）作二级预防。胺碘酮可减少梗死伴或不伴左心室功能障碍的室性心律失常，但对总死亡率无明显影响。为抑制梗死后严重的、有症状的心律失常，可考虑使用胺碘酮。治疗过程中宜用低剂量维持，注意监测胺碘酮的不良反应如甲状腺功能亢进症、角膜色素沉着、肺纤维化以及心脏不良反应。对致命性室性心律失常的幸存者应该考虑置入埋藏式体内除颤器。

（白延涛）

第三节　心脏性猝死

心脏性猝死（sudden cardiac death，SCD）是指由各种心脏原因引起的、急性症状发作后1h内出现的、以意识突然丧失为特征的自然死亡。不论是否存在已知心脏病史，其死亡的时间和方式无法预料。

美国心肺血研究所新近发布的SCD预告及预防工作组会议报告对SCD的定义又做了进一步阐述：无明确的心脏以外的原因导致的突然死亡，包括有目击者的迅速死亡和没有目击者的在症状发生后1h内的死亡，可确诊SCD；无明确的心脏以外原因导致24h内的死亡为疑似SCD。

一、流行病学概况

流行病学调查显示，SCD居人类死亡原因的首位，且占各类猝死的80%以上，占老年人猝死的90%以上。西方国家每年SCD发生率为（51~53）/10万人，我国最新统计数据为41.8/10万人。由于SCD发病突然、进展迅速，且多在家中甚至睡眠中发生，不易及时发现并抢救，导致存活率极低，美国SCD抢救成功率为28.7%，而我国不到1%，严重威胁公共卫生健康。

1. 年龄、性别特点　SCD的发生率随年龄的增高而增加，50岁人群的发病率约0.1%，75岁人群中该数值升至0.8%。在我国，男性55~60岁、女性65~70岁发生率最高。在任何年龄的人群中，SCD的男性发病率均高于女性，但性别差异随年龄的升高而减弱。原因可能与男性吸烟、饮酒人数相对多于女性，以及男性社会竞争压力较大，较女性更加容易出现不良情绪等等有关。同时女性由于雌激素的保护作用，冠心病的发病率低于男性，但绝经后女性冠心病及心脏性猝死的发病率明显增高。美国最新统计数据显示，心脏性猝死发病的总体男女比例为2.5∶1。

2. 时间、季节特点　根据美国Framingham资料随访38年，SCD发生的第一高峰时间为7~10AM，第二高峰时间为16~20PM。在这段时间内交感神经相对兴奋，糖皮质激素水平、血浆肾上腺素水平和血黏度达到高峰。心率增快，血压升高，血小板聚集增加，纤维蛋白酶活性降低。而 0～6AM 迷走神经张力增高，猝死相对较少。SCD 发病率存在季节差异，冬春季多发，夏秋季较少。原因考虑与冬春季天气寒冷影响人体的自主神经调节，使交感神经兴奋有关。寒冷诱发动脉收缩使血管阻力增加，血液循环外周阻力上升，血压升高，使心脏负荷增加，且冬春季天气干燥，血黏度增高，纤维蛋白原水平升高，易形成血栓。

二、病因

1. 器质性心脏病　主要是冠心病及其并发症，其次是心肌病，少见的病因包括心脏瓣膜疾病、先天性心脏病、主动脉夹层破裂等。

（1）冠心病：冠心病及其并发症所引起的 SCD 占所有病因的 80% 以上，其中 20% 的冠心病患者首发表现即为 SCD，临床称为冠心病猝死。冠心病患者特别是冠状动脉多支严重病变者，容易发生急性血栓事件，斑块破裂出血，冠状动脉痉挛引起急性心肌缺血、坏死，导致局部心电生理功能紊乱、严重心律失常及心功能障碍。尸体解剖证实猝死患者 90% 以上有明显的冠状动脉粥样硬化，其中 75% 患者合并有陈旧性心肌梗死，而表现为急性心肌梗死者约 20%。

还有一些非冠状动脉粥样硬化性病变如冠状动脉先天性异常、冠状动脉炎、冠状动脉夹层分离、心肌桥等也与 SCD 有关。

（2）心肌病：心肌病患者本身存在心肌结构异常，导致心电学不稳定，易出现室性心律失常。各种类型的心肌病是青年 SCD 的主要原因，占 SCD 病因的 5%～15%，80% 心肌病患者以 SCD 为首发症状。其中扩张型心肌病及肥厚型心肌病最为常见，SCD 发生率分别为 10% 及 4%。致心律失常型右室心肌病以右室进行性纤维脂肪变为特征，其发病率虽低，但猝死发生率较高，约 30% 患者以猝死为首发表现。

（3）心脏瓣膜疾病：主动脉瓣狭窄引起 SCD 最为常见，通常由快速性室性心律失常诱发。其他瓣膜病如主动脉瓣关闭不全、二尖瓣狭窄及关闭不全、二尖瓣脱垂、机械瓣膜功能失调等也可引发 SCD。

2. 非器质性心脏病　有不超过 10% 的 SCD 患者并无器质性心脏疾病，而是由影响离子通道的遗传异常（长 QT 间期综合征、儿茶酚胺敏感型多形性室性心动过速、Brugada 综合征、短 QT 间期综合征等）或未知离子通道异常（如早期复极异常综合征、特发性室颤等）所引起。

（1）长 QT 间期综合征：先天性长 QT 间期综合征患者常表现为晕厥，通常发生在运动时，少见于休息状态。可引发尖端扭转型室速及室颤而产生晕厥及猝死。

（2）儿茶酚胺敏感型多形性室性心动过速：是一种少见但严重的恶性心律失常，临床上以运动或情绪激动后诱发双向、多形性室性心动过速、晕厥和猝死为特征，多见于儿童及青少年，但成人也可患病。

（3）Brugada 综合征：是一种编码离子通道基因异常所致的常染色体显性遗传病。心电图具有特征性的“三联征”：右束支传导阻滞、右胸导联（$V_1～V_3$）ST 段呈下斜形或马鞍形抬高、T 波倒置。临床常因室颤或多形性室速引起反复晕厥，甚至猝死。患者多为亚洲青年男性，尤以东南亚国家发生率最高。发病年龄多数在 30～40 岁，常有晕厥或心脏猝死家族史，多发生在夜间睡眠状态，发作前无先兆症状。

（4）早期复极综合征：早期复极综合征一直被认为是正常变异心电图，然而当前研究表明：部分特发性室颤猝死患者心电图下壁导联和左胸导联表现为早期复极综合征，并在室颤刚出现时 J 波会出现幅度增大的情况。2008 年 HaYssaguerre 等指出绝大多数特发性室颤患者都并发早期复极综合征。因此早期复极综合征不应该被完全认为是良性，在一定条件下其诱发 ST 段抬高，从而导致潜在的心律失常。

三、病理生理机制

SCD 最常见的机制是快速性室性心律失常，75%～80% 的 SCD 由室性心动过速引起的心室颤动所致，余 15%～25% 为缓慢性心律失常所致，包括高度房室传导阻滞及窦房结功能紊乱。较少见的原因为无脉性电活动，包括假性电机械分离、特发性室性心律、室性逸搏心律、除颤后特发性室性心律等。由于缓慢性心律失常可能进展为心室颤动，而心室颤动可引起心脏停搏，所以 SCD 的电生理学机制往往比较复杂，可能在一个过程中包含多种电生理紊乱。SCD 时的心电图主要有四种类型：心室颤动、无脉性室速、无脉性电活动、心脏停搏。

四、诱发因素

1. 精神因素　在 SCD 的诱发因素中，精神因素起着非常重要的作用。精神紧张、情绪激动可影响大脑皮质兴奋延髓的心血管中枢，使交感 - 肾上腺素神经张力增高，肾上腺素、去甲肾上腺素、异丙肾上腺素、多巴胺等释放增多，引起心率加快、血管收缩、血压升高，病变的心肌细胞不能适应突然增加的负荷，导致急性心力衰竭而猝死。

2. 剧烈体力活动或过度疲劳　可使心脏负荷急速增加，对于患有潜在心脏疾病的人，可因血液循环剧变而引起急性心肌缺血或心功能不全而猝死。

3. 饱餐　所引起的 SCD 多出现在饱餐后 15～30min，通过胃肠反射引起冠状动脉收缩，提高迷走神经张力，诱发心室停搏、室房传导阻滞。

4. 用力便秘　用力排便时，心脏负荷可达正常排便时的 4～5 倍，因屏气用力使心房压力升高，造成舒张期过度充盈，诱发心力衰竭。

5. 电解质紊乱　尤其钾离子的失衡是 SCD 的重要触发因素。高血钾对心肌兴奋性有抑制作用，易导致心脏停搏于舒张期；低血钾引起心肌细胞膜的自律性和兴奋性增高，直接导致心律失常而发生猝死。

6. 药物　多种药物可引起机体代谢异常、酸碱失衡、电解质紊乱致心律失常甚至 SCD。利尿剂导致的低钾血症可延长复极，与尖端扭转型室性心动过速有关联。某些抗心律失常药可产生新的功能性阻滞区而促发折返。Ⅰ、Ⅲ类抗心律失常药及戊脘脒、红霉素、特非那定等非心血管系统药物都有致心律失常作用。洋地黄类药物如使用剂量不当可诱发室颤而导致 SCD。

五、临床表现

SCD 的过程一般有 4 个组成部分：前驱症状、终末事件期、心搏骤停及生物学死亡

（1）前驱症状：包括新发现的心血管症状或原有症状加重（如胸痛、心悸、呼吸困难、疲劳等），可发生在心搏骤停前数天至数月，但发生在心搏骤停前 24h 内者更为特异。也有

患者可没有前驱症状而在瞬间即进入心搏骤停。

（2）终末事件期：导致心搏骤停前的急性心血管改变时期，通常不超过1h。典型表现包括：长时间的胸痛，急性呼吸困难，持续心动过速，头晕目眩等。若心搏骤停瞬间发生，事前无预兆，则95%为心源性，并有冠状动脉病变。从SCD者所获得的连续心电图记录中可见在猝死前数小时或数分钟内常有心电活动的改变，其中以心率增快和室性期前收缩的恶化升级最为常见。

（3）心搏骤停：有效循环突然中断，患者出现意识丧失和呼吸停止等一系列严重征象。如不及时进行心肺复苏和给予生命支持，患者通常在几分钟内进入生物学死亡阶段。其症状和体征为：①心音消失；②大动脉搏动消失；③意识突然丧失或伴有短阵抽搐；④呼吸断续，呈叹息样，以后即停止；⑤昏迷；⑥瞳孔散大。此期尚未到生物学死亡。如给予及时恰当的抢救，尚有复苏的可能。

（4）生物学死亡：从心脏骤停向生物学死亡的演变，主要取决于心搏骤停心电活动的类型和心脏复苏的及时性。心室颤动或心室停搏，如在头4~6min内未予心肺复苏，则预后很差。如在头8min内未予心肺复苏，除非在低温等特殊情况下，否则几无存活可能。从统计资料来看，由目击者立即施行心肺复苏术和尽早除颤，是避免生物学死亡的关键。

六、高危人群及预测指标

合并以下高危因素的患者为SCD的高危人群：①心肌梗死后左室射血分数（LVEF）<35%；②心肌梗死后室性期前收缩>10次/小时、多源成对成串室性期前收缩、短阵室性心动过速、R-on-T波；③曾经发生过心搏骤停或室性心动过速事件；④有SCD家族史；⑤扩张型心肌病伴心力衰竭；⑥离子通道病，如长QT间期综合征、短QT间期综合征、Brugada综合征等。用于高危因素筛查的方法早期有心脏电生理检查，但由于其为有创性，且敏感性和特异性不高，故目前已较少应用，现临床上常用的无创性预测指标有：

1. T波电交替（TWA） TWA是指体表心电图上T波的形态、极性和振幅的逐步交替变化。TWA在识别猝死危险性指标中的应用价值已经得到了充分的认可，2006年ACC/AHA/ESC发布的《室性心律失常和心脏性猝死指南》，将TWA列为致命性室性心律失常危险性分层的Ⅱa类指标。

2. T波峰末间期（Tp-e）/QT间期 Tp-e是指T波顶峰至T波终末之间的一段时间，代表心外膜心肌与中层心肌复极时间的差异，即跨室壁复极离散。心室肌跨壁复极离散度增大是多种室性心律失常及SCD发生的主要机制。QT间期是指从QRS波的起点到T波降支与基线交点的时间，是心室开始除极至心室复极完毕全过程的时间。如果Tp-e/QT间期大，说明中层心肌细胞的平台电位与心内膜下、心外膜下心室肌之间形成的电位差增大，发生折返，导致室性心动过速和心室颤动。

3. 心率变异性（HRV） HRV是指心跳节奏快慢或RR间期长短随时间所发生的变化情况。HRV的大小实质是反映神经体液因素对窦房结的调节作用，也是反映交感及副交感神经活性及其平衡协调的关系，当交感神经兴奋时，HRV下降，当副交感神经兴奋时，HRV增大，一旦两者失调，将导致心血管系统功能紊乱，以致发生严重心律失常及SCD。

4. 窦性心率震荡（HRT） HRT是指自发性室性期前收缩之后有压力反射介导的心动周期的短期震荡，表现为短暂的初期心率加速和紧随其后的心率减慢，是心脏对压力感受器和自主神经紧张性的反映。HRT 主要机制目前认为是反射和室性期前收缩的直接作用。它是检测心肌梗死后猝死高危患者的可靠方法。

5. 心脏磁共振　由冠心病导致心肌瘢痕形成的缺血性心肌病患者 SCD 发生率明显升高。心脏磁共振可显示缺血性心肌病患者的心肌瘢痕及瘢痕边缘区，测出心肌瘢痕容积大小，有助于 SCD 的危险分层及预测，可作为众多预测指标的补充。

6. 超声心动图　猝死的主要征兆之一是左心室收缩功能下降，以 LVEF≤40% 为界可识别高危患者，LVEF <30% 者发生 SCD 风险明显升高。但此项检查预测价值不高，可作为辅助参考。

七、预防及救治

SCD 的相关危险因素为性别、年龄、冠心病家族史、高血压与左室肥厚、心力衰竭、吸烟、酗酒、肥胖和糖尿病、电解质紊乱、血脂代谢异常及不良生活方式等。识别高危人群，控制危险因素，进行积极的一级和二级预防，有助于降低 SCD 的发生率。

所谓一级预防是指对未发生过但可能发生 SCD 的高危人群采取积极有效的措施，以预防及减少 SCD 的发生。二级预防是指针对既往发生过心搏骤停的幸存者，预防致命性心律失常或心搏骤停的复发。

SCD 的抢救需分秒必争，原则：①快速识别 SCD 的发生；②尽早行心肺复苏术；③尽早除颤；④尽早加强生命支持。心跳搏动停止 4～6min 后，脑细胞会发生不可逆转的损害，心脏停搏 10min 后脑组织基本死亡；在 1min 内实施心肺复苏术成功率近 100%；4min 内行心肺复苏约 50% 的患者可以被救活；每延迟 1min，存活率下降 10%，延迟 10～12min，生还者已不足 20%，故 SCD 抢救成功的关键是尽早进行心肺复苏术。心肺脑复苏的目的是在给予有效除颤前，先维持中枢神经系统、心脏及其他重要器官的生命力，即：恢复循环、建立通气、恢复呼吸（CAB：Circulation，Airway，Breathing）。目前强调，以有效的心脏按压最为重要。最新版《心肺复苏指南》改为 CAB，强调心外按压的重要性，并指出按压的幅度一定要 >5cm，按压频率不得少于 100 次/分，方能使心脏产生有效搏动。

器质性心脏病是 SCD 的主要病因，在进行药物治疗的同时，需对严重的冠状动脉病变进行积极的血运重建，对心脏瓣膜疾病和主动脉夹层及时进行外科手术治疗。致命性室性心律失常通常为 SCD 的即刻原因，早期给予 β_2 受体阻滞剂、ACEI、阿司匹林及他汀类等药物，可减少急性心肌梗死、梗死后及心力衰竭患者室性心律失常的发生率，改善猝死高危患者的预后。其中 β_2 受体阻滞剂是目前唯一能降低 SCD 发生率的抗心律失常药物。埋藏式心脏复律除颤器（ICD）是预防 SCD 最有效的方法，ICD 能在十几秒内感知致命性室性心律失常，并放电终止其发作，转复持续性室速和室颤有效率几乎 100%。无论患者有何种心脏病或心律失常触发机制，ICD 都能有效防止快速性或缓慢性心律失常所导致的 SCD。根据目前的指南，植入 ICD 的指征为：NYHA Ⅰ 级的患者，心肌梗死后 40 天以上、LVEF≤30%；NYHA 心功能 Ⅱ～Ⅲ级、LVEF≤35% 的患者，缺血性心力衰竭发生在急性心肌梗死 40 天后；有心肌梗死病史并有非持续性室速的患者，LVEF≤40%，电生理检查诱发室颤或持续性室速。亚低温治疗是目前复苏研究的热点，大量研究表明亚低温对脑及其他脏器组织有保护作用。实施方式分为局部及全身亚低温、有创性及无创性操作。但具体哪种方法更有效、更安全，尚无定论。各种亚低温疗法均存在不同程度副作用及并发症，并且因性价比不高、技术难度大等因素，尚未得到广泛应用，今后还有待进一步研究。

（何小芳）

第四节　非粥样硬化性冠状动脉疾病

非粥样硬化性冠状动脉疾病（nonatherosclerotic coronary artery diseases）：是指有心肌缺血临床表现，以及心电图检查显示缺血性 ST－T 改变或心肌梗死，而冠状动脉造影正常或无临床意义的斑块狭窄。除了动脉粥样硬化外，其他任何原因引起的冠状动脉血液供应减少和（或）心肌耗氧量增多，均可导致心肌缺血或心肌梗死。

一、冠状动脉肌桥

（1）发生率：正常冠状动脉行走于心外膜下的结缔组织中，如果其中某部分行走于心肌内，包绕冠状动脉的心肌纤维称为心肌桥（myocardial bridge），被包绕的冠状动脉称为壁冠状动脉，两者统称为冠状动脉肌桥。文献报道发生率为 0.5%～33%，造影发现率通常为 0.5%～7.5%，低于尸检的检出率（有报道尸检发现率高达 80%）。以前降支中段的心肌桥多见。

（2）临床特点：心肌桥属于解剖上的变异。由于壁冠状动脉在心动周期的收缩期中被挤压，产生暂时性狭窄，很少引起心肌缺血以及临床症状。大量报道认为孤立的心肌桥是良性的，少数报道认为心肌桥可引起心绞痛、AMI、心室颤动和猝死，因此冠状动脉肌桥并非既往所认为的一种良性病变。当壁冠状动脉在严重受到挤压，或在心动过速时舒张期相对缩短、收缩期相对延长时，可产生远端心肌缺血，临床上常表现为劳累或运动后类似心绞痛的胸痛，也可发生心律失常，甚至心肌梗死和猝死。由于壁冠状动脉狭窄，血流产生湍流而导致内膜损伤，可诱发冠状动脉痉挛或继发血栓形成，从而引起急性冠状动脉综合征。

（3）确诊方法：CT 冠状动脉造影表现为壁冠状动脉的表面有厚度和范围不同的心肌纤维覆盖，但尚不能测定冠状动脉收缩期受压程度。冠状动脉造影时，可显示冠状动脉肌桥部位的壁冠状动脉在心脏收缩期血管管腔被挤压，舒张期又恢复正常。血管内超声更能准确地反映冠状动脉肌桥的存在，冠状动脉内多普勒超声可呈现特征性的舒张早期血流加速及收缩期前向血流减弱或逆流现象。

（4）治疗原则：对于有症状的冠状动脉肌桥，要注意休息，避免情绪激动和过度运动，同时选用药物治疗。常用药物有 β 受体阻滞剂、非二氢吡啶类钙离子拮抗剂，其负性变时和变力作用可改善壁冠状动脉受压，延长舒张期的灌注时间，从而改善心肌缺血。β 受体阻滞剂从小剂量开始并逐渐加量，使静息心率控制在 60～70 次/分。有人认为冠状动脉肌桥患者的心肌缺血的发作可能与冠状动脉痉挛有关，因此不主张使用 β 受体阻滞剂。对于药物治疗不佳者可考虑使用心肌松解术。有报道对于药物治疗无效的冠状动脉肌桥采用支架置入治疗，缺血症状明显改善。目前报道的支架治疗冠状动脉肌桥的病例中，＞50% 的患者出现再狭窄和冠状动脉穿孔等并发症。鉴于冠状动脉肌桥预后良好，引起严重缺血症状并对药物治疗无反应的患者非常少见，同时冠状动脉肌桥支架置入的严重并发症和再狭窄率高，不推荐采用冠状动脉内支架置入治疗。

二、心脏 X 综合征

（1）病因：由 Kemp 于 1973 年提出，Cannon 等建议命名为"微血管性心绞痛"。心脏 X 综合征是稳定性心绞痛的特殊类型，病因尚未完全明确，目前被认为是小冠状动脉内皮依赖性舒张功能障碍、自主功能紊乱、异常的神经刺激或代谢障碍等多种因素所致。

（2）临床特点：以反复发作的劳力性心绞痛为主要表现，可在休息时发生。心绞痛发作时或负荷心电图检查显示缺血性 ST-T 段改变，部分患者超声心动图检查显示室壁节段运动异常。核素心肌灌注显像可发现节段心肌灌注减低和再分布征象，选择性冠状动脉造影正常，但常见血流缓慢和冠状动脉血流储备降低，且可除外冠状动脉痉挛。多见于绝经期前女性，常无冠心病的危险因素，对治疗反应效果不一，但预后良好。

（3）治疗原则：主要是缓解症状。硝酸酯类药物对半数患者有效，可使用长效硝酸酯类药物作为初始治疗。如果症状持续，可联合使用长效钙离子拮抗剂或 β 受体阻滞剂。ACEI 和他汀类药物有利于改善血管内皮功能障碍，应考虑使用。2007 年国内指南建议：①Ⅰ类推荐：使用硝酸酯类、β 受体阻滞剂和钙离子拮抗剂单一治疗或联合治疗；合并高脂血症者使用他汀类药物；合并高血压、糖尿病者使用 ACEI 治疗。②Ⅱa 类推荐：其他抗心绞痛药物，包括尼可地尔和曲美他嗪等。③Ⅱb 类推荐：心绞痛持续而使用Ⅰ类推荐药物无效时，可试用氨茶碱（aminophylline）；心绞痛持续而使用Ⅰ类推荐药物无效时，可试用抗抑郁药物。

三、冠状动脉夹层

（1）病因：冠状动脉夹层（coronary artery dissection）常见于近端主动脉夹层的延伸、PCI 过程中、心肺复苏后、胸部钝性外伤，也可为自发性。自发性冠状动脉夹层比较罕见，文献报道年轻女性 AMI 患者 80% 是由自发性冠状动脉夹层所致，尤其是产后多见。

（2）临床表现：临床症状取决于内膜撕裂的程度和继发血栓形成的强度。轻微内膜撕裂时，临床上常无任何症状；发生严重撕裂时，可出现致命性的冠状动脉阻塞。文献报道约 88% 的左冠状动脉夹层患者临床上出现 AMI 表现，而右冠状动脉夹层仅有 55% 发生 AMI。经皮冠状动脉球囊扩张导致的夹层常见，夹层于术中发现。自发型夹层患者多见于女性，多表现为心源性猝死，无心血管疾病的危险因素。

（3）确诊方法：冠状动脉造影是确诊夹层的唯一手段。其特征性的改变为：血管腔内的充盈缺损和管外造影剂滞留以及扩张部位内膜撕裂片。美国国立心肺血液研究所（National Heart, Lung and Blood Institute9NHLBI）根据冠状动脉损伤的形态学特点，分为 6 种类型：①管腔内可见 X 线可透区少量或无造影剂滞留；②由可透 X 线区分开两个平行管腔，少量或无造影剂滞留；③冠状动脉管外有造影剂滞留；④冠状动脉管腔呈螺旋形造影剂充盈缺损；⑤内膜撕裂伴持续的造影剂充盈缺损；⑥内膜撕裂伴冠状动脉闭塞。

（4）临床诊断：由于病因不同其临床特点有所不同。继发于主动脉夹层者以主动脉夹层为主要表现，CT 冠状动脉造影可确诊；医源性夹层近期有 PCI 史或于术中发现；自发性夹层发生于年轻女性，常见于分娩后，无心血管危险因素。如果伴有心电图缺血性 ST-T 段改变或 AMI 演变图形，应高度提示冠状动脉夹层。

（5）治疗原则：治疗主要取决于冠状动脉夹层的程度和病因。如果撕裂较小，且临床无症状，一般可自行愈合，无需特殊处理。如果夹层导致冠状动脉阻塞，患者出现胸痛、显著 ST 压低或 AMI 的心电图改变，需要积极处理，常规给予抗血小板、抗凝治疗和 PCI 处理。医源性夹层可视夹层程度随时给予处理，球囊扩张后支架置入是最好的处理方法。除非冠状动脉夹层已置入支架，否则不宜溶栓治疗，因溶栓可导致冠状动脉夹层扩大。

四、冠状动脉炎

（1）病因：冠状动脉炎（arteritis coronaria）继发于心脏感染性疾病，如病毒性心肌炎、感染性心内膜炎、急性心包心肌炎等，也可继发于全身系统性疾病如川崎病、结节性多动脉炎、巨细胞动脉炎及大动脉炎等。主要病理改变为管壁增厚、血栓形成、血管阻塞，或炎症导致血管壁变薄，形成动脉瘤或夹层，引起心肌缺血或心肌梗死。

（2）临床特点：不同病因临床表现不同。结节性多动脉炎临床特点为网状青斑、睾丸疼痛、周围神经炎、肌痛、肌无力，多普勒血管超声或血管造影有助于诊断。大动脉炎特点为多发的大血管狭窄，病变节段之间正常，血管造影或多普勒血管超声有助于明确诊断。巨细胞动脉炎特点为颞部头痛、间歇性下颌运动障碍、视力障碍，颞动脉活检可确诊。川崎病的特点为发热、黏膜充血、淋巴结增大、手足硬肿等，超声心动图和冠状动脉造影可帮助诊断。冠状动脉受累部位和程度不同其临床表现差异较大，且常为原发病的临床表现所掩盖，临床上应引起注意。如具有明确的病因并出现缺血性 ST – T 段改变或 AMI 图形，应考虑冠状动脉炎的诊断。

（3）治疗原则：治疗主要针对原发病，同时应用血管扩张剂、抗血小板和抗凝药物。但抗凝治疗并不能预防感染性心内膜炎患者的栓塞事件，而且可能伴有重要脏器如颅脑出血的危险，尤其近期有脑梗死或感染性动脉瘤的患者。冠状动脉单纯球囊扩张和冠状动脉支架置入风险很大，存在支架感染以及感染迁移问题，可引起致命性并发症如感染性动脉瘤、血管破裂、感染播散、全心炎等。发生 AMI 时禁忌溶栓治疗。

五、冠状动脉栓塞或原位血栓形成

（1）冠状动脉栓塞（coronary embolism）：Virehow 早在 1956 年报道了首例因冠状动脉栓塞导致的心肌梗死，此后受到重视。冠状动脉的栓子主要来源于心脏瓣膜，包括自体和人工瓣膜，也可源于心腔和静脉，如左心室附壁血栓、心房黏液瘤、右心室和深静脉血栓形成（反常栓塞）。感染性心内膜炎导致的菌栓曾经是冠状动脉栓塞的主要原因，目前人工瓣膜引起的无菌性栓子已成为冠状动脉栓塞的最主要原因，冠状动脉介入治疗和其他有创手术操作引起的空气栓塞成为医源性冠状动脉栓塞的主要原因之一。冠状动脉栓塞主要发生在左冠状动脉，尤多见于左前降支，与主动脉瓣形态导致的血液流向有关。冠状动脉栓塞的临床表现及预后与栓子的大小及栓子的性质（感染性与非感染性）有关，如果微血管栓塞患者，可无临床症状；冠状动脉大分支发生栓塞，则可出现 AMI，甚至猝死。感染性栓子可引起栓塞，因栓子治疗较大而栓塞较大的冠状动脉，并发生冠状动脉及其周围感染，因此不能给予溶栓和 PCI 治疗，常常预后不良。

（2）冠状动脉原位血栓形成：无动脉粥样硬化基础病变，因血液成分异常导致的高凝或高黏状态而发生冠状动脉内血栓形成，继而发生心肌缺血或 AMI，甚至猝死。

（3）治疗原则：冠状动脉原位血栓形成与动脉粥样硬化性 AMI 相似，而冠状动脉栓塞者可给予抗血小板治疗，应用 β 受体阻滞剂和 ACEI 或 ARB 等。但在抗凝、溶栓和 PCI 方面应当根据病因而采取不同的措施：感染性心内膜炎引起者应避免抗凝、静脉溶栓和 PCI 治疗，人工瓣膜引起者应避免溶栓治疗，以免发生脑栓塞或脑出血。对于非感染性栓子引起者，可考虑冠状动脉内去除栓子或冠状动脉内溶栓，但效果往往不佳，而且临床上部分患者的栓子可自行溶解；空气栓子引起的栓塞可采用高压氧治疗。

（李冬玉）

第五节　慢性心肌缺血综合征

慢性心肌缺血综合征最具代表性的病种是稳定型心绞痛。心绞痛（angina pectoris）是冠状动脉供血不足，心肌急剧的、暂时的缺血与缺氧所引起的临床综合征。其特点为阵发性的前胸压榨性疼痛感觉，疼痛主要位于胸骨后部，可放射至心前区和左上肢，常发生于劳力或情绪激动时，持续数分钟，休息或含服硝酸甘油制剂后迅速消失。心绞痛多见于男性，多数患者在 40 岁以上，劳累、情绪激动、心律失常、饱食、受寒、阴雨天气、急性循环衰竭等为常见的诱因。

心绞痛可分为若干类型。目前多采用 WHO 分型和 Braunwald 分型。前者是按心绞痛的发作性质进行分型，后者则按心绞痛的发作状况进行分型，分型的目的是为了便于理解心绞痛的不同发病机制以指导治疗和方便临床使用。

（一）WHO 心绞痛分型

1. 劳力性心绞痛（angina pectoris of effort）　是由运动或其他心肌需氧量增加情况所诱发的心绞痛。包括三种类型：①稳定型劳力性心绞痛；②初发型劳力性心绞痛；③恶化型劳力性心绞痛。

2. 自发性心绞痛（angina pectoris at rest）　与劳力性心绞痛相比，疼痛持续时间一般较长，程度较重，且不易为硝酸甘油所缓解。包括四种类型：①卧位型心绞痛（angina decubitus）；②变异型心绞痛（Prinzmetal's variant angina pectoris）；③中间综合征（intermediate syndrome）；④梗死后心绞痛（postinfarction angina）。

3. 混合性心绞痛（mixed type angina pectoris）　劳力性和自发性心绞痛同时并存。

（二）Braunwald 心绞痛分型

①稳定型心绞痛（stable angina pectoris）；②不稳定型心绞痛（unstable angina pectoris）；③变异型心绞痛。

这两种分型表面上看是有区别的，但实际上又是相容的。WHO 分型中除了稳定型劳力性心绞痛外均为不稳定型心绞痛，此广义不稳定型心绞痛除去变异型心绞痛即为 Braunwald 分型不稳定型心绞痛。

一、稳定型心绞痛

即稳定型劳力性心绞痛，亦称普通型心绞痛，是最常见的心绞痛。指由心肌缺血缺氧引起的典型心绞痛发作，其临床表现在 1 ~ 3 个月内相对稳定，即每日和每周疼痛发作次数大致相同，诱发疼痛的劳力和情绪激动程度相同，每次发作疼痛的性质和疼痛部位无改变，疼痛时限相仿，用硝酸甘油后也在相近时间内发生疗效。

（一）发病机制

是心肌缺血与缺氧所引起的疼痛。心肌氧耗的多少由心肌张力、心肌收缩强度和心率所决定，故常用"心率×收缩压"（即二重乘积）作为估计心肌氧耗的指标。心肌能量的产生要求大量的氧供。心肌细胞摄取血液氧含量的 65% ~ 75%，而身体其他组织则仅摄取 10% ~ 2s% 。因此心肌平时对血液中氧的摄取已接近于最大量，对心肌氧供应的增加更多依靠增加冠状动脉的血流量来实现。在正常情况下，冠状循环有很大的储备，其血流量可随身体的生理情况而有显著的变化；在剧烈运动心率加快的同时，小冠状动脉扩张，冠状循环阻力下降，冠脉循环血流量可增加到休息时的 6 ~ 7 倍。当大的心外膜冠状动脉管径狭窄超过 50% 时，对血流量产生相当的阻力，以至于其传输血流的功能受损，此时冠脉循环的最大储备量下降。然而由于缺血可激活自动调节机制，造成小冠状动脉扩张，使总的冠状动脉阻力趋于正常，静息血流量仍可保持正常；但当心脏负荷加重及其心肌耗氧量增加超过小冠状动脉的扩张储备能力所能代偿时，则发生相对的心肌供血不足。这种由心肌需氧量的增加最终超过固定狭窄的冠状动脉最大代偿供血能力所引起的心肌缺血是稳定型心绞痛最常见的机制。而冠状动脉痉挛（如吸烟过度或神经体液调节障碍）或暂时性血小板聚集、一过性血栓形成以及狭窄局部血液流变学异常所致的血流淤滞等冠状动脉血流的动力性阻塞因素，可导致心肌供血的突然减少，这是产生心绞痛的又一重要因素。此外，突然发生循环血流量减少的情况下（如休克、极度心动过速等），心肌血液供求之间的矛盾加深，心肌血液供给不足，也可引起心绞痛。

产生疼痛的直接因素，可能是在缺血缺氧的情况下，心肌内积聚过多的代谢产物，如乳酸、丙酮酸、磷酸等酸性物质；或类似激肽的多肽类物质，刺激心脏内自主神经的传入纤维末梢，经上颈神经节至第 5 胸交感神经节和相应的脊髓段，传至大脑，产生疼痛感觉。这种痛觉常投射到与自主神经进入水平相同脊髓段的脊神经所分布的皮肤区域，称为"牵涉痛"，故心绞痛常表现为胸骨后疼痛并放射至左肩、臂和手指。

（二）病理解剖和病理生理

稳定型心绞痛患者的冠状动脉造影显示有 1、2 或 3 支冠脉直径减少 >70% 的病变者分别各有 25%，此外，5% ~ 10% 的患者有左冠脉主干狭窄，其余约 15% 的患者无显著狭窄。后一种情况提示这些患者的心肌血供和氧供不足可能是冠状动脉痉挛、冠状循环的小动脉病变、血红蛋白和氧的离解异常、交感神经活动过度、儿茶酚胺分泌过多或心肌代谢异常等所致。存在心肌桥时冠状动脉在收缩期管腔明显受压也可导致心绞痛发生。

（三）临床表现

典型稳定型心绞痛发作是劳累时突然发生的位于胸骨体上段或中段之后的压榨性、闷胀性或窒息性疼痛，亦可能波及大部分心前区，可放射至左肩、左上肢前内侧，达无名指和小指，范围有手掌大小，偶可伴有濒死的恐惧感觉，重者还可出汗，往往迫使患者立即停止活动。疼痛历时 1 ~ 5 分钟，很少超过 15 分钟；休息或含用硝酸甘油片，在 1 ~ 2 分钟内（很少超过 5 分钟）消失。常在体力劳累、情绪激动、受寒、饱食、吸烟时发生，贫血、心动过速或休克亦可诱发。不典型的心绞痛，疼痛可位于胸骨下段、左心前区或上腹部，放射至颈、下颌、左肩胛部或右前胸，疼痛可很轻或仅有左前胸不适或发闷感。

心绞痛发作时，患者表情焦虑，皮肤苍白、冷或出汗。血压可略增高或降低，心率可正常、增快或减慢，以增快居多，可有房性或室性奔马律，心尖区可有收缩期杂音（二尖瓣乳头肌功能失调所致），第二心音可有逆分裂，还可有交替脉或心前区抬举性搏动等体征。

根据诱发心绞痛的体力活动量，加拿大心血管病学会（CCS）将劳力性心绞痛的严重程度分为四级：①Ⅰ级：日常活动时无症状。较日常活动重的体力活动，如平地小跑步、快速或持重物上三楼、上陡坡等时引起心绞痛。②Ⅱ级：日常活动稍受限制。一般体力活动，如常速步行1.5~2公里、上三楼、上坡等即引起心绞痛。③Ⅲ级：日常活动明显受限。较日常活动轻的体力活动，如常速步行0.5~1公里、上二楼、上小坡等即引起心绞痛。④Ⅳ级：轻微体力活动（如在室内缓行）即引起心绞痛，严重者休息时亦发生心绞痛。

（四）诊断

根据典型的发作特点和体征，含用硝酸甘油后缓解，结合年龄和存在冠心病危险因素，除外其他原因所致的心绞痛，一般即可建立诊断。体格检查对稳定型心绞痛的诊断无重要价值，但可发现基础心脏病的线索。心电图检查是诊断心肌缺血的最常用的无创性检查。心绞痛发作时心电图检查可见以 R 波为主的导联中 ST 段压低，T 波平坦或倒置，发作过后数分钟内逐渐恢复（图 7 - 1）。其他变化还可有传导阻滞（房室或束支阻滞）、左心室肥大、心律失常等，偶有陈旧性心肌梗死表现。静息时 50% 以上的患者心电图在正常范围，可考虑进行动态心电图记录和（或）心脏负荷试验。后者常用活动平板运动、踏车等动力性负荷试验（图 7 - 2）。对不能进行运动试验的患者还可用药物负荷试验包括双嘧达莫（潘生丁）试验、腺苷试验、多巴酚丁胺试验。麦角新碱诱发试验用于诊断冠状动脉痉挛。

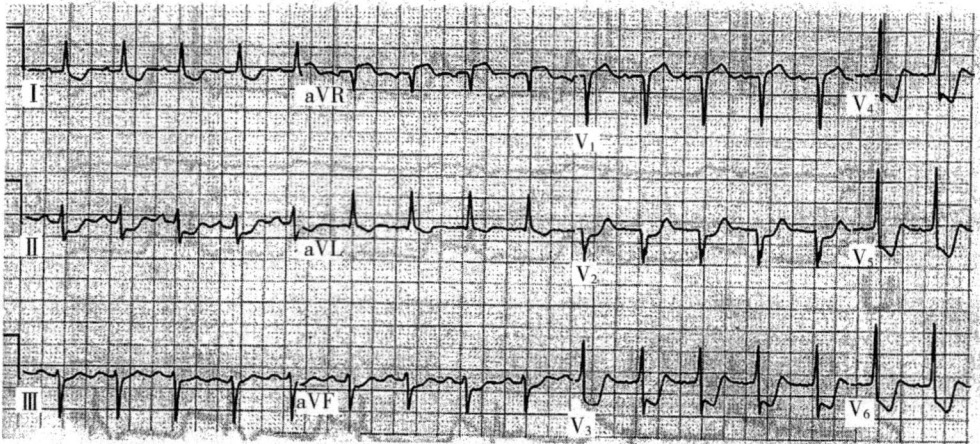

图 7 - 1 稳定型心绞痛症状发作时的心电图

放射性核素心脏显像包括心肌灌注显像、心室腔显像、心肌代谢显像等有助于判断心肌缺血或坏死。心肌灌注显像常用^{201}Tl 或^{99m}Tc - MIBI 静脉注射使正常心肌显影而缺血区不显影的"冷点"显像法，结合运动或药物负荷试验，还可查出静息时心肌无明显缺血的患者。用^{113m}In、^{99m}Tc 标记红细胞或白蛋白行心室血池显影有助于了解室壁运动、心室的射血分数等。

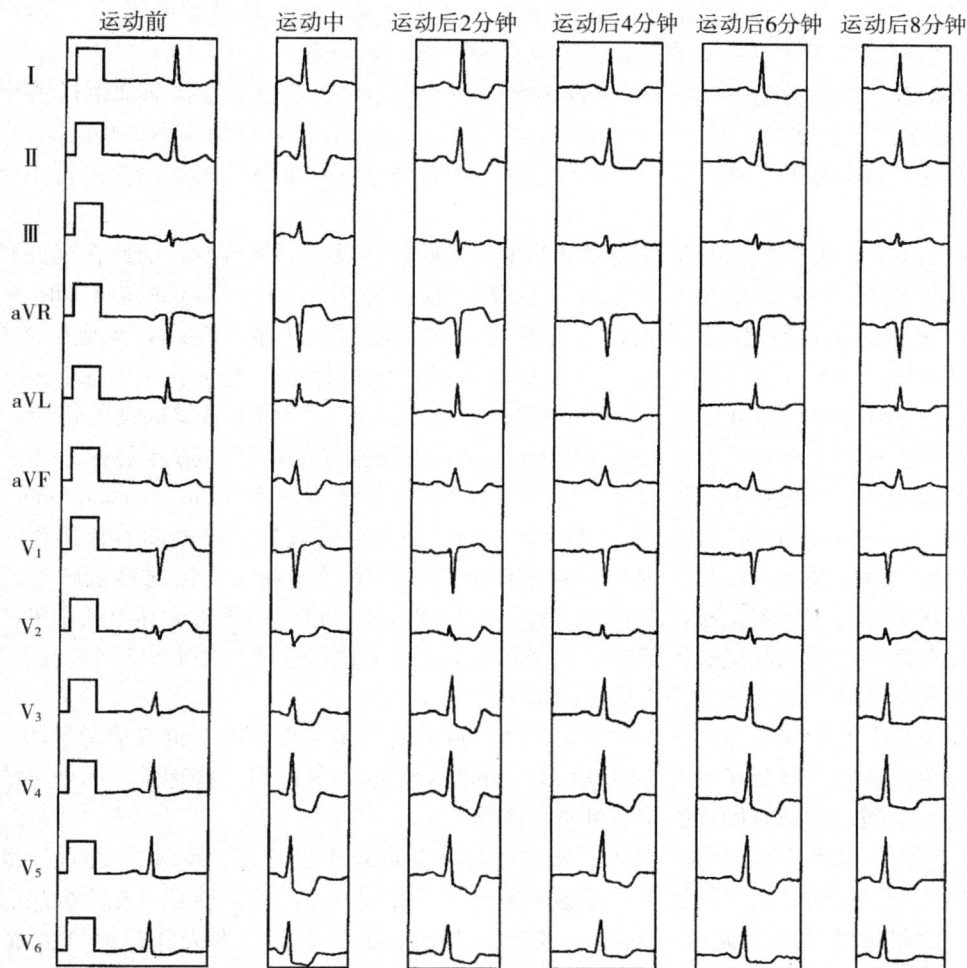

图7-2　活动平板运动试验阳性的心电图

图示运动前心电图各导联无明显 ST-T 改变；运动时心电图除 V_1、aVR 导联外各导联 ST
段明显水平样下降；运动后 2、4、6 和 8 分钟时记录的心电图除 V_1、aVR 导联外各导联 ST
段下降尚未完全恢复

　　超声心动图检查可通过观察室壁运动有无异常、心腔形态的改变、心室的射血分数等来
判断心肌缺血，也可与运动、双嘧达莫、腺苷、多巴酚丁胺等负荷试验结合应用。近年发展
的心肌对比超声心动图有助于了解心肌的血流灌注情况和冠脉血流储备。

　　磁共振显像可同时获得心脏解剖、心肌灌注与代谢、心室功能及冠状动脉成像的信息。
心脏 X 线片可无异常发现或见主动脉增宽、心影增大、肺充血等。电子束 X 线断层显像
（electron beam computed tomography，EBCT）用于检测冠状动脉的钙化、预测冠状动脉狭窄
的存在。CT 血管造影（computed tomography angiography，CTA）近年来应用广泛，在条件控
制良好的情况下，其诊断准确率可达 90% 以上，而新近 320 排双源螺旋 CT 的出现，使其时
间和空间分辨率更高，受心律的影响更小。但由于冠状动脉 CTA 与选择性冠状动脉造影对
比的研究资料还不够充分，加之其技术还不够完善，2010 年欧洲心脏病协会对于应用 CTA

诊断冠心病或评估冠心病预后的推荐为Ⅱ类，低于各类心脏负荷试验的推荐，目前 CTA 还不能完全取代选择性冠状动脉造影，只能作为一种重要补充。

选择性冠状动脉造影（selective coronary arteriography）是显示冠状动脉粥样硬化性病变最有价值的有创性检测手段。可分别显影出左、右冠状动脉至直径小到 $100\mu m$ 的分支，从而观察到冠状动脉的阻塞性病变。如与电子计算机数字减影血管造影法结合进行还能显影更小的分支。

由于冠状动脉造影只是通过造影剂充填的管腔轮廓反映冠脉病变，因此在定性和定量判断冠脉壁上的病变方面存在局限性。冠状动脉血管内超声（intravascular ultra～sound，IVUS）成像是将微型超声探头通过心导管送入冠状动脉，从血管腔内显示血管的横断面，不但显示管腔的狭窄情况，还能了解冠状动脉壁的病变情况。光学相干断层扫描（optical coherence tomography，OCT）与 IVUS 相比，分辨率更高，可用于显像病变的性质，不过穿透力较低。冠状动脉血管镜（coronary angioscopy）检查是直接观察冠脉腔的方法，在显示血栓性病变方面有独特的应用价值。血管内多普勒血流速度测定（intravascular Doppler blood flow velocity measurement）则是采用多普勒原理，通过导管或导丝将换能器直接置入冠脉内测定血流速度的技术，能测定冠状动脉血流储备，评价微循环灌注情况等冠脉生理功能情况，冠状动脉内压力测定技术得到的血流储备分数可评价冠状动脉病变导致的机械性梗阻程度。在选择性冠状动脉造影的基础上发展起来的上述有创的技术对冠状动脉病变的形态和冠脉循环的功能评价能提供更多有价值的信息。

我国患者心绞痛发作时的表现常不典型，诊断需谨慎从事。国外也有学者强调心绞痛一词不完全代表痛，部分患者对心肌缺血缺氧的感觉是痛以外的另一些感觉，因而可能否认感觉疼痛。下列几方面有助于临床上判别心绞痛。

1. 性质　心绞痛应是压榨紧缩、压迫窒息、沉重闷胀性疼痛，而非"绞痛"也非刀割样、尖锐痛或抓痛、短促的针刺样或触电样痛、或昼夜不停的胸闷感觉。在少数患者可为烧灼感、紧张感或呼吸短促伴有咽喉或气管上方紧缩感。症状很少为体位改变或深呼吸所影响。

2. 部位　疼痛或不适处常位于胸骨或其邻近，也可发生在上腹至咽部之间的任何水平处，但极少在咽部以上。有时可位于左肩或左臂，偶尔也可位于右臂、下颌、下颈椎、上胸椎、左肩胛骨间或肩胛骨上区，然而位于左腋下或左胸下者很少。对于疼痛或不适感分布的范围，患者常需用整个手掌或拳头来指示，仅用一手指的指端来指示者极少。

3. 时限　多持续数分钟，一般不会超过 15 分钟。疼痛持续仅数秒钟或不适感（多为闷感）持续整天或数天者均不似心绞痛。

4. 诱发因素　多与体力活动或情绪变化（过度兴奋、恐怖、紧张、发怒、烦恼等）有关。通常心绞痛发生在心脏负荷加重的当时而非之后。饱餐、寒冷、感染等情况下心绞痛更易诱发。

5. 缓解方式　休息或舌下含用硝酸甘油片如有效，症状应于数分钟内缓解。在评定硝酸甘油的效应时，还要注意患者所用的药物是否已经失效或接近失效。

（五）鉴别诊断

1. X 综合征（syndromeX）　Kemp 于 1973 年提出，晚近，Cannon 等建议称其为"微血管性心绞痛"。目前被认为是小冠状动脉内皮依赖性舒张功能障碍、异常的神经刺激或代谢障碍等多种因素所致，以反复发作劳累性心绞痛为主要表现，疼痛亦可在休息时发生。发作时或负荷后心电图可示心肌缺血表现、部分患者超声心动图可示节段性室壁运动异常、核素心肌灌注扫描可发现节段心肌灌注减低和再分布征象。本病多见于绝经期前女性，冠心病的危险因素不明显，疼痛症状不甚典型，冠状动脉造影未见有意义的狭窄但常可见血流缓慢和冠状动脉血流储备降低。治疗反应不稳定但预后良好。

2. 心脏神经症 本病患者常诉胸痛，但为短暂（几秒钟）的刺痛或较持久（几小时）的隐痛，患者常喜欢不时地深吸一大口气或作叹息性呼吸。胸痛部位多在左胸乳房下心尖部附近，或经常变动。

3. 急性心肌梗死 本病疼痛部位与心绞痛相仿，但性质更剧烈，持续时间可达数小时，含服硝酸甘油多不能使之缓解，常伴有休克、心律失常和（或）心力衰竭，并有发热。可有特征性的心电图和心肌损伤标志物的改变。

4. 心肌桥（myocardial bridge） 冠状动脉通常行走于心外膜下的结缔组织中，如果一段冠状动脉行走于心肌内，这束心肌纤维被称为心肌桥，行走于心肌桥下的冠状动脉被称为壁冠状动脉。由于壁冠状动脉在每一个心动周期的收缩期中被挤压，而产生远端心肌缺血，临床上可表现为类似心绞痛的胸痛，心律失常，甚至心肌梗死或猝死。冠状动脉造影时可显示该节段收缩期血管腔被挤压，舒张期又恢复正常，被称为挤奶现象（milking effect）。血管内超声更能准确地反映出心肌桥的存在，冠脉内多普勒可呈现特征性的舒张早期血流加速及收缩期前向血流减弱或逆流现象。

5. 其他疾病引起的心绞痛 包括严重的主动脉瓣病变、风湿热或其他原因引起的冠状动脉炎、梅毒性主动脉炎引起冠状动脉口狭窄或闭塞、肥厚型心肌病肥厚心肌相对缺血、先天性冠状动脉畸形等引起的心绞痛，要根据其他临床表现来进行鉴别。

6. 肋间神经痛 本病疼痛常累及 1~2 个肋间，但并不一定局限在前胸，为刺痛或灼痛，多为持续性而非发作性，咳嗽、用力呼吸和身体转动可使疼痛加剧，沿神经行径处有压痛，手臂上举活动时局部有牵拉疼痛，故与心绞痛不同。

此外，不典型的心绞痛还需与肋骨和肋软骨病变、食管病变、纵隔病变、食管裂孔疝、溃疡病、肠道疾病、颈椎病等所引起的胸、腹疼痛相鉴别。

（六）预后

稳定型心绞痛患者，经治疗后症状可缓解或消失，充分的侧支循环建立后可长时间不发作疼痛。决定预后的主要因素为冠状动脉病变范围和心功能。左冠状动脉主干病变最为严重，左主干狭窄患者第一年的生存率为 70%，三支血管病变及心功能减退的患者（LVEF < 25%）的生存率与左主干狭窄相同。

（七）防治

对于慢性稳定型心绞痛患者，药物治疗是基石，无论患者是否已经接受血运重建。药物和非药物治疗的目的包括两个方面：一是改善心绞痛症状提高生活质量；二是降低心肌梗死和死亡风险，改善预后。

1. 一般治疗 发作时立刻停止活动，一般患者在休息后症状即可消除。平时应尽量避免各种诱发因素，如过度的体力活动、情绪激动、饱餐等，冬天注意保暖，避免油腻饮食，戒烟限酒。治疗高血压、糖尿病、血脂异常、贫血、甲状腺功能亢进等相关疾病。

2. 药物治疗

（1）改善预后的药物治疗

1）抗血小板药物：阿司匹林（乙酰水杨酸）类制剂可以抑制血小板在动脉粥样硬化斑块上的聚集，防止血栓形成，同时也通过抑制血栓烷 A_2（TXA_2）的形成，抑制 TXA_2 所导致的血管痉挛。每天 75～100mg 阿司匹林可降低稳定型心绞痛患者心肌梗死、脑卒中和心血管性死亡危险，无禁忌证或不良反应的患者均应长期服用。其他的抗血小板制剂还有氯吡格雷（clopidogrel），因其在稳定型心绞痛患者中应用的资料有限，目前仅仅被推荐用于阿司匹林过敏或不能应用者；双嘧达莫（dipyridamole，潘生丁）可使血小板内环磷酸腺苷增高，抑制钙离子活性，因可引起所谓的"冠状动脉窃血"，反而使心肌缺血加重引起心绞痛，目前不推荐使用；西洛他唑（cilostazol），是磷酸二酯酶抑制剂，50～100mg，2 次/日。

2）血管紧张素转换酶抑制剂（ACEI）与血管紧张素 II 受体拮抗药（ARB）：对有心血管危险因素或心血管疾病的患者，ACEI 显著减少心源性死亡、心肌梗死和脑卒中。ACEI 适用于稳定型心绞痛同时伴有其他 ACEI 适应证的患者，如伴高血压、心力衰竭、左心室功能障碍、既往有心肌梗死伴左心室功能障碍或糖尿病等。迄今，ARB 作为与 AECI 作用机制相类似的药物，对于稳定型心绞痛患者，在欧洲已被推荐具有与 ACEI 相同的适应证，但美国 FDA 仍建议 ARB 仅在 ACEI 不能耐受时考虑使用。

3）调脂药物：对已确诊的冠心病患者，降低低密度脂蛋白胆固醇（LDL-C）的药物能降低不良缺血事件的风险。因此，所有冠心病患者应使用他汀类药物，除非有禁忌证或不能耐受。

4）β 受体阻断药：对于发生过心肌梗死或心力衰竭的高危患者，β 受体阻断药可显著降低心血管事件发生率，β 受体阻断药对低危的稳定型心绞痛是否有同样的心脏保护作用，尚不清楚。但鉴于其对死亡率和患病率的潜在益处，对于稳定型心绞痛患者应考虑作为起始治疗药物，可根据症状和心率调整剂量。糖尿病患者不是使用 β 受体阻断药的禁忌证。常用制剂是美托洛尔（metoprolol）平片 12.5～50mg，2 次/日或缓释片 23.75～95mg，1 次/日；阿替洛尔（atenolol，氨酰心安）12.5～25mg，2 次/日；比索洛尔（bisoprolol）2.5～10mg，1 次/日等（以上均为选择性阻滞 β_1 受体制剂）。其他还有：卡维地洛（carvedilol）12.5～50mg，2 次/日等。

（2）改善症状、减轻缺血发作的药物治疗

1）硝酸酯制剂：这类药物除扩张冠状动脉，增加冠状循环的血流量外，还通过对周围血管的扩张作用，减低心脏前后负荷和心肌的需氧，从而缓解心绞痛。

a. 硝酸异山梨酯：口服二硝酸异山梨酯（isosorbidl dinitrate）5～20mg，3 次/日，服后半小时起作用，持续 3～5 小时，缓释制剂药效可维持 12 小时，可用 20mg，2 次/日。单硝酸异山梨酯（isosorbide 5-mononitrate），为长效制剂，20～50mg，每日 1～2 次。患青光眼、颅内压增高、低血压者不宜选用本类药物。

b. 长效硝酸甘油制剂：服用长效片剂，硝酸甘油持续而缓慢释放，口服半小时后起作用，持续可达 8～12 小时，可每 8 小时服 1 次，每次 2.5mg。用 2% 硝酸甘油油膏或皮肤贴片（含 5～10mg）涂或贴在胸前或上臂皮肤而缓慢吸收，适于预防夜间心绞痛发作。

在心绞痛发作当时，可使用作用较快的硝酸酯制剂。①硝酸甘油：可用 0.3～0.6mg（国内制剂为 0.5mg/片），舌下含化，1～2 分钟即开始起作用，约半小时后作用消失。延迟见效或完全无效时提示患者并非患心绞痛或 ACS 可能。长期反复应用可产生耐药性，停用10 小时以上，即可恢复疗效。副作用与各种硝酸酯一样，有头昏、头胀痛、头部跳动感、面红、心悸等，偶有血压下降。因此第一次用药时，患者宜平卧片刻，必要时吸氧；②二硝酸异山梨酯：可用 5 ~ 10mg，舌下含化，2 ~ 5 分钟见效，作用维持 2 ~ 3 小时。此外还有供喷雾吸入用的制剂。

2）β 受体阻断药：阻断拟交感胺类对心率和心肌收缩力的作用，减慢心率、降低血压，减低心肌收缩力和氧耗量，从而预防或减少心绞痛的发作。此外，还减低运动时血流动力的反应，使同一运动量水平上心肌氧耗量减少；使不缺血的心肌区小动脉（阻力血管）缩小，从而使更多的血液通过极度扩张的侧支循环（输送血管）流入缺血区。因此它们也是稳定型心绞痛患者改善心肌缺血的主要药物。当不能耐受 β 受体阻断药或疗效不满意时可加用或换用钙通道阻断药、长效硝酸酯类。

本药可与硝酸酯制剂合用，但要注意：①两药有协同作用，因而始用剂量应偏小，以免引起体位性低血压等副作用；②停用本药时应逐步减量，如突然停用有诱发心肌梗死的可能；③支气管哮喘以及心动过缓者不用为宜；④剂量应逐渐增加到发挥最大疗效，但要注意个体差异。

3）钙通道阻断药：本类药物能抑制心肌收缩，减少心肌氧耗；扩张冠状动脉，解除冠状动脉痉挛，改善心肌的供血；扩张周围血管，降低动脉压，减轻心脏负荷；还降低血液黏稠度，抗血小板聚集，改善心肌的微循环。短效二氢吡啶类钙通道阻断药会增加严重的不良心脏事件，不推荐使用，但长效或缓释的血管选择性的二氢吡啶类或非二氢吡啶类钙通道阻断药则是安全、有效的。当出现 β 受体阻断药应用禁忌或不能耐受时，长效钙通道阻断药可作为首选药物。此外，当 β 受体阻断药单独应用效果不好时可加用钙通道阻断药以增强抗心绞痛的疗效。常用制剂有：①维拉帕米（verapamil）80mg，3 次/日或缓释剂 240mg/d，副作用有头晕、恶心、呕吐、便秘、心动过缓、PR 间期延长、血压下降等；②地尔硫䓬（diltiazem，硫氮䓬酮）30 ~ 90mg，3 次/日，其缓释制剂 45 ~ 90mg，1 ~ 2 次/日，副作用有头痛、头晕、失眠等；③硝苯地平（nifedipine）缓释制剂 20 ~ 40mg，1 ~ 2 次/日，副作用有头痛、头晕、乏力、血压下降、心率增快等，同类制剂有尼群地平（nitrendipine）、尼卡地平（nicardipine）、非洛地平（felodipine）、氨氯地平（amlodipine）等。

本类药可与硝酸酯同服，但维拉帕米和地尔硫䓬与 β 受体阻断药合用时则有过度抑制心脏的危险。停用本类药时也宜逐渐减量然后停服，以免发生冠状动脉痉挛。

4）代谢类药物：曲美他嗪（trimetazidine）已有多年临床经验，其单用或与其他药物合用对稳定型心绞痛的有效性已被证实。该药通过抑制脂肪酸氧化、增加葡萄糖代谢而治疗心肌缺血，无血流动力学影响，可与血流动力学药物合用。在传统治疗不能耐受时，可将曲美他嗪作为补充或替代治疗。口服 40 ~ 60mg/d，分 2 ~ 3 次服用。

5）窦房结抑制剂伊伐布雷定（ivabradine）：该药是目前唯一的高选择 If 通道离子抑制剂。伊伐布雷定通过阻断窦房结起搏电流 If 通道，降低心率，发挥抗心绞痛的作用。该药适用于对 β 受体阻断药不能耐受、无效或禁忌的患者、β 受体阻断药和钙通道阻断药无法控制的患者以及伴有房室传导阻滞的患者。

（3）中医中药治疗：根据中医辨证论治采用治标和治本两法。治标，主要在疼痛期应用，以"通"为主，有活血化瘀、理气、通阳、化痰等法；治本，一般在缓解期应用，以调整阴阳、脏腑、气血为主，有补阳、滋阴、补气血、调理脏腑等法。其中以"活血化瘀"法（常用丹参、红花、川芎、蒲黄、郁金、丹参滴丸或脑心通等）和"芳香温通"法（常用苏合香丸、苏冰滴丸、宽胸丸、保心丸、麝香保心丸等）和"祛痰通络"法（通心络等）最为常用。此外，针刺或穴位按摩治疗也有一定疗效。

3. 血运重建治疗

（1）经皮冠脉介入治疗（PCI）：以往的临床观察显示，用球囊导管行经皮冠脉血管成形术（PTCA）与药物疗法相比能使患者的症状迅速改善、生活质量提高（活动耐量增加），但是对远期心肌梗死的发生和死亡率无显著影响。随着新技术的出现，尤其是新型支架特别是药物洗脱支架和新型抗血小板药物的应用，介入治疗可明显降低患者的心绞痛症状，且再狭窄和靶病变需再次血运重建的发生率显著降低。

（2）外科治疗：主要是施行主动脉－冠状动脉旁路移植手术（CABG）或内乳动脉远端－冠状动脉吻合术。本手术目前在冠心病发病率高的国家中已成为最普通的择期性心脏外科手术，对缓解心绞痛有较好效果。

本手术适应证：①冠状动脉多支血管病变，尤其是合并糖尿病的患者；②冠状动脉左主干病变；③不适合于行介入治疗的患者；④心肌梗死后合并室壁瘤，需要同时进行室壁瘤切除的患者；⑤狭窄段的远段管腔要通畅，血管供应区有存活心肌。

微创冠状动脉旁路手术，采用非体外循环心脏不停跳的方式，并发症少，患者康复快，因此已被普遍接受。而新近的机器人辅助冠状动脉旁路术则完全腔镜化，手术创伤更小，术后恢复更快，但由于其对团体合作和机器操作培训要求非常严格等诸多因素，目前未被广泛应用。

4. 运动锻炼疗法　适宜的运动锻炼有助于促进侧支循环的发展，增加运动耐量，减轻患者的症状，同时运动有利于患者控制体重、降低血压、血脂水平以及提高胰岛素敏感性等，因此提倡冠心病患者进行适量的运动。其运动强度可以参考患者进行运动负荷试验时的表现来确定。

二、隐匿型冠状动脉粥样硬化性心脏病

隐匿型冠心病（latent coronary heart disease）是无临床症状，但有心肌缺血客观证据（心电活动、心肌血流灌注及心肌代谢等异常）的冠心病，亦称无症状性冠心病。其心肌缺血的心电图表现可见于静息时，或在增加心脏负荷时才出现，常为动态心电图记录所发现，又被称为无症状性心肌缺血（silent myocardial ischemia）。这些患者经过冠状动脉造影或尸检，几乎均证实冠状动脉有明显狭窄病变。

（一）临床表现

本病有3种临床类型：①患者有由冠脉狭窄引起心肌缺血的客观证据，但从无心肌缺血的症状；②患者曾患心肌梗死，现有心肌缺血但无心绞痛症状；③患者有心肌缺血发作但有些有症状，有些则无症状，此类患者临床最多见。心肌缺血而无症状的发生机制尚不清楚，可能与下列因素有关：①生理情况下，血浆或脑脊液中内源性阿片类物质（内啡肽）水平的变化，可能导致痛阈的改变。这或许可以解释有些患者在缺血发作时，有时伴随疼痛，而有时无症状；②心肌缺血较轻或有较好的侧支循环；③糖尿病性神经病变、冠状动脉旁路移植术后、心肌梗死后感觉传入径路中断所引起的损伤以及患者的精神状态等，均可导致痛阈

的改变。由于无症状的患者可能突然转为心绞痛或心肌梗死，亦可能逐渐演变为心肌纤维化出现心脏增大，发生心力衰竭或心律失常，个别患者亦可能猝死。及时发现这类患者，可为他们提供及早治疗的机会。

（二）诊断与鉴别诊断

诊断主要根据静息、动态或负荷试验的心电图检查，放射性核素心肌显像发现患者有心肌缺血的改变，而无其他原因解释，又伴有动脉粥样硬化的危险因素。进行选择性冠状动脉造影检查或再加作血管内超声显像可确立诊断。无创性的冠脉 CT 造影也有诊断参考价值。

鉴别诊断要考虑引起 ST 段和 T 波改变的其他疾病，如各种器质性心脏病，尤其是心肌炎、心肌病、心包病，电解质失调，内分泌病和药物作用等情况，都可引起心电图 ST 段和 T 波改变，但根据这些疾病和情况的临床特点，不难作出鉴别。心脏神经症患者可因肾上腺素能 β 受体兴奋性增高而在心电图上出现 ST 段和 T 波变化，应予鉴别。

（三）预后

完全无症状的患者预后与冠状动脉病变的范围、程度相关，而与有无症状无关。稳定型心绞痛患者合并无症状性心肌缺血发作时，是否会影响患者的预后，目前尚有争论，但动态心电图监测时有频繁发作 ST 段压低，其随后发生心脏事件的风险比不发作或几乎不发作者高。总缺血负荷（total ischemic burden）即有症状与无症状缺血之和可作为预测冠心病患者预后的指标。

（四）防治

控制各种危险因素和采用防治动脉粥样硬化的各种措施防止动脉粥样硬化的进展和发生心血管事件是最重要的治疗手段。硝酸酯类、β 受体阻断药和钙通道阻断药可减少或消除无症状性心肌缺血的发作，联合用药效果更好。药物治疗后仍持续有心肌缺血发作者，应行冠状动脉造影以明确病变的严重程度，并考虑进行血运重建手术治疗。

三、缺血性心肌病

缺血性心肌病（ischemic cardiomyopathy，ICM）是指由于长期心肌缺血导致心肌局限性或弥漫性纤维化，从而产生心脏收缩和（或）舒张功能受损，引起心脏扩大或僵硬、充血性心力衰竭、心律失常等一系列临床表现的综合征。其临床表现与特发性扩张型心肌病相似，但在本质上 ICM 是一种由冠状动脉供血减少引起的严重心肌功能失常。

（一）病理解剖和病理生理

缺血性心肌病主要由冠状动脉粥样硬化性狭窄、闭塞、痉挛和毛细血管网的病变所引起。心肌细胞的减少和坏死可以是心肌梗死的直接后果，也可因慢性累积性心肌缺血而造成。心肌细胞坏死、残存的心肌细胞肥大、纤维化或瘢痕形成以及心肌间质胶原沉积增加等均可发生，几乎成为缺血性心肌病的一种结构模式，可导致室壁张力增加及室壁硬度异常、心脏扩大及心力衰竭等。病变主要累及左心室肌和乳头肌，也累及起搏和传导系统。心室壁上既可以有块状的成片坏死区，也可以有非连续性多发的灶性心肌损害存在。

近年来，已初步认为细胞凋亡即一种因环境刺激引起的受基因调控的非炎症性细胞死亡是缺血性心肌病的细胞学基础，而坏死则是细胞受到严重和突然损伤后所发生的死亡。细胞凋亡与坏死共同形成了细胞生命过程中两种不同的死亡机制。细胞凋亡可以由严重的心肌缺血、再灌注损伤、心肌梗死和心脏负荷增加等诱发，并可能对缺血性心肌病的发生和发展产生重要影响。

此外，内皮功能紊乱可以促进缺血性心肌病患者的心肌缺血，从而影响左心室功能。

（二）临床表现

1. 心力衰竭　心力衰竭的表现多逐渐发生，大多先出现左心衰竭。在心肌肥厚阶段，心脏顺应性降低，引起舒张功能不全。随着病情的发展，收缩功能也衰竭。然后右心也发生衰竭，出现相应的症状和体征。

2. 心绞痛　心绞痛是缺血性心肌病患者常见的临床症状之一，但并不是必备的症状，部分患者可无明显的心绞痛或心肌梗死史。随着心力衰竭症状的日渐突出心绞痛发作逐渐减少甚至完全消失。

3. 心脏增大　心脏逐渐增大，以左心室增大为主，可先肥厚，以后扩大，后期则两侧心脏均扩大。

4. 心律失常　可出现各种心律失常，这些心律失常一旦出现常持续存在，其中以过早搏动（室性或房性）、心房颤动和束支传导阻滞为多见。有些患者在心脏还未明显增大前已发生心律失常。

5. 血栓和栓塞　发生心力衰竭时血栓和栓塞较常见，主要是由于心脏扩大、心房颤动，心腔内易形成附壁血栓；长期卧床而未进行肢体活动的患者易并发下肢静脉血栓形成。栓子脱落后发生肺、脑栓塞。

（三）诊断与鉴别诊断

诊断主要依靠动脉粥样硬化的证据和摒除可引起心脏扩大、心力衰竭和心律失常的其他器质性心脏病。有下列表现者应考虑 ICM：①心脏有明显扩大以左心室扩大为主；②超声心动图有心功能不全征象；③冠状动脉造影发现多支冠状动脉狭窄病变。但是必须除外由冠心病和心肌梗死后引起的乳头肌功能不全、室间隔穿孔以及由孤立的室壁瘤等原因导致心脏血流动力学紊乱引起的心力衰竭和心脏扩大，它们并不是心肌长期缺氧缺血和心肌纤维化的直接结果。

鉴别诊断要考虑与心肌病（特别是特发性扩张型心肌病、克山病等）、心肌炎、高血压心脏病、内分泌病性心脏病等鉴别。

（四）预后

本病预后不佳，5 年病死率约 50% ~ 84%。心脏显著扩大特别是进行性心脏增大，严重心律失常和射血分数明显降低为预后不佳的预测因素。死亡原因主要是进行性心力衰竭、心肌梗死、严重心律失常和猝死。

（五）防治

早期的内科防治甚为重要，有助于推迟心力衰竭的发生发展。要控制冠心病危险因素，积极治疗各种形式的心肌缺血。治疗心力衰竭以应用利尿药和血管紧张素转换酶抑制剂（或血管紧张素 II 受体拮抗药）为主。β 阻断药长期应用可改善心功能，降低病死率。正性肌力药可作为辅助治疗，但强心苷宜用作用和排泄快速的制剂。应用曲美他嗪，可改善呼吸困难，解除残留的心绞痛症状并减少对其他辅助治疗的需要。对既往有血栓栓塞史、心脏明显扩大、心房颤动或超声心动图证实有附壁血栓者应给予抗凝治疗。心律失常中的病态窦房结综合征和房室传导阻滞而有阿－斯综合征发作者，宜及早安置永久性人工心脏起搏器；对室性心律失常首先要衡量药物治疗的获益/风险比值，症状显著而药物治疗利大于弊时选用β受体阻断药，忌用Ⅰ类抗心律失常药。胺碘酮的心脏副作用小，应优先选用。有相应指征的患者，可行PCI（包括冠状动脉内支架术）或CABG。另外，对经内科系统治疗心力衰竭不能控制，又无外科手术矫正指征，预计生存时间不超过48小时者可给予左心室辅助装置，作为向心脏移植过渡的手段。晚期患者常是心脏移植手术的主要对象。此外，左心室减容术（left ventricular reduction）和动力性心肌成形术（dynamic car－diomyoplasty）对缺血性心肌病患者的效果如何尚有待评价。近年来，新的治疗技术如自体骨髓细胞移植、血管内皮生长因子（VEGF）基因治疗、肿瘤坏死因子（TNF）α抗体、选择性内皮素（ET）α受体阻断药、人B型钠利尿肽已试用于临床，为缺血性心肌病治疗带来了新的希望。

（梁　鹃）

第六节　冠状动脉粥样硬化性心脏病的二级预防

为改善冠心病患者的长期预后，除了在急性期应积极治疗外，还应加强二级预防。冠状动脉粥样硬化性心脏病的二级预防（secondary prevention of coronary atherosclerotic heartdisease）可减少动脉粥样硬化的危险因素，延缓和逆转冠状动脉病变的进展，防止斑块不稳定等所致的急性冠脉事件，从而大大降低心血管疾病致残率和病死率。

（一）非药物干预

1. 戒烟　吸烟包括被动吸烟可导致冠状动脉痉挛，降低β受体阻断药的抗缺血作用，成倍增加心肌梗死后的病死率，戒烟1年能降低再梗死率和病死率。

2. 运动和控制体重　患者出院前应作运动耐量评估，并制定个体化体力运动方案。对于所有病情稳定的患者，建议每日进行30～60分钟中等强度的有氧运动（例如快步行走等），每周至少坚持5天。通过控制饮食与增加运动将体重指数控制于24kg/m² 以下。

（二）药物治疗

1. 抗血小板治疗　所有冠心病患者除有禁忌证者外均应长期服用阿司匹林（75～150mg/d）治疗，因存在禁忌证而不能应用阿司匹林者，可用氯吡格雷（75mg/d）替代。

2. 肾素－血管紧张素－醛固酮系统抑制剂　若无禁忌证，所有伴有左心室收缩功能不全（LVEF＜45％）、高血压、糖尿病或慢性肾脏疾病的患者均应长期服用ACEI。低危患者（即LVEF正常、已成功实施血运重建且各种心血管危险因素已得到满意控制者）亦可考虑ACEI治疗。不能耐受ACEI治疗者，可应用ARB类药物。

3. β受体阻断药　若无禁忌证，所有患者均应长期服用β受体阻断药治疗，并根据患者耐受情况确定个体化的治疗剂量。

（三）控制心血管危险因素

1. 控制血压　对于一般患者，应将其血压控制于＜140/90mmHg，合并慢性肾病者应将血压控制于＜130/80mmHg。因血压水平过高或过低均可对冠心病预后产生不利影响，因此在保证血压（特别是收缩压）达标的前提下，需避免患者舒张压水平＜60mmHg。治疗性生活方式改善应被视为降压治疗的基石。经过有效改善生活方式后若血压仍未能达到目标值以下，则应及时启动降压药物治疗。此类患者宜首选 β 受体阻断药和（或）ACEI 治疗，必要时可考虑应用小剂量噻嗪类利尿药等药物。

2. 调脂治疗　所有患者无论血脂水平如何若无禁忌证或不能耐受均应坚持使用他汀类药物，将低密度脂蛋白胆固醇控制在 <2.60mmol/L（100mg/dl），并可考虑达到更低的目标值 [LDL－C <2.08mmol/L（80mg/dl）]。若应用较大剂量他汀类治疗后其 LDL－C 不能达标或胆固醇水平已达标，但甘油三酯增高，可考虑联合应用其他种类调脂药物（胆固醇吸收抑制、烟酸或贝特类药物）。

3. 血糖管理　对所有患者均应常规检测空腹和餐后血糖。对于确诊糖尿病的患者，在积极控制饮食并改善生活方式的同时，可考虑应用降糖药物治疗，糖化血红蛋白控制在 7% 以下，但一般状况较差、糖尿病病史较长、年龄较大时，宜将糖化血红蛋白控制在 7%～8%。

（陈　炜）

第八章　主动脉疾病

第一节　主动脉炎

主动脉炎（aortitis）可由多种微生物引起，造成动脉内膜和中膜的损害，主要影响升主动脉引起升主动脉扩张，常并发主动脉瓣关闭不全，形成主动脉瘤，偶尔影响到主动脉的分支血管造成阻塞。

一、梅毒性主动脉炎

梅毒性主动脉炎（syphilitic aortitis）是梅毒螺旋体侵入人体后引起，临床表现为梅毒性主动脉炎，继而发生梅毒性主动脉瓣关闭不全，梅毒性主动脉瘤，梅毒性冠状动脉口狭窄和心肌树胶样肿，统称为心血管梅毒（cardiovasculai syphilis），为梅毒的晚期表现。绝大部分患者所患的是后天性，先天性者罕见。

（一）发病机制

梅毒螺旋体大多通过性接触而感染人体。从开始感染到晚期发生心血管梅毒的潜伏期为 5～30 年。男多于女。

螺旋体入血后，部分经肺门淋巴管引流到主动脉壁的营养血管引起闭塞性血管内膜炎，伴有血管周围浆细胞和淋巴细胞浸润，主动脉壁发炎累及动脉内膜和中膜，而以后者为主。主动脉任何部位都可受累，但以升主动脉和主动脉弓最多，而极少侵入心肌或心内膜。主动脉中膜肌肉和弹性组织被破坏，为纤维组织所取代，也可出现巨细胞和梅毒树胶样病变。主动脉壁逐渐松弛，并可有钙化，导致主动脉瘤的形成。主动脉内膜出现"树皮"样改变是梅毒性主动脉炎的特征，但不能以此作为确诊的根据。

梅毒感染可以从升主动脉蔓延到主动脉根部，引起主动脉瓣瓣环扩大和主动脉瓣联合处的分离，从而产生主动脉瓣关闭不全。主动脉瓣支持组织受到破坏和主动脉瓣卷曲、缩短，导致严重的主动脉瓣反流。

（二）临床表现

1. 单纯性梅毒性主动脉炎　多发生于升主动脉，亦可累及远端的降主动脉。患者多无症状，也可感到胸骨后不适或钝痛。由于主动脉扩大，叩诊时心脏上方浊音界增宽，主动脉瓣区第二心音增强，可闻及轻度收缩期杂音。10% 的患者可发生主动脉瘤、主动脉瓣关闭不全、冠状动脉口狭窄等并发症。

2. 梅毒性主动脉瓣关闭不全（syphilitic aortic insuf – ficiency）　是梅毒性主动脉炎最常见的并发症。轻者无症状，重者由于主动脉瓣大量反流，加以可能合并冠状动脉口狭窄引起心绞痛。持久的主动脉瓣反流引起左心室负荷加重，逐渐出现左心衰竭。一旦出现心力衰竭，病程在 1～3 年内较快进展，发生肺水肿及右心衰竭，半数死亡。梅毒性主动脉瓣关闭不全的体征与其他病因引起的类似。

3. 梅毒性冠状动脉口狭窄（syphilitic coronary ostialstenosis）或阻塞　是梅毒性主动脉炎第二常见的并发症。病变累及冠状动脉开口处。由于冠状动脉狭窄发展缓慢，常伴侧支循环形成，故极少发生大面积的心肌坏死。患者可有心绞痛，常在夜间发作，且持续时间较长。如冠状动脉口完全阻塞，患者可以突然死亡。

4. 梅毒性主动脉瘤（syphilitic aortic aneurysm）　是梅毒性主动脉炎最少见的并发症。多发于升主动脉和主动脉弓，也可累及降主动脉和腹主动脉，呈囊状或梭状，但不会发生夹层分离。发生在不同部位的主动脉瘤，各有不同的症状和体征。

主动脉窦动脉瘤是梅毒性动脉瘤中具有特征性的一种。如发生在左或右主动脉窦并波及冠状动脉口，可引起心绞痛；如发生在后主动脉窦则除非破裂，否则无症状或体征。主动脉窦动脉瘤破裂入肺动脉或右心腔可出现严重右心衰竭，引起连续性杂音，颇似动脉导管未闭或主、肺动脉间隔缺损；动脉瘤偶破入左心房，在背部可有连续性杂音，并有左心衰竭。

5. 心肌树胶样肿（gummata of myocardium）　累及心肌的树胶样肿极罕见，最常见的部位是左心室间隔底部。临床上可出现传导阻滞或心肌梗死。弥漫性心肌树胶样肿可引起顽固的心力衰竭。

（三）实验室检查

梅毒螺旋体存在于动脉的外膜层，近来采用聚合酶链反应（PCR）方法测定梅毒螺旋体的 DNA 来诊断梅毒螺旋体感染，特异性强、敏感性高，能提供迅速的最后确诊。目前主要还是用血清学检查来确诊梅毒螺旋体感染。

1. 非螺旋体血清试验（非特异性心脂抗体测定）　VDRL（性病研究实验室）试验，该试验简单，便宜，可标准化定量，用于普查筛选和治疗反应的随访，早期梅毒阳性率约70%，Ⅱ期梅毒阳性率高达99%，而晚梅毒阳性率高达70%。

2. 梅毒螺旋体试验　荧光密螺旋体抗体吸附（FTA－ABS）试验，作为梅毒确诊试验，具有高度的敏感性和特异性。早期梅毒阳性率达85%，在Ⅱ期梅毒阳性率高达99%，在晚期梅毒阳性率至少为95%。密螺旋体微量血细胞凝集（MHA－TP）试验，在早期梅毒的阳性率仅为50%～60%，但在Ⅱ期梅毒和晚期梅毒的敏感性和特异性与 FTA－ABS 试验相似。即使患者经过治疗，FTA－ABS 试验也可终身保持阳性。

3. 密螺旋体 IgG 抗体测定　具有 FTA－ABS 试验特点，有高度敏感性和特异性，容易操作，特别适用于怀疑重复感染的病例和先天性梅毒和人类免疫缺陷病毒（HIV）混合感染者。

（四）辅助检查

1. 胸部 X 线检查　单纯梅毒性主动脉炎时可见升主动脉近端扩张，伴升主动脉条索状钙化。主动脉结和胸降主动脉亦可有钙化，但以近头、臂动脉处的升主动脉钙化最广泛。病变处主动脉增宽。在有主动脉瓣关闭不全存在时，心脏向左下后方增大呈靴形，在荧光屏下心脏与主动脉搏动剧烈，幅度大。在主动脉瘤时发现在相应部位主动脉膨出，呈膨胀性搏动。

2. CT 和 MRI 检查　CT 用于胸部 X 线有怀疑病例的进一步筛选，能精确测量动脉瘤的大小，其精确度不亚于超声造影和动脉造影。MRI 能获得高分辨率静态影像，对胸主动脉病变有高度的诊断精确性。

3. 超声检查　超声心动图（包括经食管超声）可显示不同节段增宽、钙化、动脉瘤（包括主动脉窦动脉瘤）以及主动脉瓣关闭不全。用超声多普勒测定主动脉瓣瓣口反流量。检测左心室大小、左心室射血分数，显示动脉瘤大小，部位和破裂部位等。

4. 心血管造影　逆行主动脉造影显示主动脉扩张或膨出部位和大小、主动脉瓣反流程度、左心室大小、心功能状况等。选择性冠状动脉造影用于有心绞痛怀疑有冠状动脉口狭窄时，本病冠状动脉狭窄仅限于开口处，而远处冠状动脉无狭窄病变，这与冠状动脉粥样硬化不同。

（五）诊断与鉴别诊断

梅毒性心血管病患者有冶游史，有典型的梅毒或晚期梅毒临床表现，阳性的梅毒血清学反应，诊断不难。但应与风湿性瓣膜病和其他心脏疾病产生的杂音，以及其他一些疾病相鉴别。

1. 心脏瓣膜杂音的鉴别

（1）主动脉瓣区舒张期杂音：梅毒性主动脉炎根部扩张引起的主动脉瓣反流杂音，由于根部扩张所以在胸骨右缘第二肋间听诊最响，而风湿性主动脉瓣反流，由于往往伴有二尖瓣病变右心室扩大，使心脏转位，所以舒张期杂音在胸骨左缘第三肋间处听诊最响。

（2）主动脉瓣区收缩期杂音：梅毒性主动脉瓣反流时在该区可以听到响亮的拍击样收缩早期喷射音和收缩期杂音。而风湿性主动脉瓣狭窄的杂音音调较高，在收缩中期、晚期增强。主动脉粥样硬化者，瓣环钙化，近侧主动脉扩张，虽瓣膜本身无狭窄病变（相对性狭窄），也可以听到收缩期喷射性杂音，但在收缩早期增强，而且杂音持续时间较短。

（3）二尖瓣区舒张期杂音：梅毒性主动脉瓣严重反流产生 Austin – Flint 杂音，无收缩期前增强，不伴有心尖部第一心音增强和二尖瓣开放拍击音。可与风湿性二尖瓣狭窄引起的舒张期隆隆样杂音相鉴别。

2. 梅毒血清学假阳性反应的鉴别

（1）VDRL 试验假阳性反应：在疾病的急性感染期（6 个月以内）要与非典型肺炎、疟疾、预防接种和其他细菌或病毒感染鉴别。在疾病的慢性感染期（在 6 个月以上）要与自身免疫病（如系统性红斑狼疮）、吸毒（1/3 吸毒者假阳性）、HIV 感染、麻风和少数老龄人（>70 岁 1% 假阳性）的假阳性反应相鉴别。这些假阳性的效价在 1∶8 或更低。这些患者应长期随访。

（2）FTA – ABS 试验假阳性：在高球蛋白血症（类风湿关节炎、胆汁性肝硬化）、系统性红斑狼疮等患者有假阳性反应。后一种情况可能是一种链珠状的荧光，是由于抗 DNA 抗体引起的，不同于真正梅毒阳性结果，应严密随访。

3. 心绞痛的鉴别　心绞痛是梅毒性冠状动脉口狭窄最常见的临床表现，由于病程进展缓慢，并得到侧支循环的支持，所以很少发生心肌梗死，除非同时合并冠状动脉粥样硬化。发病年龄比冠心病要早，常常夜间发作，发作时间持续较长。

（六）预后

单纯性梅毒性主动脉炎患者的平均寿命与常人相近。梅毒性主动脉瓣关闭不全的无症状阶段约为 2～10 年（平均 6 年），症状出现后平均寿命为 5～6 年，约 1/3 的患者症状出现后可存活 10 年。存活时间主要取决于有无心力衰竭或心绞痛，如出现心力衰竭，一般存活 2～3 年，约 6% 的患者可长达 10 年以上。大多数患者在心功能失代偿后迅速恶化，重体力劳动者预后尤差，有冠状动脉开口闭塞者预后不良。主动脉瘤预后非常差，平均寿命在症状出现以后的 6～9 个月，2 年病死率为 80%，从症状发生到死亡间隔短达 1 周，主要死于破裂和阻塞性肺炎。

（七）治疗

梅毒性主动脉炎一旦确立，为了防止进一步的损害，必须进行驱梅治疗。青霉素是治疗梅毒的特效药物。可以用以下 2 种给药方法：①苄星青霉素 G 240 万 U，肌内注射，每周 1 次共 3 周，总量 720 万 U；②普鲁卡因青霉素 G 60 万 U，肌内注射，每天 1 次，共 21 天。对青霉素过敏者可选用头孢噻啶，每天肌内注射 0.5～1.0g，共 10 天。头孢曲松每天 250mg，肌内注射，共 5 天或 10 天，晚期梅毒和神经梅毒可以用 1～2g，肌内注射每天 1 次共 14 天。阿奇霉素每天 500mg，口服，共 10 天。也可以用红霉素每次 500mg，每天 4 次，共 30 天。四环素每次 500mg 口服，每天 4 次共 30 天。但通常疗效比青霉素差。有心力衰竭者须控制心衰后再作驱梅治疗。如有神经梅毒或合并 HIV 感染，可大剂量青霉素 G 静脉给药。

梅毒性主动脉瘤，若有冠状动脉口病变，需用手术治疗。

（八）预防

梅毒主要是不良社会活动的产物。树立新道德、新风尚，禁止非法性交往为防止梅毒传播的必要措施。对早期梅毒患者应用青霉素治疗，并随访血清学试验，必要时重复治疗。

二、细菌性主动脉炎

（一）病因

主动脉壁上原发性细菌感染引起主动脉炎、主动脉瘤，在广泛应用抗菌药物的今天是很罕见的。常见的细菌有葡萄球菌、链球菌、肺炎球菌、铜绿假单胞菌、沙门菌，其他革兰阴性细菌同样也能引起主动脉炎和主动脉瘤。沙门菌属常易感染在有动脉粥样硬化的血管上，也可以黏附在正常的动脉壁上，并直接渗透完整的血管内膜。结核杆菌的感染通常来自肺门淋巴结直接扩散引起的结核性主动脉炎。

（二）发病机制

主动脉通过以下机制受感染：感染性心内膜炎败血症栓子，邻近组织感染接触，外伤或心血管检查导致细菌在循环中直接沉积，以及长期应用免疫抑制剂和免疫系统缺陷的患者容易受感染产生败血症引起化脓性主动脉炎。主动脉壁变薄形成囊性主动脉瘤，有很高的破裂率。结核性主动脉炎干酪样坏死的肉芽肿损害，影响主动脉壁中层形成假性动脉瘤，有穿孔的可能，偶尔侵入主动脉瓣瓣环和邻近组织。

（三）临床表现和诊断

大多数患者有寒战、高热，多达 50% 的患者在病变部位有触痛以及动脉瘤扩张的症状，在腹部有时可触到有触痛的腹块，中性粒细胞计数增高，血细胞沉降率升高，血培养阳性对诊断有帮助。但约有 15% 病例发现血培养阴性，所以血培养阴性不能排除诊断。

超声心动图检查（包括经食管超声心动图检查）可以确立动脉瘤的诊断。CT 扫描、MRI 和主动脉造影同样可以做出诊断。

（四）防治

感染性主动脉炎发展到主动脉瘤非常迅速，动脉瘤最后会破裂。沙门菌属感染和其他革兰阴性细菌感染，趋向于早期破裂和死亡，总死亡率超过 50%，所以应早期诊断、早期治疗。静脉内应用足量高敏的抗菌药物，切除感染的主动脉瘤和周围组织，术后继续应用抗菌药物至少 6 周。

三、巨细胞性主动脉炎

巨细胞性主动脉炎是一种全身性血管疾病。病因不明，但 50 岁以后的人发病率升高，最高发病年龄在 70 ~ 80 岁之间，女性多于男性。约 15% 病例累及主动脉和主动脉弓及其分支（颞动脉、颈动脉和冠状动脉），主动脉狭窄罕见。升主动脉壁变薄，可形成胸主动脉瘤，继发性主动脉瓣关闭不全。

病理学上首先是淋巴细胞浸润，几乎全身每个脏器的动脉内都能见到弹力层破坏，内、外膜增厚，局灶坏死和肉芽肿伴多核细胞浸润。

实验室检查红细胞沉降率（ESR）加快 >50mm/h，C 反应蛋白浓度和血小板计数升高，ESR 和 C 反应蛋白同时升高对诊断的敏感性和特异性更高。高分辨率的 MRI 有助于诊断，颞动脉活检可以确诊。

临床表现为发热、不适、头痛、视力障碍、体重减轻等。可以发生主动脉瘤破裂，主动脉夹层分离和心肌梗死，卒中和肢体坏疽等。约 30% 病例有风湿样多肌病。

治疗主要使用皮质类固醇，用泼尼松龙治疗，阿司匹林抗凝治疗可以减少动脉炎缺血并发症。动脉瘤，主动脉夹层可选择手术治疗。

四、Takayasu 动脉炎

Takayasu（高安）动脉炎是一种慢性纤维性血管炎。病因不明，主要影响到主动脉和它的主要分支（锁骨下动脉和头臂动脉等）。

病理学上主动脉壁明显增厚，内、外膜纤维化，造成动脉狭窄性病变。

临床表现为头痛、臂部动脉搏动减弱，双臂之间收缩压差增大（>16mmHg），锁骨下动脉或腹主动脉有杂音（要排除其他疾病引起的血管狭窄性杂音）。通过血管超声显像和 MRI 有助于诊断。

治疗用大剂量皮质类固醇，手术治疗应用血管置换术。

五、风湿性主动脉炎

强直性脊柱炎、赖特（Reiter）综合征、银屑病关节炎、白塞病、多发性软骨炎和炎症性肠道疾病等，可以合并主动脉炎累及升主动脉，甚至蔓延到主动脉窦、二尖瓣瓣叶以及邻近心肌组织和心脏传导系统。在组织学类似梅毒性主动脉炎改变。临床上表现为主动脉瘤、主动脉瓣关闭不全和心脏传导阻滞。

（陈　炜）

第二节　主动脉瘤

主动脉瘤（arotic aneurysm）是指主动脉壁局部的或弥漫性的异常扩张，一般较预期正常主动脉段直径扩大至少在 1.5 倍以上，压迫周围器官而引起临床症状，瘤体破裂为其主要危险。

一、病因

正常动脉壁中层富有弹力纤维，随每次心搏进行舒缩而传送血液。动脉中层受损，弹力纤维断裂，代之以纤维瘢痕组织，动脉壁失去弹性，不能耐受血流冲击，在病变段逐渐膨大，形成动脉瘤。动脉内压力升高有助于形成动脉瘤。引起主动脉瘤的主要原因如下：

1. 动脉粥样硬化为最常见原因　粥样斑块侵蚀主动脉壁，破坏中层成分，弹力纤维发生退行性变。管壁增厚，使滋养血管受压，发生营养障碍，或滋养血管破裂中层积血。多见于老年男性，男女之比为 10 ∶ 1 左右。主要在腹主动脉，尤其在肾动脉至髂部分叉之间。

2. 感染以梅毒为显著，常侵犯胸主动脉。败血症、心内膜炎时的菌血症使病菌经血流到达主动脉，主动脉邻近的脓肿直接蔓延，都可形成细菌性动脉瘤。致病菌以链球菌、葡萄球菌和沙门菌属为主，较少见。

3. 囊性中层坏死较少见，病因未明。主动脉中层弹力纤维断裂，代之以异染性酸性黏多糖。主要见于升主动脉瘤，男性多见。遗传性疾病如马方综合征、Turner 综合征、Ehlers – Danlos 综合征等均可有囊性中层坏死，易致夹层动脉瘤。

4. 外伤贯通伤直接作用于受损处主动脉引起动脉瘤，可发生于任何部位。间接损伤时暴力常作用于不易移动的部位，如左锁骨下动脉起源处的远端或升主动脉根部，而不是易移动的部位，受力较多处易形成动脉瘤。

5. 先天性以主动脉窦瘤为主。

6. 其他包括巨细胞性主动脉炎、白塞病、多发性大动脉炎等。

二、分类

通常以主动脉瘤的位置、大小、形态和病因进行描述。

按结构主动脉瘤可分为：①真性主动脉瘤：动脉瘤的囊由动脉壁的一层或多层构成；②假性主动脉瘤（pseudoan – eurysm）：由于外伤、感染等，血液从动脉内溢出至动脉周围组织内，血块及其机化物、纤维组织与动脉壁一起构成动脉瘤的壁；③夹层动脉瘤：动脉内膜或中层撕裂后，血流冲击使中层逐渐成夹层分离，在分离腔中积血、膨出，也可与动脉腔构成双腔结构。

按形态主动脉瘤可分为：①梭形动脉瘤（fusiform an – eurysm）：较常见，瘤体对称性扩张涉及整个动脉壁周界，呈梭形或纺锭状；②囊状动脉瘤（saccular aneurysm）：瘤体涉及动脉壁周界的一部分，呈囊状，可有颈，成不对称外凸。粥样硬化动脉瘤常呈梭状，外伤性动脉瘤常呈囊状。

按发生部位主动脉瘤可分为：①升主动脉瘤：常累及主动脉窦；②主动脉弓动脉瘤；

③降主动脉瘤或胸主动脉瘤：起点在左锁骨下动脉的远端；④腹主动脉瘤：常在肾动脉的远端。累及主动脉窦的近端升主动脉瘤常为先天性，其次为马方综合征、梅毒等感染；升主动脉瘤主要由粥样硬化、囊性中层坏死、梅毒引起；降主动脉瘤、腹主动脉瘤以粥样硬化为主要原因。主动脉瘤大多为单个，极少数为两个。随病程发展，主动脉瘤可发生破裂、附壁血栓形成、继发感染。有时动脉瘤反复向周围小量出血，在瘤周积累多量纤维组织，形成包囊，可能起保护作用而不致破溃。

三、临床表现

主动脉瘤的症状是由瘤体压迫、牵拉、侵蚀周围组织所引起，视主动脉瘤的大小和部位而定。胸主动脉瘤压迫上腔静脉时面颈部和肩部静脉怒张，并可有水肿；压迫气管和支气管时引起咳嗽和气急；压迫食管引起吞咽困难；压迫喉返神经引起声嘶。胸主动脉瘤位于升主动脉可使主动脉瓣环变形，瓣叶分离而致主动脉瓣关闭不全，出现相应杂音，多数进程缓慢，症状少，若急骤发生则可致急性肺水肿。胸主动脉瘤常引起疼痛，疼痛突然加剧预示破裂可能。主动脉弓动脉瘤压迫左无名静脉，可使左上肢静脉压比右上肢高。升主动脉瘤可侵蚀胸骨及肋软骨而凸出于前胸，呈搏动性肿块；降主动脉瘤可侵蚀胸椎横突和肋骨，甚至在背部外凸于体表；各处骨质受侵均产生疼痛。胸主动脉瘤破裂入支气管、气管、胸腔或心包可以致死。

腹主动脉瘤常见，病因以动脉粥样硬化为主，常有肾、脑、冠状动脉粥样硬化的症状。最初引起注意的是腹部搏动性肿块。较常见的症状为腹痛，多位于脐周或中上腹部，也可涉及背部，疼痛的发生与发展说明动脉瘤增大或小量出血。疼痛剧烈持续，并向背部、骨盆、会阴及下肢扩展，或在肿块上出现明显压痛，均为破裂征象。腹主动脉瘤常破裂入左腹膜后间隙，破入腹腔，偶可破入十二指肠或腔静脉，破裂后常发生休克。进行主动脉瘤的扪诊，尤其有压痛者，必须小心，以防止促使破裂。腹主动脉瘤压迫髂静脉可引起下肢水肿，压迫精索静脉可见局部静脉曲张，压迫一侧输尿管可致肾盂积水、肾盂肾炎及肾功能减退。

四、诊断

胸主动脉瘤的发现除根据症状和体征外，X线检查可在后前位及侧位片上发现主动脉影扩大，在透视下可见到动脉瘤膨张性搏动，但在动脉瘤中有血栓形成时搏动可不明显。主动脉瘤须与附着于主动脉上的实质性肿块区别，后者引起传导性搏动，主动脉造影可鉴别。超声心动图检查可以发现升主动脉的动脉瘤，病变处主动脉扩大。CT对诊断也很有价值。

腹主动脉瘤常在腹部扪及搏动性肿块后发现，但腹部扪及搏动不一定是动脉瘤，消瘦、脊柱前凸者正常腹主动脉常易被扪及。腹部听到收缩期血管杂音，也可能由于肾、脾、肠系膜等动脉的轻度狭窄，未必来自主动脉，须加注意。超声检查对明确诊断极为重要，不少病例可在超声常规体检中发现。超声检查可以明确病变大小、范围、形态及腔内血栓。CT检查更易发现腔内血栓及壁的钙化，并能显示动脉瘤与邻近结构如肾动脉、腹膜后腔和脊柱等的关系。磁共振成像（MRI检查判断瘤体大小及其与肾动脉和髂动脉的关系上价值等同于CT及腹部超声，其主要不足是图像分析费时且费用高。主动脉造影对定位诊断也有帮助，但腔内血栓可能影响其病变程度的评估；但对于诊断不明确、合并肾动脉病变及准备手术治疗者仍主张作主动脉造影。

五、预后

据统计，腹主动脉瘤国内患病率约为 36.2/10 万，欧美国家 60 岁以上人群发生率可高达 2%~4%。由于存在潜在主动脉瘤破裂的危险，自然病程中五年存活率仅为 19.6%。若不作手术，90% 胸主动脉瘤在 5 年内死亡。栓塞为另一并发症。

六、治疗

（一）传统手术治疗

包括动脉瘤切除与人造或同种血管移植术。对于动脉瘤不能切除者则可作动脉瘤包裹术。目前腹主动脉瘤的手术死亡率低于 5%。胸主动脉瘤的手术死亡率在 30%，以主动脉弓动脉瘤的手术危险性最大。动脉瘤破裂而不作手术者极少幸存，故已破裂或濒临破裂者均应立即手术。凡有细菌性动脉瘤者，还需给以长期抗生素治疗。对大小为 6cm 或以上的主动脉瘤应作择期手术治疗。对 4~6cm 之间的主动脉瘤可密切观察，有增大或濒临破裂征象者应立即手术。

（二）介入治疗

腔内放置血管内移植物（transluminalplace endovascular grafts，TPEG）技术是一项简单有效的微创方法，尤其适用于严重合并症而不能耐受腹主动脉瘤切除术的高危患者。

腹主动脉瘤腔内隔绝术（endovascular exclusion of ab–dominal aortic aneurysm）或腹主动脉瘤腔内人造血管支架移植术，通过 DSA 的动态监测，经股动脉置入覆有人造血管膜的腔内支架，达到治疗目的。由于腔内治疗避免了传统手术的腹部大切口，创伤小、失血少、术后对呼吸影响小，减少了全身并发症的发生，患者术后恢复较快，住院时间缩短。围术期死亡率 0~25%，平均住院 2~4 天，手术成功率 92%~96%，因手术失败转传统手术约 0~6%。

腹主动脉瘤腔内隔绝术的适应证包括：①合并重要脏器疾病的高危患者或高龄患者，无法耐受传统手术。②腹主动脉瘤的形态结构适合行腔内手术，包括近端瘤颈（动脉瘤近心端离开肾动脉的距离）≥1.5~2cm；纵轴上瘤体成角 ≤60°~75°；两侧髂动脉不存在严重狭窄、扭曲或成角；选用直型腔内人造血管时远端瘤颈（动脉瘤远心端离开主动脉分叉的距离）长度不小于 1.5~2cm。禁忌证包括：①近端腹动脉瘤瘤颈长度 <1.5cm 和（或 >直径 >2.8cm；②髂总动脉直径 >11.5mm；③髂外动脉直径 <6mm；④近端瘤颈角度 >60°；⑤髂动脉多处硬化或弯曲度 >90°，尤其伴广泛钙化者；⑥肠系膜下动脉是结肠的主要血供来源。

腹主动脉瘤腔内隔绝术的主要并发症为内漏（en–doleak）、移位（migration）等。但腹主动脉瘤腔内隔绝术由于创伤小、出血少、恢复快等优势，应用前景广阔。

（陈　炜）

第三节　主动脉夹层分离

主动脉夹层分离（aortic dissection）指主动脉腔内血液从主动脉内膜撕裂处进入主动脉

中膜并使中膜分离，沿主动脉长轴方向扩展形成主动脉壁的二层分离状态，又称主动脉壁间动脉瘤或主动脉夹层动脉瘤。

本病少见，美国年发病率为 5/100 万～10/100 万，但多急剧发病，65%～70% 在急性期死于心包填塞、心律失常等。高峰年龄 50～70 岁，男女之比 2：1～3：1。故早期诊断和治疗非常必要。根据发病时间可分为急性期和慢性期：两周以内为急性期，超过两周为慢性期。

一、病因与发病机制

病因未明，80% 以上主动脉夹层分离者有高血压，不少患者有囊性中层坏死。高血压并非引起囊性中层坏死的原因，但可促进其发展。临床与动物实验发现血压波动的幅度与主动脉夹层分离相关。马方综合征中主动脉囊性中层坏死颇常见，发生主动脉夹层的机会也多，其他遗传性疾病如 Turner 综合征、Ehlers - Danlos 综合征，也有发生主动脉夹层的趋向。主动脉夹层还易发生在妊娠期，其原因不明，推想妊娠时内分泌变化使主动脉的结构发生改变而易于裂开。

正常成人的主动脉壁耐受压力颇强，使壁内裂开需 500mmHg 以上。因此，造成夹层裂开的先决条件为动脉壁缺陷，尤其中层缺陷。一般而言，在年长者以中层肌肉退行性变为主，年轻者则以弹性纤维缺少为主。至于少数主动脉夹层无动脉内膜裂口者，则可能由于中层退行性变病灶内滋养血管破裂引起壁内出血所致。合并存在动脉粥样硬化有助于主动脉夹层发生。

二、病理

（一）病理特点

基本病变为囊性中层坏死。动脉中层弹性纤维有局部断裂或坏死，基质有黏液样变和囊肿形成。夹层分离常发生于升主动脉，此处经受血流冲击力最大，而主动脉弓的远端则病变少而渐轻。主动脉壁分离为两层，其间积血和血块，该处主动脉明显扩大呈梭形或囊状。病变如涉及主动脉瓣环，则环扩大而引起主动脉瓣关闭不全。病变可从主动脉根部向远处扩延，可达髂动脉及股动脉，亦可累及主动脉各分支，如无名动脉、颈总动脉、锁骨下动脉、肾动脉等。冠状动脉一般不受影响，但主动脉根部夹层血块对冠状动脉口可有压迫作用。多数夹层的起源有内膜横行裂口。常位于主动脉瓣上方，裂口也可有两处，夹层与主动脉腔相通。少数夹层内膜完整无裂口。部分病侧外膜破裂而引起大出血，破裂处都在升主动脉，出血容易进入心包腔内，破裂部位较低者亦可进入纵隔、胸腔或腹膜后间隙。慢性裂开的夹层可形成一双腔主动脉。一个管道套于另一个管道之中，此种情况见于胸主动脉或主动脉弓的降支。

（二）病理分型

根据内膜撕裂部位和主动脉夹层动脉瘤扩展范围（图 8 - 1），常分为：

1. Stanford 分型　分为两型。A 型：内膜撕裂可位于升主动脉、主动脉弓或近段降主动脉，扩展可累及升主动脉、弓部，也可延及降主动脉、腹主动脉。B 型：内膜撕裂口常位于主动脉峡部，扩展仅累及降主动脉或延伸至腹主动脉，但不累及升主动脉。

2. DeBakey 分类　分为三型。Ⅰ型：内膜撕裂位于升主动脉，而扩展累及腹主动脉。Ⅱ型：内膜撕裂位于升主动脉，而扩展仅限于升主动脉。Ⅲ型：内膜撕裂位于主动脉峡部，而扩展可仅累及降主动脉（Ⅲa 型）或达腹主动脉（Ⅲb 型）。

Stanford A 型相当于 DeBakey Ⅰ型和Ⅱ型，约占主动脉夹层动脉瘤的 65% ~ 70%，而 Stanford B 型相当于 DeBakey Ⅲ型，约占 30% ~ 35%。

3. Svensson LG 等对主动脉夹层共分为 1 ~ 5 级

1 级：典型主动脉夹层伴有真假腔之间的内膜撕裂片。

2 级：中膜层断裂伴有壁内出血或血肿形成。

3 级：断续/细小夹层而无在撕裂部位的血肿偏心膨胀。

4 级：斑块破裂/溃疡，主动脉粥样硬化穿透性溃疡通常在外膜下伴有环绕的血肿。

5 级：医源性和创伤性夹层。

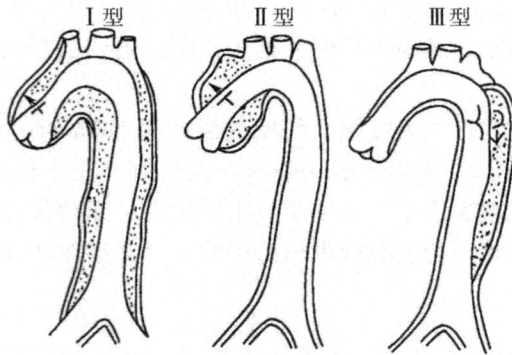

图 8 -1　主动脉夹层动脉瘤分型示意

三、临床表现

本病常发生于 50 ~ 70 岁患者，男女之比 3 : 1。视病变部位不同，主要表现如下：

（一）疼痛

夹层分离突然发生时，大多数患者突感疼痛，A 型多在前胸，B 型多在背部、腹部。疼痛剧烈难以忍受，起病后即达高峰，呈刀割或撕裂样。少数起病缓慢者疼痛可不显著。

（二）高血压

初诊时 B 型患者 70% 有血压高。患者因剧痛而有休克外貌，焦虑不安、大汗淋漓、面色苍白、心率加速，但血压常不低甚至增高，如外膜破裂出血则血压降低，不少患者原有高血压，起病后剧痛使血压更高。

（三）心血管症状

夹层血肿涉及主动脉瓣环或影响瓣叶的支撑时发生主动脉瓣关闭不全，可突然在主动脉瓣区出现舒张期吹风样杂音，脉压增宽，急性主动脉瓣反流可引起心力衰竭。脉搏改变，一般见于颈、肱或股动脉，一侧脉搏减弱或消失，反映主动脉的分支受压迫或内膜裂片堵塞其起源。胸锁关节处出现搏动或在胸骨上窝可触到搏动性肿块。可有心包摩擦音，夹层破裂入心包腔、胸膜腔可引起心包填塞及胸腔积液。

（四）神经症状

主动脉夹层延伸至主动脉分支颈动脉或肋间动脉，可造成脑或脊髓缺血，引起偏瘫、昏迷、神志模糊、截瘫、肢体麻木、反射异常、视力与大小便障碍。2%～7%可有晕厥，但未必有其他神经症状。

（五）压迫症状

主动脉夹层压迫腹腔动脉、肠系膜动脉时可引起恶心、呕吐、腹胀、腹泻、黑便等；压迫颈交感神经节引起 Homner 综合征；压迫喉返神经致声嘶；压迫上腔静脉致上腔静脉综合征；累及肾动脉可有血尿、尿闭及肾缺血后血压增高。

四、辅助检查

（一）心电图

病变累及冠状动脉时，可出现急性心肌缺血甚至急性心肌梗死改变。1/3 冠脉受累患者的心电图可正常。心包积血时可出现急性心包炎的心电图改变。

（二）X线

胸片见上纵隔或主动脉弓影增大，主动脉外形不规则，有局部隆起。如见主动脉内膜钙化影，可准确测量主动脉壁的厚度。正常在 2～3mm，增到 10mm 时则提示夹层分离可能性，若超过 10mm 则肯定为本病。

CT 是目前最常用于诊断主动脉夹层的影像工具之一。20 世纪 90 年代早期传统 CT 的敏感性 83%～94%，特异性 87%～100%，而螺旋式 CT 减少了运动伪差和呼吸影响，检查时间更短，能更好评价主动脉病变，敏感性在 95% 以上，特异性大于 85%。但 CT 对确定裂口部位及主动脉分支血管的情况有困难，在检测 3 级主动脉夹层和内膜撕裂的定位，主动脉瓣反流的诊断方面尚有一定局限性。

（三）超声心动图

对升主动脉夹层分离的诊断具有重要意义，且易识别并发症如心包积血、主动脉瓣关闭不全和胸腔积血等。检测升主动脉累及的敏感性 77%～80%，特异性 93%～96%，但降主动脉夹层的敏感性较低。

近年应用经食管超声心动图（TEE）结合实时彩色血流显像技术观察升主动脉夹层分离病变较可靠。对降主动脉夹层有较高的特异性及敏感性。其检测主动脉夹层的敏感性 97%～100%，内膜撕裂的敏感性 61%～73%，假腔内血栓 68%，主动脉瓣关闭不全和心包积液为 100%。由于无创性，并能在床旁 10～15 分钟内完成，可在不稳定的患者中进行。但有食管静脉曲张，肿瘤和食管狭窄为禁忌证，并发症有心动过缓，低血压，支气管痉挛等。

（四）磁共振成像（MRI）

是一种诊断所有类型（3 级除外）主动脉夹层敏感性，特异性均很高的显像方法（近乎 100%）。检测主动脉夹层的敏感性，特异性为 98%～100%，检测假腔内血栓和心包积液的敏感性，特异性为 100%，诊断主动脉反流的敏感性为 84%，特异性为 100%。因其极好的敏感性和特异性，目前被认为是诊断主动脉夹层存在与否的"金标准"。其不足是耗时较长，装有起搏器和带有人工关节、钢针等金属物属禁忌证。

（五）主动脉造影术（Aortography）

被认为是诊断夹层的"金标准"。对 B 型主动脉夹层分离的诊断较准确，但对 A 型病变诊断价值小。诊断主动脉夹层特异性大于 95%。该技术为侵入性操作，具有潜在危险，需谨慎操作。

（六）血管内超声（Intravascular ultrasound，IVUS）

IVUS 能直接从主动脉腔内观察管壁的结构，能够准确识别血管壁及其病理变化。可用来补充血管造影的不足。对夹层诊断的敏感性和特异性接近 100%。对假腔内血栓形成的检测也较 TEE 具有更高的敏感性和特异性，并可以鉴别真假腔。

（七）血和尿检查

可有 C 反应蛋白升高，白细胞计数轻中度增高。胆红素和 LDH 可轻度升高，出现溶血性贫血和黄疸。尿中可有红细胞，甚至肉眼血尿。

五、诊断

急起剧烈胸痛、血压高、突发主动脉瓣关闭不全、两侧脉搏不等或触及搏动性肿块应考虑此症。胸痛常被考虑为急性心肌梗死，但心肌梗死时胸痛开始不甚剧烈，逐渐加重，或减轻后再加剧，不向胸部以下放射，伴心电图特征性变化，若有休克外貌则血压常低，也不引起两侧脉搏不等，以上各点可鉴别。

近年来各种影像检查方法对确立主动脉夹层有很大帮助，超声心动图、CT、MRI 均可用以诊断，对考虑手术者主动脉造影仍很必要。

如胸痛位于前胸、有主动脉瓣区舒张期杂音或心包摩擦音、右臂血压低脉搏弱、右颈动脉搏动弱、心电图示心肌缺血或梗死提示夹层位于近端；疼痛位于两肩胛骨间、血压高、左胸腔积液提示夹层位于远端。

诊断主动脉夹层应考虑以下几个方面：主动脉夹层表现，升主动脉受累，夹层程度范围，破口部位，假腔内血栓，分枝血管受累，主动脉瓣关闭不全，心包积液，冠状动脉累及情况。

六、鉴别诊断

主动脉夹层须与急性冠脉综合征，无夹层的主动脉瓣反流，无夹层的主动脉瘤，肌肉骨骼痛，心包炎，纵隔肿瘤，胸膜炎，胆囊炎，肺栓塞，动脉粥样硬化性或胆固醇栓塞等相鉴别。

七、预后

多数病例在起病后数小时至数天内死亡，在开始 24 小时内每小时病死率为 1%~2%，视病变部位、范围及程度而异，越在远端，范围较小，出血量少者预后较好。急性指起病 2 周内来诊者，如未治疗 65%~73% 将于 2 周内死亡；起病后 2 周以上来诊者多为慢性，预后较好。本病患者院外 5 年和 10 年总体生存率仍不足 80% 和 40%。院内存活的急性夹层患者 10 年生存率在 30%~60%，20 年为 30%。威胁患者生命并导致后期死亡的主要因素来自受累主动脉及相关的心血管疾病，常见的有夹层主动脉持续性扩张破裂，受累脏器血流灌注进行性减少以致其功能不全，严重主动脉瓣关闭不全导致左心衰等。

八、治疗

对任何可疑或诊为主动脉夹层患者，即应住院进入 ICU 进行监护治疗。治疗目的是减低心肌收缩力、减慢左心室收缩速度（dV/dt）和外周动脉压。治疗目标是使收缩压控制在 100~120mmHg，心率 60~75 次/分。这样能有效地稳定或中止主动脉夹层的继续分离，使症状缓解，疼痛消失。治疗分为紧急治疗与巩固治疗两个阶段。

（一）内科治疗

1. 紧急治疗

（1）缓解疼痛：疼痛严重时可给予吗啡类药物止痛，并镇静、制动，患者应于 ICU 内监护，密切注意神经系统、肢体脉搏、心音等变化，监测生命体征、心电图、尿量等，采用鼻导管吸氧，避免输入过多液体以免升高血压及引起肺水肿等并发症。

（2）降压治疗：治疗的关键是控制血压和降低心率，对急性 Stanford A 型夹层动脉瘤患者，在发病 24 小时的超急性期进行积极降压治疗，可提高生存率。主要方法是联合应用血管扩张剂和 β 受体阻断药，以降低血管阻力、血管壁张力和心室收缩力，减低左心室 dP/dt，控制收缩压于 100~120mmHg 之间以防止病变的扩展。可静脉给予 β 受体阻断药艾司洛尔（esmolol）先在 2~5 分钟内给负荷剂量 0.5mg/kg，然后以 0.10~0.20mg/（kg·min）静滴。Esmolol 的最大浓度为 10mg/ml，输注最大剂量为 0.3mg/（kg·min）。美托洛尔（metoprolol）也可静脉应用，但半衰期较长。也可应用阻滞 α 和 β 受体的拉贝洛尔（labetalol）。对不能耐受 β 受体阻断药者（如支气管哮喘，心动过缓或心力衰竭表现），可应用短效艾司洛尔观察患者对 β 受体阻断药的反应情况。为降低血压，钙通道阻断药如维拉帕米（verapamil），硫氮䓬酮（diltiazem），硝苯地平（nifedipine）等也可应用，尤其在支气管哮喘患者。如果 β 受体阻断药单独不能控制严重高血压，可联合应用血管扩张剂。通常联合应用硝普钠，初始剂量为 25~50μg/min，调节滴速，使收缩压降低至 100~120mmHg 或足以维持尿量 25~30ml/h 的最低血压水平。如果出现少尿或神经症状，必须调整过低的血压水平。正常血压或血压偏低患者，还应排除血液隔离进入胸腔、心包腔或者假腔中的可能。血压下降后疼痛明显减轻或消失是夹层分离停止扩展的临床指征。需要注意合并有主动脉大分支阻塞的高血压患者，因降压能使缺血加重，不可采用降压治疗。

（3）严重血流动力学不稳定患者应马上插管通气，给予补充血容量。有出血入心包、胸腔或主动脉破裂者输血。右桡动脉侵入性血压检测。如果累及头臂干（极少见），则改为左侧。排除由于主动脉弓分支阻塞导致的假性低血压非常重要，故应监测双侧血压。TEE 可在 ICU 或手术间内进行。超声心动图一旦发现心脏填塞时，不需再行进一步影像检查而进行胸骨切开外科探查术。在手术前施行心包穿刺放液术可能有害，因为降低了心包内压力而引起再发出血。

2. 巩固治疗　病情稳定后可改用口服降压药控制血压，及时做血管造影等检查，决定下一步诊治。

若内科治疗不能控制高血压和疼痛，或出现病变扩展、破裂、脏器缺血征象时应积极手术治疗。对近端主动脉夹层，已破裂或濒临破裂的主动脉夹层，伴主动脉瓣关闭不全者应手术治疗。对缓慢发展的及远端主动脉夹层，可继续内科治疗。保持收缩压于 100~

120mmHg，如上述药物不满意，可加用其他降血压药物。

（二）手术治疗

是主动脉夹层最为有效并具有一定远期疗效的补救治疗，是彻底去除病灶，防止病变发展，抢救破裂、脏器缺血等并发症的根本方法。对于升主动脉夹层（A 型），虽经过有效抗高血压内科治疗，其发生主动脉破裂或心包填塞等致命性并发症的危险性仍相当高（约90%）。故目前主张一经确诊，条件允许情况下应首选及时手术治疗。由于 B 型主动脉夹层发生破裂的危险性相对较低，且降主动脉手术具有很高的死亡率，在手术期间，主动脉钳夹所致的急性缺血可造成截瘫、急性肾衰竭等严重并发症。因此，对 B 型的手术指征仅限于并发主动脉破裂、远端灌注不良、经药物治疗后夹层仍扩展蔓延、无法控制的高血压及疼痛剧烈的病例。

近年来随着微创血管外科的发展，采用介入性血管治疗技术已应用于主动脉夹层的治疗。

（李现立）

第九章 心肌病

心肌病（cardiomyopathy）是由各种病因引起的一组非均质的心肌病变，包括心脏机械和电活动的异常，表现为心室不适当的肥厚或扩张。心肌病可以单纯局限于心脏，也可以是全身系统性疾病的一部分，最终导致心力衰竭或死亡。先天性心脏病、瓣膜病、高血压、冠心病等心血管疾病所引起的心肌异常不包括在心肌病的范畴。

1995 年世界卫生组织和国际心脏病学会（WHO/ISFC）工作组根据病理生理学将心肌病分为四型，即扩张型心肌病、肥厚型心肌病、限制型心肌病及致心律失常型右心室心肌病。不定型的心肌病仍保留。

2006 年美国心脏病学会临床心脏病、心力衰竭和移植委员会将心肌病分为原发性心肌病和继发性心肌病两大类，原发性心肌病仅局限在心肌，又分为遗传性（包括肥厚型心肌病、致心律失常型右心室心肌病/发育不全、左心室致密化不全、原发心肌糖原累积症、传导异常、线粒体肌病、离子通道异常）、获得性（包括炎症性心肌病、应激性心肌病、围生期心肌病、心动过速性心肌病、酒精性心肌病等）和混合性（包括扩张型心肌病、限制型心肌病）。继发性心肌病是指心肌病变作为全身多器官病变之一的疾病，即以往所指的特异性心肌病，例如浸润性疾病、中毒性疾病、内分泌疾病、神经肌肉性疾病、自身免疫病、癌症治疗并发症等累及心肌者。该分类方法首次将引起致命性心律失常的原发心电异常，如长QT 综合征和 Brugada 综合征等归于原发性心肌病，引导我们从分子遗传学角度认识心肌病的发病机制，并且理顺了心肌病与其他心脏病之间的关系。

2007 年欧洲心脏病学会为了方便临床诊断和治疗，注意依据心室形态和功能将心肌病分为扩张型心肌病、肥厚型心肌病、致心律失常型右心室心肌病、限制型心肌病和未定型心肌病（包括心肌致密化不全和心尖球囊样综合征）五大类，每一类心肌病又分为家族性/遗传性和非家族性/非遗传性两种。

本章综合上述的分类方法，将分节介绍扩张型心肌病、肥厚型心肌病、限制型心肌病、致心律失常型右心室心肌病、心肌致密化不全、心尖球囊样综合征以及继发性心肌病。

第一节 扩张型心肌病

扩张型心肌病（dilated cardiomyopathy，DCM），其特征为单侧或双侧心室扩大，心室收缩功能减退，伴或不伴充血性心力衰竭。室性或房性心律失常多见。病情呈进行性加重，死亡可发生于疾病的任何阶段。DCM 是临床诊断中最常见的心肌病，也是造成心力衰竭和心脏移植的最主要原因。

一、发病情况

本病在我国的发病率为 13/10 万 ~ 84/10 万，男性多于女性（2.5∶1），家族性者占 2.25% ~ 8.8%。

二、病因和发病机制

病因迄今未明，目前已发现本病与下列因素有关：

（一）病毒感染

动物模型显示嗜心性柯萨奇 B 组病毒（Coxsackie virus B，CVB）或脑心肌炎病毒（EMCV）感染引起的心肌炎可发展为扩张型心肌病。临床前瞻性随访观察提示急性病毒性心肌炎可转化为扩张型心肌病。总的报道约 15% 的心肌炎患者可演变为扩张型心肌病，但约 10% 的扩张型心肌病患者的心内膜心肌活检中呈现有炎症浸润的心肌炎证据。用分子生物学技术在本病患者的心肌活检标本中发现有肠道病毒或巨细胞病毒的 RNA，提示本病可能是感染的持续存在。心肌炎导致的心肌病是一系列心脏重构的病理反应，其中心肌纤维化的发生是关键，心肌局部微环境的改变和胶原合成与分解动态平衡之间的相互作用是 VMC 向 DCM 演变的重要环节。

（二）免疫功能异常

在 DCM 患者血清中能检测到抗肌凝蛋白抗体、抗线粒体腺苷载体（ATP/ADP 载体抗体）、抗 M7 抗原抗体、抗 α - 酮戊二酸脱氢酶支链复合物抗体、抗 β 受体（AR - β）抗体，抗心肌胆碱能受体（MR）主要是 M2R 抗体———种特异的抗 G 蛋白结合受体抗体等增高，认为在本病患者中出现抗 AR - β 自身抗体增高可能是导致电生理不平衡而易发生心律失常的机制之一，又血清中 MR 自身抗体的增高，减少 cAMP 而降低心肌收缩力。因此，抗体的产生可能是心肌受损的结果而非其原因。DCM 患者体内有人类白细胞因子（HLA）异常表达，包括 HLA - B27、HLA - A2、HLA - DR4、HLA - DQ4、HLA - DQ8 表达增加，HLA - DRW6 表达明显减少。这些都可能是扩张型心肌病的易感基因。在 DCM 患者心肌中有 T 细胞浸润，外周血中包括杀伤性 T 细胞（CD8+）、辅助性 T 细胞（CD4+）和自然杀伤细胞均有异常，由此发生细胞介导的免疫反应，引起血管和心肌损伤。

（三）遗传基因

通过家系调查和超声心动图对 DCM 患者家族筛查证实约 25% ~ 50% 的患者为家族性 DCM。目前已发现的家族性 DCM 遗传表型有下列特点：①遗传异质性：不同基因的多种突变均可致病；②遗传基因的外显不全：家族成员的患病比例不一致，很多 DCM 患者亲属仅在超声心动图上有轻微心脏异常，为无症状的致病基因携带者；③遗传方式多样：有常染色体显性遗传、隐性遗传、X 连锁遗传和线粒体遗传，其中常染色体显性遗传最为常见；④外显率呈年龄依赖性：0 ~ 20 岁占 10%，20 ~ 30 岁占 34%，0 ~ 40 岁占 60%，40 岁以上占 90%；⑤临床期型多样：一部分为单纯 DCM，一部分患者有电生理异常（如房室传导阻滞）。至今已发现超过 20 个基因与 DCM 相关，95% 以上的 DCM 基因突变集中于其中 12 个基因。对这些主要突变基因进行检测可以帮助临床对有症状患者进行确诊，还可评估家族其他成员的患病风险，为早期干预治疗提供指导。

（四）交感神经系统异常

本病患者通过 β 受体兴奋收缩装置的 G – 蛋白系统信号传输抑制的增强而导致心肌收缩功能减退。

（五）其他

内分泌异常、化学或毒素作用、心肌能量代谢紊乱，冠脉微血管痉挛或阻塞导致心肌细胞坏死、瘢痕等可能也是致病因素。

三、病理

心脏重量增加，外观心肌呈灰白色而松弛。四个心腔均可增大扩张，多见两心室腔明显扩大，偶尔一侧较另一侧更明显，尤以左心室扩大为甚。心肌虽肥大，但因心室腔扩大而室壁厚度仍近乎正常。二尖瓣、三尖瓣环扩大，乳头肌伸张。心腔内附壁血栓形成不少见，心腔内血栓脱落可导致肺栓塞或周围动脉栓塞。冠状动脉正常。心肌纤维化常见，尤多累及左心室心内膜下心肌。心脏的起搏传导系统均可受到侵犯。本病的心肌显微镜检查缺乏特异性发现，可以见到心肌纤维肥大，细胞核固缩、变形或消失，胞浆内有空泡形成。纤维组织增多，因间质胶原组织增多或因局灶性心肌纤维被纤维组织替代所致。电镜检查见心肌细胞水肿，线粒体增多、增大或缩小，嵴断裂或消失。

四、病理生理

心肌收缩力减弱，心脏泵血功能障碍。早期由于反射性调节或神经兴奋，通过加速心率以维持足够的心排血量，后期随左心室排空受限，心室舒张和收缩末期容量增多、射血分数减少，心脏逐渐增大，产生相对性二尖瓣与三尖瓣关闭不全，导致充血性心力衰竭。此时，心室舒张末期压增高，尤以左心室为甚，心房压亦增高，肺循环和体循环静脉压增高、淤血；晚期由于肺小动脉病变和反复发生肺小动脉血栓栓塞而出现肺动脉压力明显增高，使右心衰竭更为明显。心肌肥厚引起的相对性缺血缺氧时可出现心绞痛。心肌纤维化以及由于心肌受损心室重构等影响心肌细胞内钙、钾等离子通道异常，可引起各种心律失常。

五、临床表现

各年龄均可发病，但以中年居多。起病多缓慢，患者常先被发现有心脏扩大，心功能代偿而无自觉不适。经过一段时间后症状逐步出现，这一过程有时可达 10 年以上。症状以充血性心力衰竭为主，其中以气急和水肿为最常见。最初在劳动或劳累后气急，以后在轻度活动或休息时也有气急，或有夜间阵发性气急。由于心排血量低，患者常感乏力。体检发现心率加速，心尖搏动向左下移位，可有抬举性搏动，心浊音界向左扩大，常可听得第三心音或第四心音，心率快时呈奔马律。由于心腔扩大，可有相对性二尖瓣或三尖瓣关闭不全所致的收缩期吹风样杂音，此种杂音在心功能改善后减轻。血压多数正常，但晚期病例血压降低，脉压小，出现心力衰竭时舒张压可轻度升高。脉搏常较弱，交替脉的出现提示左心衰竭，心力衰竭时两肺基底部可有湿啰音。右心衰竭时肝脏肿大，从下肢开始出现水肿，胸水和腹水在晚期患者中不少见。各种心律失常都可出现，为首见或主要的表现，并有多种心律失常合并存在而构成比较复杂的心律，可以反复发生，有时甚顽固。高度房室传导阻滞、心室颤动、窦房阻滞或窦房结暂停可导致阿－斯综合征，成为致死原因之一。此外，尚可有脑、肾、肺等处的栓塞。

六、辅助检查

（一）X 线检查

示心影扩大，晚期外观如球形，说明各心腔均增大，外形颇似心包积液。少数患者以左心室、左心房或右心室增大为主，外观类似二尖瓣病变。透视下见心脏冲动较正常为弱。主动脉一般不扩大。病程较长的患者常有肺淤血和肺间质水肿，两肺肋膈角处可有间隔线，肺静脉和肺动脉影可扩大；胸腔积液不少见。

（二）心电图检查

在有症状的患者中几乎都不正常，无症状者不少已有心电图改变，改变以心脏肥大、心肌损害和心律失常为主。左心室肥大多见，常合并心肌劳损，晚期常有右心室肥大；也可有左或右心房肥大。心肌损害常见，以 ST 段压低、T 波平坦、双相或倒置为主要表现，有时 T 波呈缺血型改变。少数患者可有病理性 Q 波，类似心肌梗死，其部位多在前间隔（V_1、V_2 导联），可能为间隔纤维化所致。心律失常常见，以异位心律和传导阻滞为主。异位心律可来自心房、房室交接处或心室，由期前收缩逐步演变为心动过速，以至扑动或颤动，亦可有病态窦房结综合征表现、房室交接处逸搏或逸搏心律，或心室自身心律等。一至三度房室传导阻滞均可发生。心室内传导阻滞常见，左、右束支或左束支分支的传导阻滞都可出现。

（三）超声心动图

在本病早期即可见到心腔轻度扩大，尤其是左心室，后期各心腔均扩大，室壁运动普遍减弱。二尖瓣、三尖瓣收缩期不能退至瓣环水平，彩色血流多普勒显示二尖瓣和三尖瓣反流。左心室射血分数常减至 50% 以下，心肌缩短率减小。可能有少量心包积液（图 9－1）。

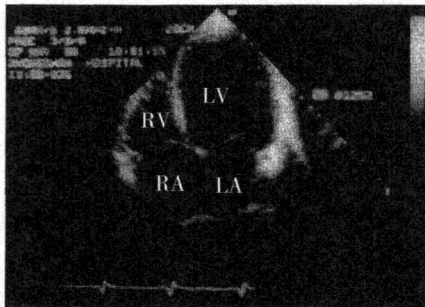

图 9－1 扩张型心肌病的超声心动图表现
图示各腔室扩大，室壁活动减弱

（四）化验检查

（1）cTnT、cTnl 是诊断心肌损伤的高敏感性、高特异性心肌损伤指标，DCM 病程中血清 cTnT 或 cTnl、CK－MB 增高常提示预后不良；

（2）心力衰竭是 DCM 最常见的临床表现之一，血浆脑利钠肽（brain natri－uretic peptide，BNP），尤其是氨基末端脑钠素前体（NT－proBNP）水平与心力衰竭的严重程度相关，是 DCM 心力衰竭诊断的重要依据；

（3）近年来研究认为，检测 DCM 患者血清中抗心肌肽类抗体，如抗心肌线粒体 ADP/ATP 载体抗体、抗肌球蛋白抗体、抗 β_1－受体抗体、抗 M2 胆碱能受体抗体阳性，也有助于作为 DCM 的辅助诊断方法，并与 DCM 心力衰竭的严重程度相关；

（4）也有研究发现，DCM 患者心肌 β 受体敏感性降低，并与血儿茶酚胺浓度和 cTnT 浓度、心力衰竭的严重程度负相关。采用 ELISA 法和免疫转印法检测 DCM 患者血清抗肌球蛋白抗体、抗肌球蛋白重链和轻链抗体发现 DCM 患者的阳性率高于冠心病和正常对照者，提示该抗体的检测也有助于 DCM 和冠心病鉴别。

（五）磁共振成像

主要表现为左心室容积扩大、射血分数、短轴缩短率降低。心室壁信号强度在 Gd－DT－PA 增强后 T_1 加权图可有心肌局灶异常高信号，显示心肌退化、坏死及纤维化。该检查能有效显示扩张型心肌病的病理生理变化，可供临床参考。

核素心室造影可显示心腔扩大与室壁运动减弱，左心室射血分数减小，运动后更为明显。^{201}铊或^{99m}锝平面或单光子发射断层扫描（SPECT）心肌灌注显像可示左心室腔扩大，室壁变薄，部分病例显示有小斑块状稀疏或灌注缺损，放射性分布不均匀。使用 PET 作^{11}C－棕榈酸心肌显像，可发现本病病变处^{11}C－棕榈酸分布不均及^{123}I－BMIPP 灌注缺损等改变。

七、诊断

1995 年中华心血管病学会组织专题研讨会，提出本病的诊断参考标准如下：

（一）临床表现

心脏扩大、心室收缩功能减低伴或不伴有充血性心力衰竭，常有心律失常，可发生栓塞和猝死等并发症。

（二）心脏扩大

心影可呈球型，X 线检查心胸比 >0.5，超声心动图示全心扩大，尤以左心室扩大为明显，左心室舒张期末内径 $>2.7 cm/m^2$。

（三）心室收缩功能减低

超声心动图检测室壁运动弥漫性减弱，射血分数小于正常值。

（四）必须排除其他特异性（继发性）心肌病和地方性心肌病（克山病）

包括缺血性心肌病，围生期心肌病，酒精性心肌病、代谢性和内分泌性疾病如甲状腺功能亢进、甲状腺功能减退、淀粉样变性、糖尿病等所致的心肌病、遗传家族性神经肌肉障碍所致的心肌病、全身系统性疾病如系统性红斑狼疮、类风湿关节炎等所致的心肌病，以及中毒性心肌病等才可诊断特发性扩张型心肌病。

心内膜心肌活检。病理检查对本病诊断无特异性，但有助于与特异性心肌病和急性心肌炎的鉴别诊断。用心内膜心肌活检标本进行聚合酶链式反应（PCR）或原位杂交，有助于感染病因的诊断；或进行特异性细胞异常的基因分析。

八、鉴别诊断

本病需与下列疾病相鉴别：

（一）冠心病

中年以上患者，若有心脏扩大、心律失常或心力衰竭而无其他原因者须考虑冠心病和心肌病。存在高血压、高血脂或糖尿病等冠心病易患因素，室壁活动呈节段性异常者有利于诊断冠心病。心肌活动普遍减弱则有利于诊断扩张型心肌病。由冠状动脉病变引起心肌长期广泛缺血而纤维化，发展为心功能不全时称之为"缺血性心肌病"。若过去无心绞痛或心肌梗死，则与扩张型心肌病难以区别，且扩张型心肌病亦可有病理性 Q 波及心绞痛，此时鉴别须靠冠状动脉造影。

（二）风湿性心脏病

DCM 亦可有二尖瓣或三尖瓣区收缩期杂音，听诊类似风湿性心脏病，但一般不伴舒张期杂音，且在心力衰竭时较响，心力衰竭控制后减轻或消失，风湿性心脏病则与此相反。DCM 常有多心腔同时扩大，而风湿性心脏病以左心房、左心室或右心室为主。心脏超声检查有助于鉴别诊断。

（三）左心室致密化不全

是一种较少见的先天性疾病，有家族发病倾向，其特征包括左心室扩大，收缩舒张功能减退，左心腔内有丰富的肌小梁和深陷其中的隐窝，交织成网状，其间有血流通过。伴或不伴右心室受累。病理检查发现从心底到心尖致密心肌逐渐变薄，心尖最薄处几乎无致密心肌组织。受累的心室腔内显示多发、异常粗大的肌小梁和交错深陷的隐窝，可达外 1/3 心肌。病理切片发现病变部位心内膜为增厚的纤维组织，其间有炎症细胞，内层非致密心肌肌束粗大紊乱，细胞核异形，外层致密心肌肌束及细胞核形态基本正常。扩张型心肌病的左心室腔内没有丰富的肌小梁和交织成网状的隐窝，超声检查有助于诊断。

（四）继发性心肌病

全身性疾病如系统性红斑狼疮、硬皮病、血色病、淀粉样变性、糖原累积症、神经肌肉疾病等都有其原发病的表现可资区别。较重要的是与心肌炎的区分。急性心肌炎常发生于病毒感染的当时或不久以后，区别不十分困难。慢性心肌炎若确有急性心肌炎史则与 DCM 难以区分，实际上不少 DCM 是从心肌炎发展而来，即所谓"心肌炎后心肌病"，也可称慢性心肌炎。

九、预后

预后取决于左心室功能和血流动力学的代偿、稳定性和恶化程度。一般与纽约心脏病学会（NYHA）心功能分级相平行，据国外资料统计扩张型心肌病患者心功能 I 级者，1 年病死率为 10%，II 级者为 10% ~ 15%，III 级者为 20% ~ 25%，IV 级者达 50%。如左心室射血分数（LVEF）<25% 预后很严重。此外，左心室内径大小，右心室功能保持情况以及血浆钠水平，心肌氧耗峰值等与预后均相关。病程长短不一，短者发病后一年死亡，长者可存活20 年或以上。以往 5 年存活率在 50% 左右。近年来，由于治疗手段的改进，国内外 5 年存活率已明显提高，可达 65.5% ~ 75%。

十、防治

由于病因未明，预防较困难。部分病例由病毒性心肌炎演变而来，因此预防病毒感染有实际意义。本病常伴有心力衰竭，呼吸道感染常为其诱发或加重的因素，应预防和及时治疗。

治疗以针对临床表现为主：

1. 注意休息及避免劳累，有心脏扩大或心功能减退者更应注意长期休息，防止病情恶化。

2. 治疗心力衰竭者原则与治疗一般心力衰竭相同，采用正性肌力、利尿和扩血管药，由于心肌损坏较广泛，洋地黄类应用要谨慎。非洋地黄类正性肌力兴奋剂，如肾上腺素能受体兴奋剂和磷酸二酯酶抑制剂能短期静脉应用。利尿药有益，但在低肾小球滤过时，氢氯噻嗪可能失效，此时需用袢利尿药呋塞米等。螺内酯可以阻断醛固酮效应，对抑制心肌重构，改善预后有很好的作用。扩血管药，包括血管紧张素转换酶抑制剂都有用，用时须从小剂量开始，注意避免低血压。近年来发现本病有心力衰竭时用 β 受体阻断药有效，其机制可能是慢性心力衰竭时肾上腺素能神经过度兴奋，β 受体密度下调，除了临床常用的高选择性 $β_1$ 受体阻断药，如美托洛尔、比索洛尔外，卡维地洛作为一种新型的非选择性肾上腺素受体阻断药无内在拟交感活性，避免了反射性交感神经兴奋所引起的周围血管收缩及外周阻力增加；此外，它有极强的抗氧自由基、调节细胞因子、抗心肌重构等多种作用。因此，已有许多学者将卡维地洛（10～20mg，口服，每日 2 次）用于治疗扩张型心肌病。近来研究报道钙通道阻断药（如地尔硫䓬）也能改善心功能，应从小剂量开始。此外，脑钠素（BNP）类药物奈西立肽（nesiritide）可以均衡地扩张动脉和静脉，增加心排血量和尿量，可用于治疗急性心力衰竭。

3. 治疗心律失常，尤其有症状者需用抗心律失常药或电学方法治疗，对快速室性心律与高度房室传导阻滞而有猝死危险者治疗应更积极。

4. 有心腔明显扩大伴低射血分数、NYHA 心功能Ⅳ级、长期卧床、尤其是有血管栓塞史或深静脉有血栓形成的患者可使用华法林抗凝，但需及时监控凝血酶原时间，使国际正常化比率（INR）控制在 2～3 为妥。

5. 改善心肌代谢的药物，如维生素 C、三磷酸腺苷、辅酶 A、环化腺苷酸、辅酶 Q10、曲美他嗪等，抗病毒的干扰素都可作为辅助治疗。

6. 国内在中医药调节免疫、抗病毒、改善心肌代谢的基础上采用中西医结合治疗 DCM 方面取得了明显有益的效果。研究发现，黄芪、牛磺酸、生脉制剂等既能抗病毒，又能调节机体免疫，改善心脏功能的作用，不失为一种可取的 DCM 药物治疗手段。

7. 心脏再同步化治疗（cardiac resynchronization therapy）主要适用于药物效果不佳、QRS 波群时限延长 > 120ms、EF 值≤35%、QRS 波呈完全性左束支传导阻滞或心室内传导阻滞的扩张型心肌病患者，可考虑安装左右心室同步起搏的双腔、三腔或四腔心腔起搏治疗扩张型心肌病难治性心力衰竭，通过调整左右心室收缩顺序，改善心功能，缓解症状。对伴顽固性持续快速室性心律失常的患者可考虑安置植入式心脏复律除颤器（ICD）。

8. 左心室减容成形术通过切除部分扩大的左心室，同时置换二尖瓣，减小左心室舒张末容积，减轻反流，以改善心功能，被认为是难治性患者的可选用的治疗方法之一。但减容手术后心力衰竭加重和心律失常有关的死亡率较高，妨碍该手术在临床上的广泛应用。

9. 左心机械辅助循环是将左心的血液通过机械装置引入主动脉，以减轻左心室作功。为晚期 DCM 患者维持全身循环、等待有限心脏供体及不能进行心脏移植患者的一种有效治疗方法。目前的左心机械辅助循环装置由于价格昂贵，其广泛使用受到一定限制。

10. 对长期心力衰竭，一般内科治疗无效者可考虑干细胞移植以改善心脏功能，其疗效尚不够肯定。终末期心肌病患者可考虑心脏移植，术后应积极控制感染，改善免疫抑制，纠正排异反应，1 年后生存率可达 85% 以上。限制心脏移植的主要因素是供体严重短缺。

（刘建飞）

第二节　肥厚型心肌病

肥厚型心肌病（hypertrophic cardiomyopathy，HCM）的特征为心室肌肥厚，典型者在左心室，以室间隔为甚，可呈向心性肥厚。左心室腔容积正常或减小。偶尔有病变发生于右心室。通常为常染色体显性遗传。

一、发病情况

本病发病可为家族性亦可为散在性。目前多数学者认为本病是常染色体显性遗传性疾病，60%～70% 的患者家族中有本病的患者。女性患者症状出现较早也较重。临床病例中男性多于女性。各年龄均可发生本病，但心肌肥厚在 40 岁以下者比 40 岁以上者严重。

二、病因

病因不完全清楚。目前认为遗传因素是主要病因，其依据是本病有明显的家族性发病倾向，常合并其他先天性心血管畸形，家族性病例的缺陷基因尚不明，可能与肌原纤维蛋白基因突变，包括 β 肌球蛋白重链，心肌球蛋白结合蛋白 C，肌钙蛋白 I，肌钙蛋白 T，α - 原肌球蛋白等有关。非家族性病例与肥胖、患糖尿病母亲的婴儿、淀粉样变性有关。

三、病理

病变以心肌肥厚为主，心脏重量增加。心肌肥厚可见于室间隔和游离壁，以前者为甚，常呈不对称（非同心）性肥厚，即心室壁各处肥厚程度不等，部位以左心室为常见，右心室少见。根据心室壁肥厚的部位，Maron 等将肥厚型心肌病分成四型：前室间隔肥厚（Ⅰ型），前和后室间隔肥厚（Ⅱ型），室间隔与左心室前侧壁均肥厚（Ⅲ型），肥厚累及后间隔和（或）左心室侧壁，也可仅累及心尖部，前间隔和左心室下（后）壁不厚（Ⅳ型），其中Ⅲ型最常见占 52%，Ⅳ型最少见。根据左心室流出道梗阻与否，可将肥厚型心肌病分成梗阻性和非梗阻性。室间隔高度肥厚向左心室腔内突出，收缩时引起左心室流出道梗阻者，称为"梗阻性肥厚型心肌病"，旧称"特发性肥厚型主动脉瓣下狭窄（IHSS）"。室间隔肥厚程度较轻，收缩期未引起左心室流出道明显梗阻者，称为"非梗阻性肥厚型心肌病"。前乳头肌也可肥厚，常移位而影响正常的瓣膜功能。心肌高度肥厚时，左心室腔减小。不成比例的心肌肥厚常使室间隔的厚度与左心室后壁厚度之比 >1.3，少数可达 3。有一种变异型肥厚型心肌病，以心尖区的心肌肥厚较著。肥厚型心肌病的冠状动脉数量常增多。显微镜下见心肌细胞排列紊乱，细胞核畸形，细胞分支多，线粒体增多，心肌细胞极度肥大，细胞内糖原含量增多，此外，尚有间质纤维增生。电镜下见肌原纤维排列也紊乱。2/3 患者二尖瓣叶增大增长，常致二尖瓣关闭不全。随病程发展，心肌纤维化增多，心室壁肥厚减少，心腔狭小程度也减轻，甚至扩大，此为晚期表现。

四、病理生理

（一）左心室流出道梗阻

在收缩期，肥厚的心肌使心室流出道狭窄。在非梗阻型，此种影响尚不明显，在梗阻型则比较突出。心室收缩时，肥厚的室间隔肌凸入左心室腔，使处于流出道的二尖瓣前叶与室间隔靠近而向前移位，引起左心室流出道狭窄与二尖瓣关闭不全，此作用在收缩中、后期较明显。左心室射血早期，流出道梗阻轻，喷出约 30% 心搏量，其余 70% 在梗阻明显时喷出，因此，颈动脉波示迅速上升的升支，下降后再度向上形成一切迹，然后缓慢下降。流出道梗阻指在收缩期左心室腔与流出道之间存在压力阶差，流出道与主动脉间无压力阶差。有些患者在静息时流出道梗阻不明显，运动后变为明显。

（二）舒张功能异常

肥厚的心肌顺应性减低，使心室舒张期充盈发生障碍，舒张末期压可以升高。舒张期心腔僵硬度增高，左心室扩张度减低，充盈速率与充盈量均减小，由此心搏量减少。

（三）心肌缺血

由心肌需氧超过冠状动脉血供，心室壁内张力增高等引起。

五、临床表现

起病多缓慢。约 1/3 有家族史。症状大多开始于 30 岁以前。

主要症状为：①呼吸困难，多在劳累后出现，是由于左心室顺应性减低，舒张末期压升高，继而肺静脉压升高，肺淤血之故。与室间隔肥厚伴存的二尖瓣关闭不全可加重肺淤血；②心前区疼痛，多在劳累后出现，似心绞痛，但可不典型，是由于肥厚的心肌需氧增加而冠状动脉供血相对不足所致；③乏力、头晕与晕厥，多在活动时发生，是由于心率加快，使原已舒张期充盈欠佳的左心室舒张期进一步缩短，加重充盈不足，心排血量减低。活动或情绪激动时由于交感神经作用使肥厚的心肌收缩加强，加重流出道梗阻，心排血量骤减而引起症状；④心悸，由于心功能减退或心律失常所致；⑤心力衰竭，多见于晚期患者，由于心肌顺应性减低，心室舒张末期压显著增高，继而心房压升高，且常合并心房颤动。晚期患者心肌纤维化广泛，心室收缩功能也减弱，易发生心力衰竭与猝死。

常见的体征为：①心浊音界向左扩大。心尖搏动向左下移位，有抬举性冲动。②胸骨左缘下段心尖内侧可听到收缩中期或晚期喷射性杂音，向心尖而不向心底传播，可伴有收缩期震颤，见于有心室流出道梗阻的患者。凡增加心肌收缩力或减轻心脏负荷的措施例如洋地黄类、异丙肾上腺素、亚硝酸异戊酯、硝酸甘油、做 Valsalva 动作、体力劳动后或过早搏动后均可使杂音增强；凡减弱心肌收缩力或增加心脏负荷的措施，例如血管收缩药、β 受体阻断药，下蹲，紧握拳时均可使杂音减弱。约半数患者同时可听到二尖瓣关闭不全的杂音。③第二心音可呈反常分裂，是由于左心室喷血受阻，主动脉瓣延迟关闭所致。第三心音常见于伴有二尖瓣关闭不全的患者。

六、辅助检查

（一）X 线表现

胸部平片可能见左心室增大，也可能在正常范围。X 线或核素心血管造影可显示室间隔增厚，左心室腔缩小。核素心肌显像则可显示心肌肥厚的部位和程度。

（二）心电图表现

①ST - T 改变见于 80% 以上患者，大多数冠状动脉正常，而心尖局限性心肌肥厚的患者，由于冠状动脉心肌内分布异常而有巨大倒置的 T 波；②左心室肥大征象见于 60% 患者，其存在与心肌肥大的程度与部位有关；③异常 Q 波的存在：V_5、V_6、aVL、Ⅰ 导联上有深而不宽的 Q 波，反映不对称性室间隔肥厚，不能误认为心肌梗死；有时在 Ⅱ、Ⅲ、aVF、V_1、V_2 导联上也可有 Q 波，其发生可能与左心室肥厚后心内膜下与室壁内心肌中冲动不规则和延迟传导所致；④左心房波形异常，可能见于 1/4 患者；⑤部分患者合并预激综合征（图9 - 2）。

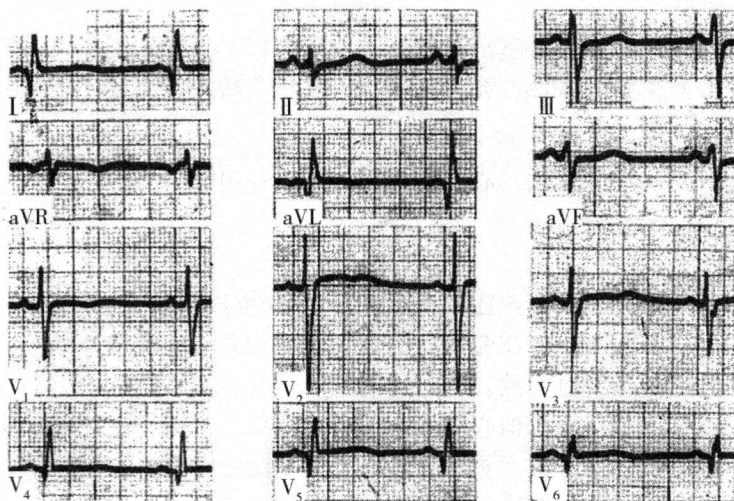

图 9 - 2　肥厚型心肌病的心电图

图示 Ⅰ、AVL 导联见深而窄的 Q 波，多导联 ST - T 改变

（三）超声心动图表现

①不对称性室间隔肥厚，左心室肥厚形态可呈壶腹状，即中间大，两头小或弥漫至心尖部。病变部位室壁运动幅度减低，收缩期增厚率减小。严重者心室腔变小明显，收缩期甚至成闭塞状。虽然肥厚型心肌病的心肌肥厚大多呈非对称性或不均匀性，早年曾特别强调非对称性左心室壁肥厚在诊断肥厚型心肌病中的价值。但近年来研究发现，少数患者可表现为弥漫性对称性肥厚，诊断时需结合临床排除能导致左心室肥厚的各种原因，如主动脉瓣狭窄、高血压等。心尖肥厚型心肌病为日本学者 Yamaguchi 等于 1976 年首先报道。肥厚限于心尖

部，前侧壁心尖部尤其明显，最厚处可达 14～32mm。若不按照常规作系列标准切面很容易漏诊，尤其是心电图异常的患者必须对心尖部作仔细检查（图9－3）；②二尖瓣前叶或腱索在收缩期前移；③左心室舒张功能障碍，包括顺应性减低，快速充盈时间延长，等容舒张时间延长；④应用多普勒法可以了解杂音的起源和计算梗阻前后的压力差。

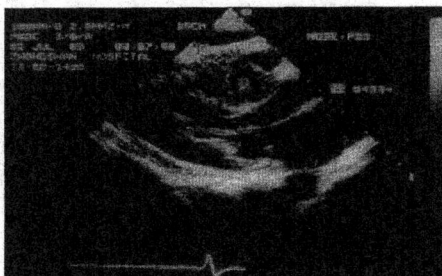

图9－3　肥厚型心肌病的超声心动图
图示室间隔明显增厚，左室流出道明显狭窄

心导管检查示心室舒张末期压增高。有左心室流出道梗阻者在心室腔与流出道之间有收缩期压力阶差。

七、诊断与鉴别诊断

有心室流出道梗阻的患者因具有特征性临床表现，诊断并不困难。超声心动图检查是极为重要的无创性诊断方法，无论对梗阻性与非梗阻性的患者都有帮助。室间隔明显肥厚并有二尖瓣前叶或腱索收缩期前移，应用连续多普勒测量左心室流出道压差，足以区分梗阻性与非梗阻性病例。心导管检查显示左心室流出道压力阶差可以确立诊断。心室造影对诊断也有价值。临床上在胸骨下段左缘有收缩期杂音应考虑本病，用生理动作或药物作用影响血流动力学而观察杂音改变有助于诊断。此外，还须作以下鉴别诊断。

（一）高血压心脏病

高血压患者也可出现左心室对称甚至非对称性肥厚表现，与本病的鉴别较困难。但高血压患者，一般不伴有左心室流出道梗阻。Maron 认为肥厚型心肌病与高血压左心室肥厚最可靠的鉴别点在于有无肥厚型心肌病的家族史。

（二）心室间隔缺损

此病收缩期杂音部位相近，但为全收缩，心尖区多无杂音，超声心动图、心导管检查及心血管造影可以区别。

（三）主动脉瓣狭窄

此病症状和杂音性质相似，但杂音部位较高，并常有主动脉瓣区收缩期喷射音，第二心音减弱，还可能有舒张早期杂音。X线示升主动脉扩张。生理动作和药物作用对杂音影响不大。左心导管检查显示收缩期压力阶差存在于主动脉瓣前后。超声心动图可以明确病变部位。

（四）冠心病

两病均可有心绞痛，心电图 ST－T 改变，而异常 Q 波也为两者共有。但冠心病无特征性杂音，主动脉多增宽或有钙化，高血压及高血脂多见；超声心动图上室间隔不增厚，但可能有节段性室壁运动异常。

八、预后

病程发展缓慢，预后不定。可以稳定多年不变，但一旦出现症状则可以逐步恶化。猝死与心力衰竭为主要的死亡原因。猝死多见于儿童及年轻人，其出现与体力活动有关。不明原因晕厥、直立运动试验（活动平板试验或踏车试验）时出现低血压、心肌明显肥厚（超过30mm）、有猝死家族史、自发持续性或非持续性室性心动过速者为猝死的危险因子。猝死的可能机制包括快速室性心律失常，窦房结病变与心脏传导障碍，心肌缺血，舒张功能障碍，低血压，以前两者最重要。心房颤动的发生可以促进心力衰竭。少数患者有感染性心内膜炎或栓塞等并发症。

九、防治

由于病因不完全清楚，预防较困难。为预防症状发作应避免劳累、激动、突然用力。凡增强心肌收缩力的药物如洋地黄类、β受体兴奋药如异丙肾上腺素等，以及减轻心脏负荷的药物如硝酸甘油等使左心室流出道梗阻加重，尽量不用。如有二尖瓣关闭不全，应预防发生感染性心内膜炎。本病患者特别是年龄小于60岁者，应每年进行临床检查，包括详细询问患者及其家属病史，做超声心动图检查、24或48小时动态心电图检查，了解直立运动试验时的血压反应等，以进行危险性评估。

治疗的目标为解除症状和控制心律失常。现用的治疗包括：①β受体阻断药使心肌收缩减弱，从而减轻流出道梗阻，减少心肌氧耗，增加舒张期心室扩张，且能减慢心率，增加心搏量。普萘洛尔应用最早，开始每次10mg，3~4次/日，逐步增大剂量，以求改善症状而心率和血压不过低，最多可达200mg/d左右。近来使用的β受体阻断药有美托洛尔、比索洛尔等；②钙通道阻断药既有负性肌力作用以减弱心肌收缩，又能改善心肌顺应性而有利于舒张功能。维拉帕米120~480mg/d，分3~4次口服，可使症状长期缓解，对血压过低、窦房功能或房室传导障碍者慎用。地尔硫草治疗亦有效，用量为30~60mg，3次/日。钙通道阻断药常用于β受体阻断药疗效不佳或哮喘病患者；③抗心律失常药用于控制快速室性心律失常与心房颤动，以胺碘酮为较常用。药物治疗无效时可考虑电复律；④对晚期已有心室收缩功能损害而出现充血性心力衰竭者，其治疗与其他原因所致的心力衰竭相同。对诊断肯定，药物治疗效果不佳的梗阻性肥厚型心肌病患者考虑外科手术治疗，作室间隔肌纵深切开术和肥厚心肌部分切除术，部分患者需要同时进行二尖瓣置换术或成形术以缓解症状。药物疗效不佳者还可以通过心导管注射无水酒精闭塞冠状动脉间隔支，造成肥厚的心肌坏死，以减轻梗阻。近年来应用双腔永久起搏器作右心房室顺序起搏以缓解梗阻性患者的症状，取得一定疗效，但目前尚无证据表明双腔起搏器能够降低肥厚型心肌病患者心源性猝死率，或改善非梗阻性肥厚型心肌病患者的症状。

（白延涛）

第三节　限制型心肌病

限制型心肌病（restrictive cardiomyopathy，RCM）的特征为原发性心肌和（或）心内膜纤维化，或是心肌的浸润性病变，引起心脏充盈受阻，发生舒张功能障碍。

一、发病情况

本病主要发生于热带与亚热带地区包括非洲、南亚和南美。我国已发现的也多数在南方，呈散发分布。

二、病因和发病机制

迄今未完全清楚。除浸润性病变外，非浸润性的本型心肌病的发病机制研究，集中于嗜酸性粒细胞，在热带与温带地区所见的一些本病患者不少与嗜酸性粒细胞增多有关。早期为坏死期，一般在起病5周以内，心肌内嗜酸性粒细胞增多，到10个月时，心内膜增厚并有血栓形成，为血栓形成期；2年以后进入纤维化期，致密纤维沉积在心内膜及其下1/3心肌内，增厚的心内膜可达4~5mm。致密组织常延伸至房室瓣的乳头肌和腱索中，导致二尖瓣和三尖瓣关闭不全。

三、病理

心脏外观轻度或中度增大，心内膜显著纤维化与增厚，以心室流入道与心尖为主要受累部位，房室瓣也可被累及，纤维化可深入心肌内。附壁血栓易形成。心室腔缩小。心肌心内膜也可有钙化。显微镜下见心内膜表层为玻璃样变性的纤维组织，其下为胶原纤维层，间有钙化灶，再下面为纤维化的心肌，心肌有间质水肿和坏死灶。心室病变主要在流入道并延伸到心尖，可累及乳头肌、腱索、二尖瓣和三尖瓣。

四、病理生理

心内膜与心肌纤维化使心室舒张发生障碍，还可伴有不同程度的收缩功能障碍。心室腔减小，使心室的充盈受限制；心室的顺应性降低，回血障碍，随之心排血量也减小，造成类似缩窄性心包炎时的病理生理变化。房室瓣受累时可以出现二尖瓣或三尖瓣关闭不全。

五、临床表现

起病比较缓慢。早期可有发热，逐渐出现乏力、头晕、气急。病变以左心室为主者有左心衰竭和肺动脉高压的表现，如气急、咳嗽、咯血、肺基底部啰音，肺动脉瓣区第二心音亢进等；病变以右心室为主者有右心室回血受阻的表现，如颈静脉怒张、肝大、下肢水肿、腹水等。心脏冲动常减弱，浊音界轻度增大，心音低，心率快，可有舒张期奔马律及心律失常。心包积液也可存在。内脏栓塞不少见。

六、辅助检查

X 线检查示心影扩大，可能见到心内膜心肌钙化的阴影。心室造影见心室腔缩小。心电图检查示低电压，心房或心室肥大，束支传导阻滞，ST－T 改变，心房颤动，也可在 V_1、V_2 导联上有异常 Q 波。超声心动图可见下腔静脉和肝静脉显著增宽，心肌心内膜结构超声回声密度异常。左、右心房扩大，左、右心室腔不大或缩小，右心室心尖部心内膜增厚，甚至心腔闭塞，形成一僵硬变形的异常回声区，使整个心腔变形。心肌壁可以增厚，也可正常或厚度不均，室壁收缩活动减弱。当病变累及房室瓣时，可见二尖瓣和三尖瓣反流。心包膜一般不增厚。心导管检查示心室的舒张末期压逐渐上升，造成下陷后平台波型，在左心室为主者肺动脉压可增高，在右心室为主者右心房压力高，右心房压力曲线中显著的 v 波取代 a 波。收缩时间间期测定不正常。

七、诊断

由于本病的早期临床表现不明显，诊断较困难。临床症状出现后则依靠各项检查可以确诊，超声心动图为无创而有效的检查方法。心肌心内膜活组织检查，如有阳性的特异性发现，有助于诊断，也可能仅发现浸润性病变。在临床上须与缩窄性心包炎鉴别，尤其有心室病变为主的病例，两者临床表现相似。有急性心包炎史、X 线示心包钙化、胸部 CT 或磁共振检查示心包增厚，支持心包炎；心电图上心房或心室肥大、束支传导阻滞、收缩时间间期不正常支持心肌病；超声心动图对两者的鉴别有较大帮助，心尖部心腔闭塞及心内膜增厚可确立本病的诊断。对于诊断困难病例可作心室造影和心内膜心肌活检。

八、预后

病程发展快慢不一。过去由于治疗不彻底，一旦出现症状，即逐渐丧失劳动力，最后导致死亡。左心室病变为主者比右心室病变为主者预后略好。

九、防治

预防仅限于避免并发症。不宜劳累，防止感染。治疗以针对心力衰竭的症状为主。有心房颤动者可给予洋地黄类；有水肿和腹水者宜用利尿药。应用利尿药或血管扩张药时应注意不使心室充盈压下降过多而影响心功能。为防止栓塞可用抗凝药。近年来用手术切除纤维化增厚的心内膜，房室瓣受损者同时进行人工瓣膜置换术，有较好的效果。

（梁　鹍）

第四节　致心律失常型右心室心肌病

致心律失常型右心室心肌病（arrhythmogenic right ventricular cardiomyopathy），又称致心律失常型右心室发育不全（arrhythmogenic right ventricular dysplasia，ARVD），致心律失常型心肌病（arrhythmogenic cardiomyopathy），由 Fontaine 在 1977 年首先提出并描述，是一种临床少见的疾病，以起源于右心室的心律失常和右心室的特殊病理改变为特征。

一、病因和发病机制

迄今不明。在临床上散发病例较多见，有些患者有家族史，提示其发病机制中遗传因素的作用。

二、病理

本病的病理改变主要集中在心外膜和心室肌，而心内膜结构正常。右心室病变多发于右心室漏斗部、心尖和膈面或下壁，通常称为"发育不良三角"或"危险三角"，如病变广泛，则右心室明显扩大。本病的主要异常是右心室心肌在不同程度上被脂肪和纤维组织所取代，此改变与部分性 Uhl 畸形（羊皮纸心脏）（Uhl syndrome）很相似。但又不完全相同，因为后者右心室的心肌缺如，而本病的右心室心内膜、心肌和心外膜各层仍能清楚辨认。部分患者同时有不同程度的左心室累及。

三、病理生理

基于本病的病理学改变，推测夹杂在无传导特性的脂肪和纤维组织中的孤立的心肌纤维会发生传导延缓，从而易与邻近的正常心肌间产生折返现象，致使右心室源性室性心动过速反复发作。同时，右心室心肌纤维中的病理改变，使右心室心肌薄弱，可导致右心室形态异常和机械收缩功能减低，从而引起一系列右心衰竭的临床表现。

四、临床表现

部分患者有家族史，男女同样患病。主要症状为反复晕厥，猝死者不少见。发生右心衰竭时可出现肝大、颈静脉怒张、下肢水肿、腹水等。

五、诊断

在无明显器质性心脏病的、具有左束支传导阻滞图形的频发室性期前收缩或室性心动过速患者，应考虑本病。心电图表现为频发室性期前收缩或室性心动过速，且为左束支传导阻滞图形，可有右心室肥大，还可显示 QT 间期离散度增加。二维超声心动图在诊断本病中有重要作用，主要表现为：右心室的体积扩大和（或）运动异常，后者从轻微活动障碍到活动完全消失，甚至形成囊袋样改变；调节束结构改变，肌小梁排列紊乱，右心室流入道或流出道局限扩张。复旦大学附属中山医院曾报道 10 例本病的超声显像特征：①右心室可呈弥漫性或区域性扩大，严重者局部右心室段可呈瘤样膨出；受累壁段以右心室心尖、右心室流出道和膈面多见，10 例中 9 例位于心尖部，1 例位于侧壁基底部；②右心室收缩功能降低，可伴局部节段运动障碍；③无其他引起右心室扩大和影响右心室功能的

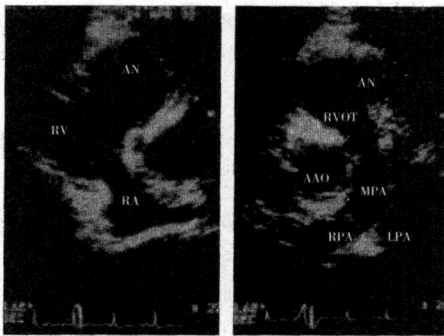

图 9-4 致心律失常型右心室心肌病的超声心动图
图示右心室扩大，局部膨出

情况，如房间隔缺损，右侧心瓣膜病变（包括 Ebstein 畸形）、肺动脉高压等；④左侧心腔一般无异常（图 9－4）。X 线检查正常或显示右心室扩大。核素心肌显像提示右心室扩大，射血分数下降。心血管造影可显示平均右心室收缩末期及舒张末期内径，右、左心室收缩末期及舒张末期内径之比和容积之比增大。

六、预后

病程预后不定，猝死为主要死亡原因，多见于年轻人。

七、防治

由于病因未明，预防较困难。临床发现病例后，可动员患者家属进行检查，以及早诊治。治疗的目标是控制心律失常，防止猝死。药物治疗包括索他洛尔、其他 β 阻断药或钙通道阻断药以控制室性心律失常。导管消融或手术切除右心室病灶是治疗本病的可选方法，置入胸腔内除颤器或心脏移植可提高长期生存率。

（梁　鹍）

第五节　心肌致密化不全

心肌致密化不全（noncompaction of ventricular myo－cardium，NVM），又称海绵状心肌（spongy myocardium）或心肌窦状隙持续状态（persisting sinusoids）。NVM 是由于胚胎初期正常心内膜形成停止所致的罕见的先天性心肌病，有家族发病倾向，可孤立存在，或与其他先天性心脏畸形并存。所有病例均累及左心室，但右心室也可受累。

一、发病机制

本病的发病机制目前尚不清楚，有非单一遗传背景，国外文献报道家族发病率为 44%，国内有报道为 11%。有研究发现，儿童发病与 Xq28 染色体 G4.5 基因突变有关，成人发病与常染色体 11p15 关系密切。此外，肿瘤坏死因子转换酶异常、心内膜下心肌缺氧以及多种致畸因素均可能参与本病的发生。

二、病理解剖

正常胚胎发育的第 1 个月，心脏冠状动脉循环形成前，胚胎心肌是由海绵状心肌组成，心腔的血液通过其间的隐窝供应相应区域的心肌。胚胎发育 5～6 周，心室肌逐渐致密化，隐窝压缩成毛细血管，形成冠状动脉微循环系统，致密化过程从心外膜到心内膜，从基底部到心尖部。本病表现为心室肌正常致密化过程停止，形成过多突起肌小梁和深陷的小梁间隙。本病可以是孤立的心脏病变，称为“孤立性心室肌致密化不全”。“心肌窦状隙持续状态”则常用来描述并发于复杂的发绀型先天性心脏病、左心室或右心室梗阻性病变和冠状动脉先天畸形患者的。继发性心肌致密化不全为压力负荷过重和心肌缺血阻止正常胚胎心肌窦隙的闭合所致。但也有人认为此种深陷的间隙衬以内皮细胞，并与心内膜相延续，因此它并非心肌内的窦状隙。目前尚未明确孤立性和继发性心室肌致密化不全是否为同一种疾病。

患者心脏扩大、心肌重量增加、冠状动脉通畅。受累的心室腔内见多发、异常粗大的肌小梁和交错深陷的隐窝，病变可不同程度地累及心室壁的内2/3，肥大肌束的细胞核异形，纤维组织主要出现在心内膜下，其间可见炎症细胞浸润。外层致密心肌厚度变薄，肌束行走及形态学基本正常，细胞核大小均匀。

三、病理生理

（一）心室收缩和舒张功能不全

舒张功能不全可能是由于异常的心室肌松弛和心腔内过多肌小梁产生心室充盈受限的联合作用所致。过多突起的肌小梁由于血流供需间的不匹配，产生慢性心肌缺血可能是发生进行性收缩功能不全的原因。

（二）心律失常

可能与肌束极其不规则的分支和连接，等容收缩时室壁张力增加，局部的冠状动脉灌注减低引起组织损伤和激动延迟等潜在的致心律失常原因有关。

（三）体循环栓塞

这可能由于心房颤动和深陷隐窝中的缓慢血流引起血栓形成、栓子脱落发生血栓栓塞而造成的。尸检中曾报道在肌小梁间隙内有血栓形成。

（四）临床表现

本病分为左心室型、右心室型及双心室型，以左心室型最多见。心力衰竭、心律失常、血栓形成是本病的三大特点，临床表现无特异性。有些患者出生即发病，有些患者直到中年才出现症状或终身没有症状。临床表现主要有：①心力衰竭，可首发急性左心衰竭；②心律失常，包括快速性室性心律失常，束支传导阻滞，预激综合征等；③体循环栓塞；④异形面容，在本病的某些儿童中可以观察到非特异性面容，如前额突出、斜视、低耳垂、小脸面等。

（五）诊断

超声心动图是该疾病的筛查和诊断的主要手段，主要的超声表现有：①心室腔内多发、过度隆突的肌小梁和深陷其间的隐窝，形成网状结构，称为"海绵样心肌"，或"非致密心肌"，病变以近心尖部1/3室壁节段最为明显，可波及室壁中段，一般不累及基底段。多累及后外侧游离壁，很少累及室间隔。病变区域室壁外层的致密化心肌明显变薄呈中低回声，局部运动减低。而内层强回声的非致密化心肌疏松增厚，肌小梁组织丰富（图9-5）。②彩色多普勒可测及隐窝间隙之

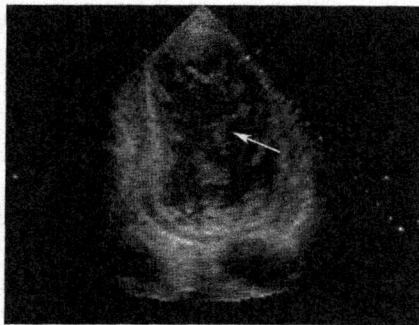

图9-5　心肌致密化不全的超声心动图
图示左心腔内丰富的肌小梁组织（箭头所示）和隐窝

间有低速血流与心腔相通。③晚期受累的心腔扩大，舒张及收缩功能依次受损。组织多普勒显像研究显示，患者左心室前壁、侧壁和后壁中段及心尖段收缩延迟，室壁节段运动不协调，收缩期最大应变值明显减低。④少数患者可于病变区域的心腔内发现附壁血栓。

六、鉴别诊断

本病要与下列疾病进行鉴别：

（一）扩张型心肌病

心脏扩大、重量增加、冠状动脉通畅、心肌纤维呈不均匀性肥大是两者的共同病理特点，扩张型心肌病室壁多均匀变薄、心内膜光滑，心肌细胞肥大但排列规则，间质纤维化以血管周围常见。而 NVM 主要为受累的心室腔内有多发、异常粗大的肌小梁和交错深陷的隐窝，可达外 1/3 心肌。非致密心肌的室壁厚度明显增加，非致密心肌肌束明显肥大并交错紊乱，纤维组织主要出现在心内膜下。扩张型心肌病也可有较多突起的肌小梁，但数量上远不如本病且缺乏深陷的肌小梁间隙，室壁厚度均匀变薄也不同于本病的室壁厚度薄厚不均。

（二）肥厚型心肌病

肥厚型心肌病可以有粗大的肌小梁，但缺乏深陷的隐窝。

（三）缺血性心肌病

除 NVM 特征性超声表现外，NVM 患者的冠状动脉造影多显示正常，而缺血性心肌病的冠状动脉造影显示一支或多支冠状动脉明显狭窄。

（四）心尖部血栓

可被误诊为心肌致密化不全，但心尖部血栓回声密度不均匀，没有深陷的肌小梁间隙，血栓内没有彩色血流。

七、预后

预后与发病年龄及发病时的心功能有关，总体预后差，主要死因是猝死和顽固性心力衰竭。

八、治疗

主要是支持对症治疗及抗凝治疗，持续室性心动过速可安置 ICD 以便在发作时及时转复，终末期心力衰竭可考虑心脏移植。

（梁　鹍）

第六节　心尖球囊样综合征

心尖球囊样综合征（apical ballooning syndrome）是指临床表现类似于急性心肌梗死，左心室造影或超声心动图显示左心室心尖部室壁运动障碍，收缩末期呈球囊样，而冠状动脉造影未见显著狭窄的一类综合征。该综合征最早由日本的 Dote 等报道，因左心室造影发现左心室收缩末期呈圆底窄颈形，形似捕捉章鱼的章鱼套，而命名为"takotsubo"（章鱼套）心肌病。

一、病因和发病机制

心尖球囊样综合征是一少见病，具体发病机制不清楚，可能与冠状动脉痉挛、微血管病变、心肌炎，以及精神因素和应激有关。

二、病理

本综合征的病理表现不多，且不一致。有研究发现，该综合征的患者心肌中存在局灶性心肌损伤，白细胞浸润和心肌纤维化，也有报道发现心肌中仅有脂肪浸润，而无心肌炎症或坏死。

三、临床表现

本综合征好发于女性，大多数有应激因素，临床表现类似于急性心肌梗死，其特点包括突发心绞痛样胸痛，心电图 ST 段明显抬高，多导联 T 波倒置和 QRS 波异常。超声心动图和左心室造影发现心尖部室壁运动障碍，收缩末期心尖呈球囊样改变。血清心肌酶增高，而冠状动脉造影未发现具有血流动力学意义的冠状动脉狭窄。受损心肌的收缩功能迅速恢复是本综合征的最显著特征。

四、诊断与鉴别诊断

主要依据下列特征诊断本综合征：①可逆性左心室心尖部室壁运动障碍；②胸痛且有心肌梗死样心电图表现；③冠状动脉造影未发现明显异常；④大多数患者有精神应激原因；⑤老年女性多见；⑥预后良好。本综合征与急性心肌梗死的主要区别在于心尖部室壁运动障碍能够迅速恢复，而且冠状动脉造影无明显狭窄。

五、治疗

消除诱因，在患者发病急性期，主要针对维持血流动力学稳定。有报道使用血管活性药物或者主动脉球囊反搏，β 受体阻断药和血管紧张素转换酶抑制剂但是否有效尚无确切依据。尽管血流动力学受损程度不同，但左心室收缩功能大多均能在数周至数月内恢复，预后良好。

（李现立）

第七节 继发性心肌病

继发性心肌病（secondary cardiomyopathy）是指伴有特异性系统性疾病的心肌疾病。本类疾病病种较多，诊断主要根据发现有足以引起心肌病变的系统性疾病的存在，治疗主要针对其病因。

一、病因

(一) 代谢性心肌病

包括内分泌性：毒性甲状腺肿、甲状腺功能减弱、肾上腺皮质功能不全、嗜铬细胞瘤、肢端肥大症、糖尿病；家族性累积性或浸润性疾病：如血色病、糖原累积症、Hurler 综合征、Refsum 综合征、Niemann – Pick 病、Hand – Schuller – Christian 病、Fabry – Anderson 病、Morquio – Ull – rich 病；营养物质缺乏：如钾代谢异常、镁缺乏、营养异常（如 Kwashiorkor 病、贫血、脚气病、硒缺乏）；淀粉样变：原发性、继发性、家族性、遗传性心脏淀粉样变；家族性地中海热、老年淀粉样变性等。

(二) 全身性疾病

包括结缔组织疾病，如系统性红斑狼疮、结节性多动脉炎、类风湿关节炎、硬皮病、皮肌炎等。

(三) 肌萎缩

包括 Duchenne、Becker 型和肌强直性肌萎缩。

(四) 神经肌肉性疾病

包括 Friedreich 共济失调、Noonan 综合征和着色斑病。

(五) 过敏性和中毒性反应

包括对酒精、儿茶酚胺、蒽环类、辐射和其他损害的反应。

酒精性心肌病可有大量饮酒史，目前对酒精的作用是致病的，或仅是条件致病的尚不能明确。

(六) 围生期心肌病

指首次发病在围生期的心肌病，可能是一组混杂的疾病。

二、克山病

克山病（Keshan disease）是因在我国黑龙江省克山县发现的原因不明的地方性心肌病而得名的，实属原因不明的扩张型心肌病范畴。发病多集中在我国（日本、朝鲜也有）东北寒冷气候和西南潮湿炎热气候一条地带，多发于中、青年人，女性多于男性。尽管病因不明，但可能与多种因素参与有关：外周环境（尤其水源、土壤、粮食等），个人卫生生活习惯，营养状况，某些微量元素（硒）缺乏以及病毒（柯萨奇病毒、埃可病毒）感染等。病理改变主要是心肌变性、坏死、瘢痕形成，最后导致左心室扩大、全心扩大、心力衰竭。根据病程发展临床分急型、亚急型、慢型和潜在型，最终发展为与原因不明的扩张型心肌病相似的临床表现。根据流行病学特点，人群发病情况，结合临床表现和相关检查，并排除其他心脏病的存在，诊断并不困难。治疗除对症处理外，按其他处理心力衰竭的方法。由于环境、居住条件改善，注意营养（补充微量元素硒等），改变生活习惯，通过采取积极的综合性预防措施，早发现、早治疗，本病目前已经少见。

（李玉敏）

第十章　心律失常

第一节　心律失常总论

一、心律失常的发生机制

心脏电活动的形成源于特殊心肌细胞的内在节律性。自律性是指心肌细胞能够在没有外来刺激的情况下按一定节律重复去极化达到阈值，从而自发地产生动作电位的能力。心房和心室的工作细胞在正常状态下不具有自律性，特殊传导系统的细胞（特殊传导系统包括窦房结、房室结区、希氏束、束支及浦肯野纤维网系统）却具有自律性，故被称作起搏细胞。在病理状态下，特殊传导系统之外的心肌细胞可获得自律性。

特殊传导系统中自律细胞的自律性是不同的。正常情况下，窦房结细胞的自动节律性最高（约 100 次/分），浦肯野纤维网的自律性最低（约 25 次/分），而房室结（约 50 次/分）和希氏束（约 40 次/分）的自律性依次介于二者之间。整个心脏总是依照在当时情况下自律性最高的部位所发出的节律性兴奋来进行活动。正常情况下，窦房结是主导整个心脏兴奋和搏动的正常部位，故称为正常起搏点；特殊传导系统中的其他细胞并不表现出它们自身的自律性，只是起着传导兴奋的作用，故称为潜在起搏点。某些病理情况下，窦房结的兴奋因传导阻滞而不能控制其他自律组织的活动，或窦房结以外的自律组织的自律性增高，心房或心室就受当时情况下自律性最高的部位发出的兴奋节律支配而搏动，这些异常的起搏部位就称为异位起搏点。

（一）激动形成的异常

窦房结或其他组织（包括特殊传导系统和心肌组织）的异常激动形成会导致心律失常。可导致心律失常的主要异常激动包括自律性异常（包括窦房结、特殊传导系统中的潜在起搏细胞、心房或心室肌细胞的异常自律性）和触发活动。

1. 窦房结自律性异常

（1）窦房结自律性增高：正常情况下，窦房结的自律性高低主要受自主神经系统的调控。交感神经刺激作用于起搏细胞的 $β_1$ 肾上腺素能受体，使起搏离子流通道的开放增加，起搏离子内流增多，4 期除极的斜率增大。因此，窦房结 4 期除极达到阈值的时间较正常缩短，自律性因而增高。另外，交感神经的刺激增加电压敏感性 Ca^{2+} 通道的开放概率（起搏细胞中，Ca^{2+} 组成了 0 期去极化电流），从而使阈电位水平负向移动（降低），舒张期除极到达阈电位的时间因而提前。总之，交感神经的活动通过使阈电位阈值负值加大、起搏离子流增加而提高窦房结的自律性。

（2）窦房结自律性降低：生理情况下，交感神经刺激减弱和副交感神经活性增强可降低窦房结的自律性。胆碱能刺激经迷走神经作用于窦房结，减少起搏细胞离子通道的开放概率。这样，起搏离子流及 4 期除极的斜率都会下降，细胞自发激动的频率减低。此外，由于 Ca^{2+} 通道开放概率减低，阈电位向正向移动（升高）。而且，胆碱能神经的刺激增加了静息状态下 K^+ 通道开放概率，使带正电荷的 K^+ 外流，细胞的最大舒张电位负值增加。起搏离子流的减少、细胞最大舒张电位负值增加及阈电位负值降低共同作用的最终结果是细胞自发激活速率降低，心率减慢。

2. 逸搏心律　当窦房结受到抑制使激动发放的频率降低时，特殊传导通路中的潜在起搏点通常会发出激动。由于窦房结的频率降低而使潜在起搏点引发的一次激动称作逸搏；连续的逸搏，称为逸搏心律。逸搏心律具有保护性作用，当窦房结的激动发放受损时，可确保心率不会过低。心脏的不同部位对副交感（迷走）神经刺激的敏感性不同。窦房结和房室结的敏感性最强，心房组织次之，心室传导系统最不敏感。因此，轻度副交感神经的刺激会降低窦房结的频率，起搏点转移至心房的其他部位；而强烈的副交感神经的刺激将抑制窦房结和心房组织的兴奋性，可导致房室结的传导阻滞，并出现室性逸搏心律。

3. 潜在起搏点自律性增高　潜在起搏点控制激动形成的另一种方式是其自发的除极速率快于窦房结，这种情况称为异位搏动或过早搏动（异位搏动与逸搏的区别在于前者先于正常节律出现，而后者则延迟出现并中止窦性心率缓慢所造成的停搏）。连续发生的异位搏动称作异位节律。多种不同的情况都会产生异位节律，例如，高浓度的儿茶酚胺会提高潜在起搏细胞的自律性，如其除极化的速率超过窦房结，就会发生异位节律；低氧血症、缺血、电解质紊乱和某些药物中毒（如洋地黄）的作用也会导致异位搏动的出现。

4. 异常自律性　多种病理因素会导致特殊传导系统之外、通常不具有自律性的心肌细胞获得自律性并自发除极，其表现与来自特殊传导系统的潜在起搏细胞所发出的激动相类似。如果这些细胞的去极化速率超过窦房结，它们将暂时取代窦房结，成为异常的节律起源点。这种异位节律起源点也像窦房结一样具有频率自适应性，因此，频率不等、心动过速开始时频率逐渐加快而终止时频率逐渐减慢、可被其他比其频率更快的节律所夺获是自律性心律失常的重要特征。

由于普通心肌细胞没有或仅有少量激活的起搏细胞离子通道，所以通常没有起搏离子流。各种病理因素是如何使这些细胞自发除极的原因尚不十分清楚，明确的是，当心肌细胞受到损伤，它们的细胞膜通透性将增加，这样，它们就不能维持正常的电离子浓度梯度，细胞膜的静息电位负值变小（即细胞部分去极化）；当细胞膜的负值小于 60mV，非起搏细胞就可产生逐渐的 4 期除极化。这种缓慢的自发除极大概与慢钙电流和通常参与复极的某亚组 K^+ 离子通道的关闭有关。

5. 触发活动　触发活动可视为一种异常的自律性，其产生的根本原因是后除极。在某些情况下，动作电位能够触发异常除极，引起额外的心脏搏动或快速性心律失常。这与自律性升高时出现的自发活动不同，这种自律活动是由前一个动作电位所激发的。根据激发动作电位的时间不同，后除极可分为两种类型：①早后除极发生于触发动作电位的复极期，②延迟后除极紧随复极完成之后。两种后除极到达阈电位都会触发异常的动作电位。

早后除极打断正常的复极过程，使膜电位向正电位方向移动。早后除极可发于动作电位的平台期或快速复极期。某些药物的治疗和先天性长 QT 间期综合征时，动作电位时程（心电图上 QT 间期）延长，较易发生早后除极。早后除极触发的动作电位可自我维持并引起连续除极，从而表现为快速性心律失常，连续的早后除极可能是尖端扭转型心动过速的机制。

延迟后除极紧随复极完成之后发生，最常见于细胞内高钙的情况，如洋地黄中毒或明显的儿茶酚胺刺激。与早后除极一样，延迟后除极达到阈电位就会产生动作电位。这种动作电位也可自我维持并导致快速性心律失常，例如，洋地黄中毒引起的多种心律失常就是延迟后除极所致。

（二）激动传导异常

1. 传导障碍　传导障碍主要表现为传导速度减慢和传导阻滞。发生传导障碍的主要机制有以下几种。

（1）组织处于不应期：不应期是心肌电生理特性中十分重要的概念。冲动在心肌细胞中发生连续性传导的前提条件是各部位组织在冲动抵达之前，脱离不应期而恢复到应激状态，否则冲动的传导将发生延迟（适逢组织处于相对不应期）或阻滞（适逢组织处于有效不应期）。不应期越短，越容易发生心律失常，反之，亦然；不应期越不均一，容易发生心律失常；相对不应期越长，越容易发生心律失常；有效不应期越长，越不易发生心律失常。抗心律失常药物的作用机制：延长不应期，使不应期均一化，缩短相对不应期，延长有效不应期。

（2）递减传导：当冲动在传导过程中遇到心肌细胞舒张期膜电位尚未充分复极时，由于"静止期"电位值较低，0 相除极速度及振幅都相应减少，引起的激动也较弱，其在冲动的传导中所引起的组织反应性也将依次减弱，即传导能力不断降低，致发生传导障碍。不均匀传导是指十分邻近的传导纤维之间传导速度明显不同，此时，激动传导的总效力下降，也可造成传导阻滞的发生。

2. 传导途径异常　正常情况下，心房和心室之间仅能通过房室结 - 希氏束 - 浦肯野纤维（房室结 - 希氏束系统）进行房室或室房传导。多种原因可出现额外的传导径路，比如功能性电传导差异所致的房室结双径路、先天原因所致的房室旁路、瘢痕所致的多条径路等，激动在各个径路的传导及其在各径路之间的折返都可造成心律失常。

旁路可将激动绕经房室结直接传导至心室。由于旁路提前激动了心室，心电图上显示缩短的 PR 间期和 delta 波。

3. 折返及折返性心律失常　冲动在传导过程中，途经解剖性或功能性分离的两条或两条以上径路时，一定条件下，冲动可循环往复，即形成折返性激动。折返激动是心律失常的重要发生机制，尤其是在快速性异位搏动或异位性心律失常的发生中占有非常重要的地位。临床常见的各种阵发性心动过速、心房扑动或颤动、心室扑动或颤动，其发生机制及维持机制往往都是折返激动。折返激动的形成需如下条件。

（1）折返径路：存在解剖或功能上相互分离的径路是折返激动形成的必要条件。如图 10 - 1a 所示：冲动由 A 点向 B 点传播时，有左（α）和右（β）两条径路可循，其 α 和 β 两条径路既可顺向传导，亦可逆向传导。如果两者的传导性能相同，则由 A 点传导的冲动同时沿两条径路传导到 B 点，如此便不会形成折返激动。上述解剖性或功能性折返径路可以存在于心脏不同部位：①窦房结和其周围的心房组织之间；②房室结或其周围组织内；③希氏束内纵向分离；④希氏束和束支之间；⑤浦肯野纤维网及其末梢与心肌连接处；⑥房室结 - 希氏束系与旁路之间或旁路与旁路之间。

（2）单向阻滞：一般情况下，心脏传导组织具有前向和逆向的双向传导。但在某些生理或病理情况下，心脏某部分传导组织只允许激动沿一个方向传导，而沿另一个方向传导时则不能通过，这种情况称为单向传导或单向阻滞。生理性、先天性单向阻滞在临床上比较常见。折返环的两条径路中若一条发生单向阻滞，则为对侧顺向传导的冲动经此径路逆向传导提供了条件（图 10－1b）。

（3）缓慢传导：如冲动在对侧径路中发生延缓，延缓的时间足以使发生单向阻滞部位的组织恢复应激性，则可以形成折返激动（图 10－1c）。

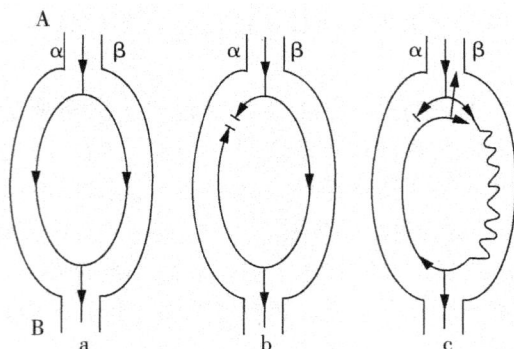

图 10－1 （a）α 和 β 两条径路传导能力相同，同时传导至 B 处；（b）α 径路发生阻滞，A 处激动经 β 径路传导至 B 处；（c）α 径路发生阻滞，β 径路发生传导延缓，逆向经 α 径路传导，形成折返

（4）折返激动循折返环运行一周所需的时间（折返周期）长于折返环路任一部位组织的不应期，只有这样，折返激动在其环行传导中才能始终不遇上处于不应状态的组织，折返激动才可持续存在，阵发性室上性心动过速即是此种机制所致心动过速之典型。

二、心律失常的分类

心律失常的分类方法较多，根据其发生机制，分为激动形成异常和激动传导异常两大类。

（一）激动形成异常

1. 窦性心、律失常　①窦性心动过速；②窦性心动过缓；③窦性心律不齐；④窦性停搏；⑤病态窦房结综合征。

2. 异位心、律

（1）被动性异位心律：①逸搏（房性、房室交界区性、室性）；②逸搏心律（房性、房室交界区性、室性）。

（2）主动性异位心律：①期前收缩（房性、房室交界区性、室性）；②阵发性心动过速（房性、房室交界区性、房室折返性、室性）；③心房扑动、心房颤动；④心室扑动、心室颤动。

（二）激动传导异常

1. 生理性传导异常　干扰、干扰性房室分离、差异性传导。

2. 病理性阻滞

（1）窦房传导阻滞　一度、二度、三度窦房传导阻滞，二度窦房传导阻滞还可以分为Ⅰ型和Ⅱ型。

（2）房内传导阻滞。

（3）房室传导阻滞：一度房室传导阻滞；二度房室传导阻滞：分为Ⅰ型、Ⅱ型；三度房室传导阻滞。

（4）束支传导阻滞：右束支传导阻滞；左束支传导阻滞；左前分支阻滞；左后分支阻滞。

3. 传导途径的异常　预激综合征。

三、心律失常的诊断

（一）临床表现

1. 病史　心律失常的诊断应从详尽采集病史入手。让患者客观描述发生心悸等症状时的感受。病史通常能提供对诊断有用的线索：①心律失常的存在及其类型。年轻人曾有晕厥发作，体检正常，心电图提示预激综合征，如果心动过速快而整齐，突然发作与终止，可能系房室折返性心动过速（AVRT）；如果心率快而不整齐，可能是预激综合征合并心房颤动；老年人曾有晕厥发作，如果心室率快应怀疑室性心动过速；如果心室率慢应怀疑病态窦房结综合征（SSS）或完全性房室传导阻滞。②心律失常的诱发因素：烟、酒、咖啡、运动及精神刺激等。由运动、受惊或情绪激动诱发的心肌通常由儿茶酚胺敏感的自律性或触发性心动过速引起；静息时发作的心悸或患者因心悸而从睡眠中惊醒，可能与迷走神经有关，如心房颤动的发作。③心律失常发作的频繁程度、起止方式。若心悸能被屏气、Valsalva 动作或其他刺激迷走神经的方式有效终止，则提示房室结很有可能参与了心动过速的发生机制。④心律失常对患者造成的影响，产生症状或存在潜在预后意义。这些特征能帮助临床医师了解明确诊断和实施治疗的迫切性，如一个每日均有发作，且发作时伴有近似晕厥或严重呼吸困难的患者和一个偶尔发作且仅伴有轻度心悸症状的患者相比，前者理应得到更迅速的临床评估。

2. 体格检查　在患者发作有症状的心律失常时对其进行体格检查通常是有启迪作用的。很明显，检查心率、心律和血压是至关重要的。检查颈动脉的压力和波型可以发现心房扑动时颈静脉的快速搏动或因完全性房室传导阻滞或室速而导致的房室分离。此类患者的右心房收缩发生在三尖瓣关闭时，可产生大炮 α 波（canonwave）。第一心音强度不等有相同的提示意义。

按压颈动脉窦的反应对诊断心律失常提供了重要的信息。颈动脉窦按摩通过提高迷走神经张力，减慢窦房结冲动发放频率和延长房室结传导时间与不应期，可对某些心律失常的及时终止和诊断提供帮助。其操作方法是：患者取平卧位，尽量伸展颈部，头部转向对侧，轻轻推开胸锁乳突肌，在下颌角处触及颈动脉搏动，先以手指轻触并观察患者反应。如无心率变化，继续以轻柔的按摩手法逐渐增加压力，持续约 5s。严禁双侧同时施行。老年患者颈动脉窦按摩偶尔会引起脑梗死。因此，事前应在颈部听诊，如听到颈动脉嗡鸣音应禁止施行。窦性心动过速对颈动脉窦按摩的反应是心率逐渐减慢，停止按摩后恢复至原来水平。房室结参与的折返性心动过速的反应是可能心动过速突然终止。心房颤动与扑动的反应是心室率减慢，后者房率与室率可呈（2~4）∶1 比例变化，随后恢复原来心室率，但心房颤动与扑动依然存在。鉴于诊治心律失常的方法已有长足进展，故目前按压颈动脉窦的方法已经极少使用。

（二）实验室和器械检查

1. 心电图　心电图是诊断心律失常最重要的一项无创伤性检查技术。应记录 12 导联心电图，并记录清楚显示 P 波导联的节律条图以备分析，通常选择 V₁ 或 Ⅱ 导联。系统分析应包括：P 波是否存在，心房率与心室率各多少，两者是否相等；PP 间期与 PR 间期是否规律，如果不规律关系是否固定；每一心室波是否有相关的 P 波，P 波是在 QRS 波之前还是 QRS 波后，PR 或 RP 间期是否恒定；P 波与 QRS 波形态是否正常，各导联中 P、QRS 波与 PR、QT 间期是否正常等。

2. 动态心电图　动态心电图（Holter ECG monltoring）检查通过 24h 连续心电图记录可能记录到心悸与晕厥等症状的发生是否与心律失常有关，明确心律失常或心肌缺血发作与日常活动的关系以及昼夜分布特征，协助评价药物疗效、起搏器或埋藏式心脏复律除颤器的疗效以及是否出现功能障碍。

不同的 Holter 记录可为各种特殊的检查服务。多次重复记录的 24h 心电图对于明确是否有房性期前收缩触发的心房颤动，进而是否需要进行电生理检查或导管消融术很有必要。12 导联动态心电图对于需要在行射频消融术前明确室性心动过速的形态或诊断心房颤动消融灶导致的形态一致的房性期前收缩方面是很有用的。目前绝大多数的 Holter 系统尚可提供有关心率变异性的数据。

3. 事件记录　若患者心律失常间歇发作且不频繁，有时难以用动态心电图检查发现。此时，可应用事件记录器（event recorder），记录发生心律失常及其前后的心电图，通过直接回放或经电话（包括手机）或互联网将实时记录的心电图传输至医院。尚有一种记录装置可埋植于患者皮下一段时间，装置可自行启动、检测和记录心律失常，可用于发作不频繁、原因未明而可能系心律失常所致的晕厥病例。

4. 运动试验　患者在运动时出现心悸症状，可进行运动试验协助诊断。运动能诱发各种类型的室上性和室性快速性心律失常，偶尔也可诱发缓慢性心律失常。但应注意，正常人进行运动试验，亦可发生室性期前收缩。临床症状与运动诱发出心律失常时产生的症状（如晕厥、持续性心悸）一致的患者应考虑进行负荷试验。负荷试验可以揭露更复杂的心律失常，诱发室上性心律失常，测定心律失常和活动的关系，帮助选择抗心律失常治疗和揭示致心律失常反应，并可能识别一些心律失常机制。

5. 食管心电图　食管心电图是一种有用的非创伤性诊断心律失常的方法。解剖上左心房后壁毗邻食管，因此，插入食管电极导管并置于心房水平时，能记录到清晰的心房电位，并能进行心房快速起搏或程序电刺激。

食管心电图结合电刺激技术可对常见室上性心动过速发生机制的判断提供帮助，如确定是否存在房室结双径路。房室结折返性心动过速能被心房电刺激诱发和终止。食管心电图能清晰地识别心房与心室电活动，便于确定房室分离，有助于鉴别室上性心动过速伴室内差异性传导与室性心动过速。食管快速心房起搏能使预激图形明显化，有助于不典型的预激综合征患者确诊。应用电刺激诱发与终止心动过速，可协助评价抗心律失常药物疗效。食管心房刺激技术亦用于评价窦房结功能。此外，快速心房起搏，可终止药物治疗无效的某些类型室上性折返性心动过速。

需要指出的是，食管心电图由于记录部位的局限，对于激动的起源部位尚不能做出准确的判断，仍应结合常规体表心电图才能更好地发挥其特点。此外，食管心电图描记后，根据心动过速的发生原因还可以立即给予有效的治疗。因此，应该进一步确立和拓宽食管心电图在临床上的地位与作用。

6. 心脏电生理检查 心脏电生理检查时通常把电极导管放置在右房侧壁上部和下部、右室心尖部、冠状静脉窦和希氏束区域，辅以 8 ～ 12 通道以上多导生理仪同步记录各部位电活动，包括右心房、右心室、希氏束、冠状窦（反映左心房、室的电活动）。与此同时，应用程序电刺激和快速心房或心室起搏，测定心脏不同组织的电生理功能。

（1）电极导管的放置和记录

1）右心房：通常采用下肢静脉穿刺的方式，将记录电极经下腔静脉系统放置在右心房内。右心房后侧壁高部与上腔静脉交界处（称为高位右房，HRA）是最常用的记录和刺激部位。

2）右心室：与右心房电极类似，右心室电极也多采用下腔静脉途径。右室心尖部（RVA）是最易辨认的，在此处进行记录和刺激的重复性最高。

3）左心房：左心房电活动的记录和起搏较难。因冠状静脉窦围绕二尖瓣走行，故通常采用将电极导管放置在冠状静脉窦（CS）内的方式间接记录或起搏左心房。采用自颈静脉穿刺的途径较易将电极导管成功送入位于右心房内后方的冠状静脉窦口。

4）希氏束：位于房间隔的右房侧下部，冠状静脉窦的左上方，卵圆窝的左下方，靠近三尖瓣口的头侧。将电极导管经下肢静脉穿刺后送入右心房，在三尖瓣口贴近间隔处可以记录到希氏束电图。希氏束电图由一组波群组成，其中心房电位波以 A 代表，希氏束电位波以 H 代表，心室电位波由 V 代表。

（2）常用的程序刺激方式及作用：程序刺激是心电生理检查事先设定的刺激方式。应用不同方式、不同频率的心腔内刺激，以体表心电图与心腔内心电图对其进行同步记录，观察心脏对这些刺激的反应。常用的刺激部位为右房上部的窦房结区域（HRA）及右室心尖部（RVA）。常用的刺激方式包括频率逐渐递增的连续刺激和联律间期逐渐缩短的期前刺激。

连续刺激是以周长相等的刺激（S_1）连续进行（S_1S_1），持续 10 ～ 60s 不等。休息 1min 后，再以较短的周长（即较快的频率）再次进行 S_1S_1 刺激，如此继续进行，每次增加刺激频率 10 次/分，逐步增加到 170 ～ 200 次/分，或出现房室传导阻滞时为止。

期前刺激是指在自身心律或基础起搏心律中引入单个或多个期前收缩（期前）刺激。常见的方式为 S_1S_2 刺激，即释放出一个期前刺激。先由 S_1S_1 刺激 8 ～ 10 次，称为基础刺激或基础起搏，在最后一个 S_1 之后发放一个期前的 S_2 刺激，使心脏在定律搏动的基础上发生一次期前搏动。逐步更改 S_2 的联律间期，便可达到扫描刺激的目的。如果在感知心脏自身的 8 ～ 10 个 P 波或 QRS 波后发放一个期前刺激，形成在自身心律的基础上出现一次期前搏动，则称为 S_2 刺激。

心脏电生理检查主要用于明确心律失常的起源处及其发生机制，并根据检查的结果指导进一步的射频消融治疗，是导管射频消融术中的一个必要环节。此外，心脏电生理检查还可应用于评估患者将来发生心律失常事件的可能性，评估埋藏式心脏复律除颤器对快速性心律失常的自动识别和终止功能，以及通过起搏的方式终止持久的室上性心动过速和心房扑动等。

（何小芳）

第二节　心律失常的遗传学基础

一、概述

心肌细胞的基本功能包括机械活动（心肌收缩）和电学活动（动作电位，AP）。只有这两种活动都正常时才能完成心脏的兴奋收缩耦联，保证心脏正常搏动。电活动发生异常后就会引起心律失常。代表心肌细胞电学活动性质的动作电位分为 5 个时相（期），每个时相的形成由不同的离子流负载：0 相期主要由钠离子电流（I_{Na}）的内流引起细胞的去极化；1 相期是钾离子（I_{to}）的快速外流；2 相期则主要由钾离子外流（I_{Kr}、I_{Kur} 等）和钙离子内流（I_{Ca}）之间的平衡来实现，亦称平台期；3 相期是由钾离子的快速外流（I_{Ks}、I_{Kr}、I_{K1} 等）形成；4 相期的形成主要由钾离子外流（I_{K1}）承担。

形成离子流的物质基础是位于心肌细胞膜上的离子通道蛋白，而由这些离子通道及其相关蛋白等结构或功能异常引起的心律失常称为离子通道病（ion channelopathy），亦称原发性心电疾病（pri - mary electrlcal disease）。在 2013 年版最新的关于遗传性原发心律失常综合征诊断与治疗的专家共识（以下简称专家共识）中，这类疾病被称作遗传性原发心律失常综合征，主要指无器质性心脏病的一类以心电紊乱为主要特征的疾病，包括长 QT 综合征（LQTS）、短 QT 综合征（SQTS）、Brugada 综合征（BrS）、儿茶酚胺敏感型室速（CPVT）、早期复极（ER）、进行性心脏传导疾病（PCCD）、特发性室颤（IVF）、不明原因猝死综合征（SUDS）和婴儿猝死综合征（SUDI）、家族性特发性房颤（AF）等。

最初发现的致病基因多由编码心肌细胞上各主要离子通道亚单位的基因突变引起，如常见的 LQTS 主要亚型 LQT1 -3 就分别由编码钾离子通道的基因 KCNQ1、KCNH2 以及编码钠通道的基因 SCN5A 引起，故称"离子通道病"；但后来随着研究的进一步深入，发现还有一些非离子通道的编码基因突变也可以引起这类疾病，如引起 LQT4 的基因是锚定蛋白 B，编码核孔蛋白的 NUP155 基因突变可以引起房颤等，但离子通道病这个名词概念还是被继续沿用了下来。

二、例子通道病多数是单基因遗传病

该类疾病绝大多数为单基因遗传，以常染色体显性遗传最为常见，可表现为多种恶性快速性心律失常（如多形性室速、尖端扭转型室速、室颤等）或缓慢性心律失常（如病态窦房结综合征、房室传导阻滞等）。多数离子通道病有遗传异质性（genetic heterogeneity），即由不同的遗传缺陷造成同样表型的现象。

另外，同一个基因上的不同突变又可引起不同的疾病表型，比如 SCN5A 上的不同突变可引起像 LQT3、Brugada 综合征（BrS）、房室传导阻滞和单纯室速/室颤等不同表型的结果，表明基因发生不同突变后引起心律失常表型的机制是很复杂的。这种现象还不止发生在 SCN5A，已知的还有 KCNQ1（可引起 LQT1、房颤、SQTS2）、KCNH2（可引起 LQT2、SQTS1、CPVT）、KCNJ2（引起 LQT7、SQTS3）等。

按照致病基因的种类及其功能，目前引起各种离子通道病的基因可分为以下几种：①离子通道基因：如钾离子通道基因（KCNQ、KCNH2、KCNE1、KCNE2、KCNJ2）、钠离子通道基因（SCN5A）、钙离子通道基因（RyR2、CAQS2、Cav1.2）、起搏电流（If）通道基因（HCN4）、编码 KATP 通道 Kir6.1 亚单位的基因 KCNJ8 等。②胞浆通道相互作用蛋白基因：如编码与 Kv 通道亚单位相互作用蛋白 [Kv – channel – interacting proteln（KChIP2）]，作为 Kv 通道的 β 亚单位起作用；编码与 KCNQ1 相互作用的 yo – tiao 蛋白的 AKAP9 基因；编码 α_1 互生蛋白的 SNTA1 基因和 nNOS、PMCA4b、SCN5A 相互作用。③细胞骨架蛋白基因（锚蛋白 B）。④缝隙连接蛋白基因（CX40 及 CX43）。⑤编码核孔蛋白的基因 NUP155。⑥钙调蛋白基因。⑦编码心房利钠肽的基因 NPPA。

三、各种离子通道病的遗传学基础

（一）长 QT 综合征（long QT syndrome，LQTS）

指具有心电图上 QT 间期延长，T 波异常，易产生室性心律失常，尤其是尖端扭转型室速（TdP）、晕厥和猝死的一组综合征。

已知这种疾病的原因是患者从出生就携带了某些基因水平的变异，导致心脏心肌细胞里一些细微的改变，虽然超声心动图显示心脏结构正常，但心脏的功能异常可在心电图上表现出来。目前已经发现了 18 个 LQTS 致病基因，其中 KClVQ1（LQTl）、KC – NH2（LQT2）及 SCN5A（LQT3）为最常见的致病基因，约占遗传性 LQTS 患者的 80%。对患者进行基因检测时，发现已知 18 个基因突变的阳性检出率约为 80%～85%。也就是说，目前的技术水平还不能保证给所有的 LQTS 患者检测出他们的致病基因，只有其中的 80%～85% 可以通过专门的检测机构获得确切的致病基因信息。

由于 LQTS 的遗传方式多为常染色体显性遗传，所以在一个患者身上发现突变后，其突变遗传给后代的概率大约是 50%。理论上讲，通过孕期的早期基因筛查还是可以检测出胎儿是否携带有其亲代的基因突变的，然后孕妇可以根据情况选择是否需要终止妊娠。只是限于各种原因，目前真正能够实施该项检测的机构还很少。

LQTS 中还有一种比较罕见的亚型同时伴有耳聋，称为 JLN 综合征，是以两位最先发现该病的医生的名字命名的。这种有耳聋表型的 LQTS 患病率更低，约为百万分之一。致病基因为 KCNQ1 和 KCNE1。其遗传方式为常染色体隐性遗传，即父母双方各带一个或者相同或者不同的突变，然后同时把突变传给了子代。这种情况下子代的患病率理论值为 25%。由于患者携带两个突变的累加效应，通常这种亚型的患者临床症状更严重，发生致命性心脏事件的概率也更高。

药物引起的长 QT 综合征（drug – induced LQT，diLQT）是临床上最常见的获得性 LQTS。通常与抗心律失常药、抗组胺药和抗精神病药有关。这些药物被证明通过延长 QT 间期，导致 TdP。占所有处方量的 2%～3%。大多数导致 QT 间期延长的药物阻滞心肌细胞延迟整流钾电流快速成分（IKr），类似 HERG 基因突变所导致的 LQT2。1%～8% 的患者接受 QT 间期延长药物会表现出 QT 间期延长或发展为 TdP。因为 QT 间期延长易感者容易出现快速室性心律失常如 TdP 和室颤（VF），所以该种心律失常的病死率可以高达 10%～17%。因此药物相关的长 QT 综合征是过去几十年里已上市药物撤出市场的最常见原因。尽管这种不良反应在人群中相对少见（小于十万分之一），QT 间期延长也不总是诱发 TdP。其他因素如心力衰竭、心室肥厚、女性、低钾血症、隐性长 QT 间期（存在基因突变而 QT 间期仍在正常范围）、猝死家族史等影响心脏的复极稳定性，也与药物诱发的 TdP 有关。现在已经发现了两个真正与 diLQTS 有关的基因：ALG10B 和 ACN9。

在临床实践中，避免药物致 QT 间期延长应该注意如下几点：不使用超过推荐剂量；对已存在危险因素的患者减少使用剂量；避免已知延长 QT 间期的药物联合使用；药物诱发 TdP 的幸存患者和猝死者家族成员进行可能的基因筛查，了解是否存在隐性 LQTS 等。

目前对 LQTS 进行基因检测的专家共识推荐建议是

A. 以下情况推荐进行 LQTl-3（KCNQ1、KC-NH2、SCN5A）的基因检测：基于病史、家族史及心电图（ECG）表型〔静息 12 导联 ECG 和（或）运动或儿茶酚胺应激试验〕心脏病专家高度怀疑 LQTS 的患者；无症状的特发性 QT 间期延长者（其中青春前期 QTc > 480ms 或成人 QTc > 500ms，排除继发性 QT 间期延长因素，如电解质异常，药物因素，心肌肥厚，束支传导阻滞等）（Ⅰ类推荐）。

B. 以下情况可以考虑进行 LQTl-3 基因检测：无症状特发性 QT 间期延长者，其中青春前期 QTc > 460ms，成人 QTc > 480ms（Ⅱb 类推荐）。

C. 已在先证者发现 LQTS 致病基因突变者，推荐其家族成员及相关亲属进行该特定突变的检测（Ⅰ类推荐）。

D. 对药物诱发 TdP 的先证者应考虑行基因检测（Ⅱb 类推荐）。

E. 如果 LQTl-3 突变检测阴性，但有 QTc 间期延长，应该考虑基因再评价，包括重复基因检测或进行其他更多致病基因检测（Ⅱb 类推荐）。

（二）短 QT 间期综合征（short QT syndrome，SQTS）

SQTS 是以短 QT 间期、发作性心室颤动（室颤）和（或）室性心动过速及心脏性猝死为特征，心脏结构正常的一组心电紊乱综合征。已发现的致病基因有：KCNH2（SQT1）、KCNQ1（SQT2）、KCNJ2（SQT3）、CACNA1C（SQT4）、CAC-NB2b（SQT5）。

最新的 SQTS 的诊断标准如下：①若有 QTc ≤ 330ms，则诊断 SQTS。②若有 QTC < 360ms，且存在下述一个或多个情况，可以诊断 SQTS：有致病突变、SQTS 家族史、年龄 ≤ 40 岁发生猝死的家族史，无器质性心脏病室速或室颤（VT/VF）的幸存者。

对 SQTS 进行基因检测的专家共识建议如下：

A. 基于病史，家族史以及 ECG 表型，临床高度怀疑 SQTS 的患者，可以考虑检测 KC-NH2、KCNq 及 KCNJ2 基因（Ⅱb 类推荐）。

B. 推荐家族成员及其他相关亲属进行特定突变位点检测（Ⅰ类推荐）。

（三）Brugada 综合征（Brugada syndrome，BrS）

符合下列情况之一者可以诊断 BrS：①位于第 2 肋间、第 3 肋间或第 4 肋间的右胸 V_1、V_2 导联，至少有一个导联记录到自发或由Ⅰ类抗心律失常药物诱发的 1 型 ST 段抬高 ≥ 2mm；②位于第 2 肋间、第 3 肋间或第 4 肋间的右胸 V_1、V_2 导联，至少有一个导联记录到 2 型或 3 型 ST 段抬高，并且Ⅰ类抗心律失常药物激发试验可诱发Ⅰ型 ST 段 ECG 形态。

BrS 的主要特征为心脏结构及功能正常，右胸导联 ST 段抬高，伴或不伴右束支传导阻滞及因室颤所致的心脏性猝死。BrS 呈常染色体显性遗传，但有 2/3 的患者呈散在发病。到目前为止已经发现 7 个 BrS 的致病基因，分别是编码心脏钠离子通道 α、β 亚单位的 SCN5A 和 SCN1b，钠通道调节因子 GPDIL，编码钙通道的 α、β 亚单位的 CA CNA1C 和 CACNB2b，编码 Ito 通道的 β 亚单位的 KCNE3，编码 I_{kr} 通道的 KCN H2 基因。我国目前共有 10 个

SCN5A 突变位点报道。

对 BrS 进行基因筛查的专家共识建议如下：

A. 推荐家族成员及其他相关亲属进行特定突变检测（Ⅰ类推荐）。

B. 基于病史、家族史以及 ECG 表现［静息 12 导 ECG 和（或）药物激发试验］，临床怀疑 BrS 的患者进行 SCN5A 基因检测（Ⅱa 类推荐）。

C. 不推荐孤立的 2 型或 3 型 Brugada ECG 表现个体进行基因检测（Ⅲ类推荐）。

（四）儿茶酚胺敏感型多形性室速（catechola – minergic polymorphic ventricular tachycardia，CPVT）

CPVT 是一种少见但严重的遗传性心律失常，常表现为无器质性心脏病个体在交感兴奋状态下发生双向室速（bVT）或多形性室速（pVT），可发展为室颤，引起患者晕厥，甚至猝死。在静息状态时可无明显临床症状。CPVT 发病年龄平均为 8 岁，一部分人首次晕厥发作可以到成年出现。大约 30% CPVT 患者 10 岁前发病，60% 患者 40 岁以前至少有 1 次晕厥事件发作。

目前已发现的与 CPVT 相关的基因有 3 个：兰尼丁受体（ryanodine receptor 2，RYR2）、集钙蛋白（calsequestrin 2，CASQ2）和钙调蛋白（calmodulin，CALM1）。在已知 2 个 CPVT 致病基因中，约 65% 先证者存在 RYR2 突变，3% ~ 5% 为 CASQ2 突变。65% 诊断为 CPVT 患者基因筛查为阳性。由于 RYR2 基因非常大，目前大部分的文献报道仅提供覆盖关键区域外显子检测。基因检测阳性和阴性先证者的治疗无差别，但对家族成员的处理具有重要价值。鉴于猝死可能是 CPVT 的首发症状，对 CPVT 先证者的其他所有家庭成员早期进行 CPVT 相关基因检测，有助于对他们在出现症状前进行诊断、合理的遗传咨询以及开始 β 受体阻滞剂治疗。另外，因为 CPVT 发病年龄小而且与部分 SIDS 发生有关，所以对先证者有 CPVT 突变的其他家族成员，出生时应进行特定突变位点基因检测，以便对基因检测阳性的个体尽早给予 β 受体阻滞剂治疗。

目前对 CPVT 进行基因筛查的专家共识建议如下：

A. CPVT1（RYR2）和 CPVT2（CASQ2）的基因检测推荐：基于病史、家族史，以及运动或儿茶酚胺应激诱发的 ECG 阳性表型，具有 CPVT 临床证据的患者，都推荐进行上述基因检测（Ⅰ类推荐）。

B. 家族成员及其他相关亲属行特定突变检测（Ⅰ类推荐）。

（五）心房颤动（AF）

心房颤动是一种房性心动过速，心电图表现 P 波消失，代之为小 f 波，频率约 350 ~ 600 次/分。AF 多见于老年人或伴有基础性疾病者，但也有少数特发性房颤有家族性，已发现的致病基因有 9 个：KCNQ1、KCNE2、KCNJ2、KCNH2、SCN5A、KCNA5、NPPA、NUP155、GJA5，但还没有一个致病基因代表了 ≥5% 的 AF，因此目前不推荐对 AF 患者进行基因检测，也不推荐行 SNP 基因分型。推荐家族性 AF 到专门的研究中心诊治。

（六）进行性心脏传导疾病（progressive cardiac conduction disease，PCCD）

PCCD 又称 Lenegre 病，为传导系统的退行性纤维化或硬化的改变呈进行性加重，常从束支阻滞逐渐发展为高度或三度房室传导阻滞，传导阻滞严重时患者发生晕厥或猝死的概率较高。PCCD 呈常染色体显性遗传，隐性遗传及散发病例少见。已发现的致病基因有

SCN5A、TRPM4、SCN1B。目前报道的与 PC‑CD 相关的 SCN5A 突变有 30 个，其中仅与 PCCD 相关的突变有 11 个，与 Brugada 综合征重叠的突变有 19 个，而 SCN1B 上有两个突变与 PCCD 有关。PCCD 患者分层基因检测应该包括 SCN5A、SCN1B 和 TRPM4 基因。

对 PCCD 进行基因筛查的专家共识建议如下：

A. 在先证者发现 PCCD 致病基因突变后，推荐在家族成员及其他相关亲属中检测该突变（Ⅰ类推荐）。

B. 对于孤立性 PCCD 或伴有先天性心脏病的 PCCD，尤其存在 PCCD 阳性家族史时，基因检测可以考虑作为诊断性评价的一部分（Ⅱb 类推荐）。

其他还有一些与遗传相关的心律失常，如早期复极综合征、特发性室颤、不明原因猝死综合征等，关于这些疾病虽然也有一些基因学证据发现，但只能解释极少数该类患者的病因，因此在此文中暂不详述，待以后本书再版时视本学科的进展情况再加以补充阐述。

（白延涛）

第三节　期前收缩

期前收缩是指起源于窦房结以外的异位起搏点而与基本心律中其他搏动相比在时间上过早发生的搏动，又称过早搏动，简称早搏。几乎 100% 的心脏病患者和 90% 以上的正常人均可发生，是临床上最常见的心律失常。

一、病因

（1）生活习惯：过多的茶、烟、咖啡或腹内胀气、便秘、过度疲劳、紧张或忧虑等精神刺激或情绪波动常常是发生期前收缩的诱因。

（2）神经反射，特别是通过胃肠道的感受器所激发的神经反射更为常见。当运动或饱餐使心率加快，随后在休息时心率又逐渐减慢时容易出现。亦有人在卧床，准备入睡之际发生。

（3）药物：如麻黄碱、肾上腺素、异丙肾上腺素亦可诱发期前收缩。器质性心脏病患者，特别是心脏功能代偿失调发生了心功能衰竭时，期前收缩往往增多。服用强心药如洋地黄制剂后，心力衰竭得到控制，期前收缩减少或消失。若在继续服用洋地黄制剂过程中，反而引起更多的室性期前收缩，甚至发生二联律，这往往是洋地黄中毒或过量的结果。

（4）手术或操作：心脏手术过程中特别是当手术进行到直接机械性刺激心脏传导系统时，期前收缩几乎是不可避免的。此外，在左、右心脏导管检查术、冠状动脉造影术中，当导管尖端与心室壁，特别是与心室间隔接触时，或注射造影剂时，都往往引起各式各样的心律失常，其中期前收缩便是最常见的一种。此外，胆道疾病、经气管插管的过程中亦容易发生期前收缩。

（5）各种器质性心脏病：尤其是慢性肺部疾病、风湿性心脏病、冠心病、高血压心脏病等，房性期前收缩更加常见。一组多中心临床研究提供的 1372 例 65 岁以上老年人大样本资料，经 24h 动态心电图检测，发现房性期前收缩检出率为 97.2%，而超过连续 3 次以上的室上性心动过速几乎占一半。90% 以上的冠心病、扩张型心肌病患者可出现室性期前收缩。二尖瓣脱垂患者常见频发和复杂的室性期前收缩，如果伴有二尖瓣关闭不全造成的血流动力学损害、心源性晕厥病史、频发的室性期前收缩则提示可能有猝死的危险。而且，无论何种原因所致的心力衰竭，均常发生室性心律失常，频发室性期前收缩的发生率可达 80% 以上，40% 可伴短阵室速，常成为心力衰竭患者发生猝死的主要原因。

二、产生机制

（1）折返激动：折返激动是指心脏内某一部位在一次激动完成之后并未终结，仍沿一定传导途径返回到发生兴奋冲动的原发部位，再次兴奋同一心肌组织并引起二次激动的现象。在折返激动中，如果折返一次即为折返性早搏。由折返激动形成的早搏其激动来自基本心律的起搏点而并非来自异位起搏点，折返激动是临床上最常见的早搏发生原理。环行折返或局灶性微折返如折返途径相同则过早搏动形态一致；如折返中传导速度一致，则过早搏动与前一搏动的配对时间固定。

（2）并行心律：心脏内有时可同时有两个起搏点并存，一个为窦房结，另一个为异位起搏点，但其周围存在着完全性传入阻滞，因而不受基本心律起搏点的侵入，使两个起搏点能按自身的频率自动除极互相竞争而激动心房或心室。因异位起搏点的周围同时还有传出阻滞，故异位起搏点的激动不能任何时候都可以向四周传播，只有恰遇周围心肌已脱离不应期，才能以零星早搏的形式出现，若异位起搏点周围的传出阻滞消失，可形成并行心律性心动过速。并行心律是异位起搏点兴奋性增高的一种特殊形式，是产生早搏的一个重要原因。

（3）异位起搏点的兴奋性增高：①在某些条件下，如窦性冲动到达异位起搏点处时由于魏登斯基现象，使该处阈电位降低及舒张期除极坡度改变而引起过早搏动；②病变心房、心室或浦肯野纤维细胞膜对不同离子通透性改变，使快反应纤维转变为慢反应纤维，舒张期自动除极因而加速，自律性增强，而产生过早搏动。

三、分类

根据异位搏动发生部位的不同，可将期前收缩分为窦性、房性、房室交界性和室性期前收缩，其中以室性期前收缩最为常见，房性次之，交界性比较少见，窦性极为罕见。

描述期前收缩心电图特征时常用到下列术语：

（1）联律间期（couplinglnterval）：指异位搏动与其前窦性搏动之间的时距，折返途径与激动的传导速度等可影响联律间期长短。房性期前收缩的联律间期应从异位 P 波起点测量至其前窦性 P 波起点，而室性期前收缩的联律间期应从异位搏动的 QRS 波起点测量至其前窦性 QRS 波起点。

（2）代偿间歇（compensatory pause）：当期前收缩出现后，往往代替了一个正常搏动，其后就有一个较正常窦性心律的心动周期为长的间歇，叫作代偿间歇。由于房性异位激动，常易逆传侵入窦房结，使其提前释放激动，引起窦房结节律重整，因此房性期前收缩大多为不完全性代偿间歇。而交界性和室性期前收缩，距窦房结较远不易侵入窦房结，故往往表现为完全性代偿间歇。在个别情况下，若一个室性期前收缩发生在舒张期的末尾，可能只激动了心室的一部分，另一部分仍由窦房结下传的激动所激发，这便形成了室性融合波。

（3）插入性期前收缩：指插入在两个相邻正常窦性搏动之间的期前收缩。

（4）单源性期前收缩：指期前收缩来自同一异位起搏点或有固定的折返径路，其形态、联律间期相同。

（5）多源性期前收缩：指在同一导联中出现 2 种或 2 种以上形态及联律间期互不相同的异位搏动。如联律间期固定，而形态各异，则称为多形性期前收缩，其临床意义与多源性期前收缩相似。

（6）频发性期前收缩：依据出现的频度可人为地分为偶发和频发性期前收缩。目前一般将≤10 次/小时（≤5 次/分）称为偶发期前收缩，≥30 次/小时（5 次/分）称为频发期前收缩。常见的二联律（bi - geminy）与三联律（trigemlny）就是一种有规律的频发性期前收缩。前者指期前收缩与窦性心搏交替出现；后者指每 2 个窦性心搏后出现 1 次期前收缩。

四、临床表现

由于患者的敏感性不同，可无明显不适或仅感心悸、心前区不适或心脏停搏感。高血压、冠心病、心肌病、风湿性心脏病病史的询问有助于了解早搏原因指导治疗，询问近期内有无感冒、发热、腹泻病史有助于判断是否患急性病毒性心肌炎，洋地黄类药物、抗心律失常药物及利尿剂的应用有时会诱发早搏的发生。

五、体检发现

除原有基础心脏病的阳性体征外，心脏听诊时可发现在规则的心律中出现提早的心跳，其后有一较长的间歇（代偿间歇），提早出现的第一心音增强，第二心音减弱，可伴有该次脉搏的减弱或消失。

六、心电图检查

1. 房性期前收缩（premature atrial complex）　心电图表现：①期前出现的异位 P′波，其形态与窦性 P 波不同；②P′R 间期 >0.12s；③大多为不完全性代偿间歇，即期前收缩前后两个窦性 P 波的间距小于正常 PP 间距的两倍。某些房性期前收缩的 P′R 间期可以延长；如异位 P′波后无 QRS - T 波，则称为未下传的房性期前收缩；有时 P′波下传心室引起 QRS 波群增宽变形，多呈右束支传导阻滞图形，称房性期前收缩伴室内差异性传导。

2. 房室交界性期前收缩（premature junctionalcomplex）　心电图表现：①期前出现的 QRS - T 波，其前无窦性 P 波，QRS - T 波形态与窦性下传者基本相同；②出现逆行 P′波（P 波在 Ⅱ、Ⅲ、aⅦ 导联倒置，aVR 导联直立），可发生于 QRS 波群之前（P′R 间期 <0.12s）或 QRS 波群之后（RP′间期 <0..20s），或者与 QRS 波相重叠；③大多为完全性代偿间歇。

3. 室性期前收缩（premature ventricular com - plex）　心电图表现：①期前出现的 QRS - T 波前无 P 波或无相关的 P 波；②期前出现的 QRS 波形态宽大畸形，时限通常 >0.12s，T 波方向多与 QRS 波的主波方向相反；③往往为完全性代偿间歇，即期前收缩前后的两个窦性 P 波间距等于正常 PP 间距的两倍。

室性期前收缩（室早）显著变形增宽，QRS 波 >160ms，常强烈提示存在器质性心脏病。室性期前收缩的配对间期多数固定，配对间期多变的室性期前收缩可能为室性并行心律。过早出现的室性期前收缩，靠近前一心动周期 T 波的顶峰上，称为 R on T 现象，易诱发室颤或室速，特别当心肌缺血、电解质紊乱及其他导致室颤阈值下降的情况时，R on T 现象具有较大危险性（表 10 – 1）。

表 10 – 1　室性前期收缩的 Lown 分级

分级	心电图特点
0	无室性期前收缩
1	偶发，单一形态室性期前收缩＜30 次/小时
2	频发，单一形态室性期前收缩≥30 次/小时
3	频发的多形性室性期前收缩
4A	连续的、成对的室性期前收缩
4B	连续的≥3 次的室性期前收缩
5	R on T 现象

七、诊断

根据体表心电图或动态心电图形态，房性期前收缩和室性期前收缩的诊断不难确定。临床上还需要对期前收缩进行危险分层，区分生理学和病理性期前收缩，尤其是对室性期前收缩要判断其对预后的影响。

房性期前收缩可见于正常健康人和无心脏病患者，但正常健康人频发性房性期前收缩极为少见。房性期前收缩多见于器质性心脏病患者。当二尖瓣病变、甲状腺功能亢进、冠心病和心肌病中发生频发性房性期前收缩时，特别是多源性早搏时，常是要发生心房颤动的先兆。以下房性期前收缩可能与器质性心脏病有关，常提示为病理性期前收缩：①频发持续存在的房性期前收缩；②成对的房性期前收缩；③多形性或多源性房性期前收缩；④房性期前收缩二联律或三联律；⑤运动之后房性期前收缩增多；⑥洋地黄应用过程中出现房性期前收缩。

八、治疗

早搏分为功能性和病理性两类，功能性早搏一般不需要特殊治疗，病理性早搏则需要及时进行处理，否则可能引起严重后果，甚至危及生命。了解和掌握功能性和病理性早搏的鉴别知识，及时进行判断，这对于疾病的预防和治疗具有重要意义。

1. 功能性早搏　在中青年人中并不少见，大多数查不出病理性诱因，往往是在精神紧张、过度劳累、吸烟、酗酒、喝浓茶、饮咖啡后引起的，一般出现在安静或临睡前，运动后早搏消失，功能性早搏一般不影响身体健康，经过一段时间，这种早搏大多会不治而愈，故无需治疗，但平时应注意劳逸结合，避免过度紧张和疲劳，思想乐观，生活有规律，不暴饮暴食、过量饮酒，每天进行适当的体育锻炼。

2. 病理性早搏　患心肌炎、冠状动脉粥样硬化性心脏病、风湿性心脏病、甲亢性心脏病、二尖瓣脱垂及洋地黄中毒时，也常出现早搏，这属于病理性早搏。常见于下列情况：发生于老年人或儿童；运动后早搏次数增加；原来已确诊为心脏病者；心电图检查除发现早搏外，往往还有其他异常心电图改变。对于病理性早搏，应高度重视，需用药治疗，如果出现严重的和频繁发作的早搏，最好住院进行观察和治疗。

3. 功能性和器质性室性期前收缩的鉴别

（1）QRS 波群时间：若心肌本身无病变，则不论心室异位起搏点在心室何处，QRS 波群时间均不会超过 0.16s。更宽大的 QRS 波群常提示心肌严重受累，这样的室性期前收缩是器质性的。

（2）QRS 波群形态：异位起搏点位于右室前壁（或室间隔前缘）和心底部的室早，多属于功能性的。

（3）QRS 波群形态结合 ST－T 改变：这是由 Schamroch，提出的鉴别方法。

（4）运动负荷试验：一般认为休息时有室早，运动时消失者多属于功能性；运动时出现且为频发，则器质性的可能性大。

4. 房性早搏应积极治疗病因，必要时可选用下列药物治疗：①β 受体阻滞剂，如普萘洛尔（心得安）；②维拉帕米（异搏定）；③洋地黄类，适用于伴心力衰竭而非洋地黄所致的房性早搏，常用地高辛 0.25mg，1 次/日；④奎尼丁；⑤苯妥因钠 0.1g，3 次/日；⑥胺碘酮。前两类药物对低血压和心力衰竭患者忌用。

5. 房室交界性早搏的治疗　与房性早搏相同，如无效，可试用治疗室性早搏的药物。

6. 室性早搏的治疗　室性期前收缩的临床意义可参考以下情况判断并予以重视：①有器质性心脏病基础，如冠状动脉疾病（冠心病）、急性心肌梗死、心肌病、瓣膜疾病等；②心脏功能状态，如有心脏扩大、左心室射血分数低于 40% 或充血性心力衰竭；③临床症状，如眩晕、黑矇或晕厥先兆等；④心电图表现，如室性期前收缩呈多源、成对、连续≥3 个出现，或在急性心肌梗死或 QT 间期延长基础上发生的 R on T 现象。治疗室性早搏的主要目的是预防室性心动过速，心室颤动和心脏性猝死。

室早的治疗对策如下：①无器质性心脏病的患者，室早并不增加其死亡率，对无症状的孤立的室早，无论其形态和频率如何，无需药物治疗。②无器质性心脏病的患者，但室性期前收缩频发引起明显心悸症状，影响工作和生活者，可酌情选用美西律、普罗帕酮，心率偏快、血压偏高者可用 β 受体阻滞剂。③有器质性心脏病，伴轻度心功能不全（左心室射血分数 40%～50%），原则上只处理心脏病，不必针对室性期前收缩用药，对于室性期前收缩引起明显症状者可选用普罗帕酮、美西律、莫雷西嗪、胺碘酮等。④急性心肌梗死早期出现的室性期前收缩可静脉使用利多卡因、胺碘酮。⑤室性期前收缩伴发心力衰竭、低钾血症、洋地黄中毒、感染、肺源性心脏病等情况时，应首先治疗上述病因。

7. 室性早搏的经导管射频消融治疗　导管消融术的出现极大地改变了心律失常临床治疗模式，使得心律失常的治疗从姑息性的控制转向微创性的根治术。经过十余年的发展，已经成为绝大多数快速性心律失常的一线治疗。

对于有明显临床症状、药物治疗无效或患者不能耐受、无伴发严重器质性心脏病的频发室性期前收缩患者，可考虑经导管射频消融。根据患者室性期前收缩发生时的体表心电图可以初步诊断室性期前收缩的起源部位在左心室或右心室，经激动标测结合起搏标测，可确定消融部位。目前还可以结合三维电解剖标测手段（Carto、Ensite3000），提高消融治疗成功率。

射频消融的适应证选择可参考下列条件：①心电图及动态心电图均证实为频发单形性室性早搏，室早稳定，而且频发，24h 动态心电图显示同一形态的室性早搏通常超过 1 万次以上，或占全天心律的 8% 以上；②有显著的临床症状，心理治疗加药物治疗无效或药物有效但患者不能耐受长期药物治疗或者不愿意接受药物治疗者；③因频发室早伴心悸、乏力症状和（或）精神恐惧，明显影响生活和工作者；④因频发室早影响到学习或就业安排，有强烈根治愿望。

射频消融的禁忌证：①偶发室性期前收缩；②多源性室性期前收缩；③器质性心脏病所致室性期前收缩。

室性期前收缩导管射频消融特点：①室性期前收缩多起源于右室流出道；②多采用起搏标测；③无早搏时不宜进行标测和消融；④消融成功率高，并发症少。

九、室性早搏的并发症

本病会诱发室性心动过速、心室颤动，在严重的情况下还会导致心脏性猝死。

1. 室性心动过速　室性心动过速是指起源于希氏束分叉处以下的 3 ~ 5 个以上宽大畸形 QRS 波组成的心动过速，与阵发性室上性心动过速相似，但症状比较严重，小儿烦躁不安，苍白，呼吸急促，年长儿可诉心悸，心前区疼痛，严重病例可有晕厥、休克、充血性心力衰竭者等，发作短暂者血流动力学的改变较轻，发作持续 24h 以上者则可发生显著的血流动力学改变，体检发现心率增快，常在 150 次/分以上，节律整齐，心音可强弱不等。

2. 心室颤动（VF）　是由于许多相互交叉的折返电活动波引起，其心电图表现为混乱的记录曲线，VF 常可以致死，除非用直流电除颤（用胸部重击或抗心律失常药物除颤难以奏效）。

3. 心脏性猝死　猝死系一临床综合征，指平素健康或病情已基本恢复或稳定者，突然发生意想不到的非人为死亡，大多数发生在急性发病后即刻至 1h 内，最长不超过 6h 者，主要由于原发性心室颤动、心室停搏或电机械分离，导致心脏突然停止有效收缩功能。

（张　帆）

第四节　心房颤动

心房颤动（房颤）是最常见的慢性心律失常，普通人群发生率约 1% ~ 2%，且发病率随着年龄的增加而增加，40 ~ 50 岁发病率 < 0.5%，而 80 岁以上发病率高达 5% ~ 15%。房颤时快而不规则的心室律可引起心悸、胸闷，过快的心室率可引起血流动力学异常，如出现低血压，诱发心力衰竭、心绞痛等。长期的心室率增快可导致心动过速性心肌病。房颤时心房收缩功能的丧失一方面影响左室的充盈量，另一方面心房内血液淤滞易形成血栓，血栓脱落可导致脑卒中及系统性栓塞。房颤可使脑卒中风险增加 5 倍，且 1/5 的脑卒中原因归因于房颤；而房颤相关脑卒中的死亡风险增加了 2 倍，医疗费用增加了 1.5 倍。由此可见房颤是非良性心律失常，Braunwald 曾预测房颤和心衰是本世纪两大挑战。近年来房颤治疗决策相关理念的更新，药物与非药物治疗的进展，使房颤的诊治更加规范、合理、安全和有效。

一、房颤新分类和症状分级

2014 年美国《心房颤动治疗指南》新分类为：①阵发性房颤，指可自行终止或发作后 7 天内干预可终止的房颤；②持续性房颤：指房颤持续时间 > 7 天；③长时程持续性房颤：指房颤持续时间 > 1 年；④永久性房颤，指医生和患者共同决定不再尝试采取节律控制的持续性房颤；⑤非瓣膜性房颤：指不伴有风湿性二尖瓣狭窄、二尖瓣机械瓣或生物瓣置换术后、二尖瓣修复术后的房颤。

为了能够更好地描述房颤的症状严重程度，从而针对性地做出处理，2010 年 ESC《心房颤动治疗指南》推荐了欧洲心律学会（EHRA）房颤相关症状的分级（EHRA 分级），EHRA 分级能对房颤相关的症状进行较好的描述，从而有利于临床处理。房颤 EHRA 分级基于患者的症状及日常活动能力分为四级，可用于评估房颤发作期患者的症状及评估房颤治疗的效果。EHRA Ⅰ 级：无症状；EHRA Ⅱ 级：症状轻微，日常活动不受限；EHRA Ⅲ 级：症状严重，日常活动明显受限；EHRA Ⅳ 级：不能从事任何活动。房颤相关症状的 EHRA 分级是治疗策略选择的重要依据。

二、新的卒中风险评分系统—CHA_2DS_2VASc 积分

既往指南推荐 $CHADS_2$ 积分预测卒中和血栓栓塞风险，但该积分系统并未包括所有已知的危险因素。2010 版 ESC《心房颤动治疗指南》不再强调使用"低危""中危""高危"用于房颤患者卒中和血栓栓塞危险程度的评估，而是将非瓣膜性房颤卒中和系统栓塞的危险因素分为主要危险因素（既往有卒中或一过性脑缺血发作或系统栓塞史、年龄 ≥75 岁）和临床相关的非主要危险因素 [心力衰竭或中重度左室功能不全（如左室 EF 值 ≤40%）、高血压、糖尿病，以及既往指南认为尚不明确的危险因素包括女性、年龄 65 ~ 74 岁和血管疾病]。对比 $CHADS_2$ 积分系统，该指南提出新的卒中风险评分系统——CHA_2DS_2VASc 积分（见表 10 - 2），将年龄 ≥75 岁由 1 分增加到 2 分，同时增加了血管疾病、年龄 65 ~ 74 岁、性别（女性）3 个危险因素，最高积分由 $CHADS_2$ 积分的 6 分增加到 CHA_2DS_2VASc 积分的 9 分。

表 10 - 2　CHA_2DS_2VASc 积分系统

危险因素	分值
C：充血性心力衰竭/左室功能不全	1
H：高血压	1
A：年龄 ≥75 岁	2
D：糖尿病	1
S：卒中/TIA/血栓栓塞	2
V：血管疾病（包括既往心肌梗死病史、外周动脉疾病、主动脉斑块）	1
A：年龄 65 ~ 74 岁	1
S：性别（女性）	1
	总积分：9

TIA：短暂性脑缺血发作

一些研究证实，与 $CHADS_2$ 积分相比，$CHA_2 - DS_2VASc$ 积分具有较好的血栓栓塞预测价值。特别是对卒中低危的患者，CHA_2DS_2VASc 积分优于 $CHADS_2$ 积分，CHA_2DS_2VASc 积分为 0 的患者无血栓栓塞事件，而 $CHADS_2$ 评估为卒中低危的患者血栓栓塞事件发生率为 1.4% o CHA_2DS_2VASc 积分有助于识别真正低危的患者。

三、新的抗凝策略

基于新的卒中和血栓栓塞风险评分系统，2010 年版 ESC《心房颤动治疗指南》推荐新的房颤抗栓治疗策略：存在一个主要危险因素或两个以上临床相关的非主要危险因素，即 CHA_2DS_2VASc 积分≥2 分者推荐口服抗凝药；存在一个临床相关的非主要危险因素，即 CHA_2DS_2VASc 积分为 1 分者，推荐口服抗凝药或阿司匹林（75～325mg/d），但优先推荐口服抗凝药；无危险因素，即 CHA_2DS_2VASc 积分 0 分者，推荐口服阿司匹林（75～325mg/d）或不进行抗栓治疗，优先选择不进行抗栓治疗。

与 2006 年 ACC/AHA/ESC《心房颤动治疗指南》相比，阿司匹林在房颤抗栓治疗中的地位逐渐降低。从分布情况看 CHA_2DS_2VASc 为 0 时的病例数非常少见，其余病例积分均在 1 分以上（见表 10-3），因而新指南根据新的评分系统明显扩大了房颤患者口服抗凝药的适应证。

表 10-3　依据 CHA_2DS_2VASc 积分校正的卒中率

CHA_2DS_2VASc 积分	病例数（$n=7329$）	校正的卒中率（%/年）
0	1	0%
1	422	1.3%
2	1230	2.2%
3	1730	3.2%
4	1718	4.0%
5	1159	6.7%
6	679	9.8%
7	294	9.6%
8	82	6.7%
9	14	15.2%

需要指出的是，应用 CHA_2DS_2VASc 评分系统预测房颤患者血栓风险目前仅来自一项研究，故其预测效能还需要更多、更大样本的研究加以验证。此外，根据该评分系统，大量卒中风险较低的房颤患者（CHA_2DS_2VASc 积分 =1 或 2 分）应该或者推荐使用口服抗凝药抗凝。

四、新的出血风险评分系统——HAS-BLED 积分

HAS-BLED 积分（见表 10-4）是基于欧洲心脏调查 398 例房颤患者的资料得出的。HAS-BLED 积分≥3 时，1 年内严重出血发生率为 3.74%；当积分 =5 时，严重出血发生率可高达 12.5%。欧洲《心房颤动治疗指南》将 HAS-BLED 积分≥3 定义为出血高危患者，此时无论接受华法林或是阿司匹林治疗，均应谨慎。

表 10 - 4　HAS - BLED 出血积分系统

危险因素	分值
H：高血压	1
A：肝、肾功能异常（各 1 分）	1 或 2
S：卒中	1
B：出血	1
L：INR 值易变	1
E：年龄 > 65 岁	1
D：药物或饮酒（各 1 分）	1 或 2
	总积分：9

高血压定义为收缩压 > 160mmHg；肾功能异常定义为慢性透析或肾移植或血肌酐 ≥200μmol/L；肝功能异常定义为慢性肝病（如肝硬化）或肝功能的生化指标明显紊乱（如血胆红素 > 2 倍正常值上限，血谷丙转氨酶/谷草转氨酶水平 > 3 倍正常值上限）；出血定义为既往有出血病史和（或）已知有出血倾向，如出血体质、贫血等；INR 值易变定义为不稳定/高的 INR 值或在治疗窗内的时间较少（如 < 60%）；药物/饮酒定义为同时合并使用的抗血小板药物、非甾体抗炎药，或嗜酒等。

对比 CHA_2DS_2VASc 卒中和血栓栓塞风险积分和 HAS - BLED 出血风险积分，可以看出两种积分值均有随年龄增加而增加的趋势，且血栓风险和出血风险具有相同的危险因素，如年龄、高血压、卒中等，对这些患者在考虑抗凝治疗的同时也应注意出血的风险，加强监测。

有研究综合 CHA_2DS_2VASc 积分和 HAS - BLED 积分后，为达到风险与获益之间的平衡，提出房颤患者最佳的抗凝治疗策略：当 CHA_2DS_2VASc 积分 < 2，建议不行抗栓治疗；当 CHA_2DS_2VASc 积分为 2 或 3 且 HAS - BLED 积分 < 2 时，最佳选择华法林抗凝，否则不行抗栓治疗；CHA_2DS_2VASc 积分 = 4 且 HAS - BLED 积分 < 3 时，最佳选择华法林抗凝，否则不行抗栓治疗；当 CHA_2DS_2VASc 积分 ≥5，HAS - BLED 积分 < 4 时，优先选择华法林抗凝，否则选择阿司匹林进行治疗。这说明卒中风险较高的患者使用华法林的净获益较高，而卒中风险较高同时伴出血风险相对较高的患者应用华法林的价值并未下降。当 CHA_2DS_2VASc 积分 ≥5 且 HAS - BLED 积分 ≥4 时，即卒中和出血风险均高时，阿司匹林可能是最佳选择。

五、新型口服抗凝药

传统的口服抗凝药华法林虽预防非瓣膜性房颤卒中疗效确切，但其代谢易受食物、药物等相互作用的影响，且华法林起效慢，治疗窗口窄，需常规监测并调整剂量保证 INR 在目标范围内，抗凝不足时卒中风险增加，抗凝过度则出血风险增加。因而，新型口服抗凝药的问世可克服华法林的局限性，有望取代华法林。此外，多数新型口服抗凝药物仅抑制单个凝血因子如 Ⅱa 和 Ⅹa，不同于肝素或华法林作用于多个凝血因子。

（一）口服直接凝血酶抑制剂

1. 希美加群　希美加群是第一个口服直接凝血酶抑制剂，在髋或膝关节置换术后静脉血栓栓塞（VTE）的防治中被批准应用于 22 个国家和地区（主要在欧洲，也包括阿根廷、巴西、中国香港、印度尼西亚）。SPORTIF 试验 Ⅲ 和 Ⅴ 表明希美加群在房颤卒中预防方面

（主要终点包括所有卒中或系统性血栓），疗效至少与华法林（INR2.0～3.0）相当，而大出血事件发生率两者无明显差别。然而希美加群的持续应用可导致肝毒性，被迫撤出市场。尽管如此，希美加群的尝试使房颤患者可应用口服、快速起效且不需要常规监测的抗凝药成为可能。

2. 达比加群　达比加群是一种口服直接凝血酶抑制剂，其前体药为达比加群酯。口服达比加群酯后，达比加群的生物利用度约7%，半衰期可达17h，其超过80%通过肾代谢。RE-LY（达比加群酯长期抗凝治疗Ⅲ期随机研究）试验结果显示，达比加群110mg，每日两次抗栓疗效不劣于华法林，且出血风险比华法林更低；达比加群150mg，每日两次抗栓疗效优于华法林，且大出血事件与华法林类似。RE-LY亚组分析评价了达比加群与华法林在既往有卒中或短暂性脑缺血发作二级预防中的作用，同样表明达比加群在降低卒中或系统性血栓方面优于华法林（达比加群110mg，每日两次 RR 0.84；达比加群150mg，每日两次 RR 0.75），且达比加群110mg，每日两次大出血风险较华法林明显降低（RR 0.66，95% CI 0.48～0.90），达比加群150mg，每日两次大出血风险与华法林无明显区别（RR 1.01，95% CI 0.77～1.34）。2010年10月19日，达比加群150mg，每日两次（肌酐清除率＞30ml/min）和达比加群75mg，每日两次（肌酐清除率15～30ml/min）获得美国食品和药品管理局（FDA）批准上市。2011年ACCF/AHA/HRS《心房颤动防治指南》建议具有卒中或系统性栓塞危险因素的房颤患者，且未植入人工心脏瓣膜或无影响血流动力学的瓣膜疾病，无严重肾功能不全（肌酐清除率＜15ml/min）或严重肝病（影响基线状态的凝血功能），达比加群可作为华法林的替代治疗预防卒中和系统性栓塞（Ⅰ，B）。鉴于达比加群需每日两次服用且非出血不良反应较高，该指南同时指出服用华法林且INR控制良好的患者换用达比加群抗凝获益较少。

（二）口服直接Xa因子抑制剂

1. 利伐沙班　利伐沙班10mg口服，绝对生物利用度约80%～100%。其血浆半衰期成人为5～9h，老年人约11～13h。该药通过双通道清除，2/3通过肝代谢（代谢产物一半通过肾清除，一半通道粪便排泄），其余1/3以原药形式通过肾清除。2010年完成的ROCK-ETAF（利伐沙班与华法林预防卒中和栓塞对比研究）共入选一万四千多例房颤患者，约45个国家1100家医院参与该研究，该试验旨在比较利伐沙班与华法林用于非瓣膜性房颤患者卒中预防和非中枢神经系统栓塞预防的有效性和安全性。结果显示利伐沙班疗效不劣于华法林，而主要或非主要临床相关出血事件两者相似，但利伐沙班的颅内出血、重要脏器出血、出血相关死亡发生率较华法林低。2011年ROCKET AF亚组分析表明，既往有卒中或短暂性脑缺血发作患者中使用利伐沙班的有效性和安全性与整体研究人群一致。

2. 阿哌沙班　阿哌沙班是一种选择性Xa因子抑制剂，口服生物利用度约50%，半衰期约8～15h，大部分通过粪便排出，约25%经肾清除。ARISTOTLE（阿哌沙班降低房颤患者卒中及其他血栓栓塞事件）研究入选18201例至少伴有一个卒中危险因素的房颤患者，以评价阿哌沙班5mg（或特殊患者2.5mg），每日两次与华法林（目标INR 2.0～3.0）在预防非瓣膜性房颤患者卒中方面的疗效和安全性。结果显示阿哌沙班降低卒中或系统性栓塞优于华法林，且阿哌沙班的大出血、颅内出血、所有原因死亡发生率低于华法林。同时该研究也显示阿哌沙班组心肌梗死及胃肠道出血发生率较低。AVERROES试验比较阿哌沙班5mg（或特殊患者2.5mg），每日两次与阿司匹林（81～324mg/d）预防卒中的疗效及安全性，观察主要终点为卒中（缺血性或出血性）或系统性栓塞发生率。对于不适合或不耐受华法林的房颤患者，阿哌沙班较阿司匹林能明显降低主要终点事件，且大出血发生率无明显增加，该试验提前终止。

六、预防血栓栓塞的新方法——左心耳封堵术

经食管超声发现非瓣膜性房颤 90% 以上的血栓来源于左心耳，因而左心耳被称为"人类致命的附件"。由于房颤患者服用华法林及新型抗凝药具有一定的出血风险，或存在抗凝药禁忌时，房颤抗栓治疗即面临困境。因而寻找安全有效且能替代口服抗凝药的器械治疗成为发展方向。

近年来发展起来的经皮左心耳封堵术采用特制的封堵器可封堵血栓之源——左心耳，从而达到预防房颤血栓栓塞的目的。常用的 PLAATO 和 WATCHMAN 左心耳封堵器结构基本相似，由自膨胀镍钛记忆合金笼状结构支架及支架外面包被的可扩张高分子聚合物膜组成，封堵器通过特殊设计的房间隔穿刺鞘和释放导管释放。镍钛合金支架的杆上有锚钩，可以协助装置固定在心耳中以免脱落。高分子聚合物膜则可封闭左心耳心房入口，隔绝左心耳和左房体部，阻止血流相通。置入封堵器后，聚合物膜表面一段时间后可形成新的内皮细胞。经皮封堵左心耳治疗成功率较高，可明显降低房颤患者脑卒中的发生率。

PROTECK – AF 研究显示，在安全性和有效性方面，左心耳封堵与华法林同样有效，随着观察时间的增加，左心耳封堵治疗已经呈现出优于华法林的趋势。左心耳封堵术的严重不良事件主要存在于围术期间。

随着左心耳封堵器械的进步以及经验的积累，左心耳封堵术可作为药物治疗预防房颤栓塞事件的重要补充。左心耳堵闭预防有抗凝禁忌的高危房颤患者卒中已经被欧洲指南推荐应用。

七、房颤节律控制和心率控制的抗心律失常药物

抗心律失常药物用于房颤治疗已有近百年历史，其目的包括降低房颤发生的频率及发作持续时间，及降低房颤相关死亡率及住院率等，但传统抗心律失常药物因有限的抗心律失常作用伴随着致心律失常及非心血管毒性作用使其应用受限。尽管如此，抗心律失常药物在房颤心室率控制、药物复律及维持窦性心律方面仍然占据重要地位。

（一）房颤患者心室率控制

心室率控制在于改善患者症状，急性期心室率控制目标为 $80 \sim 100$ 次/分。对血流动力学稳定者可口服 β 受体阻滞剂或非二氢吡啶类钙通道阻滞剂；对症状严重而不能耐受者，通过静脉注射维拉帕米或美托洛尔可迅速减慢房室传导和心室率；伴严重左室功能障碍者可静脉注射胺碘酮。长期心室率控制有严格控制（静息时在 $60 \sim 80$ 次/分，运动时 <115 次/分）和宽松控制（静息时 <110 次/分）两种策略，可根据 EHRA 分级进行。EHRA Ⅰ 级或 Ⅱ 级的患者可选择宽松的心室率控制；EHRA Ⅲ 级或 Ⅳ 级患者采取严格心室率控制。

（二）房颤患者转复窦性心律

当患者症状严重不能耐受，合适的心室率控制后患者仍有症状或患者要求进行节律控制

时，可采用药物复律；当快心室率房颤患者伴心肌缺血、症状性高血压、心绞痛或心力衰竭时，房颤伴预激时心室率过快或血流动力学不稳定时可首选电复律。药物转复的策略为：①无器质性心脏病房颤患者可选用氟卡尼或普罗帕酮静脉推注；②器质性心脏病房颤患者，可选用胺碘酮静脉推注；③无明显器质性心脏病房颤患者，可顿服大剂量氟卡尼和普罗帕酮；④器质性心脏病房颤患者，当无低血压和明显心力衰竭时，可选择伊布利特。复律时可选药物的剂量和用法如下：胺碘酮 5mg/kg，>1h 静脉推注；氟卡尼 2mg/kg，>10min 静脉推注或 200~300mg 口服；伊布利特 1mg，>10min 静脉推注；普罗帕酮 2mg/kg，>10min 静脉推注或 450~600mg 口服；维那卡兰 3mg/kg，>10min 静脉推注。电复律成功定义为房颤终止或复律后可记录到 2 个或 2 个以上的 P 波。

（三）转复后窦性心律维持

ACCF/AHA 及 ESC 房颤相关指南推荐对于无明确器质性心脏病（如心力衰竭、冠心病及严重左室肥厚）的房颤患者维持窦性心律可选择氟卡尼、普罗帕酮、索他洛尔、决奈达隆、胺碘酮；伴有冠心病的房颤患者可使用索他洛尔、胺碘酮、决奈达隆维持窦性心律，而有症状性心力衰竭的房颤患者推荐使用胺碘酮维持窦性心律。伴左室肥厚的房颤患者维持窦性心律的药物选择同不伴器质性心脏病的房颤患者一样，但严重左室肥厚患者在使用钠通道阻滞剂及钾通道阻滞剂时有致心律失常风险。对于伴严重左室肥厚的房颤患者维持窦性心律的药物选择，ESC 指南推荐决奈达隆或胺碘酮，而美国指南仅推荐胺碘酮。

八、房颤导管消融

2011 年 ACCF/AHA/HRS《心房颤动治疗指南》指出：对症状严重、抗心律失常药物治疗无效且左房正常或轻度增大、左室功能正常或轻度减低并且无严重肺疾病的阵发性房颤患者在有经验的中心（每年 >50 例）行导管消融（Ⅰ类推荐），症状性持续性房颤可行导管消融治疗（Ⅱa 类推荐），伴有显著左房扩大或严重左室功能不全的症状性阵发性房颤行导管消融术（Ⅱb 类推荐）。指南强调，对具体患者而言，是否适宜接受导管消融还应考虑以下情况：心房疾病的程度（房颤类型、左房大小、症状的严重程度等），合并的心血管疾病严重程度，抗心律失常药物或者心室率控制是否满意以及医生的经验、患者的意愿等。

目前阵发性房颤消融策略是针对房颤促发灶行环肺静脉消融并以实现肺静脉电隔离为终点的术式。而慢性房颤除需行环肺静脉消融外，大多数患者同时需对左房基质进行改良。慢性房颤的基质改良包括心房线性消融、心房复杂碎裂电位消融、逐步综合消融等策略。北京安贞医院房颤中心首创的慢性房颤 2C3L 消融策略，即行环肺静脉消融、左房顶部线消融、二尖瓣峡部消融及三尖瓣峡部消融，消融终点为肺静脉电隔离以及所有消融径线均实现完全传导阻滞。该术式不追求术中消融终止房颤，不强调标测慢性房颤消融过程中出现的规律性房速，硬终点是肺静脉电隔离以及消融线的双向传导阻滞。该策略消融术式固定，方法相对简化，避免了左房大面积消融所致的不良后果。

九、房颤上游治疗

上游治疗是指防止心房电及机械重构进展而降低房颤发生率所采取的措施。可能有效的药物包括肾素-血管紧张素阻滞剂、醛固酮受体拮抗剂、多不饱和脂肪酸及他汀类药物。已有研究表明血管紧张素转化酶抑制药及血管紧张素受体拮抗剂可用于房颤的一级和二级预防。血管紧张素受体拮抗剂可降低无明显器质性心脏病的高血压患者新发房颤的发生率。但充血性心力衰竭或伴有多重心血管危险因素的患者使用该治疗的益处却不太可靠。同样，血管紧张素转化酶抑制药及血管紧张素受体拮抗剂用于房颤二级预防未显示获益。目前没有明确证据表明醛固酮受体拮抗剂及多不饱和脂肪酸可用于房颤的一级预防或二级预防。关于他汀类药物用于房颤一级预防或二级预防的研究结论存在争议，且不能有助于其作为抗心律失常治疗的推荐。上游治疗在发展成明显的心房纤维化前更有效。

随着对房颤认识的进一步深入，房颤的治疗取得了较大进展。房颤的治疗不但考虑减轻患者的症状，改善生活质量，更重要的是降低房颤相关并发症发生率，改善患者的远期预后。因而抗凝治疗仍然是目前房颤治疗最重要的方法，新的卒中和栓塞风险评分系统及新的抗凝出血评分系统使抗凝治疗的决策更加科学化。传统的抗凝药华法林由于多方面的局限性有望被新型口服抗凝药取代，然而受经济条件等的制约，华法林在我国未来较长一段时间仍将扮演着重要的角色。新型口服抗凝药的出现将使房颤患者抗凝的疗效更佳，依从性更好。抗心律失常药物仍是房颤治疗的重要措施。选择适宜人群行个体化治疗是抗心律失常药使用有效性和安全性的关键。房颤消融器械的进一步发展，如三维标测系统及导航系统的更新换代、新型消融系统（包括 fronterior 消融系统、冷冻球囊、可视下激光消融系统等）、实时影像学技术以及力感应技术的应用，可使消融过程更加简化、直观及安全，进而提高消融成功率并减少并发症，使导管消融的适应证进一步扩大。

（杨　华）

第五节　室上性心动过速

室上性心动过速（室上速，SVT）是最常见的一种心动过速，其电生理机制也是认识得最清楚的。根据电生理分类，SVT 由房室结折返、房室折返和房性心动过速组成。本文主要针对狭义上的室上速，即房室结折返和房室折返性心动过速的电生理机制及射频消融进行简单介绍。

一、房室结折返性心动过速（AVNRT）

AVNRT 的电生理基础是房室结双径路。房室结双径路被认为是房室结传导功能性纵向分离的电生理现象，可能与房室结的复杂结构形成了非均一性的各向异性有关。

1. 房室结双径路的诊断　典型的房室结双径路表现为：在高位右房的 S_1S_2 刺激中，当 S_1S_2 缩短 10～20ms，而出现 A_2H_2 突然延长 50ms 以上，即出现房室传导的跳跃现象。若跳跃值仅 50ms，诊断应慎重。此时若同时伴有心房回波或诱发 SVT，且能除外隐匿性旁路和房内折返；或连续两个跳跃值都是 50ms，则可诊断。

当高位右房的 S_1S_2 刺激无跳跃现象，应加做以下检查。当出现下述表现时，亦可诊断：

（1）心房其他部位（如冠状窦）S_1S_2 刺激出现跳跃现象。

（2）RVA 的 S_1S_2 刺激出现 V_2A_2 的跳跃现象。快慢型 AVNRT 患者常有此现象。

（3）给 S_2S_3 刺激，或刺激迷走神经，或给予阿托品、异丙肾上腺素、腺苷三磷酸等药物后，出现跳跃现象，或诱发出 AVNRT。

此外，若观察到以下现象，也是诊断房室结双径路的证据。

（1）窦性心律或相似频率心房起搏时，发现长短两种 PR 或 AH 间期，二者相差在 50ms 以上。

（2）心房或心室期前刺激，偶尔观察到双重反应（1∶2 传导），前者表现为 1 个 A_2 后面有两个 V_2；后者为 1 个 V_2 后有两个 A_2。

（3）心房或心室快速起搏，房室结正传或逆传出现 3∶2 以上的文氏传导时，观察到 AH 或 VA 间期出现跳跃式延长，跳跃值在 50ms 以上。

2. AVNRT 的类型与电生理特性　虽然房室结双径路是 AVNRT 的电生理基础，但要形成 AVNRT，还需要快径路与慢径路在不应期与传导速度上严格地匹配。这就是为什么临床上没有 SVT 的病例，电生理检查中，25% 可以出现房室结双径路现象的原因。根据快慢径路在 AVNRT 中传导方向的不同，可以分为两型：慢快型和快慢型。

（1）慢快型：又称常见型、占 AVNRT 的 95%。它的电生理特点是正传发生在慢径路，而逆传发生在快径路。由于快速的逆传，使心房的激动发生在心室激动的同时，或稍后，或稍前。因此，心电图上逆行 P 波大多数重叠在 QRS 波中（占 48%）或紧随其后（占 46%），少数构成 QRS 波的起始部（占 2%）。在心内电生理记录可以发现，逆传心房激动呈中心型，最早激动出现在房室交界区［即记录希氏束电图（HBE）的部位］；HBE 的 AH > HA 间期，VA < 70ms，甚至为负值。

（2）快慢型：又称少见型，仅占 AVNRT 的 5%。它的电生理特点是正传发生在快径路，逆传发生在慢径路，因而逆 P′波远离 QRS 波，而形成长的 RP′间期。心内电生理检查，逆传心房激动也是中心型，但最早激动点是冠状静脉窦（CS）口；HBE 的 AH < HA 间期。此时，需与房性心动过速、慢传导的隐匿性房室旁路参与的房室折返性心动过速（即 PJRT）相鉴别。

3. AVNRT 诊断要点

（1）常见型 AVNRT：

1）房性、室性期前刺激，或用引起房室结正向文氏周期的频率进行心房起搏，可诱发和终止。

2）心房程序刺激，房室结正向传导出现跳跃现象。

3）发作依赖于临界长度的 AH 间期，即慢径路一定程度的正向缓慢传导。

4）逆向性心房激动最早点在房室连接区，HBE 的 VA 间期为 −40 ～ +70ms。

5）逆行 P′波重叠在 QRS 波中，或紧随其后，少数构成 QRS 波的起始波。

6）心房、希氏束与心室不是折返所必需。兴奋迷走神经可减慢，然后终止 SVT。

（2）少见型 AVNRT：

1）房性、室性期前刺激，或用引起房室结逆向文氏周期的频率进行心室起搏，可诱发和终止。

2）心室程序刺激，房室结逆向传导出现跳跃现象。

3）发作依赖于临界长度的 HA 间期，即慢径路一定程度的逆向缓慢传导。

4）逆向性心房激动最早点在 CS 口。

5）逆行 P′波的 RP′间期长于 P′R 间期。

6）心房、希氏束和心室不是折返所必需，兴奋迷走神经可减慢并终止 SVT，且均阻滞于逆向传导的慢径路。

4. AVNRT 的心电图表现

（1）慢快型 AVNRT 的心电图有以下表现：

1）P 波埋于 QRS 波中。各导联无 P′波，但由于 P′波的记录与辨认有时非常困难，因而仅凭心电图判断有无 P′波常常难以做到。

2）SVT 时的心电图与窦性心律时比较。常常可以发现 QRS 波群在 Ⅱ、Ⅲ、aVF 导联多 1 个 S 波（假 S 现象），在 V₂ 导联多 1 个 r′波（假 r′现象），这两种现象虽然出现率不太高，但诊断的可靠性相当高。

3）若各导联有 P′波，RP′间期＜80ms，与 AVRT 的区别在于后者的 RP 间期＞80ms。当 RP′间期在 80ms 左右时，诊断应谨慎，因二者在此范围中有重叠。

（2）快慢型 AVNRT 的心电图表现与房速（AT）和 PJRT 一样，仅凭心电图无法区分。

此外，由于 AVNRT 多见于女性，女：男约为 7：3，因而仅凭心电因诊断男性患者为 AVNRT 应谨慎。

5. A7NRT 的鉴别诊断 AVNRT 需要与间隔部位起源的房速（AT）或间隔部旁路参与的房室折返性心动过速（AVRT）以及加速性结性心律失常相鉴别。

（1）心动过速时心房与心室激动的时间关系：V－A 间期＜65ms 可排除 AVRT，但不能区别开 AVNRT 和 AT。

（2）室房传导特征：心室程序刺激无递减传导特性，强烈提示有房室旁路，但如有明确递减传导特性，不能排除慢旁路的存在。

（3）希氏束旁刺激：刺激方法是以较高电压（脉宽）刺激希氏束旁同时夺获心室肌和希氏束或右束支（HB－RB），然后逐渐降低电压，使起搏只夺获心室肌，不夺获 HB－RB，观察心房激动顺序，刺激信号至 A 波（SA）以及 H－A 间期变化。如 S－A 间期和心房激动顺序均不变，提示房室旁路逆传；如 S－A 间期延长，H－A 间期不变，而且心房激动顺序也不变，提示无房室旁路，激动经房室结逆传；如心房激动顺序不同提示既有旁路也有房室结逆传。

（4）心动过速时希氏束不应期内心室期前刺激（RS₂ 刺激）：希氏束不应期内心室期前刺激影响心房激动（使心房激动提前或推后）或终止心动过速时未夺获心房，均提示房室之间除房室结之外还有其他连接，即房室旁路，但刺激部位远离旁路时会有假阴性。

（5）心室超速起搏可以拖带心动过速，并有 QRS 融合波者提示 AVRT。

以上几个方面的检查有助于 AVNRT 与 AVRT 的鉴别，在排除 AVRT 之后，间隔部起源心动过速的鉴别主要集中在房速与 AVNRT 之间。如心室超速起搏不夺获心房常提示为房速，若能夺获心房，但停止心室起搏后心房激动呈 A－A－V 关系也提示心动过速为房速。非间隔起源房速易于鉴别，心房激动顺序呈偏心性，区别于不同类型的 AVNRT。

6. 典型 AVNRT 的消融 慢径消融治疗 AVNRT 的成功率高，房室传导阻滞发生率低，已成为 AVNRT 的首选治疗方法。不同类型 AVNRT 均可通过慢径消融取得成功，消融可以通过解剖定位或慢径电位指导完成，而目前最常用的方法是将两种方法结合，通过解剖法首先进行初步定位，之后结合心内电图标测，寻找关键的靶点。

解剖定位指导的消融方法：首先将标测消融导管送至心室，慢慢向下并回撤导管至 CS 开口水平，之后回撤并顺时针旋转使消融导管顶端位于 CS 开口和三尖瓣环之间，并稳定贴靠，局部心内电图呈小 A，大 V 波，A/V 在 0.25 ：1 ~ 0.7 ：1 之间，A 波通常碎裂、多幅。

慢径电位指导的消融方法：心内电图指导下的慢径消融是指将标测导管置于 CS 开口和三尖瓣环之间，标测所谓的慢径电位区域作为消融靶点。Jackman 和 Haissaguerre 分别介绍了两种不同形态的慢径电位。Jackman 等描述的慢径电位是一种尖锐快波，窦性心律时位于小 A 波终末部，通常只能在 CS 口周围 <5mm 的直径范围内记录到。Haissaguerre 等描述的慢径电位是一种缓慢、低频、低幅波，在 CS 口前面的后间隔或中间隔区域可以记录到。

消融终点：①房室结前传跳跃现象消失，并且不能诱发 AVNRT；②房室结前传跳跃现象未消失，跳跃后心房回波存在或消失，但在静滴异丙肾上腺素条件下不能诱发心动过速；③消融后新出现的持续性一度或一度以上房室传导阻滞。

消融成功标准：①房室结前传跳跃现象消失，并且不能诱发 AVNRT；②房室结前传跳跃现象未消失，跳跃后心房回波存在或消失，但在静滴异丙肾上腺素条件下不能诱发心动过速；③消融后无一度以上房室传导阻滞。

二、室折返性心动过速（AVRT）

AVRT 的电生理机制是由于房室间存在附加旁路，导致电兴奋在心房、心脏传导系统、心室和房室旁路所组成的大折返环中做环形运动；因此，AVRT 的解剖学基础是房室旁路。房室旁路的产生是由于胚胎发育时，二尖瓣环和三尖瓣环这两个纤维环未能完全闭合，在未闭合处便出现心房肌与心室肌相连，即房室旁路。左前间隔处是主动脉瓣环与二尖瓣环间的纤维连续（亦称心室膜）、二尖瓣环在此处不会发生不闭合。因而，除此处之外，二尖瓣环与三尖瓣环的任何部位都能出现房室旁路。

1. 房室旁路的电生理特性　如前所述，房室旁路的组织学本质是普通心肌，因而它的电生理特性与心房肌和心室肌基本相同，而与心脏传导系统不同。其与房室结传导特性的区别在于，前者表现为全或无传导，而后者是递减传导（亦称温氏传导），即房室旁路的传导时间不随期前刺激的提前而延长，而房室结呈现明显延长。这是鉴别是否存在房室旁路的最根本的电生理依据。

房室旁路的传导方向，可以是双向，也可以是单向。单向中，大多数为仅有逆向传导，少数为仅有正向传导，这可能是由于旁路的心室端电动势大于心房端的缘故。旁路的传导可以持续存在，也可以间断存在。当旁路有双向传导时，患者表现为典型的预激综合征：窦性心律时的心电图有 δ 波（心室预激），且有 SVT 发作。当旁路仅有正向传导时，患者表现为仅有心室预激，而无 SVT（此时临床不应诊断预激综合征，应诊断为心室预激）。当旁路仅有逆向传导时，患者无心室预激，而仅有 SVT（此时临床最好采用隐匿性房室旁路的诊断而不用隐匿性预激综合征的诊断，因为患者没有心室预激）。当旁路存在时，是否发生 SVT，还取决于旁路的不应期、传导速度与房室结是否匹配。一般来说，正传不应期旁路长于房室结，而逆传不应期旁路则短于或等于房室结。这正是 AVRT 中大多数为顺向型，极个别是逆向型的原因。

在间歇性预激中，患者表现为一段时间心电图有 δ 波，一段时间 δ 波消失。这有两种可能：①旁路的正向传导呈间歇性；②旁路的正传实际上始终存在，但由于旁路位于左侧，当房室结传导较快时，δ 波过小而误认为 δ 波消失；当房室结传导较慢时，δ 波加大而显现。

另外，δ波也可表现为与心跳按一定比例出现，多数为2：1这是由于旁路的正传不应期过长所致。

所谓隐匿性预激也有两种情况，一种是隐匿性旁路，一种是左侧显性旁路，但由于房室结正传始终较快，δ波太小而误认为是隐匿性预激，后者在刺激迷走神经或注射腺苷三磷酸后就表现为显性预激。

根据近年电生理的研究，无一人能证实James束（即房结束）的存在。心电图中PR间期<0.12s而无SVT者，实际上都是房室结传导过快。所谓L－G－L综合征（PR间期<0.12s，且有SVT发作），实际上是房室结传导过快伴AVNRT或AVRT。因此，James束实际上可能并不存在，只是根据心电图无δ波的短PR间期的一种推论而已。

另一种特殊旁路Iahaim束，以往根据心电图有δ波，但PR间期>0.12s推论它应该是结室束或束室束。但近年电生理研究和射频消融术已证实，结室束或束室束是极少见的，它大多数是连接于右房与右束支远端之间的房束旁路，但它的传导特性不是全或无的，而具有一定程度的递减传导。它一般只有正传而无逆传，因而多引起逆向型房室折返性心动过速。从电生理特性和组织学考虑，Mahaim束实际上是异常存在的发育不健全的副房室传导系统。

还有一种特殊的慢传导的隐匿性旁路，其逆传十分缓慢，当冲动经旁路、心房抵达房室结时，房室结不应期已过，又可使冲动下传。因而，这种患者的SVT十分容易发作且不易终止，故称为无休止的房室交界区折返性心动过速（PJRT）。虽然发作时心电图类似于房速或AVNRT，但实质上仍是AVRT。据近年来电生理研究和射频消融术的结果，PJRT的旁路大多数位于冠状静脉窦口附近，与房室结双径路的慢径路位置相同，因而还需与快慢型AVNRT鉴别。少数也可位于其他部位，如前间隔或游离壁。

总之，就大多数的房室旁路而言，其全或无传导特性明显地有别于房室结的显著递减性传导特性。但对于少数特殊旁路或少数房室结传导能力过强者，这种传导特性的区别变得很不明显，对于这些个别患者在进行心电生理检查和射频消融术时，应特别注意仔细鉴别，以免误判。

2. AVRT的类型

（1）顺向型AVRT（O－AVRT）：此型AVRT是以房室传导系统为前传支，房室旁路为逆传支的房室间大折返。其发生的条件为：房室旁路的前传不应期长于房室结，而逆传不应期短于房室结，而且房室传导系统（主要是房室结）的前传速度较慢。由于大多数旁路的不应期都有上述特点，而房室结的前传速度与不应期又能受自主神经影响而满足上述条件，因此，95%的AVRT者都是顺向型的，由于隐性旁路只能逆传，因而它参与的AVRT必然都是顺向型的。

（2）逆向型AVRT（A－AVRT）：A－AVRT是少见的房室折返性心动过速，发生于房室旁路有前向传导功能的患者。电生理检查中经心房和心室刺激均能诱发和终止这种房室折返性心动过速。心动过速的前传支为显性房室旁路，由此引起心室激动顺序异常而显示宽大畸形的QRS波，结合心腔内各部位电图的特点易与O－AVRT合并功能性束支传导阻滞和室性心动过速鉴别。目前电生理研究和射频消融结果均证实A－AVRT患者常存在多条房室旁路，而且心动过速的前传支和逆传支由不同部位的房室旁路构成。

（3）持续性交界性心动过速（PJRT）：PJRT实际上是一种特殊的房室折返性心动过速，具有递减传导性能的房室旁路参与室房传导是心动过速的电生理基础。PJRT的P波或A波远离 QRS 波或 V 波，而位于下一个心室激动波之前，与部分房性心动过速和少见型房室结折返性心动过速有某些相似之处，消融前进行鉴别诊断甚为重要。①鉴别室房传导途径：心室多频率或不同 S_1S_2 间期刺激时其室房之间没有 H 波，这一特点说明室房传导不是沿 AVN – HPS 途径传导。因此观察 H 波清楚的 HBE 导联在心室刺激时无逆传 H 波，提示存在房室旁路室房传导。②比较心房顺序：心室刺激或心动过速的心房激动顺序异常无疑可确定心动过速的性质。房室慢旁路仅少数位于左、右游离壁，多数位于间隔区（尤其是冠状静脉窦口附近）。因此应在冠状静脉窦口附近详细标测，寻找到最早心房激动部位有助于诊断。③心动过速与 H 波同步刺激心室是否改变心房激动周期（AA 间期）：房性心动过速或房室结折返性心动过速，与 H 波同步刺激心室因恰逢希氏束不应期而不能逆传至心房，故 AA 间期不受影响。如为房室折返性心动过速，则于希氏束不应期刺激心室仍能逆传至心房，并使 AA 间期改变。由于 PJRT 系室房慢旁路逆向传导，因此心室刺激可使 AA 间期缩短或延长。

（4）多旁路参与的 AVRT：多条房室旁路并不少见，约占预激综合征患者的 10%。电生理检查中，出现下述情况提示存在多条旁路：①前传的 δ 波在窦性心律、房颤或不同心房部位起搏时，出现改变；②逆向心房激动有两个以上最早兴奋点；③顺向型 AVRT 伴间歇性前传融合波；④前传预激的位置与顺向型 AVRT 时逆传心房的最早激动位置不符合；⑤逆向型 AVRT 的前传支为间隔旁路（因为典型的逆向型 AVRT 的前传支都是游离壁旁路）和（或）逆向型 AVRT 的周长明显短于同一患者的顺向型 AVRT 的周长。

在多旁路参与的 AVRT 中，各条旁路所起的作用可能是不同的：可以是两种顺向型 AVRT，以其中一条为主，另一条为辅，也可是仅一种顺向型 AVRT，另一条旁路只是旁观者，当主旁路被阻断后，次旁路才参与形成 AVRT。以上情况是最常见的多旁路情况。有时两条旁路可以是一条作为前传支，另一条作为逆传支，形成不典型的逆向型 AVRT。

遇到多旁路患者应进行详尽的电生理检查。若进行射频消融术，应首先阻断引起 AVRT 或 δ 波明显的旁路；然后，在情况变得比较简单后，再确定另一条旁路的位置并消融。

3. 左侧房室旁路消融术　左侧旁路包括左游离壁（简称左壁）、左后间隔和极少数左中间隔旁路。左壁旁路，特别是左侧壁旁路最常见，而且操作也较其他部位的旁路简单。

大多数左侧旁路消融术采取左室途径，即经股动脉左室二尖瓣环消融，又称为逆主动脉途径。

（1）股动脉置鞘：常选取右侧股动脉穿刺置入鞘管，鞘管内径应比大头导管外径大 1F。股动脉置入鞘管后应注意抗凝，常规注射肝素 3000 ~ 50001U，手术延长/h 应补充肝素 1000IU。

（2）导管跨瓣：大头导管经鞘管进入动脉逆行至主动脉弓处应操纵尾端手柄，使导管尖端弯曲成弧，继续推送导管至主动脉瓣上，顺时针轻旋并推进导管，多数病例中能较容易地跨过主动脉瓣进入左室。

（3）二尖瓣环标测：导管进入左室后，应在右前斜位透视，使导管尖端位于二尖瓣环下并接触瓣环。局部电图记录到清楚的 A 波和高大的 V 波，提示大头导管尖端从心室侧接触瓣环。进一步操作可在右前斜或左前斜透视下标测二尖瓣环的不同部位。

（4）有效消融靶点：放电消融 10s 内可阻断房室旁路，延长放电 30s 以上可完全阻断房室旁路的部位为有效消融靶点。

靶电图的识别：靶电图是指大头电极在放电成功部位（即"靶点"）双极记录到的心内

电图。从二尖瓣环不同部位的横截面得知，在游离壁部位心房肌紧靠房室环而且与其他组织相比，所占比例较大，而在左后间隔部位，心房肌距房室环较远，所占比例也较少。因此，游离壁部位的靶电图，A波较大，其与V波振幅之比应为1：4~1：2；而左后间隔部位的靶电图，A波较小，A：V约为1：6~1：4，甚至刚能见到A波就能成功。对于显性旁路，除了A波达到上述标准外，A波还应与V波相连，二者间无等电位线。此外，记录到旁路电位，V波起始点早于体表心电图的QRS波起始点，亦是可供参考的靶电图标准。隐匿性旁路与显性旁路逆传功能的标测，可采用窦－室－窦标测法。前后窦性心律的靶电图，其A波大小应达到上述标准；中间心室起搏的靶电图，V波应与其后的A波相连，二者间无等电位线。

（5）放电消融旁路：当靶电图符合上述标准后，即可试消融10s。显性旁路在窦性心律下放电，同时注意体表心电图δ波是否消失。由于左侧旁路绝大多数为A型预激，因而最好选择V₁导联进行观察。δ波消失时，原有的以R波为主的图形立即变成以S波为主的图形，变化十分明显，容易发现。也可以观察冠状静脉窦内电图，当δ波消失时，原来相连的A波与V波立即分开，二者之间出现距离，这种变化也十分明显，容易发现。隐匿性旁路一般采用在心室起搏下放电，起搏周长多用400ms，频率过快可能引起大头电极移位。试放电中注意观察冠状静脉窦内电图，VA逆传但不能保持1：1，或虽然是1：1，但V波与A波间距离突然加大都表明放电成功。试消融成功后，继续加强消融60s以上。

（6）穿间隔左房途径：利用房间隔穿刺术，可建立股静脉至左房途径达到于二尖瓣心房侧消融左游离壁房室旁路的目的。完成心腔内置管和消融前电生理评价后，进行房间隔穿刺术，大头导管再经鞘管进入左房进行消融。

（7）并发症：左侧旁路消融术的并发症发生率为0.86%~4%，可分为三大类型：①血管穿刺所致并发症，股动脉损伤最常见；②瓣膜损伤和心脏穿孔；③与射频消融直接有关的并发症。

4. 右壁旁路消融术　消融术要点：

（1）由于房室环在透视下无标志，只能依据靶电图来判定大头电极是否在瓣环的心房侧。靶电图的标准为：A波与V波紧密相连，二者振幅之比为1：3~2：3。显性预激的靶电图在实际观察中，最大的困难是不易确定哪个成分是A波，哪个成分是V波。正确的方法是同步记录冠状静脉窦内电图，将靶电图与之对照，凡在冠状静脉窦内电图A波之前的为靶电图A波成分，与A波同时发生的为靶电图V波成分。

（2）由于大头电极在显性旁路附近记录到的电图区别不大，只有相互比较才能看出。因此，在经验不足时，最好用两根大头导管在旁路附近做交替标测：固定二者之中记录的V波较早的导管，移动V波较晚的导管，直到找不到V波更早的位置。隐匿性旁路应采用前述的窦－室－窦标测法。一旦确定旁路位置，最好在荧光屏上做标记，并保持电极头与患者体位不变。操纵大头导管的方法一般是先将大头电极送至房室环的心室侧，并保持在标记的旁路处，观察着记录的心内电图缓慢后撤，待A波振幅够大时停止后撤，然后利用轻微旋转大头导管来控制大头电极位于瓣环房侧，顺钟向旋转可使大头电极略向心室方向移动，逆钟向旋转则向心房方向移动。

（3）由于大头电极在房室环心房侧都难以紧贴心内膜，故输出功率应增大，一般选用30~35W，甚至可增至50W。若在放电过程中出现δ波时隐时现的情况，说明大头电极不稳定，此时术者应用手指稳住导管，同时加大输出功率，延长放电时间。最好能更换新的加硬导管，提高稳定度，使δ波在放电的10s内消失，且无时隐时现的情况。

5. 旁路阻断的验证方法与标准

（1）前传阻断：体表心电图δ波消失和心内电图的A波与V波之间距离明显加大。

（2）逆传阻断：相同频率的心室起搏，消融前1∶1逆传在消融后再不能保持，或虽然保持1∶1逆传，但V波与逆传A波间的距离明显加大。判断有困难时，加做心室程序刺激，室房逆传由消融前的全或无传导变为消融后的递减传导。

显性旁路必须同时达到上述（1）（2）两条，隐匿性旁路只需达到第（2）条即可。

（李玉敏）

第六节　室性心动过速

室性心动过速（室速，ventricular tachycardia）是指起源于希氏束以下水平的左、右心室或心脏的特殊传导系统的快速性心律失常，是急诊科和心内科医师经常面临的临床问题。室速包括多种机制和类型，其中一些类型对患者无特殊损害，而另一些则可能直接威胁患者生命。

室速常发生于各种器质性心脏病患者。最常见为冠心病，特别是曾有心肌梗死的患者。其次是心肌病、心力衰竭、心瓣膜疾病等，其他病因包括代谢障碍、电解质紊乱、长QT间期综合征等，偶可发生在无器质性心脏病者。

一、临床表现

室速的临床症状取决于发作时的心室率、持续时间、基础心脏病变和心功能状况等。非持续性室速的患者可无明显症状。持续性室速常伴有明显血流动力学障碍与心肌缺血。临床症状包括低血压、气促、晕厥等。

二、分型

1. 根据心动过速时QRS波形态分类

（1）单形室速：室速的QRS波形态一致。

（2）多形性室速：有多个不同QRS波形态的室速。

2. 根据室速持续时间分类

（1）持续性室速：发作时间超过30s，需药物或电复律终止。

（2）非持续性室速：能够在30s内自行终止的室速。

（3）室速风暴：24h发作至少3次以上的持续性室速，需要电复律才能终止。

3. 根据室速的机制分类

（1）瘢痕折返性室速：起源于心肌的瘢痕区的室速，并具有折返性室速的电生理特征。

（2）大折返性室速：折返环的范围较广，为数厘米。

（3）局灶性室速：有最早起源点，且由此激动点向四周传播。其机制包括自律性机制、触发机制和小折返机制。

（4）特发性室速：指发生在无明显器质性心脏病患者中的室速。

三、发病率

无明显基础心脏疾病人群的非持续性室速患病率较低，约为 1% ~ 3%，且无显著性别差异。在冠心病患者中，非持续性室速的发作取决于疾病的不同时期。经冠状动脉造影证实心肌缺血的慢性冠心病患者约 5% 发生非持续性室速。其他结构性心脏病也可导致室速发病率明显增加，肥厚型心肌病为 20% ~ 28%，左心室肥厚患者为 2% ~ 12%，非缺血性扩张型心肌病患者可高达 80%。

四、心电图特征

室速的心电图特征为：①3 个或 3 个以上的室性期前收缩连续出现；②QRS 波群形态畸形，时限超过 0.12s；ST－T 波方向与 QRS 波群主波方向相反；③心室率通常为 100 ~ 250次/分；心律规则，但亦可略不规则；④心房独立活动与 QRS 波群无固定关系，形成室房分离，偶尔个别或所有心室激动逆传夺获心房；⑤通常发作突然开始；⑥心室夺获与室性融合波：室速发作时少数室上性激动可下传心室，产生心室夺获，表现为在 P 波之后，提前发生一次正常的 QRS 波群。室性融合波的 QRS 波群形态介于窦性与异位心室搏动之间，其意义为部分夺获心室。心室夺获与室性融合波的存在对确立室性心动过速诊断提供重要依据。

需要注意的是，非持续性的宽 QRS 波心动过速也可能是室上性心动过速伴差异性传导。Brugada 四步法是临床常用的判断宽 QRS 波心动过速性质的流程，具有较高的敏感性和特异性：①若所有胸前导联均无 RS 波形，诊断为室速，否则进入第 2 步；②若任一胸前导联 RS 波谷时限 >100ms，诊断为室速，否则进入第 3 步；③存在房室分离诊断为室速，否则进入第 4 步；④QRS 波呈右束支传导阻滞型（V1、V2 导联呈 R、QR、RS 型，V6 导联呈 QR、QS 或 R/S <1），QRS 波呈左束支传导阻滞型（V、V2 导联的 R 波 >30ms 或 RS 时限 >60ms，V6 导联呈 QR、QS 型），诊断为室速。

Vereckei 等提出的新的宽 QRS 波心动过速 4 步法鉴别流程让人耳目一新，该法使宽 QRS 波心动过速的鉴别诊断进一步简化，尤其适合急诊应用。aVR 单导联鉴别宽 QRS 波心动过速的 4 步新流程内容包括：①QRS 波起始为 R 波时诊断室速，否则进入第 2 步；②QRS 波起始 r 波或 q 波的时限 >40ms 为室速，否则进入第 3 步；③QRS 波呈 QS 形态时，起始部分有顿挫为室速，否则进入第 4 步；④QRS 波的 Vi/Vt 值 ≤1 为室速，Vi/Vt 值 >1 为室上速。

五、发生机制

室速发生的机制包括局灶性室速和瘢痕相关性折返。局灶性室速有一个最早发生室性激动的起源点，激动从该部位向各处传导。自律性、触发活动或微折返为其发生基础。瘢痕相关性折返是指具有折返特征的、起源于某个通过心电特征或心肌影像学确认的心肌瘢痕区的心律失常。瘢痕相关性折返是由瘢痕区域的折返所造成的。室速的机制决定着标测和确定消融靶点策略选择。对于特发性室速来说，局灶性起源或折返通路的关键位置通常只处于很小的范围内，散在的损伤即可消除室速；对于瘢痕相关性室速来说，消融切断室速的关键峡部。

六、治疗

1. **非持续性短暂室速**　无器质性心脏病患者发生非持续性短暂室速，如无症状或血流动力学影响，处理的原则与室性期前收缩相同；有器质性心脏病的非持续性室速应考虑治疗。主要针对病因治疗，抗心律失常药物亦可以选用。

2. **持续性室速**　无论有无器质性心脏病，均应给予治疗。

（1）若患者无显著的血流动力学障碍，终止室速发作首选利多卡因，其次胺碘酮、普鲁卡因胺、普罗帕酮（心律平）、苯妥英钠、嗅苄胺等，均应静脉使用。首先给予静脉注射负荷量：①利多卡因50～100mg；②胺碘酮150～300mg；③普罗帕酮70mg，选择其中之一，继而静脉持续滴注维持。

（2）若患者有显著的血流动力学障碍如低血压、休克、心绞痛、充血性心力衰竭或脑血流灌注不足的症状，终止室速发作首选直流电复律。

3. **室性心动过速的导管消融治疗**　近十几年来，导管消融被证实是特发性室速和室性早搏唯一有效的根治方法，且随着三维标测系统的发展和灌注消融导管等技术的出现，在多中心临床试验中也显示出导管消融明显减少或消除结构性心脏病室速的反复发作。对导管消融的综合建议见表10-5。

表10-5　室性心动过速导管消融的适应证

结构性心脏病患者（包括既往心肌梗死、扩张型心肌病、AVRC/D）

推荐室速导管消融：

1. 有症状的持续单形性室速，包括ICD终止的室速，若使用抗心律失常药物治疗后以及抗心律失常药物不耐受或不接受者

2. 非短暂可逆原因所致的室速或室速风暴时

3. 频发可引起心室功能障碍的室性早搏或室速的患者

4. 束支折返性或束支间折返性室速

5. 抗心律失常治疗效果欠佳的反复发作的持续多形性室速和室颤，存在可标测消融的疑似触发灶

考虑导管消融：

1. 患者至少发作一次室速，使用过至少一种I类或III类抗心律失常药物

2. 既往心肌梗死患者，反复发作室速，左室射血分数＜30%，预期寿命超过1年，适合选择胺碘酮以外治疗

3. 既往心肌梗死而残存左室射血分数尚可（＞35%）的血流动力学能耐受的室速者，即使抗心律失常药物治疗失败

无结构性心脏病患者

推荐特发性室速患者导管消融：

1. 造成严重症状的单形性室速

2. 抗心律失常药物疗效欠佳、不耐受或不接受药物治疗的单形性室速患者

3. 抗心律失常治疗效果欠佳的反复发作的持续多形性室速和室颤（电风暴），存在可标测消融的疑似触发灶

室速导管消融的禁忌证

1. 存在活动的心室内血栓（可考虑行心外膜消融）

2. 非导致及加重心室功能不全的无症状室早和（或）单形性室速

3. 由短暂可逆原因所致的室速，如急性缺血、高钾血症或药物引起的尖端扭转型室速

导管消融治疗旨在破坏室速产生或维持的病理性基质、关键折返环。对心动过速起源进行定位的技术主要依据为大多数室速为心内膜下起源，对室速进行定位的方法包括，通过分析室速发作时心电图的形态，心内膜激动顺序标测，心内膜起搏标测，瘢痕区标测，以及孤

立电位标测。

根据室速发作时标准 12 导联心电图的 QRS 波形态，能够分辨或识别室速的起源。根据心梗的部位、室速的束支传导阻滞形态、QRS 波额面电轴、胸前导联的演变形式等，能够显著缩小分析室速起源的范围。室速消融的步骤为：第一步，选择血管途径，右室起源的室速经静脉途径，左室起源室速经动脉逆行途径或穿刺房间隔途径。第二步诱发室速，第三步进行标测和消融，第四部进行检验，判断心律失常是否能再被诱发。

4. 埋藏式心脏复律除颤器（ICD）治疗   目前植入 ICD 已成为治疗室性快速性心律失常最有效的方法之一，能够成功地预防心脏性猝死，降低心血管疾病死亡率（表 10 - 6）。

表 10 - 6   室性心动过速置入 ICD 的适应证

推荐室速 ICD 治疗：

1. 非可逆性原因引起的室颤或血流动力学不稳定的持续性室速所致的心搏骤停

2. 伴有器质性心脏病的自发的持续性室性心动过速，无论血流动力学是否稳定

3. 原因不明的晕厥，在心电生理检查时能诱发有血流动力学显著改变的持续性室速或室颤

4. 心肌梗死所致非持续室速，左室 EF < 40% 且心电生理检查能诱发出室颤或持续性室速

室速考虑 ICD 治疗：

1. 心室功能正常或接近正常的持续性室速

2. 服用 β 受体阻滞剂期间发生晕厥和（或）室速的长 QT 间期综合征

3. 儿茶酚胺敏感型室速，服用 β 受体阻滞剂后仍出现晕厥和（或）室速

不推荐 ICD 治疗的室速：

1. 合并 WPW 综合征的房性心律失常、右室或左室流出道室速、特发性室速，或无器质性心脏病的分支相关性室速，经手术或导管消融可治愈者

2. 没有器质性心脏病，由完全可逆病因导致的室性快速性心律失常（如电解质紊乱、药物或创伤）

七、特殊类型的室性心动过速

（一）加速性心室自主节律

亦称缓慢性室速，其发生机制与自律性增加有关。心电图通常表现为连续发生 3 ~ 10 个起源于心室的 QRS 波群，心率常为 60 ~ 110 次/分。心动过速的开始与终止呈渐进性，跟随于一个室性期前收缩之后，或当心室起搏点加速至超过窦性频率时发生。由于心室与窦房结两个起搏点轮流控制心室节律，融合波常出现于心律失常的开始与终止时，心室夺获亦很常见。

本型室速常发生于心脏病患者，特别是急性心肌梗死再灌注期间、心脏手术、心肌病、风湿热与洋地黄中毒。发作短暂或间歇。患者一般无症状，亦不影响预后。通常无需抗心律失常治疗。

（二）尖端扭转型室速

尖端扭转型室速（torsades de pointes）是多形性室性心动过速的一个特殊类型，因发作时 QRS 波群的振幅与波峰呈周期性改变，宛如围绕等电位线连续扭转而得名，频率 200 ~ 250 次/分。其他特征包括：QT 间期通常超过 0.5s，U 波显著。当室性期前收缩发生在舒张晚期、落在前面 T 波的终末部可诱发此类室速。此外，在长 - 短周期序列之后亦易引发尖端扭转型室速。尖端扭转型室速亦可进展为心室颤动和猝死。临床上，无 QT 间期延长的多

形性室速亦有类似尖端扭转的形态变化，但并非真的尖端扭转，两者的治疗原则完全不同。

本型室速的病因可为先天性、电解质紊乱（如低钾血症、低镁血症）、抗心律失常药物（如ⅠA类或Ⅲ类）、吩噻嗪和三环类抗抑郁药、颅内病变、心动过缓（特别是三度房室传导阻滞）等。

应努力寻找和去除导致QT间期延长的病因和停用有关药物。ⅠA类或Ⅲ类抗心律失常药物可使QT间期更加延长，故不宜应用。亦可使用临时心房或心室起搏。起搏前可先试用异丙肾上腺素或阿托品。利多卡因、美西律或苯妥英钠等常无效。先天性长QT间期综合征治疗应选用β受体阻滞剂。对于基础心室率明显缓慢者，可起搏治疗，联合应用β受体阻滞剂。药物治疗无效者，可考虑左颈胸交感神经切断术，或植入ICD治疗。

（李玉敏）

第七节 病态窦房结综合征

病态窦房结综合征（sick slnus syndrome，SSS）简称病窦，又称窦房结功能障碍（sinus node dysfunction），是因窦房结及其周围组织病变，或者由于各种外在因素导致窦房结冲动形成或传导障碍而产生的多种心律失常临床症候群。临床中多见于老年患者，其表现形式多样。可急性产生，或缓慢形成；病程迁延或间歇出现。

一、病因

病窦的病因较为复杂，一般可分为：

（1）心脏疾患：冠心病、心肌炎、心包炎、心肌病、先天性心脏病、传导系统退行性病变等。

（2）内分泌或系统性疾病：淀粉样变性、血色病、硬皮病、系统性红斑狼疮、甲状腺功能减退等。

（3）药物或电解质紊乱：β受体阻滞剂、钙通道阻滞剂、抗心律失常药物及交感神经阻滞剂（可乐定、甲基多巴）、高血钾及高钙血症等。

（4）自主神经系统紊乱：迷走神经张力增高、血管迷走性晕厥及颈动脉高敏综合征等。

（5）其他：外伤、手术及导管消融等。

二、临床表现

可见于任何年龄，老年人多见。起病隐匿，发展缓慢，病程可长达数年甚至数十年。早期多无症状，当心率缓慢影响了主要脏器如心脏、脑部供血时，则可引发明显的临床症状。

脑部供血不足时可以出现头晕、记忆力减退、一过性黑矇、近似晕厥或晕厥。严重者可出现抽搐乃至猝死。心脏方面多表现为心悸，部分患者可出现心力衰竭或心绞痛。骨骼肌供血不足时则可出现四肢乏力、肌肉酸痛等症状，常因不突出而被忽略。

三、心电图表现

可有多种心电图表现，其中以严重而持久的窦性心动过缓最为常见，同时多伴发快速性心律失常，特别是心房颤动。部分患者也可并发房室传导阻滞或室内阻滞。可表现为：

（1）窦性心动过缓：心率常小于 50 次/分，运动时心率亦不能相应提高，多低于 90 次/分。

（2）窦性停搏：心电图上表现为 P 波脱落和较长时间的窦性静止，其长间歇与基础窦性心动周期不成倍数关系，多伴交界性或室性逸搏。

（3）窦房传导阻滞：理论上可分为三度，但一度和三度窦房传导阻滞体表心电图上不能诊断，故临床上仅见于二度窦房传导阻滞，可分为：莫氏 I 型和莫氏 II 型。其中莫氏 I 型的特点为：PP 间期逐渐缩短，直至一次 P 波脱落；P 波脱落前的 PP 间期最短；长的 PP 间期短于最短 PP 间期的 2 倍；P 波脱落后的 PP 间期长于脱落前的 PP 间期。莫氏 II 型的特点为：PP 间期不变，可见一个长的 PP 间期；长的 PP 间期与基础 PP 间期之间存在倍数关系。

（4）心动过缓 - 心动过速综合征（bradycardia - tachycardia syndrome）简称慢 - 快综合征：在窦性心动过缓的基础上，可伴有阵发性心房颤动、心房扑动或室上性心动过速。在心动过速终止时，伴有一个较长的间歇。此类患者中，晕厥常见。心电图特点为：在窦性心动过缓的基础上，间歇出现阵发性房颤、房扑或室上性心动过速；心动过速终止时，窦性心律恢复缓慢状态，可出现窦性停搏、房性或交界性逸搏甚至室性逸搏心律。严重者可反复发作晕厥或发生猝死。此型应与心动过速 - 心动过缓综合征（简称快 - 慢综合征）相鉴别。在后者，基础窦房结功能正常，在心动过速（阵发性房颤、房扑或室上速）终止时，可出现较长的间歇；患者甚至出现一过性黑矇或晕厥。

（5）合并其他部位阻滞：在缓慢的窦性心律基础上，可伴发心脏其他部位的阻滞，如房室结、束支或室内阻滞。合并房室传导阻滞时，部分学者将其称为"双结病变"。心电图特点为：在缓慢窦性心律基础上（符合病窦标准），合并出现下列情况：如 PR 间期 0.24s；无诱因出现二度或二度以上房室传导阻滞；完全性右束支、左束支或室内传导阻滞等。

四、实验室检查

病窦综合征的患者往往起病隐匿，发展缓慢。早期多无相关的临床症状而容易被漏诊，也有部分患者因症状间歇发作，难以捕捉而给临床诊断带来困难，因此需要通过各种实验室手段来检测窦房结的功能，以帮助临床诊断及鉴别诊断。这些手段包括：

（一）体表心电图

常规的体表心电图检查，对于临床十分必要。它可提供非常有用的临床线索及诊断价值，但因心电图记录时间短暂，若患者间歇发作，则容易漏诊或忽略一过性心律失常。

（二）动态心电图

动态心电图是评判窦房结功能是否正常的有效检测方法。它比常规体表心电图记录的时间更长，可持续记录 24h、48h 甚至 72h，因而可捕捉到间歇出现的缓慢性窦性心律失常如窦性停搏或窦房传导阻滞等，并证实这些心律失常与临床症状之间的关系，也可提供其他一些心电图信息，如 ST - T 改变。

（三）心电监测系统

对于临床症状不突出或间歇发作的患者，即便应用了动态心电图，有时亦难以捕捉到一过性心律失常，因而有必要使用记录时间较长或实时的心电监测系统包括电话监测心电图和植入式 Holter 检查。这些情况下，该系统可能更为有效。

（四）运动负荷试验

在评判窦房结功能状态时，除了强调检测其自律性高低的同时，还应注意其在运动状态下心率的变化能力即心率的变异性是否正常。运动负荷试验检查的目的就是根据运动后的心率增加能否达到预计心率，通常采用根据年龄计算最大心率的 Burce 方案。运动后的最大心率大于 120 次/分，则可排除病窦；若运动后的最大心率小于 90 次/分，则提示窦房结功能低下。

（五）药物试验

包括阿托品和异丙肾上腺素试验。通常情况下，静脉注射阿托品 2mg（或 0.04mg/kg，不超过 3mg）后，分别记录注射后 1min、2min、3min、4min、5min、10min、15min、20min、30min 时刻的心电图，计算最小和最大的心率。若最大心率低于 90 次/分，则认为窦房结功能低下。如试验中或试验后出现了窦性停搏、窦房传导阻滞或交界性逸搏，则可明确病窦的诊断。由于该方法较为简单且容易实施，故在基层医院应用较为广泛。但需注意的是，该方法诊断病窦的特异性不高，因而存在一定的假阳性率，分析时应谨慎。

临床上，部分学者提出也可静脉应用异丙肾上腺素检测窦房结功能。具体方法是：每分钟静脉滴注异丙肾上腺素 1~4μg，观察心率变化。如出现频发或多源室性早搏、室性心动过速或异丙肾上腺素剂量已达 4μg/min，而最大心率仍未达到 100 次/分时，则可考虑窦房结功能低下。

（六）固有心率测定

有学者提出应用心得安和阿托品同时阻断交感神经和迷走神经后，就可使窦房结自身的内在特性显露。具体方法为：给予受试者经静脉滴注 0.2mg/kg 的普萘洛尔（心得安），滴注速度为 1mg/min，10min 后再在 2min 内静脉推注 0.04mg/kg 的阿托品，观察 30min 内的心率。窦房结固有心率与年龄相关。也可用校正的回归方程大致推算受试者窦房结固有心率的正常值。预计固有心率（IHRp）= 118.1 - （0.57 × 年龄），其 95% 的可信区间为计算值的 14%（小于 45 岁）或 18%（大于 45 岁）。若低于此值则提示窦房结功能低下。

（七）心脏电生理检查

心脏电生理检查包括食管和心内电生理检查。可测定窦房结恢复时间（sinus nodal recovery tlme. SNRT）和窦房传导时间（slnoatrial conductiontlme，SACT）。其原理为窦房结细胞的自律性具有超速抑制的作用，超速抑制的刺激频率越快，对窦房结的抑制越明显。故当心房的超速刺激终止后，最先恢复的应是窦性节律。从最后一个心房刺激信号开始至第一个恢复的窦性 P 波之间的距离，被称为窦房结恢复时间。它反映了窦房结细胞的自律性高低。试验的方法为：停用可能影响检查结果的心血管活性药物如拟交感胺类药物、氨茶碱和阿托品类制剂以及抗心律失常类药物至少 5 个半衰期以上。在受试者清醒空腹状态下，插入食管或心内电极导管，待心率稳定后，用快于自身心率 20 次/分的频率开始刺激，逐渐增加刺激的频率。每次刺激至少持续 30s，两次刺激间隔至少 1min，终止刺激后观察窦性节律的恢复情况。正常成人的 SNRT <1500ms，若大于此值则提示窦房结功能低下。为排除自身心率的影响，也可采用校正的窦房结恢复时间（CSNRT）即用测量的 SNRT 减去基础窦性周期，CSNRT 正常值应小于 550ms。

窦房传导时间的计算方法较为复杂，临床上有 Strass 和 Narula 两种方法。Strass 法具体方法为：应用 RS$_2$ 刺激即每感知 8 个自身窦性 P 波后，发放一个房性早搏刺激。在 Ⅱ 区反应内记录和测量窦性基础周长（A$_1$A$_1$）、早搏联律间期（A$_1$A$_2$）和回复周期（A$_2$A$_3$），Ⅱ 反应 = 不完全代偿间期（A$_1$A$_1$ + A$_2$A$_3$ < 2A$_1$A$_1$）。Natula 法是取一个平均的窦性周长（记录 10 次基础窦性周长取其平均值），然后用略快于基础窦性频率 5 ~ 10 次/分的频率连续刺激心房（连续发放 8 ~ 10 个刺激脉冲），停止刺激后测量。SNRT 的正常值通常小于 120ms。

（八）直立倾斜试验

对疑似血管迷走性晕厥特别是心脏抑制型的患者，也可考虑行直立倾斜试验。

五、诊断

由于病窦是一多种心律失常组合的临床症候群，因而必须结合患者的临床症状、心电图及电生理检查结果综合考虑。若能证实临床症状如头晕、一过性黑矇及晕厥与缓慢性窦性心律失常密切相关，则可确定病窦的诊断。

六、治疗

（一）病因治疗

部分患者病因明确，如服用抗心律失常药物、电解质紊乱及甲状腺功能减退等，这些均可通过纠正其病因而使窦房结功能恢复。

（二）对症治疗

对于症状轻微或无症状的患者，可随访观察而无需特殊处理。对于部分症状不明显且不愿接受起搏器治疗的患者，也可给予提高心率的药物如抗胆碱能制剂阿托品、山莨菪碱和 β 受体激动剂异丙肾上腺素、沙丁胺醇（舒喘灵）和氨茶碱等。

（三）起搏治疗

对于临床症状明显的病窦患者，起搏治疗具有十分重要的作用。需要强调的是，起搏治疗的主要目的在于缓解因心动过缓引发的相关临床症状和提高患者的生活质量。起搏器植入的适应证应有严格的指征，对于临床症状明显且其病因不可逆转或需要服用某些抗心律失常药物控制快速性心律失常的病窦患者均可考虑植入心脏永久起搏器治疗。起搏器植入治疗时，应优先选择生理性起搏模式的起搏器如 AAIR、AAI、DDD 或 DDDR 型起搏器。已有研究证实，心室起搏可增加病窦患者发生房颤的概率。此外，心室起搏特别是心尖部起搏由于心室激动顺序的异常和血流动力学的异常均可影响患者的心脏功能，而引发心脏的病理生理改变，因此临床中应尽量避免或减少心室起搏。

（梁　鹍）

第八节　房室传导阻滞

房室传导阻滞是指窦房结发出冲动，在从心房传到心室的过程中，由于生理性或病理性的原因，在房室交界处受到部分或完全、暂时性或永久性的阻滞。房室传导阻滞可发生在心房内、房室结、希氏束以及左或右束支等不同的部位。根据阻滞程度不同，可分为一度、二度和三度房室传导阻滞。三种类型的房室传导阻滞其临床表现、预后和治疗有所不同。

一度房室传导阻滞为房室间传导时间延长，但心房冲动全部能传到心室；二度房室传导阻滞为部分心房冲动不能传至心室；三度房室传导阻滞则全部心房冲动均不能传至心室，故又称为完全性房室传导阻滞。

一、病因

本病常作为其他疾病的并发症出现，如急性下壁心肌梗死、甲状腺功能亢进、预激综合征等都可以引起本病。

1. 以各种原因的心肌炎症最常见，如风湿性、病毒性心肌炎和其他感染。
2. 迷走神经兴奋，常表现为短暂性房室传导阻滞。
3. 药物不良反应可能导致心率减慢，如地高辛、胺碘酮、心律平等，多数房室传导阻滞在停药后消失。
4. 各种器质性心脏病，如冠状动脉粥样硬化性心脏病、风湿性心脏病及心肌病。
5. 高钾血症、尿毒症等。
6. 特发性传导系统纤维化、退行性变（即老化）等。
7. 外伤、心脏外科手术或介入手术及导管消融时误伤或波及房室传导组织时可引起房室传导阻滞。

二、分型说明

按阻滞部位常分为房室束分支以上与房室束分支以下阻滞两类，其病因、临床表现、发病规律和治疗各不相同。还可按病程分为急性和慢性房室传导阻滞；慢性还可分为间断发作与持续发作型。也可按病因分为先天性与后天性房室传导阻滞；或按阻滞程度分为不全性与完全性房室传导阻滞。从临床角度看，按阻滞部位和阻滞程度分型不但有利于估计阻滞的病因、病变范围和发展规律，还能指导治疗，因而比较切合临床实际。

三、临床表现

不同程度的房室传导阻滞，其临床表现各不相同。

①一度房室传导阻滞症状不明显，听诊发现第一心音减弱、低钝；②二度房室传导阻滞临床症状与心室率快慢有关，心室脱落较少时，患者可无症状或偶有心悸，如心室脱落频繁可有头晕、胸闷、心悸、乏力及活动后气急，严重时可发生晕厥，听诊有心音脱落；③三度房室传导阻滞的症状取决于心室率及原有心功能，常有心悸、心跳缓慢感、乏力、气急、眩晕，心室率过慢、心室起搏点不稳定或心室停搏时，可有短暂的意识丧失，心室停搏超过15s时可出现晕厥、抽搐和青紫，即阿-斯综合征发作。迅速恢复心室自主心律时，发作可立即中止，神志也立即恢复，否则可导致死亡。听诊心率每分钟30～40次、节律规则，第一心音强弱不等，脉压增大。

房室束分支以上阻滞，大多表现为一度或二度Ⅰ型房室传导阻滞，病程一般短暂，少数持续。阻滞的发展与恢复有逐步演变过程，突然转变的少见。发展成三度时，心室起搏点多在房室束分支以上（QRS波形态不变），这些起搏点频率较高，35～50次/分（先天性房室传导阻滞时可达 60 次/分），且较稳定可靠，因而患者症状较轻，阿 - 斯综合征发作少见，死亡率低，预后良好。

房室束分支以下阻滞（三分支阻滞），大多先表现为单支或二束支传导阻滞，而房室传导正常。发展为不完全性三分支阻滞时，少数人仅有交替出现的左或右束支传导阻滞而仍然保持正常房室传导，多数有一度、二度Ⅱ型、高度或三度房室传导阻滞，下传的心搏仍保持束支传导阻滞的特征。早期房室传导阻滞可间断发生，但阻滞程度的改变大多突然。转为三度房室传导阻滞时，心室起搏点在阻滞部位以下（QRS 波群畸形），频率慢（28～40 次/分），且不稳定，容易发生心室停顿，因而症状较重，阿 - 斯综合征发作常见，死亡率高，预后差。

四、体表心电图表现

房室传导阻滞可发生在窦性心律或房性、交界性、室性异位心律时。冲动自心房向心室方向传导阻滞（前向传导或下传阻滞）时，心电图表现为 PR 间期延长，或部分甚至全部 P 波后无 QRS 波群。冲动自心室向心房传导阻滞（后向传导或逆传阻滞）时，则表现为 RP 间期延长或部分 QRS 波群后无逆传 P 波。以下主要介绍前向阻滞的表现，后向阻滞的相应表现可以类推。

（一）一度房室传导阻滞

每个 P 波后均有 QRS 波群，但 PR 间期在成人超过 0.20s，老年人超过 0.21s，儿童超过 0.18so 诊断一度逆传阻滞的 RP 间期长度目前尚无统一标准。

应选择标准导联中 P 波起始清楚、QRS 波群以 Q 波起始的导联测量 PR 间期，以最长的 PR 间期与正常值比较。PR 间期明显延长时，P 波可隐伏在前一个心搏的 T 波内，引起 T 波增高、畸形或切迹，或延长超过 PP 间距，而形成一个 P 波越过另一个 P 波传导。后者多见于快速房性异位心律。显著窦性心律不齐伴一度房室传导阻滞时，PR 间期可随其前的 RP 间期的长或短而相应地缩短或延长。

（二）二度房室传导阻滞

间断出现 P 波后无 QRS 波群（亦称心室脱漏）。QRS 波群形态正常或呈束支传导阻滞型畸形和增宽。P 波与 QRS 波群可呈规则的比例（如 5∶4、3∶1 等）或不规则比例。二度房室传导阻滞的心电图表现可分两型。莫氏Ⅰ型（又称文氏现象）PR 间期不固定，心室脱漏后第一个 PR 间期最短，以后逐次延长，但较前延长的程度逐次减少，最后形成心室脱漏。脱漏后第一个 PR 间期缩短，如此周而复始。RR 间距逐次缩短，直至心室脱漏时形成较长的 RR 间距。P 波与 QRS 波群比例大多不规则。不典型的文氏现象并不少见，可表现为：心室脱漏前一个 PR 间期较前明显延长，导致脱漏前一个 RR 间期延长；由于隐匿传导而使脱漏后第一个 PR 间期不缩短；或在文氏周期中出现交界性逸搏或反复搏动，从而打乱典型的文氏现象。莫氏Ⅱ型 PR 间期固定，可正常或延长，QRS 波群呈周期性脱落，房室传导比例可为 2∶1、3∶1、3∶2 等。

（三）高度房室传导阻滞

二度Ⅱ型房室传导阻滞中，房室呈 3∶1 以上比例传导，称为高度房室传导阻滞。

（四）近乎完全性房室传导阻滞

绝大多数 P 波后无 QRS 波群，心室基本由房室交界处或心室自主心律控制，QRS 波群形态正常或呈束支传导阻滞型畸形增宽。与完全性房室传导阻滞的不同点在于，少数 P 波后有 QRS 波群，形成一个较交界处或心室自主节律提早的心搏，称为心室夺获。心室夺获的 QRS 波群形态与交界性自主心律相同，而与心室自主心律不同。

（五）三度或完全性房室传导阻滞

全部 P 波不能下传心室，P 波与 QRS 波群无固定关系，PP 和 RR 间距基本规则。心室由交界处或心室自主心律控制，前者频率 35～50 次/分，后者 35 次/分左右或以下。心室自主心律的 QRS 波群形态与心室起搏点部位有关。在左束支起搏，QRS 波群呈右束支传导阻滞型；在右束支起搏，QRS 波群呈左束支传导阻滞型。在心室起搏点不稳定时，QRS 波群形态和 RR 间距多变。心室起搏点自律功能暂停则引起心室停搏，心电图上表现为一系列 P 波。

完全性房室传导阻滞时偶有短暂超常传导表现。心电图表现为一次交界性或室性逸搏后出现一次或数次 P 波下传至心室的现象，称为魏登斯基现象，其发生机制为逸搏作为对房室传导阻滞部位的刺激，可使该处心肌细胞阈电位降低，应激性增高，传导功能短暂改善。

由三分支阻滞引起的房室传导阻滞的心电图表现有以下类型：①完全性三分支阻滞：完全性房室传导阻滞，心室起搏点在房室束分支以下或心室停顿；②不完全性三分支阻滞：一度或二度房室传导阻滞合并二分支传导阻滞；一度或二度房室传导阻滞合并单分支阻滞；交替出现的左束支传导阻滞和右束支传导阻滞，合并一度或二度房室传导阻滞。

五、心内电图表现

（一）一度房室传导阻滞

以 A－H 间期延长（房室结内阻滞）最为常见，H－V 间期延长且 V 波形态异常（三分支阻滞）较少见。其他尚可表现为 P－A 间期延长、H 波延长、H 波分裂和 H－V 间期延长但 V 波形态正常。

（二）二度房室传导阻滞

①Ⅰ型大多数表现为 A－H 间期逐次延长，直至 A 波后无 H 波，且 H－V 间期正常（房室结内阻滞）；极少表现为 H－V 间期逐次延长，直至 H 波后无 V 波，而 A－H 间期正常（三分支阻滞）；②Ⅱ型以部分 H 波后无 V 波而 A－H 间期固定（三分支阻滞）最为多见；表现为部分 A 波后无 H 波而 H－V 间期固定的情况（房室结内阻滞）少见。

（三）三度房室传导阻滞

可表现为 A 波后无 H 波而 H－V 关系固定，A 波与 H 波间无固定关系（房室结内阻滞）或 A－H 关系固定、H 波后无固定的 V 波，V 波畸形。

六、诊断

根据典型心电图改变并结合临床表现，不难做出诊断。为估计预后并确定治疗，尚需区分生理性与病理性房室传导阻滞、房室束分支以上阻滞和三分支阻滞，以及阻滞的程度。

个别或少数心搏的 PR 间期延长，或个别心室脱漏，多由生理性传导阻滞引起，如过早发生的房性、交界性早搏，心室夺获，反复心搏等。室性早搏隐匿传导引起的 PR 间期延长（冲动逆传至房室结内一定深度后中断，未传到心房，因而不见逆传 P 波；但房室结组织则因传导冲动而处于不应期，以致下一次冲动传导迟缓）也属生理性传导阻滞。此外室上性心动过速的心房率超过 180 次/分时伴有的一度房室传导阻滞，以及心房颤动由于隐匿传导引起的心室律不规则，均为生理性传导阻滞的表现。生理性传导阻滞的另一种表现——干扰性房室分离，应与完全性房室传导阻滞引起的房室分离仔细鉴别。前者心房率与心室率接近而心室率大多略高于心房率；后者心室率慢于心房率。

三分支阻滞的诊断应结合病史、临床表现和心电图分析，有条件时辅以希氏束电图。不完全性三分支阻滞的心电图表现中，除交替出现左束支和右束支传导阻滞可以肯定诊断外，其他几种都可能是房室束分支以上和以下多处阻滞的组合。

一度房室传导阻滞或二度 2：1 房室传导阻滞时，如全部或未下传的 P 波埋在前一个心搏的 T 波中，可分别被误诊为交界性心律或窦性心动过缓。二度房室传导阻滞形成的长间歇中可出现 1～2 次或一系列交界性逸搏，打乱房室传导规律，甚至呈类似三度房室传导阻滞的心电图表现，仔细分析可发现 P 波一次未下传，与 QRS 波群干扰分离的现象。

七、治疗原则

房室束分支以上阻滞形成的一至二度房室传导阻滞，并不影响血流动力学状态者，主要针对病因治疗。房室束分支以下阻滞者，不论是否引起房室传导阻滞，均必须结合临床表现和阻滞的发展情况，慎重考虑起搏治疗的适应证。

（一）病因治疗

如解除迷走神经过高张力、停用有关药物、纠正电解质紊乱等。各种急性心肌炎、心脏直视手术损伤或急性心肌梗死引起的房室传导阻滞，可试用肾上腺皮质激素治疗，氢化可的松 100～200mg 加入 500ml 液体中静脉滴注，但心肌梗死急性期应慎用。

（二）增快心率和促进传导

1. 药物治疗

（1）拟交感神经药物：常用异丙肾上腺素，能选择性兴奋心脏正位起搏点（窦房结），并能增强心室节律点的自律性及加速房室传导。对心室率在 40 次/分以下或症状显著者可以选用。每 4h 舌下含 5～10mg，或麻黄碱口服，0.03g，3～4 次/天。预防或治疗房室传导阻滞引起的阿-斯综合征发作，宜用 0.5～2mg 溶于 5% 葡萄糖溶液 250～500ml 中静脉滴注，控制滴速使心室率维持在 60～70 次/分，过量不仅可明显增快心房率而使房室传导阻滞加重，而且还能导致严重室性异位心律。

（2）阿托品：每 4h 口服 0.3mg，适用于房室束分支以上的阻滞，尤其是迷走神经张力过高所致的阻滞，必要时肌内或静脉注射，每 4～6h 0.5～1.0mg。

（3）碱性药物：碳酸氢钠或乳酸钠有改善心肌细胞应激性、促进传导系统心肌细胞对拟交感神经药物反应的作用，5% 碳酸氢钠或 11.2% 乳酸钠 100～200ml 静脉滴注，尤其适用于高钾血症或伴酸中毒时。

2. 阿 – 斯综合征的治疗

（1）心脏按压、吸氧。

（2）0.1%肾上腺素0.3~1ml，肌内注射，必要时亦可静脉注射。2h后可重复一次。亦可与阿托品合用。

（3）心室颤动者改用异丙肾上腺素1~2mg溶于10%葡萄糖溶液200ml中静脉滴注。必要时用药物或电击除颤。

（4）静脉滴注乳酸钠或碳酸氢钠100~200ml。

（5）对反复发作者，合用地塞米松10mg，静脉滴注，或以1.5mg，每日3~4次口服，可控制发作。但房室传导阻滞仍可继续存在。其发作可能为：①增强交感神经兴奋，加速房室传导；②降低中枢神经对缺氧的敏感性，控制其发作；③加速心室自身节律。

对节律点极不稳定，反复发作阿 – 斯综合征者，节律点频率不足以维持满意的心排血量，肾、脑血流量减少者，可考虑采用人工心脏起搏器。

3. 人工心脏起搏治疗　心室率缓慢并影响血流动力学状态的二至三度房室传导阻滞，尤其是阻滞部位在房室束分支以下，并发生在急性心肌炎、急性心肌梗死或心脏手术损伤时，均有用临时起搏治疗的指征。安装永久起搏器前，或高度至三度房室传导阻滞患者施行麻醉或外科手术时，临时起搏可保证麻醉或手术诱发心室停搏时患者的安全，并可预防心室颤动的发生。

植入永久性心脏起搏器的适应证包括：

（1）伴有临床症状的任何水平的高度或完全性房室传导阻滞。

（2）束支一分支水平阻滞，间歇发生二度Ⅱ型房室传导阻滞，且有症状者。

（3）房室传导阻滞，心室率经常低于50次/分，有明显临床症状，或是间歇发生心室率低于40次/分，或由动态心电图显示有长达3s的RR间期（房颤患者长间歇可放宽至5s），虽无症状，也应考虑植入永久起搏器。

4. 禁用使用抑制心肌的药物，如普萘洛尔（心得安）、奎尼丁及普鲁卡因胺等。

（陈　炜）

第九节　早期复极综合征

早期复极变异（early repolarization variant，ERPV）又称早期复极综合征（ERS），系指外观健康和无症状人群出现ST段抬高的心电现象，以ST段呈凹面向上或上斜型抬高为特征。

1936年首先由shiplay和Haellaren首先报道，1951年Grant等命名这一现象，并确立心电图诊断标准。Osborn在1953年低温实验中描述了经典J波，进一步完善早期复极综合征的概念。自被发现六十多年来，早期复极综合征一直被认为是一种预后良性的心电图表现，其临床意义主要在于和临床上其他病理性ST段抬高的情况，如急性心肌梗死或者心包炎等进行鉴别诊断。近10年来文献报道其与恶性心律失常有关，并且《新英格兰杂志》3篇文献的发表，使ERS与心脏性猝死的相关性初步得到大家认可，逐渐颠覆了其良性预后的认识。早期复极综合征与恶性心律失常的关系成为当今心脏科医生的热点话题和研究方向。

一、定义和流行病学

早期复极综合征通常定义为心电图上 2 个或多个连续导联 J 点和 ST 段特征性抬高。具体表现在①J 点（R 波下降支的切迹或钝挫）抬高 0.1~0.4mV，多见于胸前导联；②ST 段抬高呈凹面向上（弓背向下），于 V_3 导联最明显；③部分 J 点不明确而呈 R 波下降支粗钝或类似 γ' 波；④T 波常与升高的 ST 段融合，T 波增高，两肢对称；⑤多伴有逆钟向转位；⑥运动和给予异丙肾上腺素后 ST 段下移或恢复正常。

国外流行病学资料显示其常见于年轻人和运动员，随着年龄的增长发生率逐渐下降，≥76 岁时约为 30%，至年龄最大（达 96 岁）仅为 14%，发病率以往报道约 1%~5%，最近研究显示高达 10% 以上。国内 2001 年王晓嘉等发现自然人群发病率为 3.40%，男性 3.99%，女性 0.46%。2008 年李亚薇等收集 3048 份泰州社区自然人群心电图，早期复极综合征的发病率为 12.8%，男性高于女性。分布呈区域性，具有种族差异，以黑人最为常见，其次为亚洲、拉丁美洲人群。特征性的心电图改变也常见于可卡因应用者、低温、室间隔缺损、室间隔肥厚、梗阻性肥厚型心肌病等心脏疾病患者。有家族遗传倾向，家系与心电图表现说明 J 波、早期复极、Brugada 综合征存在相同的遗传背景与发生机制。

二、发病机制

（一）细胞和离子基础

ERPV 发病机制目前尚未完全阐明，1991 年 Antzelevitch C 等第一次理论上推测 J 波的形成电位，应用跨室壁心电图的先进技术，观察三层心肌细胞动作电位和跨室壁心电图的相关性结果：①心电图的 J 波和外膜心肌复极 1 相的"切迹"同步出现；将灌流液温度降低 29℃时，外膜层切迹更加突出，心电图的 J 波也明显增大。证明心电图 J 波和外膜切迹两者呈对应关系，表明外膜与中、内层心肌细胞动作电位在 1 相的电位差是 J 波的细胞电生理基础，中、内层电位大于外膜，电流由内向外，对向探查电极故抬高。②应用 5mmol/L 的 Ito 通道阻滞剂 4-氨基吡啶（4-AP）灌注 10min 后，J 波和外膜心肌"切迹"同时削减，表明 J 波源自外膜心肌的切迹，其离子流基础为 Ito，尤其外膜的 Ito 增大。③除/复极顺序对于 J 波的影响：当正常的内膜→中层→外膜除极顺序发生反转时，外膜心肌复极 1 相切迹和 QRS 波同步，J 波和 QRS 波重合，J 波消失。Yan 等进一步研究表明：J 波与室速、室颤的关系主要表现为 2 相折返。心外膜复极电流增强，动作电位（APD）穹顶完全丢失时，产生两种病理变化：①心室外膜细胞 APD 穹顶的丢失，引起一个透壁的电压差，表现为 ST 段抬高；②心室外膜非均一性复极，一部分细胞 APD 的穹顶会导致另一部分已经丢失穹顶的外膜细胞产生一个新的 APD，即发生 2 相折返，进而导致恶性心律失常的发生。

（二）基因突变

早期复极综合征与恶性心律失常的相关性只是最近才受到关注，因此相关的基因研究也是近年才得到重视。现代研究提示：ERS 可能是多基因相关疾病，并受环境因素影响。目前发现 ERS 与 6 种基因突变相关。两个独立的人群基础的研究提示 ERS 在普通人群的遗传倾向；但恶性 ERS 在家族的遗传尚未得到证实。通过对 ERS 伴室颤患者候选基因筛查途径确定 KCNJ8 基因突变，它可以表达一种成孔的 ATP 敏感型钾通道亚单位。在 L 型钙通道基因突变，包括 CACNAZC、CACNB2B 和 CAC－NA2D1 以及丧失功能 SCN5A 的突变已显示与特发性室颤相关。Halssaguerre M 等研究显示：发生室速和室颤的 ERS 患者 16% 存在猝死家族史。随着研究的不断深入，ERS 相关基因也会不断发现，ERS 与恶性心律失常的神秘面纱也会逐渐被揭开。

（三）迷走神经张力改变

学者在对运动员的研究中认为，迷走神经张力改变增加了心肌局部动作电位 1 相和 2 相振幅的不一致性，因而增加了心外膜和心内膜心肌纤维电压梯度，导致心肌除极和复极的时间顺序改变，心室复极波提前，部分抵消了除极波终末电位，使 J 点 ST 段抬高，形成早期复极（ER），这也部分解释了运动员 ER 明显增加。

三、ERS 目前的认识与挑战

过去十余年里大多来自日本的报道描述的猝死的患者与异常 J 波相关 oER 唯一发现的依据是到 2008 年，法国 Halssaguerre 等发表的一篇大样本的关于下侧壁导联早复极综合征与特发性室颤关系的病例对照研究，引起了大家对该"良性"心电图变异的广泛关注。该研究入选了 206 例临床诊断为特发性室颤且均已植入工 CD 的患者，并设立了 412 例由年龄、性别、种族、体力活动相匹配的医务工作者组成的对照组。病例组的入选标准严格参照已发表的指南，即所有患者均无器质性心脏病、冠心病、已知的心室复极疾病及儿茶酚胺敏感型室性心动过速等。该研究发现，特发性室颤组中高达 31%（64 例）的患者存在下侧壁导联的早复极，而对照组中这一数字仅为 5%（$P < 0.001$）。Rosso 等将 45 例特发性室颤的患者心电图与 124 例性别、年龄相当的对照组及 121 例年轻运动员心电图进行对比研究发现，与对照组相比，ERS 在室颤组发生更常见（42% vs.13%，$P = 0.001$）；同时发现 J 点在下壁导联（27% vs.8%，$P = 0.006$）和侧壁导联（13% vs.1%，$P = 0.009$）抬高更多。Tikkanen 等另外一项大规模长期随访研究则引起了人们对早期复极综合征的恐慌。该研究系统回顾了 10864 名芬兰中年人群的早期复极综合征发生率及预后，平均随访期高达（30 ± 11）年。该组人群的早期复极综合征发生率为 5.8%，其中 J 点抬高 $> 0.1mV$ 的发生率在下壁导联中为 3.5%，侧壁导联中为 2.4%，下侧壁导联中为 0.1%。其结果发现，下壁导联的早期复极综合征可增加中年人群心脏性猝死的风险（校正后相对风险 1.28，$P = 0.03$）。值得强调的是，36 名下壁导联 J 点抬高超过 0.2mV 的患者呈现明显增加的心脏性死亡风险［特发性室颤（$P < 0.0001$）及心律失常致死风险（$P = 0.01$）］。上述研究的发表重塑了对早期复极综合征的传统认识。因此，目前多数学者的观点认为，在早期复极综合征人群中，至少有很小一部分可能具有较高的恶性室性心律失常风险。

四、早期复极综合征的危险分层

正如以前所描述，ERS 的发生很常见，但无法解释的年轻人猝死却很罕见。Rosso 等研究表明，心电图出现 J 波的年轻人出现室颤的可能性从 3.4：100 000 升高到 11：100 000，这种升高简直可以忽略不计。因此在常规人群中筛查的 ERS，并不意味着存在猝死高危的风险；而 ERS 患者临床事件一旦发生便是室颤，随之有生命危险，因此筛查出高危的患者显得尤其重要。通过以往研究的结果可以对筛选出高危患者有所帮助，可行的危险分层方案如下：

（一）临床特征

目前认为，应当对不明原因晕厥和有猝死家族史的 ERS 患者进行密切随访。Abe 等研究 222 例 ERS 患者，无器质性心脏病晕厥的发生率为 18.5%，是 3915 名对照组发病率（2%）的 10 倍。因此 ERS 相关晕厥在某些患者不能除外。迄今为止，ERS 的基因型很大程度上不明。

（二）J 波的幅度

Haissaguerre M 等研究发现，J 波抬高的幅度在室颤组明显高于对照组（2.0mV ± 0.8mV7）vs. 1.2mV ± 0.4mV，P < 0.001）。Tikkanen 等进行的研究显示：下壁导联 J 点抬高 > 0.2mV 的 ERS 与 J 点抬高 > 0.1mV 者相比，不仅心脏原因所致死亡率增加（风险比，2.98；95% CI，1.85 ~ 4.92，P < 0.001），而且增加心律失常导致的死亡（风险比 2.92；95% CI，1.45 ~ 5.89，P = 0.01）。研究提示 J 点抬高幅度可以区分患者室颤风险。然而必须指出 J 点抬高的幅度是波动的，受运动和药物激发影响，这意味着要动态看待 J 点抬高的幅度。

（三）自发的动态性

Haissaguerre M 等对 18 例电风暴（包括频发室早和阵发性室颤）的患者进行连续心电图记录，与基础状态相比电风暴发作期间 J 波持续性明显抬高（从 2.6 ± 1mm 到 4.1 ± 2mm，P < 0.001）。除电风暴前 J 波幅度逐渐抬高，ERS 自发出现每一跳的形态变化。Nam 等观察 5 名发生电风暴前患者的连续心电图监测，发现电风暴发生前有动态的、瞬间的、自发的 J 波增加。现有资料表明：ERS 患者出现瞬间 J 波幅度增加提示室颤风险增加。

（四）J 波的分布

据 Tikkanen 对 630 例 ERS 患者的研究报道：仅 16 例（2.5%）ERS 发生在下壁和侧壁导联。对于室颤患者，49.6% 早期 J 波出现在下侧壁导联。Daisuke Haruta 等随访 5976 名患者发现早期复极发生在下侧壁导联增加死亡率（风险比 2.50；95% CI，1.29 ~ 4.83；P < 0.01）。Sinner 等研究表明：下侧壁早期复极占 13%，下壁为 7.6%，男性和下侧壁导联早期复极猝死风险增加，约为正常风险 4 倍 oTikkanen 等研究发现下壁导联早期复极化伴 ST 段形态呈水平或下斜型则增加心律失常致死率。

（五）J 波的形态

Merchant 等研究 9 个室速、室颤等恶性 ERS 与对照良性 ERS 心电图特点，V_4 ~ V_6 导联切迹在事件组发生更常见。他们提出左胸前导联 QRS 波终末切迹在恶性 ERS 中更常见，并可用于危险分层。

Gussak 等研究发现，"水平和下移" ST 段与早期复极 "潜在恶性" 有关，并通过长期随访得到证实 oRosso R 等通过对 45 例有明显相关猝死家族史的患者同 124 名年龄、性别相当的对照组与 121 名年轻运动员进行对比研究，有室颤家族史的患者明确出现猝死风险增加（风险比 4，95% CI 2.0 ~ 7.9），出现 J 波并出现 ST 段水平型表现患者的风险进一步增加（风险比 13.8，95% CI5.1 ~ 37.2）。随后提出出现 J 波伴 ST 段水平和下斜型表现可作为区分恶性 ERS 的标志。

（六）有创电生理检查

在心室两个以上的位点通过 3 个以上的短阵刺激对 132 个室颤的患者进行室颤诱发。研究发现伴 ERS 或不伴 ERS 在诱发率上没有差异。而且诱发率低的室颤患者通过临床症状进行危险分层更不明确。

目前尚没有一种简单可靠的应用于临床进行 ERS 危险分层的方法，也许基因研究和基因芯片有所突破最有前景。目前通过几种指标的联合应用也许较为实用，M. Juhani 等提出了根据 J 波形态和部位等进行危险分层的金字塔，是对临床资料的很好总结，希望对临床有所帮助。

五、早期复极综合征的治疗

目前没有一级预防的大规模对照研究，仅限于小的系列研究和病例报道，尚没有一级预防的有效方法。

二级预防包括：①ICD 植入适用于：心脏骤停幸存者（Ⅰ类推荐）；既往有晕厥史的 ER 综合征患者的家族成员中，有症状，且 12 导联心电图中 ≥2 个下壁和（或）侧壁导联 ST 段抬高 ≥1mm（Ⅱb 类推荐）；不明原因猝死家族史，伴或不伴致病基因突变的青少年家庭成员，有 ER 的心电图特征（高耸 J 波，ST 段水平/下斜型压低）的高危患者（Ⅱb 类推荐）；单纯 ER 表现的无症状者不需 ICD（Ⅲ类推荐）。②输注异丙肾上腺素可抑制 ER 综合征患者发生电风暴（Ⅱa 类推荐）；奎尼丁可辅助 ICD，用于 ER 综合征患者发生 VF 的二级预防（Ⅱa 类推荐）。③消融诱发室颤的室早可能是治疗对药物反应差的早期复极室颤患者的潜在方法，但目前缺乏长期随访结果的证据。④接受上述药物治疗并植入 ICD 的患者，心律失常电风暴顽固发作，也可选择左心辅助装置或心脏移植。

越来越多的证据表明，早期复极综合征是一种新的离子通道病，但对其发病率、危险分层、确切的发病机制等还有许多需要进一步研究和确定的解释。关于早期复极综合征、J 波综合征、Brugada 综合征等离子通道病之间的关系需要进一步明确。目前可以肯定的是早期复极综合征的部分人群的确会出现死亡率的增加，寻找一种科学的危险分层的方法是当务之急，希望近期会有所突破。

（陈　炜）

第十节　心脏起搏的最新进展

近年来，起搏器/ICD 技术发展很快，包括脉冲发生器、电极导线和应用软件，使起搏和除颤在临床上的应用适应证更加拓宽和明确，起搏更趋于生理性，同时解决了一些难以逾越的问题，如植入起搏器患者接受磁共振（MRI）检查等等。

一、无导线心脏起搏器及 ICD

目前，临床已使用的起搏器包括脉冲发生器和电极导线系统两大部分，在起搏器植入中都会产生一些问题或者并发症。起搏器脉冲发生器较大，埋置皮下需要手术制作囊袋，影响外观，也可出现起搏器囊袋破溃、感染；经静脉植入电极导线时，穿刺血管可引发血肿、出血、气胸，电极导线本身也可出现脱位、断裂以及绝缘层破坏等。对于 ICD 植入来说更是如此，更换电极导线拔除非常困难。近年来，关于无导线心脏起搏器和 ICD 研究方兴未艾，有些技术已获得初步临床应用。

（一）无导线心脏起搏器

1. 超声起搏器　2006 年，Echt 等进行了无导线超声心脏起搏器的可行性和安全性的动物实验研究。该装置的基本原理是通过股静脉作为导管入路，在 X 线影像指导下植入带有超声波接收器的起搏电极（recelve - electrode，超声电极），外源发射的超声波能量经胸壁被超声电极接收并转换为脉冲电能波，从而达到刺激心肌、起搏心脏的目的。2007 年，Lee 等在《JACC》首先报道了世界第一个应用超声心脏起搏器的临床研究。该研究入选 24 例患者，在 80 个部位中，77 个超声电极能够持续有效起搏，平均起搏阈值 1.01V ± 0.64V。2013 年 Auricchio 等报道 3 例采用超声无导线电极起搏系统（wireless cardiac stlmulation - LV system，WiCS - LVsystem）作为心衰患者的 CRT 治疗，结果也显示出具有良好的安全性。同时，植入 6 个月后左室射血分数从 23.7% ±3.4% 提高至 39% ±6.2%（P < 0.017）。2014 年采用超声无导线电极 CRT 的 WiSE - CRT 研究结果提示，在植入 6 个月随访中患者 QRS 波时限缩短 42ms（P = 0.0011），左室射血分数也显著提高（P < 0.01）。但系统仍需进一步改进并扩大临床试验规模以进行评价。

2. 磁能起搏器　2009 年，《PACE》杂志发表了 Wieneke 等所做的交替电磁能源无导线心脏起搏的可行性动物实验研究。其原理是，由脉冲发生器发出的电能传递到埋置于皮下的线圈转换器并形成电磁场，电磁能量被心内接收器接收再转换成为电能刺激心肌起搏。该研究在猪模型上在 0.5mT 的磁场强度下经过约 3cm 胸壁的能量传递后，最终由右心室心尖部固定的螺旋电极转化产生幅为 0.6 ~ 1.0V、脉宽为 0.4ms 的起搏脉冲电流，且能稳定夺获起搏心脏。该研究初步表明应用电磁感应技术进行无导线心脏起搏是可行的，但电磁发生线圈的直径较大，为 60mm，宽 10mm，重量 80g，此外，周围潜在的磁场干扰及长期暴露于磁场产热效应的影响也需要进一步评估。

3. 微型起搏器　无导线起搏器技术的另一重要探索方向是起搏器的微型化。早在 1970 年，Spickler 等在动物实验中，用犬进行无导线起搏技术的可行性研究，该研究采用 β 原子能（[147]钋）电池，起搏器可靠性高，寿命可长达 10 ~ 20 年。但因为存在放射性同位素辐射的风险，故这项技术暂时不能被广泛接受。

在 2011 年的美国心律学会 HRS）年会上，美敦力（Medtronic）公司公布了其研发的微型无导线起搏器的动物实验结果，无导线起搏器植入右室心尖部，起搏器为 2.54cm（1 英寸）长，圆柱胶囊状，远端为激素涂层起搏电极，近端为环形电极，电池寿命预计为 7 ~ 10 年，研究选用了 16 只羊，经静脉系统植入右室心尖部，随访 6 个月的动物实验结果显示，在 0.2ms 脉宽下起搏阈值为 0.7V ± 0.3V，且无脱位等不良事件。Reddy 等在 2014 年的《Circulation》杂志发表了采用无导线单腔起搏器植入右室研究其安全性及有效性。该研究共纳入 33 例试验对象，除 1 例患者植入过程中出现右室穿孔外，其余 32 例均植入成功，经 90 天随访，植入成功患者，起搏器阈值、阻抗等各项指标均稳定。微型起搏器经股静脉通过可调鞘管植入，无需制作囊袋，因此无起搏器囊袋及导线相关并发症，并可进行磁共振（MRI）检查，住院时间缩短，具有良好的临床应用前景。但仍需评估其长期效果。

（二）无导线除颤起搏器

1. 完全皮下埋藏式心脏复律除颤器（SICD）　2010 年《新英格兰医学杂志》首次报道

了一种完全皮下埋藏式心脏复律除颤器（subcutaneouslm – plantable cardioverter – defibrillator，SICD）的小规模临床实验研究。该装置植入简单，不需要在 X 线下进行，也不需任何穿刺血管操作；主要针对那些需要预防心脏性猝死（SCD）而无需进行起搏和抗心动过速起搏（ATP）治疗的患者，或经静脉途径植入电极受限者。在旧金山的 2011HRS 年会上公布的一项荷兰多中心研究，证实了 SICD 可准确发现并成功转复所有室颤发作。SICD 包括一个脉冲发生器，一根有两个感应电极的皮下导线和大约 8cm 的电击线圈，无 ATP 和再同步化功能。脉冲发生器盒置于胸部左外侧皮下囊袋中。导线在囊袋至剑突的皮下组织中穿行，电极的头端缝合固定于附于剑突筋膜的袖套。脉冲发生器盒大于传统经静脉 ICD 所使用的发生器。目前 SICD 已在欧洲获准上市，并在等待美国食品药品管理局（FDA）的批准。

2. 经皮埋藏式血管内除颤器（PICD）　在 2011 年 HRS 年会上报道了一种新型的经皮埋藏式血管内除颤器，该装置为长条形状（24F，容积 22ml），被植入血管内。该研究旨在避免目前 ICD 植入所造成的囊袋感染等并发症。研究把 10 名缺血性心肌病患者随机分成埋藏式血管内除颤器（PICD）组和传统埋藏式心脏复律除颤器（ICD）组。比较两组间的除颤阈值（DFT）。埋藏式血管内除颤器由 10F 右室单线圈主动电极以及植于上腔静脉和下腔静脉中的钛电极组成全密封系统。PICD 可行无线射频遥测而且预设了拔除装置，从而避免可能出现的电极拔除风险。研究结果显示 PICD 平均 DFT 为 7.6J ± 3.1J，而传统的 ICD 为 9.5J ± 4.6J。表明该新型除颤器与传统除颤器拥有相同的除颤阈值。PICD 的出现彻底颠覆了传统除颤起搏器的结构模式，但仍需要更多、更大的实验及临床研究以证实其可靠性及安全性。

（三）抗磁共振检查的起搏器与 ICD

约 50% ~75% 的患者在植入起搏器/ICD 后可能需要做磁共振成像检查（MRI）。MRI 对起搏器的影响包括：起搏器移位，重置起搏器，损伤起搏器电子元件，热效应损伤以及影响电池寿命等。对目前植入心血管装置患者接受磁共振检查的安全性仍存在争议。

1. 起搏器兼容　一些研究致力于减少或消除起搏系统（IPG）与磁共振成像（MRI）的不良相互作用。低于 3.0T 的观察中未证实不良事件发生，但仍不能确认安全。52 例植入起搏器/ICD 患者共进行 59 次 MRI 扫描，均程控为 VV1/DDI 模式，保持消磁状态，起搏阈值无变化，发生小幅度的感知振幅与阻抗降低。对于起搏器非依赖患者，MRI 期间暂时关闭起搏功能是最简单的电磁干扰消除方法。另一项包括 32 例植入起搏器患者接受头部 MRI（最大 SAR =3.2W/kg，3.0T）检查研究显示，经过特殊设计的方案行头部 MRI 检查安全有效。患者术前起搏器程控为 60 次/分，VOO 或 DOO 模式，随访 3 个月。一项包括 44 例起搏器患者接受 51 次 0.5T 的 IRI 研究显示，未出现起搏故障、起搏参数改变、起搏器囊袋发热、起搏器抖动以及患者心悸、头晕等不适症状。国内的一项包括 21 例植入不同类型的起搏器患者的研究显示，1.5T 磁共振成像对起搏器的起搏、感知等功能没有明显影响。

尽管有上述的研究显示，常规的起搏器（非 MRI 起搏器）可以接受 1.5T 强度的 MRI 检查，但是，无论是医学指南和 FDA 这样的管理机构，均未批准植入起搏器患者可以常规进行 MRI 检查。非 MRI 兼容起搏器患者接受 MRI 的前提是：①患者重大疾病的诊断急需 MRI 且无其他可替代的方法，且个体化评估后认为做 MRI 利大于弊；②起搏器植入 3 个月以上；③风险告知后征得患者签字同意；④所在医院伦理委员会或主管部门批准。即使上述条件均具备，也需要进行各种充分的准备，包括：①MRI 硬件参数和扫描序列在允许范围，同时与心内科医师讨论一些相关问题。②检查前心内科医师要根据患者对起搏器依赖情况进行起搏器程控，心率≤60 次/分，考虑采用 VOO 模式防止起搏抑制，心率≥60 次/分则考虑采用 VVI 模式防止竞争性起搏。③在 MRI 检查室备好程控仪、药品和在 MRI 环境使用的多参数无创监护设备；心脏科医师和临床护士在检查过程中要全程陪伴。

2. 兼容磁共振的起搏器 美敦力公司首先推出的 SureScan rM 起搏系统具有磁共振检查的兼容性。该系统在以下几个方面进行了改进：①簧片开关被 Hall 传感器替代，解决了簧片开关受磁场影响的问题，增加内部电源电路的保护；②SureScan 5086 导线采用防磁材料，减少干扰电极导线和致热效应；③在脉冲发生器和导线尾部设有专有标识用于 X 线下的识别；④增设专用于 MRI 环境的起搏模式，MRI "on" 时，医生可根据患者自身心率选择 DOO、AOO、VOO、ODO 模式，同时起搏频率可根据需要在 30~120 次/分间调整。除了美敦力公司外，百多力公司也推出了防磁的起搏器。

在一项包括 464 名患者的多中心、随机研究中，植入 SureScan 起搏系统患者随机分为 MRI 组（接受 1.5T 的 MRI 扫描）和对照组（没做 MRI 扫描），起搏器植入后定期随访，平均观察（11.2±5.2）个月。结果显示，植入 SureScan 起搏系统的患者接受 MRI 检查是安全的，MRI 相关并发症完全没有发生（n=211，$P<0.001$）。在 35 个全球中心进行 AdvisaMRI 研究中，263 名患者随机进行 2：1 分配（MRI 扫描 vs. 非 MRI 扫描）。磁共振检查的磁场强度为 1.5T，患者进行头部和胸部扫描，最大射频能量吸收率（specific absorption rate, SAR）2W/kg。结果也证实，Advisa MRI SureScan 系统在 1.5TIRI 环境下能安全有效地进行身体任何部位的扫描，起搏阈值没有变化，也没有出现 MRI 相关并发症。该起搏器于 2011 年 8 月开始在中国大陆应用。

二、起搏部位与起搏导线进展

传统的右室心尖部起搏表现为类左束支传导阻滞样心电图改变，QRS 波时限增加，引起左室收缩不同步，长时间可能引起心室功能低下。通过采用主动固定电极导线选择右室间隔部起搏，可降低 QRS 波群时限，有助于防止心功能恶化，但仍需更大样本的临床研究。

（一）右室间隔起搏

在右室非心尖部起搏部位中，右室间隔部起搏最受推崇。为了达到在右室间隔部起搏的目的，需要采用主动固定电极导线（常为螺旋式），如美敦力公司的 5076，圣犹达公司的 1688T 和 1888T，百多力公司和波科公司也均有导丝引导的主动电极。这些电极导线需要依赖导丝引导达到选择性起搏的方法。

一种直径 4.1Fr 实心螺旋电极（SelectSecure 3830 电极，Medtronic Inc. Minn eapolis, US）与一套不同弯度导管输送系统（Select Site, Iedtron – ic Inc.）配合使用即可实现间隔部电极的固定。2011 年，一种多种弯度的三维导引鞘管问世（Se – lectSite C315），使得心室间隔部起搏的方法变得相对简单。预制鞘管有多种型号可供选择，便于临床应用。配套的 SelectSecure 3830 电极导线是目前最细导线，柔韧性好，各项参数与 5076 等传统导线无差异，无需钢丝塑形。头端两极的距离更短，减少了远场 R 波感知和电极极化。由于电极导线直径变细，递送性更好，便于植入多根导线，也减少了锁骨挤压以及电极导线的磨损。长期可减少静脉血栓形成、三尖瓣反流甚至远期心衰的可能。拔除方便、安全。更换导线时，细的电极导线也更利于导线拔除，避免了钢丝反复塑形，缩短了学习曲线。目前相比较而言，是比较理想的定位工具。

但是，从操作上讲，在输送鞘管撤出或撕开后，电极导线移位的再次调整就比较麻烦，细的导线是否会增加穿孔风险也仍有疑问。Gammage 报道在一个多中心的鞘管输送主动电极应用资料汇总中，共植入 237 例右室流出道电极及 79 例心尖部电极，共报道 7 例急性电极移位但未说明移位电极位置，同时报道了相当数量的并发症，多是与鞘管输送系统导致的损伤有关。在改进了鞘管输送系统后，并发症发生率降到了可接受的水平。

（二）心脏再同步化治疗（CRT）的左心室起搏

CRT 目前已成为合并不同程度的慢性心力衰竭患者的一线治疗手段，可有效改善患者的症状和生活质量，提高其运动耐量，降低心衰住院率和死亡率。但仍存在诸如电极脱位、膈神经刺激（PNS，15% ~ 37%）、阈值增高（30% ~ 50%）、左心室失夺获（10%）等并发症，以及无反应的问题，影响 CRT 疗效。

1. 左室电极导线改进 在这些问题中，左室电极导线植入及其相应的问题是主要原因。常规 CRT 是将左室电极通过冠状窦（coronary sinus，CS）送至静脉分支进行起搏，但存在 CS 开口和靶静脉畸形、电极无法固定、靶静脉电极阈值较高及膈肌刺激等问题。为此，人们又研制了左室四极导线（quartet model 1458Q，St. JudeIedical），并于 2013 年 9 月在中国首次应用于临床。该电极导线由头端至近端分别为 D1、M2、M3、P4，其他三个电极距 D1 的距离分别为 20mm、30mm、47mm，可覆盖左室的大部分；QuartetTM 四极导线中四极都可作为阴极，其中 M2、P4 两极亦可作为阳极，而右室（RV）电极仅可作为阳极，所以可以产生 10 个起搏向量的不同配置，分别为 D1 – M2、M3 – M2、P4 – M2、D1 – P4、M2 – P4、M3 – P4、Dl – RV 线圈，以及 1VI2 – RV 除颤线圈、M3 – RV 除颤线圈、P4 – RV 线圈。

一项针对应对 PNS 的临床研究，入选了美国 13 个中心共 178 例患者，平均随访 4.7 个月，结果显示左室导线植入成功率 95.5%（170/178），术后 PNS 发生率为 13.5%，100% 通过调节左室起搏配置的方法得到了解决，左室导线脱位占 3.5%（6/170），至少存在 2 个以上左室起搏配置阈值 < 2.5V，且在随访期内稳定。Tomassoni 等进行了平均 18.8 个月的延长随访，左室阈值持续稳定，累计 PNS 患者 17.1%（29/170），同样通过调节左室起搏配置的方式进行了无创处理，新发 1 例左室导线脱位。以上研究显示了该导线在短期随访期内表现稳定，具有高植入成功率、低脱位率，并通过左室起搏配置的调节，无创地解决了所有患者的 PNS 问题；延长随访中对于膈神经刺激和左室高阈值，四极导线相对于传统双极合并左室起搏配置功能有更好的表现。

2012 年 EHRA/HRS《CRT 植入及随访专家共识》中指出：①四极导线可以有效降低长期左室起搏阈值；②可最小化膈神经刺激（PNS）；③可降低左室导线脱位风险，提高左室电极的稳定性；④进一步改善 CRT 术后患者左室血流动力学，进而提高 CRT 反应率。

2. 左室心内膜起搏 理论上，左室心内膜起搏提供更快的电传导，保留正常的激动顺序，提供左心室更加生理性的电活动，可能会降低室性心律失常的风险。与其相比，心外膜起搏跨壁复极离散度更高，增加了折返性心律失常的风险。一项将 22 只实验犬进行分组的对比研究显示，与传统 CRT 路径相比，左室心内膜起搏提供更快的电传导，保留正常的激动顺序，并有效提高左室射血功能。

与常规的 CS 静脉植入方法相比，心内膜起搏电极导线固定于心肌上，不易脱位，与心肌接触良好，而且可以选择最佳的起搏位点，起搏阈值较低。相对于 CS 静脉植入而言，可有效避免膈肌刺激反应，同时在需要调整时，电极导线的重置也较为容易。

左室心内膜起搏作为一个新的替代方案逐渐引起关注，并进行了一些研究。早期利用心室失同步的非心衰犬模型研究显示，左室心内膜起搏组的左室内压变化速率（±dp/dtmax）比心外膜组高90%，心衰犬的每搏量也提高了50%。在诱发左束支传导阻滞的动物实验中，左室心内膜起搏产生的急性血流动力学改善明显优于心外膜对应部位。35例非缺血性扩张型心肌病患者临床研究结果显示，最佳起搏位置的左室心内膜起搏的血流动力学改善率比标准的心外膜心室侧壁起搏增加1倍。另有包括15例心衰患者的血流动力学效应的研究显示，左室心内膜最佳起搏位点显著改善dP/dtmax以及其他血流动力学参数。但在心脏再同步化治疗患者中的观察结果提示左室心内膜起搏最佳起搏部位的dP/dtmax等指标比常规心外膜起搏部位更具优势，而对应部位的心外膜起搏与左室心内膜相比，血流动力学效应并没有明显差异。

Pierre等学者总结当前动物实验和少量临床应用数据显示，起搏左室心内膜最佳起搏位点显著改善dP/dtmax，血流动力学改善更佳，同时在室内再同步化、左室长轴缩短率及较高的二尖瓣速度-时间积分方面有更好的表现。有研究指出左室心内膜起搏比传统CRT可减少心律失常发生率。此外，Ploux等学者指出，左室心内膜起搏具有更多起搏位点选择、更高起搏生理性、更低起搏阈值和更少的膈神经刺激等优势，同时可提高CRT反应率，也可让CRT无反应患者重新同步应答。

植入途径有多种：经房间隔穿刺、经主动脉路径和跨心室间隔路径行左室心内膜起搏。出于操作的便捷和减少并发症目的，经静脉和房间隔穿刺技术最为实用，而且已经有临床经验。此外，也可经过胸腔镜和经胸穿刺心尖部直接植入电极导线，但因操作技术问题和起搏参数的稳定性，仍在探索中。

1998年Jals等学者发表了首例经房间隔穿刺植入左心室心内膜起搏导线的报道。目前通过房间隔穿刺植入左心室心内膜导线可通过颈内静脉或锁骨下静脉、股静脉和混合静脉等入路途径实现。其中，混合静脉入路目前最为常用。而单纯的颈内静脉途径操作方法具有较高的成功率，较少并发症，且电极的长期稳定性好，阈值更稳定。2012年上海中山医院率先应用混合静脉入路法，成功将主动起搏导线固定于左室侧壁乳头肌水平的心内膜，并初步取得了良好的起搏参数和导线稳定性。

因为安全问题，人们对左室心内膜起搏一直持慎重态度。首先是血栓栓塞问题。左室心功能障碍的患者中，左室心内膜起搏的血栓栓塞并发症十分常见，排除房颤患者，预计每年发生率为1.5%~3.5%。在左室心内膜起搏患者中，因抗凝不充分发生血栓栓塞的事件已有报道，Jals和Pasquie等学者分别报道了1例左室心内膜起搏的患者（分别共纳入11例和6例患者）在中断抗凝治疗时发生短暂性脑缺血。另有学者发现，在42名左室心内膜起搏的患者中，有3例患者在充分抗凝时仍然发生了血栓事件，其中一名患者发生于房颤电复律之后，不排除血栓栓塞是房颤电复律所致。这提示血栓栓塞仍然是左室心内膜起搏患者所面临的主要问题，可能需要长期甚至终身进行抗凝治疗。

2014年美国心律学会科学年会上发布了AL-SYNC研究，CRT患者在标准经静脉CRT治疗无反应时可能会受益于左室心内膜起搏。ALSYNC研究纳入138例具备CRT适应证的患者，该研究讨论了心内膜起搏CRT的安全性和有效性，该研究在欧洲16个中心和加拿大2个中心进行。138例患者中，40%有缺血性心肌病，50%有房颤。78%植入CRT失败，

22%成功植入 CRT 但 6 个月内无反应。75%的患者基线时 NYHA Ⅲ ~ Ⅳ级。89%的患者成功地使用左室心内膜导线系统进行了 CRT 起搏。6 个月随访时，60%的患者 NY HA 分级改善，55%的患者左室收缩期末容积（LVESV）至少改善 15%。但是前 6 个月内有一定的并发症，包括感染、心室内血栓形成（1 例）、脑卒中（2 例）、短暂性脑缺血发作（4 例）、死亡（10 例，其中仅有 1 例与起搏器植入时发生的气胸有关）。

除了上述植入引发的并发症外，另一些潜在的问题包括二尖瓣损伤及二尖瓣反流、二尖瓣感染性心内膜炎也引起关注，左室心内膜电极在拔除时也可能出现电极头端组织粘连、赘生物脱落、二尖瓣及房间隔的损伤等风险。但有限的经验表明，这些问题并不明显。

不管如何，对于经冠状窦植入左室电极导线失败的患者，经左室心内膜起搏进行 CRT 治疗仍然是一种可选择的替代方式。

三、CRT/CRTD 治疗的适应证改变

进一步的研究证实，对于符合 CRT 植入的心力衰竭患者，心脏再同步化治疗—除颤器（CRTD）比 CRT 具有更好的降低死亡率的效果。

（一）CRT 适应证

1. QRS 波群时限 《新英格兰》杂志新公布的一项纳入 809 例患者的国际随机研究——超声心动图引导下心脏再同步化治疗（EchoCRT）研究显示，在 QRS 波时限 <130ms、左室射血分数≤35%且符合左室不同步超声心动图标准的严重心力衰竭患者随机分组，接受心脏再同步化治疗（CRT）者的心血管死亡率比未接受该治疗者增加 1 倍以上（CRT 装置开启组和关闭组分别有 9%和 4%的患者发生了心血管死亡），并于 2013 年 3 月 13 日提前终止招募。

5 项由美敦力资助的试验中 3782 例接受 CRT 治疗的心力衰竭患者的 meta 析结果显示，CRT 对有不同程度心力衰竭症状、窦性心律且 QRS 波时限≥140ms 的患者是有益的，对于这些患者而言，CRT 是标准治疗。结果还显示，在 QRS 波时限缩短至 140ms 以下后，CRT 昀获益减少。QRS 波时限介于 130 ~ 139ms 的患者属于一个"灰色地带"。这项 meta 分析还显示出，QRS 波时限是 CRT 结局的唯一独立预测因素。EchoCRT 结果还显示，超声心动图用于诊断左室不同步性时并不能识别出可从 CRT 中获益的窄 QRS 波时限亚组患者。

英国赫尔大学的心力衰竭专家 John G. F. Cleland 博士评论指出，有相当多的 QRS 波时限介于 120 ~ 129ms 的患者仍在接受 CRT 治疗，而数据提示该治疗应当被视为"最后的手段"。尽管当前的学会建议支持对经过选择的 QRS 波时限介于 120 ~ 149ms 的心力衰竭患者实施 CRT，但很多专家认为需要为这一领域设定新的 QRS 波时限标准。美国心脏病学会（ACC）和美国心脏协会（AHA）的现行建议（《2013 ACCF/AHA 心力衰竭管理指南》）仅明确支持对 QRS 波时限≥150ms 的心力衰竭患者实施 CRT，并声称 CRT 对于纽约心脏协会（NYHA）心功能 Ⅱ ~ Ⅲ级心力衰竭、左束支传导阻滞（LBBB）和 QRS 波时限介于 120 ~ 149ms 的患者可能有用。

新指南对于窦性心律患者植入 CRT 的适应证强调左束支传导阻滞和 QRS 波宽度，提示这些患者更可能从植入 CRT 中获益。

2. 合并房室传导阻滞、心功能不全较轻的患者的 CRT 治疗 由美敦力公司支持的 BLOCK – HF 试验纳入 681 例受试者随机分配到 CRTD 或心脏再同步化治疗 – 起搏（CRT –

P）三腔起搏器组，装置编程为双心室起搏或标准 RV 起搏。试验入选的适应证包括各种程度房室传导阻滞、NYHA Ⅰ～Ⅲ级的心衰，LVEF≤50%。结果显示，在各观察时间点上，双室起搏组患者的临床复合终点事件评分均显著优于右室起搏组。随访 6 个月时，双室起搏组患者临床改善率高于右室起搏组 14%，无改善率低于右室起搏组 5%。双室起搏组患者在随访 6 个月、12 个月时生活质量显著改善，而右室起搏组无明显差别。

近期美国食品和药品管理局（FDA）批准了 10 种美敦力双心室起搏器用于"不严重"的、需要右室起搏的收缩期心力衰竭合并房室传导阻滞的治疗。

（二）ICD 适应证

对于心肌梗死后左室射血分数（LVEF）≤30% 的患者，ICD 降低 20 个月的死亡率达 31%，绝对值降低 5.6%。对于 LVEF≤35%，有轻度和中度心衰的患者，ICD 降低 5 年的死亡率达 23%，绝对值降低 7.2%。这些效果在 ICD 植入一年后就能显现。ICD 植入用于心衰患者猝死的一级预防需要在药物优化治疗 3～6 个月的基础上，重新评估心室功能再决定植入的必要性。

然而，对于急性心肌梗死发生后 40 天内的患者，ICD 一级预防则未能见到上述效果，究其原因可能与其他事件的增加抵消了获益有关。

以下情况时 ICD 植入预防 SCD 的效果欠佳：①反复心衰入院；②75 岁以上老年人；③慢性肾衰竭；④评价生存期＜2 年。

虽然 ICD 用于猝死预防非常有效，但是频繁放电可以降低患者生活质量，甚至造成所谓"创伤后综合征"。临床上需要寻找放电的原因，尤其是了解是否属于所谓不恰当放电。处理方式包括：使用抗心律失常药物以减少心律失常的发生和放电；精细程控，如使用心室刺激（ATP）以终止室速；排除电极故障造成的误放电。虽然 ICD 也可能因为故障而造成误放电，但是临床实际工作中更为常见的是电极断裂。ICD 需要与 CRT 结合使用才能改善患者的心脏功能。

（白延涛）

第十一节　高危心律失常的识别与处理

与一般的心律失常不同，高危心律失常有着特殊的诊断与治疗要点，要求临床医师对其具备深刻的认识与扎实的理论基础，方能快速识别、及早处理，以免进一步蜕变恶化为室颤甚至猝死。

一、高危心律失常的定义

因心律失常的发生可引起血流动力学明显的变化，危及患者的生命体征及意识，若不及时处理会引发急剧恶化，或原已有严重器质性心脏病的患者因发生心律失常，原有的心脏病和心功能明显加重、恶化，使患者处于极不稳定的状况，这些心律失常均应视为高危心律失常。

二、高危心律失常的分类

依发作时心室率的快慢，通常可把高危心律失常分为快速性心律失常和缓慢性心律失常两大类，在猝死患者中两者的比例约为 4∶1。

1. **快速性高危心律失常** 快速性高危心律失常包括恶性快速性心律失常和潜在恶性快速性心律失常两个亚型。

（1）恶性快速性心律失常：首先，心律失常的类型最重要，最典型的是持续性快速室速或室颤，由于心室率极快且不规则，心排血量几乎为零，使重要的器官（如脑、心等）因急性严重缺血而功能受损，意识丧失，大动脉搏动消失，血压几乎测不出，若不及时救治多在几分钟内死亡，因此需争分夺秒地就地进行心外按压，尽早电复律。其次，患者的基础状态也很关键，比如对于冠状动脉狭窄严重或严重心功能不全的患者，即便是快速的室上性心律失常也会使血流动力学迅速恶化，甚至致命。第三，发作时心室率的快慢亦很重要，比如慢频率的室速可以持续数小时甚至数天，而心房扑动 2∶1 下传在应用抗心律失常药物后房扑的频率略减慢后，如突然变为 1∶1 下传心室，快速的心室率则会使患者立即发生阿斯综合征。

（2）潜在恶性快速性心律失常：是指快速性心律失常有潜在的血流动力学影响，如不尽早识别、及时处理，则可能在短时间内蜕变恶化为恶性快速性心律失常。例如急性心梗患者在急性期（尤其电不稳定的最初 24h 内）出现 Lown 三级以上的室性早搏（尤其是 R on T 室早）或短阵室速，因此时心肌梗死已使室颤阈值明显下降，一旦室性心律失常搏动落入心室易损期，就可能立即触发室颤。预激综合征伴发房颤且心室率较快、心房扑动 2∶1 下传有可能发生 1∶1 下传亦是潜在的恶性快速性心律失常。

2. **缓慢性高危心律失常** 缓慢性高危心律失常主要包括严重的病态窦房结综合征及房室传导阻滞。

（1）恶性缓慢性心律失常：最主要是严重的窦性停搏、窦房传导阻滞，以及三度房室传导阻滞伴极缓慢的室性自搏性心律，因心排血量与心室率成正比关系，极缓慢的心室率使得心排血量急剧下降，血压明显下降或测不出，临床可表现为头晕、黑矇、意识丧失等，应立即进行抢救治疗。

（2）潜在恶性缓慢性心律失常：有些缓慢性心律失常如不尽早识别与处理，有可能突然发生危及患者生命的致死性心律失常。例如双束支交替性阻滞、完全性束支传导阻滞伴 PR 间期进行性延长、三分支阻滞、严重窦性心动过缓（＜35 次/分）或一过性 3s 以上的心脏停搏等，均可能突然蜕变恶化甚至导致猝死，尤其是发生在心梗、心衰或其他严重器质性心脏病患者中时，病情更可能急转直下，因此属于潜在恶性缓慢性心律失常，值得引起临床的高度警惕。

三、临床常见的高危心律失常及简单处理

（一）恶性室性心律失常

恶性室性心律失常包括心室扑动、心室颤动、心室率极快而不规则的多形型及尖端扭转型室速。多形性室速的 RR 间期极不规则、QRS 波形态随时变化，常难与室颤相区别。当存在以基线为中心扭转的多形性室速时称为尖端扭转型室速。多形性室速的血流动力学作用与

室颤几乎相同，此外相当部分的室速可蜕化为室颤。

恶性室速心律失常持续存在时很快引起晕厥、抽搐、阿－斯综合征、呼吸停止、瞳孔散大，在1min内进行电复律的成功率可达94%，而每延长1min，室颤阈值增高10%，除颤成功率下降7%~10%。因此，在发生宽QRS波心动过速时，首先应判断患者的意识是否发生改变、大动脉搏动是否存在，而不是听诊心音、测量血压和脉搏、进行心电图鉴别诊断等等。一旦发生意识障碍、大动脉搏动明显减弱或消失，不应鉴别室性还是室上性，应立即电复律，在电复律设备能应用之前，坚持不懈地进行有效的心外按压（快速压：100次/分；用力压：5cm以上）。

1. 电复律　电复律是终止恶性室性心律失常的首选方法，但对尖端扭转型室速、无脉搏型室速和过缓型室性心律等疗效不满意。一般第1次电复律的参考能量为：室速100~150J，室扑和室颤300~400J，体内电复律20~30J，经食管电复律20~50J，儿童电复律应<50J，双相波复律时能量可减半。如要重复除颤，应在5个心肺复苏胸部按压与通气周期后进行。自动体外除颤仪（automated external defibrillation，AED）的应用可使复律和除颤的成功率提高2~3倍。

2. 药物治疗

（1）利多卡因：对急性心肌梗死早期（48h内）发生的快速性室性心律失常有较好的疗效，并能提高电复律和电除颤的成功率，但对其他原因所致的快速性室性心律失常疗效不及胺碘酮，常在胺碘酮应用无效或有禁忌证（如QT间期延长）时应用。静脉：50~100mg，可重复3~5次，每次间隔5~10min，每次快速推注。起效后静滴1~4mg/min维持（为使作用时间维持较长可以150mg肌内注射一次）。短时间内总剂量≤3mg/kg（或≤200~300mg/h），有效后1~4mg/min静滴维持，24h总量≤1.0~1.5g。作用时间：20s起效，维持20min左右。不良反应：头晕、嗜睡、兴奋等，发生率为6%。

（2）胺碘酮：无QT间期延长时可作为首选药物，尤适用于心脏解剖结构异常性心脏病以及心功能不全的患者。常用剂量为5.0~7.0mg/kg缓慢静注（10min内），后按1.0~2.0mg/min持续静滴，有效后逐渐减量，24h总量<2.0~3.0g。作用时间：10min至1h起效，4~6h达峰，维持时间长。不良反应：发生率低，肺间质纤维化（1年后发病，剂量服用大者）；甲状腺功能亢进或减退；窦性心动过缓、胺碘酮晕厥。

（3）β受体阻滞剂：适用于急性冠状动脉综合征和原发性长QT间期综合征（尤其1型和2型）所致的快速性室性心律失常。由于其具有使室颤阈值升高60%~80%、中枢性抗心律失常、抑制交感风暴和阻滞心肌细胞多种离子通道等作用，常有较好的疗效。常用剂量为美托洛尔5mg/5min静注，必要时可间隔5min重复1次，共3次总量达15mg，15min后开始口服，每次50mg，每日2次，有作者主张无禁忌证时可与胺碘酮合用，以提高疗效。

2. 预激综合征合并快速心室率的心房颤动　预激综合征患者当旁路有前传功能、不应期较短又发生房颤时，极快且不整齐的心房颤动波会选择性地沿旁路快速下传心室，从而引起快而不整齐的宽QRS波群心动过速，因其心电图表现为宽大畸形的QRS波且节律绝对不整齐，相对较易与室速相鉴别。尤其当患者旁路的前传不应期过短时，房颤导致的快速心室反应有可能恶化成室颤而发生猝死。

对预激伴房颤，如血流动力学不稳定，首选同步心脏电复律；如血流动力学尚稳定，首选胺碘酮静脉输注（用法同室速），禁用维拉帕米及洋地黄类药物。

3. 心房扑动伴快速房室结下传　当房扑伴 2 ∶ 1 下传突然变为 1 ∶ 1 下传时，血流动力学迅速恶化，发生阿 – 斯综合征。这可能是由于房扑时心功能受损、交感神经激活、房室结传导突然加速，尤其是应用抗心律失常药物治疗过程中，心房频率减慢，使 1 ∶ 1 房室传导成为可能。

一旦房扑转为 1 ∶ 1 房室传导，应立即给予同步电复律，一般选择能量为 50～150J。迄今为止终止房扑最有效的药物是伊布利特，转复成功率可达 70%，但应注意心电监测，警惕尖端扭转型室速的发生，必要时可先补钾、补镁。

4. 心房颤动伴极速心室率　对植入 ICD 患者进行的研究表明，18% 的室颤和 3% 的室速由房颤蜕化而来。快速心室率的房颤引发室颤的机制主要包括：快速的心室率激活交感神经系统，使室颤阈值降低；快速的心室率缩短舒张期，恶化心功能，使室早触发室颤的机会增高；房颤时 RR 间期的绝对不规整引起的短 – 长 – 短周期现象，增加室颤发生的风险。

房颤心室率的控制可选 β 受体阻滞剂、洋地黄、地尔硫草，一般不难控制。

5. 缓慢性恶性心律失常　缓慢性恶性心律失常多见于程度较重的病窦综合征及三度房室传导阻滞。心率低于 40 次/分时，即使心脏正常，凭借增加每搏量的代偿作用已经不能完全抵消缓慢心率对心排血量的影响，患者会出现脑缺血（头晕、健忘）、肌肉缺血（乏力）、心肌缺血（胸痛）等全身缺血的症状，长此以往还可发生缓慢性心律失常性心肌病。三度房室传导阻滞患者近 45% 阻滞部位在希浦系统，逸搏点的位置更靠下，逸搏心率慢、变时性差、稳定性差，极易发生晕厥、阿 – 斯综合征甚至猝死。对三分支阻滞的患者亦应提高警惕，因其房室间传导极不稳定，心室逸搏点的部位常较低，易引发晕厥和猝死。

治疗：急性可静脉输注异丙肾上腺素或阿托品，植入临时心脏起搏器。长期治疗是植入永久性心脏起搏器。

四、结语

临床上对于高危心律失常应当反复培训，力求做到熟练，可以快速识别、尽早处理，防治恶化蜕变而发生猝死。对于潜在恶性心律失常，应提高认识，及早采取措施，此外还应注意水、电解质平衡，基础心脏病状态，心功能情况等临床情况，注意心电图的细节改变，如 QTc 间期延长或缩短、窄而高的 QRS 波群、T 波电交替、R on T 室早、短 – 长 – 短周期现象等，以及早采取针对性的治疗措施。

（白延涛）

第十一章 心血管疾病的介入治疗技术

第一节 冠状动脉造影

1964 年，Sones 完成了第一例经肱动脉切开的冠状动脉造影术。1967 年，Judkins 采用穿刺股动脉的方法进行选择性冠状动脉造影，使这一技术进一步完善并得以广泛推广应用。冠状动脉造影是利用导管对冠状动脉进行的放射影像学检查，迄今为止，它仍是评价冠状动脉疾病的重要方法之一，是决定究竟对冠状动脉疾病进行药物治疗、经皮冠状动脉介入治疗（PCI）还是冠状动脉旁路移植术（CABG）的主要判断依据。

一、冠状动脉的分支及其供血范围

1. 左冠状动脉（left coronary artery，LCA） 左冠状动脉开口于左 Valsalva 窦的中上部，窦嵴下约 1cm 处，位于主动脉根部的左后方。发出后为左主干（left main，LM），走行于主肺动脉和心耳间的左房室沟内，右室流出道的后面。LM 直径 4～7mm，可延伸 0～10mm，再分支成左前降支（left anterior descending，LAD）和左回旋支（left circumflex artery，LCX）。

（1）左前降支（LAD）：由 LM 向前下沿前室间沟走行于左右心室间，远达心尖部，在 78% 的心脏中折向心脏膈面的后室间沟与后降支吻合。主要向左室游离壁、室间隔前上 2/3 及心尖部供血。沿途发出对角支和前室间隔支。

对角支（diagonal，D）：从 LAD 发出 1～3 支至左室游离壁，向左室前侧壁、前壁供血。部分心脏的第 1 对角支由左主干上 LAD 和 LCX 之间发出，称为中间支（intermedius ramus，IR）。

前间隔支（sepal，S）：从 LAD 向室间隔垂直发出 5～10 支，向室间隔前上 2/3 和心尖部供血。

（2）左回旋支（LCX）：呈近乎直角从 LAD 发出，沿左房室沟向左后走行至后室间沟。向左室侧壁、后壁供血。约 10% 的受检者呈左优势型，此时，LCX 延伸至后降支（posterior descending，PD）中止在心尖部，与前降支终末端吻合。

钝缘支（obtuse marginal，OM）：从 LCX 发出 1～3 支，向左室游离壁和心尖部走行，向左室侧壁、后壁供血。

左房旋支：从 LCX 近侧端发出 1～2 支至左房，向左房侧面、后面供血。

2. 右冠状动脉（right coronary artery，RCA） 开口于右 Valsalva 窦的外侧中上部，窦嵴下约 1cm 处，位于主动脉根部的右前方。发出后，走行于主肺动脉干和升主动脉根部间的右房室沟内，绕向心脏右后方再向左后走行至后十字交叉处，分成后降支和左室后侧支。直径约 3～5mm。其开口和起始部的走行有较大的生理变异。

圆锥支（conus branch，CB）：右冠状动脉的第 1 分支，向左前上方经右室流出道走行，向右室左前上方和肺动脉圆锥供血。约 50% 的心脏 CB 单独开口于 RCA 开口上方。

窦房结支（slnus branch，SN）：向右后上方走行，供应窦房结和右心房。

右室支（right ventricular，RV）：向左前方走行，通常为 1 支，供应右室前壁。

锐缘支（acute marginal，AM）：向右下方走行，有 1 支或 1 支以上，供应右室侧壁。

后降支（posterior descending artery，PDA）：从 RCA 由后十字交叉处分出，沿后室间沟下行至心尖与 LAD 吻合。沿途发出数支后室间隔支与前间隔支吻合。供应左、右室后壁，右室下壁，后室间隔。

左室后侧支（poster lateral，PL）：为 RCA 越过十字交叉后的延续，沿途发出数支分支，末端与 LCX 吻合。供应左室膈面。

房室结支（branch of AV node，AVN）：在房室交叉处附近由优势动脉发出，供应房室结和房室束。

优势血管是指发出 PDA 和 PL 供应室间隔后部和左心室膈面的血管。约 85% 的人群是 RCA 优势型（right domlnant），即 RCA 发出 PDA 及 PL（但这并不代表 RCA 比 LCA 更重要）。8% 的人群是 LCA 优势型（left dominant），即 PDA、PL 及 AVM 均由 LCX 发出。7% 的人群为均衡型，即 RCA 发出 PDA，而 LCX 发出 PL，同时还可能发出第 2 支 PDA 而形成双 PDA。此外，AVN 约 90% 由 RCA 发出，8%～10% 由 LCX 发出。而 SN59% 由 RCA 发出，38% 由 LCX 发出，3% 有双重血供。

二、冠状动脉造影的适应证

1. 以诊断为主要目的

（1）不明原因的胸痛，无创性检查不能确诊，临床怀疑冠心病。

（2）不明原因的心律失常，如顽固的室性心律失常或新发传导阻滞；有时需冠状动脉造影除外由冠心病引起。

（3）不明原因的左心功能不全，主要见于扩张型心肌病或缺血性心肌病，两者鉴别往往需要行冠状动脉造影。

（4）经皮冠状动脉介入治疗（PCI）或冠状动脉旁路移植术后复发心绞痛时查明冠状动脉及桥血管情况。

（5）先天性心脏病和瓣膜病等重大手术前，患者年龄大于 50 岁，因其容易合并冠状动脉畸形或动脉粥样硬化，需要在外科手术前查明冠状动脉情况，必要时可以在外科手术的同时对冠状动脉进行干预。

（6）无症状但必须要除外冠心病，如患者从事高危职业：飞行员、汽车司机、警察、运动员及消防队员等，或在医疗保险有此需要时。

2. 以治疗为主要目的

（1）稳定型心绞痛或陈旧心肌梗死，内科治疗效果不佳，影响学习、工作及生活时。

（2）不稳定型心绞痛，首先采取积极的内科强化治疗，一旦病情稳定，行冠状动脉造影，必要时血运重建；内科药物治疗无效，一般需紧急造影尽快提供治疗决策。对于高危的不稳定型心绞痛患者，以自发性为主，伴有明显心电图的 ST 段改变及梗死后心绞痛，也可直接行冠状动脉造影以决定血运重建策略。

（3）发作 6h 以内的急性心肌梗死（AMI）或发病在 6h 以上仍有持续性胸痛，拟行急诊 PCI 手术；如无条件开展 PCI 术，对于 AMI 后溶栓有禁忌的患者，应尽量转入有条件的医院。AMI 后静脉溶栓未再通的患者，应适时争取补救性 PCI。对于 AMI 无并发症的患者，应考虑梗死后 1 周左右择期行冠状动脉造影。AMI 伴有心源性休克、室间隔穿孔等并发症应尽早在辅助循环的帮助下行血管再灌注治疗。对于高度怀疑 AMI 而不能确诊，特别是伴有左束支传导阻滞、肺栓塞、主动脉夹层、心包炎的患者，可直接行冠状动脉造影明确诊断。

（4）无症状性冠心病，其中对运动试验阳性、伴有明显危险因素的患者，应行冠状动脉造影明确诊断。

（5）CT 等影像学检查发现或高度怀疑冠状动脉中度以上狭窄或存在不稳定斑块者，可行冠状动脉造影明确病变程度。

（6）原发性心搏骤停复苏成功、左主干病变或前降支近段病变可能性较大的高危人群，应早期进行血管病变干预治疗，需要评价冠状动脉。

（7）冠状动脉旁路移植术后或 PCI 术后，心绞痛复发，往往需要再行冠状动脉造影评价病变。

三、冠状动脉造影的禁忌证

1. 对碘或造影剂过敏者。
2. 有严重的心肺功能不全，不能耐受手术者。
3. 未控制的严重心律失常，如室性心律失常者。
4. 存在未纠正的电解质紊乱。
5. 严重的肝、肾功能不全者。

四、冠状动脉造影的术前准备

1. 导管室应具备一定的设备、抢救药品及具有相应资质的工作人员。
2. 患者及家属在术前签署手术的知情同意书。
3. 术前完善超声心动图，X 线片，生化，血、尿、便常规，凝血指标等常规检查。
4. 术前为患者备皮、行碘过敏试验和留置穿刺针等。

五、冠状动脉造影的血管入路及造影方法

1. 冠状动脉造影多取四肢动脉为入路，尤其经皮穿刺桡动脉最常用，也可穿刺股动脉或肱动脉。

2. 冠状动脉造影　经桡动脉途径行左冠状动脉造影首选 5F 多功能导管（经桡动脉途径）或 JL4.0（经股动脉途径）。当然，一般女性，年轻、较瘦时可选用 JL3.0 导管。男性伴有明显的主动脉硬化、高血压病、主动脉疾病导管者，可选用 L4.5 或 JL5.0 导管。最主要的还是要根据影像的状态来调整所用的导管，以保证成功率。所有的推进导管的操作，要严格遵循 J 型导丝引路的原则，既导丝在前，导管在后，无阻力前进，特别要避免盲目进管。导管达主动脉弓水平时，一定要在 X 线下操作，尽量避免导管反复进入头臂动脉系统，减少不必要的并发症的发生。最常用的 X 线体位是取正位投照下推送进管，当导丝达升主动脉水平时，由助手固定导丝，术者推送导管达主动脉根部，撤除导丝，连接好压力监测系

统，缓慢推送，当发现管尖明显地向前跳动时，提示导管进入左冠状动脉口内。正位 X 线下，导管尖端一般要达脊柱的左侧 1~2cm 左右，此时试推造影剂证实导管在冠状动脉开口内，采用不同体位进行造影。在缓慢推进导管进入冠状动脉开口内时，有时需要缓慢逆顺时针旋转导管，以保证导管尖端指向左冠状动脉开口。

3. 右冠状动脉造影　右冠状动脉造影的基本要求与左冠状动脉造影相同，包括推送导管技术，注射造影剂的方法和原则。导管首选 5F 多功能导管（经桡动脉途径）或 JR4.0（经股动脉途径），X 线体位选左前斜位 45°，右冠状动脉造影时在导管达主动脉根部时，需要顺时针旋转 180°方能使导管进入右冠状动脉开口内，操作时其关键之处在于要慢。先将导管送达主动脉瓣上，稍向上提 1~2cm，管尖指向后，此时右手慢慢顺时针旋转导管，同时左手轻轻向上提导管，一边旋转，一边上提，使管尖逐渐转向前，进入右冠状动脉开口。上提导管可以避免导管进入右冠状动脉过深，引起嵌顿，缓慢旋转才能使导管的尖端与尾端保持同步，避免管尖在进入右冠状动脉开口部位后，仍在尾端旋转，使导管在冠状动脉内转圈。主动脉内径的宽度与导管的臂长的选择关系不大。如果右冠状动脉开口朝上，可选择 JR3.5 导管，稍小一点，导管尖端可指向上。如果右冠状动脉开口朝下，可选用 Amplatzer 导管。

六、冠状动脉的投照体位

冠状动脉造影只能看到主要的心外膜支及其第 2、3 级分支，第 4 级和无数的心肌内分支是看不见的。心脏倾斜地位于胸腔内，主要冠状动脉横跨房室沟和室间沟，依次排列成心脏的长轴和短轴。从冠状动脉的解剖可知，左回旋支和右冠状动脉分别在左、右房室沟内走行并在心脏背面相连，形成冠状动脉水平环。左前降支和后降支分别在前、后室间沟内走行并在心尖部附近相连，形成冠状动脉的纵环。两环分别位于心脏的房室瓣平面和室间隔平面上且相互垂直。在 RAO30°投照时，沿房室瓣平面观察，面对的是室间隔平面；在 LAO60°投照时，沿室间隔平面观察，面对的是房室瓣平面。故冠状动脉造影检查的最佳投照位是斜位。但心脏的 RAO 和 LAO 有导致冠状动脉分支重叠和假性缩短的缺点，故投照时几乎总是需要伴随头和足向的倾角。头位投影冠状动脉近中段短缩，足位可充分显示中远段血管。冠状动脉造影显示病变必须采用两个相互垂直的角度，例如 LAO 与 RAO 成垂直角度，头位与足位成垂直角度。血管造影投照位的选择在很大程度上还要取决于体型、冠状动脉解剖的变异和病变的部位。常用的造影体位见表 11-1。

表 11-1　冠状动脉造影常用投影体位

	投影体位	暴露血管部位
左冠状动脉	RAO（右前斜位）	LAID 近、远，S，LCX，OM
	RAO + CRANIAL（右前斜 + 头位）	LAD 中、远，D，S
	RAO + CAUDAL（右前斜 + 足位）	LM. LAD 近，LM. LAD、LCX 分叉
	LAO + CRANIAL（左前斜 + 头位）	LCX 近、中、远，D，OM
	LAO + CAUDAL（蜘蛛位）	LM，LM. LAD、LCX 分叉，LCX
	AP + CRANIAL（后前 + 头位）	LAD 近、中、远，D，S，LAD/D
	AP + CAUDAL（后前 + 足位）	LM，M，LAD. LCX 分叉，LCX，OM
左冠状动脉	LAO	RCA 近、中、远及各分支
	RAO	RCA 中，PDA
	LAO + CRANIAL	RCA 中、远，PDA 与 PL 分叉

图 11 - 1A、B 上的小弯箭头指示：回旋支的小的第一钝缘支。在标准的左前斜位上，由于透视缩短效应和重叠，左主干、左前降支近端、回旋支、对角支开口、小的第一钝缘支均显示欠佳。左前斜+头位显示"左主干病变"，而该"病变"在标准左前斜位根本无法显示（此狭窄实际上是在冠状动脉灌注钡剂时，导管周围结扎所致）。此角度也可以更清楚地显示左前降支近端、回旋支和对角支开口及钝缘支。左前斜+足位在观察回旋支开口方面，具有特别的优势，并且也能很好显示左主干和左前降支近端。在标准右前斜位投影中，整个左前降支和对角支有显著的重叠，回旋支近端有缩短现象。在右前斜+头位投影中，左前降支、对角支、回旋支彼此分开，整个左前降支可被清晰显示，没有重叠现象，而对角支和回旋支有一定程度的重叠。在右前斜+足位，左前降支、对角支、回旋支分离程度最佳，是观察后两支血管最佳的右前斜投照体位，左前降支在此体位有缩短。此图显示了正常人冠状动脉解剖的一般结构，并说明在右前斜位和左前斜位基础上，结合应用头位和足位的益处。当然，每一种投照体位的应用价值会根据不同病例的冠状动脉解剖结构的变异而变化。

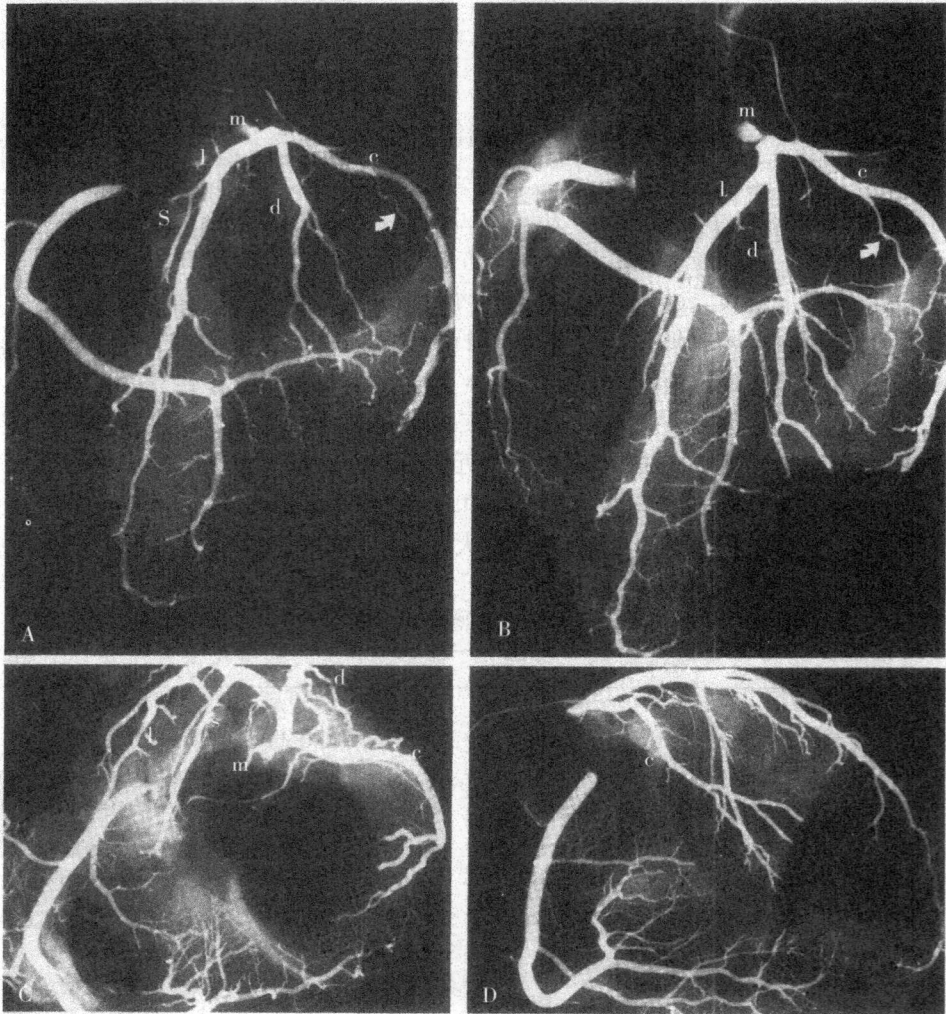

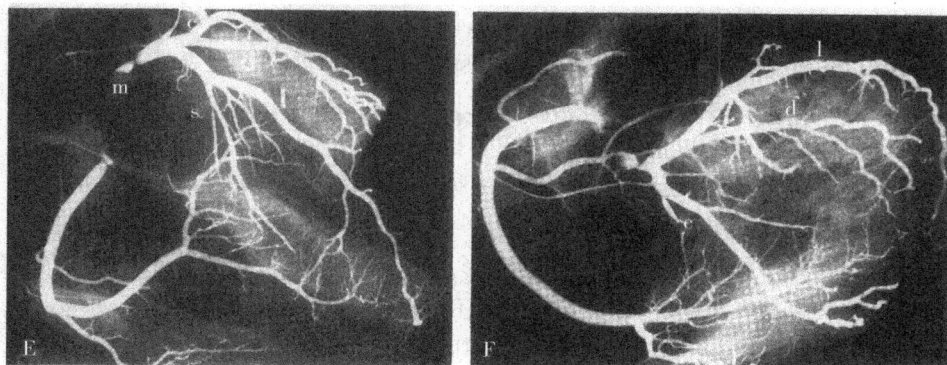

图 11 -1 钡剂填充冠状动脉的心脏标本，经石蜡包埋后以不同角度投照

A. 标准左前斜位；B. 左前斜 + 头位；C. 左前斜 + 足位；D. 标准右前斜位；E. 右前斜 +
头位；F. 右前斜 + 足位。在以上各图中，m = 左主干，1 = 左前降支，S = 左前降支的第一
间隔支，d = 左前降支的对角支，C = 回旋支

七、冠状动脉循环的畸形

冠状动脉变异（或畸形）是指冠状动脉起源、分布和结构的异常，其发生率约 1% ~
2%，多数情况是生理性的，即起源或分布异常但不影响冠状动脉血流。少数情况下，冠状
动脉畸形可导致心肌缺血、梗死、心功能不全和猝死。有些畸形需经手术矫正以改善症状和
延长寿命。

（一）引起心肌缺血的先天性畸形

1. 冠状动脉瘘　在冠状动脉先天性畸形中冠状动脉瘘是常见的。虽然约半数较大的瘘
的患者无症状，但另一半发生充血性心力衰竭、感染性心内膜炎、心肌缺血或动脉瘤样瘘的
破裂。其中一半起自 RCA 或它的分支，其余则是多起源的。瘘的 41% 引流入右室，26% 引
流入右房，17% 引流入肺动脉，3% 引流入左室，1% 引流入上腔静脉。因而，90% 以上的病
例存在由左至右分流。选择性冠状动脉造影是证实瘘起源部位的唯一方法。

2. 左冠状动脉起自肺动脉　LCA 起自肺总动脉的患者，大多在早年发生心肌缺血。大
约 25% 存活到青少年或成年，但常伴有二尖瓣反流、心绞痛或充血性心力衰竭。

主动脉造影典型地显示一粗大的 RCA，而左主动脉窦无左冠状动脉开口。在主动脉造
影图的延迟相时，散在的 LAD 和 LCX 分支通过来自 RCA 的侧支循环充盈。在电影顺序中仍
延迟，从 LAD 和 LCX 来的逆流使 LCA 主干和起自肺总动脉的起源部显影。如果有广泛的侧
支循环，患者的临床过程倾向于比较有利。在罕见病例中，RCA 而非 LCA 可能起自肺动脉。

3. 先天性冠状动脉狭窄或闭锁　先天性冠状动脉狭窄或闭锁可作为一个孤立的病变或
伴随有其他的先天性疾病，如钙化性冠状动脉硬化、主动脉瓣上狭窄、高胱氨酸、Fried-
reich 共济失调、Hurler 综合征、早老症和风疹综合征。在后面这些病例中，闭锁的冠状动
脉一般通过来自对侧的侧支循环来充盈。

4. 冠状动脉分别起自对侧冠状窦的畸形起源　LCA 起自 RCA 近段或右主动脉窦，紧接
着在主动脉和右室流出道之间通过，在年轻人中此畸形可伴有运动时或运动后不久猝死。
LCA 迷路起源后突然向左转变，进入主动脉和右室流出道之间。此种畸形造成猝死是由于

患者在运动时通过主动脉和肺动脉的血流增加，因为冠状动脉的畸形走行，大量的血流在突然向左弯曲时扭结或在通道中钳夹，从而引起畸形 LCA 的暂时性阻塞造成猝死。起自 LCA 或主动脉窦的 RCA，从主动脉和右室流出道之间通过，其危险性稍低。然而，这种畸形也伴随心肌缺血或猝死，推测可能是通过同样的机制。LCA 起自右主动脉窦的罕见畸形病例中，即使向前经过右室流出道或向后经过主动脉（即不通过这两根大血管之间的通道）也可能发生心肌缺血，但其缺血原因不明。

畸形冠状动脉的行程易被 RAO 位血管造影所评价。畸形起自右 Valsalva 窦的 LCA 有 4 种常见的行程，起自左 Valsalva 窦的畸形 RCA 有一种常见的行程，起自右 Valsalva 窦的畸形 LCA 可能有向间隔的、向前的、向动脉间的和向右的行程。起自左 Valsalva 窦的畸形 LCA 的向后行程类似于起自右 Valsalva 窦的畸形 LCX 的行程，而起自左 Valsalva 窦的畸形 RCA 的常见的动脉间行程，对称地类似于起自右 Valsalva 窦的畸形 LCA 的动脉间的行程。

虽然血管造影对建立畸形冠状动脉的诊断有用，但经食管超声对明确血管的行程可能是一种重要的辅助诊断工具。

（二）不引起心肌缺血的先天性冠状动脉畸形

在这组畸形中，冠状动脉起自主动脉，但起源部在少见的部位。虽心肌灌注正常，但血管造影者可能会遇到动脉定位的困难。这些畸形发生在大约 0.5% ~ 1.0% 的接受冠状动脉造影的成年患者中。

1. 左回旋支动脉起自右主动脉窦　LCX 畸形地起自右主动脉窦是最常见的一种。畸形 LCX 在右冠状动脉的后面处发生，在主动脉下后部走行进入左房室沟。

2. 单根冠状动脉　这种畸形有无数的变异，当其一个主要的分支经过主动脉和右室流出道之间时有血流动力学的重要意义。

3. 全部 3 根冠状动脉经由多个开口分别起自右或左主动脉窦

这种罕见畸形类似于单根冠状动脉。在左或右主动脉窦常无冠状动脉开口，"遗失"的血管起自对侧的主动脉窦，但不是发出一单根冠状动脉，而是通过 2 个甚至 3 个开口分别发出。

4. 右冠状动脉的高前位起源　此种畸形常遇到，但无血流动力学意义。不能从常规的导管操作选择性地进入 RCA 的开口部，提示有窦管嵴上方 RCA 的高起源部位。非选择性地用力把造影剂注入到右 Valsalva 窦，可能发现 RCA 的畸形起源点，然后用 Judkins 右 5（JR5）导管或 Amplatzer 左 1 或 1.5（AL1 或 1.5）导管可选择性地进入 RCA。

八、冠状动脉造影结果分析

（一）冠状动脉血流的血管造影评估

TIMI 0 级：无灌注。闭塞远端血管无前向血流灌注。

TIMI Ⅰ 级：部分灌注。造影剂穿过阻塞点，但进入远段血管的速度慢于同一患者的非阻塞动脉。

TIMI Ⅱ 级：经 3 个以上的心动周期后，病变远端血管才完全充盈。

TIMI Ⅲ 级：完全灌注，在 3 个心动周期内造影剂完全充盈病变远端血管。

（二）冠状侧支循环

冠状动脉之间的吻合在出生后即存在，但这些冠状动脉侧支通常是关闭的，只有在冠状动脉严重狭窄或闭塞时才会开放。在正常人的心肌中，有无数细小的吻合血管。这些吻合支的直径大多数 <200μm，它们是形成侧支循环的基础。在正常或有轻度冠状动脉病变患者的冠状动脉造影图中，它们不能被看见，因为它们只携带极少量的血流，同时它们细小的内径超过了影像系统的空间分辨能力。然而，一旦发生冠状动脉主支阻塞，会在连接受累冠状动脉远段的吻合处及病变冠状动脉的近段或靠近其他正常血管的吻合处产生压力阶差。随着这种压差的产生，增加的血量被推进并通过吻合血管，这些吻合血管进行性地扩张，并最终变成血管造影时可见的侧支通道。部分患者侧支循环建立较好，部分建立较差。这个侧支建立过程在有些患者中似乎有效地发生，而在另一些患者中未能有效地发生，形成这种差异的原因还不完全清楚，但它可能牵涉到发生阻塞的速度。最有利的临床情况是病变血管的阻塞逐渐发生，这样允许在其完全阻塞之前有足够的时间让侧支血管来代偿供血。

影响侧支发生的其他因素是滋养动脉的通畅和阻塞后血管段的大小以及血管的阻力。在冠状动脉造影时，侧支通常不能被显示，除非该病变血管已发生肉眼估计下至少 90% 的直径狭窄。

在严重冠状动脉疾病的患者中存在大量侧支循环。研究发现严重冠状动脉阻塞而无侧支循环的患者 201 铊心肌灌注缺损的发生率明显高于有侧支循环的患者。这提示侧支可能改善缺血区心肌的灌注。

经皮腔内冠状动脉成形术（PTCA）的问世，提供了研究冠状侧支循环血流动力学方面和血管造影特点的机会，因为在行 PTCA 时，球囊扩张类似以前狭窄血管的突然闭塞。Rentrop 和 Cohen 利用双侧冠状动脉造影发展了一个 0～3 级的分级系统，使侧支充盈分级如下：

0 级：无侧支存在。1 级：勉强能检出的侧支血流。造影剂通过并显示侧支管道，但在任何时候接受侧支的血管主支均不显影。2 级：部分侧支血流。造影剂进入，但不能使接受侧支的血管主支血管完全显影。3 级：完全灌注。造影剂进入，并使接受侧支的血管主支血管完全显影。

侧支循环的方式：①同侧侧支循环；②对侧侧支循环；③双侧侧支循环；④桥侧支——自身搭桥。

侧支循环的作用：①改善病变冠状动脉供血区内的心肌功能；②缩小心肌梗死范围；③若侧支循环建立在冠状动脉完全闭塞之前，则可避免心肌梗死的发生；④在冠状动脉介入性治疗时，可保证病变冠状动脉区的心肌供血，从而增加手术的安全性。

有良好的侧支循环患者与侧支循环发育不良的患者相比较少感到胸痛，较少见左室收缩不协调，心电图上 ST 段抬高的总和较低。远侧冠状动脉的灌注压在有良好发育侧支的患者中比侧支发育不良的患者中更高。

（三）冠状动脉病变形态学

冠状动脉病变的分析和评价是选择治疗方案和估计预后的重要依据，病变类型按 1988年美国心脏病学会/美国心脏协会（ACC/AHA）专家组总结过去 10 年的经验，被定义为简单型（A 型）、中度复杂型（B 型）和复杂型（C 型）（表 11 - 2），多数病变为中等复杂型。

表 11 - 2　ACC/AHA 冠状动脉病变分型

A 型病变	
局限性（长度 <10mm）	无或有轻度钙化
中心性	未完全闭塞
容易到达	非开口病变
管壁光滑	未累及大分支
无血栓	非成角病变（<45°）
B 型病变	
管状狭窄（长度 10～20mm）	中、重度钙化
偏心性	完全闭塞（<3 个月）
近端血管中度迂曲	开口处病变
管壁不规则	分叉处病变
冠状动脉内血栓	成角病变（>45°，但 <90°）
C 型病变	
弥漫性（长度 >20mm）	近端血管严重迂曲
易碎的退化静脉桥病变	完全闭塞（>3 个月）
严重成角病变（>90°）	

1. 狭窄冠状动脉病变类型　狭窄的分析方法：

（1）目测法：以紧邻狭窄段的近心端和远心端的正常血管段内径为 100%，狭窄处血管直径减少的百分数为狭窄程度。估测直径时，参照已知导管的直径（6F = 2.0mm，7F = 2.3mm，8F = 2.7mm）与动脉的粗细比较便可。目测狭窄直径简单易行，至今仍广泛应用，缺点是重复性差和常常高估狭窄程度。

（2）计算机辅助的定量冠状动脉造影（QCA）：目前的血管造影机多具有 QCA 功能，其机制是血管轮廓测定或影像密度的测定。QCA 的优点是重复性好，大规模临床研究通常采用这种方法。

（3）血管内超声检测（IVUS）：有助于对狭窄程度做出较为精确的判断。

2. 钙化　冠状动脉钙化在 X 线透视下，一般为沿血管走行的条状影，其亮度和大小反映了钙化的严重程度。钙化的观察对判断病变的性质和部位，以及选择治疗方案很有帮助。

3. 血栓　血栓在冠状动脉造影上的表现分成两大类，一类是虽有血栓但血管还是通畅的，在造影上主要表现为球状的充盈缺损，完整地被造影剂所围绕，通常位于最严重狭窄点的远侧；另一类是血栓很大以致完全阻塞了血管。

4. 夹层　多为 PTCA 并发症，诊断性动脉造影操作偶尔伴有血管夹层分离形成。美国心肺血液研究所根据夹层的形态将其分为 6 型，见表 11 - 3。

表 11 - 3　冠状动脉夹层的分型

类型	影像特征
A	X 线透光区，无或有少量造影剂滞留
B	X 线透光区，并形成假腔，无或仅有少量造影剂滞留
C	造影剂出现在管腔外，且有明显造影剂滞留

类型	影像特征
D	螺旋状充盈缺损影，常伴广泛造影剂滞留
E	新出现且持续的充盈缺损影
F	夹层血管无前向血流充盈

5. 瘤样扩张或冠状动脉瘤　动脉粥样硬化的后果既可以是狭窄，也可以是动脉瘤或瘤样扩张。

6. 心肌桥　冠状动脉主要在心脏的心外膜表面上经过。然而5%～12%的人中，不同的距离内小段冠状动脉降入心肌内走行，且总是限于LAD。因为心肌纤维"桥"每次收缩期都可引起动脉的狭窄。造影上特征性的表现是在舒张期桥段血管的内径正常，但在每次收缩期都有突然的狭窄，不应与动脉粥样硬化斑块相混淆。当它在收缩期严重狭窄时，可产生心肌缺血，甚至心肌梗死。

7. 其他各种冠状动脉病变特征

（1）成角病变：狭窄端血管的中心线与狭窄远端血管的中心线夹角≥45°。

（2）偏心狭窄：需在两个相互垂直的造影平面观察，病变始于一侧血管壁至直径的3/4以上。

（3）分叉处病变：在血管狭窄部位有中等或较大分支（直径＞1.5mm）发出，或者待扩张的病变累及重要边支。

（4）病变长度：从未使病变短缩的体位测量，病变的两个"肩部"之间的距离。

（5）病变血管迂曲：中度迂曲是指病变近端血管有2个弯曲；重度迂曲指病变血管近端有3个或3个以上弯曲。

（6）开口处病变：位于前降支、回旋支或右冠状动脉起始部，距开口3mm以内的病变。

九、冠状动脉造影术后的常规处理

1. 监测患者有无不适，注意心电图变化及生命体征等。

2. 补足液体，防止迷走反射。心功能差者补液慎重。

3. 桡动脉穿刺径路在拔除鞘管后对穿刺点局部压迫4～6h后可以拆除加压绷带。股动脉入路在进行冠状动脉造影后，可即刻拔管，常规压迫穿刺点20min后，若穿刺点无活动性出血，可进行术侧制动并加压包扎，18～24h后可以拆除绷带开始轻度活动。如果使用封堵器，患者可以在平卧制动6h后开始床上活动。

4. 注意穿刺点有无渗血、红肿及杂音，穿刺的肢体动脉搏动情况、皮肤颜色、张力、温度及活动有无异常。

5. 术后或次日查血、尿常规，电解质，肝肾功，心肌酶等。

十、冠状动脉造影术后的常见并发症

1. 假性动脉瘤　指血液自股动脉穿刺的破口流出并被邻近的组织局限性包裹而形成的血肿。血液可经此破口在股动脉和瘤体之间来回流动。假性动脉瘤与真性动脉瘤的区别在于

前者的瘤壁由血栓和周围组织构成，而无正常血管壁的组织结构。其常见症状为局部疼痛，有时较剧烈，瘤体过大时也可产生周围神经、血管的压迫症状。触诊可发现皮下血肿，有搏动感，听诊可闻及明显的血管收缩期杂音，其确诊有赖于超声多普勒检查。大部分直径较小的假性动脉瘤可自行愈合，无需特殊处理。而直径较大者可通过压迫、瘤体内凝血酶注射和外科修复等方法进行根治，前提是停用肝素、低分子肝素等抗凝药物。

2. 股动静脉瘘　指股动脉穿刺造成股动、静脉之间有异常通道形成。大部分股动静脉瘘无明显症状，也不导致严重并发症，许多小的动静脉瘘可自行愈合。少数情况下因动静脉瘘血流量大，可导致静脉扩张、曲张，或患者自身存在严重的股动脉远端血管狭窄，股动静脉瘘导致"窃血"现象，使下肢缺血加重。触诊皮下无血肿，听诊可闻及血管双期杂音。对未能自行愈合或有严重并发症的股动静脉瘘可考虑手术治疗或在超声引导下压迫封闭瘘管。

3. 腹膜后出血　指血流经股动脉穿刺口、通常沿腰大肌边缘流入腹膜后腔隙。由于腹膜后腔隙具有更大的空间，可储存大量血液。腹膜后血肿起病隐匿，当有明显症状出现时，如低血压，常提示已有严重出血，如诊断处理不及时，会导致患者死亡。这是与股动脉径路相关的最凶险的并发症。其主要症状及体征是贫血、低血压、腹部紧张及下腹部疼痛及出汗等，确诊有赖于 CT 检查。治疗包括以下原则：①立即停用抗凝药物。②使用血管活性药物升压，快速补充血容量，输血、输液，输注量和速度以使血压持续稳定为目标。③严密监测血压、心率，定时复查血象，判断有无继续出血，并给予针对性治疗。④患者应绝对卧床。⑤对不能有效止血的患者应尽早介入封堵或外科治疗。

4. 前臂血肿和前臂骨筋膜室综合征　前臂血肿是由于在桡动脉远离穿刺点的部位有破裂出血所致，常见的原因主要是超滑引导钢丝推送中极易进入桡动脉分支或桡侧返动脉致其破裂穿孔或由于桡动脉痉挛、指引导管推送遇阻力时用力不慎、过大，致其破裂所致。其症状主要表现为前臂疼痛，触诊张力高。由于出血可为周围组织所局限，大部分前臂血肿有自限性。但如果桡动脉破裂穿孔大，出血量大，可导致前臂骨筋膜室综合征，是前臂血肿的极端表现。主要症状有疼痛、活动障碍、感觉障碍、被动牵拉痛、肢体肿胀、血管搏动减弱或消失及骨筋膜室内压力增高等。前臂血肿可使用弹力绷带包扎前臂，但应注意包扎力度。前臂骨筋膜室综合征应强调早诊断、早治疗。一旦确诊就要及时（6h 内）切开深筋膜，彻底减压。切口要足够大，方能彻底解除骨筋膜室内的压力。手术要保持无菌，防止感染，如有肌肉坏死应一并切除干净。

5. 颈部及纵隔血肿　是经桡动脉介入治疗的特有并发症，主要原因为导丝误入颈胸部动脉小分支致其远端破裂，出血常导致颈部肿大、纵隔增宽和胸腔积血等。主要表现为相应部位疼痛、低血压等。如出血自限，预后良好。如有气管压迫，常有呼吸困难，表现凶险，应行气管插管。

6. 血管迷走反应及处理　常发生于冠状动脉造影术中、术后，拔除血管鞘管、压迫止血（股动脉）或穿刺点剧烈疼痛时。主要表现为面色苍白、大汗淋漓、头晕或神志改变，严重者可以意识丧失。部分患者可感气促、心悸、极度乏力。而最重要的表现为窦性心动过缓和低血压状态。处理措施包括静脉注射阿托品、快速扩容及应用多巴胺等升压药。

7. 冠状动脉穿孔和心脏压塞　偶尔在有阻力情况下用力推进钢丝引起血管穿孔破裂而导致心脏压塞。常表现为：精神焦虑不安、多需坐位、呼吸困难、以浅快多见，皮肤湿冷、脉压减少、血压下降、心率增快等。对于急性心脏压塞有诊断价值的检查是超声心动图和冠状动脉造影。强调早诊断、早处理。总的治疗原则：迅速逆转肝素化、导丝在真腔时以球囊封闭血管破裂口 15～20min，若无效，及时置入带膜支架。如出现心脏压塞，应立即进行心包穿刺引流、抗休克治疗或外科干预。抗休克治疗包括麻醉机吸氧、多巴胺等升压药静注及静脉补液等。

8. 重要脏器栓塞如脑栓塞、肺栓塞等。

（金　风）

第二节　经皮冠状动脉介入治疗

一、经皮冠状动脉介入治疗简史

1844 年，Bernard 首次将导管插入动物的心脏。1929 年，德国医生 Forssmann 首次将一根导尿管从自己的肘静脉插入，经上腔静脉送入右心房，并拍摄下了医学史上第一张心导管胸片，开创了人类心导管技术发展的先河。在此基础上，先后开展了右心导管和左心导管术。1967 年 Judkins 采用股动脉穿刺的方法进行冠状动脉造影，从此这一技术在冠心病领域得以进一步发展。德国 Gruentzig 于 1977 年首先施行了经皮冠状动脉介入术（percutaneous coronarylntervention，PCI）。此后，该技术从欧洲到美洲迅速推广，适应证不断扩大。与之相关的工业产品也迅速发展，各种操作设备（如导管、球囊）不断改进以适应不同病变的处理。1986 年，Puol 和 Sigmart 将第一枚冠状动脉支架置入人体。冠状动脉内支架置入术可显著减少球囊扩张的再狭窄，可以处理夹层和急性血管闭塞，成为冠状动脉介入治疗的又一里程碑。2003 年药物洗脱支架（drug‐elu‐tlng stent9DES）投入临床，支架的再狭窄率明显降低，使冠状动脉介入治疗又进入到一个新纪元。

二、冠状动脉介入治疗适应证

1. 对于慢性稳定型冠心病有较大范围心肌缺血证据的患者，介入治疗是缓解症状的有效方法之一。

2. 不稳定型心绞痛和非 ST 段抬高型心肌梗死的高危患者，提倡尽早介入治疗。高危患者主要包括：反复发作心绞痛或心肌缺血，或经充分药物治疗时活动耐量低下；血心肌酶指标升高；心电图新出现的 ST 段压低；出现心力衰竭或出现二尖瓣反流或原有反流恶化；血流动力学不稳定；持续室速；6 个月内接受过介入治疗；曾行冠状动脉旁路移植术等。

3. 对于急性 ST 段抬高型心肌梗死患者早期治疗的关键在于开通梗死相关血管（infarct related artery，IRA），尽可能挽救濒死心肌，降低患者急性期的死亡风险并改善长期预后。

三、冠状动脉介入治疗的常规策略

（一）直接 PCI

在急性心肌梗死发病12h 内行 PCI 直接开通 IRA。直接 PCI 可以及时、有效地开通 IRA。建议首次医疗接触‐球囊开通时间在可以进行直接 PCI 的医疗单位控制在 90min 内，条件较好的医疗单位或梗死面积较大的危重患者，时间最好控制在 60min 内。对于发病超过 12h，但仍有缺血症状、心功能障碍、血流动力学不稳定或严重心律失常的患者也建议行直接 PCI。发生心源性休克的患者，可将 PCI 时间放宽至心肌梗死发病 36h 内或心源性休克发生 18h 内。而对发病已超过 12h、无缺血症状的患者，则不建议行 PCI。

（二）转运 PCI

首诊医院无行直接 PCI 的条件，而患者不能立即溶栓，则转至具备条件的医院行直接 PCI，首次医疗接触 - 球囊开通时间控制在 120min 内（梗死面积较大的危重患者时间最好控制在 90min 内）。

（三）补救 PCI

溶栓失败后 IRA 仍处于闭塞状态，对于 IRA 所行的 PCI。

（四）易化 PCI

发病 12h 内，于 PCI 术前有计划地预先使用溶栓药物，然后对 IRA 进行的 PCI。

四、冠状动脉介入治疗的基本过程

冠状动脉介入治疗的基本过程主要包括 5 个步骤。①进行冠状动脉造影，根据冠状动脉造影结果找到罪犯血管；②将导丝通过病变，到达罪犯血管远端；③送入合适的球囊，球囊到达病变时，释放球囊，扩张病变；④置入支架；⑤送入后扩张球囊，进行支架后扩张。

（一）冠状动脉造影，找到罪犯血管

冠状动脉造影术的主要目的是评价冠状动脉血管的走行、数量和畸形；评价冠状动脉病变的有无、严重程度和病变范围；评价冠状动脉功能性的改变，包括冠状动脉的痉挛和侧支循环的有无；同时可以兼顾左心功能评价。在此基础上，可以根据冠状动脉病变程度和范围进行介入治疗；评价冠状动脉旁路移植（搭桥）术和介入治疗后的效果；并可以进行长期随访和预后评价。

冠状动脉造影的主要体位：

1. 观察左冠状动脉的主要体位

（1）右前斜位 + 足位：观察 LAD、LCX 起始部、LCX 体部、OM 开口和体部。

（2）正位 + 头位：观察 LAD 中、远段，LAD 与对角支分叉处。

（3）左前斜位 + 头位：观察 LAD 中、远段和对角支开口。

（4）蜘蛛位：观察 LM、LAD、LCX 开口部位；LM 体部、远端分叉部位；LAD、LCX 近段，OM 开口部位。

2. 观察右冠状动脉的主要体位

（1）左前斜位：RCA 呈"C"型，观察 RCA 开口以及近、中远段；左室后支。

（2）后前位 + 头位：RCA 呈"L"型，观察 RCA 中段、远端分支及后降支。

造影结束后，根据造影的结果和患者病史、心电图情况，找出患者的罪犯血管和最急需处理的病变，对该病变进行处理。

（二）导引导丝通过病变，到达罪犯血管的远端

导引导丝的作用是通过冠状动脉狭窄或闭塞病变至血管远端，为球囊导管或支架送达狭

窄病变处加压扩张提供轨道。导引导丝应具有可视性、可控制性、通过性和支持力等重要特性。原则上介入治疗导引导丝的选择与介入手术入径没有太大关系，主要取决于冠状动脉病变特点。介入治疗导丝的使用有两个要点：一是正确选择导丝；二是正确操作导丝，做到这两点是保证冠状动脉介入治疗成功的关键。

PCI 导引导丝的分类有多种方法。根据导丝尖端硬度不同分为柔软、中度硬度和标准硬度导丝三种。软导丝通过性差，但柔顺性好，相对安全；硬导丝通过性好，但易导致冠状动脉损伤和穿孔。一般来说，对普通狭窄病变，均可选择软导丝，只有在慢性完全闭塞病变时才选择中等硬度或标准硬度导丝。

根据导丝表面涂层的特点分为亲水涂层和疏水涂层导丝两种。目前，常用的导丝分类方法是根据不同的冠状动脉病变特点分为通用型导丝和闭塞型导丝。通用型导丝：主要是软导丝，这一类型的导丝可调控性好和支持力强，操作方便，实用性更强，多用于普通冠状动脉病变和急性闭塞病变。代表性导丝有 BMW 系列、Floppy 系列导丝；StabilizerSupersoft、ATW、Soft 等系列导丝；RunthroughNS 导丝等。闭塞型导丝：针对一些特殊的冠状动脉病变，多为硬导丝。根据导丝护套特点分为：①超滑导丝，如 Pilot 系列、Fielder 系列、PT2 系列导丝；②缠绕型导丝，如 Cross IT 系列导丝、Miracle 及 Conquest 系列导丝等。

根据病变特点选择不同的导丝，是 PCI 成功的关键。

1. 普通病变　是临床最多见的冠状动脉病变，占全部病变的 90%。针对这类病变应选择既具有良好的支持力，又具备优异的操纵性、柔顺性和尖端柔软的导丝，如 Balance、BMW、BMW Universal 及 RunthroughNS 导丝以及 Rinato 等系列导丝。

2. 扭曲、成角、钙化和重度狭窄病变　该类病变要求导丝具有易于通过扭曲血管的柔软尖端，还应具备良好的血管跟踪性、通过性和柔顺性，同时应有较强的拉伸扭曲血管的能力和强的支持力，以使球囊、支架能够顺利到达病变处。该类病变可选用如 Whisper MS、Pilot 50、Fielder 系列导丝；Stabilizer Supersoft、ATW 导丝；PT2 系列导丝；Runthrough NS 导丝和 Rinato 等系列导丝。

3. 冠状动脉分叉病变　冠状动脉分叉病变，需对分支血管进行保护或需对吻球囊扩张时，选择一些可控性、柔顺性和支持力均好的导丝，顺利进入分支或分支支架网孔到达分支远端。这时可选择 BMW、BMW Universal 系列或超滑的软导丝如 Whisper 导丝、PT2 导丝、Pilot50 导丝等以减少穿过支架网孔阻力进入分支血管。

4. 急性闭塞病变　急性闭塞病变多为斑块破裂形成血栓所致，聚合物涂层的超滑导丝因为超滑导丝的尖端触觉反馈差，导丝极易从斑块破裂处进入假腔。所以，对于急性心肌梗死导致的闭塞病变，特别是血栓闭塞性病变，建议使用缠绕型导丝，增加尖端的触觉反馈能力，减少进入假腔的概率，如 BIW、BMW Uni－versal 系列；Runthrough NS 导丝等。

5. 慢性完全闭塞病变（chronic total occlusion，CTO）　CTO 由于闭塞时间长，闭塞纤维帽厚硬，普通导丝难以通过，所以要选择通过性好、可控性好的硬丝。如超滑系列导丝如 Pilot 等系列和硬导丝如 Miracle 系列、Cross IT 系列及 Conquest 系列等导丝。

根据冠状动脉病变类型正确选择导丝，是 CTO 导丝操作技术的更为关键要素。

（1）正确对导丝进行塑型：根据血管病变特点、血管内径粗细、血管走向和主支与分支血管角度的大小对导丝进行塑型，弯曲角度一般 45°左右，弯曲导丝远端长度约为血管内径大小的 2/3 左右。对于主支与分支血管之间角度＞70°者，可在近端再塑一小的弯曲，这样更易于导丝进入分支血管。对于闭塞病变，导丝弯曲的尖端更短些，一般需要在远端弯曲近端1cm左右再塑一小的弯曲，有利于导丝调控。

（2）正确推送导引导丝：导丝至导引导管口部时，注射少量造影剂确认导管在冠状动脉口并且同轴，再缓慢将导丝送入冠状动脉，缓慢转动和轻轻推送导丝，并密切注意导丝头端，不能有任何阻力，如果导丝远端有阻力，立即注射少量造影剂显示导丝的位置，少量回撤导丝重新调整方向再向前推送，在毫无阻力的情况下送至冠状动脉远端较大的分支血管内，无阻力前进是向前推送导丝的关键。

（3）CTO导丝的操作技巧：一些缠绕型导丝头端硬度大、具有较好的操控性、扭转力和触觉反馈，适于穿透坚硬的纤维化、钙化的CTO病变；超滑导丝适用于较为疏松、存在较多微孔道的CTO病变，缺点是易进入内膜下的假腔，在逆向开通CTO病变时有较好的通过侧支血管的能力。选用硬导丝慢慢转动，轻轻推送至冠状动脉病变的闭塞处，准确识别血管走向，转动导丝，给予适当的推送力使导丝远端扎破闭塞处的纤维帽，穿行闭塞病变段至远端血管的真腔内。如果导丝穿过闭塞段进入血管真腔，导丝在血流和冠状动脉舒缩力的作用下会顺利到达血管远端分支内。如果导丝进入闭塞段未能进入真腔，就会感到导丝前进有阻力，此时，保留第一根导丝，再选另一根导丝重新寻找血管真腔，两根导丝可交替前送即平行导丝法，必要时可再选用第三根导丝，更换导丝的原则可以为先选硬导丝，再选超滑导丝；也可以先选超滑导丝，再选硬导丝。导丝穿过闭塞病变处至血管远端，正确判断导丝是否在真腔内极为重要，如果导丝不在冠状动脉真腔内，球囊一旦扩张会致冠状动脉破裂，发生严重的并发症甚至死亡。识别方法有：①沿导丝送入1.5mm的球囊看是否能够通过闭塞病变处顺利到达血管远端，如果能到达远端一般为真腔；②导丝远端能否顺利进入血管远端的多个分支，如果能顺利进入不同方向的分支，一般是真腔；③对侧冠状动脉造影依据侧支循环逆行显影，判断导丝走向更为准确。PCI全程应监视导丝尖端不要太远，不要有张力，尤其是硬导丝和超滑导丝，很容易发生血管末梢穿孔，导致心脏压塞。

（三）球囊通过病变，到达罪犯血管远端

球囊主要包括两种类型：整体交换型球囊和快速交换型球囊。整体交换型包括三个部分：导管尖端（导管远端）、球囊和推送杆（导管近端）。快速交换型球囊除上述三部分外还包括球囊与推送杆的连接段。

根据扩张目的的不同，可以将球囊扩张分为预扩张和后扩张。预扩张是在支架置入前的扩张，其主要作用有三方面：①可以为支架的置入开辟通道；②可在一定程度上了解病变的性质，是普通病变，还是高阻力病变；③辅助确定病变的直径和长度。不对病变进行预扩张，而直接将支架置入称为直接支架术。

球囊具有以下五种特性：推送性；跟踪性；通过性；顺应性；回收性。通过性是球囊跨越病变的能力。

1. 球囊加压方式　球囊的加压减压需在监视压力显示器下进行。用压力泵将1∶1稀释的造影剂注入球囊，压力逐渐上升，先用低压观察球囊的充盈情况，并判定球囊是否在病变部位。逐渐升高压力的充盈方式可以减少血管壁的撕裂和斑块的脱落，并可以了解病变的软硬程度。

2. 球囊充盈压力大小　一般选用使腰征消失的压力即可。若扩张效果不满意，第二次可以升高760～1520mmHg（1～2atm）。对于一般病变，3040～4560mmHg（4～6atm）即可达到满意的扩张效果。而较硬的病变或钙化病变则需用高压 [> 7600mmHg（10atm）]。此时需注意球囊的命名压、爆破压。

3. 球囊充盈时间　因机械阻塞血流导致缺血症状，首次充盈时间以 20 ~ 30min 为宜，可反复加压多次，直至扩张结果满意为止。

（四）支架释放

支架置入过程中，应将 Y 连接头止血阀充分放开，使支架通过时无任何阻力。在支架释放前，应确认支架定位是否满意，如为偏心或有螺旋形夹层的病变，应使用药物洗脱支架。

同一血管置入多个支架时的顺序：长节段病变需要置入多个支架时，应先远后近，尽量避免穿过近端支架再置入远端支架。

（五）后扩张的必要性

为了使支架的贴壁性更好，特别是对于长支架，往往在支架置入后，使用非顺应性球囊进行后扩张。需要后扩张的情况有高阻力病变（包括钙化和斑块负荷较重的病变）；小血管病变；近端和远端参考血管直径不匹配；弥漫性支架内再狭窄；支架血栓和发生靶血管血运重建（TVR）高风险的患者。

五、冠状动脉介入治疗后的处理措施

1. 观察患者有无不适，注意心电图及生命体征等。

2. 补足液体，防止迷走反射，心功能差者除外。

3. 桡动脉穿刺径路在拔除鞘管后对穿刺点局部压迫 4 ~ 6h 后可以拆除加压绷带。股动脉入路进行冠状动脉造影后，可即刻拔管，常规压迫穿刺点 20min 后，若穿刺点无活动性出血，可进行制动并加压包扎，12h 后可以拆除绷带开始轻度床上活动，24h 后下床活动。如果使用封堵器，患者可以在平卧制动后 4 ~ 6h 开始下床活动。

4. 注意穿刺点有无渗血、红肿及杂音，穿刺的肢体动脉搏动情况、皮肤颜色、张力、温度及活动有无异常。

5. 术后或次日查血、尿常规，电解质，肝肾功，心肌酶及心梗三项等。

（刘宏伟）

第三节　射频消融术

射频消融术是通过心脏电生理检查技术在心内标测定位后，将导管电极置于引起心律失常的病灶处或异常传导径路区域，应用射频能量产热，使该区域的心肌损伤或坏死，达到治疗心律失常的目的。射频消融技术与埋藏式心脏复律除颤器（ICD）使心律失常的治疗发生了革命性变化，正如美国著名电生理学家 Zipes 指出，在心脏病学治疗领域射频消融心律失常是唯一真正的根治性技术，该项技术自 1986 年应用于临床以来，取得了巨大的进展，使成千上万的心律失常患者得到了治愈。

一、房室结折返性心动过速的射频消融

房室结折返性心动过速（AVNRT）是一种十分常见的室上速，国外约占所有室上速的65%，国内约为40%~50%。其产生机制与房室结中存在的双径路即不应期短、传导缓慢的慢径路（α 径路）和不应期长、传导较快的快径路（β 径路）有关，少数病例证实有多条径路。临床上常见慢快型，占80%，快慢型和慢慢型各占10%。消融多在窦性心律下放电，消融部位可选择慢径，也可选择快径，快径位于 Koch 三角的顶部，邻近房室结致密区，慢径位于 Koch 三角的基底部，在冠状窦口前上方。据统计慢径消融的成功率为98%~100%，快径消融的成功率为82%~96%，靶点的确定可采用解剖定位和心内电位定位，常用两者结合定位方法。比较靶点确定方法的有效性，多数报导以心内电位确定靶点消融成功率较解剖定位法高，前者为97%，后者约88%~96%。

慢径消融后心动过速的复发率国外报道为0~2%，国内<3%，快径消融的复发率为5%~14%，成功慢径消融后可能约40%的患者仍有慢径传导，但这并非表明这部分患者将会再发心动过速，两者间无任何关联。由于慢径消融的成功率高，复发率和并发症发生率低，因此一般多采用慢径消融治疗房室结折返性心动过速。

二、房室折返性心动过速的射频消融

经房室旁路折返的室上性心动过速（AVRT），国外报道占所有室上速的30%，国内约占45%~60%。其中95%为经房室结前传，旁路逆传的窄 QRS 波心动过速（顺向型），5%为经旁路前传，房室结逆传的宽 QRS 波心动过速（逆向型）。国外报道60%的旁路既有前传也有逆传呈双向传导，40%仅有逆传的单向传导，国内的报道与之相反。左侧旁路消融多在二尖瓣环心室侧，少数情况下在冠状静脉内；右侧旁路消融多在三尖瓣环心房侧。房室旁路射频消融长期成功率国外为76%~100%，复发率为3%~9%。我国成功率约为90%~100%。临床实践证实，射频消融房室折返性心动过速的成功率与房室旁路的位置有关。右侧房室旁路比左侧旁路射频消融的成功率低，复发率高，原因之一可能与右房和左室的解剖结构不同有关。消融左侧旁路几乎全在二尖瓣的左室侧进行，而消融右侧旁路在三尖瓣环的右房侧进行，右房心内膜面不规则，大头电极难以固定，消融时导管随心跳在心内膜面滑动，往往难以完全阻断右侧旁路的传导。

房室旁路位于间隔部位者约占30%，前间隔部位存在房室结及希氏束，导管消融间隔旁路有可能损伤正常房室传导束。后间隔部位解剖较为复杂，这可能会影响这一部位旁路的消融效果。中间隔旁路同样邻近房室结及希氏束，射频消融旁路时也有可能阻断正常房室传导途径，这可能是该部位旁路消融成功率低的重要原因。国外报道在消融85例中间隔旁路病例时75例获得成功，占84%。由于后间隔的解剖较复杂，其旁路分布和消融部位也明显不同。文献报导后间隔旁路射频消融总的成功率在1993年前为81%~98%，复发率高达7%~10%，最近文献资料显示间隔旁路治疗成功率甚至可达100%，术后复发率极低。

同一患者存在两条或两条以上的多房室旁路并非少见，约占房室旁路患者的4%~15%。在有 Ebstein 畸形病例，多条旁路的发生率甚至可高达50%。一般来说，多旁路射频消融的成功率与单旁路无明显区别，但也有文献报道多旁路消融成功率低于单旁路，在 Ebstein 畸形病例，由于其解剖学异常，标测及消融的技术难度增加，消融成功率低和术后复

发率增加是不难理解的，其消融成功率约为76%。

三、快速性房性心律失常的射频消融

起源于心房的快速性心律失常有多种，近年来Lesh等将这些统称为"房性心动过速"，主要包括四种类型：大折返性房速、局灶性房速、不适当性窦性心动过速（窦速）和心房颤动（房颤）。

（一）大折返性房性心动过速的射频消融

1. 典型心房扑动（房扑）　占住院患者的0.14%~1.2%，为心房内大折返所致，折返激动的解剖学屏障包括：三尖瓣环、界嵴、下腔静脉和欧氏嵴，根据折返的传导方向可分为顺钟向型和逆钟向型，以逆钟向型多见。折返的关键峡部在下腔静脉和三尖瓣环之间，是导管消融典型房扑的靶点。目前采用解剖法完成三尖瓣环和下腔静脉之间的线性消融，消融成功率可达95%，消融终点的判断为房扑终止、不能被诱发、峡部双向传导阻滞，典型房扑术后复发率<10%。

2. 非典型房扑　非典型房扑是指不依赖于下腔静脉和三尖瓣环之间峡部缓慢传导的大折返房性心动过速。有时也被称为非峡部依赖性房扑，折返环可位于右房，也可位于左房。应用常规电生理检查方法对非典型房扑进行导管消融治疗的成功率为70%左右，近年来随着三维电解剖标测技术的应用，非典型房扑的消融成功率接近典型房扑，可达90%以上。

3. 外科矫正手术所致的房速　接受过外科手术的先天性心脏病患者可发生房速，折返是由于某些先天性和手术切口瘢痕、补片等屏障所致。线性消融一个或多个维持心动过速的关键峡部，其成功率为71%~93%，但复发率高达40%~46%。较高复发率的原因可能与基础心脏病变相关。通常消融成功的部位为心房切口瘢痕下端与下腔静脉间的峡部和心房切口瘢痕上端与上腔静脉间的峡部。

（二）局灶性房速的射频消融

局灶性房速如不能及时诊断和有效治疗，常因其无休止性发作最终导致心动过速性心肌病。局灶性房速主要以儿童多见，成人少见。抗心律失常药物治疗效果往往较差，长期服用可有明显的副作用。

局灶性房速的机制主要包括微折返、自律性增高和触发活性。由自律性增高或触发活动引起的房速常常呈单形性，研究发现这些心动过速起源部位的分布有一定的特征性。在左房，病灶常位于肺静脉入口处、左心耳、三尖瓣环，而右房房速常起源于界嵴、冠状静脉窦入口、右心耳、二尖瓣环。与房室旁路不同，局灶性房速缺乏特征性的电生理表现，因而常规标测方法困难较大，最好使用三维标测方法准确定位心动过速起源点。但由于灶性房速部位局限，消融成功率可达80%~100%。长期随访复发率为10%~20%，复发病例再次接受消融仍安全、有效。

（三）不适当的窦性心动过速综合征的射频消融

这一综合征的主要特征为静息时或轻微体力活动时心率增加。导致不适当窦速的可能机制包括：窦房结细胞的异常自律性和自主神经系统的调节紊乱；另外，窦房结细胞对β受体激动的高敏性也可能起到一定的作用。随着经验的积累，现已证实在界嵴的上1/3部分行射频消融可使基础心率有效减慢至少25%，并能有效控制体力活动时心率变化，这些效应

的产生主要可能是减慢了心脏固有心率，故又称为"窦房结改良术"。

（四）心房颤动的射频消融

房颤的人群发生率为 0.15%～1%，65 岁以上者发生率达 5.9%，是临床上最常见的心律失常，主要以血栓栓塞、恶化心功能为主要危害。房颤的治疗主要包括抗栓、维持窦律、控制心室率三个方面。应用导管消融治疗房颤主要包括以下两方面：

1. 控制心室率的导管消融　　对于药物治疗难以有效控制的房颤伴快心室率患者，可采取消融房室结、术后置入永久起搏器的方法控制房颤时过快的心室率。

2. 维持窦律的导管消融　　1998 年起，Haissaquerre 等报告了肺静脉内异常电活动在房颤触发机制中的作用，并应用导管消融治疗取得较满意的效果，成为房颤导管消融的里程碑。目前房颤导管消融的主要方法包括：①针对肺静脉触发灶的环肺静脉电隔离术；②改良房颤维持基质的辅助线性消融（包括左房顶部线、二尖瓣环峡部、三尖瓣环峡部线性消融）和碎裂电位消融，而肺静脉的完全电隔离目前被认为是导管消融房颤的基石。

随着三维标测技术、心腔内超声等新技术的应用及术者经验的积累，有效较低了导管消融房颤的复发率，同时也使房颤导管消融的适应证不断扩大，最新指南提出：在有经验的中心，对于反复发作的、有症状的阵发性房颤，应用抗心律失常药物疗效不佳或不能耐受，导管消融可作为一线治疗手段。尽管如此，由于房颤存在多重机制，不同的患者其机制不完全相似，理想的消融策略应是针对不同的患者，确定其不同的机制，采用不同的消融策略。就目前对房颤发病机制的理解以及消融技术而言，尚不能完全做到个体化治疗。

四、特发性室性心动过速的射频消融

特发性室性心动过速（室速）是指发生于无器质性心脏病（心电图、冠状动脉造影、心脏超声均为阴性）患者的室速，临床常见两种形式，分别为：起源于左室后下间隔部的左室特发性室速，另一为起源于右室流出道的右室特发性室速，前者心动过速时心电图显示左束支传导阻滞图形，额面电轴左偏或右偏，QRS 波宽度多在 0.12～0.14s；后者心动过速时心电图提示左束支传导阻滞图形，QRS 波宽度一般在 0.14～0.16s，下壁导联 QRS 主波向上。二维电生理时代，左室特发性室速以激动标测为主，即于左室间隔面标测提前的心室激动电位或 P 电位，起搏标测可作为辅助标测方法；右室流出道室速以起搏标测为主，起搏形态越接近心动过速时的 12 导联 QRS 波形态成功率就越高。随着三维标测技术的应用，大大简化特发性室速的手术流程，同时提高了导管消融的成功率。目前左室特发性室速消融成功率国外报道最高可达 100%。复发率多＜10%。右室流出道室速的消融成功率在 90% 以上，复发率＜10%，这与国内报道结果相似。

五、器质性心脏病室性心动过速的射频消融

器质性心脏病室速主要包括冠心病、心肌病和致心律失常性右室心肌病（ARVC）室速，以及少数先天性心脏病修补术后室速。

（一）冠心病室速的射频消融

冠心病室速绝大部分为持续性单形性室速，其发生与折返有关。折返环的缓慢传导区位于瘢痕组织内或瘢痕组织周围。常规方法消融治疗主要针对血流动力学稳定、电生理检查能

被诱发、胺碘酮和索他洛尔等抗心律失常药治疗无效的反复发作的持续性单形性室速，无休止性室速也是消融治疗的适应证，三维标测技术的应用使室速消融的适应证扩大至非持续性和血流动力学不稳定的室速。冠心病室速的标测方法主要包括激动标测、拖带标测和舒张中期电位标测。由于冠心病室速常起源于心肌内或心外膜，射频往往不足以阻断折返环路，因此总成功率并不是很高，大约在 60%～90%，且复发率高，为 20%～40%。

（二）其他器质性心脏病室速的射频消融

束支折返性室速主要见于扩张型心肌病，约占可诱发的持续性室速的 6%，文献报道通过消融右束支治疗束支折返性室速。一些小样本的临床研究报道成功率约为 95%～100%，且无一例复发。其他心肌病室速的射频消融尚未见较大样本的报道。

在先天性心脏病矫正术后室速中，临床报道较多的为法洛四联症修补术后室速。其心动过速起源于切口瘢痕和补片周围组织，消融关键部位（峡部）可以根治心动过速。

致心律失常性右室心肌病的心动过速多数起源于右室，若起源于右室流出道则成功率较高，与特发性右室流出道室速相近，但复发率明显增高；若起源于右室其他部位则成功率很低；若同时有不同起源部位的室速则不宜进行消融治疗。

六、射频消融的并发症

射频消融的并发症较少，包括完全性房室传导阻滞、血栓形成与栓塞、主动脉瓣穿孔、出血、血气胸，严重的有心房、心室壁破裂所致心脏压塞，以及与房颤导管消融相关的左房食管瘘，后者虽少见但死亡率极高。

总体来说，射频消融是治疗快速性心律失常的一种安全有效的技术，属于根治性疗法。随着心脏电生理标测技术的进步，消融电极导管设计的改进，相信射频消融技术在快速性心律失常治疗领域将会得到进一步发展。

（李冬玉）

第四节　永久心脏起搏器

心脏起搏器是一种植入人体内的电子治疗仪器，它通过程控发放电脉冲，通过电极的传导，刺激电极所接触的心肌，使心脏激动和收缩，从而达到治疗因某些心律失常所致的心功能不全的目的。自 1958 年第一台起搏器植入后，经过数十年的发展，起搏器功能日趋完善，从最初的应用于缓慢性心律失常，到如今已经被用于快速性心律失常及非心电性疾病的治疗，如抗心动过速起搏（ATP）功能的应用、心室再同步治疗（CRT）用于治疗药物难治性充血性心力衰竭、埋藏式心脏复律除颤器（ICD）用于转复快速性心律失常和除颤等。目前心脏起搏器治疗已成为一种成熟的治疗技术，在临床广泛应用。

一、起搏原理和组成

脉冲发生器定时发放一定频率和振幅的脉冲电流，通过导线和电极传输到电极所接触的心肌（心房或心室），使局部心肌细胞受到外来电刺激而产生兴奋，并通过细胞间的缝隙连接或闰盘将兴奋扩布至周围心肌，从而使整个心房或心室兴奋而产生收缩活动。

心脏起搏系统主要包括两部分：脉冲发生器和电极导线。常将脉冲发生器单独称为起搏器。起搏系统除了上述起搏功能外，尚具有将心脏自身心电活动回传至脉冲发生器的感知功能。

起搏器主要由电源和电子线路组成，能产生和输出电脉冲。

电极导线是外有绝缘层包裹的导电金属线，其功能是将起搏器的电脉冲传递到心脏，并将心脏的腔内心电图传输到起搏器的感知线路。

二、心脏起搏器的代码和起搏模式

（一）起搏器的代码

1987 年北美心脏起搏电生理学会（NASPE）/英国心脏起搏与电生理学组（BPEG）在心脏病学会国际委员会（ICHD）1981 年制定的五位字母代码起搏器命名的基础上制定了NBG 代码（表 11 - 4）。

表 11 - 4　NGB 起搏器五位代码命名

位置	I	II	III	IV	V
功能	起搏心腔	感知心腔	反应方式	程控、频率适应和遥测功能	抗心动过速和除颤功能
代码字母	O＝无	O＝无	O＝无	O＝无	O＝无
	A＝心房	A＝心房	T＝触发	P＝简单程控功能	P＝抗心动过速起搏
	V＝心室	V＝心室	I＝抑制	M＝多功能程控	S＝电转复
	D＝双腔	D＝双腔	D＝触发＋抑制	C＝遥测功能	D＝两者都有
				R＝频率应答	
制造商专用	S＝单腔（A 或 V）				

（二）起搏模式

1. 单腔起搏

（1）AAI 模式：此模式的工作方式为心房起搏、心房感知，感知心房自身电活动后抑制起搏器脉冲的发放。在本模式下，心室信号不被感知（如图 11 - 2）。

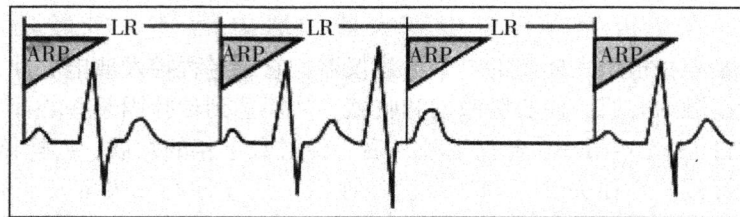

图 11 - 2　AAI 模式

LR＝低限频率；ARP＝心房不应期

图中一个早搏引起的心室事件并不能改变下一个 ARP 的起点（即心室事件没有被 AAI 起搏器感知），心房起搏钉仍是以 LR 为准规律地出现。

（2）VVI 模式：此模式的工作方式为心室起搏、心室感知。当起搏器感知到心室事件后，将抑制心脏起搏信号输出，每次起搏或感知心室事件后，起搏器均设有不应期，在此时间内的事件均不被起搏器感知，也不会重整计时周期。VVI 模式用于治疗致命性的心动过缓，但此种起搏模式不是房室同步的模式。

VVI 计时周期由低限频率和心室不应期组成。（图 11 - 3）。

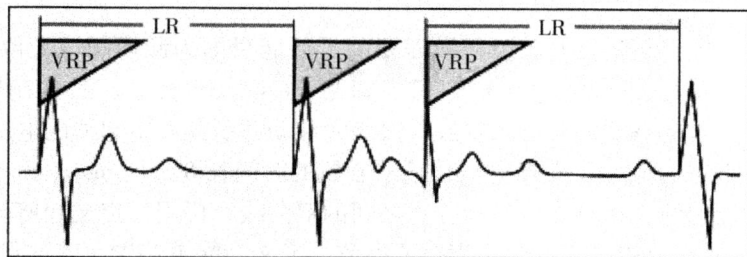

图 11 - 3 VVI 模式

LR = 低限频率；VRP = 心室不应期

图 11 - 3 中显示当起搏器未感知到心室事件时，以低限频率起搏（第二个 QRS 波），当感知到心室事件或起搏心室（第三个 QRS 波）后，心室不应期将重新计算。

2. 双腔起搏

（1）DDD 模式：又称房室全能型起搏，是具有房室双腔顺序起搏、心房心室双重感知、触发和抑制双重反应的生理性起搏模式（图 11 - 4）。

图 11 - 4 中第一个周期为 AP - VP，第二个周期为 AP - VS，第三个周期为 AS - VP。

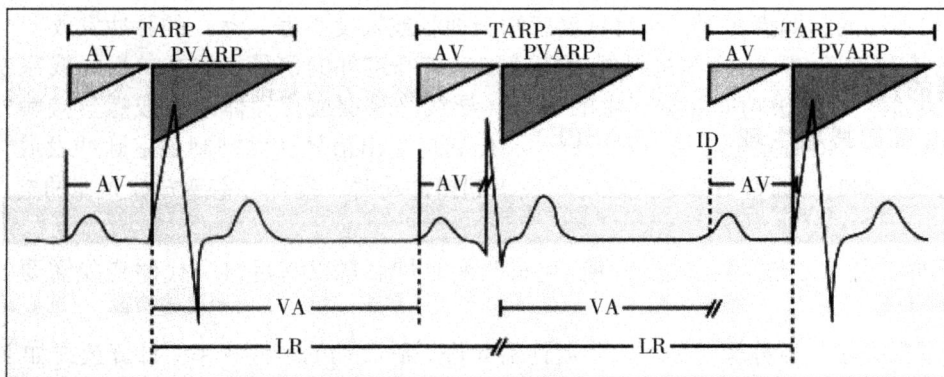

图 11 - 4 DDD 模式

AV = 房室间期；VA = 室房间期；TARP = 心房不应期；LR = 低限频率；PVARP = 心室后
心房不应期；ID = 自身的 P 波；AP = 心房起搏；VP = 心室起搏；AS = 心房感知；VS =
心室感知

（2）VDD 模式：又称心房同步心室抑制型起搏器。心房、心室均具有感知功能，但只有心室具有起搏功能。在整个 VDD 起搏系统中，P 波的正确感知是其正常工作的关键。

（3）DDI 模式：心房、心室均具有感知和起搏功能，P 波感知后抑制心房起搏（与 DDD 相似），但不触发房室间期，即不出现心室跟踪。如患者有正常的房室传导，基本类似 AAI；如患者存在房室传导阻滞，则在心房起搏时可房室同步，而在心房感知时房室则不能同步。因此自身心房活动后的房室延迟时间长短不一。该起搏模式的特点为心房起搏时能房室同步，而心房感知时房室不能同步。它不作为一个单独的起搏模式而仅作为 DDD（R）

发生模式转换后的工作方式。

三、常见起搏参数及基本概念

1. 起搏阈值　能持续地使心脏除极所需要的最低能量即为起搏阈值，包括电压和脉冲时间两个方面，它可表示为幅度（mA 或 V）、脉宽（ms）、电能（μC）或能量（μJ）。

2. 输出电压　指起搏器向心脏每发放一次刺激冲动并引起心室起搏的电压，用 V 表示。

3. 脉宽（或脉冲时间）　刺激电压传输给心肌的时间长度，用 ms 表示。

4. 强度 - 脉宽曲线　指输出电压和脉宽之间的双曲线，可用于定义起搏阈值。

5. 心房感知/感知灵敏度　一个可程控的参数。定义为能被装置忽略的最小信号，因此决定了能被起搏器或 ICD 心房通道所检测到的信号大小。双腔起搏模式 DDD 中的心房感知能在心房逸搏间期末（室房间期）抑制心房冲动发放，开始房室间期，而在房室间期末触发心电活动。

6. 心室感知/感知灵敏度　一个可程控的参数。定义为能被装置忽略的最小信号，因此决定了能被起搏器或 ICD 心室通道所检测到的信号大小，双腔起搏模式（EDD）中的心室感知能抑制在心房逸搏间期或房室间期末心房和心室脉冲的发放，并触发一个新的心房逸搏间期（室房间期）。

7. 心房过度感知　即心房电极导线感知可能来自心房组织外的信号，如远场心室信号、胸大肌或膈肌的肌电信号，或者功能异常的电极产生的噪声（绝缘层或传导体断裂或螺丝松动）。在不同的起搏模式下，心房过度感知会抑制或触发心房（室）的脉冲发放。

8. 心室过度感知　心室电极导线可能感知来自心室外的信号，如在单极导线系统中胸大肌的肌电信号或电极功能异常产生的噪声（导线绝缘层或传导体断裂或螺丝接触处松动等原因所致）。有时心室电极可以过度感知心房起搏输出信号从而抑制心室脉冲发放，这种现象称为交叉抑制。通常可以通过在心房发出起搏冲动时，设置心室感知放大器的空白期来防止。

9. 变时功能　通过恰当调整心率变化来改变心排血量以满足自身代谢变化需要的一种能力。

10. 下限频率　也称逸搏频率。是起搏器允许心脏跳动的最慢频率。计算公式如下：
下限频率 = 60 000/（VA 间期 + AV 延迟）ms

11. VA 间期　也称心房逸搏间期，计算公式为最小频率间期减去起搏的房室间期便是 VA 间期，起始于心室起搏或感知，终止于心房起搏或为心房/心室感知事件所中断。

12. AV 延迟　AV 延迟为心房感知或起搏至心室起搏之间的间期，除非被心室感知事件（通过房室结下传的激动或室性早搏）中断。通常设置心房感知的 AV 延迟时间比心房起搏的 AV 延迟短。

13. 上限频率　心室跟踪 P 波或在频率适应性起搏时心室能跟踪传感器的最大频率。上限频率计算如下：上限频率 = 60 000/（感知的 AV 延迟 + PVARP）ms。

14. 心室后心房不应期（PVARP）　心室后心房不应期是指在心室感知或心室起搏事件后，心房电极处于不应期的时间窗。其目的是避免心房感知和跟踪任何由心室或心房的逆传信号，从而避免起搏器介导的心动过速。

四、永久心脏起搏适应证

随着起搏工程学的完善，起搏治疗的适应证逐渐扩大。早年植入心脏起搏器的主要目的是挽救患者的生命，目前尚包括恢复患者工作能力和生活质量。目前主要的适应证可以简单地概括为严重的心搏缓慢、心脏收缩无力、心搏骤停等心脏疾病。2012年美国心脏病学会/美国心脏协会/美国心律协会重新制定了植入心脏起搏器的指南。

起搏器植入Ⅰ类适应证：

1. 窦房结功能不全　①记录到有症状的窦房结功能障碍，包括经常出现导致症状的窦性停搏。②有症状的变时功能不全。③由于某些疾病必须使用某类药物，而这些药物又可引起窦性心动过缓并产生症状。

2. 成人获得性房室传导阻滞　①任何阻滞部位的三度房室传导阻滞（AVB）和高度AVB，伴发有症状的心动过缓（包括心衰）或有继发于AVB的室性心律失常。②长期服用治疗其他心律失常或其他疾病的药物，而该药物又可导致三度AVB和高度AVB（无论阻滞部位），伴发有症状的心动过缓。③清醒状态下任何阻滞部位的三度AVB和高度AVB且无症状的患者，被记录到有3s或更长的心脏停搏，或逸搏心率低于40次/分，或心室率>40次/分伴有心脏增大或左室功能异常，或逸搏心律起搏点在窦房结以下。④清醒状态下任何阻滞部位的三度AVB和高度AVB，无症状的心房颤动和心动过缓者有一个或更多个至少5s的长间歇。⑤导管消融房室结后出现的任何阻滞部位的三度AVB和高度AVB。⑥心脏外科手术后没有可能恢复的任何阻滞部位的三度AVB和高度AVB。⑦神经肌肉疾病导致的任何阻滞部位的三度AVB和高度AVB，如强直性肌营养不良、卡恩斯－塞尔综合征（Kearn - Sayre综合征）、进行性假肥大性肌营养不良、腓侧肌萎缩患者。⑧伴有心动过缓症状的二度AVB，无论分型或阻滞部位。⑨活动时出现的二度或三度AVB。

3. 慢性双分支阻滞　①伴有高度AVB或一过性三度AVB；②伴有二度Ⅱ型AVB；③伴有交替性束支传导阻滞。

4. 急性心肌梗死伴房室传导阻滞　①ST段抬高型心肌梗死后，希浦系统的持续性二度AVB合并交替性束支传导阻滞或三度AVB；②一过性严重二度或三度房室结下的AVB合并束支传导阻滞；③持续性、有症状的二度或三度AVB。

5. 颈动脉窦过敏和心脏神经性晕厥　自发性颈动脉刺激和颈动脉按压诱导的心室停搏时间>3S导致的反复性晕厥。

五、永久心脏起搏器植入方法

目前绝大多数使用心内膜电极导线。技术要点包括静脉选择、导线电极固定和起搏器的埋置。

1. 静脉选择　通常可供电极导线插入的静脉：浅静脉有头静脉、颈外静脉，深静脉有锁骨下静脉、腋静脉、颈内静脉。通常多首选习惯用手对侧的头静脉或锁骨下静脉，如不成功，再选择颈内或颈外静脉。

（1）头静脉：头静脉解剖部位比较固定，位于肩三角肌与胸大肌交界的胸间沟（胸三角沟内）与腋静脉汇合延续为锁骨下静脉。局麻后沿胸三角沟纵向切开3～5cm，钝性分离皮下组织至三角肌与胸大肌之间的胸三角沟，沟内可见一薄层脂肪组织，分离此层脂肪组织即可见到头静脉。头静脉途径几乎无并发症。

（2）锁骨下静脉或者腋静脉：自1979年始锁骨下静脉用于起搏器植入，方法简单，迅速可靠，尤其在需要植入多根电极时。腋静脉常称为锁骨下静脉的胸外段，也是永久起搏器电极植入的极好途径，可避免锁骨下静脉对起搏电极的压迫现象发生。

2. 电极导线的放　根据需要将电极导线放置到所需要起搏的心腔，一般采用被动固定，也可采用主动固定电极导线。主动固定电极导线在电极头端设有螺旋固定装置，通过旋转可使电极头端螺旋头端伸出，旋入心内膜起到固定作用。主动固定电极的好处有：①根据要求可将电极导线固定于心房、心室的任何部位；②固定牢靠不易脱位；③可反向旋出，易于撤回电极导线，这一点在需要电极导线拔除的患者尤为重要。起搏电极导线放置到位后，进行起搏参数测试，若各项参数符合要求，将电极近端固定于起搏器囊袋的浅筋膜层。

3. 起搏器的埋置　起搏器一般埋置于电极导线同侧的胸部皮下的起搏器囊袋中。将电极导线与脉冲发生器相连，把多余的导线近肌肉面、起搏器近皮肤面放入皮下袋包埋缝合。

六、永久性心脏起搏并发症

1. 与植入手术有关的并发症　多数并发症如术中仔细操作可以杜绝，有些则难以完全避免。发生率与植入医生的经验密切相关。

（1）心律失常：通常无需特别处理。

（2）局部出血：通常可自行吸收。有明显血肿形成时可在严格无菌条件下加压挤出积血。

（3）锁骨下静脉穿刺并发症及处理

1）气胸：少量气胸不需干预，气胸对肺组织压迫＞30%时需抽气或放置引流管。

2）误入锁骨下动脉：应拔除针头和（或）导引钢丝并局部加压止血（切勿插入扩张管），通常无需特殊处理。

（4）心脏穿孔：少见。处理：应小心将导管撤回心腔，并严密观察患者血压和心脏情况。一旦出现心脏压塞表现，应考虑开胸行心包引流或作心脏修补。继续安置电极时应避免定位在穿孔处。

（5）感染：少见。起搏器感染有多种治疗方法，但其治疗原则十分明确：①囊袋表层感染时采用以抗生素治疗为主的保守治疗；②囊袋及更为严重的感染时，必须实施感染装置的拔除加抗生素治疗。而装置的拔除有静脉、外科手术及杂交手术三种方法。

（6）膈肌刺激：少见。可引起顽固性呃逆。植入左室电极导线时较常见。处理：降低起搏器输出或改为双极起搏。若症状持续存在，应重新调整电极位置。

2. 与电极导线有关的并发症及处理

（1）阈值升高：通过程控增高能量输出来处理，必要时需重新更换电极位置或导线。

（2）电极脱位与微脱位：明显移位时X线检查可以发现，而微脱位者X线透视可见电极头仍在原处，但实际已与心内膜接触不良。处理：通常需重新手术，调整电极位置。

（3）电极导线折断或绝缘层破裂：如阻抗很低则考虑绝缘层破损；如阻抗很高，则要考虑电极导线折断。处理：多需重新植入新的电极导线。

3. 与起搏器有关的并发症及处理　随着工程学方面的进展，起搏器本身的故障已罕见，偶见的起搏器故障为起搏器重置、起搏器电池提前耗竭，前者为受外界干扰（如强磁场）

所致，需重新程控起搏器，后者需及时更换起搏器。

另外，尚可出现感知功能障碍，多为起搏器设置了不适当感知参数而非起搏器本身的机械故障，包括感知不良和感知过度。

4. 与起搏系统有关的并发症及处理

（1）起搏器综合征（PMS）：使用 VVI 起搏器的某些患者可出现头晕、乏力、活动能力下降、低血压、心悸、胸闷等表现，严重者可出现心力衰竭，称为起搏器综合征。处理：若发生 PMS 且为非起搏依赖者，可减慢起搏频率以尽可能恢复自身心律，必要时更换双腔起搏器。

（2）起搏器介导的心动过速（PMT）：是双腔起搏器主动持续参与引起的心动过速。为心房电极感知到逆传的 P 波，启动 AVD 并在 AVD 末发放心室脉冲，后者激动心室后再次逆传至心房，形成环形运动性心动过速。室性期前收缩、心房起搏不良是诱发 PMT 的最常见原因。可通过程控为更长的 PVARP、适当降低心房感知灵敏度、延迟感知房室间期或启动起搏器对 PMT 的自动预防程序等预防。终止方法有起搏器上放置磁铁、延长 PVARP、程控起搏方式为心房无感知（DVI、VVI、DOO）或非跟踪方式（DDD）或启用起搏器所具有的终止 PMT 的自动识别和终止程序。

（陈　炜）

第五节　先天性心脏病的介入治疗

导管治疗目前广泛应用于各种先天性心脏病（先心病），目前对于继发孔型房缺和动脉导管未闭，经导管介入治疗是安全有效的手段。球囊扩张可以有效缓解先天性肺动脉狭窄或主动脉瓣狭窄，但对于钙化或发育不良的瓣膜可能效果不佳。球囊扩张支架可以有效缓解先天性肺动脉狭窄，但随着小儿的生长发育，可能需要再次干预。主动脉缩窄可以通过支架球囊扩张治疗，对于年龄较大的患者及如果存在主动脉脆弱等不利因素可以选择覆膜支架以提高成功率。在西方国家，经导管肺动脉瓣置入治疗应用右室肺动脉外管道治疗肺动脉瓣病变已经成为常规手段。

一、肺动脉瓣球囊扩张术

肺动脉瓣狭窄是常见的先天性心脏病，大约占所有先心病的 8%。除了新生儿期严重的肺动脉瓣狭窄外，大部分患者可以活到成年。但是中度以上的肺动脉瓣狭窄需要干预，以免造成梗阻加重和右心压力负荷过重，并产生进行性加重的右室肥厚和右室心肌纤维化及功能异常。如果不能得到及时治疗，患者会出现乏力、呼吸困难、活动耐量下降等临床表现。如果在儿童时期得到治疗，其远期生存情况接近正常人群。实际上，对影响血流动力学的肺动脉瓣狭窄，在任何时间都有治疗指征。肺动脉瓣球囊扩张安全有效，创伤小，对于单纯肺动脉瓣狭窄的治疗明显优于外科直视下肺动脉瓣成形手术。

1. 技术　肺动脉瓣球囊扩张比二尖瓣球囊扩张和主动脉瓣球囊扩张容易。它不需要穿房间隔进入左心，单纯经静脉技术即可完成。与主动脉瓣球囊扩张不同的是，它可以选择较大的球囊以达到减轻瓣膜狭窄的目的。通常，肺动脉瓣收缩期跨瓣峰压大于 40mmHg 时就需要肺动脉瓣扩张，但对严重肺动脉瓣梗阻的小婴儿，心房水平右向左分流，及存在动脉导管未闭时，肺动脉瓣跨瓣峰压不足 40mmHg 时也有指征行肺动脉瓣球囊扩张。手术操作一般选择经股静脉手术入路。应用右心导管测量肺动脉跨瓣压，右室造影确认病变特征并测量肺动脉瓣环直径。一般侧位投影能较好地显示肺动脉瓣环。一旦决定实施肺动脉瓣环球囊扩张后，将右心导管送入左肺动脉。这是因为左肺动脉比右肺动脉能使导丝和球囊更稳定。然后将交换导丝送入左肺动脉末端，移除右心导管。沿交换导丝将球囊扩张导管送入。扩张球囊较肺动脉瓣环直径大 15%～25%。较大的球囊扩张可以增加肺动脉瓣成形的成功率。只要扩张球囊小于肺动脉瓣环直径的 140%，一般不会发生肺动脉瓣环的损伤。如果肺动脉瓣环直径超过 20mm 或者单一球囊太大，以致不能安全进入患者的股静脉，可以选择双球囊扩张，即同时用两个球囊进行扩张。两个球囊直径之和差不多是单一球囊直径的 120%～130%。当球囊通过肺动脉瓣，位于肺动脉瓣的中点时，先用盐水和造影剂的混合物部分扩张，这样可以精确确定肺动脉瓣的位置。然后手推造影剂增加球囊扩张的压力，直至肺动脉瓣因球囊形成的腰征完全消失。为减少右室流出道梗阻的时间，球囊扩张的时间尽可以短。微调球囊的位置进行 3～4 次扩张以保证肺动脉瓣充分扩张。扩张结束后，撤出球囊导管，更换为普通检查导管，测算右室流出道的残余压力和心排血量，以判断球囊扩张的效果。必要时可以重复右室造影。

2. 并发症　此技术较为安全，只有非常小的婴儿才有死亡报道，其他的并发症包括血管损伤并发症，局部血肿，术中有可能会出现一过性早搏和束支传导阻滞。

二、间隔缺损封堵

房间隔缺损有不同类型，原发孔型房缺多合并二尖瓣的瓣裂及室缺，静脉窦型房缺可能合并肺静脉异位引流，尽可能外科手术。只有继发孔型房缺且缺损周边有足够的房间隔组织者（>5mm）才适于介入封堵。

房间隔缺损在 20 岁以前通常没有症状。患者常常因为肺动脉瓣听诊区的杂音而发现房间隔缺损。房缺在儿童时期很少影响患者的生长发育，一般没有明显反复肺部感染。如果不经治疗，患者在 30～40 岁后会逐渐出现乏力、活动时气短和心悸的症状。小儿的心电图可以正常，随病情进展会出现右房、右室增大，心电图会出现电轴右偏、右房右室增大的表现。超声检查是诊断的主要依据。如果经胸超声显示不清，可以进行经食管超声检查。超声可以判断肺动脉压力并除外其他畸形。

1. 技术　目前大部分继发孔型房间隔缺损都可以经皮介入封堵治疗。目前国内有多种房间隔缺损封堵器可供选择，最早应用的是 Amplatzer 封堵伞。封堵伞为双面伞状结构，释放后一面位于左房，另一面位于右房，中间通过腰部连接并封堵缺损。封堵伞大小的选择可以经验性根据超声测量的缺损直径增加 15%。更精确的方法为应用球囊测量。根据测量的缺损大小选择合适的封堵伞以保证封堵伞的两面都足够大，这样，封堵伞释放后可以牢固地固定在房间隔上。但较大的伞有可能会影响心脏其他结构如肺静脉、冠状窦及房室瓣的功能，需要注意。一般选择股静脉为输送途径。穿刺股静脉，置入鞘管，经鞘管放入右心导管，经下腔静脉进入右房，过房间隔进入左房，经右心导管引导交换导丝至肺静脉，撤出右心导管及鞘管，经导丝建立输送轨道，沿输送轨道送入合适大小的房缺封堵伞，分别于左房侧与右房侧释放封堵伞，位置固定后复查超声，证实封堵伞位置良好后释放封堵伞，撤除输送鞘。术后第二日复查胸片及超声证实封堵效果。

2. 并发症　经导管房缺封堵术治疗效果与外科手术相似，但手术创伤更小，并发症更少。栓塞风险的发生与操作者技术不熟练相关，其发生率小于0.1%。急性并发症有心律失常，如一过性房扑与室上性心动过速，发生率小于1%。为防止封堵器血栓形成及栓塞并发症，术后需要应用阿司匹林3~6个月。

三、动脉导管未闭的介入封堵术

动脉导管是胚胎时期的一个重要结构，出生后很快闭合，如果出生后动脉导管持续存在，可产生左向右分流，巨大的动脉导管可引起患儿反复肺部感染、心衰等并发症，最终引起肺动脉高压、艾森门格综合征，影响患者的生存。

目前，经导管介入封堵已成为动脉导管未闭的标准治疗手段，很少患儿因动脉导管未闭行开胸手术治疗。封堵器与弹簧圈是目前常用的两种封堵器械。

1. 技术　较小的动脉导管可应用弹簧圈封堵。应用弹簧圈封堵时，先经股动脉穿刺，降主动脉造影，明确诊断后，选择合适大小的弹簧圈。存在一明显狭窄、主动脉侧壶腹明显的动脉导管适于弹簧圈封堵，部分弹簧圈位于主动脉壶腹部可以减少对主动脉血流的影响。后退释放方法是先将释放导管（一般选择右冠状动脉导管）通过动脉导管。先将弹簧圈的前2/3推出导管，再将导管和弹簧圈整体后退，当弹簧圈稳定地抓住导管最窄部位后后退导管，用导丝推出弹簧圈。撤出释放导管后，弹簧圈即可跨越动脉导管，2/3位于肺动脉侧，一部分位于主动脉壶腹。最后再次主动脉造影确认弹簧圈位置及有无残余分流。

动脉导管封堵伞为一蘑菇形镍合金装置，其一侧有一帽状边缘。通过顺行方法释放，释放后仍然与输送钢丝连接。通过输送钢丝可以回收和重新释放封堵器。应用经静脉途径将输送鞘送过动脉导管进入降主动脉后，向前推送动脉导管封堵器，在主动脉侧将封堵器的主动脉端帽状边打开，将输送鞘和封堵器同时向肺动脉侧回撤至封堵器前伞位于主动脉壶腹的位置，再保持释放钢丝不动，后撤输送鞘，将封堵器从鞘中送出。重复造影，证实封堵器位置后再撤除输送钢丝，完成封堵器的最终释放。动脉导管封堵器尤其适用于中到大型动脉导管，效果可靠，并发症少。

2. 并发症　溶血，主动脉缩窄，临床少见。溶血多可自行缓解，必要时可加用弹簧圈治疗。

四、主动脉瓣球囊扩张成形术

1. 指征　对于儿童时期的重度主动脉瓣狭窄，由于主动脉瓣环小，难于行主动脉瓣替换者可以行主动脉瓣球囊扩张以争取时间让患者生长到有机会行主动脉瓣替换术。由于主动脉瓣球囊扩张术后存在一定再狭窄发生率，故一般对主动脉瓣狭窄经导管测压大于65mmHg，或伴有左室功能异常、心衰、心肌缺血、心绞痛、晕厥发生者才考虑行主动脉瓣球囊扩张。儿童时期先天性主动脉瓣狭窄由于瓣叶结构柔软，手术效果较好，而对于那些钙化的主动脉瓣膜其扩张效果并不理想。

2. 技术　经皮主动脉瓣扩张术通常经外周动脉逆行方式进行，亦有人通过穿房间隔顺行扩张。逆行方式者亦常选择一穿房间隔导管至左室，在手术全程进行测压。当穿房间隔导管到位后，患者需要肝素化使ACT达250~300s。在左室造影前先分别测量左室压与主动脉压，记录主动脉瓣梗阻程度。根据超声或造影测量的主动脉瓣环直径以选择合适大小的扩张球囊。应当选择比主动脉瓣环小 1mm 或直径为主动脉瓣环直径 90% ~ 100% 的球囊。如果应用双球囊，则选择直径之和为理想直径 1.2 ~ 1.3 倍的两个相同球囊。双球囊方法可以减少球囊导管的直径及动脉穿刺鞘的大小。徒手扩张球囊即可，扩张时间尽可能短，以减少低血压时间。由于扩张球囊有可能从主动脉瓣口移位，所以经常需要扩张几次并调整位置以达到最好的扩张效果。扩张后重复测压以定量残余狭窄压差。最后行主动脉根部造影以检测有无球囊扩张所致主动脉瓣关闭不全。

3. 结果　大部分球囊扩张可以很好缓解主动脉瓣梗阻，效果与外科手术相当。术后理想的主动脉跨瓣压降至 20 ~ 40mmHg。

4. 并发症　经皮主动脉瓣球囊扩张相对安全，年长儿很少有死亡病例。小婴儿有一定风险，新生儿期死亡率可达 13% ~ 18%，5 年生存率 72% ~ 83%。其他并发症有心律失常、左室穿孔等，主动脉瓣关闭不全的发生率为 24%，多为轻度反流，重度主动脉瓣反流的发生率为 3% ~ 6%，多数可以外科修复。其他的并发症如动脉血管损伤、血栓及栓塞并发症等发生率较低。

五、经导管肺动脉瓣替换

一些先心病如法洛四联症、永存动脉干、自体肺动脉瓣移植术（ROSS 术）后等，需要置入右室肺动脉带瓣管道。这些带瓣管道会逐渐发生瓣膜狭窄及反流等并发症。最终会引起患者运动耐量下降、心律失常及猝死风险。对功能异常的瓣膜及外管道的干预可以中止或逆转患者病情进展。外科手术替换这些带瓣管道存在一定手术风险，而经皮肺动脉瓣替换则提供了一种可选择方式。

1. 适应证　右室射血分数下降或右室舒张末容积超过 160 ~ 180ml/m² 时需要对狭窄或反流的肺动脉瓣干预。目前，经导管介入治疗只能处理 16mm 以上的外管道病变。由于带瓣管道可能压迫冠状动脉，因此此技术不适用于有肺动脉跨瓣补片的患者。

2. 技术　Melody 肺动脉瓣是经皮置入的商用肺动脉瓣膜。手术通常选择股静脉途径，亦有人成功应用颈静脉途径完成手术。先用右心导管完成血流动力学检查后，进行右室造影评价右室功能，进行右室肺动脉管道及瓣膜功能检查，并评价肺动脉发育情况。确认球囊扩张不会造成冠状动脉受压非常重要。在高压球囊将外管道扩张至目的直径的同时行冠状动脉造影，确认冠状动脉不会受压后，将超硬导丝送至左肺动脉。清洗并装配 Melody 瓣膜至扩张球囊释放系统上。在超硬导丝引导下将瓣膜送至右室肺动脉管道，一旦瓣膜到位后，撤回输送鞘管，再次造影确认瓣膜位置后，先扩张内球囊，再扩张外球囊。扩张结束后排空球囊，撤回输送系统，重复血流动力学检查和右心造影并记录结果。如果仍存在残余狭窄可以用球囊再次扩张瓣膜支架。手术全程需要肝素化，并保证 ACT 大于 250s。

3. 并发症　经皮肺动脉瓣置入术安全有效，手术死亡率小于 0.2%。手术过程要避免造成冠状动脉受压，因可造成严重后果。在支架瓣膜置入后有瓣膜支架断裂发生，多发生于 Zahn 支架。其他并发症有右室肺动脉管道破裂、支架移位、宽 QRS 波心动过速、右肺动脉开口阻塞等。术后发热的发生率较高，可达 40% ~ 80%，但没有明确感染报道。

六、主动脉缩窄的球囊支架扩张

由于主动脉单纯球囊扩张的复发率高，所以球囊扩张支架治疗成为主动脉缩窄的最新介入治疗手段。其效果可靠，适用于主动脉原发性或术后复发性狭窄。大部分儿科介入医生只对那些大孩子和青春期的孩子应用球囊扩张支架，以减少小孩子在生长发育过程中需要再次干预的次数。支架置入可以用于那些复杂病变如主动脉弓发育不良、Norwood 术后主动脉弓部梗阻及过去外科认为不宜手术的轻度主动脉缩窄。在相对大龄患者主动脉壁脆弱，对缩窄主动脉的扩张有导致主动脉夹层风险，应用覆膜支架可以提高安全性。此种技术的长期结果还需要临床观察，以明确有无支架内再狭窄、动脉瘤形成。随小儿的生长发育，需要支架再扩张的安全性，及硬支架血管节段在运动时的反应等亦需要明确。

七、其他

1. 肺动脉狭窄的球囊支架扩张　动物实验和临床资料证实肺动脉球囊支架扩张可以有效治疗大部分肺动脉狭窄或发育不良等疾病。单纯球囊扩张的失败率达 50% ~ 60%，所以支架球囊扩张是大部分肺动脉狭窄的一线治疗手段。随患儿的生长，置入的支架可以再次扩张。但对于置入较大的支架较为困难的小儿应当选择外科手术。

2. 卵圆孔未闭封堵术　没有明确原因反复发作晕厥且药物治疗无效的卵圆孔未闭患者可以考虑封堵治疗，在美国指南中为 IIb 推荐等级，C 级证据水平。可以选择房缺封堵伞也可以选择专门的卵圆孔封堵伞进行卵圆孔封堵。操作方法同房缺封堵。其并发症亦与房缺封堵相似。

3. 室间隔缺损封堵术　肌部室缺和部分嵴内型室缺封堵效果较好。但大的膜周部室缺及干下室缺由于缺损周围结构复杂，在封堵治疗指征上尚有争议。

（金　风）

第六节　心脏瓣膜疾病的介入治疗

在各种心脏病中，心脏瓣膜疾病曾一度是威胁国人生命健康的头号杀手，近二十余年来，其发病率虽呈逐渐下降趋势，但现仍为心脏外科的三大疾病之一。在我国就病因而言，损害瓣膜最常见的原因还是风湿热，约占所有心脏瓣膜疾病的 90% 以上。此外，先天性发育畸形、感染性心内膜炎、外伤、退行性病变、心肌梗死等病因均可累及心脏瓣膜引起瓣膜的功能障碍。对心脏瓣膜疾病的治疗，简单来说，可分为内科保守治疗、介入治疗及外科手术治疗三种。仅靠药物治疗不可能逆转瓣膜疾病，内科保守治疗只是患者用于介入治疗及外科手术治疗的前期准备；对绝大多数窄、漏并存或合并血栓的患者而言，外科手术可能是唯一的解决办法。对瓣膜弹性尚好、不合并左房血栓的单纯二尖瓣狭窄或不合并右室流出道狭窄的单纯肺动脉瓣狭窄患者，介入治疗是最佳选择。现对临床常见的三种 VHD 的介入治疗方法进行综述。

一、经皮肺动脉瓣球囊成形术：拉开介入治疗 VHD 的序幕

最早治疗肺动脉瓣狭窄（pulmonary stenosis，PS）是在低温下阻断上、下腔静脉后切开肺动脉，解除瓣膜部狭窄。经典的手术是在体外循环下切开狭窄瓣膜或进行瓣环及流出道成形，该方法需开胸，手术创伤大。1979 年 Semb 等首次描述 1 例 PS 患者接受球囊瓣膜交界分离术，拉开了经皮腔内球囊肺动脉瓣成形术（percutaneous balloon pulmonary valvuloplasty，PBPV）的序幕。当时是用一根带球囊的造影导管，球囊充以二氧化碳后从肺动脉向右心室回拉，结果使肺动脉压力阶差从 29mmHg 降为 6mmHg（1mmHg = 0.133kPa）。1982 年 Kan 等在动物实验的基础上，成功地为 1 例 8 岁儿童作 PBPV。术中将直径 14mm 的球囊导管自右股静脉插入肺动脉，扩张后跨瓣压力阶差自 48mmHg 降至 14mmHg。而后，这一方法又应用于 4 例年龄在 3 个月至 14 岁的小儿，即刻效果十分满意，无一发生合并症。

1. PS 的分型　①瓣膜型：占 90%，收缩期 PV 开放受限呈"圆顶征"，血流束自狭窄瓣口射出呈"喷射征"，肺动脉干狭窄后扩张。Milo 将该型再分为三种亚型：Ⅰ型即圆顶型：占 60%~70%，瓣膜交界融合稍厚，瓣叶有弹性；Ⅱ型即发育不良型：瓣叶增厚、坚硬、高低不平，瓣环小；Ⅲ型即沙漏样畸形伴瓶样瓣窦型。②漏斗型：流出道弥漫性心肌肥厚或局限性充盈缺损、梗阻，即双腔右心室或第三心室形成。③瓣上型：肺动脉瓣上即肺动脉干狭窄。上述三型均有右心室压和肺动脉跨瓣压差（△P）增高，以右心导管测定值为金标准。

2. 超声心动图在 PBPV 中的应用　①术前应用：了解 PV 的解剖特征、狭窄程度、瓣膜厚度、开放口径和是否合并室流出道狭窄；测量 PV 瓣环直径、血流速度，测算△P，选择球囊。②术中监视：在心尖四腔切面和大动脉短轴切面下，引导球囊到达瓣膜狭窄处进行扩张，并观察△P变化。③术后复查：术后 24h 复查△P、血流速度。④术后 3 个月、6 个月和 12 个月随诊。

3. PBPV 的适应证和禁忌证

（1）适应证：①明确适应证：取代外科手术的一期治疗，包括单纯 PBPV 扩张治疗 PS 的 Iilo-Ⅰ型、AP≥35mmHg 和轻度 Milo-Ⅱ型患者；PBPV 结合房间隔缺损封堵，同期治疗法洛三联症等畸形。②相对适应证：△P≥35mmHg 有射流征和 PS 后扩张，重症 PS，法洛三联症，PS 轻、中度发育不良，PS 伴动脉导管未闭或房、室间隔缺损。③作为外科手术的先期治疗，如法洛四联症等疾病先用 PBPV 姑息疗法缓解发绀，取代体循环-肺循环分流术。④与外科手术同期治疗（杂交手术），减少外科手术的难度或并发症。⑤外科手术的补充治疗，主要针对术后 PV 再狭窄进行扩张。

（2）禁忌证：①PS 为漏斗型或瓣上型；②PS 重症：Milo-Ⅱ型、Milo-Ⅲ型、二叶畸形、瓣环发育不良、无瓣窦、肺动脉干无狭窄后扩张；③婴幼儿 PS 伴重度心力衰竭，多为瓣口极度狭窄，导管极难通过；④PS 伴重度三尖瓣反流须外科手术治疗。

4. PBPV 的操作方法　从右股静脉穿刺导引钢丝至肺动脉干和肺小动脉，沿导丝送入球囊导管至 PV 瓣口，球囊中部固定于 PS 处，推注稀释造影剂使球囊充盈至囊腰切迹消失。球囊扩张至吸瘪时间为 5~10s，对血压、心率影响较小。球囊腰凹消失再连续扩张 2 次，即完成 PBPV。只要球囊/瓣环径比值足够，仅扩张 1 次即可撕裂狭窄瓣口。术后用端孔导管测右心室压和△P，必要时行右心室造影。双球囊法、三球囊法：操作同单球囊法。穿刺股静

脉，用超硬导丝支撑球囊到位后，先扩张 1 个球囊 1~2 次，再同时充盈 2 个或 3 个球囊。操作过程中观察球囊腰凹和压力来判断球囊扩张后瓣膜是否满意。

5. PBPV 的疗效评估和影响因素　术中即刻的疗效评估包括：①PV 跨瓣压差降低；②动脉血氧饱和度增加 12%~20%；③球囊腰凹征消失；④胸骨左缘第 2、3 肋间震颤消失，杂音减弱。术后远期疗效评估有：①跨瓣压力进行性降低；②心电图改善直至恢复正常；③临床症状及体征改善。

影响 PBPV 疗效的因素包括以下几点：①适应证选择不当：跨瓣压下降不理想者多为适应证选择不当和术后再狭窄。②PV 损伤：球囊选择与 PV 损伤关系较大，球囊/瓣环径比值不当是 PV 损伤的关键因素。

综上，从 1982 年 Kan 的成功尝试后，PBPV 被广泛应用来缓解患者严重的肺动脉瓣狭窄。PBPV 的最佳适应证是应用于压力阶差大于 50mmHg 的肺动脉瓣狭窄患者。目前推荐膨胀球囊的直径和瓣环直径的比例是 1 :（1.2~1.25）。PBPV 的效果是立竿见影的，扩张后，压力梯度立刻减小，经肺动脉瓣的射血宽度立刻增加，肺动脉瓣的瓣叶活动也增加，同时我们并没有在扩张术后观察到明显的瓣叶隆起。PBPV 改善了右室功能、三尖瓣关闭不全和右向左分流的情况。对于 PBPV 的并发症，我们可以用"少之又少"来表述。在早期对 PBPV 研究的中期随访中，无论是用导管在术中测肺动脉压力阶差还是用超声多普勒的方法测量肺动脉瞬时压力阶差，都显示得到了持续的改善。但是还是有将近 10% 的患者发生了术后再狭窄（再狭窄定义为压力阶差大于或等于 50mmHg）。造成再狭窄的原因最常见的是术中操作时膨胀球囊直径与肺动脉瓣环的直径比值小于 1.2，同时如果术后即刻的压力阶差仍 ≥30mmHg，也是再狭窄发生的一个原因。此外，肺动脉瓣环过小、患者处于术后一年和外科术后引起的肺动脉瓣狭窄都是预测 PBPV 再狭窄的因素。对于再狭窄的患者往往会对其进行再扩张。再扩张时选用明显大于初次手术用的球囊，这样的选择取得了很好的疗效，所以再扩张手术经常会被用于术后瓣膜再狭窄的患者。三十余年来的临床实践证实，PBPV 简便、有效、安全、经济，已经成为治疗 PS 的首选方法。目前对于大部分的病例，PBPV 可替代外科开胸手术。

二、经皮球囊二尖瓣成形术：介入治疗 VHD 的经典之作

二尖瓣狭窄（mitral stenosis，MS）的主要病因包括风湿性心脏病、老年瓣膜退行性变，以及先天性瓣膜疾病。近年随着国内卫生条件逐年改善，风湿性心脏病发病率有所下降，老年瓣膜退行性变有逐年升高趋势，但风湿性心脏病所致二尖瓣狭窄仍占二尖瓣狭窄患者的绝大多数。风湿性心脏病所致瓣膜损害 80%~90% 累及二尖瓣，而二尖瓣病变超过半数为二尖瓣狭窄。自 1982 年井上宽治（Kanji Inoue）首次提出经皮二尖瓣球囊成形（per‐cutane‐ous balloon mitral valvuloplasty，PBMV）治疗二尖瓣狭窄，Inoue 球囊法已成为目前国内治疗二尖瓣狭窄的重要方法之一。

1. 经皮二尖瓣球囊成形术适应证　①有症状的中、重度二尖瓣狭窄且瓣膜形态适合，不合并左心房血栓或中、重度二尖瓣反流；②无症状的中、重度二尖瓣狭窄，瓣膜形态适合，无肺动脉高压，无左心房血栓或中、重度二尖瓣反流；③心功能 Ⅲ~Ⅳ 级，中、重度狭窄，瓣膜僵硬钙化，外科手术风险高；④无症状的中、重度二尖瓣狭窄且瓣膜形态适合，新发房颤，无左心房血栓或中、重度二尖瓣反流；⑤有症状，二尖瓣瓣口面积 $> 1.5 cm^2$，二

尖瓣狭窄致血流动力学改变；⑥心功能Ⅲ~Ⅳ级，二尖瓣瓣口面积 < 1.5cm²，瓣膜钙化的外科手术替代方案。

2. 经皮二尖瓣球囊成形术疗效评价

（1）即时疗效最主要的评定标准是术后二尖瓣瓣口面积 > 1.5cm²，无中或重度二尖瓣反流。

（2）远期的疗效评价：①心功能维持在 NYHA Ⅰ~Ⅱ级，无事件生存期延长；②二尖瓣再狭窄率同闭式分离术。

3. PBMV 在老年患者中的应用　国外的一项研究发现，在 55 例年龄大于 70 岁且被认为不适宜进行外科手术的二尖瓣狭窄患者中，51% 的患者 PBMV 术后 1 年内心功能改善维持在 1 个级别以上，且无需进行外科换瓣手术，25% 的患者心功能改善可持续 5 年以上；而在 25 例年龄大于 70 岁且可考虑进行外科手术的二尖瓣狭窄患者中，PBMV 术后 1 年和 5 年心功能改善维持在 1 个级别以上的患者所占比例分别为 64% 和 36%。

综上，尽管国内风湿性心脏病患病率有所下降，但仍有较多二尖瓣狭窄患者。PBMV 成功率高，并发症少，即刻疗效与外科手术相当，远期结果疗效确切。PBMV 在二尖瓣狭窄合并轻到中度二尖瓣反流或合并三尖瓣反流，以及在二尖瓣介入或外科术后再狭窄、老年二尖瓣狭窄等方面均有较好的应用前景。在严格把握手术指征的前提下，PBMV 是一项安全、有效的治疗二尖瓣狭窄的重要手段。

三、经导管主动脉瓣置换术：介入心脏病学中璀璨的"明星"

经典的经皮主动脉瓣成形术（percutaneousballoon aortic valvuloplasty，PBAV）是指通过将单个或多个球囊穿过单纯狭窄的主动脉瓣，从而降低主动脉瓣狭窄程度。

PBAV 方法是在局麻下穿刺右股动脉，插入导管至左心室，沿导管插入交换导丝，行常规左心导管检查，包括测量左心室及主动脉压力，左心室及主动脉根部造影，同时测量主动脉瓣环直径。然后选择大小合适的球囊（直径比瓣环小 10%）。将选择好的球囊导管沿导引钢丝逆行推送至主动脉瓣口，手推造影剂充盈球囊约 3s，再迅速回抽吸瘪，如此可反复扩张几次，至腰形切迹消失，提示瓣膜撕裂，狭窄的瓣口得以扩张。主动脉瓣狭窄介入治疗的适应证为瓣膜部狭窄和瓣上及瓣下隔膜型狭窄。心导管及超声心动图检查测得 PSG > 50mmHg 者。先天性或风湿性主动脉瓣狭窄，瓣叶无重度钙化，跨瓣压差 ≥50mmHg 者为 PBAV 的适应证。老年退行性或风湿性主动脉瓣狭窄、瓣叶钙化严重，或合并中度以上主动脉瓣关闭不全者为 PBAV 的禁忌证。

近年来以经导管主动脉瓣置换术（transcathe - ter aortlc valve implantatlon，TAVI）为代表的经导管心脏瓣膜治疗术（transcatheter heart valvetherapetics，TVT）备受关注。2002 年 4 月 16 日，"TVT 之父"克里比耶（Alain Cribier）成功实施了全球第一例人体 TAVI，证实了其可行性。此后，随着临床研究证据的积累和技术设备的改良，TAVI 迅速被全球心脏介入医师了解和效仿。

TAVI 是指通过股动脉送入介入导管，将人工心脏瓣膜输送至主动脉瓣区打开，从而完成人工瓣膜置入，恢复瓣膜功能。对不能手术的严重主动脉瓣狭窄患者，TAVI 与药物治疗相比可使病死率降低 46%，并显著提高患者的生活质量。到目前为止，全球实际上已实施了 8 万多例经导管主动脉瓣置入术。欧美国家的心血管学界认为，TAVI 是介入心脏病学一个新的突破，它很可能会取代原来的外科手术，大大减低由手术引发的出血、感染、脑卒中等并发症的风险。

2010 年 PARTNER 研究及其后系列研究的发表是 TAVI 发展史上的里程碑。PART－NER 研究是迄今为止唯一一项 TAVI 分别与保守治疗和外科换瓣术进行头对头比较的前瞻、随机、对照研究。PARTNER A 研究比较了 TAVI 术（使用 Edwards 支架）与外科换瓣治疗术（AVR 组）。研究结果，两者术后 30 天及术后 1 年的全因死亡率无明显差异，两组在减轻症状和提高心功能方面疗效相似。并发症方面 TAVI 组卒中和血管并发症发生率高于 AVR 组，而大出血和新发房颤的发生率，AVR 组明显高于 TAVI 组。PARTNER B 研究比较了不适合行外科手术的主动脉瓣狭窄患者，使用 Edwards 支架进行 TAVI 治疗与传统保守治疗方法比较。研究结果，术后 30 天随访 TAVI 组全因死亡率要高于传统治疗组，但无统计学差异。30 天 TAVI 组大出血发生率、血管并发症和脑卒中发生率均高于传统治疗组。术后 1 年的随访，TAVI 组的全因死亡率和心血管死亡率均显著低于传统治疗组。研究表明 TAVI 可以作为严重主动脉瓣狭窄而外科手术风险较高患者的替代治疗。

基于 PARTNER B 研究结果，2011 年 10 月美国食品与药物管理局（FDA），批准 TAVI 用于不能手术的严重主动脉瓣狭窄（AS）患者，2012 年 10 月又基于 PARTNER A 研究结果，批准 TAVI 用于手术高危患者。2012 年欧洲心脏病学会（ESC）《瓣膜性心脏病管理指南》推荐，在可手术、但经心脏团队评估后更倾向于实施 TAVI 的高危严重 AS 患者，可考虑 TAVI（Ⅱa，B）。

TAVI 术的主要适应证是无法耐受外科手术的晚期主动脉瓣狭窄患者。目前应用最广泛的 TAVI 装置有两种，Edwards 球囊扩张支架和 CoreValve 自膨胀支架。Edwards 支架材料为医用不锈钢管，人工瓣叶材料为经处理的牛心包，瓣叶手工缝制在管状支架上，支架通过球囊扩张后展开。新一代的 Edwards 支架采用钴铬合金为材料，该支架更为坚固，体积更小，最小可通过 18F 鞘管输送。Core－Valve 支架由镍钛记忆合金制成，人工瓣膜材料为经处理后的猪心包，由 18～25F 鞘管输送。Core－Valve 置入路径主要为股动脉逆行法。目前全球已经成功完成 10 000 例以上的 CoreValve 支架置入，绝大部分是经股动脉途径，少数通过锁骨下动脉或腋动脉途径置入。

2010 年 10 月复旦大学附属中山医院葛均波院士带领团队完成国内首例经皮主动脉瓣置换。2011 年 4 月，该团队又成功完成了 4 例 TAVI。TAVI 术是一种全新的微创瓣膜置换技术，为高龄钙化性主动脉瓣狭窄患者的治疗带来新的希望。

目前 TAVI 的推荐适应证是钙化性 AS。已有学者开始探讨 TAVI 治疗无钙化自体 AS 的可行性。罗伊（Roy DA）等分析了 43 例因自体主动脉瓣反流行 TAVI 的患者。所有患者超声心动图均未发现 AS，17 例 CT 或超声心动图显示有主动脉瓣环钙化。手术成功率为 97.7%，8 例由于残余瓣周漏需要置入第 2 个瓣膜，这些病例均有瓣环钙化。34 例患者术后主动脉瓣反流 ≤1 级，30 天死亡率为 9.3%，30 天卒中发生率为 4.7%。该研究提示，对于外科手术高危的自体主动脉瓣反流患者，TAVI 也是可行的，但需要置入第 2 个瓣膜，并且术后瓣周漏发生率较高。

Direct Flow Medical 介入式主动脉瓣是一种非金属结构新型瓣膜，2013 年 1 月通过欧盟认证并上市。与以往的瓣膜相比，该瓣膜具有可回收、永久置入前可评价瓣膜功能、防瓣周漏等优点，2013 年 8 月获得欧盟认证。该装置采用了独特的自适应密封功能以减少瓣周反流发生率，还有双向无损伤定位功能可帮助精确定位。REPRISE I 和 II 期研究已证实其安全性和有效性。新型瓣膜较既往瓣膜有明显革新，可能会使 TAVI 并发症，尤其是瓣周漏明显减少，从而拓宽 TAVI 的适应证。

TAVI 围术期和术后的主要并发症包括以下几方面：①支架定位不准或移位。发生率为 2%～4%，如发生可通过紧急再次置入支架解决。②瓣周漏或反流。瓣周漏或反流的发生几乎不可避免，因瓣叶钙化组织的不规则，支架与主动脉瓣环不能完全紧密结合。研究表明，轻中度瓣周漏或反流对预后没有影响，重度反流则需要处理，可通过支架内球囊再扩张或再次置入支架解决，无效者需要外科处理。③冠状动脉堵塞。发生率很低，为 1%～2%，但可致命。原因主要为支架放置过高致支架瓣膜挡住了冠状动脉开口。④脑卒中，发生率为 2%～4%。TAVI 时钙化的主动脉瓣被撑开，其粥样硬化物质易脱落致脑栓塞，或因为置入时升主动脉壁粥样斑块脱落所致。⑤传导阻滞，发生率较高，而且术后迟发现象突出，CoreValve 支架置入术后 2 年随访有 31.3% 的患者安置了永久起搏器。CoreValve 支架的传导阻滞发生率较 Edwards 支架高（Edwards 支架的永久起搏器安装率为 5%～8%），这与 CoreValve 支架较长，下缘更易压迫传导束有关。另外 CoreValve 支架的形状记忆功能会对传导束有一个持续的压迫作用，以上都使得其传导阻滞的发生率更高。⑥肾衰竭，发生率为 3%～10%。原因可能有以下几点：患者年龄大，本身肾功能下降；支架置入时主动脉壁粥样斑块脱落堵塞肾小动脉；介入治疗时造影剂的使用也对肾功能有损害；术中因球囊扩张主动脉瓣和释放支架时快速心脏起搏造成的一段时间的低血压也是肾功能损害的原因。⑦血管损伤，主要发生在经股动脉途径。因为置入鞘管较粗，老年人周围血管钙化、狭窄较为严重，支架置入时造成的血管破裂、夹层、血管瘤等情况并不少见。另外少见的并发症还有不明原因死亡、心脏压塞、恶性心律失常、感染性心内膜炎等等。随着 TAVI 相关器材的发展和置入技术的提高，TAVI 相关的各种并发症发生率已有明显下降。

经过飞速发展的三十多年，介入治疗已经成为 VHD 的重要治疗手段之一。它的发明为合并多种其他疾病而难以承受外科手术创伤的患者提供了治疗的机会。在影像学技术进展、经皮介入水平提高的大背景下，新器械、新技术、新指南、新热点、新动力以及新的强有力证据竞相迸发，推动了 VHD 介入治疗的迅速发展，它必将成为推动心血管学科飞速前进的重要组成部分。

（金　风）

第七节　右心导管术

右心导管术是利用导管评估右心系统血流动力学和进行疾病诊断的一种检查方法，1929年 Forssmann 首次进行了右心导管检查，直到 1941 年 Coumand 等经右心导管测定了人的心排血量后才开始应用于临床。1960 年 Swan - Ganz 发明的球囊漂浮导管显著推动了右心导管的发展，广泛用于测定中心静脉压、心排血量、右心室压、肺动脉压和混合静脉血血氧饱和度以及肺动脉楔压等。近年来，利用心导管治疗和评价某些心血管疾病治疗效果方面也显现了其重要的临床价值，包括电生理研究、起搏、经导管溶栓、球囊扩张治疗瓣膜疾病、经导管矫治心内畸形等，大大扩展了右心导管的应用范围。

一、适应证

1. 以诊断为主要目的
（1）对不明原因的休克及肺水肿进行鉴别。
（2）评价肺动脉高压。
（3）将心脏压塞从缩窄性心包炎和限制性心肌病中鉴别出来。
（4）对心内左向右分流进行诊断。
（5）右心和肺动脉造影。
（6）心内膜心肌活检。
（7）心肌电生理检查。
2. 以治疗为目的　对术后病人、存在并发症的心肌梗死、休克和心力衰竭病人指导液体管理和进行血流动力学监测。

二、禁忌证

右心导管检查无绝对的禁忌证，但在实施过程中应注意以下几点。
（1）严重肺动脉高压及高龄病人中须谨慎进行。
（2）对于已存在左束支传导阻滞的病人，需在透视下进行操作，以免损伤右束支造成完全性房室传导阻滞。
（3）已知有出血性疾病或正在接受抗凝治疗者，避免进行检查，如确实需要，应避免穿刺不宜压迫止血的静脉。
（4）避免在感染部位进行穿刺。

三、设备和物品

要完成右心导管检查，一般所需的设备包括无菌手套、消毒液、局部麻醉药、肝素盐水及穿刺包，其中穿刺包通常包含有手术巾、穿刺针、手术刀片、注射器、导引钢丝、扩张管、右心导管、缝皮针、丝线等（图 11 - 5）。

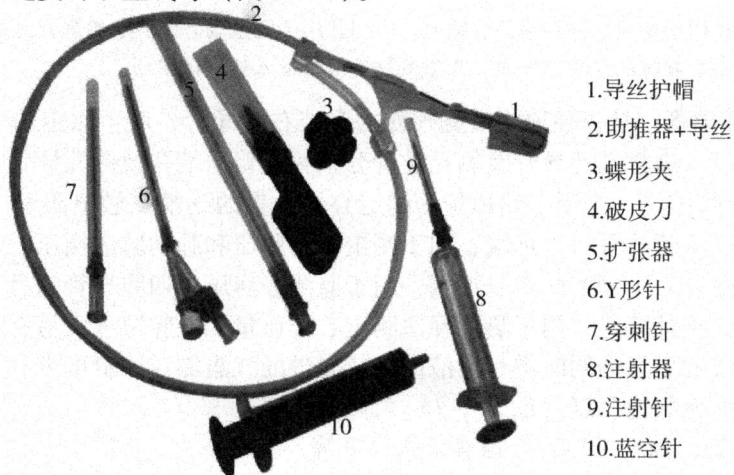

1. 导丝护帽
2. 助推器+导丝
3. 蝶形夹
4. 破皮刀
5. 扩张器
6. Y形针
7. 穿刺针
8. 注射器
9. 注射针
10. 蓝空针

图 11 - 5　静脉穿刺器械

1. **穿刺针**　进行右心导管查检时所用的穿刺针一般为单构件针，由硬的不锈钢制成，针尖斜面边缘锐利，可刺穿血管壁，多用于静脉的单层壁穿刺，如经皮锁骨下、颈内静脉穿刺，成人及儿童常用穿刺针型号为 16～18G，婴儿为 20～22G。

2. **导引钢丝**　导引钢丝由一根直钢丝内芯上精细缠绕不锈钢丝制成，可为直头或 J 形，其长度一般为 45～150cm。用于心导管检查时使导管变伸，易于通过弯曲的血管以及协助经皮插入导管或引导管。

3. **扩张鞘管**　扩张管可使穿刺部位皮肤、组织和血管扩张。扩张管外侧可有一根略短的外套管，用以更换导管或放置多根导管时减少出血和对组织、血管损伤。外套管尾端有止血活瓣和侧臂管，以减少插管过程中的出血、降低血栓和空气栓塞的发生率，并可进行输液、用药和测压。

4. **右心导管**　右心导管是一种光滑、软硬适中、不易变形、不易形成血栓和不透 X 线的塑料导管。根据其外径、长度、管壁薄厚、侧孔、管腔数、末端气囊等有不同区分。其规格以 F 表示，代表导管外径毫米数，编号越大导管越粗，对于成人患者，常用的外径选择为 7F 或 8F，而儿童常用外径为 4～5F。

（1）普通右心导管：具有标准管壁厚度、远端逐渐弯曲的塑料导管，容易进入右心，可用于压力测定和抽取血液标本，根据有无侧孔分为端孔导管、侧孔导管、和端侧孔导管。端孔导管，主要用于进行压力测定和抽取血液标本。侧孔导管主要行右心系统造影，缺点是不能沿导丝插入。端侧孔导管，功用同侧孔导管，可沿导丝插入（图 11 –6）。

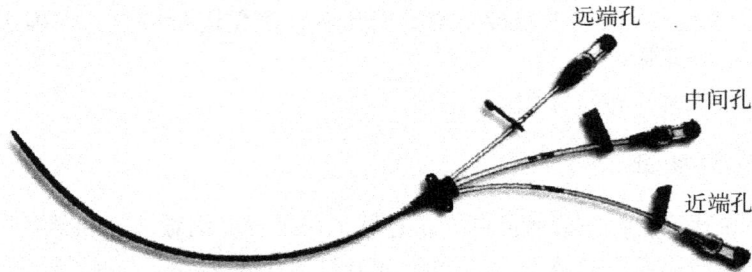

图 11 –6　三腔右心导管

近端孔用于血液采样、给药、输血；中间孔用于完全肠外营养、给药；远端孔
用于中心静脉压监测、输血、大量或黏性液体输入如胶体给药

2）**球囊漂浮导管**：是一种顶端带有气囊的多腔右心导管，用于测定肺动脉压、肺动脉嵌顿压和心排血量，球囊端孔导管及侧孔导管分别替代普通端孔及侧孔导管功能。球囊漂浮导管可有 2～5 个管腔、一个用于热稀释法测定心排血量的远端热敏电阻和一根心室起搏电极导线；至少有一个管腔开口于远端，用于测定肺动脉压和肺动脉嵌顿压，另一个管腔与气囊相通；三腔导管有一个管腔开口于近端，用于监测心房压；四腔导管的另一管腔顶端为热敏电阻以导线连接于计算机，用于热稀释法测定心排血量；五腔导管则另有一管腔开口于近端，用于在测定心输出量的同时进行输液或给较先进的气囊漂浮导管可带有光学纤维，能持续监测混合静脉血血氧饱和度（图 11 –7）。

（3）其他导管，如电极导管、球囊扩张导管等。

5. **换能器和生理多道仪**　换能器可将压力信号转化为电信号。生理多道仪主要热用于记录各种压力、血氧饱和度、心电图、呼吸以及温度等的变化。

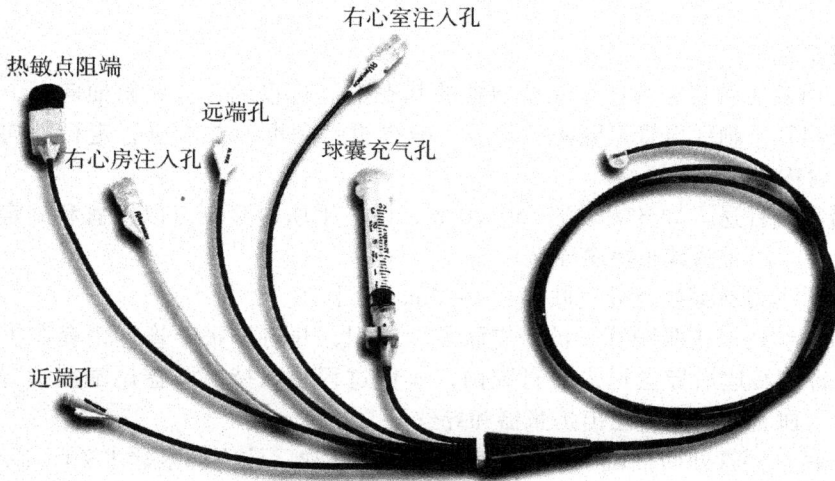

图 11 - 7 球囊漂浮导管

近端孔（CVP孔）用于测定右心房及中心静脉压，也可用于给药或测定心排血量时注入液体；远端孔用于测定肺动脉压或球囊充气后测定肺毛细血管嵌顿压（PCWP），也可采集混合静脉血；球囊充气孔用于给导管末端球囊充气，充气量通常＜1.5ml；热敏电阻端通过导线连接于监护仪，持续对血液温度进行监测，据此可测算心排血量，热敏电阻位于球囊近端

四、检查前的准备

详细了解病史、体格检查及其他检查的结果，完善血常规、血小板计数、出血时间、凝血时间、凝血酶原时间和部分凝血酶原时间等检查，排除检查禁忌情况以减少并发症出现。检查前应向患者解释操作过程及其可能出现的一些情况，消除患者的顾虑，并签署手术同意书。

五、体位

患者一般取仰卧位，充分暴露穿刺部位，可用软垫进行局部支撑。根据不同的检查目的和操作者习惯，可选择不同的穿刺部位。通常的穿刺部位包括颈内静脉、锁骨下静脉、贵要静脉或股静脉等，一般经股静脉进行右心导管检查和选择放置起搏器须在透视下进行。

六、麻醉

右心导管检查，多采用局部麻醉，婴幼儿及不能合作儿童可行基础麻醉。局部麻醉药最常选择利多卡因，一般剂量为1%利多卡因5～20ml，亦可选用普鲁卡因，最大剂量为1mg/kg，方法为逐层浸润麻醉。麻醉完成后，一般在撤走注射器前，通过抽吸注射器有回血而进行静脉定位，正式穿刺时，可沿该途径送入导管穿刺针，以减少穿刺针误穿入动脉的危险性。

七、操作要领

1. 经皮穿刺

（1）使用带注射器穿刺针在保持回抽的状态下进行穿刺，针尖斜面向上，进针方向与皮肤呈 35°~45°，刺穿血管直到明显回血，减少进针角度，并沿血管走行方向稍进针，使针头位于血管内。

（2）沿穿刺针送入导丝柔软端 15~20cm，以一手压迫穿刺点以止血和固定导丝，另一手退出穿刺针，用无菌纱布擦净导丝。

（3）用手术刀在穿刺点处皮肤切一 1~2mm 的小口。

（4）沿导丝送入扩张鞘管，扩张皮肤及软组织，并将扩张导管外鞘套在扩张器上并固定，边顺时针旋转边沿导丝送入血管腔内，操作过程中保持扩张器尾端露出导丝约 10cm，防止导丝滑入血管内，然后退出扩张器和导丝。

（5）从鞘管侧管处回抽血，见回血良好弃之回抽血，注入肝素盐水关闭侧孔。

（6）沿导丝送入右心导管，在使用引与管时可直接将右心导管送入引导管，然后进行右心导管检查。

（7）拔除导管后需局部压迫 15min 以防止出血。

2. 径路选择

（1）颈内静脉：颈内静脉从颅底静脉孔穿出，包裹在颈动脉鞘内，先位于颈内动脉后侧，然后在颈内与颈总动脉外侧下行。颈内静脉上段在胸锁乳突肌胸骨头内侧，中段在胸锁乳突肌两个头的后方，下端位于胸锁乳突肌胸骨头与锁骨头构成的颈动脉三角内。该静脉末端后方是锁骨下动脉、膈神经、迷走神经和胸膜顶，在该处颈内静脉和锁骨下静脉汇合，汇合后进入右头臂静脉。颈内静脉位置固定，到右心房距离短，穿刺成功率高，重危病人可经静脉快速输血、补液和给药，导管位于中心循环，药物起效快，可监测中心静脉压，可经导管鞘插入漂浮导管，并发症较锁骨下静脉少，相对较为安全。缺点是插管后颈部活动受限，固定不方便。目前临床多采用颈内静脉穿刺法行右心导管检查。按其入路可分：①前侧径路，在胸锁乳突肌内侧缘甲状软骨水平，颈内动脉搏动之外侧，

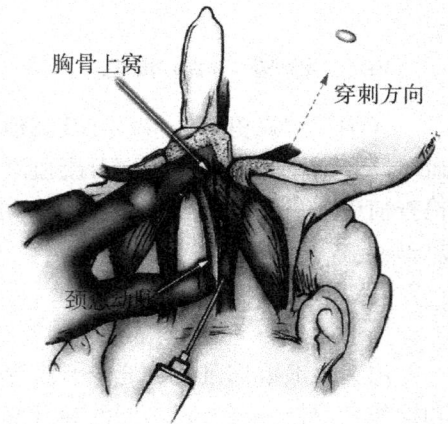

图 11-8　颈内静脉穿刺

与皮肤呈 60°进针约 2cm；②中间径路，在胸锁乳突肌三角顶点，与皮肤呈 30°，沿中线平行进针；③后侧径路，在胸锁乳突肌与颈外静脉交点上缘进针，于肌肉下向胸骨切迹方向穿刺。其中中间径路位置较高，且偏离颈动脉，因此较为安全，为临床首选入路（图 11-8）。

操作步骤如下。①平卧，头低位 15°~30°，转向穿刺对侧，必要时肩后垫高。②常规消毒铺巾，局部用 1% 利多卡因或 1% 普鲁卡因浸润麻醉。③找出胸锁乳突肌的锁骨头、胸骨头和锁骨三者所形成的三角区，该区的顶部即为穿刺点。左手示指定位，右手持针，进针方向与胸锁乳突肌锁骨头内侧缘平行穿刺，针尖对准乳头，指向骶尾外侧，针轴与额平面呈 45°~60°。④进针深度一般深度是 3.5~4.5cm，以针尖不超过锁骨为度，否则易穿破胸膜

或其他血管，边进针边抽吸，见有明显回血，减小针与额平面的角度，当血液回抽和注入十分通畅时，注意固定好穿刺针。

（2）锁骨下静脉：锁骨下静脉是腋静脉的延续，直径 1～2cm，起于第 1 肋骨外侧缘，于前斜角肌的前方，跨过第 1 肋骨，前斜角肌厚 10～15mm，将锁骨下静脉与位于该肌后侧的锁骨下动脉分开；静脉在锁骨下内 1/3 及第 1 肋骨上行走，在前斜角肌内缘与胸锁关节后方，与颈内静脉汇合，左侧较粗的胸导管在靠近颈内静脉的交界处进入锁骨下静脉上缘，右侧头臂静脉在胸骨柄的右缘下行，与跨越胸骨柄后侧的左头臂静脉汇合；在靠近胸骨角后侧，两侧头臂静脉汇

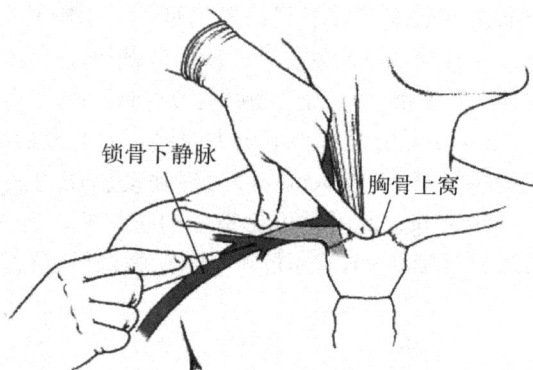

图 11-9　锁骨下静脉穿刺

合成上腔静脉。优点是可长时间留置导管，导管容易固定及护理，颈部活动不受限，是颈内静脉穿刺插管困难者的另一途径。缺点是并发症较多，易穿破胸膜，出血和血肿不宜压迫（图 11-9）。

操作步骤如下：①常规消毒铺巾，仰卧位，去枕，头低 15°，局部浸润麻醉。②在锁骨中、内 1/3 段交界处下方 1cm 定位，右手持针，保持注射器和穿刺针与额面平行，左手示指放在胸骨上凹处定向，穿刺针指向内侧稍上方，紧贴锁骨后，对准胸骨柄上切迹进针，进针深度一般为 3～5cm，穿刺针进入静脉后，即可回抽到血，旋转针头，斜面朝向尾侧，以便导管能顺利转弯，通过头臂静脉进入上腔静脉。

（3）股静脉：股静脉是下肢最大静脉，位于腹股沟韧带下股动脉内侧，外侧为股神经，在股动脉搏动微弱或摸不到的情况下也易穿刺成功，但易于发生感染，下肢深静脉血栓形成的发生率也高，不宜于长时间置管或静脉高营养治疗。寻找股静脉时应以搏动的股动脉为标志。穿刺位置：穿刺点在腹股沟韧带下方 2～3cm，股动脉搏动内侧 1cm，针与皮肤呈 45°（图 11-10）。

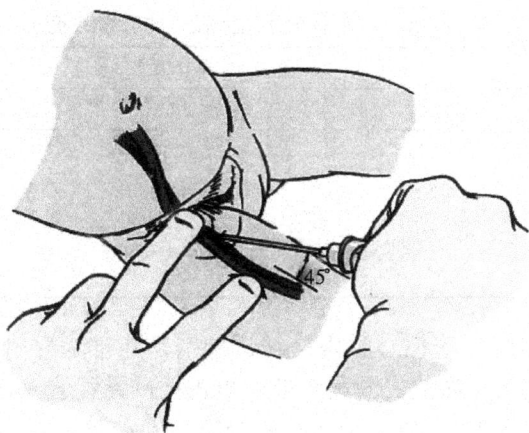

图 11-10　股静脉穿刺

3. 肺动脉插管

（1）肺动脉插管步骤：将右心导管经导引钢丝或引导管插入静脉内，顺血流无阻力轻轻前送可依次呈现不同的压力曲线（图 11 - 11）。以 Edward 漂浮导管颈内静脉途径为例，当送入导管 20cm 左右时，压力监测可示中心静脉压力曲线，呈典型的心房压力波形，表现为 a、c、v 波，压力波动幅度 0 ~ 8mmHg；将气囊充盈至 1.0 ~ 1.5ml，然后继续前行深度达 30 ~ 35cm 可出现右心室压力曲线，右心室收缩压可达 25mmHg，舒张压 0 ~ 5mmHg；将导管继续前行至 40 ~ 45cm，可出现肺动脉压力波形，肺动脉收缩压为 15 ~ 25mmHg，舒张压为 5 ~ 15mmHg，此时常可见室性期前收缩；送导管前行直至 50 ~ 55cm 可出现肺动脉嵌顿压力曲线，范围 5 ~ 12mmHg。不同穿刺途径进行检查，送入导管的深度不同（表 11 - 4）。

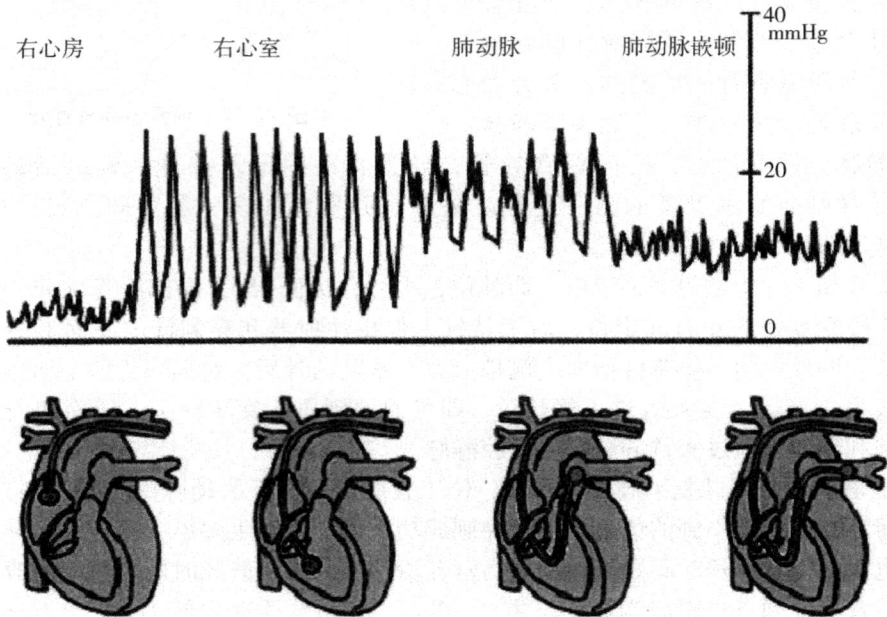

图 11 - 11　前送肺动脉导管过程中压力变化特征

表 11 - 4　不同静脉穿刺途径时的导管深度

穿刺途径	导管深度（cm）		
	右心房	右心室	肺动脉（楔入）
锁骨下静脉	10 ~ 15	25 ~ 30	35 ~ 45
颈内静脉	15 ~ 20	30 ~ 40	50 ~ 55
股静脉	30 ~ 40	45 ~ 55	55 ~ 70
右前臂静脉	40	55 ~ 60	65 ~ 75

（2）注意事项：①避免导管在心腔内打结，特别是在推送导管时，如遇阻力不要强行送管，应使用退、转、进的手法使之顺利前进，防止盲目置管造成心脏穿孔等并发症。②若导管自右心房后，继续推进 15 ~ 20cm 仍未见右心室或肺动脉压力波形，提示导管心腔内打结，应将气囊放气并将导管退至腔静脉后重新推进。③漂浮导管进入右心室流出道后容易发生心律失常，如室性期前收缩，如发生严重心律失常需立即转变导管方向或退出导管，必要

时给予抗心律失常药物后再重新操作。④若充气不足 0.6ml 即出现肺动脉嵌顿压，或放开气囊，嵌顿压不能立即转变成肺动脉压力，则提示导管位置过深。⑤为防止漂浮导管进入肺小血管，长时间堵塞导致肺梗死甚至肺动脉破裂等，应持续监测肺动脉压，且每次测定肺毛细血管嵌压的时间应尽可能缩短。⑥导管留置期间，应经导管输液孔持续滴入肝素生理盐水以免形成血栓。

4. 右心导管拔除　取静脉穿刺时的体位，普通右心导管在去除敷料、剪断缝线后，让患者暂停呼吸，直接拔除导管并立即按压穿刺部位，予消毒液进行局部消毒处理，敷料覆盖。漂浮导管首先用注射器抽吸气囊内气体进行主动排气，去除敷料、缝线后，迅速将导管退至引导管前端的位置，将导管和引导管一起拔除，对导管留置时间较长者，应采用油纱对皮肤穿刺点进行密封，以预防空气栓塞的发生。

八、并发症

右心导管术较为安全，其并发症的发生率较低，主要包括发生于静脉穿刺中的局部血肿、血栓形成、静脉炎、误穿动脉、误伤神经、感染、空气栓塞、气胸和血胸，和发生于肺动脉插管、留置过程中的心律失常、血栓形成、肺梗死、肺动脉破裂、感染等。严格按照操作规程进行穿刺可明显减少并发症的发生。

1. 气胸　静脉穿刺并发气胸见于锁骨下静脉和颈内静脉穿刺的患者，为穿刺针损伤肺尖部位的胸膜或刺穿肺组织致漏气所致。对已有慢性阻塞性肺病患者，由于其肺尖升高和膨胀，极易被误伤，而在使用呼吸机患者中，这种并发症可能变得很危险，然而由气胸所致的死亡比较少见。发生气胸时，患者可出现明显胸痛，随即可出现呼吸困难的临床表现，后者与气体进入胸膜腔内的速度和容积有关。一旦发现穿刺导致气胸，应视其临床表现和胸膜腔积气的多少进行处理，具体的方法包括胸腔穿刺抽气以及胸腔闭式引流等。预防气胸发生的措施包括，对存在慢性阻塞性肺病患者尽量选择其他穿刺部位，或在操作时应避免穿刺进针点不应太靠外侧，进针不宜过深，以及尽量减少穿刺次数等，如果穿刺次数已达 3 次，仍未成功者应选择另一侧进行穿刺。

2. 空气栓塞　为操作过程中空气经开放的静脉管道进入血循环所致，其发生率非常低，多见于接受颈内静脉和锁骨下静脉穿刺的患者。主要由于气体经过未封闭的穿刺针、心导管及连接管等重复进入，积聚至出现严重并发症，包括急性呼吸窘迫综合征、严重低血压、晕厥、低氧血症，甚至严重心律失常和心搏骤停等。一旦发生空气栓塞，应立即将患者置于左侧垂头仰卧位，给予高浓度吸氧和辅助通气，或高压氧治疗，并可经肺动脉导管进行抽气，发生心搏骤停时进行心肺复苏。空气栓塞的预防措施，重在严格按操作规程进行操作，注意管道连接及液体的补充等。

3. 肺动脉破裂　导管进入肺动脉后，可因导管尖端送入过深、球囊过度充气，或球囊偏心性充气以及用力冲洗嵌顿的导管等原因，均可引起肺动脉破裂。肺动脉高压、老年人或存在心脏疾病者，较易发生该并发症，常导致患者迅速死亡。进行连续导管压力监测，确保导管位于较大的肺动脉内，减少球囊充气次数，球囊充气时应缓慢进行，进行冲洗时应先排气等措施，可预防肺动脉破裂的发生。

4. 感染　血流动力学监测过程中，可因导管带菌或导管留置时间过长（超过 3d）等而继发感染，引起败血症和感染性心内膜炎。一旦发生，应立即拔除导管，进行抗菌治疗。其预防措施包括，严格进行无菌操作，穿刺点局部皮肤重复消毒超过40s，并于固定导管后进行敷贴覆盖，定期更换连接部件及液体，缩短导管留置时间等。右心导管在审慎的防感染措施下，可留置数周而不发生感染。

5. 肺梗死　由于导管嵌顿时间过长或血栓栓塞，可引起肺梗死。患者出现明显胸痛，呼吸困难，咳嗽、咯血、严重低血压等表现。尽量减少导管嵌顿时间，以及预防血栓形成等措施，均可减少肺梗死的发生。

（李玉敏）

第八节　房间隔穿刺术

自 ROSS 等首先报道了房间隔穿刺术至今，随着心血管病介入治疗的开展，房间隔穿刺术已成为多种心血管病介入治疗的共同基础，包括先天性心脏病导管介入治疗、左心房－股动脉循环支持，特别是经皮二尖瓣成形术和射频消融术，尤其是心房颤动射频消融术的开展，使该技术成为电生理医生必须掌握的技术之一。

一、应用解剖

房间隔位于右心房和左心房之间，居于右心房后内侧壁，其前界与主动脉窦相毗邻，前下方为三尖瓣口，下方为下腔静脉口，两口间的隔面侧有冠状窦口，后界为后房室沟。房间隔中下 1/3 处为卵圆窝，卵圆窝直径为 2cm，中心部很薄，厚约 1mm，此位置是房间隔穿刺的最佳部位。卵圆窝大小不一，其右侧面凹呈窝状，左侧面则轻度凸出于左心房腔内。卵圆窝在主动脉根部下后方，后缘靠近右心房游离壁，前下方为冠状窦和三尖瓣环隔侧。如果有主动脉瓣或二尖瓣疾病，那么这些解剖结构就会有些变形。主动脉狭窄时，房间隔平面变得更加垂直，卵圆窝位置更加靠前。二尖瓣狭窄时，房间隔方向更加水平平坦，卵圆窝位置更低。加上房间隔（卵圆窝）可能会凸入右心房，如果在那些晚期心脏瓣膜病的患者行房间隔穿刺术，详细熟悉局部解剖就显得更为重要。

二、适应证

1. 二尖瓣球囊成形术。
2. 心房颤动导管消融术。
3. 起源于左心系统的其他心律失常的导管消融术。
4. 左心房－股动脉循环支持。
5. 经皮左心耳堵闭术。
6. 经皮经导管主动脉瓣及二尖瓣放置术等。
7. 动物实验研究。

三、禁忌证

1. 绝对禁忌证
（1）房间隔部位有血栓。

（2）因房间隔缺损接受了金属伞封闭的术后患者。

2. 相对禁忌证

（1）华法林有效抗凝治疗中的患者。

（2）巨大的右心房。

（3）心脏大动脉的畸形。

（4）显著胸椎侧凸后凸。

（5）主动脉根部显著扩张。

四、手术操作

房间隔穿刺的经典方法是由 Ross 创立的，在 Ross 法的基础上，先后出现许多改良方法以增加成功率，如利用左右心房造影确定透视标志的几种推导方法，或者由猪尾导管在 Valsalva 主动脉窦（非冠状动脉）的后方来帮助定位经房间隔穿刺最佳位置，右前斜位 45°透视指导房间隔穿刺点定位，以及希氏束定位法，电生理方法定位，右心导管定位法，经食管超声定位法，经心内超声定位法等。结合笔者所在中心的经验，此处重点介绍房间隔穿刺的经典方法和右前斜位 45°透视指导下房间隔穿刺术。

1. 房间隔穿刺的经典方法　Ross 于 1966 年将房间隔穿刺的方法做了系统的总结，形成了我们所说的经典方法，其要领是在后前位透视下将穿刺导管沿导丝送入上腔静脉，再将穿刺针送至穿刺导管顶端距开口约 1cm 处，这时穿刺导管和穿刺针指向前方，再从上腔静脉向下缓慢回撤到右心房的同时顺钟向旋转指向左后方向（在从下至上看为时钟 4 点的位置），继续向下缓慢回撤时顶端越过主动脉根部的隆突向右移动（患者的左侧）而与脊柱影重叠，再向下回撤时顶端滑进卵圆窝，透视下可见穿刺导管突然向心脏左侧的移动，此时轻轻地将导管顶端顶紧卵圆窝，推送穿刺针即可刺入左心房腔内。房间隔穿刺点一般在右心房影的中间部分，左心房轻度增大时房间隔的穿刺点在脊柱中右 1/3 交界线心脏投影的较高位置，随着左心房的继续扩大，穿刺点偏向下方（右心房影中下 1/3）和脊柱右缘，穿刺针指向也更为向后。

2. 右前斜位 45°透视指引下房间隔穿刺术　Ross 的经典房间隔穿刺法是在后前位透视下完成，而右前斜位 45°透视指引下房间隔穿刺术是在后前位透视下初步定位，然后在右前斜位 45°透视下精确定位，主要是定位穿刺点的前后位置。①穿刺点高度的确定：后前位透视下沿脊柱中线左心房影下 1 个椎体高度，范围 0.5 ~ 1.5 个椎体高；左心房影下缘不清楚者可行肺动脉造影顺向显示左心房影以定位左心房下缘或以冠状静脉窦电极与脊柱中线交界代表左心房下缘。②穿刺点前后位置的确定：右前斜位 45°透视下穿刺点位于心影后缘前 1 个椎体高度至心影后缘（指右前斜位 45°透视下心房侧心影边缘，相当于心房影边缘）与房室沟影（指右前斜位 45°透视下房室沟位置的透亮带，自左上至右下方向）的中点之间。③穿刺方向的确定：穿刺针及鞘管远段弧度消失呈直线或接近直线状，此时鞘管尖的位置即是穿刺点的准确位置，这说明鞘管头端指向左后 45°方向，即垂直于房间隔，并且在房间隔中央，沿该方向穿刺可避免穿刺点过于偏前（主动脉根部）和过于偏后（右心房后壁）而导致心脏穿孔或穿入主动脉，而后前位不能准确判断穿刺点的前后位置。后前位透视下认为理想的穿刺点在右前斜位 45°透视下可能明显偏离房间隔，因此右前斜 45°是房间隔穿刺点准确定位不可替代的体位（图 11 - 12）。

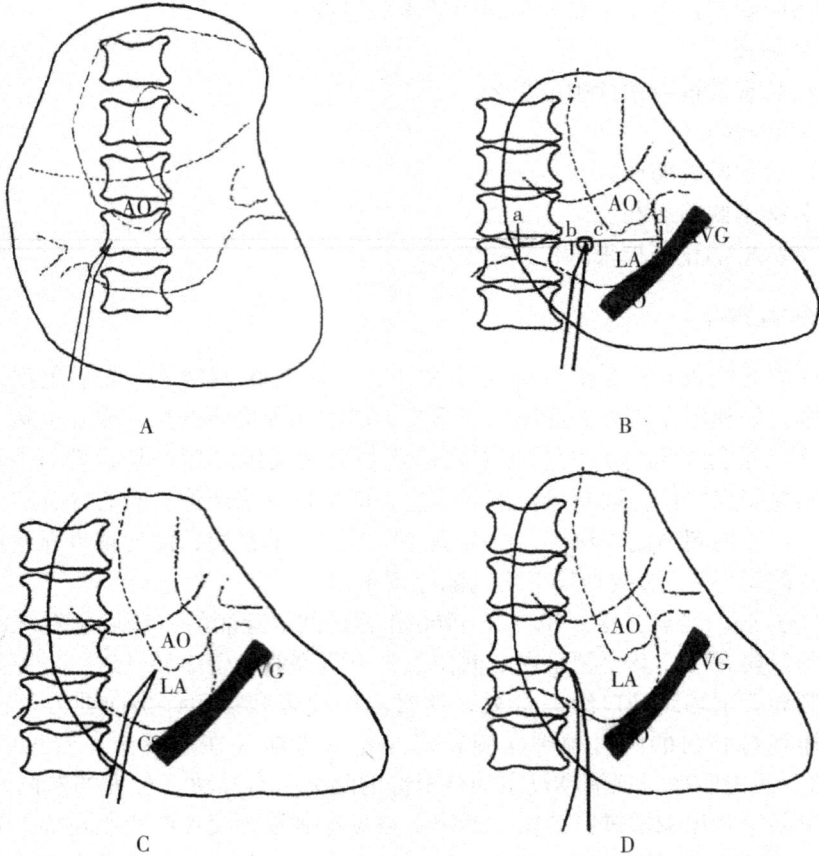

图 11 - 12　右前斜位 45°透视指导下房间隔穿刺

A. 正为标准穿刺点；B. 右前斜 45°标准穿刺点，C. 穿刺点偏前；D. 穿刺点偏后

3. 房间隔穿刺步骤

（1）术前准备：正侧位胸片，注意观察心房边缘，升主动脉大小和走行，胸廓脊柱形态以及肺血管情况。心脏超声测定主动脉和心腔内径，房间隔方向、偏斜、膨出和厚度，最好采用食管超声明确左心房内有无血栓。

（2）器械：血管穿刺器械同 Seldinger 血管穿刺。房间隔穿刺针常用 Brockenbrough 穿刺针，其尖端由 18G 变细为 21G，穿刺阻力及损伤小，针尾箭头状方向指示器指示针尖方向，成人一般用 18G 71cm 的前端弧形穿刺针，巨大右心房者也可用直形穿刺针。小儿用 19G 56cm 的穿刺针。房间隔穿刺套管常用 Mullins 鞘管，其由外套管和扩张管组成，前端呈 1/3 至半圆形弯曲，无侧孔，外套管尾端有止血活瓣及带三通的侧管。成人一般用 8F 67cm 的 Mullins 套管，小儿用 6F 或 7F 52cm 的 Mullins 套管；同样可选用 Swartz 鞘管；导丝一般用 0.813mm（0.032in）或 0.889mm（0.035in）长度 145cm 的弹性导丝；造影剂。

（3）穿刺过程：患者取仰卧位，以 Seldinger 法穿刺右股静脉，将 0.813mm（0.032in）导引钢丝送至上腔静脉，沿导引钢丝将 Mullins 鞘管或 Swartz 鞘管送至上腔静脉，套管头端指向左侧，退出导引钢丝，给 Brockenbrough 穿刺针腔充满 1000U/ml 的肝素盐水，在后前位透视下经鞘管插入房间隔穿刺针，针尖指向 12 点位置（上方）推进，送达上腔静脉，但穿刺针需在鞘管头端内侧 0.5～1cm 处，若推送过程有阻力，应将穿刺针稍回撤并稍微改变方向后再推送。撤出房间隔穿刺针内的保护钢丝，接上已抽取造影剂的 10ml 注射器，推造影剂以验证导管通畅。然后边顺钟向旋转穿刺针和鞘管，从下至上看为时钟 4～5 点的位置，边同步回撤，到卵圆窝时影像上可见穿刺针尖端向左突然移位（落入感），这就是初步定为的穿刺点，在后前位透视下，可沿头足方向适当调整穿刺点的高度。若套管顶在卵圆窝，则轻轻推进套管有阻力，且套管尾部有心搏感。在右前斜位 45°透视下适当旋转穿刺针鞘，使穿刺针及鞘管头端影像伸直，此时鞘管尖的位置即是穿刺点的准确位置，这说明鞘管头端指向左后 45°方向，即垂直于房间隔，并且在房间隔中央。确定穿刺点及穿刺方向后，右前斜位透视，嘱患者平静呼吸避免咳嗽，左手使穿刺鞘管轻轻抵向房间隔并与患者大腿固定，右手推进穿刺针 0.5～1cm，固定穿刺针，自穿刺针腔注入造影剂。若见造影剂呈线状喷出，并迅速向心尖侧弥散消失，则穿刺成功。也可测压进一步证实，显示左心房压力曲线，压力值高于右心房，会抽出鲜红色血液。若见造影剂滞留于穿刺局部或压力突降甚至消失，则示穿入心包腔，应立即退针至穿刺鞘管内观察。若无心脏压塞征象，可轻轻旋转穿刺鞘管和穿刺针，重新定位定向，再次试穿。若见造影剂向主动脉弓方向弥散或显示主动脉压力曲线，应立即退针至穿刺鞘管内观察，若无异常情况，可下移穿刺点 1cm，重新定位定向，再次穿刺。

（4）导入穿刺鞘管至左心房：一旦证实穿刺针进入左心房，则边注射造影剂边同步缩短距离（约 1cm）推送穿刺针和内外鞘管。固定穿刺针，边注射造影剂边同步短距离（约 1cm）推送内外鞘管。固定扩张管，边注射造影剂边轻轻推送外鞘管 1～2cm。造影剂喷射束在左心房后壁散开，任何时候穿刺鞘管远端与左心房后壁的距离都应 >1cm，以防左心房后壁穿孔。左手固定外鞘管于患者大腿上，一并退出穿刺针和扩张管。经穿刺鞘管注入肝素 5000U，完成房间隔穿刺。对房间隔较厚或穿刺点未在膜部者穿刺针通过房间隔后鞘管通过会遇较大阻力，此时应避免盲目用力推送，即使用力推送也应避免鞘管通过后惯性前进。

（5）注意事项：当一针穿刺失败时，首先可以微调穿刺点：将穿刺针撤入鞘管内，在右前斜位 45°透视下，确保前段伸直前提下，适当旋转鞘管，适当调整穿刺点位置并再次穿刺，仍失败者需将鞘管送至上腔静脉重新按原方法定位。最好在导丝引导下将鞘管送至上腔静脉，经验丰富的术者亦可以直接将鞘管和穿刺针送至上腔静脉：将鞘管撤至右心房中部，保证穿刺针头端撤至鞘管内，同步旋转鞘管和穿刺针，使方向指示器指向 12 点方向（胸骨方向），然后一边左右摆动鞘管和穿刺针，一边推注造影剂，并向上腔静脉方向推送，以避免或及时发现鞘管刺入心房壁。通过鞘管在左心房内操作导管时也应注意，每次更换电生理导管时要先回抽鞘管内血液并用盐水冲鞘管，从鞘管内撤换电生理导管时不宜速度过快，以免负压进气，经鞘管送入电生理导管时尽早透视，以免穿破左心房，因经鞘管送导管时力量传导至头端，尤其是进入左心耳时更易穿出。

五、并发症及处理

房隔穿刺的并发症同术者的经验有关，对于熟练的术者来说，房间隔穿刺术并发症通常很少（针尖穿孔 <1%，心脏压塞 <1%，死亡 <0.5%），多数并发症发生在初期的 50 次操作。房间隔穿刺最主要的并发症是心脏压塞。在房间隔穿刺点过于偏向前方时，有可能损伤

三尖瓣和冠状静脉窦，造成心脏压塞。也有可能穿入主动脉，如果只是穿刺针穿入主动脉，立即退出，多数不会引起症状。如果已经将鞘管送入主动脉则需要外科手术。在房间隔穿刺点过于偏向后方时，可能穿透右心房后壁引起心脏压塞。尽管心脏压塞属于严重的并发症，但如果诊断及时。处理得当，可无严重不良后果。心脏压塞的主要表现为病人烦躁、淡漠甚至意识丧失，面色苍白、心率减慢、血压下降。症状的轻重同出血速度密切相关，有时少量的出血即可造成严重症状。在明确了已发生了心脏压塞的情况下，首先要穿刺引流，在行心包穿刺前应尽可能行超声心动图检查以明确诊断，可行超声引导下心包穿刺引流或 X 线透视与造影剂指示下的心包穿刺引流。如果引流后仍然出血不止，则应外科治疗。同时，通过房间隔鞘管在左心房内操作电生理导管过程中，应注意在每次更换电生理导管时，要先回抽鞘管内血液并用盐水冲洗鞘管，从鞘管内撤换电生理导管时不宜速度过快，以免负压进气，导管和针腔存有气泡和血块，左心房附壁血栓和肝素使用不足，都是导致栓塞的根源，术中应注意避免。

（陈　炜）

第九节　锁骨下静脉穿刺术

一、适应证

1. 缺乏外周静脉通道或条件不好。
2. 需要反复输入刺激性药物、高渗或黏稠的液体、血液制品等。
3. 需要使用压力泵或加压输液（如输液泵）。
4. 需要反复、长期输液治疗。
5. 需每日多次采集血样。
6. 需连续中心静脉压监测、各种紧急抢救。
7. 各类大而复杂手术。
8. 放置起搏导管、电极导管、漂浮导管等。

二、禁忌证

1. 已知或怀疑与穿刺相关的感染：菌血症或败血症的迹象。
2. 病人身体条件不能承受者。
3. 既往在预定插管部位有放射治疗史。
4. 既往在预定插管部位有静脉血栓形成史、外伤史或血管外科手术史。
5. 局部组织因素：影响导管稳定性或通畅者（凝血障碍、免疫抑制者慎用）。
6. 胸廓畸形或锁骨和肩胛畸形。
7. 锁骨和肩胛带外伤，局部有感染。
8. 横膈上升，纵隔移位等胸腔疾患。
9. 明显肺气肿。
10. 凝血机制障碍。

三、应用解剖

锁骨下静脉是腋静脉的延续，长3~4cm，直径1~2cm，由第1肋外缘行至胸锁关节后方，与颈内静脉汇合形成头臂静脉，其汇合处向外上方开放的角叫静脉角。邻近胸骨角处两条头臂静脉汇合成上腔静脉（图11-13）。

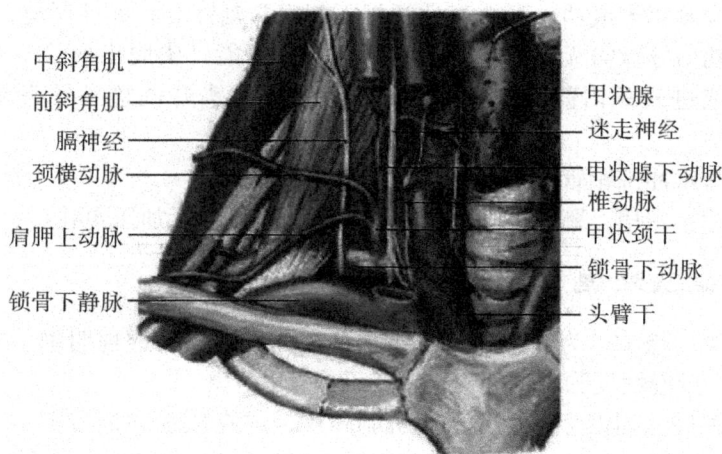

图11-13　锁骨下静脉解剖

四、术前准备

1. 术前向病人适当解释，消除病人的紧张心理，病人或家属签署置管同意书。

2. 无菌贴膜、无菌辅料、静脉穿刺包、肝素盐水、生理盐水、利多卡因注射液。常规消毒用品。

3. 器械准备：静脉穿刺套件。

五、手术操作

1. 体位　患者去枕仰卧、双侧肩背部垫高、术侧略高，胸廓自然伸展，头偏向对侧，充分显露穿刺部位。

2. 消毒范围　胸部（上至下颌骨下缘，下至乳头水平）、肩部及上臂前面。

3. 穿刺部位

（1）锁骨上穿刺法：胸锁乳突肌外缘与锁骨交界之顶角，存角的平分线上，距顶点0.5~1.0cm处为进针点，进针方向对侧胸锁关节。

（2）锁骨下穿刺法：确定穿刺点，锁骨下缘的中点内侧1.0~2.0cm（中、内1/3交界处），体表位置可选取锁骨由内向外弯曲处，其下1~2cm即为穿刺点。

4. 穿刺技巧　临床中更常用锁骨下穿刺法，以该法为例。

（1）选取穿刺点，以2%利多卡因注射液局部浸润麻醉满意后，左手拇指按固定穿刺部位皮肤，示指置于胸骨上窝标记穿刺方向。

（2）从定位点穿刺皮肤，针尖指向胸骨上窝方向，穿刺针与胸廓呈15°~30°，持续负压吸引下沿锁骨下后缘缓慢进针，穿刺针通过锁骨与第1肋骨的间隙。密切观察有无回血。

如无回血，则将穿刺针尖退至皮下，向上或向下调整穿刺方向，重复操作。如见回血，即停止进针，固定穿刺针，拔离注射器，观察穿刺针尾端流出血液颜色及流速，判断是否为静脉血。当证实为静脉血，送入导丝，在 X 线透视下将导丝送入下腔静脉，证实位于静脉系统，拔出穿刺针，用刀片在穿刺部位做一小切口，置入扩张管和鞘管，将导引钢丝连同扩张管一并拔出，固定鞘管。

（3）如反复穿刺仍未成功，可在 X 线透视下观察穿刺针方向进行穿刺。

（4）穿刺成功后导丝需无阻力送入，如感阻力，可能针尖脱出血管。有时也可能为导丝进入分支静脉或进入颈内静脉，透视明确，可旋转针头并调整导丝头端方向再重新试一下。

（5）以肝素盐水冲洗鞘管（先回抽血液，排尽空气）。

（6）鞘管拔除：术毕，鞘管可即刻拔除，局部压迫止血后加压包扎。

六、并发症及处理

1. 气胸、血胸、液胸　为锁骨下静脉穿刺常见并发症，可透视明确。如确诊可酌情行胸腔闭式引流。少量慢性气胸可不处理。

2. 穿刺部位血肿　当误穿动脉或凝血机制障碍，或在较强的抗凝下，或反复多次同一部位穿刺，造成血管损伤，可发生穿刺部位血肿。应避免反复多次同一部位穿刺，如误穿动脉应退针后压迫。

3. 误穿锁骨下动脉　穿刺中有可能误穿锁骨下动脉，如仅穿刺针或导丝进入，多可自行愈合，极少引起严重后果。但当未能准确判断而误将鞘管穿入锁骨下动脉，极可能危及生命，切勿随意拔除鞘管，常需外科手术处理，近来也有通过介入方法处理的报道，如血管缝合或置入覆膜支架，但均需外科保驾。

4. 淋巴管损伤　锁骨下静脉与颈内静脉汇合形成静脉角，有淋巴导管、胸导管汇入，穿刺中有误穿刺可能。因此当穿刺成功后，必须保证有通畅回血，否则重新穿刺。

（梁　鹍）

第十二章　冠状动脉内支架置入术

第一节　冠状动脉内支架置入的指征

1969 年，Dotter 首先报道了在人体外周动脉置入支架治疗动脉狭窄性病变的经验。他发现经过球囊扩张后，在外周动脉病变部位置入支架能有效预防或减轻术后近、远期再狭窄的发生。但是，在 1977 年 Gruanzig 发明经皮球囊冠状动脉腔内成形术（PTCA）后，外周血管支架技术未能马上被移植采用。其原因是：①最初的 PTCA 都限制在单支病变的 A 型病变上，PTCA 效果较好；②有限的病例数目对处理急性闭塞和再狭窄的要求尚不迫切；③临床上没有现成的冠状动脉支架可供使用。

随着 PTCA 适应证的不断扩大和治疗病例的积累，PTCA 的急性闭塞率和远期再狭窄率逐渐增加，且越来越成为制约冠心病介入治疗发展的重要因素。1986 年，在法国工作的瑞士籍学者 Ulrich Sigwart 首次将冠状动脉支架应用于人体，他的研究成果被发表在 1987 年《新英格兰医学杂志》上，冠状动脉支架时代从此开始。1994 年，Palmaz - Schatz 裸金属支架率先通过美国 FDA 认证并应用于临床，从此，冠状动脉支架术得以在临床上广泛推广。然而，裸金属支架术后令人难以接受的较高的再狭窄率也逐渐成为制约冠状动脉内支架置入技术发展的最大障碍，直到 2001 年 9 月，欧洲心脏病学会议上公布了第一个药物洗脱支架的临床试验结果（RAVEL 试验），从此冠状动脉支架进入了药物支架时代，药物洗脱支架以其卓越的抗再狭窄效果荣登当年 AHA 十大研究进展的榜首，从而也改变了冠心病血运重建治疗的格局，扩大了支架治疗冠心病的适应证。

根据支架在冠状动脉病变处的释放方式，可将支架主要分为两大类，即自扩张支架和球囊扩张支架。前者多呈螺旋状，预先被压缩在导管腔内，当定好位后，固定支架，回撤导管，于是支架从导管的束缚中逐渐松脱恢复原有形状，从而达到支撑病变组织的目的。由于支撑力有限、操作复杂、脱载率高、支架定位不准确等缺点，目前，冠状动脉支架中，这种自扩张支架已经被球囊扩张支架所取代。

下面将重点介绍不同支架时代的冠状动脉内支架置入指征。

一、裸金属支架时代的支架置入指征

球囊扩张支架的操作原理是：金属支架被预先压缩在折叠好的球囊导管上，通过导丝和指引导管将预装好的球囊支架送到病变部位，在透视下准确定位支架，然后通过压力泵充盈球囊，使支架充分扩张并支撑在血管病变部位。这种支架具有操作简单、通过性好、脱载率低、定位准确和支撑力强等优点（图 12 -1）。

裸金属支架时代，在国外多数医疗机构的心脏介入治疗中心，采用支架置入手段治疗冠

心病的比例在80%左右，而国内由于受各个医疗机构介入医生的经验、技术以及设备状况差异较大的限制，一些到没有实施介入手术条件或条件欠缺的医疗机构就诊的冠心病患者，常常被转往大的心脏介入中心接受支架置入治疗，因此在大的心脏介入中心，支架的使用率高达95%以上。由于支架置入可有效解决PTCA夹层引起的急性冠状动脉闭塞、冠状动脉弹性回缩和提高冠状动脉长期开通率的作用，加之心脏介入医生技术和经验不断积累完善、有效抗血小板药物的不断发展和广泛应用、支架设计和制作工艺的不断改进以及患者对支架治疗冠心病的观念的改变，支架的使用越来越广泛，冠状动脉内支架置入的指征也在不断扩大。然而，冠状动脉支架置入也有其局限性和并发症。作为术者，要时刻从患者能否获益或获益是否最大角度出发，让支架置入真正成为救治患者并改善患者生活质量的一种治疗手段。通过回顾以往的临床研究结果并结合作者的经验，建议在以下情况选择支架置入：

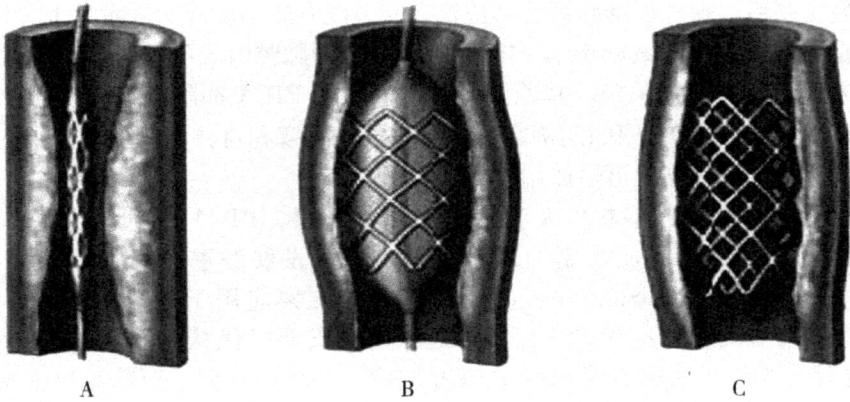

图 12-1 球囊扩张支架治疗冠状动脉狭窄性病变的示意图
A. 在病变部位定为支架；B. 通过压力泵充盈球囊，使支架充分扩张并支撑在血管病变部位；
C. 退出球囊后，支架依靠自身的轴向支撑力继续对血管病变部位起支撑作用

（一）处理 PTCA 后急性血管闭塞或夹层

被扩张段冠状动脉夹层和继发性血栓是PTCA后急性冠状动脉闭塞的主要原因。在冠状动脉内支架问世以前，对这类严重并发症的处理方法是采用灌注球囊长时间低压贴靠或进行紧急冠状动脉搭桥手术。由于病变部位血管内膜撕裂是PTCA发生作用的主要机制，因此，如何处理好扩张不够导致弹性回缩和扩张过度导致严重夹层就成为PTCA操作者必须很好把握的重要问题之一。

1987年，Sigwart等首先报道了使用Wallstent自扩张支架的经验。随后，数种球囊扩张支架陆续应用于临床，均取得了满意结果。在PTCA的血管病变部位置入支架，由于支架的支撑作用，使得血管弹性回缩情况大大降低；其次，支架使得发生夹层部位的血管内膜与中膜贴靠更好，从而减少和防止了内膜下血栓形成的发生，降低了PTCA后急性冠状动脉闭塞率。

在PTCA中出现下列情况时，提示单纯球囊扩张效果不好、发生急性冠状动脉闭塞的可能性较大或者远期再狭窄率高，应置入支架加以预防：①血管壁弹性回缩造成PTCA后管腔直径残余狭窄>30%；②严重血管夹层；③血管病变处存在血栓影或管腔内膜不光滑，前向血流缓慢；④多次球囊扩张后患者仍然存在持续性心绞痛或心电图提示有心肌缺血；⑤无保

护左主干 PTCA 后；⑥主要冠状动脉开口病变 PTCA 后。

在置入支架前，应首先明确如下问题：①造成急性冠状动脉闭塞的主要原因是血管夹层还是血栓形成。如果是前者，应尽快置入支架；如果是后者，置入支架后有可能诱发新的血栓形成，使病情恶化。应该在支架置入的同时或先后进行溶栓、抽吸血栓和有效的抗血小板治疗。②发生急性闭塞的冠状动脉病变处是否存在严重的冠状动脉痉挛。严重的冠状动脉痉挛一方面造成支架通过病变困难，另一方面影响对支架参数的正确选择。因此，当判断此情况存在时，应先向冠状动脉内注射硝酸甘油 100～200μg，缓解冠状动脉痉挛，恢复冠状动脉的实际管腔。

（二）预防近、远期再狭窄的发生

靶病变再狭窄是制约 PTCA 技术广泛应用和发展的主要原因。冠状动脉内支架问世以前，临床上曾探索过很多预防、抑制和减轻再狭窄的措施，包括药物治疗、冠状动脉内放射治疗和激光治疗等，但效果并不理想。

理论上，对在体血管壁的任何损伤都会引起内膜增生性修复反应，如果这种非特异性组织增生反应过度，就会造成再狭窄。对机体组织而言，冠状动脉内支架一方面是一种异物，另一方面在支架置入过程中会造成不同程度的血管内膜损伤。因此，在置入支架后即开始出现血管壁对异物刺激的增生反应和血管对损伤产生的修复反应，表现为血管内膜的增生、中层平滑肌细胞的增殖和迁移，而且这种血管内膜和中层平滑肌细胞的增殖反应程度与血管壁损伤的严重程度有关，在哺乳动物，则损伤程度越重，修复反应越强烈。

随着大量随机临床试验的完成，越来越多的证据表明，对经过选择的冠状动脉病变，支架置入可使 PTCA 术后的再狭窄率显著下降，对于复杂病变和再狭窄风险高的病变，PTCA 后置入支架是非常必要的。这些病变包括大血管开口病变、弥漫性长病变、成角病变、钙化病变、完全闭塞病变、严重偏心病变、分叉病变、溃疡病变、PTCA 后再狭窄病变以及旋切/旋磨后的病变。

冠状动脉内支架的抗再狭窄作用主要是通过增加有效管腔面积来实现的，除了少数特制的支架如放射支架、涂层支架外，大多数普通支架本身对血管的再狭窄过程并无抑制作用。研究结果表明，PTCA 后，血管壁的弹性回缩可使 PTCA 获得的最大管腔损失 50% 以上，置入支架可将这种损失减少到小于 8%（图 12－2）。

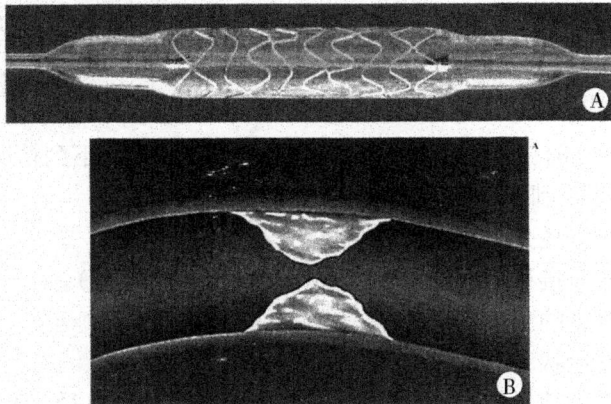

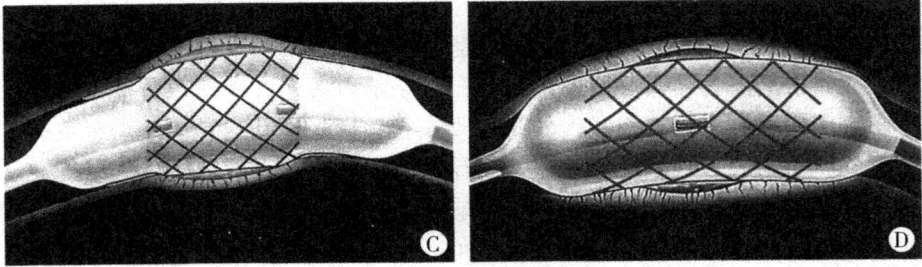

图 12 - 2　对冠状动脉内病变置入支架后，能增加球囊扩张后的最小内径，有效防止病变血管壁的弹性回缩，预防再狭窄；图示 CVD 公司根据病变特点设计的"聚焦"支架（focus stent）

A. 扩张支架的球囊两端逐渐变细，称为无损伤两端，可防止在扩张支架时球囊两端过度扩张造成支架近端或远端血管壁损伤或夹层；B. 典型的冠状动脉内局限性狭窄病变模式图；C. 聚焦支架扩张时，球囊张力主要集中于支架和支架下病变血管壁，防止对病变近远端血管壁（支架两端）的过度撕裂；D. 采用常规球囊扩张支架时，有可能对支架两端对正常的血管壁造成过度撕裂或夹层，诱发支架内血栓或早期支架内再狭窄

（三）处理冠状动脉桥血管的狭窄病变

冠状动脉动脉搭桥术后，因桥血管或桥血管吻合口部位发生狭窄或闭塞而再次发生心绞痛的治疗较为困难。早期曾经采用再次搭桥术进行处理，但手术难度较大，并发症和病死率较高，患者难以接受。裸金属支架时代，对这类病变的处理，只要技术上可行，应首选 PTCA 后支架置入术。

冠状动脉动脉搭桥术后早期（＜30 天）发生心肌缺血，通常是桥血管血栓形成所致，可发生在大隐静脉桥和动脉桥，应在积极抗血小板的前提下尽早实施介入治疗；如缺血发生在术后 1～12 个月，其病因通常是吻合口附近的桥血管发生狭窄，这段吻合口狭窄（无论是动脉桥还是静脉桥）对球囊扩张反应较好，只要技术上可行，应首选 PTCA 后支架置入术，对大隐静脉桥血管实施介入治疗时，可因为斑块脱落等原因造成桥血管血流减慢，常可导致血栓形成、远端血管栓塞和急性心肌梗死发生，远端保护装置能降低远端血管栓塞的并发症，建议在介入治疗时应用远端血栓保护装置；冠状动脉动脉搭桥术后 1 年以上发生的缺血，通常提示桥血管和（或）自体冠状动脉发生了新的狭窄病变，对于自体冠状动脉的病变，只要技术上可行，应首选 PTCA 后支架置入术，对于桥血管病变的介入治疗要充分评价患者的获益后做出决定。

（四）冠状动脉内支架置入的具体适应证

药物洗脱支架问世以前，多数冠心病介入治疗专家认为，在下列情况下实施冠状动脉内支架置入具有较好的危险/利益比：

（1）球囊成形术后明显弹性回缩或残余狭窄＞30％的病变。

（2）急性血管闭塞或接近闭塞的病变（如严重夹层、血栓等）。

（3）大隐静脉桥血管的狭窄病变。

（4）左主干和主要冠状动脉开口部狭窄病变。

（5）直径较大的血管的局灶性狭窄病变。一般认为，对于直径＞3mm 的血管置入支架能明显降低再狭窄率。

（6）直径较大的血管再狭窄病变，尤其是经单纯 PTCA、旋切/旋磨和支架治疗后的再狭窄病变。

（7）急性心肌梗死的罪犯血管病变。

（8）严重影响心脏功能的重要血管的狭窄病变，如左前降支和优势右冠近段的病变。

（9）术者认为需要置入支架处理的其他病变。

二、药物洗脱支架时代的支架置入指征

针对裸金属支架术后较高的再狭窄率问题，人们曾尝试改进支架表面性质、使用切割球囊血管成形术、定向冠状动脉内斑块切除术、血管内近距离放射和药物治疗等方法消除支架内再狭窄，都未取得满意结果。为了解决上述问题，由美国强生公司率先研制出的药物洗脱支架（即雷帕霉素洗脱支架 - Cypher™）在欧洲应用于临床，早期的临床试验（如 FIM、REVAL）显示置入该支架 6 个月时的支架内再狭窄率和靶病变血运重建率均为 0，心脏不良事件的发生率明显低于裸金属支架，药物洗脱支架以其卓越的安全性和效果被誉为介入心脏病学领域的又一个里程碑，开创了介入心脏病学的新纪元。于是，美国 FDA 于 2003 年 4 月批准了该支架在美国上市，同年晚些时候在全球很多国家陆续上市。2004 年 3 月 FDA 又批准另一种药物洗脱支架——紫杉醇洗脱支架（TAXUS™）上市。此后，国内一些企业研发的药物洗脱支架也陆续上市。不同厂家的支架，其制作工艺有所不同。到目前为止，市场上的药物洗脱支架已经有较多种类。为了便于了解这些药物支架的特点，我们人为地对其进行了分类。按照支架所携载的药物分为雷帕霉素及其衍生物洗脱支架（如美国生产的 Cypher™ 和 Endeavor™；国产的 Firebirdr™、Partner™ 和 EXCEL™ 等）和紫杉醇洗脱支架（如美国生产的 TAXUS™ 系列支架）两种；按照支架使用的聚合物是否可降解分为聚合物不可降解药物洗脱支架（如 Cypher™、Endeavor™、Firebird™、Partner™ 以及 TAXUS™ 系列支架）和聚合物可降解药物洗脱支架（如 EXCEL™）。

在介绍药物洗脱支架之前，首先要明确药物支架的概念。到目前为止，药物支架大体上分为两大类：一类是在金属支架表面包被磷酸胆碱、肝素、地塞米松和碳化物的药物涂层支架；一类是通过高分子聚合物将具有抗增殖作用的药物携载到支架表面的药物洗脱支架。本章节将要介绍的是后者。目前，国内使用的药物洗脱支架主要有强生公司生产的 Cypher™ 和 CYPHER Select™ 支架、波士顿公司生产的 TAXUS™ 系列支架、美敦力公司生产的 Endeavor™ 支架和我国上海微创公司生产的 Firebird™ 支架、山东吉威医疗制品有限公司生产的 EXCEL™ 支架和北京乐普医疗器械有限公司生产的 Partner™ 支架等。这些药物洗脱支架的共同特点：它们都是由裸金属支架平台、高分子聚合物（药物载体）和抗平滑肌增殖药物三个部分组成的。所不同的是：①高分子聚合物不同。EXCEL™ 支架所使用的高分子聚合物在体内 3~6 个月以后可以降解成 H_2O 和 CO_2，而其余支架的高分子聚合物都不能降解，将和金属支架部分一起永久留在冠状动脉内。②所携载的抗平滑肌增殖作用的药物不同。TAXUS™ 支架携载的是具有抗肿瘤作用的紫杉醇，Endeavor™ 支架携载的是 ABT - 578（一种雷帕霉素衍生物），其余支架携载的均为雷帕霉素。③涂层方法和工艺不同。EXCEL™ 支架采用的是专利技术的单面涂层工艺，即仅在支架接触血管壁的一侧涂聚合物和药物，而其他支架则是在支架的所有部位都涂有聚合物和药物。正是药物洗脱支架之间的这些不同特点，导致了

它们不同的临床效果。

自 2003 年美国 FDA 批准药物洗脱支架（Cypher™）上市以来，全球实施的心脏介入手术量逐年增加。2004 年，美国有近 100 万例、我国大约 5 万例冠心病患者接受了冠状动脉支架置入治疗；到 2005 年，全球冠心病介入手术量超过 240 万例，我国有 8 万例。而事实上，我国需要置入支架治疗的冠心病患者远远大于这个数字，实际的年增长率在 30% ~ 40%，其中使用药物洗脱支架的比例为 70% ~90%，在许多大的心脏介入中心这个比例高达 95% 以上。

因为药物洗脱支架表面有聚合物和药物涂层，为防止因操作不当造成支架涂层的破坏，操作时要注意：避免用手直接抓握或擦拭支架、对钙化或狭窄较重的病变要充分预扩张后再送入支架；其余操作与裸金属支架相同。

药物洗脱支架在处理 PTCA 后靶血管急性闭塞或夹层等方面的作用与裸金属支架完全相同。所不同的是药物洗脱支架对预防靶血管近、远期再狭窄的作用明显优于裸金属支架。目前为止，关于药物洗脱支架的临床试验结果和专家共识都认为，对于再狭窄风险高的患者（如合并糖尿病的患者）和冠状动脉病变（如左主干病变、开口病变、前降支病变、小血管病变、弥漫性病变、偏心性狭窄病变、慢性闭塞病变和严重狭窄病变等），只要技术上可行，均可首选介入治疗并植入药物洗脱支架。但以下情况应列为药物洗脱支架的禁忌证：①对316L 不锈钢、支架所使用的高分子聚合物和药物过敏者；②存在抗凝和抗血小板禁忌证者；③预期寿命小于 6 个月者；④孕妇及哺乳期妇女；⑤严重钙化病变，预期支架不能被充分扩张者。

具体植入药物洗脱支架的指征如下：

（1）术前存在 PTCA 后再狭窄的高危因素的患者，如高龄、不稳定型心绞痛、糖尿病、高血压、高胆固醇血症、肾脏疾病、吸烟及多支冠状动脉病变的患者。

（2）合并或不合并左前降支近段严重病变、无创检查提示有大面积或中等面积存活心肌的不稳定心绞痛/非 ST 段抬高性心肌梗死患者的 1 支或 2 支冠状动脉病变者。

（3）病变的解剖特点适合支架置入治疗，且患者左心室功能较好的多支冠状动脉病变患者。

（4）药物治疗无效、不适合再次外科手术治疗的大隐静脉桥局限性狭窄或多处狭窄的患者。

（5）严重的左主干病变（直径狭窄 >50%）患者，存在外科手术禁忌证或者存在血流动力学不稳定情况需要在冠状动脉造影时急诊介入治疗的患者。

（6）术者认为需要置入药物支架的其他病变。

三、临床常用支架及其特点

（一）裸金属支架及其特点

临床上应用的支架绝大多数都是球囊预装被动扩张支架，反映这种支架主要特点的参数有：①支架直径，主要包括两个直径，即预装在球囊上的外径和球囊扩张、支架伸展后的内径。前者主要影响支架的通过能力和到位率，常用 French 号数表示；后者主要用于与病变血管相匹配，常用毫米（mm）表示。②支架长度，一方面反映支架金属撑杆的节段数，另一方面反应与病变长度的匹配情况，常用毫米（mm）表示。值得注意的是，当支架扩张后，都存在不同程度的缩短，因此，在定位病变（尤其是开口部位）时要考虑到这一点。③支架的支撑力，为了直观反映支架扩张后的支撑力，临床上常根据支架的结构进行大致分类，即支撑力较强的管状支架、较弱的缠绕支架和介于二者之间的混合支架。④支架扩张压力，包括 3 种。命名压，指将支架伸展到其标定直径所需要的压力，用大气压表示；爆破压：即引起支架球囊破裂的最小压力；伸展压：指支架伸展超过标定直径所需要的压力，介于命名压和爆破压之间。⑤可透视性，指支架两端的 X 线标志及支架本身在透视下的可见程度，可以帮助支架到位和准确定位。⑥顺应性，指支架通过弯曲血管或阻力病变时的可变形通过能力（图 12－3）。⑦分支血管保护能力，即当支架盖过非开口病变分支血管时，对分支血流的影响程度；当盖过开口存在病变的分支血管时，通过支架网眼送入导丝、球囊和支架扩张分支病变的能力。

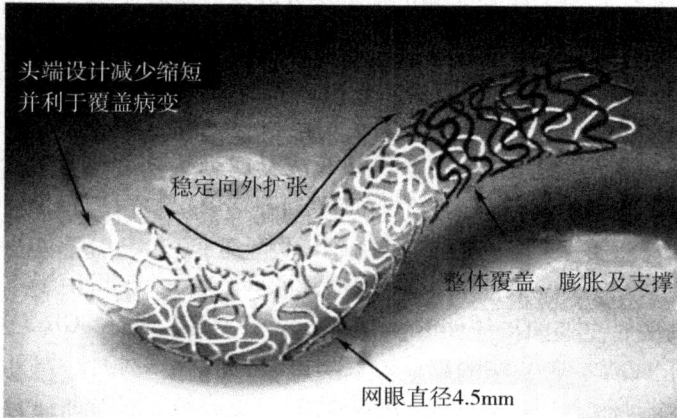

图 12－3　举例说明冠状动脉内支架的常用参数，包括：①扩张后的外径（如 3.0mm）；②扩张后的长度（如 20mm）；③扩张后对血管壁的支撑力（管状支架）；④支架扩张压力（命名压：6 个大气压；爆破压：16 个大气压）；⑤可透视性（不带 X 线标记）；⑥顺应性：通过弯曲病变的能力；⑦分支保护能力（能通过支架网眼扩张分支血管）

世界各国制造冠状动脉内支架的厂家很多，他们所生产的支架在材料的选择、结构和外形的设计、制作工艺和性能方面都有所不同。由于受多种因素的影响，不同的医院、不同的导管室和不同的术者针对不同或相同的病变或病例所选用的支架也很不相同。这些情况虽然有利于支架制造的多样化和发展，但客观上也增加了临床医生对支架选择、使用和评价的难度。因此，目前很难从整体角度来评价各种支架之间的优缺点。对支架的比较结果大多数是基于支架的某一个或某几个特性而得出的。临床医生往往根据各自的知识、经验、条件和实际情况来选择支架。临床上曾应用较多的几种主要冠状动脉内裸金属支架有以下几种：

1. AVE 支架　该支架的材料是 316L 不锈钢。早期的支架由 0.008in 的不锈钢丝编制而成，形状类似多个"Z"字连成的圈。单节长 4mm，将不同数量的单节用激光焊接起来分别制成直径大小为 2.5mm、3.0mm、3.5mm 和 4.0mm；长度为 8mm、12mm、24mm、30mm 和 40mm 几种规格的支架。X 线下有一定可视性，易于准确定位。后期推出的支架仍然使用了不锈钢材料，但是采用较为先进的激光切割技术成形、之后采用特殊的清洗和抛光等一系列处理程序制成，在支架的节段长度和节段数方面都做了相应的调整，因此，依然保留了该支架良好顺应性的特点。另外，该支架的网眼直径还能满足通过支架网眼对分支血管进行扩张和置入支架。因为这些优点，该直径常常被首选用于冠状动脉弯曲多、弯曲幅度大的病变和分叉病变。

2. BeStent 支架　　BeStent 支架是美敦力公司生产的一种管状支架。支架材料是 316L 不锈钢，经激光雕刻而成。由于采用了多节结构，其顺应性好，可通过弯曲的冠状动脉到达病变。常用型号有：直径 2.5mm、3.0mm、3.5mm、4.0mm、4.5mm、5.0mm 和 5.5mm；长度 15mm、25mm 和 35mm。

BeStent 支架的辐射支撑力较好；伸展后无缩短现象；支架两端各有一个金标志点，是准确定位支架的重要标志；其支架网眼也可满足对分支血管进行扩张或支架置入的操作。BeStent 支架的缺点是使用前需要术者将支架捏装在球囊上，因此，降低了支架的顺应性，增加了支架的脱载率；此外，如果支架扩张不充分或者球囊有压迹，还需换用非顺应性高压球囊对支架未充分扩张部位进行后扩张。因为这些原因，临床上几乎不再使用该种支架。

3. XT 支架　　是由爱尔兰 BARD 公司生产的球囊扩张支架。1995 年 10 月用于临床，有非预装和预装球囊扩张支架两种。XT 支架结构与 AVE 支架类似的"Z"构造，每个"Z"圈由一根钢丝联接，用以增加支架的顺应性。支架在 X 透视下可视性较好，易于定位。

XT 支架的钢丝较粗，支撑力较好，但弹性回缩的程度也较大，需通过 7F 指引导管输送。常用型号有：直径有 2.5mm、3.0mm、3.5mm 和 4.0mm 四种；长度有 6mm、11mm、15mm、19mm、24mm、30mm 和 37mm 七种。除严重钙化病变外，XT 支架可用于其他各类病变。

4. Gianturco – Roubin Ⅱ 支架　　Gianturco – Roubin Ⅱ 支架（简称 GR Ⅱ 支架）是一种缠绕型球囊预装支架，对分支血流影响较小。与其前身 GR 支架相比，GR Ⅱ 具有重要改进：①由不锈钢圆柱体变成椭圆体，提高支架的顺应性，更容易通过弯曲血管；②各圈之间由长条钢丝焊连，防止在置入过程中因血管壁和球囊挤压而变形；③在支架两端增加 X 线识别标志，便于准确定位。常用型号有：直径 2.5mm、3.0mm、3.5mm、4.0mm、4.5mm 和 5.0mm 六种，长度为 20 ~ 40mm。

5. Multi – Link 支架　　Multil – Link 支架（又称为 Bronco ACS 支架），1993 年用于临床。材料为不锈钢，经激光雕刻制成。由于环与环之间的间隙较小，伸展后所支撑的血管内壁也较光滑，对血管壁夹层、血栓和内膜片等具有较好的覆盖和贴附作用。与其他支架相比，Multi – Link 支架的金属表面积有所降低，有利于减少血栓形成。

常用型号有：直径 2.5 ~ 4.0mm，长度 15mm、25mm 和 35mm 三种。支架伸展后其长度基本不缩短。由于外径较小和顺应性较好，这种支架可通过 6F 指引导管输送。

6. Nir 支架　　Nir 支架由 Boston Scientific 公司生产，也是由不锈钢管经激光雕刻而成，支撑力适中，纵向弯曲性能好，可通过明显弯曲的血管到达远端病变，而且支架伸展后病变血管段仍然能保持原有的弯曲度。常用型号有：直径 2.5 ~ 5.0mm，长度 9mm、16mm、25mm 和 32mm 四种。

Nir 支架的优点有：①外径小（< 1.0mm）；②金属表面积小（11% ~ 18%），可通过 6F 指引导管输入；③弹性回缩小于 <1%，支撑力适中，伸展后的缩短率 <3%；④适用于绝大多数类型和部位的狭窄性病变。

7. Palmaz – Schatz 支架　　Palmaz – Schatz 支架（简称 PS 支架）是由美国 Cordis – Johnson&Johnson 公司生产管状支架，由不锈钢管经激光雕刻而成，具有较强的支撑能力。

同其他类型的支架相比，PS 支架的顺应性相对较差，通过弯曲度较大或角度较大的分支血管较为困难，常需使用支持力较强的指引导管，例如 Amplatz 指引导管。

PS 螺旋支架 1994 年试用于临床，对原有 PS 支架作了很多改进：骨架厚度增加 60%，达到 0.07~0.09mm，支撑力增强，可透视性提高。有四种长度可供选择，分别为 8、10、15 和 20mm。8mm 支架为单节结构，中间无关节；10mm 支架为双节，中间 1 个关节；15mm 和 20mm 支架为三节，中间有两个关节。这种设计提高了长支架的顺应性。

PS 支架多用于无明显弯曲的冠状动脉血管病变（如主干病变）、开口处病变和严重钙化的病变。此外，PS 支架在首次膨胀后，常需要再次使用非顺应性球囊进行高压扩张，使支架壁贴良好。

8. Wallstent 支架　是由瑞士的公司制造的自膨胀支架，也是第一种应用于临床的冠状动脉支架。支架由数根不锈钢丝编成，经压缩后固定在球囊上，支架外面包有二层反折膜，向后回拉支架包膜可使支架释放并自动膨胀。为了使支架扩张完全，多数情况下须采用球囊对支架进行辅助扩张，使支架贴壁更好，减少血栓发生率。常用型号：直径 2.5~6.0mm，长度 15~50mm。

1989 年以后出厂的 Wallstent 支架在其钢丝表面镀上了一层聚乙烯膜，目的是减少血栓形成。Wallstent 自膨胀支架主要用于粗大、走行较直且无重要分支的血管病变，如右冠、大隐静脉桥等。

Wallstent 支架的禁忌证：①距左主干不到 10mm 的病变，防止因 Wallstent 支架两端血管内膜增殖造成左主干狭窄；②漏斗状或锥形血管病变；③过度弯曲的病变；④病灶近端血管径 <3.0mm。

9. Wiktor 支架　是由美国 Medtronic 公司生产的一种球囊扩张支架。用钽丝交错弯曲织成，各个弯曲之间互不重叠，在扩张状态下结构疏松，按表面积算只覆盖很少一部分血管内壁（<10%）。钽丝表面经过特殊电化学处理，能减少血栓形成。Wiktor 支架经压缩后预装在聚乙烯球囊上，支架扩张后缩短不明显。由于柔顺性较好，易于通过弯曲的血管段；在 X 线下可视性好，易于示踪和准确定位；但是该支架的支撑力略低于 PS 支架，与 GR 支架相似。

10. Tenax - X 支架　是由德国 Biotronik 公司生产的 316L 不锈钢支架，表面覆盖一层 0.08μm 的 S - H 膜，在支架靠两端的两个单元骨架外表面还覆盖一层 7μm 厚的金膜，透视下清晰可见。

此外，该公司还生产一种球囊和支架联体导管，球囊和支架呈串联方式排列在导管头端。主要设计目的是可以不必交换导管，就可以一次完成对病变的预扩张和支架置入。

11. CVD 支架　CVD 公司生产一种具有独特特点的冠状动脉内支架，即聚焦支架（focus stent）。特点是当球囊扩张支架时，球囊两端的非损伤性设计可以防止对病变近远端血管壁的过度扩张或撕裂，对预防血管夹层和术后再狭窄有益。

聚焦支架由于球囊压力相对集中于支架部位，因此，可采用高压力安全扩张病变，同时发生支架两端血管壁撕裂和夹层的危险性并不增加很多。这样，能更为完全地扩张病变，增加病变部位的最小管腔内径，减少血管弹性回缩，降低术后支架内再狭窄率（图 12-4，图 12-5）。

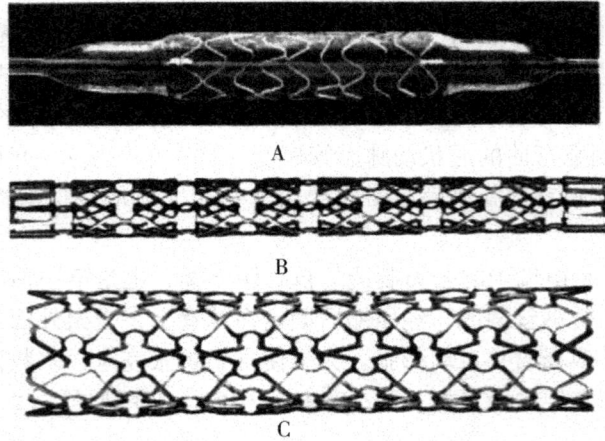

图 12 - 4　CVD 公司的聚焦支架

A. 球囊扩张时，张力主要集中在支架部分以及支架周围血管壁的病灶，对支架两端相对正常的血管壁损伤很小，能有效防止发生支架近远端血管撕裂或夹层；B. 呈球囊捆绑状态的聚焦支架；C. 完全扩张后，支架长度有所缩短

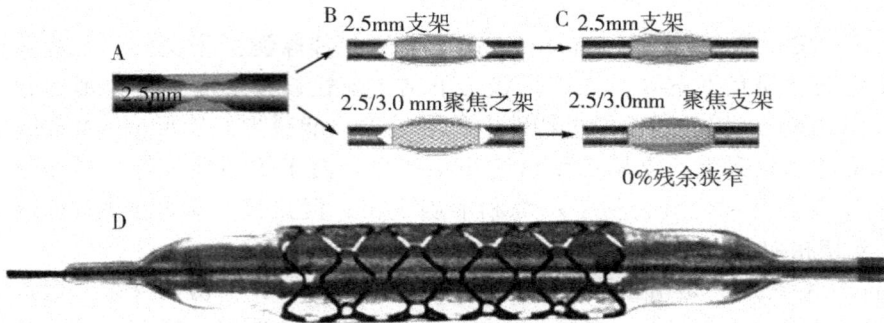

图 12 - 5　CVD 公司聚焦支架的病变扩张原理

A. 直径 2.5mm 冠状动脉血管的局限性狭窄病变模式图；B. 采用不同的支架扩张病变，普通支架能达到支架外径：血管内径 1：1（上图），而聚焦支架则能扩张到支架外径：血管内径 1.2：1（下图）；C. 撤除球囊后，经普通支架扩张的病变将发生弹性回缩，留下不同程度的残余狭窄（上图），经聚焦支架扩张的病变虽然也存在弹性回缩，但可以不遗留残余狭窄（下图）；D. 聚焦支架扩张到标准外径时，支架两端的非损伤性设计使裸露的球囊部分不会过度扩张，有效减轻对支架两端临近血管的撕裂和损伤

12. BiodivYsio 支架　BiodivYsio 公司生产的特征性支架有两种：①PC 涂层支架：这种支架的骨性结构表面涂有一层亲水涂层，能有效防止血小板的黏附和聚集，预防支架内血栓形成；②小血管支架：一般认为，对直径为 3.0mm 以下的冠状动脉小血管置入金属支架的再狭窄率和支架内血栓发生率都很高，因此，临床上一直避免在这些小血管内置入支架，大多数公司在很长时间内也一直不生产直径 3.0mm 以下的冠状动脉支架。自从 BiodivYsio 公司的亲水涂层支架获得满意的临床效果后，便开始向临床推广应用直径 ≤2.75mm 的小血管支

架。实际应用结果表明，支架内血栓和再狭窄的发生率与直径 3.0mm 以上的支架相比没有显著差别。

13. AMG 支架　Arng GMBH 公司生产的冠状动脉内支架具有很好的柔顺性和血管跟随性，也容易通过支架网眼扩张被支架覆盖的血管分支。在高倍镜下观察，支架基本骨架结构表面非常光滑，病变通过能力较强（图 12 - 6）。

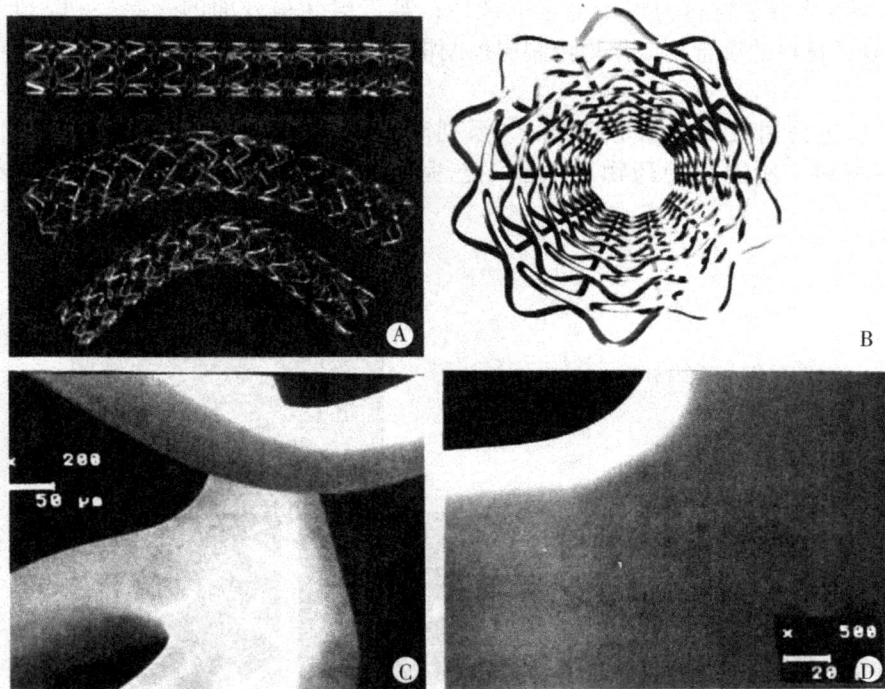

图 12 - 6　Amg GMBH 公司生产的冠状动脉内支架
A. 支架扩张后，具有很好的病变血管顺应性和弯曲血管跟随能力；B. 较为稀疏的支架网眼很容易通过导丝、扩张球囊和支架球囊，处理被支架覆盖的分支血管病变；C. 放大 200 倍观察，支架骨架结构表面光滑；D. 放大 500 倍观察，支架表面仍然很光滑

14. 国产微创支架　中国微创公司生产的 microport 冠状动脉内支架。为激光雕刻的 316L 不锈钢支架，预装在 monorail 球囊导管上，价格相对便宜。

（二）药物洗脱支架及其特点

1. Cypher™ 支架　是全球第一个药物洗脱支架。由强生公司生产制造，最早于 2000 年 8 月在欧洲进行了多中心人体试验研究（RAVEL 试验），该试验于 2001 年 8 月全部完成随访工作。该支架通过对 RPM 的可控性释放来抑制血管平滑肌细胞的增长，降低再狭窄的发生。心扉支架在 2003 年 4 月获得美国 FDA 认证，试验结果于 2001 年 9 月在斯德哥尔摩召开的欧洲心脏病学会议上公布。6 个月 QCA 分析：试验组（Cypher™ 支架组）平均管腔直径减少（0.01 ± 0.33）mm，再狭窄发生率 0，随访 1 年试验组 MACE 发生率 5.8%；对照组（裸支架组）平均管腔直径减少（0.80 ± 0.53）mm，再狭窄发生率为 26%，随访 1 年试验组 MACE 发生率 28.8%。该支架以其神奇的抗再狭窄效果和较低的心脏事件率被誉为介入心脏病学领域的第三个里程碑，并荣登 2001 年 AHA 十大研究进展榜首，开创了冠心病介入治疗的新纪元。

Cypher™ 的裸支架平台为闭环结构的 Bx VELOCITY™，是经激光雕刻而成的 316L 不锈钢支架，支架被三层不同的不可降解聚合物包被。其中，第一层（最里面的一层）为聚对二甲苯 – C，这一层不含有雷帕霉素；第二层为高分子的 PEVA 和 PBMA 聚合物和雷帕霉素的混合物，两种高分子材料为雷帕霉素的载体；第三层（最外面的一层）：是 PEVA 和 PBMA 两种高分子材料的混合物，作为控制层控制雷帕霉素的释放速度，这些聚合物在体内均不能降解。

随后，强生公司又开发出了 Cypher™ 系列产品 Cypher – Select™ 支架。二者的裸支架材料、涂层材料、所携载的药物和涂层工艺完全相同，只是改进了裸支架的结构，见图 12 – 7。

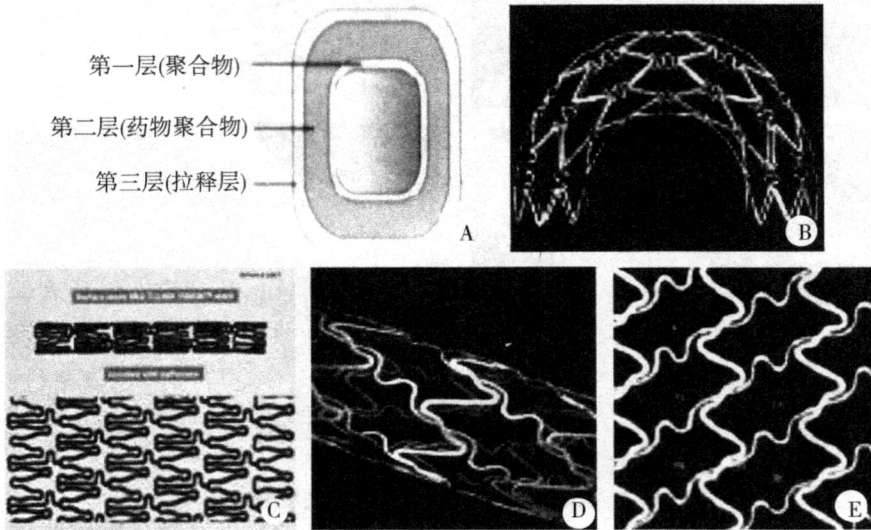

第一层(聚合物)
第二层(药物聚合物)
第三层(拉释层)

图 12 –7　Cypher™ 系列支架（图 A、B 和 C 是 Cypher™ 支架；
图 D 和 E 是 Cypher – Select™ 支架）的结构及特点

A. 支架撑杆的截面图，所示为涂层的三层结构示意图；B. 为支架展开的立体结构图，显示了支架顺应性和支架网眼情况；C. 支架展开前及展开的平面图；D. 支架展开的立体结构图，与 Cypher™ 支架比较，在金属环的连接臂方面做了改进；E. 支架展开的平面图

2. Taxus™ 支架　是波士顿科技公司制造的另一种药物洗脱支架，其裸支架平台是 Express – 2，所使用的药物是具有抗肿瘤作用的紫杉醇，通过聚合物将紫杉醇携载到裸支架上，其中的聚合物起到控制紫杉醇释放速度的作用，紫杉醇则通过多种途径抑制支架内平滑肌细胞过度增生而防止再狭窄。进入人体后药物的释放方式与 Cypher™ 支架有所不同，最初的 48 小时，药物以爆炸式的方式释放，随后 10 天内缓慢释放，30 天内，支架上药物释放完毕。2003 年 11 月获得美国 FDA 认证。随后在欧洲的许多国家、新加坡、中国香港、印度、南非、中东部分地区、墨西哥、阿根廷、土耳其、中国内地和巴西等国家和地区上市。

有 Taxus SR™、Taxus MR™、Taxus Express – 2™ 和 Taxus Liberte™ 等几个品种的支架。Taxus Liberte™ 是针对弯曲度大、直径小的血管病变设计的，见图 12 – 8。

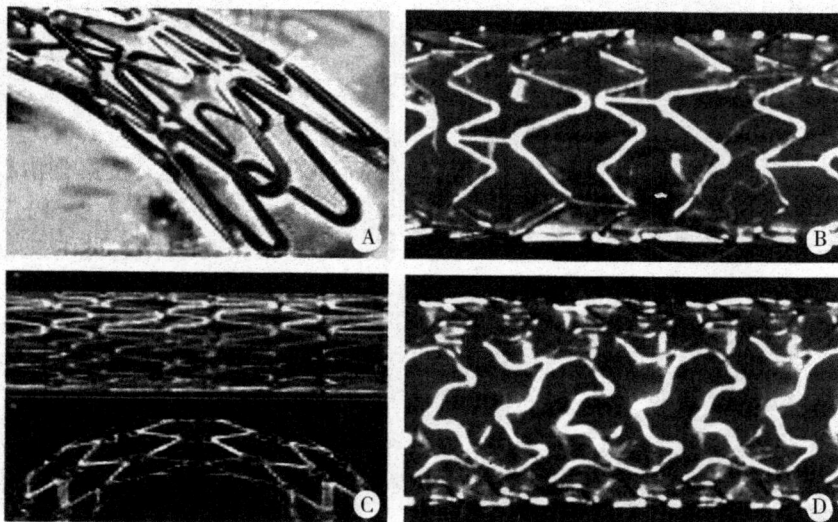

图 12 – 8 Taxus™ 系列支架的结构及特点

A. Taxus™ 展开的立体结构图；B. Taxus Express – 2™ 支架展开的立体结构图；
C. Taxus Express – 2™ 支架展开前及展开后的立体图；D. Taxus Liberte™ 支架展开的立体结构图

3. Champion™ 支架 是佳腾（Guidant）公司研制生产的药物洗脱支架，有两种不同的类型。两者的裸支架平台分别为不锈钢材科的 S – 支架和 ML Vision 支架，前者使用了可降解聚合物作为药物载体，后者使用了不可降解聚合物作为药物载体，但是二者所携载的药物都是雷帕霉素的衍生物（everolimus）。

4. Endeavor™ 支架 是美顿力（Medtronic）公司研制生产的，其裸支架平台是钴铬合金材料的 Driver 支架，使用的药物载体是磷酸胆碱，所携载的药物是一种平滑肌细胞抑制剂 ABT – 578，与雷帕霉素的作用机制近似。该支架进入中国市场的时间较晚。

5. Firebird™ 支架 2003 年，国产第 1 个药物洗脱支架在上海微创医疗器械有限公司研制成功，2004 年 10 月经国家食品药品监督管理局（SFDA）批准上市。2008 年 1 月 16 日，该公司又研制出第二代药物洗脱支架也获得了 SFDA 的上市批准。

6. Excel™ 支架 是由吉威医疗制品有限公司率先开发和研制的第一个聚合物可降解药物洗脱支架。其生产商将其称为第三代药物洗脱支架，其裸支架平台是开环结构的不锈钢 S – Stent，使用的聚合物为可降解聚乳酸，聚合物所携载的药物为雷帕霉素。与其他的药物洗脱支架比，其突出的特点有：第一，载药聚合物为聚乳酸，在人体内最终可降解为 CO_2 和 H_2O；第二，单面涂层（也称为非对称涂层），仅在支架接触血管壁一侧的支架撑杆上涂一层聚合物和雷帕霉素的混合物；第三，现有的管状支架中，其顺应性和分支保护能力较好，易于通过成角病变、弯曲较多的血管到达病变，常用于成角和分叉病变。理论上，该支架除了具有抗再狭窄的作用外，可以克服以前的药物洗脱支架因为全面涂层导致的内皮化延迟和聚合物不降解所致的局部炎症反应的缺点，见图 12 – 9。

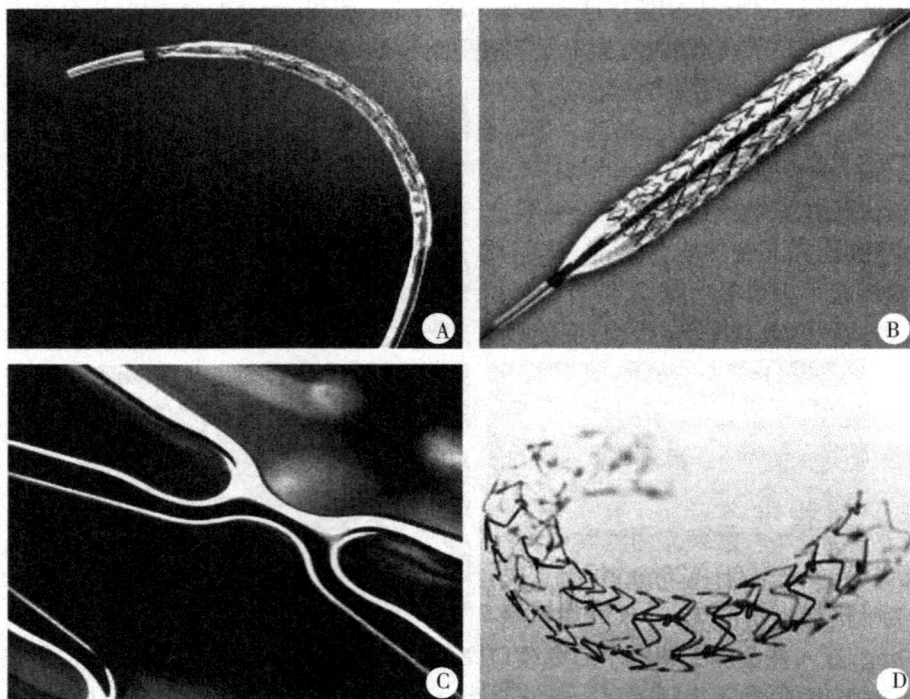

图 12 – 9 Excel™ 支架的结构及特点

A. 支架预装在球囊上，支架预装后整个输送系统的顺应性较好；B. 支架被充分扩张后，其缩短率较低；C. 涂层后的支架撑杆表面；D. 充分扩张后的支架，其顺应性较好

7. Partner™ 支架 2005 年 12 月经国家食品药品监督管理局（SFDA）批准上市，在支架材料、涂层材料和涂层工艺方面与 Firebird™ 和 Cypher™ 支架相似。

（梁 鹍）

第二节 支架置入的术前准备与术后处理

一、患者术前准备

（一）一般准备

（1）术者要向患者及家属讲明手术的主要操作过程、危险性、可能的并发症及其处理措施（尤其临时起搏器和 IABP 置入等严重并发症的处理措施）。

（2）再次询问相关病史（是否有心肌梗死、糖尿病、肾脏病、消化性溃疡及不能长时间卧床等病史）。

（3）碘过敏试验。

（4）触诊双侧股动脉、足背动脉和双侧桡动脉搏动并听诊有无血管杂音，拟行桡动脉途径手术者，需做 Allen 试验并将结果记录在手术申请单上。

（5）深吸气、屏气、咳嗽及床上排尿、排便训练。

（6）双侧腹股沟区备皮（桡动脉途径的双上肢备皮）。

（7）对过度紧张焦虑的患者，术前一天晚上给适当镇静剂口服，保证休息。

（8）术前 6h 禁食、禁水并建立静脉通道酌情补液。

（9）签署手术知情同意书。

（10）核实手术押金的落实情况。

（二）常规检查项目

（1）血、尿、粪常规及粪潜血。

（2）血生化（尤其肾功能、肝功能、电解质、心肌标志物）和血清学检查。

（3）检测血小板聚集功能，了解有无阿司匹林和（或）氯吡格雷抵抗。

（4）心电图和（或）Holter 检查，以了解术前心肌缺血的部位、程度和有无影响手术安全的心律失常。

（5）心肌梗死或心功能不全的患者，术前行超声心动图检查，了解室壁运动、有无室壁瘤、左心室附壁血栓和左心室功能，以便判断靶病变部位和选择恰当的血运重建策略。

（三）药物准备

1. 阿司匹林　100～325mg，每日 1 次，术前 3～5 天开始至术后长期服用。

2. 氯吡格雷　术前 3～5 天开始口服 75mg，每日 1 次；如果急诊手术，则至少术前 6h 顿服 300mg；置入裸金属支架者术后继续口服至少 1 个月；置入药物洗脱支架者双联抗血小板治疗至少 1 年，但近年来随着对药物洗脱支架晚期血栓事件的关注和认识，国外一些学者建议对复杂病变和血栓形成风险高的患者置入药物洗脱支架（尤其是置入多支架）者，双联抗血小板治疗的时间应延长到患者不能耐受为止；但是随着药物支架的不断改进，支架术后的抗血小板治疗也将发生改变。

3. 在进行介入操作前，确认患者已经肝素化。

4. 糖蛋白 Ⅱb/Ⅲa 受体阻断剂　该类药物的抗血小板效果和安全性已经被国外多个大规模临床试验证实。目前国产的盐酸替罗非班已经在临床上广泛应用，PCI 术中的使用方法：在导丝通过病变前，10μg/kg 静脉注射 3min 以上，之后 0.15μg/（kg·min）持续静脉滴注 36h；用药期间检测血小板数量和血小板聚集功能；对于年龄 >75 岁以上者，术中肝素用量应减半。

5. 他汀类药物　对于急性冠状动脉综合征患者，其重要性不亚于抗血小板药物。

（四）特殊准备

（1）对术中急性闭塞风险高、心功能较差和高危左主干病变等患者，要事先通知心血管外科做急诊搭桥手术的准备。

（2）对术前肾功能异常（尤其肌酐清除率 <30ml/min）的患者，术前 6～12h 至术后 12h 持续静脉输入等渗生理盐水 1～1.5ml/（kg·h）水化治疗，监测尿量，对左心功能不全者要监测血流动力学和合理使用利尿剂；术中使用等渗造影剂并严格控制造影剂用量。术前 1 天口服乙酰半胱氨酸 600mg，每日 2 次，对预防造影剂肾病更为有利。

二、术者的术前及术中准备

（1）参加术前讨论，全面了解患者的病情和主要病史。

（2）亲自核实患者各项术前准备的落实情况和结果。

（3）对曾经接受 PCI 治疗的患者，要仔细阅读其手术光盘以获取必要信息。

（4）对高危和病情复杂的患者应制定个体化的术前准备和手术方案，并通知手术班子成员做好手术设备（包括除颤器、IABP 和临时起搏器等）、器械、抢救药品和物品的准备。

（5）完成冠状动脉造影后，仔细分析病变特点，评价所选择的支架能否顺利通过并到达病变部位；对于需要预扩张的病变，确认进行了充分预扩张并借此了解病灶的可扩张性。

（6）检查并确认指引导丝稳定位于病变血管的最远端，能为支架置入提供必要的支撑力和轨道。

（7）检查指引导管与病变血管开口处于稳定的同轴状态，不至于因为推送支架或在需要深插指引导管提供额外支撑力时，造成引起指引导管移位而损伤血管内膜。

（8）打开支架无菌包装前，再次核对包装上所标示的支架参数与所需要的参数一致。

（9）分析支架不能通过或到达病变时，为防止支架脱载所采取的撤出支架的措施的安全性和可能性。

（10）术者在术中要不断根据随时发生的情况，分析和判断支架置入后，通过支架处理远端血管严重夹层、冠状动脉穿孔、大的分支闭塞、无复流、再灌注心律失常、循环崩溃等紧急情况的可能性和具体方法。

三、患者的术后处理

（一）普通情况的处理

（1）返回病房即刻测血压、做心电图（病情不稳定者给予心电监护）、听诊心肺。

（2）患者转移到病床后，即刻查看血管穿刺部位有无出血、血肿；比较双侧肢体的皮肤温度、颜色、静脉回流及足背动脉（或桡动脉）搏动情况；之后 2h 内，每 15min 巡视上述情况 1 次，2~6h 期间每 1h 巡视 1 次，6h 后常规巡视。

（3）术后 ACT <180 秒即可拔除鞘管，在压迫止血过程中出现迷走反射者，可静脉注射阿托品（0.5~1.0mg/次）和（或）多巴胺（5~20mg/次），与此同时可适当加快补液速度，使血压维持在 90/60mmHg 以上、心率不低于 50 次/分为宜。

（4）股动脉穿刺部位的止血方法不同，术肢制动和平卧时间不同。缝合止血者卧床 4~6h 后可床上活动（老年患者要适当延长卧床时间）；手工压迫止血者，弹力绷带加压包扎 12h，之后改成非加压包扎，12~24h 可以在床上活动，无血管并发症者 24h 后可下床活动。

（5）对卧床期间排尿困难者，可在医生协助下在床上排尿，仍排尿困难者，应及时导尿，以免因为尿潴留引起心率、血压波动。

（6）置入药物洗脱支架者，术后双联抗血小板时间至少 12 个月（阿司匹林 100~325mg，每日 1 次；氯吡格雷 75mg，每日 1 次），之后阿司匹林长期服用；期间注意监测血小板数目、血小板聚集功能和有无消化道出血等情况；对于术后需要持续静脉输注 GPⅡb/Ⅲa 受体拮抗剂者，要监测血小板聚集功能和血小板数目，防止致命性出血并发症的发生。

（7）监测心电图变化，术后 6h 常规复查 CK、CK-MB 及肌钙蛋白的变化，了解有无术后新发心肌梗死。

（8）对于具有造影剂肾病高危因素的患者，术后 2～3 天要及时复查肾功能。

（9）对于无并发症的患者，术后 72h 可以出院。

（10）所有患者都应该接受冠心病危险因素的干预和预防。

（11）根据患者的具体情况，出院前制定未来的运动或体力劳动计划。

（12）出院前，详细告知患者随访时间、方式和随访内容。

（二）特殊情况的处理

（1）可疑腹膜后出血者，快速静脉补液，争取时间行超声和腹部 CT 检查明确诊断；对确诊腹膜后出血者，根据血压、血红蛋白（或红细胞比积）变化，快速补液或输血，如补液或输血中血压仍难维持者，急诊外科手术修补。

（2）发生动静脉瘘者，先保守治疗，无效者请外科手术修补。

（3）发生假性动脉瘤者，根据超声检查结果采取手工压迫、超声引导下压迫或者超声引导下瘤腔内注射凝血酶粉的方法消除瘤腔，之后理疗促进积血吸收。

（4）因卧床导致下肢深静脉血栓者，应及时发现，尽早给予抗凝或溶栓治疗，无效者请血管外科取栓或者放置下腔静脉滤器。

（5）术前存在肾功能损害者，术后继续水化治疗 12h，600mg 乙酰半胱氨酸每日 2 次口服，连服 1～2 天；监测血肌酐变化，必要时血虑或透析治疗，防止永久性肾功能不全发生。

（6）心绞痛复发且持续不缓解者，尤其伴有心电图缺血改变或较术前缺血加重者，应急诊复查冠状动脉造影了解是否发生了支架内血栓。

（7）对于发生了支架内血栓者，根据现有条件、患者血流动力学情况、靶血管供血范围、术者对手术成功的把握以及患者和家属的愿望，选择药物治疗（包括溶栓、抗血小板和抗凝治疗等）、再次 PCI 或急诊冠状动脉旁路移植术。

（张　帆）

第三节　冠状动脉支架置入的操作技术

无论是 Bail Out 还是 De Novo 支架置入，其操作步骤基本相同。在实际送入支架以前，首先要根据病变特征和病变所在血管的特征选择合适的支架。一旦支架选择妥当，即可按下述步骤进行置入操作。

一、支架置入前的准备工作

（一）药物准备

请参见本章第二节。

（二）仔细判读病变，对将要采取的支架置入策略心中有数

（1）首先分析判断所选择的支架能否顺利到达和通过病变：对于需要预扩张的病变，确认进行了充分预扩张（尤其是拟置入药物支架的病变）。对病变预扩张的目的是：①了解病变的可扩张性。球囊不能充分预扩张的钙化性病变不宜置入支架，以免支架被卡在病变处

脱载或者支架伸展不理想，造成支架贴壁不良。②为送入支架建立通道。为达到这一目的，对于预扩张后有明显弹性回缩者，可考虑更换较大直径的球囊再次扩张。③了解患者对病变血管完全闭塞的反应，以便在置入支架前采取适当的预防措施。例如对于预扩张时出现严重心绞痛者，可进行抗心绞痛治疗；出现心动过缓者，放置临时起搏器；出现明显血压下降者要用升压药或考虑置入 IABP；出现心律失常者使用抗心律失常药物。

（2）检查导丝稳定位于病变血管的最远端，能为支架置入提供必要的支撑力和轨道。

（3）检查指引导管与病变血管开口处于稳定的同轴位置，不至于因为推送支架引起移位；当需要深插指引导管提供额外支撑力时，导管头端不至于引起血管壁损伤。

（4）评价如果支架不能到达或通过病变时，撤出支架的可能性、安全性和方法。

（5）评价支架扩张后，通过支架处理远端血管严重夹层的可能性和方法。

（三）支架和相关器械的准备

（1）再次核对无菌包装上的支架参数与所需要的参数一致。

（2）牢记将要扩张支架的命名压和球囊爆破压。

（3）不要浸泡、挤压、折叠、手捏或用纱布擦拭药物洗脱支架。

（4）不要预先负压抽吸预装支架的球囊。

（5）根据病变特点选择合适的导丝并对导丝头端进行塑形。

（6）检查压力泵并抽吸适量经过稀释的造影剂。

二、支架的输送和定位

目前使用的大多数球囊预装支架都采用端轨球囊导管。具体输送操作步骤如下：

（1）术者固定指引导管和导丝，助手将导丝尾端穿入球囊导管端轨开口并轻轻送至指引导管尾端附近并固定导丝。

（2）术者完全松开指引导管 Y 形接头的活瓣开口，轻柔、无阻力地向前推送支架，直至球囊导管的端轨结束，导丝和导管分开。

（3）拧紧 Y 形接头活瓣，松紧程度以既能顺利抽送导管又不出血为宜。

（4）此时助手松开导丝，术者一手固定指引导管和导丝，一手稳定向前推送支架。当到达导管尾部的两个标志处时，开始在透视下观察指引导管、导丝和支架的位置。

（5）在透视下前送支架，观察球囊标志的移动，直到支架到达指引导管开口处。

（6）造影确认指引导管和导丝的位置是否正常，留意病变周围的透视参照标志，以便帮助粗略地指导支架定位。

（7）在透视下前送指引导管，体会支架输送过程中的阻力，同时观察指引导管回缩和移位情况。一旦阻力过大或指引导管移位明显，应停止前送支架。

（8）调整好指引导管的位置，仔细查找阻力过大的原因。如果是由于指引导管的支撑力太小引起，可考虑深插指引导管增加其支撑力。

（9）当预计支架到达病变部位时，停止向前推送支架。推注造影剂以协助支架准确定位。必要时进行电影造影确认支架位置满意（图 12 - 10B）。

（10）术者固定指引导管、球囊导管和导丝，助手连接压力注射器，负压抽吸排空球囊，迅速充盈球囊使支架扩张。

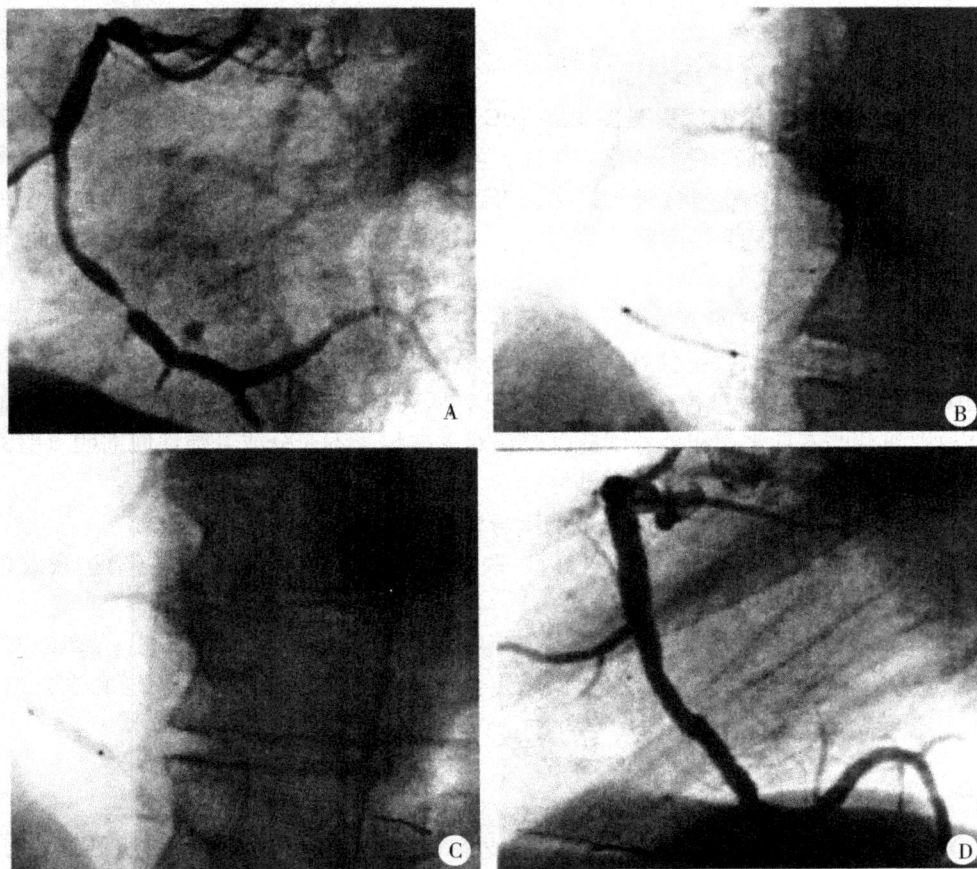

图 12 − 10 右冠状动脉中段病变内支架置入基本操作过程

A. 支架置入前右冠状动脉造影，评价需置入支架的病变特点，选择合适的支架参数；B. 将支架送至病变处完全覆盖病变，透视或造影评价支架定位准确；C. 在透视下观察球囊充盈情况；D. 撤除球囊导管后，造影评价支架扩张效果，仔细排除血管夹层、痉挛或血栓情况

对于经过较完全预扩张的病变，较容易将支架输送到位。但对于未能充分预扩张的钙化病变或严重弯曲的血管，在输送支架时如果阻力较大，不要勉强用力推送，以免造成支架脱载或嵌顿。一条重要的经验是：推送单纯球囊导管具有明显阻力的血管或病变，在输送支架时一定会非常困难。此时，应换用顺应性好的短支架或者采用耐高压球囊再次对病变进行充分预扩张。必要时可对支架进行适当的预成形，但这种操作只能由具有丰富经验的术者进行。

在定位支架时，应注意如下问题：①对于左主干开口和右冠开口的病变，由于主动脉壁肌肉丰富，弹性回缩明显，应使支架近端超出血管开口 1.0 ~ 2.0mm（突出于主动脉腔内 1.0 ~ 2.0mm），以便支架能发挥有效的支撑作用。此外，当支架扩张后，一定要用耐高压球囊对冠状动脉开口处或支架扩张不充分的部位进行高压后扩张，保证支架贴壁良好；②对于冠状动脉其他大分支开口处的病变（三叉病变），则不应使支架超过开口，以免影响分支血管的血流；③对夹层病变置入支架时，首先要保证支架远端能完全覆盖夹层，以便在支架偏短时能顺利地在支架近端置入第 2 枚支架，尽可能避免通过支架处理远端病变。

三、支架的扩张和效果评价

（1）在透视下充盈支架球囊（图 12 - 10C），达到命名压力并保持 15 ~ 30 秒后排空球囊，如果扩张到命名压时球囊仍然存在切迹，可继续增加压力直到切迹消失或接近球囊爆破压。必要时换用耐高压球囊再次进行扩张，直到球囊切迹消失。此时，应谨慎地考虑到可能出现的支架近、远端严重夹层问题。在左主干内扩张支架时，每一次球囊扩张充盈时间不宜超过 10 秒。

（2）有些术者习惯将球囊回撤 3 ~ 5mm 后，在支架近端以略微增加的压力进行一次整形扩张，目的是确保支架贴壁良好。但是，大多数术者习惯先造影评价支架扩张效果（图 12 - 10D），然后决定是否进行高压后扩张；已有研究发现，药物洗脱支架的支架内血栓和再狭窄与支架贴壁不良密切相关，因此，建议对支架扩张不充分或者弹性回缩明显的部位一定要进行高压后扩张，确保支架贴壁良好。

（3）调整指引导管位置，将深插的指引导管回撤到冠状动脉开口处。

（4）将支架的球囊撤回到指引导管内，取两个以上体位造影，评价支架扩张效果和是否出现支架近远端夹层（图 12 - 10D）。

（5）根据造影结果，决定是否进行高压后扩张。理想的支架效果是：①支架贴壁良好，在两个以上造影体位上显示血管腔光滑，无残余狭窄；②无支架近远端夹层和支架内血栓；③前向血流 TIMI 3 级。

四、注意事项

（1）当准备置入支架的血管段存在大分支血管时，应选用支架网眼疏松的支架，以免影响分支血流；或者当分支血管因支架扩张导致血流受影响时，能通过支架网眼对分支血管扩张或置入支架。

（2）当输送球囊穿过支架网眼进入分支或从分支撤出球囊时，应谨慎操作，防止因此造成支架移位；当输送支架通过主支支架的网眼时，应非常谨慎，以防分支支架被卡在主支支架网眼上或造成支架脱载。

（3）对于支架置入后，支架近远端血管出现新的狭窄或支架远端无血流的情况，应冠状动脉内给硝酸甘油，以区别是否有血管痉挛、夹层、支架内血栓或残余狭窄，以便采取合适的处理措施。

具体处理方法是：①以不同体位进行冠状动脉造影，分析发生上述情况的原因；②如果鉴别困难，可向冠状动脉内注射硝酸甘油 100 ~ 300μg。如果狭窄解除，远端血流恢复，表明是冠状动脉痉挛所致；如果注射硝酸甘油效果不明显，但又没有明显的血管夹层，可对狭窄血管段进行低压（<4atm）持续扩张整形（1 ~ 2min），有利于消除严重的冠状动脉痉挛或急性血栓；③如果确定存在支架远端夹层，可先用球囊在夹层处持续低压贴靠性扩张（持续 1 ~ 2min），如果扩张后夹层消失，前向血流正常，可不再做特殊处理。如果扩张后夹层持续存在且影响到前向血流，则置入支架处理；④通过支架向远端血管置入支架时，操作有一定难度，有可能造成支架嵌顿在已置入的支架上或支架脱载。因此，要充分估计发生支架嵌顿或脱载的风险，最好选择顺应性好、外径小、预装牢固的短支架解决这一问题。

（4）如果支架不能顺利到达病变部位，应尽早将支架撤出，查找原因并确认病变已被充分扩张后再次前送支架到位。注意：回撤支架时，应在持续透视监视下缓慢而轻柔地操作，如果支架在退入指引导管开口处遇到阻力，应避免强行回撤支架，以免造成支架脱载。正确的做法是将支架导管、指引导管和导丝一起撤出。

（5）一旦支架脱载，应尽量保证脱载的支架位于导丝上，以便使用圈套器或钳具将支架取出。

（金　风）

第四节　分叉病变药物支架置入技术

目前，对冠状动脉分叉病变的分类基本沿用金属裸支架时代的分类方法。其特点是充分考虑各大分支的病变特征，根据分叉类型预期病变对介入操作的反应，同时协助制定介入策略和选择介入器械。当介入心脏病学进入药物支架时代后，这些原则和观念虽然仍然非常重要，但是在分类对介入操作的指导作用方面，增加了不少新的内容。例如，虽然支架技术的应用越来越多，Y形和V形支架术的应用明显减少。

结合各种分叉病变分类方法的特点，我们从实际介入应用角度出发，提出了针对分叉病变的两步分类法，具体方法如下。

第一步，根据分支血管参考直径的大小分为大分支分叉病变和小分支分叉病变。大分支分叉病变是指两个分支的参考直径都大于2.5mm，在实际介入操作中一般按双支架原则处理，即对两个分支的原发或继发病变都要积极处理，必要时置入两枚支架。小分支分叉病变是指两个分支中至少有一支的参考直径小于2.5mm，在实际介入操作中一般按照单支架原则处理，即对参考直径小于2.5mm的分支原则上只进行保护，必要时也只作球囊对吻扩张，不置入支架。对于大分支分叉病变，作如下进一步的分类。

第二步，根据分支血管参考直径是否相等分为对等分支分叉病变和优势分支分叉病变。对等分支分叉病变是指两个分支的参考直径相等或接近（相差小于30%），在实际介入操作中一般按照双支架原则处理。优势分支分叉病变是指两个分支血管的参考直径相差较大（30%以上），在实际介入操作中一般按照单支架原则处理，只是在十分必要时才置入小分支支架。

尽管金属裸支架时代针对分叉病变的各种操作技术都能用于药物支架，但是，越来越多的大型随机临床试验结果都表明：①对分叉病变进行简单处理的效果等于或好于复杂处理。②对分叉病变采用单支架术的效果好于或等于双支架术。因此，我们建议只要情况许可，对分叉病变尽量采用单支架术做简单化处理。以下介绍这些操作技术在药物支架时代的应用和操作特点。

一、单支架术

单支架术（single stent technique）适用于具有如下特点的分叉病变：①分支血管直径小于2.5mm。②分支血管开口和近段无病变。③主支血管置入支架后分支血管开口狭窄小于70%。采用单支架术处理分叉病变的优点是操作简单、手术和辐射时间短、费用相对低、并发症少，缺点是分支受累严重时需要进行补救性支架术，甚至需要更换器械后再操作。

对分叉病变进行单支架术的操作与普通病变的介入操作基本相同，所不同的是在操作前、中和后要充分考虑非介入小分支闭塞的危险性。其处理原则是：①在置入支架前，对开口原发性狭窄50%以上的小分支要事先进行导丝保护，对开口原发性狭窄在70%以上的小分支除了导丝保护外，还要进行预扩张。②在撤出被主支支架压迫的分支保护导丝后，要重新对主支支架进行整形扩张。③在置入支架后，对开口继发性狭窄70%以上的小分支，要进行双球囊对吻扩张。

二、侧吻支架术

侧吻支架术（T-stenting）是指将分支支架在主支支架的分支开口处进行吻合扩张，其优点是支架能良好覆盖全部分叉病变，没有支架重叠，分叉处支架金属成分少，支架贴壁好。缺点是分支支架难以准确定位，容易在分支开口处（尤其是开口顶部）造成支架覆盖不全，称为区域丢失，从而诱发再狭窄。根据分支支架的置入时机不同，可以细分为经典侧吻支架术、补救侧吻支架术和改良侧吻支架术。

（一）经典侧吻支架术（standard T-stenting）

这种技术在金属裸支架上市初期应用的比较普遍，其优点是操作步骤相对简单，手术即刻效果好。缺点是置入分支支架后，主支支架难以到位和容易造成分支支架开口处变形。目前已经较少应用于药物支架的置入。

经典侧吻支架术的基本操作步骤如下：

（1）分别向两个分支送入0.014in的导丝至血管远端。

（2）预扩张主支分叉处和分支开口后，撤出球囊，保留导丝。

（3）送入分支支架，定位于分支开口处，支架近端突入主支血管腔内1～2mm（图12-11A）。

（4）充分扩张分支支架后，撤出支架球囊和分支导丝，保留主支导丝（图12-11B）。

（5）送入主支支架并准确定位，充分扩张后撤出球囊（图12-11C、D）。

（6）通过主支支架网眼向分支送入0.014in的导丝至血管远端（图12-11E）。

（7）通过分支导丝将预扩张球囊送至分支开口处，对开口处主支支架网眼进行预扩张后，撤出球囊，保留导丝（图12-11F）。

（8）分别向主支和分支送入高压后扩张球囊，准确定位于分叉处后，同时充盈两个球囊进行高压后扩张（图12-11G）。

（9）先抽空位于分支开口的高压球囊，再抽空位于主支的内的高压球囊。

（10）依次退出高压球囊，保留导丝，造影评价即刻效果（图12-11H）。

（二）补救侧吻支架术

对于计划不置入分支支架的分叉病变，如果主支支架置入后分支发生继发性高度狭窄或闭塞，可以采用补救侧吻支架术（provisional T-stenting）来保证分支的安全。

补救侧吻支架术的基本操作步骤如下：

（1）分别向两个分支送入0.014in的导丝至血管远端。

（2）预扩张主支分叉处和分支开口后，撤出球囊，保留导丝。

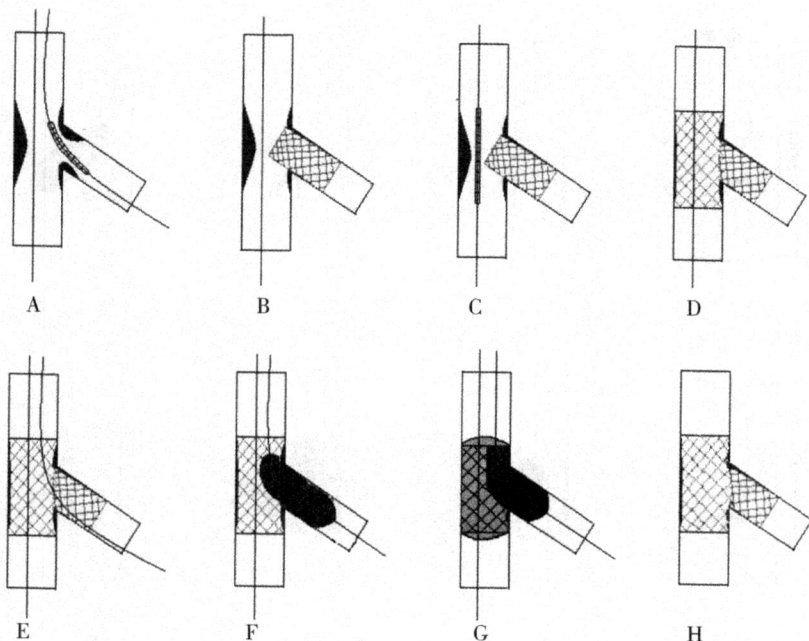

图 12 – 11 经典侧吻支架术主要操作过程

A. 送入分支支架，定位于分支开口处，支架近端突入主支血管腔内 1 ~ 2mm；B. 充分扩张分支支架后，撤出支架球囊和分支导丝，保留主支导丝；C、D. 送入主支支架并准确定位，充分扩张后撤出球囊；E. 通过主支支架网眼向分支送入 0.014in 的导丝至血管远端；F. 通过分支导丝将预扩张球囊送至分支开口处，对开口处主支支架网眼进行预扩张后，撤出球囊，保留导丝；G. 分别向主支和分支送入高压后扩张球囊，准确定位于分叉处后，同时充盈两个球囊进行高压后扩张；H. 造影评价即刻效果

（3）送入主支支架并准确定位，充分扩张后撤出支架球囊（图 12 – 12A）。

（4）撤出被主支支架压迫的分支导丝，造影评价分支开口（图 12 – 12B）。

（5）如果分支开口狭窄 70% 以上，通过主支支架网眼向分支送入 0.014in 的导丝至血管远端（图 12 – 12C）。

（6）通过分支导丝将预扩张球囊送至分支开口处，对开口处主支支架网眼进行预扩张后，撤出球囊，保留导丝（图 12 – 12D）。

（7）向分支开口处送入支架并准确定位后充分扩张；定位时尽量保证支架近端突入主支管腔内 1 ~ 2mm（图 12 – 12E、F）。

（8）向主支送入高压后扩张球囊，准确定位于分叉处。

（9）对主支和分支球囊同时充盈进行高压后扩张（图 12 – 12G）。

（10）先抽空位于分支开口的高压球囊，再抽空位于主支的内的高压球囊；依次退出高压球囊，保留导丝，造影评价即刻效果（图 12 – 12H）。

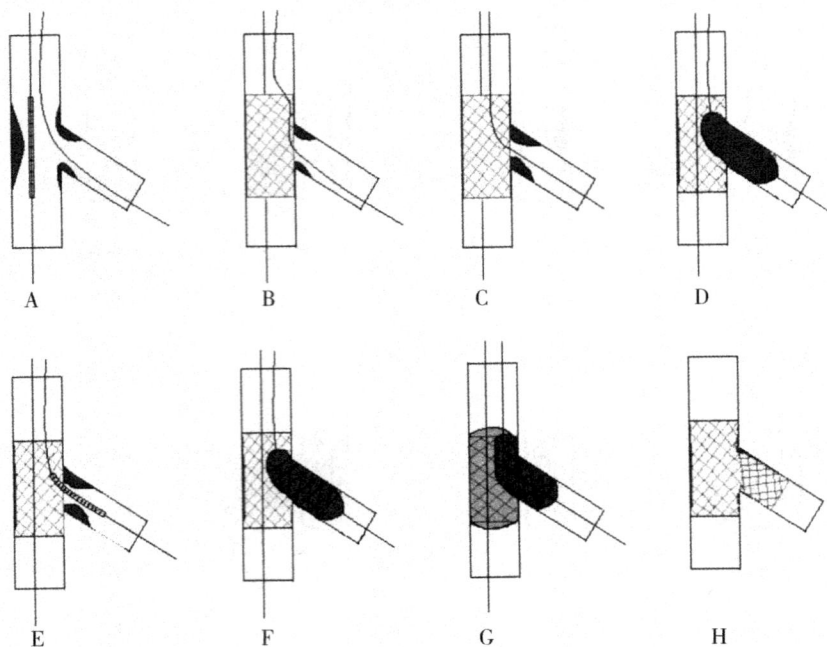

图 12 – 12　补救侧吻支架术主要操作过程

A. 送入主支支架并准确定位，充分扩张后撤出支架球囊；B. 撤出被主支支架压迫的分支导丝，造影评价分支开口；C. 通过主支支架网眼向分支送入 0.014in 的导丝至血管远端；D. 通过分支导丝将预扩张球囊送至分支开口处，对主支支架网眼进行预扩张后，撤出球囊，保留导丝；E、F. 向分支开口处送入支架并准确定位后充分扩张。定位时尽量保证支架近端突入主支管腔内 1~2mm；G. 对主支和分支球囊同时充盈进行高压后扩张；H. 依次退出高压球囊，保留导丝，造影评价即刻效果

（三）改良侧吻支架术

采用经典侧吻支架术操作时，在置入好分支支架后，主支支架有时很难再通过分叉部位，甚至需要对分支支架头端整形扩张后才能将主支支架送到位。改良侧吻支架术（modi – fied T – stenting）就是为了克服上述缺点而设计的，其具体操作步骤如下：

（1）分别向两个分支送入 0.014in 的导丝至血管远端。

（2）预扩张主支分叉处和分支开口后，撤出球囊，保留导丝。

（3）送入分支支架，定位于分支开口处，支架近端突入主支血管腔内 1~2mm（图 12 – 13A）。

（4）送入主支支架，准确定位在分叉处（图 12 – 13A）。

（5）充分扩张分支支架后，撤出支架球囊和分支导丝，保留主支导丝和支架（图 12 – 13B）。

（6）充分扩张主支支架后，撤出支架球囊，保留导丝（图 12 – 13C）。

（7）通过主支支架网眼向分支送入 0.014in 的导丝至血管远端（图 12 – 13D）。

（8）通过分支导丝将预扩张球囊送至分支开口处，对开口处主支支架网眼进行预扩张后，撤出球囊，保留导丝（图 12 – 13E）。

（9）分别向主支和分支送入高压后扩张球囊，准确定位于分叉处后，同时充盈两个球囊进行高压后扩张（图 12 – 13F）。

（10）先抽空位于分支开口的高压球囊，再抽空位于主支的内的高压球囊。

（11）依次退出高压球囊，保留导丝，造影评价即刻效果（图 12 – 13G、H）。

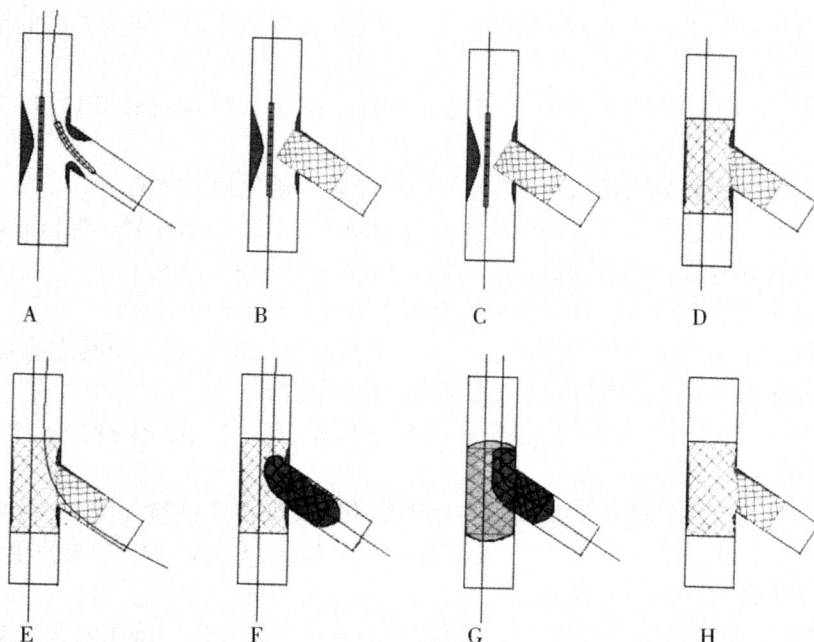

图 12 – 13　改良侧吻支架术主要操作过程

A. 送入分支支架，定位于分支开口处，支架近端突入主支血管腔内 1 ~ 2mm，送入主支支架，准确定位在分叉处；B. 充分扩张分支支架后，撤出支架球囊和分支导丝，保留主支导丝和支架；C. 充分扩张主支支架后，撤出支架球囊，保留导丝；D. 通过主支支架网眼向分支送入 0.014in 的导丝至血管远端；E. 通过分支导丝将预扩张球囊送至分支开口处，对主支支架网眼进行预扩张后，撤出球囊，保留导丝；F. 分别向主支和分支送入高压后扩张球囊，准确定位于分叉处后，同时充盈两个球囊进行高压后扩张；G. 依次退出高压球囊，保留导丝；H. 造影评价即刻效果

三、挤压支架术

在金属裸支架时代，为了完全覆盖分叉部位的病变，减少区域丢失，在侧吻支架技术的基础上，进一步设计了挤压支架术（crush stenting）。其主要原理是在置入分支支架时，将支架近段直接定位在主支血管内 5mm 左右，完全扩张后，再以主支内的支架或球囊将露出分支开口的分支支架头端挤压到主支血管壁上，最后通过双球囊对吻扩张对分叉部位进行整形。该方法的优点是分叉部位的病变组织覆盖完全，即刻效果好，缺点是分叉部位的金属成分多，有时导丝再次进入被挤压的分支支架困难，术后再狭窄率较高。根据挤压分支支架的方法和时机不同，可以分为经典挤压支架术（standard crush stenting）、微型挤压支架术

（mini – crush stenting）、补救挤压支架术（provisional crush stenting）、球囊挤压支架术（balloon crush stenting）、对吻挤压支架术（kissing crush stenting）。

（一）经典挤压支架术

由于需要向分叉病变部位同时送入两枚支架，因此在开始操作前，尽量选用7F以上的指引导管。为了完成精细的定位操作，指引导管需要有较好的支撑力或后座力。为了两枚支架定位操作顺利和保证定位期间的前向血流，应尽可能对病变进行较为充分的预扩张。其主要操作步骤如下：

（1）选择7F以上有较强支撑力的指引导管，调整头端与血管开口良好同轴且保持稳定。

（2）分别向主支和分支送入0.014in的指引导丝，避免相互交叉。

（3）分别对主支和分支病变进行较为充分的预扩张后，撤出球囊，保留导丝。

（4）将主支和分支支架分别送达分叉病变部位（图12 – 14A）。

（5）调整主支支架位置，使其能够完全覆盖分叉前后的病变组织。

（6）在保持主支支架位置稳定的前提下，调整分支支架位置，使其完全覆盖分支开口病变，同时头端进入主支腔内与主支支架重叠5mm左右。

（7）造影确认两个支架位置正确后，充分扩张分支支架，保持主支支架在位（图12 – 14B）。

（8）撤出分支支架球囊和导丝后，再次确认主支支架位置正确（图12 – 14B）。

（9）充分扩张主支支架，将分支支架头端完全挤压至分支开口上端的主支血管壁内，撤出主支支架球囊（图12 – 14C）。

（10）将分支导丝送至分支开口处，通过主支支架网眼和受到挤压的分支支架头端进入分支远端（图12 – 14D）。

（11）通过分支导丝对分支开口处的主支支架和分支支架网眼进行充分预扩张后，撤出球囊（图12 – 14E）。

（12）根据主支和分支血管参考直径选择两个高压球囊送至分叉病变部位，准确定位后进行高压对吻扩张（图12 – 14F）。

（13）先抽空分支球囊，再抽空主支球囊。

（14）先撤出分支球囊，再撤出主支球囊。

（15）造影评价即刻效果，必要时以IVUS或OCT检查支架置入质量（图12 – 14G）。

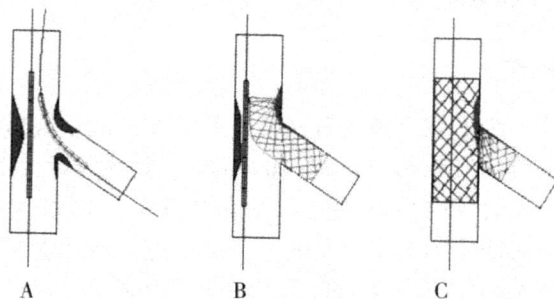

A   B   C

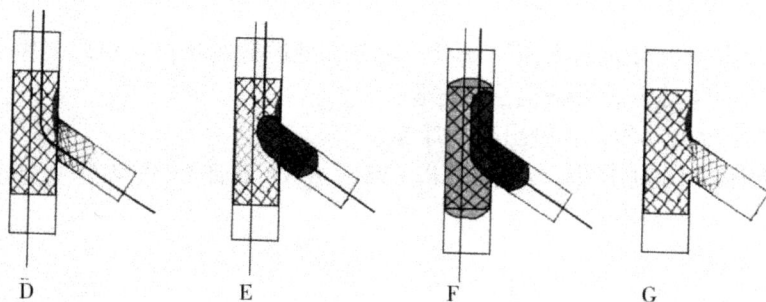

图 12－14　经典挤压支架术主要操作过程

A. 将主支和分支支架分别送达分叉病变部位；B. 造影确认两个支架位置正确后，充分扩张分支支架，保持主支支架在位；C. 充分扩张主支支架，将分支支架头端完全挤压至分支开口上端的主支血管壁内，撤出主支球囊；D. 将分支导丝送至分支开口处，通过主支支架网眼和受到挤压的分支支架头端进入分支远端；E. 通过分支导丝对分支开口处的主支支架和分支支架网眼进行充分预扩张后，撤出球囊；F. 根据主支和分支血管参考直径选择两个高压球囊送至分叉病变部位，准确定位后进行高压对吻扩张；G. 造影评价即刻效果

（二）微型挤压支架术

微型挤压支架术的基本原理和操作方法都与经典挤压支架术相同，所不同的是在定位分支支架时，其头端进入主支血管腔内较少，在 1～2mm 左右，分支支架头端在主支内受到挤压的长度介于经典侧吻支架术和经典挤压支架术之间。其主要目的是在保证完全覆盖病变、防止区域丢失的前提下，尽量减少分支支架受挤压的长度，进而减少分叉部位的金属成分，降低术后再狭窄和血栓形成的风险。

（三）补救挤压支架术

补救挤压支架术主要用于在置入好主支支架后，较大的分支血管开口原有病变因斑块移位而加重或者新出现了 70% 以上的继发性病变，需要补救性置入分支支架进行处理的情况。其主要操作原理和方法与经典挤压支架术基本相同，所不同的是主支支架已经置入好，需要通过主支支架网眼向分支开口置入分支支架。其主要难点是在以主支球囊挤压分支支架后，分支导丝难以再次通过主支和分支支架网眼进入分支远端，造成对吻扩张失败。其主要操作步骤如下：

（1）经主支支架网眼将 0.014in 导丝送至分支远端（图 12－15A）。

（2）对分支开口处的主支支架网眼进行充分预扩张后，撤出球囊（图 12－15B）。

（3）在分叉处主支支架内置入保护球囊，并指导分支支架定位（图 12－15C）。

（4）送入分支支架并仔细定位，充分扩张后撤出分支球囊和导丝（图 12－15D）。

（5）扩张主支球囊挤压分支支架近端和对主支支架整形后，撤出主支球囊（图 12－15E）。

（6）经主支支架网眼和受挤压的分支支架头端网眼送入分支导丝到达其远端（图 12－15E）。

（7）对分支开口进行充分预扩张后撤出球囊，有时需要从小到大换用多个球囊（图

12－15F）。

（8）向主支和分支分别送入高压球囊，对分叉处进行对吻扩张整形（图12－15G）。

（9）先抽空分支球囊，再抽空主支球囊。

（10）先撤出分支球囊，再撤出主支球囊。

（11）造影评价即刻效果，必要时以 IVUS 或 OCT 评价分叉处支架置入质量（图12－15H）。

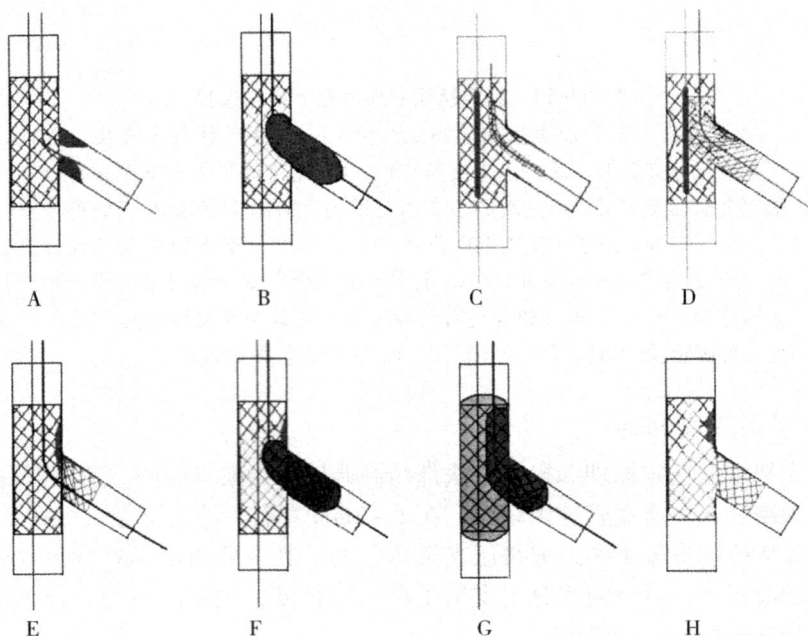

图12－15　补救挤压支架术主要操作过程

A. 经主支支架网眼将0.014in 导丝送至分支远端；B. 对分支开口处的主支支架网眼进行充分预扩张后，撤出球囊；C、D. 在分叉处主支支架内置入保护球囊，送入分支支架并仔细定位，充分扩张后撤出分支球囊和导丝；E. 扩张主支球囊挤压分支支架近端和对主支支架整形后，撤出主支球囊，经主支支架网眼和受挤压的分支支架头端网眼送入分支导丝到达其远端；F. 对分支开口进行充分预扩张后撤出球囊；G. 向主支和分支分别送入高压球囊，对分叉处进行对吻扩张整形；H. 造影评价即刻效果

（四）球囊挤压支架术

球囊挤压支架术的基本原理和主要操作步骤与经典挤压支架术基本相同，所不同的只是在分支支架到位后，向主支送入挤压扩张球囊，而不是主支支架，其主要目的是保证分支支架准确定位、保护分支支架在充分扩张前不受到损伤、便于在主支支架扩张前先扩张分支支架网眼，为成功进行最终对吻扩张奠定基础。该方法的缺点是操作较复杂，分支导丝和球囊通过多个支架网眼再次进入分支有时较困难，球囊挤压支架术的主要操作步骤如下：

（1）分别向主支和分支送入0.014in 导丝到达血管远端。

（2）预扩张主支和分支病变后撤出球囊，保留导丝。

（3）向主支送入挤压扩张球囊，定位于分叉处后，向分支送入支架（图12－16A）。

（4）准确定位分支支架，充分扩张后撤出球囊和导丝（图12-16B）。

（5）扩张主支球囊，挤压分支支架位于主支内的头端部分（图12-16C）。

（6）撤出主支球囊，将分支导丝通过受到挤压的分支支架网眼进入分支到达远端（图12-16D）。

（7）以预扩张球囊扩张分支开口，为最终双球囊对吻扩张做准备（图12-16E）。

（8）撤出分支球囊和导丝，送入主支支架到达分叉处准确定位（图12-16F）。

（9）充分扩张主支支架后，撤出球囊。

（10）将分支导丝再次通过主支和分支支架网眼送入分支并到达远端（图12-16G）。

（11）再次通过支架网眼扩张分支开口（图12-16H）。

（12）送入主支球囊，对分叉后病变处进行高压对吻扩张整形（图12-16I）。

（13）先抽空分支球囊，再抽空主支球囊。

（14）先撤出分支球囊，再撤出主支球囊。

（15）造影评价即刻效果，必要时以IVUS或OCT评价分叉处支架置入质量（图12-16J）。

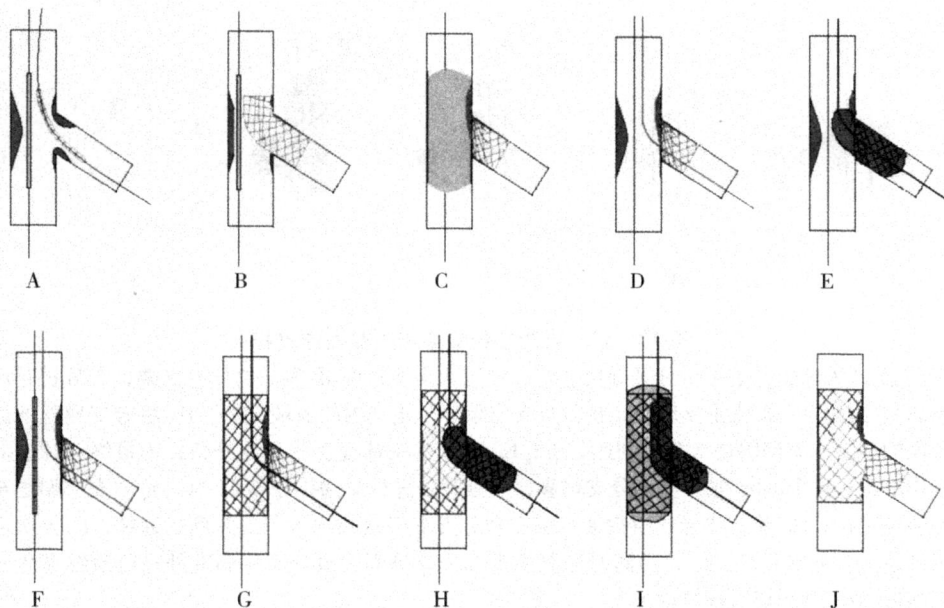

图12-16 球囊挤压支架术主要操作过程

A. 向主支送入挤压扩张球囊，定位于分叉处后，向分支送入支架；B. 准确定位分支支架，充分扩张后撤出球囊和导丝；C. 扩张主支球囊，挤压分支支架位于主支内的头端部分；D. 撤出主支球囊，将分支导丝通过受到挤压的分支支架网眼进入分支到达远端；E. 以预扩张球囊扩张分支开口；F. 撤出分支球囊和导丝，送入主支支架到达分叉处准确定位；G. 充分扩张主支支架后，撤出球囊，将分支导丝再次通过主支和分支支架网眼送入分支并到达远端；H. 再次通过支架网眼扩张分支开口；I. 送入主支球囊，对分叉后病变处进行高压对吻扩张整形；J. 造影评价即刻效果

（五）对吻挤压支架术

对吻挤压支架术的基本操作过程相同，所不同的是主支球囊挤压分支支架后，对分叉处先进行对吻扩张整形，然后在置入主支支架。其优点是能够保证在主支支架扩张后，导丝能够顺利进入达分支血管并安全到达远端。其主要操作过程和步骤如下：

（1）分别向主支和分支送入 0.014in 导丝到达血管远端。

（2）预扩张主支和分支病变后撤出球囊，保留导丝。

（3）向主支送入球囊，定位于分叉处后，向分支送入支架（图 12 - 17A）。

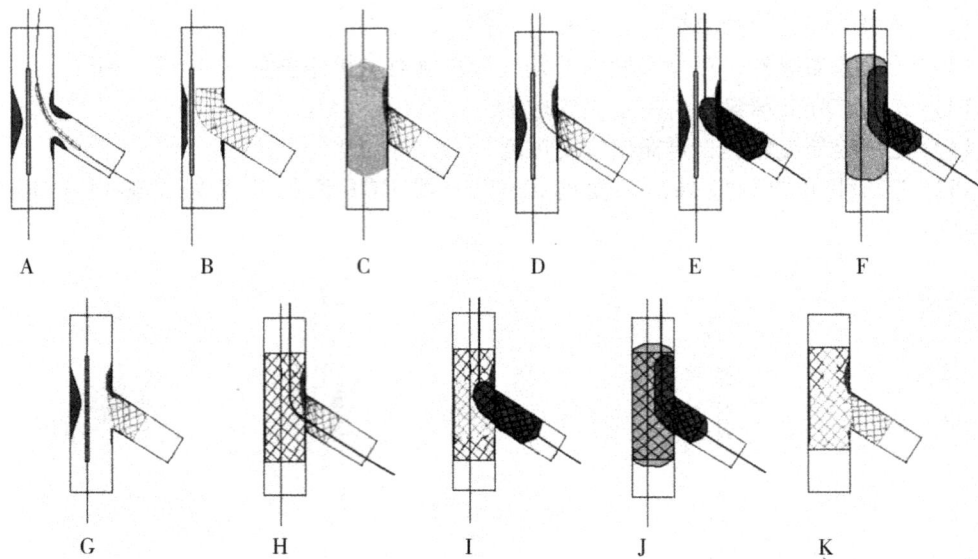

图 12 - 17　对吻挤压支架术主要操作过程

A. 向主支送入球囊，定位于分叉处后，向分支送入支架；B. 准确定位分支支架，充分扩张后撤出球囊和导丝；C. 扩张主支球囊，挤压分支支架位于主支内的头端部分；D. 将分支导丝通过受到挤压的分支支架网眼进入分支到达远端；E. 以预扩张球囊扩张分支开口，为最终双球囊对吻扩张作准备；F. 同时扩张主支和分支球囊，对分叉处进行对吻扩张整形；G. 将主支支架送至分叉处准确定位；H. 将分支导丝再次通过主支和分支支架网眼送入分支并到达远端；I. 再次通过支架网眼扩张分支开口；J. 再次同时送张主支和分支球囊，对分叉后病变处进行最终高压对吻扩张整形；K. 造影评价即刻效果

（4）准确定位分支支架，充分扩张后撤出球囊和导丝（图 12 - 17B）。

（5）扩张主支球囊，挤压分支支架位于主支内的头端部分（图 12 - 17C）。

（6）将分支导丝通过受到挤压的分支支架网眼进入分支到达远端（图 12 - 17D）。

（7）以预扩张球囊扩张分支开口，为最终双球囊对吻扩张做准备（图 12 - 17E）。

（8）同时扩张主支和分支球囊，对分叉处进行对吻扩张整形（图 12 - 17F）。

（9）先撤出分支球囊和导丝，再撤出主支球囊。

（10）将主支支架送至分叉处准确定位（图 12 - 17G）。

（11）充分扩张主支支架后，撤出球囊。

（12）将分支导丝再次通过主支和分支支架网眼送入分支并到达远端，再次通过支架网眼扩张分支开口（图 12 – 17H、I）。

（13）再次同时送张主支和分支球囊，对分叉后病变处进行最终高压对吻扩张整形（图 12 – 17J）。

（14）先抽空分支球囊，再抽空主支球囊。

（15）先撤出分支球囊，再撤出主支球囊。

（16）造影评价即刻效果，必要时以 IVUS 或 OCT 评价分叉处支架置入质量（图 12 – 17K）。

四、贯穿支架术

设计贯穿支架术（culotte stenting）的主要目的是为了在分支支架受到挤压和变形后，导丝和球囊能够再次顺利进入分支血管。根据分支支架置入的时机和过程，可以进一步分类为经典贯穿支架术（standard culotte stenting）和补救贯穿支架术（provisional culottestenting），其具体操作步骤如下：

（一）经典贯穿支架术

（1）分别向主支和分支送入 0.014in 导丝到达血管远端。

（2）预扩张主支和分支病变后撤出球囊和主支导丝，保留分支导丝。

（3）向分支送入支架，保证支架近端位于主支内 10mm 以上（图 12 – 18A）。

（4）充分扩张分支支架后，经支架网眼送入主支导丝到达血管远端（图 12 – 18B、C）。

（5）撤出分支导丝，扩张位于主支内的分支支架网眼后，撤出扩张球囊（图 12 – 18D、E）。

（6）送入主支支架，准确定位于分叉处后扩张支架（图 12 – 18F、G）。

（7）撤出球囊，经主支支架网眼送入分支导丝到达血管远端（图 12 – 18H）。

（8）经主支支架网眼扩张分支开口（图 12 – 18I）。

（9）送入主支高压球囊，定位于分叉处。

（10）同时扩张主支和分支球囊，对分叉处进行高压对吻扩张整形（图 12 – 18J）。

（11）先抽空分支球囊，再抽空主支球囊。

（12）先撤出分支球囊，再撤出主支球囊。

（13）造影评价即刻效果，必要时以 IVUS 或 OCT 评价分叉处支架置入质量（图 12 – 18K）。

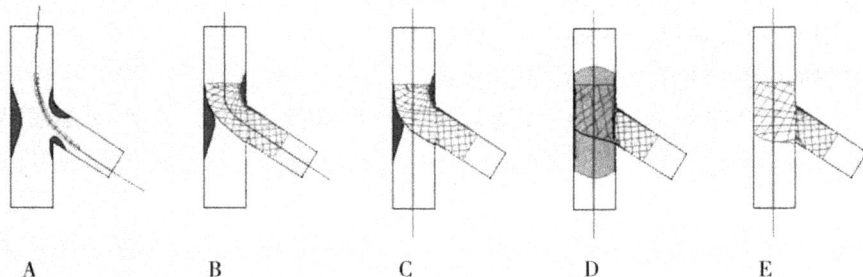

A　　　　　　B　　　　　　C　　　　　　D　　　　　　E

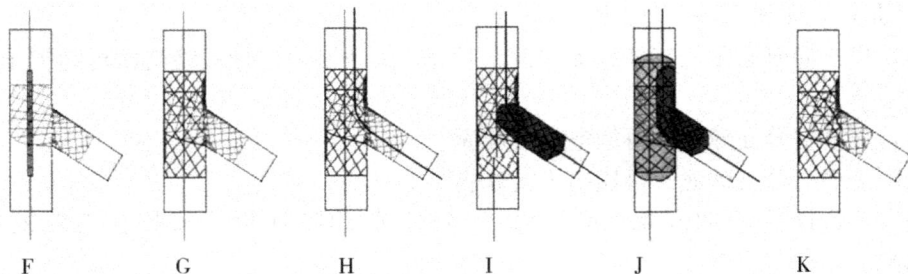

图 12 - 18   经典贯穿支架术主要操作过程

A. 向分支送入支架，保证支架近端位于主支内 10mm 以上；B、C. 充分扩张分支支架后，经支架网眼送入主支导丝到达血管远端；D、E. 撤出分支导丝，扩张位于主支内的分支支架网眼后，撤出扩张球囊；F、G. 送入主支支架，准确定位于分叉处后扩张支架；H. 撤出球囊，经主支支架网眼送入分支导丝到达血管远端；I. 经主支支架网眼扩张分支开口；J. 同时扩张主支和分支球囊，对分叉处进行高压对吻扩张整形；K. 造影评价即刻效果

（二）补救贯穿支架术

（1）分别向主支和分支送入 0.014in 导丝到达血管远端。

（2）预扩张主支和分支病变后撤出球囊和分支导丝，保留主支导丝。

（3）向主支送入支架，准确定位于分叉处（图 12 - 19A）。

（4）充分扩张主支支架后，经支架网眼送入分支导丝到达血管远端（图 12 - 19B）。

（5）经主支支架网眼扩张分支开口后，撤出扩张球囊（图 12 - 19C）。

（6）送入分支支架定位于分叉处，同时保证支架近端位于主支内 10mm 以上（图12 - 19D）。

（7）撤出主支导丝，充分扩张分支支架（图 12 - 19E）。

（8）通过位于主支内的分支支架网眼再次送入主支导丝并到达血管远端（图 12 - 19F）。

（9）撤出分支导丝，经主支导丝扩张分支支架近端，打通主支管腔（图 12 - 19G）。

（10）再次送入分支导丝并到达血管远端（图 12 - 19H）。

（11）经分支导丝送入球囊，充分扩张分支开口（图 12 - 19I）。

（12）经主支导丝送入高压球囊，定位于分叉处。

（13）同时扩张主支和分支球囊，对分叉处进行高压对吻扩张整形（图 12 - 19J）。

（14）先抽空分支球囊，再抽空主支球囊。

（15）先撤出分支球囊，再撤出主支球囊。

（16）造影评价即刻效果，必要时以 IVUS 或 OCT 评价分叉处支架置入质量（图 12 - 19K）。

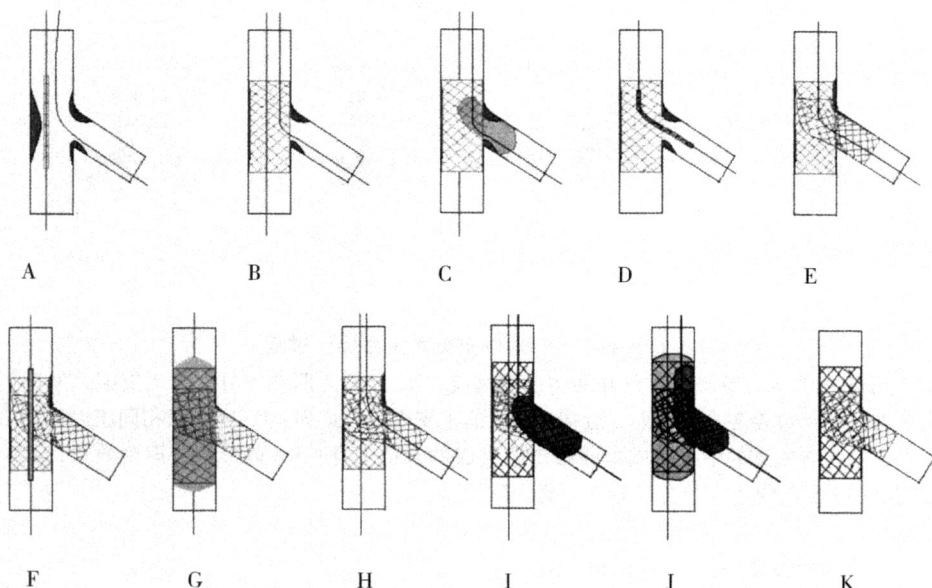

图 12-19 补救贯穿支架术主要操作过程

A. 向主支送入支架，准确定位于分叉处；B. 充分扩张主支支架后，经支架网眼送入分支导丝到达血管远端；C. 经主支支架网眼扩张分支开口后，撤出扩张球囊；D. 送入分支支架定位于分叉处，同时保证支架近端位于主支内 10mm 以上；E. 撤出主支导丝，充分扩张分支支架；F. 通过位于主支内的分支支架网眼再次送入主支导丝并到达血管远端；G. 撤出分支导丝，经主支导丝扩张分支支架近端，打通主支管腔；H. 再次送入分支导丝并到达血管远端；I. 经分支导丝送入球囊，充分扩张分支开口；J. 同时扩张主支和分支球囊，对分叉处进行高压对吻扩张整形；K. 造影评价即刻效果

五、对吻支架术

对吻支架术（kissing stenting）一般应用于主支和分支都比较粗大且两个分支直径接近相等的分叉病变，根据两个支架头端接触的程度，可以进一步分为 Y 形对吻支架术和 V 形对吻支架术。其具体操作步骤如下：

（一）Y 形对吻支架术（Y stenting）

（1）分别向两个大分支送入导丝并到达血管远端（图 12-20A）。

（2）对分叉病变进行预扩张后撤出球囊，保留导丝。

（3）分别向两个大分支送入支架，使两个支架的远端覆盖各自的病变，近端在粗大的主支内平行排列（图 12-20B）。

（4）同时以相同压力扩张两个支架，在主支的中央形成由两层支架组成的金属中脊（图 12-20C）。

（5）同时抽空两个支架球囊并撤出分叉处。

（6）造影评价即刻效果，必要时以 IVUS 或 OCT 评价分叉处支架置入质量（图12-20D）。

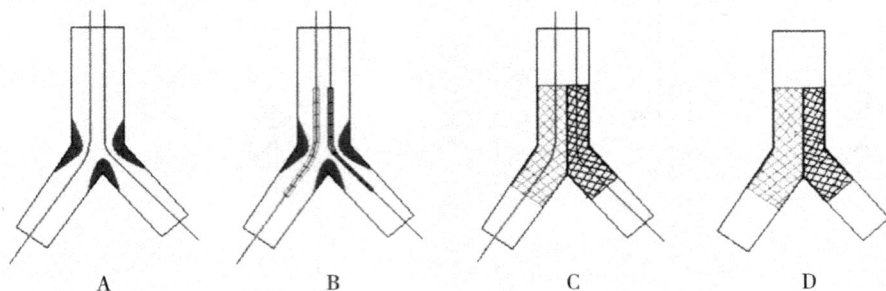

图 12 - 20 Y 形对吻支架术主要操作过程

A. 分别向两个大分支送入导丝并到达血管远端；B. 分别向两个大分支送入支架，使两个支架的远端覆盖各自的病变，近端在粗大的主支内平行排列；C. 同时以相同压力扩张两个支架，在主支的中央形成由两层支架组成的金属中脊；D. 造影评价即刻效果，必要时以 IVUS 或 OCT 评价分叉处支架置入质量

（二） V 形对吻支架术（V stenting）

（1）分别向两个大分支送入导丝并到达血管远端（图 12 - 21A）。

（2）对分叉病变进行预扩张后撤出球囊，保留导丝。

（3）分别向两个大分支送入支架，使两个支架的远端覆盖各自的病变，近端位于各自的分叉开口处；同时以相同压力扩张两个支架（图 12 - 21B）。

（4）同时抽空两个支架球囊并撤出分叉处。

（5）造影评价即刻效果，必要时以 IVUS 或 OCT 评价分叉处支架置入质量（图12 - 21C）。

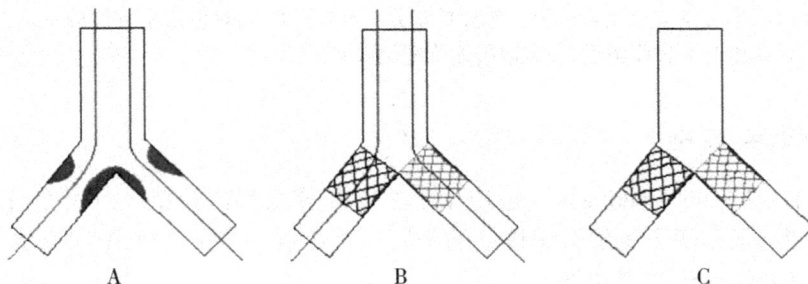

图 12 - 21 V 形对吻支架术主要操作过程

A. 分别向两个大分支送入导丝并到达血管远端；B. 分别向两个大分支送入支架，使两个支架的远端覆盖各自的病变，近端位于各自的分叉开口处；同时以相同压力扩张两个支架；C. 造影评价即刻效果

（李冬玉）

第五节　慢性完全闭塞病变的支架置入术

冠状动脉慢性完全闭塞（chronic total occlusions，CTO）病变约占全部冠状动脉造影的1/3，但接受经皮冠状动脉介入治疗（percutaneous coronary intervention，PCI）者少于8%，约占全部PCI病例的10%～20%。CTO病变接受PCI比例偏低的主要原因是技术上存在难点，文献报道即刻成功率多在50%～80%，平均仅约65%，远低于其他病变PCI，且其术后再闭塞和再狭窄发生率高。CTO病变PCI成功后可缓解心绞痛症状、改善左室功能、提高远期生存率，但PCI失败或术后发生再闭塞者长期预后较差。虽然近年来随着CTO专用器械的研发、推广及术者经验水平的提高使CTO病变PCI的总体成功率有所提高，但CTO仍被认为是目前PCI领域最大的障碍和挑战。

一、定义

CTO的定义主要包括闭塞时间和闭塞程度两个要素。闭塞时间可由冠状动脉造影证实，如缺乏既往造影资料则常根据可能造成闭塞的临床事件推断，如急性心肌梗死、突发或加重的心绞痛症状且心电图改变与闭塞部位一致等，但部分患者闭塞时间的判断并不十分肯定。以往文献关于CTO闭塞时间的定义差异较大，范围从>2周到<3个月不等，由于闭塞时间<3个月的病变PCI成功率较高，因此CTO闭塞时间的定义不统一可影响临床研究结果。2005年在美国《循环》杂志发表的"CTO经皮介入治疗共识"建议闭塞时间>3个月方可称为"慢性"，以此作为目前临床诊断的统一标准，有利于对CTO临床研究结果进行对比。根据冠状动脉造影结果将CTO闭塞程度分为前向血流TIMI 0级的绝对性CTO（真性完全闭塞）和TIMI血流1级的功能性CTO，后者尽管有微量造影剂的前向性充盈，但闭塞管腔的微量灌注血流实际上缺乏供血功能。

二、CTO病变PCI的依据

绝大多数CTO病变都存在同向或逆向的侧支循环，使闭塞段远端保持一定的血供，但是，即使侧支循环建立充分也仅相当于功能上90%狭窄的血管，这些侧支循环维持心肌存活，但在心肌需氧增加时仍产生临床症状，如心绞痛等。因此，开通CTO病变有助于改善远端心肌供血，缓解心肌缺血症状。

此外，有临床研究表明，CTO病变行成功血运重建并保持长期开通可显著提高左室功能、降低远期死亡率并减少外科搭桥（coronary artery bypass graft，CABG）的需要。美国中部心脏研究所对连续2007例CTO病例PCI结果进行分析，发现PCI成功者住院期间主要不良心脏事件（major adverse cardiac events，MACE）发生率低于PCI失败者（3.2%比5.4%，$P=0.02$），且其10年存活率远高于PCI失败者（73.5%比65.0%，$P=0.001$）。英国哥伦比亚心脏注册研究中，共对1458例CTO病变患者行PCI，随访7年PCI成功者死亡风险较失败者降低56%。前瞻性的TOAST-GISE研究对369例患者的390处CTO靶病变行PCI，1年随访结果表明，PCI成功者心性死亡和心肌梗死发生率（1.1%比7.2%，$P=0.005$）和CABG的比例（2.5%比15.7%，$P<0.0001$）均显著低于PCI失败者。荷兰胸科医院报道对

10 年间 874 例 CTO - PCI 病例进行随访，结果表明，PCI 成功者 5 年存活率（93.5% 比 88.0%，P = 0.02）及无 MACE 存活率（63.7% 比 41.7%，P < 0.0001）均显著高于未成功者。因此，对 CTO 病变行 PCI 可使患者长期获益，具有较大的临床意义。

三、患者选择与治疗策略

并非所有的 CTO 病例都适合 PCI 治疗。由于 CTO 病变实施 PCI 技术难度较大，成功率较低，应结合患者临床及造影特点，如年龄、症状严重程度、合并疾病（糖尿病、肾功能不全等）、全身重要脏器功能状况、造影所见病变复杂程度、左室射血分数、是否存在瓣膜性心脏病等因素，充分权衡获益/风险比，选择合适的病例进行 PCI。

CTO 病变实施 PCI 的主要指征如下：①有心绞痛症状或无创性检查存在大面积心肌缺血的证据，CTO 远端侧支血管直径 ≥2.5mm，长度 ≥30 ~ 40mm；②CTO 病变侧支循环较好；③闭塞血管供血区存在存活心肌；④术者根据经验、临床及影像特点判断成功可能性较大（60% 以上）且预计严重并发症发生率较低。

对单支血管 CTO，如存在心绞痛且影像学提示成功概率较高者可优先考虑行 PCI，如临床存在活动受限，即使影像学提示成功概率不高也可尝试行 PCI。如患者为多支病变且伴有一支或多支血管 CTO，尤其存在左主干、前降支 CTO 病变、复杂三支病变伴肾功能不全或糖尿病、多支血管 CTO 等预计成功率不高者，应慎重考虑 PCI 或 CABG 何者更为合适。原则上应先对引起心绞痛或局部心肌运动障碍的罪犯 CTO 病变血管行 PCI，如手术时间过长，患者不能耐受，可仅对罪犯血管或主要供血血管行部分血运重建 PCI，其后对其他病变血管行择期 PCI 达到完全血运重建；经较长时间 PCI 手术仍未成功或预计成功率不高时可转行 CABG。

四、PCI 成功率及其影响因素

受术者经验、器械选择、操作技术、CTO 定义不同及病例选择等因素影响，文献报道 CTO 病变 PCI 的成功率差异较大，在 55% ~ 90%，平均约 65%。近 5 年来，随着术者经验、技术水平的不断提高以及新器械的研发，CTO 病变 PCI 成功率有增高趋势，尤其一些经验丰富的术者个人成功率可达到 80% ~ 90% 甚至更高，但总体水平仍远低于非闭塞病变 PCI。在所有的失败病例中，导丝不能通过 CTO 病变是最主要的原因，约占 80% ~ 89%，其次为球囊不能通过病变，约占 9% ~ 15%，球囊不能扩张病变占失败总例数的 2% ~ 5%。

CTO 病变特征与 PCI 成功率密切相关，以往文献报道下列因素是导致 PCI 失败的预测因素：①闭塞时间长，尤其 >1 年者；②闭塞段长度 >15mm；③残端呈截然闭塞状；④闭塞段起始处存在分支血管；⑤闭塞段或其近端血管严重迂曲；⑥严重钙化病变；⑦血管开口处病变；⑧远端血管无显影；⑨近端血管严重狭窄；⑩存在桥侧支（图 12 - 22）。有学者根据临床经验总结的 CTO 病变特征难度分型详见表 12 - 1，可用以预测 CTO 病变 PCI 成功率。

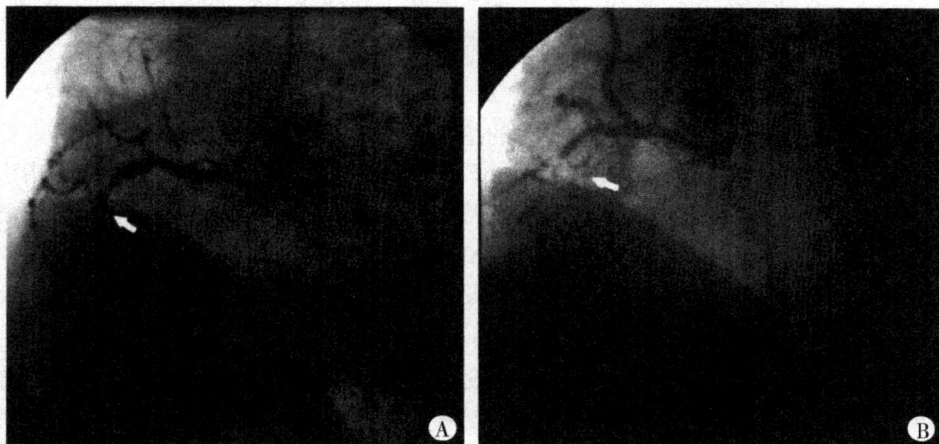

图 12-22　复杂 CTO 病变

A. RCA 中段 CTO，残端呈截然闭塞，附近有分支血管开口，近端血管多处严重狭窄；
B. RCA 中段 CTO，伴大量桥侧支

表 12-1　CTO 病变特征难度分型

	简单	中等	复杂
闭塞时间	3~12 个月	1~3 年	≥3 年
运端 TIMI 血流	1 级	0~1 级	0 级
闭塞端形态	长鼠尾状	短鼠尾状	齐头
闭塞段长度	≤15mm	15~30mm	>30mm
桥侧支	无	无或微量	少量到大量
近端迂曲或钙化	无	轻度	中到重度
首次 PCI	成功	首次失败无假腔	失败并出现假腔
病变处分支	无	不需要保护或易保护分支	多个需保护或不易保护分支
病变部分	近段	近中段	口部或远段
病变血管	前降支	小夹角旋支	大夹角旋支或右冠
再狭窄病变	否	是，次全闭塞	是，完全闭塞
冠状动脉开口	正常	轻度畸形或狭窄	严重畸形或狭窄
外周血管	基本正常	轻度狭窄迂曲	严重狭窄迂曲
有无同侧、对侧侧支	完好	少量	无或极少量
CTO 近端血管	基本正常	轻度狭窄	多处严重弥漫性狭窄
其他狭窄或闭塞冠状动脉	无	其他冠状动脉有狭窄	其他冠状动脉有闭塞病变
病变段钙化	无	轻至中度	重度

五、通过闭塞段的技巧

CTO 病变 PCI 失败最主要的原因是导丝或球囊不能通过闭塞段，约占全部失败病例的

90％以上。除术者的手法和经验外，适当选择器械、合理应用特殊技术有助于提高导丝/球囊通过闭塞段的成功率。

（一）器械选择

1. 指引导管　原则上应选择强支撑力的指引导管，如 XB、EBU、Amplaz 等，必要时选用双层套接指引导管（如 5F 指引导管套在 6F 或 7F 指引导管腔内的"子母型"指引导管）。左前降支（left anterior descending，LAD）病变首选 Voda、左 XB、EBU，支持力不够时可选左 Amplatz；左回旋支病变首选左 Amplatz、XB、EBU，主动脉根部扩张或 JL4.0 顶端指向 LAD 则选 JL5.0、EBU；右冠状动脉（right coronary artery，RCA）病变首选右 XB、EBU 或左、右 Amplatz。对较简单的 CTO 病变，指引导管的外径以 6F 或 7F 为宜，可防止导丝远端受阻时在较大指引导管腔内拱起，而且远端较细的指引导管有利于在必要时深插入冠状动脉内以便增加主动支持力。对病变复杂、需要较强支撑或需要在同一指引导管内插入双套球囊或支架导管时，应选用 7F 或 8F 外径指引导管。

2. 指引导丝　指引导丝（简称导丝）的选择是影响 CTO 病变 PCI 成败的关键。理想的 CTO 介入治疗导丝应具有一定硬度，在阻塞段中可被灵活旋转，不易进入内膜下，易穿过 CTO 病变两端的纤维帽，但目前尚无任何一种用于 CTO 完美无缺的导丝。影响导丝性能的主要特征包括硬度、头端形状、涂层性质等（详见表 12-2），不同材质和结构的导丝在 PCI 术中表现出的扭矩反应、触觉感受、推进力、支持力、可操控性、尖端塑形和记忆能力也大相径庭。

硬度越大的导丝越容易穿透坚硬病变，但并非所有病变都需选用硬导丝，有些简单 CTO 甚至采用较软导丝即可开通。初学者通常首选中等硬度导丝，失败后可渐次提高导丝硬度，技术熟练者可首选较硬导丝或在中等硬度导丝失败后直接选用硬或超硬导丝，以节省手术时间和减少器材消耗。

表 12-2　CTO 病变 PCI 常用指引导丝的特征

制造商	导丝商品名	头端特征			
		形状	直径（in）	涂层	硬度（g）
Guidant	Cross IT 100～400	锥形	0.010	非亲水	2～6
	Whisper	平头	0.014	亲水	1
	Pilot 50～200	平头	0.014	亲水	2～6
BSC	Choice PT	平头	0.014	亲水	2
	PT Graphix Int/PT2 MS	平头	0.014	亲水	3～4
Cordis	Shinobi/Shinobi Plus	平头	0.014	亲水	2, 4
Terumo	Crosswire NT	平头	0.014	亲水	2
Asahi	Miracle 3～12	平头	0.014	非亲水	3～12
	Conquest/Conquest Pro	锥形	0.009	非亲水＊	9, 12

注：＊Conquest Pro 头端 1mm 为非亲水涂层，其余部分为亲水涂层。

亲水涂层导丝的优点在于推进时阻力小、容易循新生毛细血管或微孔道到达远端真腔，尤其适合于摩擦力较大的病变；其缺点是操纵性差，导丝常沿阻力最低的路径前进，易进入 CTO 近端分支或主支血管内膜下，触觉感知亦较差，即使进入假腔仍能前进较长距离而无明显的阻力感，易于造成更大的假腔，也容易穿入细小分支或滋养血管而造成穿孔。亲水导丝常适用于闭塞段近段无分支开口、病变长度＜20mm、闭塞残端呈鼠尾状以及有微孔道的CTO病变。闭塞段或其近端血管有严重迂曲的病变可首选亲水导丝。硬的亲水导丝较其他导丝更容易进入内膜下或造成穿孔，不推荐初学者使用。

非亲水涂层导丝的优点是触觉感知较好，有利于术者以微细动作精确操纵导丝穿过纤维钙化或存在桥侧支的病变。但其寻径能力不如亲水导丝，需要术者有较强的操控能力。目前常见的非亲水导丝均为头端缠绕型导丝，如 Cross IT 系列、Miracle 系列、Conquest 系列等，均适用于血管残端呈齐头或仅存在较小的鼠尾形态、长度＞20mm 且较硬的病变。在具体临床选用时几种非亲水涂层导丝之间有一定差别，有学者根据临床经验和操作体会总结于表12－3。

CTO 病变 PCI 常需根据不同的病变特征，手术步骤选用不同的导丝，因此 PCI 过程中可能需要更换几种导丝。大部分病例可首选 Cross IT 100～200、Miracle 3～4.5g、Pilot 50 和Whisper。如 CTO 血管扭曲或钙化则宜选用 PT2 MS、PT Graphix Intermediate、Pilot50、Whisper 或 Crosswire NT 等亲水导丝。普通导丝通过失败后换用更硬的非亲水导丝（如 Cross IT 300～400）或亲水导丝（如 Shinobi 或 Shinobi Plus，Pilot 150～200），仍有 30%～60% 通过的概率。硬度更高的非亲水导丝除可选用 Cross IT 300～400 之外，还可选用近年日本 Asahi公司生产的 CTO 专用导丝 Conquest 9g、Conquest pro 9g、Conquestpro 12g 以及 Miracle 6～12g等。

表 12－3　缠绕型指引导丝的病变适应证

	Cross IT	Miracle	Conquest
TIMI 血流	0～1 级	1～2 级	0～1 级
病变近端及走行	轻中度弯曲	中重度弯曲	较直
闭塞段长度	中～长段（＞30mm）	长段（＞30mm）	短～中等，短更佳
残端形态	齐头或小鼠尾	小鼠尾	齐头
纤维帽硬度	有一定硬度	较硬	坚硬
钙化、纤维化	轻度	轻中度	中重度
需要穿透支架网眼	可行	不易	较佳
存在桥侧支	可试用	可试用	适合
球囊通过能力	可	最好	较好

3. 球囊　球囊的作用在于帮助导丝通过 CTO 病变（借助球囊快速交换导丝，改变导丝尖端形状、提高导丝硬度及在病变段内的操作能力，便于其跨越病变，并证实导丝在真腔）和扩张病变。常选单标记、整体交换、直径 1.25～1.5mm、外形小的球囊，如 Maverick，Sprinter、Rujin 等。熟练术者对预计成功率较高的病变可直接选用 1.5～2.5mm 小直径快速交换球囊，如 Maverick、Sprinter、Rujin、Voyager 等。

4. 其他新型器械　近年日本及欧美研发了许多新型器械以提高开通 CTO 的成功率，如Safe Cross 光学相干反射系统（Intraluminal Therapeutics）、Frontrunner 导管系统（Lumend）、CROSSER 导管系统（Flowcardia）、Venture 导丝控制导管（St Jude）、Tornus 螺旋穿透导管（Terumo）等，对常规方法不能开通的 CTO，使用上述器械后额外有 50%～85% 的机会通过闭塞段。但是上述器械的价格均较昂贵、临床应用经验不多，尚未在临床广泛推广，其有效性、安全性及效价比还有待进一步观察。

（二）操作技巧

1. 穿刺方法　要求动脉穿刺安全顺利。如病变复杂、手术过程又不需要置入大直径的器械时，通常用6F指引导管。需要双侧冠状动脉造影时同侧或对侧股动脉或桡动脉可插入4～5F动脉鞘。对髂动脉高度迂曲者可插入长鞘。

2. 术前造影　选择合适的体位充分暴露病变对开通CTO病变非常重要。下述影像信息对评价CTO病变成功率十分必要：CTO是否位于血管口部或远端；与最近的分支血管的关系；是否存在钙化；阻塞类型（鼠尾状或刀切状）；闭塞长度；CTO病变近端是否存在高度迂曲；是否存在桥侧支等。血管造影机的"放大"功能（Zoom）对分析信息有助。某些CTO病变行同步双侧冠状动脉造影是评价病变长度的最好方法。

3. 导丝尖端塑形的方法　可根据病变形态将导丝尖端塑成不同的弯度：①渐细和同心状的断端，做成约30°角小J形弯曲以利于导丝通过CTO病变，J形头部分的长度接近参考血管直径。②渐细和偏心的断端，增大J形角度（约50°）及长度（较参考血管直径长约1/3），有利于通过CTO病变。③刀切状（齐头）的断端，需要30°小角度和较长的J形（较参考血管直径长约1/4～1/3）。

4. 导丝通过CTO病变的方法　逐渐递增导丝硬度。可将快速交换球囊、微导管或OTW球囊其中之一送至CTO闭塞段的近端处，以增加导丝支撑力，利于其通过病变近端纤维帽，但应注意除非已确认导丝走行在真腔内，不要轻易将球囊或微导管送至闭塞段内。球囊辅助下应用硬导丝的技术可增高导丝穿透血管壁的危险，需要术者有丰富经验及很强的控制远端导丝的技术。导丝在CTO中段行进时可顺时针和反时针≤90°旋转，同时缓慢推送导丝。如果CTO病变长、弯曲、超过3个月、含有钙化的混合性斑块，并有明显的负性血管重塑，则导丝通过的难度较大。触到动脉壁时可能阻力感减小，此时应将导丝退回至CTO近端换成另外的通路推进，或换为另一条导丝重新送入。在保证导丝在真腔内行进的前提下，可小心加用球囊辅助以利于通过病变。如无近端纤维帽或闭塞时间较久的CTO，则可能存在远端纤维帽。此时导丝的选择同近端存在纤维帽的CTO，有时需要更换导丝。如通过困难，可≤180°旋转导丝，并最好做一次穿刺动作以设法使导丝通过远端纤维帽。

5. 检测远侧导丝位置的方法　导丝穿过CTO病变全段之后，应当被较易推进且进入远端真腔血管内。需用至少2个不同体位投照检测导丝位置并确定导丝不在分支。如不能确定导丝是否在真腔，或球囊不能通过病变而必须用旋磨术，或应用加强型硬导丝（尤其是应用球囊支持）时，则必须应用对侧造影或OTW球囊行中心腔造影来检测远端导丝的位置，以确保导丝在真腔内。其他判断导丝位于真腔的方法还包括多体位投照；导丝穿过闭塞段时的突破感；导丝推送顺畅、转向灵活且回撤后仍能按原路径前进（进入心包腔则走行无定路）；导丝尖端塑形存在（不变直）且可进入相应分支；球囊易通过病变等。

6. 球囊通过与扩张　如果指引导管的支撑力良好，球囊的通过与扩张均比较容易。先选择尖端超细的1.25～2.5mm直径球囊，球囊可被扩张至"命名压"或以上。如CTO长度超过20mm，则最好应用长球囊。扩张之后原先消失的远端血流可被显示，但常较细小，系因缺乏长期灌流所致的负性血管重塑，需要冠状动脉内注射较大剂量的硝酸酯类以恢复远端血流。有时需要再次球囊扩张以使新开通后的血管变粗。如球囊通过失败，可试用以下方法：①改善指引导管的支撑力。交换器械时可将第二条 0.035in 或 0.014in 导丝置于指引导管内主动脉的部位，以加强指引导管支撑力。②检测导丝远端位置后应用旋磨术，需要送入较硬旋磨专用导丝，1.25~1.5mm 直径的磨头足以扩大血管腔并改善斑块的顺应性。③采用 Tornus 导管辅助球囊通过。④多导丝挤压斑块使导丝周围腔隙变大。如球囊通过病变后扩张失败，可尝试用双导丝球囊、切割球囊、乳突球囊或耐高压（30atm）非顺应性球囊扩张，或采用旋磨术。

7. 高级技巧　在常规方法失败后可尝试采用下列技巧，有助于提高 PCI 成功率，但部分技术较常规方法的风险更大，仅适用于操作熟练和经验丰富的术者。

（1）平行导丝（parallel wire）或导丝互参照（seesaw wire）技术："平行导丝技术"是指当导丝进入假腔后，保留导丝于假腔中作为路标，另行插入导丝，以假腔中的导丝为标志，尝试从其他方向进入真腔，避免再次进入假腔。"导丝互参照技术"与"平行导丝技术"原理相近，以第 1 根进入假腔的导丝作为路标，调整第 2 根导丝方向；如第 2 根导丝亦进入假腔，则以其为参照，退回第 1 根导丝重新调整其尖端方向后再旋转推进，如此反复，两根导丝互为参照，直至进入真腔，必要时可用 3 条导丝互为参照。

（2）双导丝轨道（buddy wire 或 track wire）技术：PCI 过程中向 CTO 病变远端插入两根导丝，为球囊或支架顺利通过病变提供轨道；或向另一非 CTO 血管插入另一根导丝，与单导丝相比，双导丝能提供更强的支撑力，使指引导管更为稳定。向同一病变血管内插入双导丝可使迂曲或成角的血管变得略直，因而促进支架通过钙化成角病变或近端的支架，在球囊扩张时还可防止球囊滑动以减少损伤。因此"Buddy 导丝技术"适用于成角或迂曲病变、近端已经放置支架的病变、纤维化钙化病变以及支架内再狭窄病变。

（3）多导丝斑块挤压（multi-wire plaque crushing）技术：用于导丝成功通过闭塞段而球囊通过失败时。保留原导丝在真腔内，沿原导丝再插入 1~2 根导丝进入真腔使斑块受到挤压，然后撤出其中 1~2 根导丝，使 CTO 病变处缝隙变大，有利于球囊通过病变（图 12-23）。多导丝斑块挤压技术的特点是较为安全、效果好，且受血管本身条件限制少，对设备要求不高。对于多数 CTO 病变，在开通时使用的导丝常≥2 根，因此使用此方法通常不会明显增加患者的经济负担，是一项安全且效价比高的新技术。

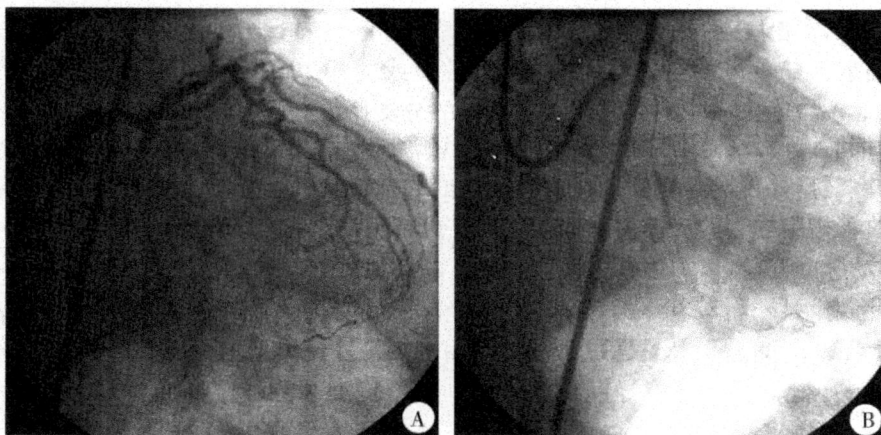

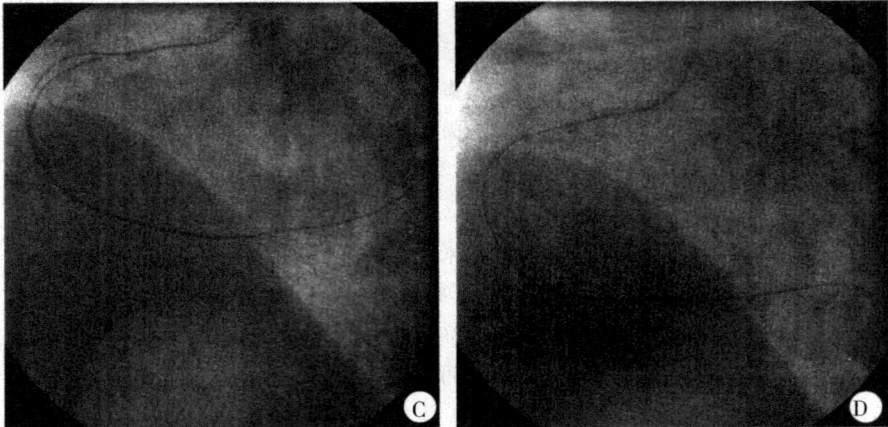

图 12 - 23　多导丝斑块挤压技术

球囊不能通过病变，分别通过双导丝（A）和三导丝（C）挤压斑块，其后撤出其他导丝，
仅保留 1 根导丝在真腔内，使球囊顺利通过。B 和 D 为球囊通过靶血管闭塞段后的影像

（4）逆向导丝（retrograde wire）技术：适用于正向导丝通过病变困难且逆向侧支良好的病例。在微导管或球囊支持下由对侧冠状动脉插入导丝（多为亲水滑导丝），经逆向侧支循环到达闭塞段远端。此时可将逆向导丝作为路标，操控正向导丝调整其方向从病变近端进入远端真腔，亦可采用逆向导丝穿过病变远端纤维帽到达病变近端，与正向导丝交会（图 12 - 24）。特定条件下应用"逆向导丝技术"可提高 CTO 介入治疗的成功率，如某些 CTO 斑块近端存在不利于 CTO 介入治疗成功的形态学特点，或近端纤维帽较硬使导丝难以通过，而远端斑块可能较松软，导丝易于通过。"逆向导丝技术"的另一优势是，即使逆向导丝进入假腔（内膜下），因正向血流方向与逆向导丝行进的方向相反，故病变开通后血管壁受正向血流压力的影响，假腔容易自然闭合。而正向导丝一旦造成假腔，因冠状动脉血流与导丝行进方向一致，可使假腔不断扩大而致血管真腔闭塞。虽然"逆向导丝技术"在特定条件下有较大的应用价值，但因其技术难度大，耗材多，且有损伤侧支血管的风险，因此不应作为 PCI 的常规技术，在实际应用中应当严格掌握适应证。

（5）锚定（anchoring）技术：指引导管移位或支撑力不足是球囊不能通过闭塞段的主要原因之一。"锚定技术"是指在靶病变近端的分支血管或另一支非靶血管中扩张球囊并轻轻回拖，以此固定指引导管并增强其同轴性和支撑力，有利于球囊或支架通过病变（图 12 - 25）。"锚定技术"适用于预计球囊或支架通过比较困难的病变，需采用外径 6F 以上的指引导管。潜在的风险包括导管损伤靶血管口部、锚定球囊损伤分支血管等，因此回拉球囊前应操纵指引导管使其同轴并处于安全位置，锚定球囊应尽量采用低压扩张。以上技术称为"分支锚定技术"。在 CTO 近端无分支的情况下，也可采用"主支锚定技术"，即在 CTO 病变近端扩张球囊的同时推进硬导丝，适用于病变坚硬而指引导管支撑力不够的近端 CTO 病变。

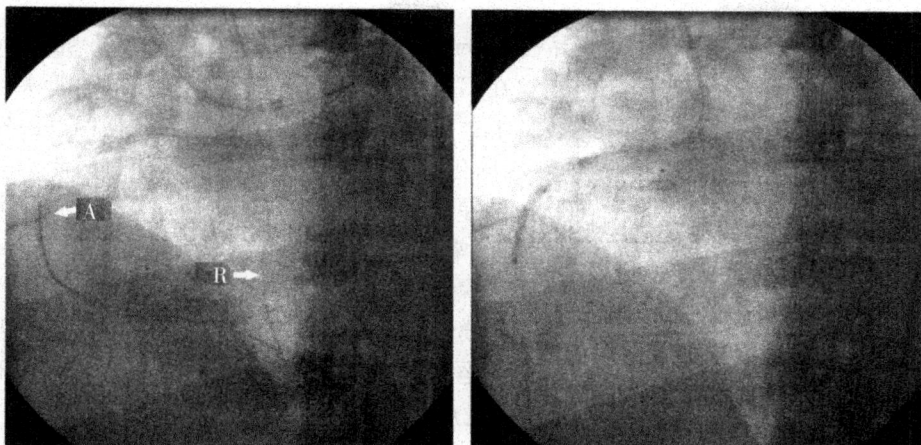

图 12 - 24　逆向导丝技术

左图为反向导丝（R）通过间隔支侧支循环从远端真腔逆向通过 RCA 闭塞段，与正向
导丝（A）交会。右图为球囊沿正向导丝通过闭塞段并扩张

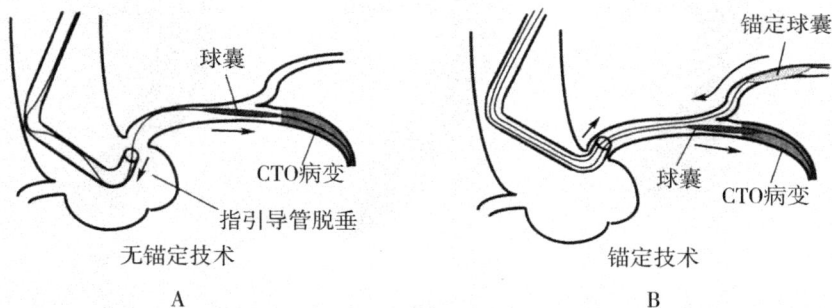

图 12 - 25　锚定技术示意图

A. 无锚定技术，指引导管脱垂；B. 锚定技术，指引导管支撑力加强（摘自 Fu-
jita S，et al Catheter Cardiovase Interv，2003；59：482 ~ 488）

（6）内膜下寻径及重入真腔（subintimal tracking and reentry，STAR）技术：在球囊支持
下操纵导丝（通常为亲水滑导丝）进入内膜下造成钝性撕裂，导丝在内膜下行进直至进入
远端真腔，然后在内膜下空间行球囊扩张并置入支架。"STAR 技术"的优点是在常规技术
失败后较快地经内膜下进入远端真腔，可提高成功率，但缺点是容易损伤远端分支、穿孔风
险较大、再狭窄发生率高等。"STAR 技术"适用于主要分支远离 CTO 的病变（如 RCA 病
变），不适合用于分支较多的 LAD 病变，置入支架应尽量采用药物洗脱支架（drug eluting-
stent，DES）。"STAR 技术"仅作为常规方法失败后的补救措施，初学者慎用。

（7）血管内超声指导导丝（intravascular ultrasound guiding wire）技术：在有分支的情况
下，可用血管内超声（intravascular ultrasound. IVUS）确定 CTO 病变的穿刺入口。PCI 术中
一旦导丝进入内膜下假腔且尝试进入真腔失败时，可采用 IVUS 定位指导导丝重新进入真
腔，但此时需先用 1.5mm 小球囊扩张假腔，IVUS 导管才能进入内膜下。此方法可导致较长
的夹层，可损伤大分支，并有引起穿孔的风险，仅作为常规方法失败后的应急手段，初学者

慎用。

（8）控制性正向和逆向内膜下寻径（controlled antegrade and retrograde subintimaltracking，CART）技术：采用正向和逆向导丝在 CTO 病变局部造成一个局限的血管夹层，便于正向导丝进入远端真腔。具体操作过程如下：首先，将正向导丝从近端血管真腔进入 CTO，然后使其进入内膜下，有经验的 CTO 介入医生可以从导丝头端或导丝前进时阻力减小判断导丝进入内膜下。然后从对侧冠状动脉在微导管或球囊支持下逆向插入导丝，经间隔支的侧支循环送至 CTO 病变远端。将逆向导丝从远端真腔插入 CTO，然后进入内膜下，随后用直径 1.25~1.3mm 的小球囊以 2~3atm 扩张间隔支，其后沿逆向导丝进入内膜下并扩张球囊。扩张后将球囊撤压并留置于内膜下以维持内膜下通道开放（图 12-26）。通过上述步骤，正向和逆向的内膜下空间很容易贯通，正向导丝得以循此通道进入远端真腔。"CART 技术"操作方法较复杂，与"STAR 技术"相比其优点在于可使内膜下撕裂仅限于闭塞段内，避免了损伤远端大分支的风险。与 STAR 及 IVUS 指导导丝技术一样，此技术也需在闭塞远端的血管内膜下扩张球囊，有造成穿孔的危险，不宜作为常规手段，仅用于常规技术开通比较困难和解剖特点比较适合的病变。

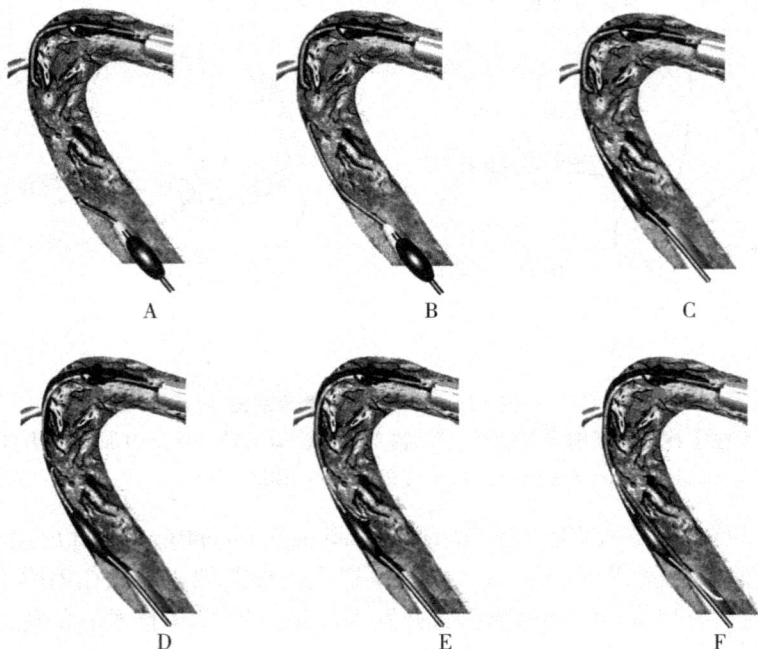

图 12-26　CART 技术示意图

（摘自 Surmely JF，et al. J Invasive Cardiol，2006；18：334~338）

六、支架置入术

1996 年发表的慢性冠状动脉闭塞支架术研究（SICCO）随机对比了单纯球囊扩张术和冠状动脉内裸金属支架（bare metal stent，BMS）植入术治疗 CTO 病变的疗效。结果发现，BMS 组患者心绞痛缓解率高于球囊扩张组（57% 比 24%，P<0.001），接受 BMS 治疗者 6 个月造影随访再狭窄（32% 比 74%，P<0.001）和再闭塞（12% 比 26%，P=0.058））发

生率以及 300 天靶病变血运重建（TLR）发生率（22% 比 42%，P = 0.025）均低于接受单纯球囊扩张者。GISSOC 研究对 110 例成功行 CTO‑PCI 的患者进行了长达 6 年的随访，结果表明，接受 BMS 治疗者无 MACE 存活率与接受单纯球囊扩张者相比有降低趋势（76.1% 比 60.6%，P = 0.0555），而无 TLR 存活率则显著低于后者（85.1% 比 65.5%，P = 0.0165）。美国 Mayo 心脏中心 25 年 CTO‑PCI 经验表明，支架时代治疗 CTO 病变的成功率与支架前时代相比并无显著提高，但住院期 MACE 及 1 年随访的靶病变血运重建率降低约 50%。因此，为防止再闭塞和减少再狭窄发生，CTO 病变成功开通后均应置入支架。

尽管冠状动脉内支架的广泛应用显著降低了 CTO 介入治疗术后发生急性再闭塞的风险，但长期再狭窄率仍高达 30%~40%。近年 DES 在临床得到广泛应用，且已被证实能够降低"真实世界"PCI 后的再狭窄率。新近发表的数项临床研究表明，与 BMS 相比，DES 能够显著降低 CTO 介入治疗后的长期再狭窄率和 MACE 发生率，初步证实了 DES 治疗 CTO 病变的长期疗效和安全性。SICTO 研究观察了雷帕霉素洗脱支架治疗 25 例 CTO 的长期疗效，12 个月再狭窄率和 MACE 发生率均为 4%，显著优于 BMS 时代的结果。Werner 等对比了紫杉醇洗脱支架与 BMS 治疗 CTO 的效果，接受紫杉醇洗脱支架治疗者 12 个月造影再狭窄率（8.3% 比 51.1%，P < 0.001）和 MACE 发生率（12.5% 比 47.9%，P < 0.001）均显著低于 BMS 治疗者。葛雷等报道雷帕霉素洗脱支架治疗 CTO 的长效疗效显著优于 BMS 历史对照，6 个月造影再狭窄率和 MACE 发生率分别为（9.2% 比 33.3%，P < 0.001）和（16.4% 比 35.1%，P < 0.001）。PRISON II 研究是迄今发表的唯一的 DES 治疗 CTO 病变的随机对照研究，研究共入选 200 例 CTO 患者，随机接受雷帕霉素洗脱支架或 BMS 治疗，DES 组 6 个月造影再狭窄率（11% 比 41%，P < 0.0001）和 MACE 发生率（4% 比 20%，P < 0.001）均显著低于 BMS 组。上述研究结果表明，DES 作为改善 CTO 病变 PCI 后再狭窄的一项有效手段，其前景已经初现曙光。但应该看到，上述研究多为注册研究或回顾性分析，不能完全排除因技术进步或支架平台改善造成的疗效差异，因此其临床证据等级不高，目前欧洲心脏协会 PCI 指南（2005）建议 DES 治疗 CTO 病变仅为 IIaC 类适应证。此外，对第一代 DES 的迟发不良事件如迟发血栓、再狭窄等问题目前仍存在争议，还需要大规模随机临床研究的长期随访结果来明确 DES 在 CTO 治疗中的地位。

CTO 病变的支架置入技巧与非闭塞病变相同，但考虑到 CTO 病变往往斑块负荷较重、常存在不同程度的钙化，因此应在充分预扩张及多次较大剂量硝酸酯类冠状动脉内注射使血管腔充分扩张之后置入支架。支架直径与参考血管直径的比例以 1∶1 为宜。支架与病变长度的比值目前无定论，但最好应用单个支架完全覆盖病变，已有报道证实置入单个长支架可产生理想的长期效果，多支架的支架间间隙或重叠可能降低 BMS 的临床效果。葛雷等报道的一组病例中，DES 与病变长度比值为 1.8，而作为对照的 BMS 组中支架与病变长度比值仅为 1.2，每病变支架数在 DES 组为 1.4 个，BMS 组则为 1.2 个，提示在 DES 时代有采用长支架或多个支架重叠充分覆盖病变的趋势，但 Moschi 等报道支架长度是 DES 治疗 CTO 病变术后再狭窄的独立危险预测因素，病理研究则表明重叠 DES 可导致局部血管内皮化进一步受损从而增加再狭窄和血栓风险，因此，即使应用了 DES，仍宜选用合适长度的支架，尽量避免多支架重叠置入。此外，DES 置入后应以较短的球囊在支架内实施后扩张以使支架充分贴壁，在支架重叠处尤应注意充分后扩张，但应避免后扩张球囊在支架范围之外扩张，以免损伤血管内皮导致再狭窄。

七、并发症

过去通常认为 CTO 病变 PCI 的风险较小，但事实上临床研究报道其住院期主要不良事件发生率在 4% 左右，与非完全闭塞病变 PCI 相近。

1. 死亡　发生率 <1%，可能的原因包括术中侧支循环中断、损伤近端血管或主要分支血管、血栓形成、心律失常、空气栓塞以及穿孔导致的心脏压塞和失血性休克等。

2. 心肌梗死　发生率约 2%，多为非 Q 波心肌梗死，常由开通的靶血管再次闭塞引起，早年多为血管塌陷引起的急性闭塞，支架时代则多为血栓性闭塞所致。由于 CTO 血管再闭塞后较少引起急性心肌缺血，因此后果多不严重。

3. 血管撕裂　多由导丝或球囊进入假腔导致，一旦证实导丝进入假腔，切忌旋转导丝或继续推送导丝以避免穿孔。闭塞段血管的撕裂后果多不严重，如无成功把握可停止手术，如闭塞段已开通则可置入支架。有时也可因导管操作不当或频繁操作导管引起近端血管开口处撕裂，如损伤左主干开口则应及时置入支架或行急诊 CABG。

4. 穿孔　是 CTO 病变 PCI 最常见的并发症之一，可由导丝或球囊走行至血管壁内、误扩张分支血管，以及损伤了连接滋养血管的新生孔道等多种机制而造成。通常冠状动脉造影即可做出诊断，但其后需要迅速用球囊扩张近端以限制血流流向穿孔处假腔，静脉注射鱼精蛋白中和肝素，使活化凝血时间（ACT）尽快降至 130 秒以下。根据穿孔的解剖部位考虑是否应置入带膜支架封阻破口，根据临床病情决定是否行心包穿刺放血术及自体血液回输等。心包穿刺放血后向心包腔内局部注射鱼精蛋白可能比全身应用鱼精蛋白更有效。绝大多数穿孔，如果仅是导丝穿孔而未行球囊扩张，或患者接受的肝素剂量适当，均可通过药物治疗治愈。少数情况下患者必须急送至手术室行心包切开引流术及 CABG。

5. 急诊 CABG　发生率 <1%，公认的指征是大的边支闭塞、重要血管近端损伤（如左主干）、血管壁穿孔和器械断裂、嵌顿等。器械不能通过闭塞病变或靶血管急性闭塞均不属于急诊 CABG 的指征。

6. 器械打结、嵌顿或断裂　PCI 过程中频率交换和重复使用器械、操作不当等可导致各种器械的打结、嵌顿或断裂。操作中应避免同一方向旋转导丝超过 180°，发生导丝打结或嵌顿后可小心逆方向旋转导丝，以减少扭转力。经微导管或整体交换（OTW）球囊选择性冠状动脉内注射硝酸酯或钙拮抗剂有时可帮助解除器械嵌顿。器械断裂后可通过扩张球囊将器械固定于指引导管内取出，或采用 Snare 装置抓取，如失败则转外科行 CABG 或外周血管手术，以便取出断裂在血管中的器械。

7. 其他　由于 CTO 病变 PCI 通常造影剂用量较大、X 线曝光时间长，因此可能导致造影剂肾病和放射性皮肤损害。应尽量选用非离子型等渗造影剂，轻度肾功能不全（内生肌酐清除率 30~50ml/min）者造影剂用量应控制在 150ml 以内，如 PCI 持续 2~3 小时仍无明显成功迹象者，可停止手术以免对患者造成损伤。对多支病变手术耗时较长者，可考虑分次行 PCI，以减少单次造影剂用量和曝光时间。

（李玉敏）

第六节 弥漫性长病变的现代处理策略

一、概述

一般认为，对冠状动脉弥漫性长病变介入治疗的成功率低，并发症率高，出现这种反向关系的原因主要是斑块总质量大以及球囊扩张对内膜的撕裂重。此外，经常与弥漫性长冠状动脉病变合并存在的糖尿病和慢性肾功能不全也会对介入治疗结果产生不利影响。

近年来，人们研究了很多设备和药物来克服冠状动脉病变介入治疗时的限制因素。例如，采用更好的指引导管和导丝提供更好的支撑效果，研制多种导丝协助通过严重弯曲的血管和坚硬的慢性闭塞性病变；对严重钙化性病变采用旋切技术消除或减小斑块质量；生产具有很好跟随性的各种支架，加强抗血小板治疗来防止术后血小板聚集和血栓形成。但是，在弥漫性长病变的介入治疗方面则进展较少。因此，随着人口老年化程度的加重和慢性病的增加，冠状动脉弥漫性长病变仍然是介入工作必须面临的重要挑战之一。

二、定义

对冠状动脉病变长度的测量一般采用从肩部到肩部的方法，即在最能反映病变长度的透视体位上（最小的透视缩短）测量从病变近端"肩部"到远端"肩部"的距离。如果此距离短于10mm，称为局限性病变；如果长度在10~20mm则称为管状病变；如果长度大于20mm则称为弥漫性病变。这种长度分类分别对应于ACC/AHA分类法的A、B、C三类。这三种长度的病变呈规律性的阶梯性递减，即局限性病变占95%，管状病变占85%~91%，弥漫性病变占78%~89%。

根据临床观察，目前弥漫性长病变介入治疗前并发症的发生率是局限性病变的2.6倍（弥漫性病变为8.5%，局限性病变为3.3%）。但是，不同术者报道的急性闭塞性发生率各有不同，出现这种差别的原因与技术上的区别外，还与对病变长度的测量有关。目前多数术者以指引导管的内径作为参考尺寸来测量病变的长度。例如，根据所用指引导管的型号不同，参考血管的内径可以是指引导管的0.8~2.0倍。当采用这种方法来测量长病变时，误差会很大。根据上述测量方法，当病变长度大于指引导管内径2倍时，发生急性闭塞的可能性要比短病变增加2倍。

采用"从肩到肩"的测量方法的另外的一个限制是难以准确确定病变"肩部"的起点。有人采用狭窄程度作为"肩部"的起点，他们发现以58%狭窄作为起点测量病变的长度时，对急性闭塞发生率的预测价值最大。

三、弥漫性长病变单纯球囊扩张术

在20世纪80年代，当采用标准的长度20mm的球囊扩张弥漫性长病变时，成功率很低（80%~90%），并发症率高（5%~20%）。有人发现，多次、反复和节段性扩张与并发症有关。于是开始采用特殊的长球囊技术来扩张弥漫性长病变。理论上，较长的球囊能更好的适合于血管的自然弯曲，对动脉壁产生更好的渐进性应力分布，从而使动脉壁逐渐伸展。但是，长球囊也有其缺点。首先，长球囊更容易破裂，尤其是当病变钙化较严重时，通常需要较高的扩张压力才能完全充盈球囊和扩张病变，这样，很容易在球囊两端相对正常的血管段造成血管破裂或夹层。其次，对于一条逐渐变细的 30 ~ 40mm 长的血管，如果采用一个较长的非逐渐变细的球囊扩张容易引起血管损伤，但如果采用一个逐渐变细的球囊或用两个不同直径球囊顺序扩张，则对血管的损伤较小。

四、弥漫性长病变介入治疗并发症

由于病变本身比较长，因此病变段常常发出分支，存在弯曲段，远端逐渐变细，病变远端常累及远端分支血管。例如，右冠的长病变常累及远端的右降支和左室后侧支。这些因素都明显增加弥漫性长病变介入治疗的并发症。根据 20 世纪 90 年代初期 ACC/AHA 公布的资料，A、B、C 三类病变进行单纯球囊扩张的成功率分别为 95%、89% 和 56%，并发症率分别为 1.2%、3.7% 和 13%。弥漫性长病变患者很多是老年人，伴有糖尿病，且合并陈旧心梗和左心功能不全，常常不适合于冠状动脉搭桥手术。如果弥漫性长病变多支多处病变，小血管病变和严重钙化病变同时出现，则远端血管更不适合于搭桥，即使搭桥后，其近远期效果也差。

五、再狭窄

造影测定的病变长度是再狭窄的重要预测因素之一，其他相关因素有病变部位，PCI 前后狭窄程度和血管直径。值得庆幸的是，长病变发生再狭窄时，再狭窄段一般比较短，比较容易再次扩张。

六、长病变的支架置入对策

虽然随机试验表明，支架能改善很多种冠状动脉病变的近远期预后，包括主动置入支架的病变、再狭窄病变、完全闭塞病变和大隐静脉桥病变。但支架术对长病变的影响目前尚不清楚。以前对长病变采用支架治疗不满意的原因主要有两个：一是支架内血栓发生率较高；二是序贯式置入多个支架的再狭窄率高达 70%。

但随着抗血小板药物的使用，支架设计、制作和置入技术的改进，冠状动脉内支架术的近远期效果得到了大幅度提高。

长期随访结果表明，置入支架长度 <20mm、20 ~ 35mm 和 >35mm 的患者的再狭窄率分别为 24%、35% 和 47%。

为了减少对弥漫性病变使用长支架时的再狭窄率，人们采取了很多办法。例如 Colombo 等提出采用点状支架术，即在血管内超声指引下，先根据病变处血管中膜到中膜的内径为参考选择 1 ∶ 1 的球囊对病变进行扩张，然后重复血管内超声检查，如果病变处达到管腔截面积（CSA）≥5.5mm^2 或大于病变处血管截面积的 50%，则不置入支架，如果没有达到上述标准，则置入支架。通过比较分析，发现采用这种方法置入支架的长度要比采用传统方法置入支架的长度明显缩短 ［（10.4 ± 13）mm 比（32.4 ± 13）mm，P < 0.005］，同时，远期的并发症和再狭窄率也明显降低。点状支架术的缺点是操作时间长，基本材料费用高，且对 20mm 以内的病变效果不如传统支架术。

有人比较对长病变系统置入支架和因并发症放支架的效果。发现对长病变采用 1 ∶ 1 球囊扩张发生影响血流的夹层并发症和残余狭窄大于 50% 的比例高达 30% 以上，而且系统支架组和补放支架组两者远期效果相同。因此，对长病变进行 PCI 时，如果效果不理想或残余狭窄明显，应补放长支架。

七、对弥漫性血管激光切割成形术

激光成形术曾被试用于处理弥漫性长病变，即刻效果和远期临床造影结果均比单纯球囊扩张优越。但是并发率和再狭窄率高。因此，目前临床上很少采用这种技术。

八、对弥漫性病变旋磨治疗

与短病变相比，采用旋磨治疗弥漫性长病变手术成功率低、围手术期并发率高，远期再狭窄率高。尤其是慢血流现象发生率高。此外，旋磨后置入支架，其远期再狭窄率仍然明显高于常规支架术，因此，目前临床已较少采用这种方法。

九、病例选择

对弥漫性长病变是选择 PCI 还是搭桥，可参考表 12 - 4。

表 12 - 4　弥漫性长病变治疗对策

PCI	CABG
临床有 Comorbid 情况	无 Comorbid 情况
高龄	低龄
左室功能差	左室功能好
无糖尿病	有糖尿病
单支病变	多支病变
参考血管直径 >2.75mm	参考血管直径 <2.75mm
远端造影剂排空差	造端造影剂排空好

十、操作技术

（1）所有病例术前口服阿司匹林 100mg（1 次/日）、噻氯匹定 250mg（2 次/日）或者氯吡格雷 75mg（1 次/日），并累计剂量达到 300mg。

（2）操作前全身肝素化（70～100U/kg，使 ACT >300 秒）。

（3）为了获得良好的指引导管支持，建议对弥漫性病变选用股动脉径路，常规选用 8F 指引导管。

（4）对于预计需要置入支架的病变，建议使用支撑力较好的指引导丝。

（5）最后根据定量冠状动脉造影结果选择预扩张球囊的大小和长度，球囊的长度最好长于病变长度，以免在球囊－病变结合部造成夹层。

（6）逐步缓慢对球囊加压，直到透视上球囊的腰凹消失，球囊充盈时间应足够长（如大于 3 分钟），以便充分扩张病变并良好贴靠可能的血管夹层。

（7）如果长球囊通过病变有困难，可先采用短的标准球囊对病变预扩张以建立通道。

（8）球囊扩张后，造影评价扩张结果。如果病变远端血流好（残余狭窄 <30%），可以

不必置入支架。如果一小段病变出现明显回缩或夹层，可采用点状支架术处理。

（9）如果出现长夹层，可置入长支架或重叠支架处理。

（10）如果是多个病变被相对正常的血管段分隔，建议采用非重叠的短球囊或标准球囊进行扩张，以免损伤正常血管段，然后，在扩张处置入短支架。

（11）对非常重要的病变部位（如前降支近端病变），建议在预扩张后常规置入支架。

（12）如果血管很细（如＜2.5mm）并伴有明显僵硬或钙化，建议最好选用旋磨术，目的是为预扩张球囊建立通道。但应采用较小的旋磨头，因为大旋磨头常引起无血流现象。

（13）在进行旋磨操作时，保护远端血流非常重要。当采用小旋磨头通过病变数次后，进行球囊预扩张。扩张压力以恰好充盈球囊为准。然后，仅在存在明显夹层或回缩的病变部位置入支架。

（14）操作结束6小时后拔除动脉鞘管，根据患者病情、支架置入效果决定术后是否持续静脉泵入 GPⅡb/Ⅲa 受体拮抗剂，或者是否皮下注射低分子肝素。

十一、展望

过去数十年间尽管采用了很多扩张器械来处理长弥漫病变，但仍然存在不少问题。与局限性病变相比，对长弥漫病变进行球囊扩张并以支架备用虽然存在急性闭塞和远期再狭窄率较高的危险，但仍然能取得相当比例的可以接受的成形效果。

就目前而言，处理长弥漫病变的各种复杂技术和旋磨和旋切等的效果仍然很有限。此外，采用冠状动脉支架处理非局限性病变的作用也存在争议。考虑到远期再狭窄的危险，目前不主张对长弥漫病变常规放置非药物支架。点状支架术可能有利于降低远期再狭窄。放射治疗术可能是防止长弥漫病变球囊扩张后较有前途的方法之一。目前正进行随机对照试验验证其效果。临床研究表明，药物涂层支架能明显降低局限性病变和主动支架术的远期再狭窄率。虽然关于涂有抗增生药物紫三醇或雷帕霉素的支架能否减少长弥漫病变的远期再狭窄尚存疑问，但这种新的技术可能仍将改变我们将来对长弥漫病变的处理策略。

（杨　华）

第七节　小血管病变的支架置入术

一、小血管病变的定义

小血管病变的概念源于 Benestent 等试验，这些试验中将经过确定的参照血管内径＜3mm 的病变规定为小血管病变，也有将参照血管内径＜2.7mm 的病变规定为小血管病变的。

冠状动脉造影证实需行 PCI 的冠状动脉病变中小血管病变约占30%～40%，尽管小血管支架置入术的成功率和手术并发症发生率与大血管支架置入术无差异显著，但远期再狭窄率明显高于后者。因此，如何提高冠状动脉小血管病变 PCI 的远期疗效是目前冠状动脉介入研究领域的热点之一，提高多支小血管病变 PCI 的远期疗效更是备受关注的挑战性课题。

二、小血管病变 PCI 操作要领

（1）因血管病变直径小容易嵌顿，应选择带侧孔的 6F 指引导管，并保持较好的同轴性和较强的支撑力。

（2）应选择头端较软的导丝，最好不用中等强度和更硬的导丝；导丝前端的 J 形弯头不宜太长，以利增强导丝的控制力。

（3）应选择小直径球囊以利于通过病变处；因小血管病变较硬，多需高压扩张；小血管病变近远端直径相差较大，有时需选用不同直径的球囊扩张，有时还需适当延长球囊的扩张时间。

（4）球囊扩张后理想结果应无血管内膜撕裂，残余狭窄 < 20%，远端血流好并无弹性回缩。根据 IVUS 测量的血管内径选择球囊和支架，QCA 球囊/支架/血管直径比为 1 : 1 : 1。

（5）小血管病变往往伴随长病变，应选择尽量短的支架，以能覆盖残余狭窄 > 30% 的血管段为标准。

（6）支架通过病变时用力应适中，避免长时间和过度用力操作；如果支架不宜通过病变时可采用 deep sitting 技术。

（7）支架扩张以前应多体位透视使支架准确定位。

（8）对支架扩张后远端变细的血管，用较大的短球囊扩张支架近端可取得最佳效果。

（9）小血管病变置入支架后扩张应充分，远端不能有残余狭窄和血管内膜撕裂。

（10）小血管病变置入支架后应强化抗血小板治疗。

随着 DES 的广泛临床使用，对于小血管支架的应用有了新的观点。C-SIRIUS 试验对比分析了 Cypher 支架与 BMS 治疗冠状动脉小血管病变 9 个月的随访结果，发现无论是再狭窄率、靶血管重建率还是 MACE 发生率（4.0% 对 18.3%，$P < 0.05$），Cypher 支架组都明显低于 BMS 组。东方人种的冠状动脉直径较西方人种略小。冠状动脉小血管病变也可从置入 DES 的 PCI 治疗受益，其机制是 DES 可对抗术后早期血管壁弹性回缩和远期负性重构，并能显著降低术后平滑肌细胞和新生内膜过度增生而导致的再狭窄。

Eeckhout 等报道，直径小于 3.0mm 的冠状动脉病变置入支架后亚急性血栓发生率较高，亦有置入 DES 后数月甚至数年发生血栓的报道。因此，需要重视 DES 置入后的强化抗血小板治疗。

对于多支冠状动脉病变的 PCI 治疗，目前欧洲心脏学会 PCI 指南将此类指征列为 IIb。有些研究者不主张对直径 < 3mm 的冠状动脉小血管置入长支架或多个支架重叠置入。在实际临床工作中，Cypher 支架和 TAXUS 支架治疗小血管病变安全可行且疗效显著，对多支冠状动脉小血管病变也可得到较为理想的疗效。

三、小血管病变 PCI 总结

（1）小血管病变药物洗脱支架置入后近期疗效与大血管相同，支架内血栓发生率并不比大血管内高，而再狭窄率则较大血管高（32% 比 20%），GPIIb/IIIa 受体拮抗剂等的合理应用会使小血管病变 PCI 更安全。

（2）对无再狭窄高危因素者支架可改善长期预后，但有再狭窄高危因素如糖尿病、复杂病变及长病变的小血管病变支架置入后再狭窄发生率较高。

（3）小血管内放置支架的长度应短于20mm，尤其对前降支病变和糖尿病患者等高危因素者，仅对残余狭窄 >30% 的血管段放置短支架。

（4）小血管病变置入支架后用球囊/血管直径（B/A）比为 1.3 ：1（QCA）的球囊后扩张可获得较好的结果；若以 IVUS 测量直径，大小血管 B/A 比均接近 1 ：1。

（杨　华）

第八节　开口病变的支架置入术

一、定义

冠状动脉开口病变指距主动脉或主支冠状动脉开口部 3mm 以内的严重的动脉粥样硬化性病变，其冠状动脉造影的检出率约为 0.13% ~2.7% 。

二、分型

根据其具体位置以及便于介入治疗的目的，通常将开口病变做如下分型：

（一）主动脉 - 冠状动脉开口（aorto - ostial）病变

1. 原位血管主动脉 - 冠状动脉开口病变　指左主干开口病变和右冠状动脉开口病变。

2. 移植血管主动脉 - 冠状动脉开口病变　指外科冠状动脉搭桥术后静脉桥血管吻合口病变。

（二）非主动脉 - 冠状动脉开口（non aorto - ostial）病变

该病变指冠状动脉主要分支开口病变，包括前降支和回旋支开口部病变以及二级分支（对角支、钝缘支和右冠状动脉远端分支）开口部病变。临床研究主要涉及前降支和回旋支开口病变。事实上，非主动脉 - 冠状动脉开口病变属于分叉病变范畴，不属于真正意义上的开口病变范畴。

三、开口病变介入治疗的一般特点

开口病变的病理特征为存在致密的纤维细胞性和钙化性粥样斑块，加之开口病变位于主动脉壁，使得开口病变的僵硬度和弹性回缩明显增加。

由于开口病变的位置处在血管的开口部位，给造影评价带来一定困难，虽然指引导丝易通过病变达远端血管，但指引导管易堵塞开口造成冠状动脉血流中断，患者可能会出现缓慢或快速心律失常，有创压力监测示压力迅速衰减，影像显示造影剂不向主动脉内溢出而滞留于冠状动脉内，同时，患者可能出现心绞痛发作，此时，应迅速后撤导管，暂停操作，因此，指引导管最好能选择带侧孔的短头导管，以避免或减轻导管嵌顿，同时，选择指引导管，要特别注意导管与血管有很好的同轴性及良好的支撑力，便于在需要时轻轻推送或后撤导管，保证清晰的冠状动脉显影。当指引导管不能很好地与冠状动脉口同轴时，可以微调导管，并可借助指引导丝稳定导管操纵，获得良好的导管支撑力和与冠状动脉血管开口的同轴性。

如开口病变有钙化，球囊扩张往往不能奏效，且容易造成冠状动脉夹层，导致冠状动脉急性缺血及闭塞，即使扩张成功，未置入支架，也容易出现再狭窄。支架置入前多需旋磨或旋切，使支架可有效地支撑起开口病变，即刻与长期效果都优于单纯球囊扩张术，经旋切、旋磨后再置入支架，手术更易获得成功，并能在很大程度上改善预后。

大隐静脉桥开口病变的特点与患者自身主动脉－冠状动脉开口病变相类似，一般都伴有较大的、松脆的斑块，其中包含粥样坏死的组织碎片，有的病变血管内膜有血栓附着。静脉桥血管病变的钙化程度相对较轻，但通常较硬且富有弹性，难于扩张，且弹性回缩更加明显，所以，一般不主张单纯球囊扩张术。有时指引导管不能置于开口位置，造影效果不良，给支架置入造成困难。血管内超声（intravascular ultrasound，IVUS）的应用，有助于了解病变情况，能更好地指导介入治疗。如果不进行 IVUS 可将球囊扩张至命名压或稍高于此压力，此时，如球囊不能完全充盈，则需先行旋磨处理。对于球囊不能扩张的硬病变实施旋磨时远端血管很少发生栓塞并发症。对于存在大量血栓负荷的病变，使用血小板（GP）Ⅱb/Ⅲa 受体阻断剂有助于降低远端栓塞的发生率。另外，应用远端保护装置也可有效减少远端栓塞的概率，提高血管再通率。还有研究表明，低压球囊扩张后，高压置入带膜支架 Stent graft™ 可有效阻止静脉桥血管壁上血栓性碎屑的脱落，同样可以减少栓塞发生率。

当左心室功能减低，射血分数小于 40% 或同时合并多支血管病变、严重主干钙化以及左主干短于 8mm 时，左主干开口病变不宜考虑介入治疗。

一般情况下，开口病变不宜采用直接支架术。

四、非主动脉－冠状动脉开口病变介入治疗的一般特点

非主动脉－冠状动脉开口病变位于冠状动脉血管分叉处，具有一定的分叉病变的特点：分叉病变介入治疗成功率低，主要心脏事件及再狭窄发生率高，一支血管放置支架可能会使另一支血管开口狭窄；一支血管发生夹层可能会波及另一支血管或主支血管；支架近端再狭窄可能会导致主支血管再狭窄，等等。以往分叉病变是属于外科冠状动脉搭桥的适应证，近年来随着介入器械的不断改进，陆续有多种技术用于分叉病变的介入治疗，如双导丝技术、双球囊对吻扩张技术以及各种支架技术（包括 T 形支架、Y 形支架、CRUSH 技术等），大大提高了非主动脉－冠状动脉开口病变以及分叉病变的手术成功率。

五、开口病变支架置入术及相关技术的应用

（一）主动脉－冠状动脉开口病变支架置入术

1. 投照体位　投照体位的选择是准确判断开口病变特点的关键所在，合适的体位应充分暴露开口病变，指引导管的同轴性及病变远端情况。如左主干开口病变支架置入术中常用投照角度有：正位加头位、右前斜加头位以及左前斜加足位；支架术后评价角度应选择暴露前降支及回旋支开口较好的体位。

2. 指引导管的选择及操作技巧　原则上应选择支撑力好且不影响血管远端灌注的指引导管，一般选择 6F 或 7F 带侧孔的短头指引导管。对原位主动脉－冠状动脉开口

病变而言，在处理左主干开口病变时，通常选择标准的左 Judkins 或 Judkins – ST 指引导管，当主动脉扩张或开口向上时可以选用 EUB、Amplatz2 或 Voda – Left 等指引导管；处理右冠状动脉开口病变，如果开口向下，常选择右 Judkins – ST 指引导管，如果开口向上，常选择 Hockey – Stick 或左 Amplatz，对于水平开口的右冠状动脉，可选用右 Judkins – ST、右 Amplatzl、Am – platz2 以及 Hockey – Stick 指引导管；对移植血管主动脉－冠状动脉开口病变，右冠状动脉静脉桥指引导管应选择多功能导管，也可选用右 Amplatz 或右 Judkins 导管，但同轴性不如多用途导管；左冠状动脉静脉桥血管，应视开口方向而定，对于开口向上的前降支静脉桥血管，Hockey – Stick 或 LCB 指引导管可提供良好的同轴性，水平开口者，选择标准的右 Judkins 导管为宜；处理开口病变时，维持指引导管同冠状动脉口的同轴性或使用带侧孔的导管可以避免压力波形的衰减或消失。虽然带侧孔的导管可以减轻压力衰减，但仍有机械性损伤冠状动脉口的可能，所以，应密切注意压力变化，有时需要重新调整指引导管的位置，行球囊预扩张及释放支架前，将指引导管回撤脱离开口，此时，造影显像质量差，给支架置入造成困难，操作应格外小心、谨慎。

3. 指引导丝的选择 尽量使用尖端柔软的导丝，以避免损伤开口病变斑块，尤其是易损斑块；在操作中常需将指引导管撤离血管开口，或经切割球囊切割、旋磨、旋切后再置入支架，故一般选择支撑力好的指引导丝。

4. 支架的选择及释放 由于开口病变位于主动脉壁，富含弹性纤维及常合并粥样硬化斑块钙化，且开口部位受到主动脉内血流剪切力的冲击，给操作带来困难，易造成治疗结果不满意，且容易发生急性血管并发症，术后再狭窄率高等。因此，在选择支架时，应选择可视性好、辐射张力好、金属覆盖率高、闭环的管状支架；因为药物洗脱支架再狭窄率低，所以开口病变一般都选择药物支架。支架置入定位时，近端应突出冠状动脉开口外 1 ~ 2mm，支架过远，不能覆盖开口病变；支架过近，深入主动脉内，支架易被指引导管损伤变形，使球囊及其他器械再次通过困难，无法治疗其他血管病变，且急性、亚急性血栓发生率和再狭窄发生率高；支架打开时应高压力（一般 16 ~ 18atm）、快速释放支架，有时支架近端需换用大型号高压球囊后扩张，使支架外口呈喇叭状。如果支架因移位而没有覆盖口部，通常需要在近端置入第二个支架。

5. 主动脉 – 冠状动脉开口病变支架置入术基本原则及图示说明

（1）基本原则：

1）选择 6F 或 7F 带侧孔的短头指引导管。

2）应用短时、高压球囊预扩张。

3）选择支撑力好的闭环的药物洗脱支架，支架定位应突出冠状动脉开口 1 ~ 2mm，高压扩张使开口外的支架部分呈喇叭状。

4）多角度、多体位投照充分暴露开口病变以及前降支和回旋支开口（指左主干开口病变治疗时支架置入后，明确分支开口是否受到影响）。

（2）图示说明（图 12 – 27A ~ F）：主动脉 – 冠状动脉开口病变支架置入术示意图。

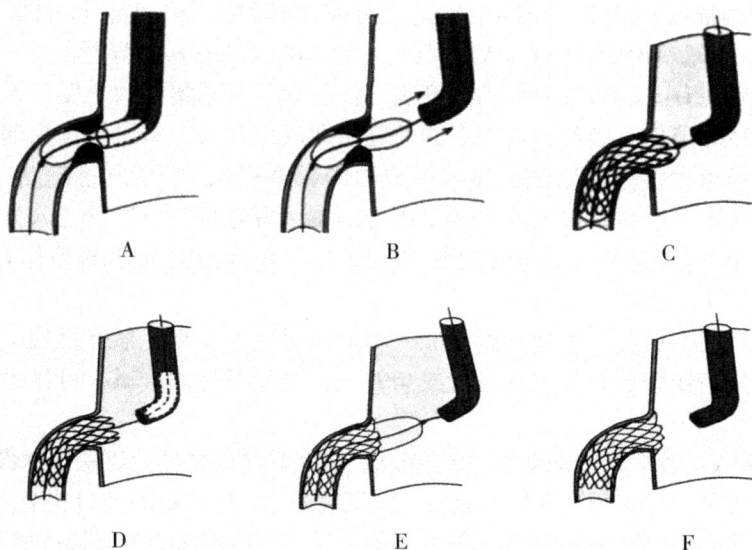

图 12 - 27　主动脉 - 冠状动脉开口病变支架置入术示意图

A. 球囊到位；B. 指引导管回撤脱离冠状动脉开口，球囊加压扩张；C. 支架送入冠状动脉内，尾端突入主动脉内 1mm，支架释放前将指引导管回撤离冠状动脉开口；D. 支架释放后回撤球囊时保持对指引导管的回撤张力，防止指引导管前移损伤支架；E. 用高压球囊进行后扩张，保证支架完全展开并贴壁，使支架尾端展开呈喇叭状；F. 最后结果

（二）非主动脉 - 冠状动脉开口病变支架置入术

临床研究主要涉及前降支和回旋支开口病变。

1. 投照体位　投照体位对于非主动脉 - 冠状动脉开口病变支架置入术能否获得成功非常重要，蜘蛛位（左前斜加足位）是前降支和回旋支开口病变介入治疗时常用体位之一，在此基础上，前降支开口病变治疗时右前斜或正位加头可以使前降支更好的展开，利于选择大小合适的球囊和支架；回旋支开口病变治疗时常选右前斜加足体位，更好地暴露病变；有时由于个体差异，具体投照角度的增减需要进行个体化调整，方能满足手术需要。总之，选择合适的投照体位是正确判断开口病变特点并给予针对性治疗的关键，合适的体位应考虑充分暴露病变，并强调与指引导管的同轴性。

2. 指引导管的选择及使用　选择原则为大腔、支撑力好的指引导管。6F 大腔导管内径为 0.070in，能够满足一般双球囊对吻扩张术的要求，但不能适用对吻支架技术，或使用支架球囊行对吻后扩张；7F 指引导管为最常使用型号，而对于需要进行斑块消蚀术（主要指旋切和旋磨）或同时释放两个支架的病变，有时需选用 8F 甚至 10F 的指引导管，依据左冠状动脉开口位置及形状，前降支及回旋支与主干成角情况，结合患者年龄及血管钙化程度，来选择常用的 Judkins 指引导管，还是选择 XB 指引导管以及 Amplatz 指引导管等。

一般情况下，高龄、血管钙化较重及成角大时，常需要选择强支撑力的 XB 指引导管；当左主干较短，距离开口病变较近时，常需要选择短头指引导管，且在操作时应小心，避免指引导管损伤支架近端。

3. 指引导丝的选择及使用　原则上应选择可控性好和操作性能良好的指引导丝。常用的有红或绿的 PT 导丝、BMW 导丝、ATW 导丝、Stabilizer Supersoft 导丝等。

应根据开口病变分叉处血管发出的角度确定指引导丝头端塑形的角度，再根据开口病变前主支血管的直径确定指引导丝头端塑形的长度，即成角越大，指引导丝头端成形的弯曲也大，主支血管直径越大，指引导丝头端需要成形的长度越长，反之亦然。在一些特殊的病变，指引导丝直接进入严重狭窄的开口病变血管困难，可先将指引导丝送入分叉处的另一支血管，再后撤指引导丝跳入病变血管的开口，此时，旋转指引导丝的动作宜轻、小、慢、柔，不宜重、大、快、粗。

对于一般开口病变而言，普通导丝就能较容易通过病变，到达血管远端，如遇到高度狭窄的开口病变，且病变处血管与主支血管成角较大，导丝通过困难时，可试用尖端操纵性能良好的 ATW 导丝。

当严重开口病变治疗时，由于斑块"铲雪效应"（指动脉粥样硬化斑块在球囊扩张时受压而移行），处于分叉处的另一支血管开口可能会受到斑块挤压，造成新的开口狭窄，因此，应进行双导丝保护技术，即分叉处的两支血管各放置一根导丝，一般被保护侧血管选择 BMW 导丝，而应避免使用带超滑涂层的导丝，如 PT 系列，以防止支架置入时导丝受压，断裂于血管内。

支架置入后，如被保护侧血管开口狭窄较重，需进行导丝交换技术，即将治疗侧血管内导丝回撤，经支架网眼送入被保护侧血管，而将原被保护侧血管内导丝回撤后重新送入治疗侧血管内，便于进行接下来的双球囊对吻扩张治疗（如被保护侧血管开口未受影响或虽受影响，但狭窄不重，可不必进行导丝交换）；当导丝通过支架网眼困难时，选择带亲水涂层的指引导丝可能会有所帮助，如 PT 系列导丝。

如果分叉处两支血管都有严重开口病变，必须施行双导丝保护技术。

4. 球囊导管及支架的选择

（1）球囊选择：常规使用单轨球囊导管（monorail），操作方便、可以快速交换；球囊大小最好以病变远段血管直径为参照。

（2）支架的选择：由于普通裸支架开口病变支架内再狭窄率较高，所以，药物洗脱支架在开口病变的应用越来越受到重视，成为首选。支架长短应根据病变位置（距离分叉的远近）、狭窄程度、分叉处血管成角大小、是否合并分叉处另一支血管开口病变等，并根据术者的经验来决定，是选择仅覆盖病变不盖过开口的短支架，还是选择充分覆盖粥样硬化斑块，盖过分叉开口的长支架；因为支架置入时可能会由于"铲雪效应"而引起分叉处另一支血管开口严重狭窄，造成治疗失败，并给补救性治疗带来困难。绝大多数病例仅需一个球囊、一个支架，分叉处另一支血管开口一般不需球囊扩张及置入支架，如果需要处理，球囊应进行双球囊对吻扩张，支架应选择头端外径小、在透视下可见、两端标志清楚的支架，有助于该支架穿过已置入支架的网眼和准确定位。随着药物洗脱支架的临床应用，目前多建议选用药物涂层支架。

（3）双球囊对吻扩张技术（kissing balloon）：指位于开口病变分叉处的两支血管用两个球囊同时加压和减压进行扩张的过程。一般开口病变治疗时不一定需要使用此技术，只有当位于分叉处的两支血管均有严重开口病变，或一支有严重开口病变，治疗时因"铲雪效应"而致另一支血管开口狭窄，必需治疗时，才使用双球囊对吻扩张技术。

（4）由于非主动脉－冠状动脉开口病变位于血管分叉处，如何处理病变，受诸多因素影响，如该部位两支血管是否都有严重开口病变、两支血管成角大小（夹角成锐角时更易受"铲雪效应"影响，夹角大接近直角时受影响相对小些）、斑块扩张时斑块移行的方向（一般分为纵向移动和横向移动）、术者的经验以及对病变的判断及理解等，都将对病变的处理产生影响，归纳起来，常见处理原则及技术有：

1）一支支架＋另一支血管不需处理：包括两种情况，一为支架仅覆盖病变，不盖过分叉开口，当病变相对较轻或稍远离分叉处，球囊扩张后另一支血管开口不受影响时，或开口病变斑块经过消蚀处理后，斑块负荷明显减轻时，可以应用此技术，但支架定位时必须反复寻找暴露开口病变的最佳体位，如两支血管分出的切线位，确保支架定位准确，此时可选择相对短些的支架；二是 Stent Cross-over 技术，有病变侧血管可以放置长支架，跨过并覆盖另一支血管开口，如果后者血管较细小（一般认为直径小于 1.5~2mm，分支较少，供血范围小的血管），开口未被累及，以及"铲雪效应"对分叉处另一支血管开口影响较小时，可以应用此技术。

2）一支支架＋另一支球囊扩张：有病变侧血管置入支架，另一支血管开口球囊扩张，亦是处理非主动脉－冠状动脉开口病变常用的方法，而且费用低、再狭窄率比双支支架低。

3）T-Stent：用于一支放置支架、另一支球囊扩张后有闭塞危险者，第二个支架通过第一个支架网孔置入，最后双球囊对吻扩张。

4）Crush Stenting 技术：与传统双支架置入技术相比，该技术保证了药物涂层支架可完全覆盖病变。需要强调的是拟行 Crush Stenting 的开口病变中两支血管（习惯性称为主支与分支，但前降支与回旋支血管不应称为主支与分支，以下只为描述方便）均较为粗大，有置入支架的必要。其主要步骤是：

A. 放置指引导丝并分别球囊扩张两支血管。

B. 确定药物支架在两支血管的位置。

C. 分支支架突出于主支血管内至少5mm，扩张分支血管支架。

D. 抽出分支血管导丝。

E. 扩张主支血管支架。

F. 再通过主支血管支架放置导丝至分支血管。

G. 行主支和分支血管双球囊对吻扩张术。

5）改良型的 Crush 技术，其主要步骤是：

A. 放置主支血管支架。

B. 通过主支血管支架放置导丝至分支血管。

C. 应用球囊将支架分支开口的金属网扩开。

D. 放置分支血管支架。

E. 扩张分支血管支架并行 Crush 技术。

F. 行主支和分支血管双球囊对吻扩张术。

6）其他：Y Stent，对吻支架或 V 形支架等，已较少应用。

总之，开口病变介入治疗处理原则是：置入支架时支架的定位非常重要，如果由于"铲雪效应"使另一支血管开口受压，则可能需要对该支血管进行 PTCA 或支架置入；另外可以应用斑块消蚀术或切割球囊技术，然后再置入支架。

（5）图示说明非主动脉－冠状动脉开口病变及其治疗。

1）非主动脉－冠状动脉开口病变（分为 A、B 两种情况，见图 12-28A、B）。

2）双球囊对吻扩张术图示（见图 12-29A、B）：双球囊对吻扩张术。

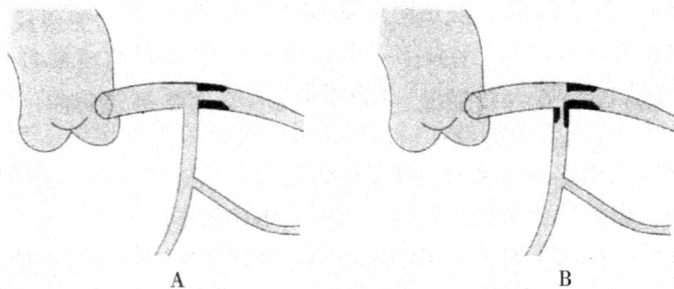

图 12 - 28　非主动脉 - 冠状动脉开口病变（A、B 两种情况）

A. 血管分叉处只有一支血管开口病变；B. 血管分叉处两支血管均有开口病变

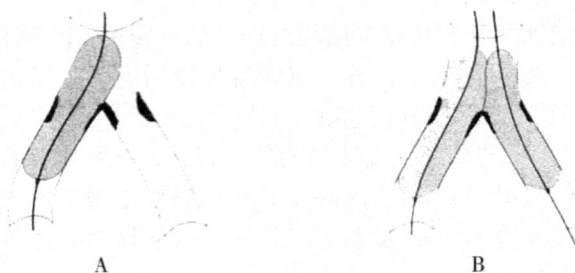

图 12 - 29　双球囊对吻扩张术图示

A. 单个球囊扩张开口病变；B. 双球囊对吻扩张

3) 非主动脉 - 冠状动脉开口病变支架置入常见几种情况：

A. 一个支架，但不盖过开口 （见图 12 - 30A ~ E）。

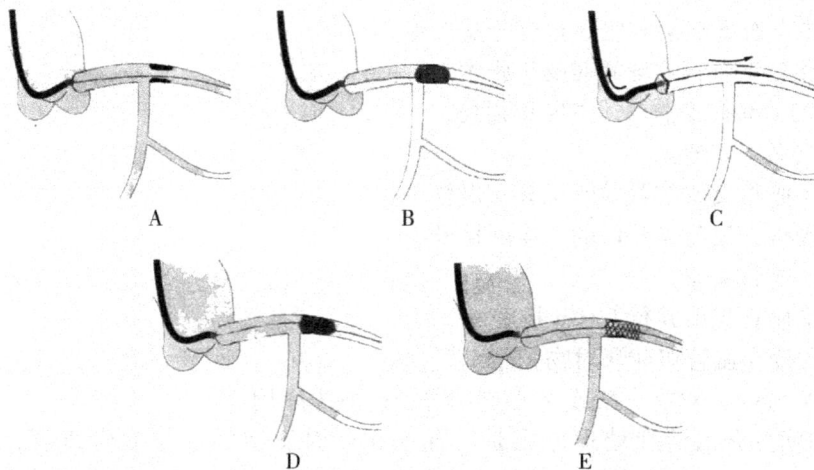

图 12 - 30　一个支架，但不盖过开口

A. 分叉处单支血管开口病变；B. 球囊扩张病变；C. 支架定位（不盖过开口）；

D. 支架球囊扩张；E. 最后结果（支架对分叉处另一血管开口无明显影响）

B. 一个支架，但盖过开口（见图12－31A～E）。

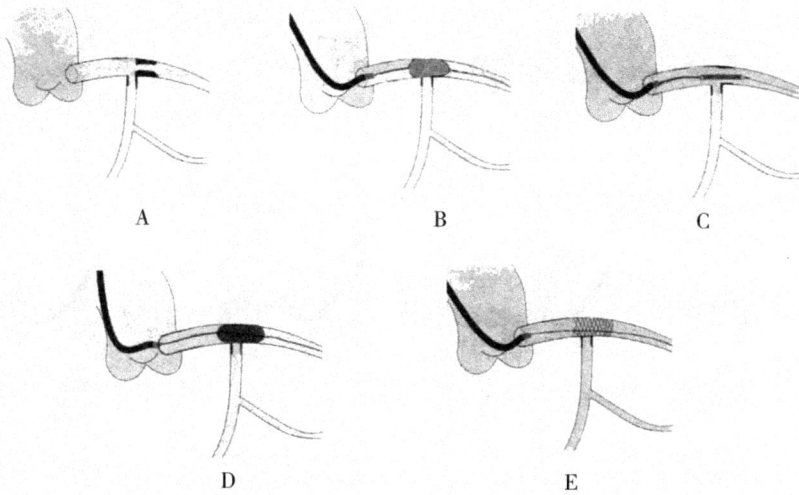

图 12－31　一个支架，但盖过开口
A. 分叉处单支血管开口病变（另一支血管开口无病变或病变很轻）；B. 球囊扩张病变；C. 支架定位（盖过开口）；D. 支架球囊扩张；E. 最后结果（支架对分叉处另一血管开口无明显影响）

C. 需要双球囊对吻，包括两种情况：
其一，仅一支血管置入支架（见图12－32A～H）。

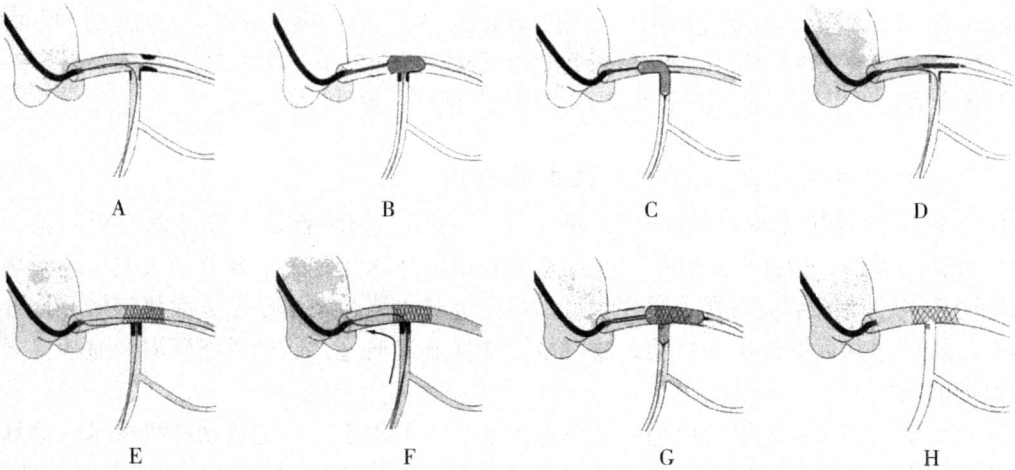

图 12－32　仅一支血管置入支架
A、B. 开口病变情况（两支血管开口病变均较重或虽以一支血管开口病变为主，但因"铲雪效应"，一支血管病变球囊扩张致使另一支血管开口受压，需要处理），双导丝保护；B、C. 分别球囊扩张两支血管开口；D. 支架定位（盖过开口）；E. 支架释放后，分叉处另一支血管开口狭窄加重；F. 交换导丝；G. 双球囊对吻扩张；H. 最后结果

其二，两支血管都置入支架（见图 12 - 33A ~ K）。

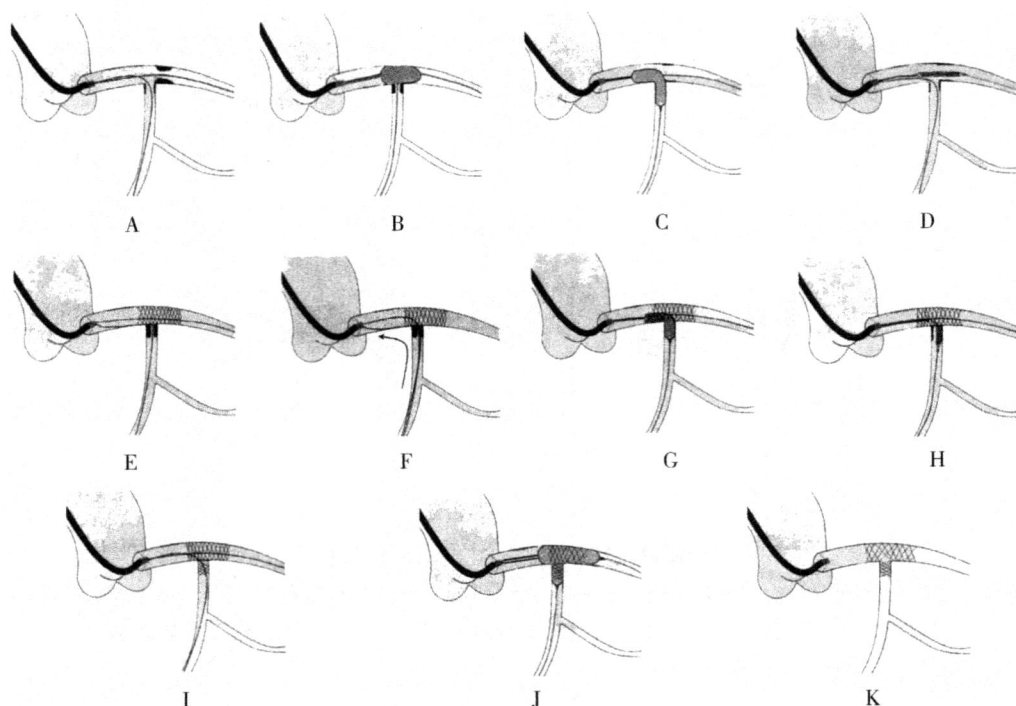

图 12 - 33 非主动脉 - 冠状动脉开口病变支架置入术（需双球囊扩张，置入两个支架）

A、B 开口病变情况（两支血管开口病变均较重或虽以一支血管开口病变为主，但因"铲雪效应"，一支血管病变球囊扩张致使另一支血管开口受压，需要处理），双导丝保护；C. 另一支血管开口球囊扩张；D. 支架定位（盖过开口）；E. 支架释放后，分叉处另一支血管开口狭窄加重；F. 交换导丝；G. 双球囊对吻扩张；H. 通过第一个支架的网眼送入第二个支架并定位；I. 第二个支架释放后的影像；J. 在两个支架内同时进行双球囊对吻扩张；K. 最后结果

（三）开口病变介入治疗相关技术的应用

1. 远端保护装置（distal protective device）　远端保护装置是一种可以置于冠状动脉介入治疗血管的远端，捕捉和过滤能引起栓塞的物质的特殊装置，主要有两大类：球囊堵闭系统和滤网系统。堵闭系统在介入治疗时可以堵闭远端血流，在治疗完成后将碎屑和血栓抽吸出体外，从而达到远端保护的目的；滤网系统能使血流通过，通过过滤碎屑和血栓栓子达到远端保护的目的。

开口病变远端保护装置的应用：远端保护装置主要用于外科冠状动脉搭桥术后静脉桥血管再狭窄病变、急性心肌梗死血栓病变以及部分心绞痛患者冠状动脉血管病变的远端保护，包括开口病变和非开口病变；能有效降低术中慢血流及无再流的发生率，降低恶性心脏事件的发生率，改善预后。

2. 血管内超声（IVUS）　血管内超声为一种独特的血管内评价动脉粥样硬化斑块的方法，通过指引导管送入冠状动脉内超声导管至靶血管病变的远端，回撤导管采集图像，能提供 360 度环状实时切面，由成像系统进行分析，可得到血管形状、内径、面积、厚度、狭窄程度、斑块大小及成分等信息。由于粥样硬化斑块性质的不同，所以超声回声不同，富含脂质的斑块、肌纤维性斑块和钙化性斑块的回声强度依次递增，回声的强度以血管外膜为参照，回声反射较低说明是高度细胞性病变及富含脂质性病变。冠状动脉内膜增厚但回声强度低于外膜的称为软斑块，反之，回声强度类似或超过外膜的称为硬斑块。

血管内超声在开口病变的应用：

（1）血管内超声与冠状动脉造影比较，对诊断开口病变冠状动脉狭窄有更大的优势。①定量优势：冠状动脉造影不能像超声那样提供血管腔和血管壁横切面的图像，血管内超声可敏感地反映斑块形态学特征和斑块性质，甚至可以直接测定斑块的厚度，准确提供参照血管的直径；②揭示造影未检出病变的优势：部分临床怀疑冠心病而行冠状动脉造影正常的患者，血管内超声检查接近一半的患者血管内存在粥样硬化斑块，另外，对于自发性冠状动脉夹层、造影剂在血管内分布不均匀等，超声可做出进一步的评价；③揭示造影图像不佳难以确定诊断的优势：有时肥胖、肺气肿或胸廓畸形可导致冠状动脉造影图像质量不佳，对开口病变即使多角度投照也难以做出正确诊断。

（2）血管内超声在开口病变介入治疗中的用途：①精确测定靶血管的大小，有助于选择与血管粗细相适宜的介入器械。②确定斑块性质，有助于选择对病变性质针对性强的治疗措施，如病变处仅有表浅钙化适宜旋磨，斑块负荷大的病变适宜旋切，而钙化程度重的病变不适宜旋切等。③估计临界病变的严重程度，以指导进一步的治疗。④指导支架的置入：在超声引导下的支架置入能使支架定位良好，展开充分，确保支架贴壁良好。帮助支架准确放置的方法有：a. 根据 IVUS 测量的中层径选择支架与球囊；b. 超声显像同时注射造影剂，找到 IVUS 确定的开口位置在造影图像上的标志；c. 根据造影图像开口标志将支架准确放置在开口位置；d. 高压球囊扩张后用 IVUS 验证支架位置，应伸出至主动脉内 1mm；e. 开口有回缩或支架未覆盖真正开口部分超过 1mm 时应再放一枚支架。⑤明确支架内再狭窄的性质并指导进一步治疗：血管内超声对支架内再狭窄定性及定量测定效果好，可以分辨清再狭窄是否由机械原因所致，如支架未完全释放到病变部位、支架扩张不充分贴壁不好、重新放入支架时，导丝经由支架孔进入血管壁或经由支架与血管之间穿过，球囊加压将支架挤压到血管壁的一侧或球囊扩张时支架已经脱落，等等。

3. 开口病变切割球囊成形术的应用　切割球囊是在普通球囊基础上的改进。它在常规球囊上安装了 3~4 个纵行的刀片，球囊扩张时，依靠压力和切割力，刀片沿血管壁纵向切开斑块纤维帽、弹力纤维和部分平滑肌，有效地减少了普通球囊扩张时发生的血管壁螺旋型撕裂，减少球囊扩张后血管的弹性回缩和内膜增生，进而减少球囊扩张后的再狭窄。切割球囊的长度有 10mm 和 15mm 两种，直径 2.0~4.00mm 不等，以 0.25mm 标准递增，形成 9 种不同的规格；切割球囊直径的选择需参考病变处正常血管直径来决定。球囊与血管直径的比值为 1∶1.1~1.2，如果以 IVUS 为指导，对同心性、纤维性软斑块病变，切割球囊的直径应比血管直径小 1/4。

开口病变切割球囊成形术的应用：开口病变是较为理想的切割球囊的适应证，但严重钙化开口病变及无保护左主干开口病变应相对禁忌使用切割球囊，以免造成血管破裂，导致急性血管并发症。开口病变经切割球囊扩张后，可以明显减少常规球囊扩张出现的"铲雪效应"，利于支架置入。研究结果显示：单纯切割球囊成形术的再狭窄率仍较高。

4. 定向冠状动脉内斑块旋切术（directional coronary atherectomy，DCA）　定向冠状动

脉内斑块旋切术是采用高速旋转的旋切导管，对冠状动脉内斑块进行切割，并将切割下来的组织碎屑收集在导管远端收集室内，最终移出冠状动脉的介入治疗方法。旋切术不仅切除了斑块组织，而且还切除了动脉中层组织，使动脉壁变薄，血管顺应性增大，管腔扩大。

开口病变定向冠状动脉内斑块旋切术的应用：开口病变可以作为定向冠状动脉内斑块旋切术的适应证，尤其是直径大于 3mm 的非钙化的偏心病变和溃疡病变适于行 DCA。DCA 通过机械装置可以有效地将斑块清除，和扩大管腔。在此基础上再行球囊扩张或置入支架更易获得成功。由于主动脉－冠状动脉开口病变 DCA 操作难度较大，一定程度上限制了其应用。大隐静脉桥开口病变 DCA 成功率高，但预后差。非主动脉－冠状动脉开口病变 DCA 结果优于主动脉－冠状动脉开口病变。DCA 疗效总的评价并不优于 PTCA，DCA 和冠状动脉支架置入术的比较资料较少，DCA 与 PTCA 结合应用优于两者单独使用，DCA 后斑块负荷减轻，有利于支架的释放和展开，因此，DCA 后支架置入成功率提高，预后改善。

5. 冠状动脉内斑块旋磨术（rotational coronary ablation，RCA） 冠状动脉内斑块旋磨术是采用高速旋转的钻石旋磨头将冠状动脉内硬化的斑块组织研磨和切削成极为细小颗粒，由血液冲刷到血管远端并最终予以清除的介入治疗方法。高速旋转的钻头对钙化的或无弹性的斑块组织作用显著，对弹性斑块消蚀的作用略轻，对软斑块的消蚀作用较弱，对正常的血管壁组织无消蚀作用。

开口病变的冠状动脉内斑块旋磨术应用：开口病变是 RCA 的适应证，尤其是合并中－重度钙化的开口病变更适于 RCA。RCA 较单纯 PTCA 获得更大的管腔，但单纯 RCA 再狭窄率高。旋磨后斑块负荷及移位减轻，可以减少分支受压和闭塞的危险，不必进行分支保护，从而避免使用双导丝、双球囊及双支架技术，一定程度上降低手术时间，减少手术费用；另外，RCA 后病变表面光滑，血管的顺应性改善，有利于支架的释放和展开，因此，RCA 后支架置入成功率明显提高，大大改善治疗效果。

6. 斑块旋切吸引术（transluminal extraction catheter，TEC） 斑块旋切吸引术是利用特殊导管将冠状动脉内粥样硬化斑块和管腔内碎屑，特别是血栓成分予以切下并吸出的一种斑块消蚀技术。TEC 切下来的基本上是粥样斑块表面组织，偶尔可达介质层近腔内的 1/4。

开口病变斑块旋切吸引术的应用：冠状动脉搭桥术后大隐静脉桥开口病变是 TEC 的适应证，尤其适用于含血栓的大隐静脉桥开口病变。一般 TEC 与 PTCA 结合使用，单纯 TEC 再狭窄率很高，大隐静脉桥开口病变高达 80%。TEC 后行 PTCA，与单纯 PTCA 相比，管腔增大 22%。

7. 激光冠状动脉成形术（laser coronary angioplasty LCA） 激光冠状动脉成形术是通过高能光纤导管利用激光的液化作用将冠状动脉粥样硬化斑块和血栓消蚀的介入治疗方法。以往研究显示：LCA 可应用于开口病变，手术操作成功率较高，与单纯 PTCA 相比可获得较大的管腔，但近年药物洗脱支架的广泛应用，LCA 已很少单独用于开口病变的介入治疗。

（四）开口病变支架术的预后

开口病变的介入治疗应追求简单、快速、安全、有效，同时还要考虑治疗的费用/效益比，以改善患者的主要症状为目标，而不是去处理所有病变，追求影像的"美观"，以免得不偿失，给患者造成大的损失。目前一致认为：支架置入可有效地支撑弹性较强的开口病变，即刻结果和长期随访结果较单纯球囊扩张和旋切、旋磨等好，合理的应用切割球囊、旋切、旋磨等技术，并在此基础上置入支架，尤其是药物洗脱支架，可以很大程度上改善手术预后，但尚需大规模随机对照试验进一步验证。支架放置的操作成功率达 97% 以上，同其他部位病变一样，开口病变裸金属支架置入的术后再狭窄率较高，初步的试验显示，雷帕霉素洗脱支架明显降低再狭窄率及靶病变血运重建率。

（白延涛）

第九节　成角病变的支架置入术

成角病变（图 12 - 34）在临床中多见，但在实际工作中，对其难度及危险性的认识往往被初学者忽略，从而造成不必要的"损伤"。目前，随着科技的不断发展，越来越多新型的导丝、球囊、支架不断的问世，可以满足临床中的应用，在成角病变处理方面保证了手术的成功。

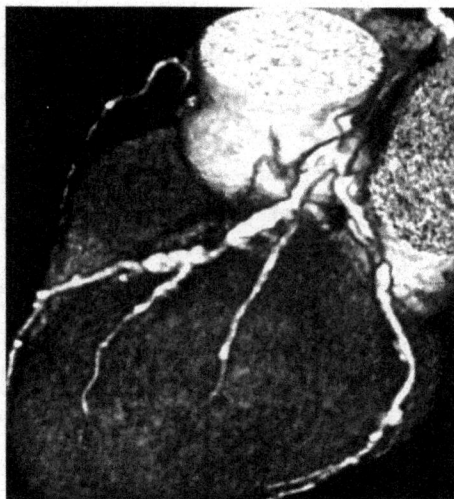

图 12 - 34　可见右冠近中端成角病变

一、成角病变的定义

大多数研究者认为成角 ≥45° 定义为成角病变。

轻度成角：< 30°

中度病变：45° ~ 60°

重度成角：> 60°

严重成角：> 90°

成角病变 PCI 主要表现为内膜撕裂和血管急性闭塞，尤其是重度成角病变，发生原因主要是球囊或支架扩张时使血管拉直造成球囊或支架近端内膜撕裂。成角病变支架置入后多见的并发症是病变近、远端内膜撕裂、血管痉挛、成角病变斑块未被完全覆盖而突入管腔。

Tan K 等对成角病变患者做介入治疗研究显示：对于成角病变 PTCA 及支架置入的成功率85%以上，成角越大，其并发症发生率越高。目前对于成角病变的介入治疗，其中旋磨、旋切技术的应用效果并不十分理想。

二、成角病变的器械选择及操作技巧

成角病变介入治疗的关键是选择合适的手术器械，器械超支持力是支架置入成功的主要因素。

1. 导引导管的选择　选择最好的同轴性和最大支持性，比如 XB、EBU、AMPLATZE 系列。在实际应用中最好选用 6F JL 短头以便于使用深插技术，减少主干损伤风险，便于支架输送。

2. 导引导丝的选择　柔软导丝易通过成角病变远端，但推送支架困难，比如 Choice Pt-Floopy、StaBlizer Supersoft 等利用导引导管的主动支持将支架顺利送至病变远端。超支持力导丝便于支架传送，但不易通过血管远端，而且可能出现狭窄的假象，需置入支架后将导丝撤至近端，通过造影协助判断狭窄的假象，比如 Wizdom – ST、ACS HiTorque Floppy、ATW、BHW 等。因此在临床工作中应根据情况选择合适的导丝。

3. 球囊的选择　尖端柔软、循迹性好、推送杆支持力好、球囊与中心杆同轴性好易通过病变，如 Sprinter，AquaT3、Maverick2 等。

SPRINTER、Extensor 球囊选择性的 Dura – Trac 涂层包裹，能提供耐久的光滑跟踪，易通过病变。CrossSail™球囊冠状动脉扩张导管涂有在湿化时可被激活的 HYDROCOAT 亲水涂层，更适合通过曲折、弯曲的病变。Power Sail™柔软的锥形头端适合穿越曲折的病变，Aqua T3 球囊跟踪性的锥形头端 Tapered Tip 的直径是目前市场上最小的。Trackflex 段具有柔软、易弯曲的远端推送杆，使其在成角血管中具有极佳的跟踪性。但在实践中为防止球囊移位，不太选择短球囊。扩张的压力也不宜过大。当导丝不能通过多个、连续成角时，可采用球囊跟随支持。对于球囊的选择，应避免应用尖断过长、过硬、低顺应性的高压球囊。

4. 支架的选择　支架长度的选择应尽量跨越成角段，以完全覆盖着病变减少成角病变两端血管内膜撕裂的危险（图 12 – 35）。选择支架时，应尽量选择相对长的支架（图 12 – 36），以便能跨越病变近、远端，达到完全覆盖病变的作用，减少并发症的发生。

对于成角病变，应用缠绕支架以及环状支架将会造成斑块从支架内脱垂，因此术后血管亚急性血栓、再狭窄率均会增加。正弦曲线型的管状支架的应用可以防止斑块的脱落现象，但通过病变的能力较差，如使用"S"形桥连支架，不仅通过成角病变能力强，而且防止斑块脱落。对成角病变推送球囊或支架受阻时，可再送一根导丝，增加对近端扭曲血管的支撑力，以易于支架平滑通过。当支架推送有阻力时，可使患者咳嗽、深吸气、拉直近端成角血管，增加腔内振动，易于推送支架。成角病变不推荐直接置入支架。

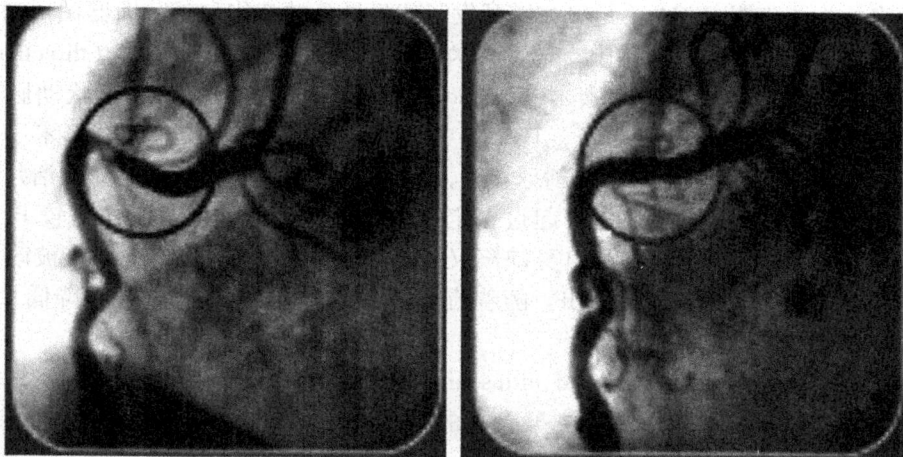

图 12 –35　DRIVER 支架置入前后造影效果对比

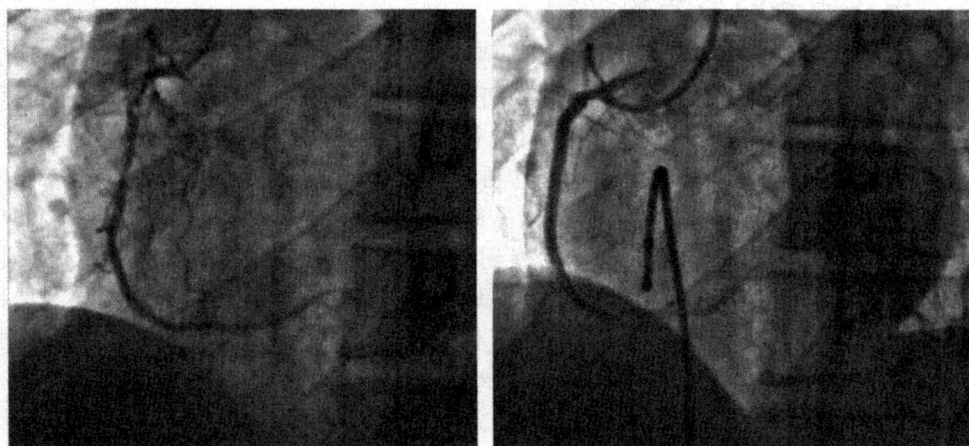

图 12 –36　支架置入前后造影效果的比较

（白延涛）

第十节　严重钙化病变的支架置入术

1977 年，Gruentzig 首先将经皮冠状动脉成形术（percutaneous transluminal coronaryangio-plasty，PTCA）应用于临床，开创了介入心脏病学新纪元。30 年来，随着经验的积累、器械的改进和技术的提高，经皮冠状动脉介入治疗（percutaneous coronarv intervention，PCI）取得迅速发展，PCI 适应证不断扩大，并发症逐渐减少。

早在 1988 年，美国心脏病学院（ACC）/美国心脏学会（AHA）心血管诊断和治疗操作评估工作组发布的报告提出，中至重度钙化病变被认为是 PTCA 手术失败和血管急性闭塞的非常重要的危险因素。钙化病变的 PCI 难度以及对手术成功率和近远期疗效的影响问题越来越被众多心血管介入医生所重视。

多年来，为了克服 PTCA 不足又相继开发了球囊导管的替代和辅助性器械，派生了一些新的介入诊疗技术，如冠状动脉内支架置入术（Stent）、定向斑块旋切术（directional coro-nary atherectomy，DCA）、斑块旋磨术（rotational atherectomy，ROTA）、冠状动脉内旋切吸引术（transluminal extraction cathrter，TEC）、冠状动脉内准分子激光血管成形术（excimerla-ser coronary angioplasty，ELCA）、切割球囊等，这些新技术在拓宽冠心病介入治疗的适应证及处理 PTCA 的急性血管并发症中曾起过一定的积极作用，但其技术操作均较 PTCA 复杂，再狭窄率并不低于 PTCA，而且其自身缺陷又带来了各种各样新的问题，或被改善或被淘汰，冠状动脉内支架置入术脱颖而出。随着药物涂层支架的广泛应用，明显降低了即刻严重并发症及后期再狭窄的发生率。

在冠状动脉内超声（intravascular ultrasound imaging，IVUS）指导下对冠状动脉钙化病变的斑块旋磨与球囊扩张和（或）支架置入的联合治疗可明显降低手术并发症，改善介入的即刻效果。

一、钙化病变的病理学基础

冠状动脉粥样硬化是冠心病的基本病变，随着其演变进展，可引起心脏解剖与功能的改变。冠状动脉钙化是指在冠状动脉粥样硬化斑块中的钙盐沉着，其形成机制较为复杂。首先，钙化的发生与细胞的变性坏死有关，组织和细胞内的蛋白质变性后暴露出反应基团，后者与细胞分解时释放的磷酸盐结合，磷酸盐再与钙结合形成磷酸钙沉着于粥样斑块内。其次，钙盐的沉积亦与脂质有关，类脂质中磷酸酰丝氨酸对钙的亲合性强，引起钙盐的沉积。

冠状动脉钙化是冠状动脉粥样硬化发展到一定阶段的结果。随着冠状动脉内膜脂质沉积、纤维斑块及复合斑块形成，钙盐沉积使斑块变硬、变脆，容易破裂，从而导致局部出血及血栓形成，使斑块扩大。许多研究表明，冠状动脉钙化多发生于复合斑块期，是动脉粥样硬化的晚期表现。但因为此时粥样斑块可能尚未导致明显的管腔狭窄（狭窄≤50%），所以，相对于已引起明显临床症状的病灶而言，冠状动脉钙化可称为冠状动脉病变的早期表现。

冠状动脉钙化与冠状动脉粥样硬化有着密切联系，是冠状动脉粥样硬化的标志。但两者的病变过程截然不同。Clair 等观察到，在动脉粥样硬化病变退化过程中的动脉壁上显示有钙化成分的增加。Young 等对比观察了冠状动脉粥样硬化与钙化，发现更多的钙化发生于左前降支的近段部分，远段部分相对较少见，这与动脉粥样硬化病变的分布情况显然不同。

少量钙化常发生在邻近内弹力板的纤维斑块内，不伴内膜坏死，冠状动脉狭窄程度很轻；大量钙化灶则见于坏死的内膜内，内弹力板大量消失，这类病变常见明显的冠状动脉狭窄。

冠状动脉钙化与冠状动脉狭窄的关系：大量研究证明冠状动脉钙化与冠状动脉狭窄间有着直接的关系。冠状动脉钙化的记分与冠状动脉狭窄的程度正相关。冠状动脉钙化预测冠状动脉狭窄有着较高的敏感性及特异性。也有研究结果认为，血管钙化作为动脉粥样硬化的标志并非总是意味着所示的冠状动脉显著狭窄。有意义的是，与造影的对照研究表明，EBCT 检出冠状动脉钙化是唯一能够发现尚未引起梗阻的亚临床冠状动脉粥样硬化的无创性检查方法。总之，冠状动脉钙化的程度及范围与冠状动脉粥样硬化存在的范围和程度成正相关，钙化计分越高则冠状动脉粥样硬化的发病率越高。冠状动脉钙化病变的检出对具体病例应具体分析，包括患者的临床症状、心电图、冠心病危险因素、年龄及性别等。

二、钙化病变的影像学评价

1. 胸部平片　X线平片不易检出冠状动脉钙化，其准确性较低，仅为42%，仅在高密度及广泛冠状动脉钙化时显示。由于设备、解剖位置的重叠以及心脏瓣膜、锥体钙化的影响，其敏感性低。

2. X线透视　X线影像增强透视，由于其有较高密度分辨力，被广泛应用于临床检出冠状动脉钙化。其检出造成50%狭窄的冠状动脉钙化的敏感性是40%～70%，特异性为52%～95%。Loecker对613例无症状的年轻男性［平均年龄（40±5）岁］进行透视检出的冠状动脉钙化与冠状动脉造影对照，发现对于严重冠状动脉病变的敏感性为66%，特异性为78%，阳性预测值为38%，阴性预测值为92%。透视检出的冠状动脉钙化有助于缺血性与非缺血性心脏病的鉴别，但对于老年人，其重要性减低。观察体位的多少，设备条件，患者体型，解剖结构的重叠等因素的影响，且长时间透视X线剂量较大，因此，透视不能作为临床检出冠状动脉钙化的常规方法。

3. 超声心动图　经胸超声心动图或经食管超声心动图对于冠状动脉钙化的检查价值不大。

4. 螺旋CT　CT具有较高密度分辨率，是检出组织钙化的有效手段。因此有作者也用常规CT检查冠状动脉钙化。Timins等报告常规CT检出导致显著冠状动脉狭窄的钙化病变敏感性为16%～78%，特异性为78%～100%，阳性预测值为83%～100%，常规CT对钙化病变的显示与冠状动脉造影对比相关性差。螺旋CT的扫描速度有所提高，有人尝试将其用于冠状动脉钙化，但其扫描速度人不足以消除心脏移动伪影，对于主动脉窦部及瓣膜的钙化与冠状动脉钙化的鉴别认识难题，对于少量钙化难以发现，且亦不能作精确的定量分析，因此不能作为常规在临床应用。

5. 电子束CT（electron beam computed tomography，EBCT）检查　EBCT的扫描速度达毫秒级，较常规CT大为提高，消除了心脏的运动伪影，易于检出冠状动脉钙化并可作精确的定量，是冠状动脉钙化检查的较佳方法。发现冠状动脉钙化即表明有冠状动脉粥样硬化存在（但并不一定等于有50%冠状动脉狭窄的冠心病存在），冠状动脉钙化记分诊断冠心病的敏感性、特异性与年龄组有关，40岁以下敏感性虽低，但是特异性达100%。50岁以上老年组敏感性虽高，但特异性低。对50岁年龄组以上的患者，如果未发现冠状动脉钙化存在，仅5%病例有冠心病的可能性。对于青年组（50岁以下年龄组）少数病例，特别是有冠心病高危因素，已有临床症状或异常心电图者，可以有无钙化性冠状动脉事件发生。冠状动脉明显狭窄甚至阻塞，而EBCT未见冠状动脉钙化，多见于年轻患者，冠状动脉痉挛或粥样硬化斑块破裂，引起血小板聚集，不完全血栓堵塞，使病变急剧增大，或血栓完全堵塞，因病变时间短而进展快，可无钙化。尽管EBCT检查冠状动脉钙化病变较敏感，但用于冠心病诊断及指导冠心病介入治疗却较少。

6. 多层螺旋CT（multislice spiral computed tomography. MSCT）　一次扫描可同时获得多幅图像的高空间和时间分辨率的多排螺旋CT问世，通过与回顾性心电门控技术的结合，加之多种图像后处理的功能，在诊断冠状动脉狭窄病变，用于冠状动脉狭窄的定量评价和介入治疗的筛选很重要。检测冠状动脉钙化和斑块等方面具有较高的应用价值，为冠状动脉疾病的诊断开辟了一条新的检查途径，成为临床选择性冠状动脉疾病的筛查、诊断重要影像检查方法之一。MSCT 可以显示冠状动脉主干及其主要分支血管近段的粥样硬化斑块，并且根据斑块的密度可大致判断斑块的类型，如软斑块、中间斑块和硬斑块，能可靠地鉴别富含脂质的斑块与富含纤维的斑块，对斑块稳定性的评价有一定帮助。MSCT 有可能检出有破裂倾向的软斑块，以便及早给予治疗，预防急性冠状动脉事件的发生。尽管 MSCT 对冠状动脉斑块的脂核和钙化病变的显示较好，但对斑块组织结构的细微观察如纤维帽厚度等的评价仍有限度。

7. 冠状动脉造影术　是常规诊断冠状动脉疾病的主要方法和金标准，在临床上广泛应用。病理研究表明冠状动脉造影所提示的影像与病理解剖结果有很大差异，其原因之一是冠状动脉造影仅能提供被造影剂充盈的管腔，而不能显示管壁的病变，其二是冠状粥样硬化常是偏心性或不规则性斑块，其三冠状动脉在粥样斑块形成时通常发生代偿性扩大。在这些情况下冠状动脉造影不能完全正确诊断病变的存在及其导致的狭窄程度，不能提供病变的详细形态学特征及斑块的主要成分的区别。

8. IVUS　是应用于临床诊断血管病变的一种新的诊断手段，可显示冠状动脉管腔的断面图像，不仅可显示管壁增厚的状况，尚可提供管腔的结构特征，具有直观、准确等优点，被认为是诊断冠心病新的"金标准"。由于钙质对超声有强烈的反射，超声不能穿透钙质，所形成的声影掩盖其后方的组织结构，因此钙化斑块在 IVUS 中表现为比血管壁外膜回声强并且后方有清楚的声影，即钙化灶表现为有声影的强回声，而无钙化的纤维斑块表现为无声影的强回声。根据钙化在 IVUS 图像上的分布范围，可将钙化程度分成 0 ~ Ⅳ 度。0 度：无钙化；Ⅰ 度钙化：在 90°弧度范围内；Ⅱ 度钙化：91° ~ 180°弧度范围内；Ⅲ 度钙化：在181° ~ 270°弧度范围内；Ⅳ 度钙化：271° ~ 360°弧度范围内。

IVUS 能明确病变形态、斑块的组成特征、狭窄程度以及对功能的影响，而这些信息对决定治疗方案非常重要。比如定向旋切选择偏心狭窄并且是非钙化的斑块治疗效果较好，而ROTA 则对钙化斑块效果更好。严重钙化的斑块最好不用球囊扩张术，因可发生大而深的夹层形成，后者常引起血管闭塞导致急性心肌缺血甚至心肌梗死。即选择合适的技术治疗特定的病变，以期达到更好的效果，尽量减少合并症。

尽管用于冠状动脉钙化病变程度和分类的诊断和评价方法较多，尤其是无创性 MSCT 在临床也逐步广泛应用，但目前冠状动脉介入诊治中有关钙化病变的程度和概念主要取决于冠状动脉造影和 IVUS 评价。在冠状动脉病变中造影发现 15% 病变有不同程度的钙化，IVUS检查发现的阳性率达 85%。IVUS 较冠状动脉造影评价钙化程度和部位更准确，有更好的特异性和敏感性。两者对照评价见表 12 - 5。

表 12 - 5　冠状动脉造影检测钙化病变的敏感性

	IVUS 检查	造影的敏感性（%）
钙化弧度（度）	< 90	25
	91 ~ 180	50
	181 ~ 270	60
	271 ~ 360	85
钙化长度（mm）	≤ 5	42

IVUS 检查		造影的敏感性（%）
	6～10	63
	≥11	61
钙化位置	浅表	60
	深层	54
	混合	24

三、钙化病变与临床预后

临床研究表明，冠状动脉粥样硬化的进展对将来的冠心病事件发生是一个强力的独立预测因子。Margolis 等研究了 800 例心绞痛患者，观察发现，传统 X 线检查显示钙化且有症状的患者，其 5 年生存率为 58%，而无钙化者的 5 年生存率为 87%。因此，冠状动脉钙化的预后意义似乎是独立于年龄、性别和冠状动脉造影病变血管的。另外，冠状动脉钙化也独立于运动试验和左室射血分数。Detrano 等的研究也指示，传统 X 线检查显示的冠状动脉钙化有助于识别 1 年期间无症状高危患者心脏事件的风险增加。Naito 等对 241 例老年患者随访 4 年，发现有冠状动脉钙化的 82 例中其 4.9% 发生心肌梗死，而在 159 例无冠状动脉钙化患者中无一例发生心肌梗死，但是这两组的总死亡率无显著差异。Witteman 等应用 EBCT 对 2013 例男女性的钙化记分进行了评价，平均年龄 71 岁，其中 229 例有 MI 病史，冠状动脉钙化量与 MI 之间存在一种明显并且呈分级性的相关关系，且这种关系在高龄患者中仍然存在。

动脉粥样硬化的钙沉积与疾病严重性和不良预后明确相关，因此认为冠状动脉钙化属于"不良"现象。而有些临床和生物力学研究显示，钙沉积趋于去减低斑块破裂的脆弱性，因此认为冠状动脉钙化似乎属于一种"良好"的标志。客观的评价认为，冠状动脉钙化同时具有两方面的作用，钙沉积指示了动脉粥样硬化病变的存在，一般来说，钙沉积越严重，动脉粥样硬化病变范围也越广。然而，一组动脉粥样硬化病变，特别是不稳定型病变可能是无钙化性的，易于造成冠心病事件，而稳定型病变则更可能常为钙化性的。认为冠状动脉钙化属于"不良"现象，是因为钙化斑块的数量大约反映了在冠状动脉分支中动脉粥样硬化区域的总和。然而，决定冠状动脉预后的因素不仅仅是动脉粥样硬化数量，而且也与每一斑块易于破裂的可能性等有关。

四、钙化病变的分类

内膜面钙化：即表浅钙化，严重者可能影响球囊、支架的充分扩张，一般需要旋磨。

外膜或斑块基底部钙化：即深部钙化（位于或接近中膜 - 外膜交界），虽然造影显示钙化明显，通常不影响 PTCA 或支架置入，一般不需要旋磨。

在冠心病钙化病变 PCI 中，CAG 对轻中度钙化病变诊断敏感性低，但对重度钙化病变检出率与 IVUS 相似，目前仍是钙化病变最主要的评估手段。CAG 可发现钙化灶的存在，然后最好应用 IVUS 检查评价钙化灶的深度和范围，见图 12 - 37。

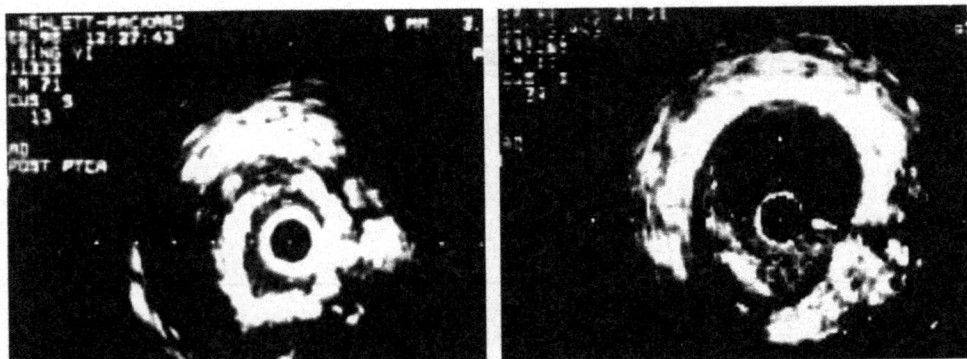

图 12 - 37　IVUS 诊断冠状动脉钙化病变

左图示表浅性钙化，周径大于 270°；右图示深部钙化，周经小于 90°

五、钙化病变的介入诊断与治疗难点

（1）单纯 CAG 评价钙化病变程度和范围欠准确，如不正确指导治疗，将直接造成手术失败；IVUS 能更加精确判断钙化病变，但国内较多的导管室尚无 IVUS 设备，或不能术中常规进行 IVUS 检查。

（2）钙化病变的 PTCA，单纯 PTCA 成功率低，夹层率高，急性血管闭塞率高，高压扩张易出现球囊破裂。

（3）钙化病变的支架置入，如未预扩张或扩张不充分，支架通过病变困难，易造成支架脱载的风险；严重钙化病变，常常高压力（>20atm）扩张，仍可能不会达到满意支架释放，增加内膜夹层撕裂、血管破裂、心脏压塞及亚急性血栓发生率。

（4）旋磨术适用内膜弥漫钙化病变，利于置入支架的充分扩张，但长病变可能发生无复流和再狭窄的风险较高。

（5）斑块切除术（DCA、TEC、ELCA）等对中、重度钙化病变帮助较小。

六、钙化病变介入治疗的临床评价

钙化病变在临床上较为常见，且手术难度大，再狭窄率高。因此钙化病变的临床评价优为重要。

Boulmier 等评价了长病变 PTCA 后支架置入的疗效，多中心入选 128 名患者，病变平均长度为（20.7±5.4）mm，平均支架长度（21.4±3.8）mm，采用多变量分析结果显示，钙化病变与直接支架术失败关系密切。在另外一大型多中心研究中，入选患者共 1000 处病变，其结果也证实钙化与 PCI 早期成功率降低相关。Hoffmann 等对 306 例冠状动脉（管径 >3mm）的钙化病变进行斑块旋磨术、支架置入术或两术并用，结果示支架置入术前先行斑块旋磨术处理可获得最好的即时造影结果和更满意的晚期临床疗效。

1. 单纯球囊扩张术（PTCA）　成功率很低（74%），夹层率高，急性血管闭塞率高，IVUS 研究显示，钙化病变对 PTCA 过程中夹层的产生有直接作用，血管夹层最常发生在钙化和非钙化病变的交界处，可能与球囊高压扩张产生不相宜的剪切力有关。但多数钙化病变 <10atm 即可充分扩张；轻中度的钙化病变球囊高压扩张可将斑块撕裂开，中重度的钙化

病变在行介入治疗时容易出现球囊扩张不开、急性闭塞以及其他的一些严重并发症。有3%～5%的极严重钙化病变即使球囊加压到20atm也不能将球囊完全扩张,很有可能会出现血管弹性回缩引起PTCA后存在明显的残余狭窄或严重者甚至球囊破裂。

2. 球囊及支架术　在球囊预扩张基础上,行支架置入术可改善钙化病变球囊扩张的后果,提高成功率;但严重钙化病变,单凭高压力置入支架,并发症高,再狭窄率高;有研究表明严重的钙化病变可增加支架不完全扩张和再狭窄的风险。如果病变不能用球囊完全扩张,那么支架置入应视为禁忌证。极严重的钙化斑块应先用旋磨祛除坚硬的钙化斑块后再行球囊扩张或支架置入。

3. ROTA　是目前处理严重钙化病变的独特而有效的方法,是重度钙化病变首选的介入治疗手段。研究表明,旋磨治疗钙化病变的成功率较高可达90%以上,与非钙化病变相比。钙化病变旋磨后管腔较大,与非钙化区相比,钙化区分离夹层较少,且更具向心性,同时增加病变的顺应性和对PTCA的反应性。在钙化病变斑块旋磨后再行球囊扩张和(或)支架可明显改善钙化病变介入治疗即刻和远期效果。在一项旋磨术加支架术(Rotastent)的IVUS研究中显示,Rotastent能达到更大管腔和更小残余狭窄。ROTA存在>5%的并发症率,如急性血管闭塞、无血流或慢血流现象等,且并不改善再狭窄率。

4. 准分子激光血管成形术　ELCA治疗与旋磨术治疗相似,对球囊不能扩张的钙化病变效果较好,但其治疗机制与斑块旋磨不同,ELCA并不消蚀钙化斑块,只能增加钙化病变的顺应性,在其后的球囊扩张时在钙化病变内产生撕裂,从而使管腔增大,Bitt等报告170个钙化病变使用ELCA治疗,成功率为83%,比非钙化病变稍低,从较细的纤维和较高的频率开始可能取得更好效果。但ELCA术后血管再狭窄率为40%～50%,其再狭窄的发生与钙化病变本身关系不大。

5. 定向冠状动脉斑块旋切术　DCA切除钙化病变的作用有限,而中等或严重钙化病变应避免使用此方法,IVUS研究显示DCA仅切除的是非钙化部分的斑块,而对钙化部分的斑块作用不大,病变钙化和DCA切除斑块无效相关。现在DCA几乎不应用于临床。

6. 切割球囊　切割球囊是利用球囊上的3～4个刀片在球囊扩张时切割血管内膜钙化组织。适合轻度钙化而普通球囊不能扩张的病变,对高度狭窄的中、重度钙化病变,不宜使用切割球囊。

7. 禁忌证　TEC不适用于钙化病变。

8. 不能充分扩张的钙化病变处理　旋磨、激光成形术可改善病变顺应性,用切割球囊、旋磨或"双导丝力量聚集型"解除张力,祛除斑块,增加管腔,便于支架置入。

七、钙化病变的介入手术器械选择和介入治疗操作要点

(一)介入手术器械选择

由于钙化病变坚硬不宜完全扩张,有时弹性回缩较明显,因此对预扩张的球囊和置入支架要求比较高。

1. 导引导管　与其他复杂病变一样,选择提供良好支持力的导引导管是严重钙化病变的PCI成功关键。一般选用7F或6F导引导管,对中、重度钙化病变估计旋磨治疗尤其是旋磨头直径大于1.75～2.0mm者,应选用8F导引导管,以免需要进行旋磨时再次更换导引导管。

2. 导引导丝　大多数钙化病变适合应用 BMW 导引导丝，其前端柔软、扭力好、可控性好、有一定支撑力。如钙化病变狭窄严重，可选择远端亲水涂层导丝，通过病变能力较好、支撑力更好，可帮助球囊和支架顺利通过病变。如进行旋磨术，则需用旋磨专用导丝。

3. 球囊导管　最好选用外径小、推送杆推力好比血管直径小 0.5mm 以上的半顺应性、耐高压球囊。球囊不能通过钙化病变时，同时无法使用旋磨技术时，尽可能短的切割球囊可能是另一选择，适用于轻度钙化或斑块内有纤维环状组织的病变。

4. 支架　一般认为环状或缠绕支架柔韧性好，易通过扭曲病变，但其结构松散，在通过钙化和成角病变时，易与斑块相刮，更不容易通过，选择有适当连接桥的支架更有利于通过病变；早期管状支架较硬，目前改良的管状支架柔韧性明显改善，闭环、支撑力好、金属覆盖率好的支架可保证支架更理想的扩张，血栓率低、再狭窄率可能也低。对长病变优先选择点状支架（短、柔软、网管支架），开口病变选择支撑力强的支架。

5. 旋磨头　主要依据钙化病变的血管直径，由小到大更换，最大旋磨头应选用直径不大于血管直径的 75%；但目前多选用 1.5mm 旋磨头旋磨。

（二）介入治疗操作要点

钙化病变的介入操作与一般病变基本相同，但对于中、重度的钙化病变，介入器材能否顺利通过、球囊或支架能否充分扩张无疑是一个重要问题。需注意以下几点：

（1）IVUS 是评价钙化病变的金标准，对严重钙化病变应先行斑块旋磨术，然后再行球囊扩张或置入支架，可减少缺血并发症及改善远期效果。

（2）钙化病变时单纯球囊扩张容易出现夹层，支架置入是最常用而有效的介入治疗方法。而支架常常不能直接通过钙化病变或支架不能充分扩张，球囊预扩张是非常有必要的。

（3）钙化病变应充分扩张，扩张压力通常在 8atm 以上，逐渐增加压力，直至球囊切迹消失。如果球囊不能充分扩张时，可以尝试换用 ≥20atm 的高压球囊。严重钙化时应选用旋磨术祛除内膜的钙化层。如不能旋磨，可改行 CABG，不易强行扩张。

（4）支架置入时，为保证支架与钙化斑块的良好帖附，常需要较高压力释放支架，建议选择略小于血管直径的支架并以高压力释放，常需 14 个 atm 以上，但为避免支架远端血管内膜撕裂，应先以支架释放压力（8～10atm）释放支架，再将球囊远端退入至支架内以 14atm 以上充分扩张支架。对于逐渐变细或闭塞的长病变，根据病变特点一般有两种方式选择，其一是使用长支架，由于近段血管直径较大，用较高的压力扩张支架近段，使支架与需治疗的动脉较好匹配；或是使用多个短的不同直径支架，与需治疗的病变各节段更完全匹配，然而后者费用较高同时伴有无支架间隙或支架重叠问题。

（5）旋磨技巧，从 1.5mm 的磨头开始用，逐渐增加磨头的直径。前进时压力要小，每次工作时间以 45 秒为宜。当磨头与动脉的直径比接近 0.8 而且残余狭窄 ≤20% 时，则加用球囊扩张。磨头前进与后退的速度差不能超过 10%，否则容易造成远端栓塞。

（6）严重弥漫性钙化病变，当深插导引导管、超支持力导丝、球囊预扩张及旋磨后，支架仍不能通过钙化病变，首选较大旋磨头再次旋磨，小于血管直径 0.5mm 球囊扩张，并平行植入另一或两根超支持力导丝辅助支架置入。

（7）如果钙化病变不能用球囊完全扩张，置入支架后可引起支架伸展不全，增加支架内血栓形成和再狭窄的危险，是支架置入的禁忌证。

（8）对明显钙化病变不主张直接支架置入术。

（9）支架释放时，高压仍不能充分扩张支架，建议放弃并加强抗凝，防止亚急性血栓形成。

八、钙化病变的介入治疗策略

轻度钙化病变一般不做 IVUS 检查，进行常规冠状动脉介入治疗，中、重度钙化病变使用 IVUS，以指导介入器械的选择。如导管室无 IVUS，建议使用斑块旋磨加 PTCA 和（或）支架。基本治疗策略选择参见图 12 – 38。

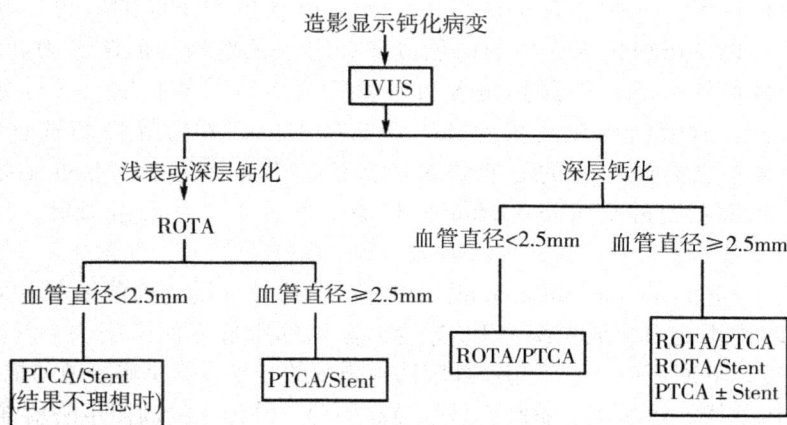

图 12 – 38　钙化病变的治疗策略（有 IVUS 的情况下）
ROTA：旋磨术；PTCA：球囊扩张术；Stent：支架置入术

（李冬玉）

第十一节　血栓性病变的支架置入术

一、冠状动脉内血栓性病变的检测

冠状动脉血管在各种危险因素作用下，血管内皮细胞功能损伤，血液中脂类物质沉积在内皮细胞下，最终形成动脉粥样硬化斑块，粥样斑块对血流动力学等方面造成影响，受血液的剪切力、体内的神经体液调节等作用，斑块由稳定转为不稳定，发生破裂，继发形成血栓，导致冠状动脉管腔急剧狭窄或闭塞。

早在 20 世纪初已经提出，在粥样斑块基础上的血栓形成是导致急性心肌梗死（acutemyocardial infarction，AMI）的主要原因。但在 20 世纪 70 年代，冠状动脉血栓形成被认为是继发事件，而非心肌梗死的启动因素，20 世纪 70 年代后期及 80 年代早期，来源于血管造影术、外科探查、血管镜、生化标记物以及尸体解剖的大量数据表明，冠状动脉血栓形成是引发急性冠状动脉综合征（aoute coronary syndrome，ACS）包括不稳定型心绞痛（unstable angina pectoris，UAP）、AMI 及猝死的直接原因。

冠状动脉血栓形成大都发生在有粥样硬化的病变（灶）处，特别是在已引起血流动力学改变的狭窄部位。病理学资料显示，UAP 的斑块大部分为纤维组织的细胞成分，含粥样物质较少，严重狭窄的冠状动脉内常有多孔通道形成，伴或不伴有小的非闭塞性血栓，其血栓成分主要由血小板构成（白色血栓）；AMI 的斑块大部分为纤维组织的非细胞成分，含粥样物质多，常形成闭塞性血栓，其血栓主要成分是纤维素和红细胞（红色血栓）。

冠状动脉内血栓的检测方法，目前最直接的是冠状动脉血管内镜（coronory angioscopy，CA），冠状动脉血管内镜具有清晰度高、色彩鲜明等特点，而且通过肉眼可进行活体组织的病理诊断。根据血栓的颜色，可分为以红色为主体的红色血栓，红白相间的混合性血栓，以及以白色为主体的白色血栓和粉红色血栓，前两者为新鲜血栓形成，后两者为陈旧性血栓形成；根据其是否向血管腔内突出及其程度，又可分非闭塞性血栓和闭塞性血栓。血管内镜在冠状动脉内血栓检测方面的特异性和敏感性是最高的，但在操作时，可能会导致短暂的心肌缺血或血流动力学不稳定，并可能导冠状动脉夹层撕裂、急性闭塞和无再流（no – reflow）现象等的发生，且价格昂贵，故目前临床应用并不广泛。

血管内超声（intravascular ultrasound，IVUS）也是较常用的检测冠状动脉内血栓的方法，表现为管腔内不定形，或包绕 IVUS 导管或附壁的中低度回声团块。新鲜血栓回声特点：①回声强度以低回声为主，不超过外膜回声强度的一半；②呈略松散的棉絮状、层片状结构；③点状闪烁样均质回声，随血流而呈局部移动，机化血栓的回声略增强。但 IVUS 对血栓和软斑块不能做出可靠的鉴别。

光学相干层析技术（optical coherence tomography，OCT）是近十年迅速发展起来的一种成像技术，它利用弱相干光干涉仪的基本原理，检测生物组织不同深度层面对入射弱相干光的背向反射或几次散射信号，通过扫描，可得到生物组织二维或三维结构图像。它将新发展的光学技术与超灵敏探测合为一体，加上现代计算机图像处理，是一种新的高分辨率断面成像模式，与血管内超声对比，图像更为清晰，目前已经进入临床应用阶段。

临床上目前仍是以冠状动脉造影（coronary arteriongraphy，CAG）作为诊断冠状动脉内血栓的主要手段。血栓的冠状动脉造影（图 12 – 39A ~ E）显示分两大类：一类是虽有血栓但血管还是通的，可在多个投射角度显示冠状动脉腔内有球形或不规则充盈缺损；另一类血栓很大以致完全阻塞了血管，则可看见圆拱状造影剂边缘，并且有造影剂滞留（但经几个心周期后可消失）。冠状动脉造影检测冠状动脉内血栓的特异性高，达 100%，但敏感性低，资料报道最低仅为 19%，而且冠状动脉造影对夹层撕裂或斑块所致的充盈缺损，或图像模糊发白与血栓所致的充盈缺损很难做出肯定的区别。

冠状动脉血栓临床上表现为急性冠状动脉综合征，据报道在 UAP 中血栓发生率为 20% ~ 60%，AMI 则占 85% ~ 100%，冠状动脉内大量血栓常见于粗大的右冠状动脉和大隐静脉桥血管，随着冠心病介入治疗的大量开展，支架内血栓形成也越来越受到广泛关注。

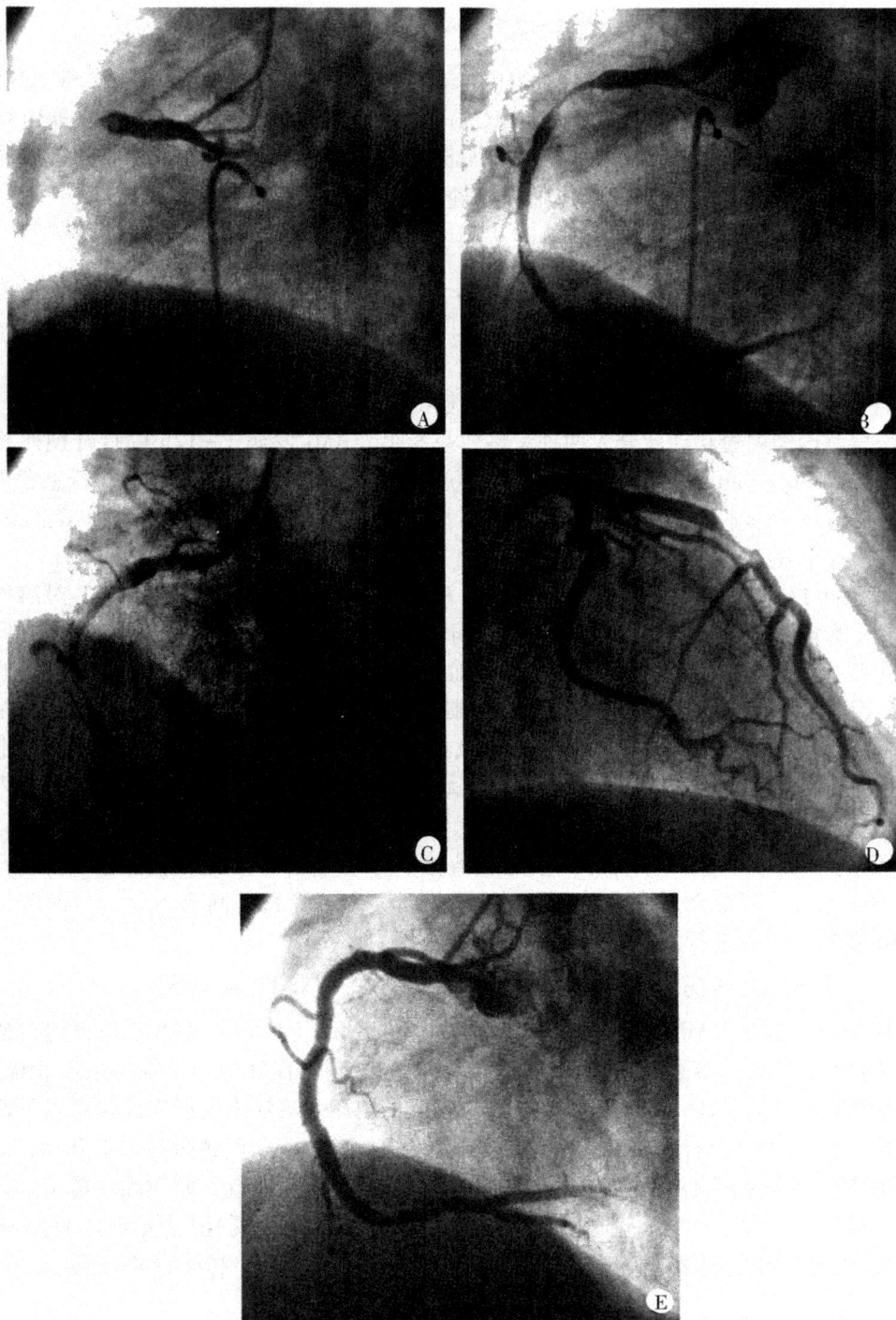

图 12－39 血栓的冠状动脉造影

A. 右冠近端闭塞性血栓；B. 右冠非闭塞性血栓；C. 大量血栓负荷；D. 前降支狭窄伴血栓；
E. 右冠远端非闭塞性血栓

二、急性冠状动脉综合征的介入治疗策略

急性冠状动脉综合征（ACS）是一组临床综合征，根据心电图表现分为 ST 段抬高型（STE－ACS）和非 ST 段抬高型（NSTE－ACS），两者有相似的病理生理改变，即冠状动脉粥样硬化斑块由稳定转为不稳定，继发破裂导致血栓形成，NSTE－ACS 大部分为血栓不完全堵塞动脉或微栓塞，STE－ACS 则为血栓完全堵塞动脉血管。

（一）ST 段抬高的急性冠状动脉综合征（STE－ACS）的介入治疗

STE－ACS 即 ST 段抬高的急性心肌梗死（ST－segment elevation myocardial infarction，STEMI），STEMI 是血栓急性闭塞引起，及时打开闭塞的冠状动脉恢复血流可降低病死率，改善预后。

1. 直接 PCI 介入治疗的有效时间窗和溶栓治疗的有效时间窗是一致的。起病 3h 以内，药物溶栓与急诊经皮冠状动脉介入两种策略效果相似；AMI 发病 3～12h 内打开梗死相关动脉（infarction related artery，IRA）可明显改善患者预后；发病在 12～24h 内，若患者仍有胸痛症状或血流动力学不稳定，开通 IRA 利大于弊，发病 24h 后若患者血流动力学已经稳定，此时介入治疗不仅无益，反而有害。

2. 补救性 PCI 对于溶栓治疗未通的患者及时行介入治疗称为补救性 PCI。对溶栓治疗后仍有明显胸痛，ST 段抬高无明显回落，发病时间仍在 12h 之内，应尽快行补救性 PCI。冠状动脉造影 TIMI 2 级血流再次血栓形成阻塞血管的概率大，而且发生梗死后心绞痛的发生率极高，因此需即刻行补救性 PCI。当冠状动脉造影已达 TIMI 3 级，无论 IRA 残余狭窄程度如何，原则上不主张即刻 PCI。因为 TIMI 3 级血流血管残余狭窄为 90% 时，再次发生血栓闭塞的概率为 5% 左右，而此时介入治疗发生无再流的概率为 10%～15%，故此时介入治疗（无远端保护装置）常得不偿失。

3. 延期介入治疗 对于未行介入治疗或溶栓治疗未再通者，以及错过溶栓或急诊介入治疗的 AMI 患者，延期介入治疗是否有利以及何时介入治疗目前尚有争议，目前普遍认为应在 AMI 发病一周后进行为妥。

（二）非 ST 段抬高的急性冠状动动脉综合征（NSTE－ACS）的介入治疗

NSTE－ACS 包括 UAP 及非 ST 段抬高心肌梗死（NSTEMI），此类患者是否均行急诊介入治疗目前尚有争议，多数观点认为大部分患者可先行药物保守治疗，同时采取积极态度，进行危险分层，ACC/AHA 2005 年 PCI 指南中建议早期介入治疗 I 类适应证包括以下高危因素的任何一条：①强化抗缺血治疗基础上仍有反复缺血发作；②肌钙蛋白水平升高；③新出现 ST 段压低；④充血性心衰症状或新出现/加重的二尖瓣反流；⑤左室收缩功能下降；⑥血流动力学不稳定；⑦持续性室速；⑧6 个月内曾行 PCI；⑨既往冠状动脉旁路移植术（CABG）。无上述高危因素的低危险组的患者可先内科保守治疗，择期行介入治疗。

三、冠状动脉内血栓性病变的支架置入

目前认为，冠状动脉内血栓不是冠状动脉内支架置入术的反指征，甚至有许多的多中心随机试验肯定了冠状动脉内支架置入术对 AMI 和 UAP 患者的有效性。但冠状动脉内支架置入术治疗冠状动脉内血栓性病变仍意味着较高的急性闭塞、远端栓塞和严重不良心脏事件的

发生率，因此，在实际操作中须谨慎行事，严格选择病例。

（一）术前病变的判断及危险度评估

冠状动脉造影术前，根据体表心电图来判断 IRA 的部位，并进行相应的准备工作。例如，左主干或前降支近段病变者，术前要准备好主动脉气囊反搏装置，以防术中发生急性泵功能衰竭；粗大的右冠状动脉近段病变，术中常有无复流现象、严重房室传导阻滞，应准备远端保护装置或血栓抽吸导管以及临时起搏器，并根据患者年龄、发病时间、心功能状态、有无合并性疾病进行综合危险度评估。

（二）围手术期用药

拟行紧急介入治疗的患者，术前即刻嚼服阿司匹林 300mg 和氯吡格雷 300mg，术中静脉注射肝素 8000 ~ 10000IU，术后口服阿司匹林 300mg/d（4 周后改为 100mg/d）和氯吡格雷 75mg/d（裸支架 >3 个月，药物洗脱支架 9 ~ 12 个月），必要时静脉应用血小板膜糖蛋白（GP）Ⅱb/Ⅲa 受体拮抗剂，术后皮下注射低分子肝素 1 周，同时根据患者情况，给予肾素血管紧张素转换酶抑制剂、β 受体阻滞剂、硝酸酯类和他汀类降脂药等治疗。

（三）冠状动脉造影

采用股动脉或桡动脉入路，按常规技术完成冠状动脉造影，先行非 IRA 造影，用尽量少的体位，造影剂尽量少用，应采用"bolus"注射造影剂，而不是持续、均匀、缓慢注射。

造影后应认真阅读冠状动脉造影片，首先应判定罪犯血管或罪犯病变，充分了解病变的部位、病变特征、狭窄程度、血管直径、TIMI 血流、侧支循环、循环优势、血栓负荷的轻重等，对多支病变者要正确判定罪犯血管，选择能充分显示完全闭塞病变特征以及能指导操作的投照体位，制定手术方案。

血流动力学障碍或心源性休克时冠状动脉造影和介入治疗应在 IABP 保护下进行。

（四）冠状动脉内血栓性病变的处理策略

当冠状动脉造影血流已达 TIMI 3 级，但有大量血栓负荷时，首选保守治疗，无论 IRA 残余狭窄程度如何，原则上不主张即刻 PCI，除非患者仍有胸痛、血流动力学不稳定或处于心源性休克前状态。应加强抗凝、抗血小板治疗（阿司匹林、氯吡格雷、肝素、GPⅡb/Ⅲa 受体拮抗剂）后行择期 PCI。

也有学者认为，如果显示 IRA 累及重要供血部位（如左主干、前降支口部、巨大右冠状动脉近端），尤其是这些部位的血管残余狭窄大于 85%，病变局部发生再梗死的风险高时，即使血流达到 3 级也可考虑行 PCI，以避免发生再梗死导致急性左心衰、心源性休克、严重心律失常、猝死等恶性心脏事件，但目前缺乏有力的循证医学证据。

TIMI 2 级以下血流再次血栓形成阻塞血管的概率大，而且发生梗死后心绞痛的发生率极高，因此需即刻行 PCI。

必须强调只对 IRA 进行 PCI，禁忌同时对非 IRA 进行干预。

（五）冠状动脉内血栓性病变的器械选择

1. 指引导管　同常规 PCI 术，无特殊，可根据冠状动脉开口的解剖特点，选择同轴性、支持力较好的指引导管。

2. 导引钢丝　对于血栓病变，多数学者建议选用如 BMW、Stablizer Supersoft 等通用型导引导丝，导丝通过病变时动作宜轻柔。这类导丝的尖端比较柔软，选用原因：一是引起急性闭塞的血栓较软，容易通过；二是避免导丝误入不稳定的粥样斑块内造成斑块破裂，血管闭塞导致导丝无法通过，或进入内膜下形成假腔。应避免使用 PT 系列导丝、Whisper、Cross - NT 等超滑导丝，因使用超滑导丝容易误入不稳定的粥样斑块内造成夹层的形成，导致手术失败。

完全闭塞病变可先尝试软导丝，如软导丝不能通过，再换用中等硬度或更硬的导丝。导丝通过闭塞处时，需从不同角度观察以确保导丝位于血管真腔内。

对于完全闭塞性病变，有学者认为体会软导丝通过病变较费时，也常直接选用中等硬度导丝，常用 PT Graphix Intermediate 导丝，感觉比较容易通过闭塞段，可减少手术时间及 X 线曝光时间，亦未明显增加夹层发生。

3. **球囊导管**　血栓性病变通常较软，常规球囊均较易通过。

非闭塞病变如果血栓负荷不重，狭窄较轻者，尽量不用球囊预扩张，可直接支架置入（图 12 - 40A、B），有资料显示，对于冠状动脉简单病变，直接支架置入能明显减少手术时间、X 线曝光时间和造影剂用量，而成功率并不减低。直接支架术以支架直接覆盖病变，减少球囊扩张次数，减少扩张局部血管内膜的损伤，减少病变处急性血栓形成的机会，防止不稳定斑块处的血栓和脂质斑块对心肌微血管的栓塞，可以减少无再流（no - reflow）和慢血流（slow - flow）的发生。

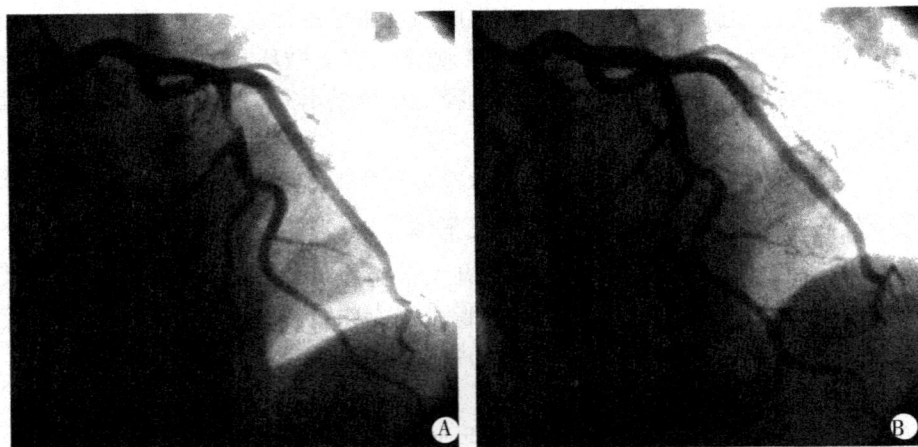

图 12 - 40　前降支病变支架置入前后
A. 前降支血栓病变；B. 直接支架后 TIMI 3 级

当狭窄较重必须球囊扩张时，球囊宜低压力扩张，球囊的长度也十分重要，由于病变的两端往往有血栓存在，足够长度的球囊不仅可以充分地扩张病变，而且可以对病变两端的血栓予以充分的压挤，预防末端闭塞。

对于分叉病变，特别是左前降支或左回旋支开口部的血栓性病变，须特别谨慎，球囊扩张后应先将球囊送至病变以远，造影观察效果，以免回撤球囊时将血栓带入另一支血管，引起严重心肌缺血和泵功能异常。

4. **远端保护/血栓抽吸装置**　对于 ACS 常常伴发的急性血栓，急诊介入（包括 PTCA 和支架置入）可以迅速开通 IRA，但不能阻止新鲜血栓随血流行走，造成远端血管或微血管栓塞，这是形成 no-reflow 现象的重要机制。为了有效地解决这一难题，远端保护/血栓抽吸装置逐步应用于临床，其目的是在介入治疗过程中捕捉动脉粥样硬化斑块和血栓碎屑，防止血管远端栓塞，减少慢血流或无再流现象的发生，增加血栓性病变 PCI 的安全性，改善即刻和远期疗效。

远端保护装置是在目标血管远端放置一个球囊或伞状物，以防止介入操作过程中小的血栓或斑块脱落至血管远端导致栓塞，血栓抽吸术是在 PTCA 的基础上，利用负压抽吸原理使血栓通过抽吸导管抽吸到血管外。

目前远端保护/血栓抽吸装置可以分为四大类：①Guardwire Plus 为代表的远端球囊阻塞/血栓抽吸装置；②Diver CE 为代表的单纯血栓抽吸导管；③X-Sizer 为代表的机械血栓抽吸装置；④Filterwire EX 为代表的远端滤过血栓抽吸装置。各种装置原理不同，主要应用于 PCI 术中发现冠状动脉中大量血栓病变的情况，以减少术中血栓负荷，减少 no-reflow 现象的发生，目前临床上常用前两种。

由于左前降支的解剖特点，Guardwire Plus 装置并不适合应用于左前降支病变，该装置的阻塞球囊需要阻塞远端血管，可能延长心肌缺血的时间，并且该装置操作相对复杂；单纯血栓抽吸导管（Diver CE）装置简单，可以不阻断远端血管血流，可有效改善心肌血流，操作方便，容易掌握，推广较易。

对富含血栓的冠状动脉行介入操作必然会增加远端栓塞的可能性，因此，从广义上讲，所有冠状动脉血栓性病变均应使用远端保护/血栓抽吸装置。有经验表明，在部分冠状动脉血栓患者 PCI 时，可用单纯抽吸代替球囊预扩张，血栓移除后直接支架置入，减轻冠状动脉血栓负荷，预防慢血流或无再流，临床即刻效果好，可能是一种较好的选择。

但应当指出，现有国外大部分临床研究均提示上述装置对患者的长期随访结果是中性的，目前尚缺乏大规模的临床循证医学证据。

5. 支架的选择　支架曾经被认为是治疗 AMI 的禁忌证，随着支架术抗凝方案的改进，支架引起的急性或亚急性血栓已经明显减少，与单纯球囊扩张相比，更容易出现 TIMI 3 级血流，死亡率、再梗死及再次血运重建率低。但冠状动脉内支架置入术治疗冠状动脉内血栓性病变仍意味着较高的急性闭塞、远端栓塞和严重不良心脏事件的发生率。支架置入应注意以下几点：

（1）IRA 存在大量血栓，经血栓抽吸或溶栓、抗栓、抗凝后血流改善，若没有明显狭窄则不置入支架。

（2）尽量直接支架置入，可以减少无再流和慢血流的发生。

（3）对狭窄或钙化严重的病变建议先球囊扩张，以利于支架通过，支架置入的直径与参考血管直径比为 1∶1，支架选择应尽量完全覆盖病变（normal to normal 原则）及残存血栓，释放压力不要过大，有研究报道，置入支架时球囊高压扩张，与无再流、慢血流明显相关，高压扩张患者发生无复流、慢血流的危险性显著增高。

（4）在富含血栓的病变置入药物洗脱支架（drug eluting stent，DES）是否会增加支架血栓事件，这一问题目前仍有争议，早期国内外研究表明，与应用金属裸支架相比，DES 近期疗效、安全性等同于裸支架，但远期再狭窄率低，对 ACS 患者预后有益，可进一步减少再狭窄及再次血运重建率，而不增加急性和晚期血栓形成并发症。但最近关于 DES 导致晚期血栓的报道逐渐增多，因此，建议在具有再狭窄高危因素的患者中使用 DES。

四、支架内血栓

（一）支架内血栓的定义

支架内血栓指成功置入支架（靶血管支架术后 TIMI 3 级且残余狭窄小于 25%）后支架内急性、亚急性、慢性血栓形成，造影显示支架内有造影剂包绕的椭圆形、长条形或不规则的低密度影像，造影剂消散后，血栓处及其近端仍有少量造影剂滞留。根据支架内血栓形成时间的不同，支架内血栓可以分为急性、亚急性、晚期和迟发晚期血栓。

1. 急性支架血栓　成功置入支架后 24h 内发生的血栓称为急性支架血栓。

2. 亚急性支架血栓　成功置入支架后 24h 到 30 天内发生的血栓称作亚急性支架血栓。

急性和亚急性支架血栓也统称为早期血栓。

3. 晚期支架血栓　成功置入支架后 30 天至 1 年发生的血栓称为晚期支架血栓。

4. 迟发晚期血栓　指支架术后 1 年以后发生的支架内血栓。

除冠状动脉造影指标以外，一些临床相关事件如心肌梗死和死亡也用于判定是否发生支架内血栓。

（二）支架内血栓的发生原因

支架内血栓形成机制目前尚未完全明了，可能与以下方面有关：

1. 支架的致血栓源性　包括支架的材料、结构设计以及表面覆盖物均可导致血栓形成；随着药物洗脱支架的大量应用，DES 引起的血栓事件，尤其是晚期支架血栓已引起广泛关注。

2. 患者和病变因素　ACS、合并糖尿病、射血分数低以及靶血管管径细小、多支病变、长病变、分叉病变、血栓性病变、不稳定斑块易致血栓形成。

3. 支架置入的技术因素　支架近远端的夹层、支架扩张不良、残存狭窄、多个支架置入、病变覆盖不完全等。

4. 药物因素　过早停用抗血小板药物、阿司匹林和（或）氯吡格雷抵抗。

（三）支架内血栓的临床表现

支架内血栓临床可表现为心肌梗死或死亡，也可表现为心律失常或心绞痛发作，与血栓形成的急缓、栓塞血管所支配的心肌范围以及患者的基础状态有关。

（四）支架内血栓的处理

（1）尽快行冠状动脉造影，明确诊断后进行 PCI，选择软导丝（导丝头端塑形为大 J 形，以避免导丝从支架与血管壁之间穿行）通过血栓病变，再次 PTCA，扩张至残余狭窄 <20%，且无充盈缺损，争取恢复血流。如有较大血栓，可应用血管远端保护/血栓抽吸装置，避免无复流现象的发生。

（2）如果造影确定血栓可能与支架近端或远端内膜夹层、支架未完全覆盖病变有关，可再次置入支架。

（3）静脉应用 GP Ⅱb/Ⅲa 受体拮抗剂。

（4）如果不具备急诊 PCI 条件，可溶栓治疗，争取开通靶血管的时间，挽救心肌。

五、 血栓性病变处理的辅助技术

（一） 主动脉球囊反搏的使用

主动脉球囊反搏（intra – aorctic balloon counter pulsation，IABP）是一种通过机械辅助对心脏进行救治的方法，其工作原理是通过主动脉内球囊与心动周期同步地充放气，提高心肌氧供，减少心肌氧耗。舒张期球囊充气，增加冠状动脉灌注，进而增加氧的释放；收缩期球囊放气，减少心脏的后负荷，心脏做功减少，从而减少心肌对氧的需求。

在 ACS 合并心功能不全、心源性休克或机械性并发症（如乳头肌断裂、室间隔穿孔）的患者，IABP 作为辅助和过渡治疗与冠状动脉血运重建相结合，可明显增加血运重建的成功率，改善预后。

应当在高危患者 PCI 前，有预见性地做好插入 IABP 的准备，一旦发生并发症导致血流动力学障碍可以马上进行，可能性不大的患者可在床边准备好，贴好反搏心电图电极。

（二） 临时心脏起搏

临时心脏起搏可采用不同的电刺激途径，包括经静脉起搏、经皮起搏、经食管起搏、心外膜起搏等。经静脉临时心脏起搏是导管室常用方法，操作方便，效果可靠。

右冠状动脉或左优势的回旋支冠状动脉血栓性病变，特别是闭塞性血栓病变介入治疗过程中，常常发生严重的缓慢性心律失常，所以在右冠状动脉或左优势的回旋支血栓性病变应常规放置临时起搏电极于右房或三尖瓣口（IRA 开通之前临时起搏电极导管送入右室，有刺激右室诱发室性颤动的可能），以备需要时紧急插入。

六、 冠状动脉内血栓的药物治疗

冠状动脉内血栓病变介入处理前后应给予充分的抗栓治疗，抗栓治疗包括抗凝血酶治疗和抗血小板治疗，抗凝治疗包括肝素、低分子肝素和直接凝血酶抑制剂，抗血小板药物包括阿司匹林、噻吩吡啶类和 GP Ⅱ b/ Ⅲ a 受体拮抗剂。

（一） 抗血栓形成治疗

血小板是动脉血栓形成的主要环节，阿司匹林和 ADP 受体抑制剂（噻氯匹定、氯吡格雷等）目前已被广泛用于 ACS 的治疗，已有报道对冠状动脉造影发现有血栓性病变的患者，在氯吡格雷、阿司匹林和低分子肝素的治疗后行择期介入治疗，结果发现有部分患者血栓消失，且冠状动脉病变轻微，避免了不必要的支架置入。近来，GP Ⅱ b/ Ⅲ a 受体拮抗剂的临床应用，更降低了血栓性病变介入治疗的急性闭塞、心肌梗死和紧急血运重建术的发生率，故当冠状动脉造影发现梗死相关血管内血栓较大时，在 PCI 前应常规静脉使用 GP Ⅱ b/ Ⅲ a 受体拮抗剂，并建议 PCI 术后继续使用 12 ~ 24 小时。另外，冠状动脉内 GP Ⅱ b/ Ⅲ a 受体拮抗剂的应用也备受关注，其效果有待于进一步的临床观察。

（二） 冠状动脉内溶栓

过去有研究表明，冠状动脉内溶栓对血栓有一定的疗效，国内多数报道用尿激酶，但剂量和方法报道不一，用量多为静脉溶栓剂量的一半以下，我们也曾对两例冠状动脉内高度血栓负荷的患者（当时无血栓抽吸导管），冠状动脉内缓慢推注尿激酶 50 万 U，静脉滴注 50 万 U 后，血栓消失，血流达 TIMI 3 级。

随着介入器械及药物的发展，远端保护/血栓抽吸装置及 GP Ⅱ b/Ⅲ a 受体拮抗剂已经成为冠状动脉内血栓处理的主要手段。

七、并发症及其处理

（一）无再流现象

冠状动脉介入治疗后，靶病变部位无急性闭塞、血栓、夹层、痉挛以及重度残余狭窄，X 线表现为冠状动脉前向血流急剧减少（TIMI 0 ~ 1 级）则为无再流现象（no - reflow，图 12 - 41A ~ C）；若血流 TIMI 2 级则为慢血流现象（slow - flow）。发生无再流现象的患者远期预后差，死亡率、心功能不全发生率、心梗并发症发生率和再住院率均明显增加。

有经验表明大量冠状动脉血栓的再灌注成功率低，极易引起 no - reflow 现象，其原因可能与 PTCA 引起的末梢栓塞和侧支闭塞引起的血流停滞有关。

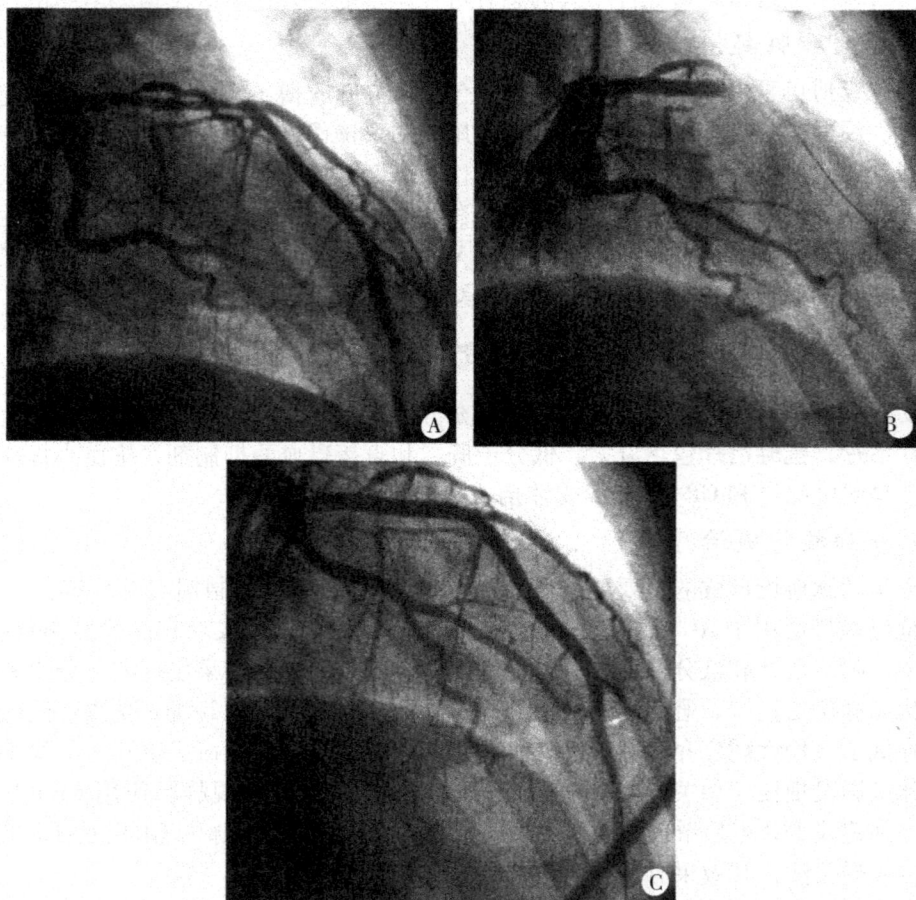

图 12 - 41　无再流现象

A. AMI 一周后 CAG 影像；B. 支架置入后 no - reflow 现象；C. 冠状动脉内反复给予硝酸甘油后血流达 TIMI 2 级

无复流现象的临床表现多种多样，常取决于再灌注的时间、受累心肌范围、基础心脏功能以及是否伴有其他冠状动脉病变，极少数可以无临床症状或心电图改变，大多患者出现胸痛、ST 段抬高、心脏传导阻滞、低血压、心源性休克、室颤甚至导致"心血管崩溃（cardiovas‑cular collapse）"死亡。

无再流现象的发生机制不完全清楚，目前认为是多因素综合作用的结果，推测与心肌微血管痉挛、微血栓或碎片栓塞、氧自由基介导的血管内皮损伤、毛细血管被红细胞和中性粒细胞堵塞，导致微循环功能障碍，以及心肌细胞及间质水肿有关，尚无单一有效的治疗方法。目前临床应用较多的是一些作为血管再通治疗的辅助药物，包括腺苷、维拉帕米、硝酸酯类、硝普钠，GPⅡb/Ⅲa 拮抗剂等药物，以及血管远端保护/血栓抽吸装置，它们具有较好的预防、减轻无复流现象的作用，但是还没有随机、双盲的临床实验来评价。

（二）再灌注性心律失常

心肌缺血再灌注后的一个严重后果是再灌注性心律失常（reperfusion arrhythmia，RA），包括室性早搏、室性心动过速、室颤、室性自主心律、阵发性心房颤动、窦性心动过缓或传导阻滞等，有时伴有血压下降，多见于右冠状动脉和回旋支闭塞者，在 IRA 血流通畅的前提下，经药物、临时起搏或电复律多能治愈。

八、冠状动脉内血栓性病变的其他介入治疗

（一）冠状动脉内定向斑块旋切术

冠状动脉内定向斑块旋切术（directional coronary atherectomy，DCA）是利用圆形旋切刀定向直接切除病变血管的内壁组织，并通过 Simpson 导管的侧孔将切下的硬化斑块碎片带出体外的一种方法。含有大量血栓组织的病变（如血栓长度超过或相当于血管直径）时，因有急性闭塞的危险，不适合做 DCA，存在少量血栓时，成功率较高。但最新研究表明，DCA 可增加冠状动脉血栓性病变患者缺血性并发症及紧急冠状动脉旁路术的发生率，因而，目前不主张对冠状动脉血栓性病变行 DCA。

（二）斑块旋磨术

旋磨术（rotational atherectomy）可增加远端栓塞及无再流的危险性，所以冠状动脉内血栓性病变是旋磨术的反指征。

（三）激光血管成形术

激光通过热降解或光化学效应气化斑块，使狭窄管腔扩大，对冠状动脉血栓性病变的成功率较低，价格昂贵，且大多数患者（70%）需辅以球囊扩张方能获得满意效果，近年来应用日趋减少。

（四）冠状动脉内超声血管成形术

冠状动脉内超声血管成形术（intracoronary ultrasound angioplasty，IUA）是通过机械破碎、空穴作用等原理使局部新、旧血栓消除而达到治疗的目的。通过机械破碎作用可使血栓变为小于 7μm 的微粒，通过毛细血管网进行代谢，而不发生远端血管栓塞。该技术目前临床应用较少，有待器械的进一步改进，技术水平的进一步提高。

九、展望

冠状动脉血栓性病变对介入医生始终是个棘手问题，是冠状动脉内支架术中和术后急性、亚急性血栓以及术中无再流现象甚至猝死的主要威胁，随着抗栓治疗药物氯吡格雷、GPⅡb/Ⅲa受体拮抗剂等强有力的抗血小板制剂等的问世、远端保护/血栓抽吸装置的临床使用以及支架系统的改进，已经使之得以部分解决，我们相信，随着未来基础研究的深化，介入器械的改进，以及循证医学的发展，将使我们临床工作者对冠状动脉血栓性病变建立起更为完善的决策模式。

（陈　炜）

第十二节　再狭窄病变的支架置入术

冠状动脉支架的广泛使用是冠心病介入治疗的革命性进展之一，它有效克服了球囊扩张的急性严重并发症，降低了远期再狭窄率。支架高压扩张技术和双联抗血小板治疗明显降低了急性和亚急性支架内血栓形成，使得介入治疗的适应证顺利扩展到治疗多支复杂病变，目前介入操作中冠状动脉支架的使用率超过了70%。但是，冠状动脉支架在取得了上述效果的同时，也带来了新的复杂问题，支架内再狭窄。随着复杂冠状动脉病例介入治疗数量的不断增加，支架内在狭窄率也明显增加，仅1999年，全美国的支架内再狭窄病例就达15万人。

目前关于裸金属支架的临床随机试验结果有时很难用于临床实践中，因为临床实际诊疗活动中包括了大量不能进行这些试验的复杂、疑难和高危病例。这也是目前临床报道的再狭窄率差异在10%~58%的原因之一。

一、支架内再狭窄的病理机制

血管壁对支架引起的病理反应很复杂，最早的反应是血小板激活和血栓形成。随后出现炎性细胞向支架网眼内黏附和迁移，从管腔表面进入内膜。第三阶段是中膜和内膜平滑肌细胞的增生，大约从支架置入后第5天开始，持续20天左右。外伤性动脉损伤和随后的炎症都可引起内膜细胞增生，支架的几何形状和设计以及支架网眼表面的光滑程度都对支架引起的血管损伤产生重要影响。

人体冠状动脉对置入支架的组织病理反应如下：①支架置入后头几天，在支架网眼周围出现纤维蛋白、血小板和急性炎性细胞浸润。②大量新生内膜形成，产生的量与支架面积与参考血管横截面的比例有关。因此，支架选择过大以及由此带来的中膜损伤将增加再狭窄率。

有人认为炎症反应与支架内再狭窄的病理过程有关。例如，Kornowski等曾经设计了一种炎症积分系统，他们发现炎症积分直接与动脉壁损伤和随后的内膜增厚有关。炎症反应的类型与动脉损伤的形式有关，球囊扩张和支架置入所引起的炎症反应类型不相同。

二、支架内再狭窄的分型

临床上提出了多种支架内再狭窄分型方法，最常见的是 Mehran 分型法，该法将支架内再狭窄分为：①局限型（长度≤mm，狭窄局限于支架内或支架两端）；②支架内弥漫型（长度＞10mm，不超出支架两端）；③弥漫增生型（长度＞10mm，超出支架两端进入邻近血管段）。

三、支架内再狭窄的预测因素

临床研究冠心病介入治疗的远期结果时，常选用多种复发指标，例如，6 个月造影病变再狭窄率、临床心血管事件率、靶病变再次血运重建率等。有时，很多研究结果之间的再狭窄率并无可比性，例如，采用了不同的再狭窄标准、选择了不同的治疗人群、再狭窄的病变不同（如动静脉血管和原位冠状动脉动脉）。尽管如此，但至少有一点共同的即以前的再狭窄病史是再次发生狭窄的重要独立预测因素。

四、支架内再狭窄的处理

目前，处理支架内再狭窄的主要方法有：①单纯球囊扩张，包括切割球囊扩张；②病变消融治疗包括支架内旋磨和旋切治疗；③再次置入支架包括药物涂层支架；④血管内放射治疗。

1. 单纯普通球囊扩张　单纯普通球囊扩张处理支架内再狭窄的近远期效果均不理想，再狭窄率为 20%～50%，糖尿病患者的发生率更高。

2. 切割球囊扩张　临床观察研究结果表明，采用切割球囊扩张处理支架内再狭窄的效果明显优于单纯普通球囊扩张，无论是术中并发症和即刻造影效果，还是远期再狭窄和心血管事件率都有明显的优点。但有关随机对照试验正在进行之中。

3. 旋磨和旋切治疗　斑块消融治疗虽然能取得较满意的即刻造影效果，但其远期再狭窄率和心血管事件率并不明显低于单纯球囊扩张。因此，目前临床上已较少采用。

4. 再次置入支架　在支架内再次置入支架的效果主要取决于支架血管的参考直径、支架内再狭窄的长度和其他因素如糖尿病等，再狭窄发生率 30%～40%。

5. 血管内放射治疗　血管内放射治疗又称为"Brachytherhapy"这里的"Brachy－"字根引自希腊语，即"短距离"的意思，也就是在距病变血管很近的距离实施放射照射治疗。目前主要采用二种放射源来处理支架内再狭窄：①β 射线，从电子束释放出来，在目标组织数毫米处可被吸收；②γ 射线，从光子束释放出来，穿透力更强，需要对患者和工作人员加以防护。

从放射性同位素发射出来的 β 和 γ 射线能量都能抑制细胞分裂周期，机制是破坏 DNA 双螺旋结构，防止平滑肌细胞的分裂和复制，后者是血管内皮增生的关键步骤。

血管内放射治疗的主要临床问题是照射病变处血栓形成。形成血栓的病变具有如下特点：①在放射治疗的同时新置入支架；②在发生血栓事件前停用噻氯匹定或氯吡格雷。因此，目前的处理原则是在放射治疗后，对没有新置入支架者抗血小板治疗 6 个月，对新置入支架者抗血小板治疗 12 个月。另外一个问题是放射治疗两端再狭窄，发生的原因是：①治疗部位近远端放射剂量逐渐降低；②放射源覆盖病变不当（即形态诱导）。

尽管冠心病介入治疗中采用了药物涂层支架，但支架内再狭窄仍将是今后相当长一段时间内该领域最重要的问题之一。迄今为止血管内放射治疗仍然是治疗支架内再狭窄除药物涂层支架以外最好的方法。这种治疗手段于 1990 年试用于临床，当时主要是采用 γ 射线处理股髂动脉的支架内再狭窄，该方法用于冠状动脉病变始于 1997 年，第一个评价 γ 射线效果的随机临床试验在美国完成，此后，在应用 β 射线方面欧洲人积累了很多经验，7 射线在欧洲使用少的原因是对这种放射性核素屏蔽、储存和运输方面的严格限制所致。

在过去的数年内，学术界在血管内放射治疗很多方面达成了共识，其中最明显的是：①放射活性支架的整体效果并不理想；②β 射线的疗效与 γ 射线基本相同；③血管内放射治疗是处理支架内再狭窄的有效方法，但对再次置入新支架的病变效果不肯定；④今后急需解决的问题包括放射照射后抗血栓治疗的时间、对具有再狭窄高危险性病变预防性置入支架者放射治疗的远期效果等。

放射治疗在如下领域应用很成功：肥厚性瘢痕、瘢痕瘤、异位骨生成、翼状息肉和实质性肿瘤。在非恶性疾病，放射治疗能有效抑制成纤维活性，但不影响正常修复过程，观察长达 20 年不影响远期并发症。

基本放射物理：

（1）放射活性：放射活性是具有太多或太少中子的不稳定性元素被为稳定状态（基态）的自发过程，同时释放大量能量。能量的释放过程称为放射，可表现为电磁波形成（如 γ 射线）和粒子射线形成（如 γ、β 和中子射线）。这一过程通常称为原子的解离（disintegration）。

放射活性（A）可表达为在一定时间间隔内（dt）所发生解离数（dN）的函数，即 $A = dN/dt$，单位是居里（Ci，$1Ci = 3.7 \times 10^{10} Bq$）。

（2）衰减：对大多数原子来说，放射活性正比于原子核的数率（$A = \lambda N$）这一比例常数称之为衰竭常数，衰竭公式为 $At = A_0 \exp (\sim \lambda t)$ 和 $\lambda = Ln2/t_{1/2}$，这里 $t_{1/2}$ 为物理半衰期，是放射性核素的特性之一。

（3）生物半衰期：指机体按固定规律排除体内某种物质的一半所需要的时间。这一时间对稳态和非稳态核素大致相同。

（4）有效半衰期：一旦人体进食放射活性物质，其物理和生物半衰期都应加以考虑，这可用有效半衰期来表示，即 $1/t_{1/2eff} = 1/t_{1/2phy} + 1/t_{1/2biol}$，其中半衰期可以有物理和生物衰减常数替代，即，$\lambda_{eff} = \lambda phy + \lambda_{biol}$。

（5）吸收 - 放射剂量：当原子由非稳态向稳态转化时，释放的能量都被组织吸收，所吸收的能量可用国际标准单位瑞（Gy = J/kg）来表示。能量的大小与放射源种类、半衰期和停留时间等有关。

（6）放射剂量率：计量率是指单位时间的放射剂量（释放或接受）。放射源释放的剂量率取决于放射源的活性和反射性核素的含量。目前采用的血管照射源都能以很高的计量率释放能量。

（7）剂量：吸收放射能量的生物学作用取决于反射线的种类和组织类型及其放射线特性。剂量的单位是 J/kg，称为希瑞（Sv）。

（8）放射比重因子（W_R）：中射线所包含的损害类型的校正因子。

（9）等同剂量（H_T）：等同剂量是用于放射防护目的的一种计量单位，它反映了射线作用的概率，可表示为特定器官或组织所吸收的平均剂量（Dr）和射线比重因子（W_R）的乘积，即 $H_T = W_R D_T$。

（10）有效剂量（H_E）：即器官、组织等同剂量与放射比重因子的总乘积，即 $H_E = \sum W_R D_T W_T$。

（11）目前使用的核素：目前所使用的放射性核素最主要的物理特性见表12-6。

表12-6 临床常用的放射性核素最主要的物理特性

核素	射线	最大能量（keV）	平均能量（keV）	半衰期
^{192}Ir	γ	612	375	24 天
^{90}Sv/^{90}Y	β	2270	970	28 天
^{32}P	β	1710	690	14 天
^{90}Y	β	2270	970	64 小时
^{188}R$_e$	β	2130	780	69 天

上述同位素之间的重要区别是γ射线由光子组成，而β射线由电子组成。

（12）γ射线：γ射线是反射性同位素原子核释放的光子，表现为电磁波的形成。一个不稳的重原子核首先放射一个α或β粒子，然后再发射γ射线。γ射线可以是1~2个固定能量值，也可以是很多能量值的宽谱。γ射线对组织的穿透力强。

（13）X线：与γ射线类似，物理特性也相当，但来源不同。γ射线的光子来源于原子核，而X线的光子来源于电子轨道。导管室使用的X线最大能量水平为125kVp。

（14）β射线：β粒子是较轻的高能粒子，带有正电荷或负电荷。β射线在组织中穿透力很弱，当与组织细胞核物质相互作用时，可释放具有强穿透力的X线，称之为韧致辐射。

（15）γ射线和β射线的主要区别：光子与其他物质的相互作用明显低于电子，因此，γ射线对其他物质的能量转换强度也不如β射线。在作放射治疗时，可出现两种结果：

1）停留时间：从放射源以一定的距离使某个组织得到一定能量，γ射线比β射线需要更高的活性和更长的停留时间。

2）放射暴露：γ射线对导管室内外人员的放射强度明显大于β射线。因此，在使用γ射线进行照射时，所有工作人员都应离开导管室，并佩戴防护装备。

就γ射线和β射线进行临床和实用性方面的比较结果显示，γ射线优点：①随机、双盲、安慰剂对照试验证明有效，②深部组织穿透力强（适用于大血管），③支架网架结构不减弱^{192}Ir γ射线的穿透能力；缺点：①需要加强屏蔽（25mm 铅），②对工作人员和患者反射线暴露量大，③在放射治疗期间工作人员需暂时离开导管室，④长停留时间（20~80min）。β射线优点：①只需厚塑料简单屏蔽，②停留时间短（3~10min），③放射性仅暴露在患者局部，④对工作人员无放射危险，⑤照射期间工作人员不必离开导管室；缺点：①关于临床应用效果资料偏少，②以现有设备可能不能用于直径大于4mm的血管，③剂量不均一性（需中央聚焦）。

6. **药物涂层支架** 采用药物涂层支架是否能有效防止支架内再狭窄，目前正进行随机对照试验。初步临床观察结果令人鼓舞。目前采用的药物有多种，每一种药物都针对再狭窄病理过程的不同环节（表12-7）。关于这些药物涂层支架的随机临床试验大部分在进行之中。现有的临床试验结果 RAVEL、ELUTES 和 TAXUS 都表明药物涂层支架能降低远期再狭窄率。但对裸金属支架再狭窄后重新置入药物涂层支架的临床效果研究正在进行之中。

表 12 -7　药物涂层支架所使用的药物

	血管损伤	增生	迁移	修复
药物种类	抗炎	抗增生	抑制迁移	促使修复和内皮化
药物	甲泼尼龙，地塞米松	雷帕霉素	Batimastat	Estradiol VEGF
		Actiomycin D		
		Paclitaxel		
		Angio Peptim		
		Gmcye		

五、展望

在今后相当长的一段时间内，支架内再狭窄仍将是困扰介入心脏病学者的重要临床问题之一。血管内放射治疗是临床上第一个得到公认的较好的抗支架内再狭窄治疗措施。尽管药物涂层支架抗再狭窄的初期临床试验结果令人鼓舞，但其应用于复杂、高危病变的效果尚不明了。关于药物涂层支架抗支架内再狭窄的实际效果，人们正拭目以待。针对药物涂层支架再狭窄的机制，研发新的功能优化支架势在必行。

（金　风）

2003 年 WHO/ISH 的定义，单纯收缩期高血压的概念为：SBP≥140mmHg 和 DBP＜90mmHg。由于收缩压增高、舒张压下降，因此脉压常增大（＞50mmHg）。

据统计，老年单纯收缩期高血压占半数以上，而且随着年龄的增加逐渐增多。Framingham 研究对年龄在 65～89 岁的老年人进行了统计，男性单纯收缩压增高占 57.4%，单纯舒张压增高仅占 12.4%；女性单纯收缩压增高占 65.1%，单纯舒张压增高仅占 7.1%；老年人群中单纯收缩期高血压约占 60%。

我国统计资料显示，60 岁及 60 岁以上的人群中，单纯收缩期高血压患病率为 21.5%，占老年高血压总人数的 53.2%，因此，单纯收缩期高血压是老年高血压最常见的类型，也是老年高血压最重要的特征。收缩期高血压的患病率随着年龄的增长而升高，老年女性比老年男性更为常见，农村老年人单纯收缩期高血压的患病率高于城市。

老年人主动脉弹性下降是导致单纯收缩压增高的主要原因。有实验证实，年轻人要大容量心室输出才能使主动脉的压力达到 200mmHg，而老年人相当小的心排出量即可使主动脉压力超过 200mmHg。主动脉收缩压升高的主要机制是每次心脏收缩产生压力波，由主动脉将压力波传向远端动脉分支，当压力波遇到阻力后即产生反射波折回主动脉，此时主动脉的压力为压力波和反射波的叠加。正常情况下，大动脉压力波的传导速度比较慢，反射点主要在小的阻力血管，因此反射波返回主动脉的时间是在心脏的舒张期，这种状态可以保持较好的平均血压水平，以及心脏和血管之间的良好耦联。老年人增龄和高血压导致大动脉粥样硬化时，大动脉僵硬度增高，顺应性下降，使大动脉压力波的传导速度明显加速，反射点在靠近心脏的大动脉，反射波的折回时间提前至收缩期，因此主动脉血压出现收缩晚期高峰，同时导致了舒张压降低，脉压增大。因此，老年人单纯收缩期高血压发病率增加，主动脉粥样硬化、主动脉弹性下降是主要原因。

收缩期高血压及脉压的增大，增加了左心室后负荷，导致左心室肥厚，增加了心肌的氧耗量，改变冠状动脉的灌注及血流分布，降低了冠状动脉血流储备，加重了血管内皮功能紊乱及动脉壁的损害。因此单纯收缩期高血压对心血管损害很大。

（二）血压波动大

老年高血压患者对情绪、体力活动或晨间清醒时的血压生理反应较中青年患者表现出较大的波动性。老年高血压无论 SBP 或者 DBP 均比中青年患者有较大的波动，尤其 SBP，这主要是因为老年患者主动脉弓压力感受器敏感性降低，血压调节功能减退，加上大动脉弹性减退，在心排血量变化时可出现较大的血压改变。因此，老年人血压波动范围明显大于中青年人。老年人一天内血压波动常在 40/20mmHg 以上，个别可达 90/40mmHg。尤其是老年女性，24 小时收缩压的变化很大。此外，很多老年高血压患者（尤其是 80 岁以上的高龄患者）的血压特点是昼夜节律变化消失，夜间血压常升高。老年人收缩压在一年之中的变化范围也很大，大多表现为夏季较低、冬季较高。

（三）假性高血压较多见

老年人中假性高血压表现也较多。由于临床上多以水银柱式血压计或电子血压计袖带法测定血压，这种无创性方法测定的血压并不能完全代表中心动脉血压。假性高血压产生的原因在于有严重动脉硬化的患者在使用仪器间接测量血压时，气袖压力常难于压迫住僵硬的肱动脉，以致出现测量值过高，产生"假性高血压"。间接法测量血压常获得较高的读数，甚至比直接法高30mmHg以上。老年人动脉硬化发病率明显高于中青年人，也是老年患者中假性高血压较多，或实际中心动脉血压明显低于无创性血压测量值的原因。所以，如果发现患者有持续较高的血压，但无靶器官受累，而周围脉搏触诊缺乏弹性或上臂X线检查有血管钙化影，这时应高度怀疑假性高血压。由于假性高血压的血压测量值并非代表真正的中心动脉压，这些老年患者常不易耐受降压药物治疗，在服用降压药后可出现严重症状或并发症。因此，对于高龄或有明显主动脉硬化表现的老年患者，在首次应用降压药时应特别注意观察服药后的症状及表现。在评估老年人主动脉粥样硬化程度时，既往心血管等病史、X线胸片、胸部CT及脉搏波速（PWV）测量等有一定的参考价值。

（四）高血压并发症的发病率高

老年高血压的发病基础之一是动脉硬化，而收缩压的增加又会加重和加速动脉硬化。老年高血压患者靶器官损害和心脑血管并发症较中青年高血压患者多而重。有时可发生高血压性肥厚型心肌病，表现为左心室严重肥厚、左心室腔径狭小、舒张功能减退、收缩功能增强。由于老年人高血压多以收缩压增高为主，大动脉顺应性明显减退，加重了左心室后负荷与心脏做功，导致左心室肥厚，加以胶原纤维增多和淀粉样变，导致心脏舒张与收缩功能受损明显，容易发生心力衰竭。有资料统计，老年高血压患者心力衰竭发生率是非老年患者的2倍，冠心病发病率可以高3倍，冠心病患者中，有高血压病史者其病死率比无高血压病史者高2.3~5.0倍，特别是单纯收缩期高血压发生心脑血管疾病的风险更大。多危险因子干扰试验研究（MRFIT）显示，单纯收缩期高血压患者冠心病病死率较一般高血压患者更高，发生脑卒中和冠心病的危险分别增加4倍和5倍。

（五）代谢综合征患病率高

1988年，Reaven首先提出胰岛素抵抗和胰岛素抵抗综合征。胰岛素抵抗是指胰岛素生理功能反应受损现象。代谢综合征是由于胰岛素抵抗所致糖脂代谢失调和高血压，并伴有纤溶酶原激活抑制物（PAI-1）升高、内皮细胞功能紊乱、动脉粥样硬化的炎性反应及微量蛋白尿等。以高血压为主要临床表现的代谢综合征，老年人发病率较高，它与心血管疾病密切相关，是老年患者的常见病和致残、致死的重要原因。

代谢综合征的老年患者多与体重超重和腹型肥胖有关。有资料显示，50岁以上人群代谢综合征的患病率是年轻人的2~3倍，60岁以上老年人中，患代谢综合征者可达20%以上，且患病率随年龄的增长而上升。因此，老年人是代谢综合征的高危人群。老年人糖尿病或糖耐量下降并发的代谢性高胰岛素血症是导致血压水平升高的常见原因。

（六）直立性低血压发生率高

直立性低血压在老年高血压中较多见，尤其常见于降压治疗过程中。测定患者平卧10分钟时和被动站立1分钟及5分钟时的血压值，发现约1/3患者发生直立性低血压，并伴随头晕等症状。这些患者恢复到基础立位血压所需的时间也延长，而心率则无相应的改变，仅个别人表现为立位比卧位时的血压升高。老年人直立性低血压的发生可能与老年人血压调节机制障碍有关。老年人肾素活性偏低，肾素－血管紧张素－醛固酮系统水平随年龄增高而下调；老年人由于缺血或老年退行性改变，导致自主神经反应性血管收缩调节作用消退；老年人主动脉压力感受器敏感性减弱；以及老年人窦房结功能下降，在血压降低时心率反应性增速功能消退，使体位变化时心排血量代偿作用丧失等，均可能是老年人直立性低血压发生率较高的原因。它对于选择适宜的降压药和确定降压治疗时的血压目标值具有指导意义。α 受体阻滞剂、交感神经抑制剂等降压药加重直立性低血压，尤其在合并使用利尿剂时。由于压力感受器难以迅速调整或建立新的工作阈值，老年人不能承受急剧迅速的降压，故应避免短时间内大幅度降压。临床上必须强调经常测量立位血压。

（七）盐敏感性高血压的发病率高

血压的盐敏感性系指在某些人群中，钠盐摄入量增加可明显导致血压增高。有资料提示，血压的盐敏感性与种族有明显相关性，同时盐敏感性高血压的发病率随年龄的增长而增加，在老年高血压患者特别是老年女性中更为明显，且有遗传倾向。

（八）诊所高血压发现率高

诊所高血压又称"白大衣性高血压"，即有些患者在医院诊室检查时显示高血压，而在诊室外测血压正常，24 小时血压动态监测（ABPM）的平均血压也为正常（白昼血压＜135/85mmHg）。据有关资料统计，老年人诊所高血压表现者可高达 40%。诊所高血压虽多不引起心脏结构和功能的改变，但对靶器官的损害仍高于正常人，特别是男性病死率增高较明显。目前认为，诊所高血压可能与动脉硬化、胰岛素抵抗、左心室舒张功能不全及血管阻力变化等因素有关，治疗需要从改变生活方式、危险因子控制等方面进行干预。对于可能考虑为诊所高血压患者，ABPM 显然较诊所检测血压更为准确，因此应当推荐使用。此外，ABPM 还能观察 24 小时血压动态变化，为临床提供正确治疗的依据。最近，国外有临床资料显示，在家自测血压的患者比诊所测血压者具有更高的准确性和治疗依从性，高血压治疗效果也更明显。因此，提倡老年患者在医师指导下在家庭自测血压，可以避免诊所高血压，识别隐蔽性高血压，从而客观反映患者长期、真实的血压水平，有较积极的临床意义。

隐蔽性高血压是指在医院诊室内测血压正常，而在诊室外测血压高于正常的现象，ABPM 也高于正常（24 小时平均血压≥130/80mmHg）。此情况多见于吸烟、饮酒的老年男性，以及患有糖尿病、血清肌酐值偏高、体重指数（BMI）过高的老年人。这些患者易发展为单纯收缩期高血压，以后心血管事件及脑卒中的发生率也较高，因此，必须进行积极的抗高血压治疗。对血压的观察也应采用 ABPM 结合定期自测血压的方法。

（九）体液成分改变常见

周围血浆肾素活性（PRA）随增龄而降低，约半数老年高血压是低肾素型。老年人血浆醛固酮水平常比中年人有显著降低，细胞外容量和血容量也显著减少。血浆儿茶酚胺常随增龄稍有增加，但 β 受体反应性随增龄与血压的升高反而减弱，因此老年高血压在运动时心率增快以及 β 受体阻滞剂治疗中心率减慢等效应均减弱。然而，在有些应激情况下，如握力、冷加压时，老年高血压患者出现异常高的升压反应。

四、诊断与鉴别诊断

对老年高血压的诊断评价主要包括以下三方面：确定是否有高血压存在，血压水平或严重程度；检查靶器官受损程度以及与心脑血管病有关的危险因素；测定某些有助于制订治疗方案的指标。

对于首次就诊的老年患者应确定其基础血压状况。在老年人中测量血压的方法与在年轻人中相同，但由于血压变异随年龄的增长而增加，因此对于血压测量应注意：①应至少测非同日血压（每次测量 3 遍）3 次才能确诊（血压很高、靶器官损伤很重而需紧急治疗者例外）。②怀疑有体位血压改变者，除测坐位血压外，还应测卧位、立位血压，当第一次就诊发现立位低血压时应在以后降压治疗过程中加测立位血压，用以确定治疗前血压和治疗终点血压，避免产生药物性立位低血压，准确合理选用降压药物、剂量和服药方式。③对已进行降压药物治疗，或需了解昼夜血压变化的老年患者可做 24 小时动态血压监测。④高血压患者在柯氏音第 I 时相与第 III 时相起始间可产生静止间歇，称"听诊间歇"。在听诊间歇前先扪及桡动脉大致确定 SBP 水平，然后充气皮囊至此水平以上约 20mmHg，以避免误以第 III 时相起始点为 SBP。听诊间歇在老年高血压患者中发生率较高。⑤如发现患者有较高血压读数，无靶器官受累，或诉低血压症状，但测左右臂血压仍很高的，应高度怀疑假性高血压。可采用简易的 Osler 试验辅助诊断，即袖带充气加压较患者收缩压高 20~30mmHg，如果这时仍可明显触摸到僵硬的桡动脉，表示 Osler 试验阳性。不过，现在发现 Osler 试验的个体内和个体间变异性很大，难以准确鉴别是否存在假性高血压。肯定的诊断需要做直接动脉内测压。这类患者不易耐受降压治疗，服用降压药可出现严重症状或并发症。⑥左右上臂 DBP 相差 10mmHg 以上，需考虑存在动脉粥样硬化或血栓形成、外周动脉（锁骨下动脉、上肢动脉等）闭塞或狭窄改变。

为评估患者靶器官损害及心血管疾病情况，应做常规 12 导联心电图、Holter、心脏超声以及相关实验室检查。对于老年高血压患者，还需要根据其血压值，靶器官损害程度，存在的心血管疾病危险因素（如吸烟、肥胖、血脂异常和心血管病家族史等），并存的心、脑、肾、血管疾病及糖尿病等情况进行危险性评估，以制订治疗计划和判断患者的预后。

老年高血压的诊断需要排除继发性高血压，老年人继发性高血压发病率较年轻人低，主要为肾血管性高血压，而老年人肾动脉狭窄多为动脉粥样硬化所致。有些内分泌疾病如原发性醛固酮增多症、嗜铬细胞瘤、甲状腺功能亢进等也是老年人继发性高血压的病因。不少老年患者夜尿增加，容易失水、失钾，低血钾和夜尿并非一定是原发性醛固酮增多症的表现。如为经典性高血压，但近期有明显 DBP 上升，就要考虑是否因动脉粥样硬化病变引起肾动脉狭窄，但多数不宜手术治疗。老年人中如出现严重或顽固性高血压、原来控制良好的高血压突然恶化、高血压为突然发病表现以及合并有周围血管病者，应高度怀疑继发性高血压的可能。

五、治疗

（一）治疗的益处

现有的大规模临床试验资料均已证明，在老年人中，无论是收缩压和舒张压均增高，或单纯收缩期高血压者，通过降压治疗对减少心血管疾病的发病和死亡均有益。例如 EW-PHE、SHEP、MRC、STOP 证实老年人高血压采用利尿剂和 β 受体阻滞剂降压治疗有益，可以显著减少心、脑血管病的发生率与死亡率。而且，在老年高血压患者中降压治疗获得的绝对益处甚至超过中青年患者。1995 年以后，STONE、Syst - Eur、Syst - China 临床实验相继发表，报道了二氢吡啶类钙拮抗剂长期治疗老年高血压和老年单纯收缩期高血压的结果，证实该疗法也能显著降低心、脑血管病的发生率，尤其是脑卒中。

（二）适应证

根据我国和欧美各国目前的高血压治疗指南，对于符合高血压诊断的老年人，均应进行降压治疗。

80岁以上的高龄老年人降压治疗的益处在HYVET研究中有望得到证实。

（三）治疗原则

与中青年人高血压治疗原则基本相同，但应根据老年人病理生理特点和个体差异制订治疗方案。

1. 遵循高血压总的治疗原则　即应充分注意效益－危险比，将不良反应降至最小而获得最佳降压疗效，以达到防止靶器官损害的目的。

2. 积极控制血压力　求达到血压的目标值。

3. 个体化原则　老年高血压初始治疗宜从小剂量开始，逐渐加量。2、3级高血压也可以使用标准剂量的多药联合，直至血压得到控制。

高血压治疗的主要目的是最大限度降低心血管病死亡和病残的总危险，在治疗高血压的同时，还应干预所有可逆性危险因素和处理同时存在的各种临床情况。

（四）治疗目标和方法

1. 治疗目标　根据2003年ESC/ESH高血压指南、2004年BHSIV指南以及2005年中国高血压防治指南中提出的降压治疗目标，提出老年人与中青年人相同，应将血压降至<140/90mmHg。对糖尿病和肾病患者，收缩压应降至130mmHg以下，舒张压应降至80mmHg以下。对老年人收缩压降至140mmHg以下有困难者，可先控制在150mmHg以下，但仍然应强调严格控制血压，如能耐受，还可进一步降低。

合并有冠心病的老年人，舒张压不宜过低，以免加重心肌缺血。有脑血管疾病的老年人，在脑血管疾病稳定或好转以前，可将血压控制在160/100mmHg左右。在脑卒中急性期，为了维持脑梗死区域血流灌注压，对原有高血压的老年人，收缩压可维持在220mmHg以下，舒张压可维持在120mmHg以下。在收缩压<180mmHg，舒张压<105mmHg时可不急于降压。

在英国有学者提出，治疗后舒张压在95～100mmHg或较低（<85mmHg）时，患者心肌梗死的发病率和病死率较高。而舒张压为85～90mmHg，则冠心病死亡率较低，其解释为机体通过自动调节，在一定范围的灌注压下，维持重要器官供血。

2. 非药物治疗　非药物治疗是安全、有效的降压治疗，也是药物治疗的基础。

生活方式的优化与调整应首先考虑，包括降低超重（>标准重10%）、适当限制盐过多摄入、减少饱和脂肪酸和胆固醇摄入、戒烟酒、足够的钾钙镁摄入。坚持适量体力活动，可进行步行等轻中强度体育活动。经上海市高血压研究所30多年的观察，证明长期气功锻炼不但能稳定降压疗效，且可使脑卒中发生率降低50%左右，特别在老年患者依从性尤好，值得推广。

TONE试验对60～80岁1级高血压患者给予减轻体重和限钠摄入干预，随访15～36个月，结果发现干预组血压下降与对照组相比有显著性差异。

心理因素是影响老年高血压的重要因素，精神抑郁状态可增高血浆儿茶酚胺水平及交感神经活性，影响降压药物的疗效，因此，应对可能影响降压疗效的心理因素进行干预。

3. 药物治疗　国内外大量随机临床研究的资料已经显示，利尿剂、钙拮抗剂、血管紧张素转换酶抑制剂、血管紧张素Ⅱ受体阻滞剂、β受体阻滞剂等WHO推荐的一线药物对老年高血压患者均有效。由于老年高血压的病理基础是低肾素、低交感神经张力和高容量负荷，根据此特点，长效钙拮抗剂等扩血管药及利尿剂应为较好的选择。以往有些老的降压药，如萝芙木制剂（利血平等），可诱发老年患者忧郁症和消化性溃疡，并可能加重帕金森症症状；神经节阻断剂如胍乙啶等可导致或加重老年人直立性低血压，故均不宜用于老年高血压患者；仅受体阻滞剂也有引起直立性低血压的副作用，对已有或可能发生该并发症的老年人也应慎用或禁用。

老年人降压治疗时，应注意降压不宜过快、过猛，治疗应选择有更高安全性和耐受性地药物，逐步降压，尤其是在体质较弱和高龄老年患者中。许多老年高血压患者存在其他危险因素及靶器官损害等情况，这类患者治疗药物的选择要十分慎重。老年高血压患者在药物治疗期间，应注意体位血压变化情况，需同时测量立位血压，以排除直立性低血压，并评估降压治疗的体位效应。

（1）钙拮抗剂（CCB）：CCB 可作为治疗老年高血压的一线药物。CCB 治疗高血压的主要特点是对老年患者有较好降压疗效，高钠摄入时不影响降压疗效，与非甾体抗炎药物合用时不干扰降压作用，对嗜酒患者仍有显著降压作用。它能降低外周血管阻力，有抗血小板凝集、防止动脉粥样硬化的形成、保护血管内膜、改善心肌供氧的作用。

Syst - China 和 Syst - Eur 研究的观察对象均为老年单纯性收缩期高血压患者，同样使用二氢吡啶类钙拮抗剂硝苯地平为初始治疗，并与安慰剂做对照。结果显示，两个治疗组脑卒中危险性和所有心血管危险同对照组相比均有明显降低，试验提前结束。根据以上临床试验结果，2004 年，ESH/ESC 指南提出，老年收缩期高血压治疗的一线用药应选择二氢吡啶类CCB 的长效制剂。CCB 可以延缓或减轻动脉粥样硬化，使大动脉的顺应性改善，适合老年高血压和合并多种心血管危险因素的患者。

NORDIL 研究是试用非二氢吡啶类 CCB 地尔硫䓬，观察治疗药物对减少致死性和非致死性脑卒中、致死性和非致死性心肌梗死以及对其他心血管病死亡事件的作用。研究结果显示，地尔硫䓬能显著减少脑卒中的发生。由于非二氢吡啶类 CCB 除了有降低血压的作用外，还有降低心肌收缩力、降低心率及抗心肌缺血的作用，并能减少心房颤动的发生，对肾脏则有增加肾血流的作用。长期应用在逆转左心室肥厚方面可能优于二氢吡啶类 CCB。

应该注意的是，非二氢吡啶类 CCB 与 β 受体阻滞剂合用时，仍要小心。因为到目前为止，依然有学者坚持 CCB 的负性肌力作用将诱发或加重心力衰竭。

（2）利尿剂：迄今为止，利尿剂始终被列为一线抗高血压药物，多年来一直用于轻型高血压的治疗。由于随年龄增加钠水的处理能力降低，用噻嗪类药物可有助于缓解钠水潴留，但长期服用此类药物可造成多种代谢障碍，如低血钾、高血糖、高尿酸、脂代谢紊乱。故在应用时需密切注意代谢变化。

老年单纯收缩期高血压试用利尿剂的第一大型临床试验是 1991 年的 SHEP 研究，结果显示，收缩压下降了 12mmHg，脑卒中和脑卒中死亡率减少了 36%。ALLHAT 研究是观察比较利尿剂与氨氯地平和赖诺普利降压疗效的大型临床试验，结果显示，氯噻酮降低收缩压作用较其他两种降压药物更好。氯噻酮与氨氯地平或赖诺普利比较，在减少致命性冠心病或非致命性心肌梗死危险性方面效果相同。氯噻酮与赖诺普利相比，更有效减少脑卒中。与氨氯地平相比，能更有效减少充血性心力衰竭。

噻嗪类利尿剂长期使用可通过降压作用和减慢脉搏波的作用改善动脉的扩张性。吲达帕胺则兼有利尿及血管扩张作用，也可作为老年人常用的利尿剂类型。

（3）血管紧张素转换酶抑制剂（ACEI）：近年来，ACEI 类药物发展迅速。发现 ACEI

除了抑制 Ang Ⅱ 生成外，还能增加组织内缓激肽（BK）和血管紧张素（1～7）的水平。血管紧张素 Ⅱ（Ang Ⅱ）有引起血管收缩、平滑肌增殖、纤溶减弱及氧化应激作用，由此导致高血压及靶器官的损害。缓激肽和血管紧张素（1～7）的作用与 Ang Ⅱ 的作用完全相反，它们分别作用于特异性的 BK 受体与 AT（1～7）受体，引起血管扩张、血压下降及抗增殖等作用，协同拮抗 Ang Ⅱ 的不良作用，从而对心脏起到保护作用。

ANBP2 是比较 ACEI 与利尿剂对老年高血压效果的前瞻、开放性研究，对象为 65～84 岁高血压患者，随访 4.1 年。与利尿剂组相比，依那普利组首发心肌梗死的发生率降低了 32%，致死性心肌梗死与非致死性心肌梗死分别降低了 9% 和 32%。

ACEI 作为高血压治疗的一线用药，有较强的血管扩张作用，可有效降低血压，无直立性低血压及反射性心率加快的不良反应，很适用于老年患者。尤其是对于高肾素活性和糖尿病患者，以及联合治疗时血压控制效果不理想的患者，该类药物有抗重塑效应，可逆转心室肥厚，改变心室结构，在逆转左心室肥厚方面作用明显优于其他降压药物。大量临床和实验证明，ACEI 不仅能降低血压，还能降低血糖和改善糖耐量，有明确的改善胰岛素抵抗的作用，因此有明显的心、脑、肾保护作用。ACEI 增加胰岛素敏感性的主要机制是通过扩张外周血管，增加骨骼肌的血流量，提高骨骼肌对葡萄糖的摄取和利用，降低血糖和改善了糖耐量，从而改善胰岛素抵抗。因此，对高血压合并胰岛素抵抗的老年糖尿病患者是较好的降压药物。

（4）血管紧张素受体阻滞剂（ARB）：血管紧张素 Ⅱ 受体亚型有两种：AT_1 和 AT_2。血管紧张素 Ⅱ 与 AT_1 受体结合产生的作用为血管收缩、醛固酮释放、交感张力增高和氧化应激反应。血管紧张素 Ⅱ 与 AT_2 受体结合则产生血管舒张、抗增殖等作用。ARB 可在血管紧张素受体水平阻断 Ang Ⅱ 与 AT_1 受体结合的不良作用，如血管收缩、醛固酮分泌、交感张力增高等，从而起到降低血压和靶器官保护作用。同时 ARB 还能发挥 AT_2 受体的有益作用，即扩张血管、抗增殖、调控凋亡等。ARB 通过激活 AT_2 受体，增加缓激肽、一氧化氮和环磷酸鸟苷这三种有益扩血管物质的释放，同时抗细胞增生，有利于保护心血管系统。

已有很多临床和实验研究显示，ARB 可以减少血管紧张素 Ⅱ 刺激产生的许多类型胶原纤维及生长因子，有调节动脉粥样硬化作用，因此也可以作为老年单纯收缩期高血压的较好治疗药物，适于较长期应用。此外，ARB 对改善心功能、降低蛋白尿有较明显的效果，临床应用不良反应少见，绝少发生咳嗽。

（5）β 受体阻滞剂：高血压是慢性心力衰竭最常见的危险因子，高血压患者存在慢性 β 肾上腺素能刺激，神经内分泌因子促进了心脏的重塑，最终导致心功能减退。而左心室重构则是心力衰竭进展和恶化的主要机制。β 受体阻滞剂可以通过抑制交感神经活性，防止心力衰竭进展或恶化。

然而，β 受体阻滞剂可能出现不良反应，如收缩血管、增加心脏后负荷、减少肾脏血流灌注、中枢神经不良反应，如嗜睡、乏力等，而且 β 受体阻滞剂撤药时可能出现反跳，停药还必须逐步进行。β 受体阻滞剂禁用于一度以上的房室传导阻滞、病态窦房结综合征和血流动力学不稳定的心力衰竭患者。伴有肥胖、血脂异常、糖耐量异常、代谢综合征的老年高血压患者长期应用 β 受体阻滞剂会导致胰岛素抵抗及糖耐量下降、血清总胆固醇和甘油三酯升高，并可能增加新发糖尿病。

因此 β 受体阻滞剂用于治疗高血压一直存在争议。2006 年，英国成人高血压管理指南建议，除了合并心绞痛或心肌梗死外，不推荐 β 受体阻滞剂作为初始治疗高血压的一线药物，特别是 55 岁以上的高血压患者。

此外，很多基础及临床研究显示，β 受体阻滞剂对中心动脉压和血管弹性的改善效果逊于钙拮抗剂和 ACEI，因此对于没有特殊强适应指征的老年高血压患者，对于预防高血压的主要并发症——脑卒中，选用其他降压药物如长效钙拮抗剂或 ACEI 似更为合理。

然而，有资料认为，新型抗高血压药物卡维地洛具有 α 受体和 β 受体双重阻断作用，并有抗氧化、减少细胞因子不利作用，降低凋亡。其降压效果主要基于其 α 受体阻断介导的血管扩张、降低外周血管阻力，但又不影响心排血量和肾功能，因此有别于单纯 β 受体阻滞药物，不会导致传统 β 受体阻滞剂出现的代谢紊乱。因此，卡维地洛适用于老年高血压患者，以及伴有肾功能不全、外周动脉疾病、血脂异常、脑卒中后和合并糖尿病的患者，并有防治心力衰竭进展或恶化的作用。

（6）其他：有研究发现，口服硝酸酯类药物可选择性地降低收缩压，对舒张压则降低不明显。可能是硝酸酯在体内形成 NO，能直接舒张大动脉平滑肌，使大动脉的扩张性和顺应性增加，改善了大动脉弹性的结果。

近年来有临床实验显示，他汀类药物（阿托伐他汀）强化降低胆固醇治疗，能够缓解大动脉僵硬度及降低收缩压，可能与其影响内皮功能、调节肾素 - 血管紧张素系统、改善大动脉血管弹性有关。最近的 ASCOT - LLA 研究也表明，他汀类药物既可以减少高血压患者又可以减少非高血压患者的心血管病发病率及死亡率。

胰岛素增敏剂治疗高血压的临床研究也取得一定效果，可能为今后高血压的治疗开辟新途径。

4. 降压药的联合应用　老年高血压降压药联合应用，可选择固定复合制剂或单药的联合使用。目前固定复合制剂多为 ARB 与利尿剂的复方剂型。两种单药联合近年来有大型临床试验研究结果的报道，ASCOT - BPLA 研究显示，ACEI 与 CCB 的联合明显优于 β 受体阻滞剂和利尿剂的联合。因此，临床对老年高血压联合用药多推荐 CCB 加 ACEI 或 ARB。此外，利尿剂加 ARB 或 ACEI 也是较好选择。需要三种药物联合应用时，可在 CCB、利尿剂基础上加用 ACEI 或 ARB。当选择四种药物联合应用时，可考虑在以上三种药物联合应用中增加 β 受体阻滞剂或选择性 α 受体阻滞剂。

5. 注意事项

（1）平稳降压：老年人全身动脉硬化，急剧降压可能影响重要脏器的血流灌注，因此需要缓慢降压，在几周甚至更长时间逐渐将血压降至目标水平，为此应选用起效平稳的长效或缓释型降压药。为防止血压骤降，服药应从小剂量（成人常用剂量的半量）开始，根据血压的变化情况逐步增加剂量或联合用药。有条件应做动态血压监测，根据血压昼夜变化规律决定患者何时服药与调整剂量，使血压保持平稳下降。

（2）重视药物不良反应：在老年人，药物的代谢动力学参数发生了许多变化，例如生物利用度、分布、代谢与排泄。一般而言，老年人体内水分减少而脂肪含量相对增加，药物在体内的分布就有改变；老年人血浆白蛋白有所降低，药物与白蛋白结合减少，具有活性的游离药物浓度增加；老年人肝脏血流量减少，肝细胞药物代谢酶的合成能力降低，影响药物灭活；随着年龄增长，肾血流量相应降低，肾小球滤过功能也减弱，使老年人肾脏排泄药物的能力降低。上述改变导致同剂量的药物在老年人中往往血药浓度偏高，不良反应发生率可高于年轻人 2~3 倍。

（3）注意降压药物不良作用及有选择地使用降压药：对合并慢性阻塞性肺疾病及二度以上心脏传导阻滞的老年患者，应避免使用非选择性 β 受体阻滞剂。对合并痛风、明显低钠或低钾血症者需慎用利尿剂。老年糖尿病患者不要首选利尿剂。ACEI 或 ARB 不宜应用于有血管神经性水肿病史者。此外，对合并前列腺肥大致排尿困难而无直立性低血压的老年高血压患者，可选择利尿剂或与其他药物联合应用。

（4）降压药物的停药问题：当血压达到了目标值并控制稳定后，应当坚持按时服药，不能随意停药，也不宜任意改变服药时间和剂量，以免血压发生大的波动。因为血压波动过大可导致靶器官的损害，对于已有动脉硬化的老年患者危害更大。如服药后血压下降幅度过大，或产生低血压的相关症状，则应逐渐减少药物的种类和剂量，直至完全停药。

老年患者在应用国内外高血压指南推荐的降压药物时，只要血压控制理想，没有明显不良反应，则不论已用药物时间多长，可不必更换其他降压药物，因为这些药物长期应用均有保护靶器官的作用。但如使用降压药物后出现了不应产生的有关症状，并且与血压下降程度无关时，应考虑药物副作用、患者可能为假性高血压或已有某些靶器官严重损害的可能，应及时停药并寻找原因，作出适当的处理。

六、预后

老年高血压的主要并发症是脑卒中与心力衰竭，合并冠心病心肌梗死、猝死事件也较多。年龄本身就是病残和死亡的主要原因，血压升高更使患者处于相对较高的危险状态。美国 Framingham 地区对 5000 多人长期随访了 26 年，发现在 65 ~ 74 岁年龄组，高血压患者比同年龄的正常血压者发生心脑血管病危险性增加 8 倍，单纯 SBP 升高的患者发生心脑血管病危险性也比正常血压者增加 2 ~ 5 倍。Logistic 多因素分析揭示，收缩压与年龄都是危险性的独立变量。因此，现在认为收缩压升高不是伴随大动脉硬化的一种无害因素，在老年人中收缩压甚至比舒张压更密切地与预后有关。

影响预后的因素，除了血压外，还包括左心室肥厚程度、心脏功能、血小板功能、血流流变状况等。

（孙常成）

第二节　老年心律失常概述

心律失常是临床常见疾患，老年人尤其多见。随着人口的日益老龄化，老年人各种疾病的发病率明显增高，发病率较高的疾病依次为高血压、冠心病、脑血管意外及糖尿病等。其中脑卒中、急性心肌梗死（急梗）的致残率及致死率相当高。上述疾病均因患者年龄大，极易合并心律失常甚至造成猝死。心律失常是老年心脏病中最常见的并发症，发病率高，其发生随年龄增长而增高，老年人心律失常的特点国内外报道较多，观点不尽一致。因此对老年心律失常开展积极的防治是减少老年人心血管疾病死亡的一个有效措施。

一、老年心律失常的病理生理基础

随着增龄，老年人各系统的生理功能都会发生不同程度的变化，特别是心血管系统会出现一些生理及病理改变。老年人的心率及活动后的最大心率均较年轻人慢，这可能与窦房结内的起搏细胞（P细胞）数减少有关。心排血量也有所降低，如80岁健康老人安静时的心排血量较30岁同样状态下的健康成人减少30%。老年人心脏的舒张过程多延缓，与心肌纤维内大量脂褐素沉着有关。根据近年来电镜观察，表明脂褐素的沉着与心肌细胞内线粒体DNA损伤有关。随着年龄增长，老年心肌淀粉样改变也逐渐明显，常发生在左心房内膜下易引起心房颤动（房颤）、传导阻滞、窦房结供血不全及退行性改变进一步促使发生心律失常。

二、老年心律失常的病因及临床特点

1. 病因　病因复杂，致病因素也很多，主要为：

（1）各种器质性心脏病均可合并不同类型心律失常，以冠心病最常见，如心绞痛发作时，急性心肌梗死早期均易出现室性早搏、室性心动过速。还有高血压、心瓣膜病、心肌炎及心肌病等。

（2）肺部病患也是老年人常见病之一，如阻塞性肺气肿合并肺心病可造成右心扩大和心肌缺血缺氧是老年心律失常的又一病因。

（3）电解质紊乱如低血钾、低血镁症等及各种原因所致的酸中毒。

（4）老年退行病变可出现房颤、病窦综合征及各种类型传导障碍。

（5）药物影响，老年人肾脏生理功能减退可影响对药物的排泄，各种降压药、兴奋剂、麻醉药、抗抑郁剂特别是抗心律失常药物等均可造成心律失常。

（6）中枢神经系统疾患如脑血管意外、脑肿瘤可引起颅内压增高，其他如情绪紧张，自主神经功能紊乱而导致心律失常。

（7）手术麻醉过程，胃肠道、胆道疾患也可出现心律失常。

（8）功能性心律失常多见于年轻女性也偶见于老年人。

2. 临床特点　老年心律失常患者的临床表现轻重不一，由于老人多不能细诉病史、病程长，记忆力减退且多合并其他疾病，因此临床症状复杂不易辨认，即使24小时动态心电图检查往往也不易发现。老年心律失常常见的临床症状有心慌、气短、胸闷、憋气、眩晕、视物模糊、晕厥、无力、心绞痛、焦虑等。如仔细询问病史特别着重过去有无心律失常发作史，结合细致体格检查及常规24小时动态心电图有助于心律失常的诊断。

三、老年心律失常的发生机制

心律失常就是心脏的电生理过程发生紊乱，而心肌的电生理过程在冲动形成和传导这两个环节中任何一个发生异常或者二者同时异常就有可能导致心脏节律紊乱。心律失常的发生机制大致可以分为以下几类：心肌细胞冲动形成异常和（或）冲动传导异常。某些心律失常能够由一个机制引起，而由另一个机制维持。为了更全面地理解目前关于心律失常的发生机制，本部分将系统回顾心律失常发生基本机制及其离子流基础。

1. 与心电活动有关的离子流　众所周知，心肌细胞膜内外离子的流动构成了心肌细胞的电活动，心肌细胞膜内外离子的流动表现为动作电位，为了更全面地理解心律失常发生机制，首先回顾与心肌细胞除极和复极有关的离子流。心肌细胞动作电位包括5个时相，0相为心肌细胞除极电位，1~3相为复极电位，4相为心肌细胞静息电位。①舒张期离子流：无自律性细胞的舒张期电位是由内向和外向离子流动态平衡构成。外向离子流为内向整流性钾流（I_{K1}）；内向离子流较小，由 Na^+ 和 Ca^{2+} 携带。在舒张期 Na^+/K^+ 泵流，产生外向电流（$I_{Na/K}$），也有 Na^+/Ca^{2+} 交换产生内向电流（$I_{Na/Ca}$），但静息电位与 K^+ 平衡电位接近，因此舒张期电位主要要有 I_{K1} 提供，I_{K1} 具有内向整流性质，以电流－电压曲线（I－V）表示，I_{K1} 在 0 相除极降到最低点（内向整流）；而在 3 相末期骤然加大，保持膜电位水平。②0 相除极电流：钠通道为电压依赖，当膜电位降到阈电位值（－75mV），钠通道瞬间开放（1ms），大量 Na^+ 内流，构成 0 相除极。钠通道的失活和再激活时间也较快（2～10ms），只有在 I_C 类药物作用下它的再激活时间才延长。表现在动作电位持续时间不延长的情况下有效不应期延长。③1 相由瞬时外向钾电流（I_{to}）形成，它两部分构成，I_{to1} 为电压依赖钙不敏感的外向钾流，在 0 相除极到正电位时激活，从失活态到再激活需100ms 以上。瞬时外向钾电流2（I_{to2}）为电压依赖钙敏感外向钾流，属钙激活钾流（$I_{K/Ca}$）。瞬时外向钾电流（I_{to}）在心外膜下心肌和中层心肌细胞最大，因此外膜下心肌和 M 层心肌细胞 1 相最明显，形成典型的"峰和圆顶"（spike and dome）。该电流能被 4－aminopyridine 阻滞。④2 相平台期电流由几种内向和外向电流动态平衡组成。内向电流由 L 型钙通道形成 I_{Ca-L}，也有慢钠内流（I_{Na-S}）参与。外向电流由延迟性整流性钾流（I_K）构成，内向与外向电流平衡维持膜电位在 0～－20mV左右，形成约100ms 的平台期，此为心肌细胞所特有的，使心肌细胞维持一定的不应期。⑤3 相复极电流：除早期复极的 I_{to} 外，3 相复极过程依靠外向钾流（I_K），I_K 最复杂，根据不同的动力学特征，不同的阻滞剂反应，可分为超快速延迟整流性钾流（I_{Kur}）、快速延迟整流性钾流（I_{Kr}）、缓慢延迟整流性钾流（I_{Ks}），I_{Kur} 只限于心房肌，I_{Kr}、I_{Ks} 分布于心房肌、心室肌。在缓慢心率时 I_K 主要来自 I_{Kr}，在快速心率时 I_K 来自 I_{Ks} 的成分加大，而且 I_{Ks} 在舒张期不完全灭活，保持激活状态，保留舒张期附加钾外流。⑥起搏电流（I_f）：I_f 由 Na^+ 携带，在生后心脏只有起搏细胞才有 I_f，它由细胞过极化激活。但细胞的自律性还与 4 相除极有关，在舒张期有一个时间依赖的钾流，特征上相似于 I_K，但不同于 I_K，被称为 I_{KDD}，在浦肯野细胞和窦房结细胞 I_{KDD} 随着舒张期缓慢灭活，使外向电流逐渐减弱，最后使膜电位达到阈电位值。在结细胞上还存在一个低阈成分的 T 型钙流（I_{CaT}），在 －60mV 左右即被激活，此为钙携带的 I_f。

2. 冲动形成异常

（1）异常自律性：正常自律性指的是心肌细胞在动作电位 4 相舒张期自动除极达阈电位水平，从而诱发一可扩布动作电位的能力。在正常心脏中，窦房结是主导起搏点，控制心脏节律，而在病理条件下，如心肌缺血时，儿茶酚胺释放增加，可使其他异位起搏点如浦肯野纤维自律性大大提高，可导致室性心律失常。异常自律性指的是心肌细胞膜在复极不完全的情况下自动除极化而产生的可扩布性动作电位的能力。异常自律性能够起自最大舒张电位降低的细胞。正常自律性受超速抑制，而异常自律性则对超速抑制不敏感。细胞膜异常除极的影响因素较多，主要是由于心肌缺血、高血钾及儿茶酚胺增加等。舒张期内向电流加大，即产生自律性，该内向电流可由 I_K 或 I_{KDD} 的减弱，I_f 的加强，I_{CaT} 的再现，内向背景电流（I_b）的加大等均可使心肌细胞产生自律性。

（2）触发活动：自律性是心肌细胞能够自发开始发放冲动的特性；触发活动是由后除极产生，后除极是指在前一动作电位基础上跨膜电位的震荡；后除极可以引发新的动作电位，达到阈电位后即可产生一除极电流，引起异常激动，这种异常节律称为触发活动（triggered activity）。后除极分为早期后除极（early afterdepolarization，EAD）和晚期后除极（delayed afterdepolarization，DAD）。EAD 发生在动作电位复极的 2 期（1 型）或 3 期（2 型）。EAD 有两种形式，一种是发生于复极早期，在膜电位 $-30 \sim 0mV$ 时发生，称为 2 相 EAD，另一种发生于复极晚期，在膜电位 $-60 \sim -70mV$ 之间发生，称为 3 相 EAD。这两种形式的 EAD 均对细胞外 K^+ 和 Mg^{2+} 浓度改变敏感，低钾、低镁有利于其产生，反之高钾、高镁则抑制它的发生。凡是引起动作电位 2、3 相正离子内流增加和（或）外流减少的因素，均可延长动作电位时程，使复极延迟，从而引发 EAD。EAD 可以触发一个新的动作电位并表现为早搏；EAD 可以增加相邻心肌细胞的电异质性，并通过电紧张作用使相邻已脱离不应期的心肌细胞产生新的 APS；EAD 的临床意义在于其产生触发活动，增加复极异质性，是构成 Tdp 发生和维持的电生理基础。产生 EAD 的离子电流主要有以下几种：①钾离子外流减少：有人认为，背景钾电导（G_{K1}）减弱是 EAD 发生的基础，这个观点已被大多数学者接受。G_{K1} 减弱使 K^+ 外流减少，使 APD 延长，复极过程变慢。在动作电位复极过程中，G_{K1} 减弱，容易在 $-30 \sim -60mV$ 间形成第二平台，这时细胞兴奋性提高，受到外加刺激，就会出现第二平台反应。即使没有外加刺激，只要内向电流（主要是 I_{Na} 和 I_{Ca}）或外向电流（主要是 I_{K1} 和 I_K）减弱，就可能引发 EAD。Ia 类抗心律失常药物（如奎尼丁、普鲁卡因胺）和Ⅲ类抗心律失常药物（如索他洛尔以及 CsCl 等）主要通过该机制来产生 EAD。②钙离子内流增加，用 L 型钙通道激动剂 Bay K8644 处理羊心肌浦肯野纤维，采用电位钳制技术观察到，随着每个动作电位的发生，都触发一阵 EAD。而使用钙通道阻断剂则能消除奎尼丁诱发的 EAD，说明 I_{Ca} 在 EAD 的发生中起重要作用。③钠通道失活减弱或延迟失活：EAD 发生时的电位相当于 I_{Na} 的"窗流"，因此认为 I_{Na} 的"窗流"成分是诱发 EAD 的关键因素。许多促进钠通道激活或阻碍道失活的药物如乌头碱、aconitine、batracotoxin 等都能诱发 EAD，而钠通道阻断剂河豚毒素和利多卡因则能消除奎尼丁、低钾、乌头碱等所引起的 EAD，并使延长的 APD 恢复常态。Ca^{2+} 作为心肌兴奋收缩偶联的关键因素，其在心律失常中的作用越来越受到重视，有研究者提出反向兴奋收缩偶联的概念，认为 Ca^{2+} 是心律失常发生的始动因子。目前普遍认为 DAD 是由短暂内向电流（tansient inward current，I_{TI}）引起的肌质网自发 Ca^{2+} 释放和胞质 Ca^{2+} 聚集及细胞内 Ca^{2+} 超载造成，参与 I_{TI} 的电流包括 $Na^+ - Ca^{2+}$ 交换电流（$I_{Na/Ca}$）、非选择性阳离子流（I_{NS}）及 Ca^{2+} 激活的 Cl^- 电流（$I_{Ca/Cl}$）；对 EAD 及 Tdp 的动物实验及计算机模拟研究发现 EAD - Tdp 发生机制是一种依赖于胞质 Ca^{2+} 机制，参与的离子流主要是 $I_{Na/Ca}$；而且临床上 Ca^{2+} 通道阻滞剂及 β 受体阻滞剂对多种 Tdp 和 PMVT 均有效亦说明其在 Tdp 的发生中具重要作用。但 Ca^{2+} 在 Tdp 及 PMVT 中的变化规律及其调控机制有待进一步研究。自 20 世纪 70 年代起，即有学者根据所获得的动物实验资料，建立心肌细胞 AP 数学模型进行 AP 的计算机模拟理论研究。随后建立了多种离子通道及二维、三维心脏组织数学模型，包括各种心律失常模型，运用这些数学模型，可以从理论上研究心律失常发生机制及对药物评价，并可观察心律失常的动态过程。关于 EADTdp 的计算机模拟研究显示，LQTS 发生 Tdp 的基础是 APD 延长，复极离散度增加，M 细胞在 EAD 的发生中具有重要作用，而 EAD 发生的离子流基础可能是 I_{Ca-L}。

3. 冲动传导异常　由冲动传导异常所造成的心律失常主要有两大类，一类是传导缓慢和阻滞引起扩布性冲动阻滞，继以心动过缓或缓慢逸搏节律；另一类是由于单向阻滞所造成的兴奋折返。目前认为折返是大多数类型心律失常发生的共同机制。单向阻滞和传导缓慢是形成兴奋折返的两个基本条件，影响单相阻滞和传导缓慢的因素较多，而不应期离散性及异向性传导是其中两个最常见最重要的指标。形成的基础主要是心室复极异质性增加和传导减慢，其中，跨壁复极异质性增加和跨壁传导减慢占有重要地位。

（1）不应期离散性：不应期离散性是衡量一给定心肌组织中各点兴奋性恢复不均一性的指标，通常用该区域中最大不应期与最小不应期之差来表示。不应期离散度与膜复极离散度呈正相关。①当心脏激动时间（AT）保持不变时，增加心率有利于降低不应期离散度。②当兴奋源于心房时，心室不应期离散度主要是由于复极差异造成的，而兴奋源于心室本身时，则主要是由于 AT 差异造成的。③不应期离散度大小亦与兴奋起源部位有关。事实上不应期离散度增加可降低室颤阈，不应期离散性对急性心肌缺血和心肌梗死第 3、4 天所产生的心律失常起着非常重要的作用。

（2）异向性传导：异向性传导指的是传导速度随传导方向与肌束走向之间关系而变化的现象。亦即心肌细胞排列方向、连接方式及分支形状等细微解剖结构对兴奋传导速度的影响。异向性传导在心律失常发生中的作用尚不十分明确，但许多证据提示了其潜在的重要性。刺激点位置的变化可以改变冲动传导方向与细胞异向性的关系，从而改变传导速度来影响兴奋折返发生的可能性。房室折返型室上性心动过速及室性心动过速等的形成都与异向性传导有关，另外，异向性传导亦是室颤发生的重要因素。

（3）参与折返的离子流：①内向钠流（I_{Na}）依赖折返，此类折返最多见，如旁道参与的折返、束支折返、心肌病、心肌缺血的折返等都与钠通道有关。只要膜电位下降，最快上升速率（V_{max}）降低，就可使传导减慢，形成折返激动。此种折返的特征在折返环径除极波前沿保留一应激间歇，因此超速起搏可夺获折返环，使折返中止。②I_{Ca-L}依赖折返，此类折返见于房室结双径折返，窦房结折返和维拉帕米敏感的室性心动过速等。其折返环径内也有应激间歇，也能被超速起搏中止。③引导环（leading circle）折返，此类折返可发生在一极小范围的心肌内，无恒定的解剖界定结构，其折返环的大小与不应期相一致，多数由短不应期引发折返，无应激间歇，因此不被超速起搏所中止，它的除极由 I_{Na} 或 I_{Ca-L} 介导。

4. 心室肌细胞电生理学导质性与心律失常　近十年来，随着心脏细胞水平及离子水平基础研究的进展，不仅更新了一些有关心电活动的传统观念，还大大地提高了对临床上各种心律失常发生机制的认识。主要的进展之一是提出了关于跨室壁心肌复极不均一性的概念。传统的概念认为整个心脏的心肌组织类似一个"合体细胞"，其电活动好比在均匀一致的介质中传导。心室肌作为机能合胞体，一部分心室肌兴奋便可扩布至全心室，使心室作为一个整体活动。因而历年来对心室肌细胞电生理的研究，往往用心内膜下心室肌（小梁肌、乳头肌），对游离单个心室肌的研究则任取一个细胞，把它们作为全心室的代表。长期以来，心室肌的研究主要集中在心室肌工作细胞和浦肯野纤维上，而有关心室肌工作细胞的电、机械及药理知识也几乎均来源于心内膜下心室肌细胞。但自 20 世纪 80 年代末开始，人们已注意到狗、兔心外膜下心室肌细胞的动作电位的形态和离子流与心内膜下心室肌细胞有区别，进一步研究发现，它们不仅电生理活动不同，且对药物的反应也不同。1991 年 Antzelevitch 和 Sicouri 等研究发现犬的心内膜下心肌（Endo）、中层心肌（M）及心外膜下心肌（Epi）的电生理活动并不相同，特别是 M 细胞具有独特的电生理特点，并正式提出了心室肌细胞电生理学异质性（electrophysiological heterogeneity）的概念。对传统的"合体细胞"学说提出了挑战。历经十年的研究，不仅对 M 细胞本身的特性及其在整个心电活动中的影响有了深入的了解，并进而对 M 细胞在心律失常发生中的地位，以及抗心律失常药物对其选择性的作用也有了全新的认识。为临床心律失常的研究掀开了新的一页。随着心室肌电生理学异质性的提出和对之重视，发现了以往被忽视的许多重要事实。这对于深入了解心脏电生理的特点，解释临床的心电图的表现和进一步理解心律失常发生机制及抗心律失常药物作用机制，无疑具有重要的指导意义。

（1）心外膜及心内膜下心室肌细胞的电生理异质性：

1）心外膜及心内膜下心室肌细胞动作电位的比较：很早就发现心内膜层肌细胞与心外膜层肌细胞的动作电位有所不同，但直到 1985 年才对其进行系统的研究。研究证明，无论从心室肌组织还是分离的心室肌细胞所记录到的心内外膜下心室肌细胞动作电位（action potential，AP）形态和动作电位时程（action potential duration，APD）均有差异。结果表明，与成年犬心内膜层动作电位相比，外膜层则表现为较小的 0 相超射、显著 1 相、2 相幅度大于 0 相及较短的 APD，从而形成显著的"峰和圆顶"形态。这种形态因在幼犬心外膜缺乏而呈年龄相关性，在成年大鼠和兔心外膜存在，牛和羊心外膜缺乏而呈种属差异性，在早搏和刺激频率快时消失或不明显而呈频率依赖性。虽然，外膜层肌细胞动作电位超射较小，而内膜层较大，但这两层细胞的静息电位及最大动作电位上升速度（V_{max}）没有显著差异。

心室肌细胞的 APD 是由以下几点决定的：①基础稳态的 APD。②舒张间期。③APD 恢复（APD restitution）的动力学。突然改变起搏的频率，可影响 APD，在固定舒张间期后，APD 主要由 APD 恢复曲线动力学来决定。APD 的不同步可增加心脏复极空间的不同步（spatial dispersion），构成了心肌折返激动形成的基础。许多研究表明心内、外膜层肌细胞的动作电位存在着不同的 APD 恢复和频率依赖性。其形成有两种原因：①两次动作电位之间生电泵的作用与离子通道恢复是否完成。②在不同细胞内、外液中，离子通道活性的变化。在基础刺激周长大于 800 ~ 1000ms，心外膜 APD 对频率的依赖性较心内膜强，即频率快时心外膜层肌细胞 APD 较心内膜层肌细胞的 APD 短，频率慢时心外膜 APD 较心内膜的 APD 长。此外，应用标准玻璃微电极、跨壁心电标测、吸附电极记录单相动作电位（monophasic action potential，MAP）和测定有效不应期的研究，均表明心内膜 APD 比心外膜 APD 长 10 ~ 20ms。其机制是不同离子流基础和机械张力差异。

2）缺血及药物的反应：离体和在体研究表明，心外膜层对缺血较心内膜层敏感，在缺血或代谢抑制时，心外膜下心室肌细胞产生的电生理反应更大，其峰和圆顶消失，APD 缩短程度更大。而这种动作电位的差异是由于其离子流的不同所造成。此外，Liu 详尽对比了这两类细胞的直径、表面积、膜电容，发现两者无明显差异；说明心室肌细胞电生理异质性并非源于形态结构的差异。有学者认为这种差异的基础是细胞电生理的差异。用缺血液（6mmol/L K^+、95% N_2、5% CO_2、PH6.8）灌注犬心内、外膜标本发现心外膜层心肌细胞的动作电位幅度明显减小，APD 明显缩短，应用 I_{to} 阻断剂 4 - AP 后，这种变化迅速逆转。内膜层动作电位变化则较小，4 - AP 对其影响也不大。正常情况下，心外膜 I_{to} 流与 I_{Ca} 流相互对抗，缺血时，I_{Ca} 与 I_{Na} 减少，破坏了离子流间的平衡。此外，心外膜层心肌细胞中 ATP 调节的 K^+ 通道（I_{K-ATP}）对 ATP 的变化较心内膜层心肌细胞敏感，这也可能是心外膜对缺血反应敏感的原因之一。

心内、外膜层对药物的反应也不同。乙酰胆碱（10^{-7} ~ 10^{-5}mmol/L）可使心外膜层的"峰和圆顶"形态变得显著，用阿托品可逆转这一作用，4 - AP 可阻断这一现象，而肾上腺素和异丙肾上腺素对心外膜动作电位则有相反作用。乙酰胆碱可能是通过减弱 I_{Ca} 而发挥作用。钙拮抗剂可使外膜层动作电位的"圆顶"成分消失，APD 明显缩短，而内膜层 APD 变化很小。低浓度（$5 \sim 10\mu g/L$）奎尼丁作用于 I_K，使外膜层 APD 较内膜层明显延长，高浓度（$50\mu g/L$）奎尼丁抑制 I_{to}，使外膜层动作电位的"峰和圆顶"形态减弱或消失，使其 APD 缩短，而对心内膜复极早期仅有较小的影响。

心外膜及心内膜下心室肌细胞电生理异质性的离子基础如下：

静息电位：内向整流钾流（I_{K1}）是决定静息电位的主要离子流。Liu 用膜片钳技术所获资料显示犬科动物心外膜下心室肌细胞与心内膜下心室肌细胞 I_{K1} 的稳态的 I ~ V 曲线无明显差异。用铯阻断 I_{K1} 以及把细胞外的钾浓度降低到 0 阻断 I_{K1} 的两种方法证明：I_{K1} 离子通道在这两类细胞中无差异。

快钠流（I_{Na}）：0 期去极是由快钠通道开放钠离子快速内流所形成。心外膜下心室肌细胞与心内膜下心室肌细胞对钠通道阻断剂 TTX，DL - propranolol，fleeainicleacetate 产生不同的效应。TTX 和 DL - propranolol 作用于心外膜下心室肌细胞时，2 期复极明显、APD 延长，可能是钠内流被抑制，导致其他一些离子流激活状态和动力学发生了变化。而这些药物作用于心内膜下心室肌细胞时，APD 缩短，可能是复极 1 期终止于更低的膜电位，导致外向流增加，产生一个"全或无"的复极。当标本先浸浴于 4 - AP 或 ryanodine 减小瞬时性外向流后，再用这些药物，发现这两类细胞之间的差异消失。说明钠通道阻断剂在上述两类细胞中所产生的差异与其他一些离子流相关。室性心律失常产生的关键部位是心外膜下的心肌，钠通道阻断剂可延长其 APD 及不应期，则能减轻或逆转室性心律失常。

瞬时性外向钾流（I_{to}）：应用常规微电极技术及膜片钳技术发现 I_{to} 主要存在于狗、猫、兔等动物的心外膜下心室肌细胞，而在心内膜下心室肌细胞离子流密度很小或无。由于离子通道密度的不同，使动作电位形态产生了差异。在病理状态下，这两类心室肌细胞发生不同的变化，心力衰竭的心室肌，其心外膜下心室肌细胞 I_{to1} 通道密度比正常小 26.4%，而心内膜下心室肌细胞乙通道密度与正常相比无明显差异。其次，这两类心室肌细胞 I_{to1} 的区别还在于它们通道动力学的不同，而这种差异的存在，在病理条件下更易造成室性心律失常。Diego 实验证明左右心室心外膜下心室肌细胞 I_{to1} 通道密度同样存在差异，其右心室密度明显大于左心室。

L 型钙流（L_{Ca-L}）和延迟整流钾流（I_K）：I_{Ca-L} 在维持动作电位平台期中起重要作用。Kimura 等报道在生理条件下，两类心室肌细胞 L_{Ca} 在相同的钳制电压下，其峰电流值相同；稳态的电流，电压曲线无明显差异；失活的时间常数无差异，但在代谢抑制的条件下，心外膜下心室肌细胞的峰值降低了 37%，而心内膜下心室肌细胞仅降低了 21%。有两个可能的机制解释这种现象：①在代谢抑制时心外膜下心室肌细胞对 ATP 的消耗更大。②心外膜下心室肌细胞的钙通道对 ATP 的消耗比心内膜下心室肌细胞更敏感。I_K 是构成 3 期复极的主要离子流，它在不同部位心室肌细胞之间也有差异。慢成分 I_{Ks} 通道激活与失活的时间常数有差异，心外膜下心室肌细胞激活快、失活慢、通道密度大，心内膜下心室肌细胞激活慢、失活快、通道密度小。这也是心外膜下心室肌细胞 APD 较短的原因之一。

ATP 敏感钾流（I_{K-ATP}）：1983 年 Norm 报道豚鼠心室肌细胞有一种钾选择性的离子通道，可被细胞内的 ATP 和其他腺苷阻断，称之为 K_{ATP} 通道。K_{ATP} 通道为内向整流钾通道，可被细胞内的 ATP 所抑制，也可被细胞内的 ADP 所激活。生理状态下 K_{ATP} 通道关闭，对正常的复极无影响。但在低氧缺血条件，代谢受阻心肌细胞内的 ATP 下降到一定程度，导致 K_{ATP} 通道开放，钾外流增多，复极速度加快，APD 缩短。研究证明 K_{ATP} 通道的激活作为一种内在性的保护机制，在缺血再灌注损伤、缺血预处理中对心脏起重要的保护作用。在代谢抑制时心外膜下心室肌细胞 K_{ATP} 通道激活阈值低于心内膜下心室肌细胞，说明心外膜下心室肌细胞对 ATP 的减少更敏感，也提示心外膜下心室肌细胞对缺血会产生更大的电生理反应。作者实验室应用膜片钳技术观察游离家兔心外膜下心室肌细胞与心内膜下心室肌细胞动作电位形态、APD 及对模拟缺血反应。有研究发现生理条件下家兔心外膜下心室肌细胞 1、2 期之间形成较明显的峰和圆顶形态，而心内膜下心室肌细胞则无。模拟缺血后心内膜下心室肌细胞峰和圆顶消失，且 APD 缩短程度明显大于心内膜下心室肌细胞，其离子流基础正在研究中。

（2）心室肌 M 细胞：

1）M 细胞的分布：1991 年，Sicouri 和 Antzelevitch 应用玻璃微电极定量测定犬的心室肌从心外膜到心内膜的动作电位梯度时，发现心外膜下 1～2mm 至 7mm（犬左心室壁平均厚为 14mm）即室壁中间层心肌细胞（mid - myocardial cells）具有独特的电生理学特性，提出了 M 细胞（M cell）的概念。进一步研究发现 M 细胞还分布在与心室游离壁有共同胚胎学来源的心内结构中，包括室间隔、乳头肌和肌小梁的深层，占犬心室肌构成的 40% 以上。随后在豚鼠等动物的离体心肌和犬在体心肌中发现了 M 细胞存在的证据。人的心室壁中存在 M 细胞是由 Drouin 于 1995 年证实并在 JACC 上撰文发表。各种动物 M 细胞在心室肌中所占的比例各不相同，人的 M 细胞占心室肌细胞的 30%～40%。此外，研究还表明在 M 细胞向心内、外膜层肌细胞移行的区域存在着移行细胞，尤其是向内膜层移行的区域。其动作电位形态介于 M 细胞与心内、外膜层肌细胞之间，M 细胞的精确定位尚待研究。

2）M 细胞的电生理特性：M 细胞主要有 4 种电生理特性，表现为：①动作电位形态类似心外膜下肌细胞，即复极早期，M 细胞动作电位呈典型的"峰和圆顶"形态，与心外膜层肌细胞相似，而不同于心内膜层肌细胞。②与犬心内、外膜层肌细胞相比，M 细胞 AP0 相上升的最大速率（V_{max}）明显加快，尤其是与心内、外膜表面肌细胞相比更明显。当刺激周期为 2000ms 时，犬内、外膜层肌细胞及 M 细胞的 V_{max} 分别为（207.0±31.9）、（174.1±24.6）和（328.0±91.3）V/s。人心肌 M 细胞也具有同样性质。③心内、外膜层肌细胞相比，M 细胞有较低的静息电位，与浦肯野纤维相似，尤其是在细胞外 K^+ 浓度 $[K^+]^o$ < 3mmol/L 明显，随着 $[K^+]^o$ 升高，M 细胞静息电位绝对值变小，$[K^+]^o$ 为 2、4 和 8mmol/L 时，其静息电位分别为（-99.0±1.8）mV、（-88.2±2.6）mV 和（-73.0±1.4）mV。但人心肌 M 细胞与心内、外膜层肌细胞静息电位无显著差异。④M 细胞最显著的特征是其动作电位时程（APD）具有比内、外膜下心肌细胞更明显的慢频率依赖性，当刺激周期由 300～5000ms 时，M 细胞、心内、外膜层肌细胞的 APD_{90} 分别增加 125、47 和 57ms。当刺激周期大于 1000ms 时，M 细胞 APD 显著延长，外膜层肌细胞 APD 仅轻微延长，而内膜层肌细胞 APD 则基本上不再延长。在病理因素或某些药物影响下优先、明显延长其 APD，而且相比内、外膜下细胞更容易诱发出后除极和触发活动。由此可见，M 细胞的电生理特性类似于浦肯野纤维，但二者有本质区别：①M 细胞即使在低钾和去甲肾上腺素存在时也无 4 相自动除极现象。②M 细胞均匀分布于心室肌深层，而浦肯野纤维束状分布于心内膜下，两者无直接的解剖联系。③M 细胞与浦肯野纤维对病理生理因素和一些药物的反应性存在差

别。形态学研究也表明 M 细胞既具有心室肌工作细胞的 T 管结构，又具有壁内传导细胞的某些超微结构的特点，外形瘦长。从电生理角度和形态学特点均表明 M 细胞是介于心外膜下、心内膜下心肌细胞和浦肯野纤维之间的一类独特的细胞亚群。

3）M 细胞的电生理特性与以下离子流有关：短暂外向钾电流（I_{to}）：即动作电位早期复极电流，I_{to} 由 I_{to1} 及 I_{to2} 两个亚组构成，而 I_{to} 在三层心肌中的差别十分显著，Endo 中 I_{to1} 仅为 Epi 及 M 细胞中的 $1/6 \sim 1/5$。当 I_{to1} 被选择性阻滞后，Epi 和 M 细胞的动作电位的 1 相"峰和圆顶"形态消失，表明了 I_{to} 与复极早期"峰和圆顶"现象之间的密切相关性。

延迟整流钾电流（I_K）：是心室肌细胞动作电位 3 相的主要离子流。I_K 也是由两部分组成，I_{Kr} 为快激活成分，I_{Ks} 为慢激活成分。三层心肌细胞的差别主要是 M 细胞的 I_{Ks} 小于 Epi 和 Endo，而 I_{Kr} 在三层之间无差别。为此，从总体来看，M 细胞的 I_K 小于其他两层心肌。

缓慢钠内流（I_{Na}）：心肌除极后钠通道大部分迅速失活，仅有一小部分缓慢失活而形成缓慢钠内流，有利于动作电位 2 相延长，在三层心肌中，M 细胞晚期钠内流量大于 Epi 及 Endo，且失活更慢，导致 M 细胞 2 相平台及相应的 APD 长于 Epi 及 Endo。此为三层细胞复极不均的基础之一。

4）M 细胞与心律失常：M 细胞的分布、数量及其独特的电生理学特性决定 M 细胞在触发性心律失常和折返性心律失常发生中可能起着重要的作用。

M 细胞与触发性心律失常：触发性心律失常是由 EAD 和 DAD 所致的心律失常。EAD 是发生在动作电位尚未结束前，即 2~3 时相的膜电位振荡所致的除极活动。任何能引起动作电位 2、3 相的内向离子流（除极电流）增加和（或）外向离子流（复极电流）减少均可致动作电位时程延长和延迟复极，从而引起 EAD 及其介导的触发性心律失常。已知 M 细胞较弱的 I_{Ks} 使 M 细胞 APD 延长，故其在 EAD 及其介导的触发活动发生中可能起着重要作用。研究发现许多药物在 M 细胞上易诱发 EAD 及其介导的触发活动，而在心内、外膜层肌细胞上较难或不能诱发。此外，M 细胞长 APD 具有明显的慢频依赖性，这也正是 EAD 发生的特征之一。DAD 是发生复极结束后的膜电位振荡所致的除极活动。细胞外钙离子内流增加和肌质网释放钙离子增加是产生 DAD 的离子流基础。尽管 M 细胞钙离子流特性尚待深入研究，但已有实验表明 DAD 及其介导的触发活动在 M 细胞较在心内、外膜层肌细胞上易诱发。

M 细胞与折返性心律失常：M 细胞与心内、外膜层肌细胞及浦肯野纤维之间，由于在复极过程与不应期等方面存在显著差异，尤其是在心率缓慢时更为明显，这些差异将为激动的折返提供基础。Ⅲ类抗心律失常药物的可能机制是其阻滞 I_K，明显延长 2 相平台期，使 APD 延长，由于 M 细胞的 I_K 较弱（主要是 I_{Ks}），所以 M 细胞的 APD 延长，从而使这些细胞间的 APD 接近，复极均一化，减少这些细胞间折返的发生，发挥抗心律失常作用。

（3）在体不同区域心肌电生理异质性：

1）心尖部与基底部：应用记录 MAP 的方法研究心脏内、外膜 APD 的关系，发现在犬的心脏基底部 APD 较心尖部长。应用 Franz MAP 接触电极检测人心内膜观察到心基底部 APD 较心尖部 APD 长 20~30ms。在羊和豚鼠等动物心肌细胞上，应用玻璃微电极记录心肌细胞 APD，也得到相似的结论。但也有结果相反的报道。

2）左心室与右心室：用玻璃微电极记录心肌跨膜动作电位研究发现，在豚鼠左心室内膜和室间隔基底部，APD 较右心室长 10ms 左右，而左心室乳头肌的 APD 较右心室的 APD

短 10ms。在大鼠乳头肌左心室内膜 APD 较右心室的 APD 长 2 倍以上，说明种属间可能存在差异。也有不同报道，1972 年 Burgess 应用测有效不应期的方法，发现犬左、右心室 APD 有较小差异，但无显著性。

综上所述，在不同层次和不同区域心肌细胞均存在电生理异质性，其中心室壁至少存在四种类型的电生理特性显著差异的细胞，即心室内膜层肌细胞、心室外膜层肌细胞、浦肯野纤维及 M 细胞。M 细胞与 Endo 及 Epi 细胞不同的电生理特性是构成跨室壁心肌电生理不均一性的基础。这种跨室壁心肌电生理的不均一性主要表现为来自各层心肌的复极差异，亦称之为跨室壁复极离散（transmural disperation of repolarization，TDR），是某些室性心律失常的重要机制，M 细胞具有较长的 APD 和独特的离子流基础决定其在触发性心律失常发生中可能起着重要作用，M 细胞与其他类型的心肌细胞之间的电生理异质性可能是折返性心律失常发生的重要基础。同时也与某些抗心律失常药物的作用及不良反应直接相关。深入探讨这些规律将对认识心肌电生理特性和心律失常的发生及治疗具有十分重要的意义。建立在 M 细胞电生理特性上的 TDR，是产生某些室性心律失常的重要机制，因此受到广大心电生理学者们的高度重视。已有充分的实验证明在特定条件下，如应用钾通道阻滞剂、奎尼丁等，在 M 细胞上很容易产生 EAD，或由此诱发室性心动过速，尤以尖端扭转性室速（Tdp）最为典型。而同等条件下 Epi 及 Endo 不常出现 EAD。M 细胞的 APD 正常情况下即较 Epi 和 Endo 为长，当心率缓慢时，M 细胞的 APD 延长更为突出，使 TDR 明显增加。TDR 增加达到一定程度即为激动在室壁内折返并发展为折返性心律失常提供了条件。近年来有少量的研究报告表明 M 细胞与 Epi 一样对心室肌的超常传导起作用，同时也认为 M 细胞往往是缺血性和再灌注性心律失常的异位起搏点和（或）折返激动的始动部位。

5. 缺血性及缺血再灌注性心律失常发生的机制　心肌缺血和缺血后再灌注均可导致严重的致命性心律失常，故对其发生机理的研究受到人们的重视，目前大家普遍接受的观点认为缺血及缺血后再灌注心律失常的发生机理包括：①触发活动。②折返活动。③自律性升高。但这三个方面各自在缺血性心律失常和缺血再灌注性心律失常的发生中的侧重点不同，在缺血的急性阶段（冠脉结扎数分钟后）主要是折返活动起作用。急性期的后段至亚急性期前期，由于缺血引起的心肌生化改变，如细胞内钾离子丧失、交感神经活性增加，细胞内钙超载以及溶血磷酸甘油酯的产生，使触发活动和自律性增加成为主要因素。由于缺血心肌传导减慢，使在缺血亚急性期后段和慢性期心肌各异向性结构和异向性传导在折返因素中起重要的作用，故折返又成为其心律失常发生的主要机制。而再灌注心律失常的发生机制75% 为非折返性，主要是触发活动，仅有少数为自律性升高所致，25% 为折返性因素。缺血再灌注时细胞内 Ca^{2+} 升高，诱发肌质网震荡性释放 Ca^{2+}，后者形成暂时性内向电流，从而诱发后除极，另外，再灌注时心肌内氧自由基大量积聚，氧活性中间体亦增加，这些物质可破坏细胞膜的整体结构，使细胞内 K^+ 外流，而细胞内 Na^+、Ca^{2+} 增加，从而产生触发活动诱发心律失常。在短暂的缺血后，突然再灌注可在数秒内导致缺血心肌细胞动作电位的较快恢复，但在不同的心肌细胞恢复的程度和快慢可明显不同，缺血区和边缘区的动作电位存在明显的不均一性；而且在缺血区和边缘区跨室壁内、中、外三层心肌细胞动作电位亦存在明显的不均一性变化，从而有利于形成折返，产生心律失常。

四、老年心律失常的治疗

老年人的心律失常往往是多种疾病所致，治疗上必须兼顾多种病因基础，首先有效控制病因及诱因，如控制感染、纠正电解质紊乱、心肌缺血、低氧血症、心力衰竭等，在许多患者中针对病因和诱因治疗后，心律失常可得到控制。

1. 老年心律失常的药物治疗   药物治疗是老年心律失常治疗的重要手段，目前常用的抗心律失常药物包括：

Ⅰ类（膜稳定剂）：抑制心肌和传导系统的钠内流。Ⅰa类：中度抑制0相除极，延长复极。QRS增宽，QT延长。奎尼丁、普鲁卡因胺、丙吡胺等。用于：心房颤动、心房扑动等的治疗。Ⅰb类：轻度抑制0相除极，缩短复极，缩短QT。利多卡因、美西律、苯妥英钠、妥卡尼、莫雷西嗪等。用于：室性早搏、室性心动过速、心室颤动等。Ⅰc类：显著抑制0相除极，不影响复极。QRS增宽。常用的药物如普罗帕酮、氟卡尼、恩卡尼等，用于：房性和室性心律失常。

Ⅱ类（β受体阻滞剂）：阻滞儿茶酚胺的作用，抑制4相除极，缩短QT间期。如美托洛尔、阿替洛尔、普萘洛尔、比索洛尔、卡维地洛等，用于：窦性心动过速、阵发性室上性心动过速、室性早搏等。

Ⅲ类（延长复极药物）：延长动作电位时间和不应期，QT延长。如胺碘酮、溴苄胺、索他洛尔，Azimilide等，为广谱抗心律失常药。

Ⅳ类（钙拮抗剂）：抑制慢反应细胞的除极，常用药物：维拉帕米、地尔硫草等。用于：阵发性室上性心动过速、心房颤动等治疗。

其他药物：阿托品、毛花苷C、地高辛、腺苷等。老年人常同时存在多种疾病，在同时使用多种药物时，对抗心律失常药物也会有影响，故在行药物治疗时要顾及到此点。老年人对药物清除率和耐受量下降，用药应从小剂量开始，因老年人心脏病并发心力衰竭者较多，故在选择药物方面尽可能选用无负性肌力作用或负性肌力作用较小的药物，以防诱发和加重心力衰竭。对一些有高度房室传导阻滞、病窦伴有心脑综合征者给予安装永久心脏起搏器认为是安全有效的治疗手段，对于有恶性室性心律失常或有恶性室性心律失常倾向者，药物治疗往往效果不好，目前主张选用埋藏式心脏复律除颤器（ICD）。

2. 老年心律失常的非药物治疗   直流电转复术：电转复术中止心动过速疗效明显优于药物治疗，其次电转复术中鉴别快速心律失常是室上性还是室性也不如药物治疗时迫切，不需费时调节药物剂量、避免了药物不良反应。

（1）机制：电转复术对折返性心动过速特别有效，如心房扑动、心房颤动、房室结折返、预激综合征（WPW综合征）伴折返性心动过速、多数的室性心动过速、心室扑动、心室颤动等。电击阻断折返途径终止折返现象是由其能将有应激性的心肌全部除极，还可能延长心肌不应期，从而恢复电均匀性。其中止心室颤动的机制尚未完全阐明。如果心动过速促发因素不复存在，则即使其解剖上和电生理上的发病基础还存在，电击所中止的心动过速仍可被长期预防，不至复发。

冲动形成（自律性）异常所致心动过速有平行性早搏、某些房性心动过速、非阵发性房室结性心动过速、加速性室性自主节律等，这类心动过速不适宜电转复术治疗。电击是否能中止由异位节律性增高或促发机制所致的心动过速尚不清楚。

（2）技术：选择性电转复术前先应作仔细体检，包括各部位脉搏的扪诊。术前术后应记录12导联心电图，电击过程亦应有心电图记录。术前应给患者详细解释治疗过程，患者需空腹，处于所谓"代谢平衡"状态，即血气、pH、电解质等测定均正常，无药物中毒。无临床洋地黄中毒者不必于电转复前数天停药。心房颤动患者先应维持抗心律失常药物，有时直至电转复术前的1~2天，仍有可能使部分患者转为窦性心律，同时，这对电转复后预防心房颤动复发及估计患者对药物的耐受性亦有帮助。

首先在标准的心尖前后放置电极板的部位粘贴导电性垫衬，二者间跨胸电阻与放置电极板后所测得者近似。导电垫衬对于选择电转复术或有时间准备的电生理检查等很有用。电极板直径为12~13cm，可传给心脏最大的电流，但是否比8~10cm直径电极板疗效更好则尚不能确定。电极板大者，可能因心内电流分布面积较大而导致较少心肌坏死。

心室扑动或心室颤动除外，电击治疗一般均采用同步法，即与QRS波群同步放电。新近资料显示室性心动过速由腔内转复，电击于QRS波晚期疗效优于施入于其初始期，有较少有室性心动过速被加快的危险。电击时所用能量越大，心肌损伤越重，因此，宜采用最小有效能量。临床许可时，电击能量应由小开始，除了心房颤动，大多数室上性的心动过速均可被25~50J范围的电击成功中止，应先予试用，失败时再试用较大电能。治疗心房颤动，初始电能可取50~100J，体表不成功者可试作心腔内除颤，室性心动过速如临床上尚稳定，电击可从25~50J开始，心动过速如需立即中止者，开始即可用较高电能，心室颤动患者一般用200~400J。但在电生理实验室，患者身上如贴有导垫衬，心室颤动一发生就立即电击。有时100J以下的电能亦能成功。另外，目前在研究中的新的电击波形可能也可提高除颤效率。

电转复术如为择期性措施，术前准备可用短效巴比妥类药物如methohexital或安眠药如地西泮及midazolam等，现场应有熟知气道插管等技术的医生，应建立静脉输液通道，所有紧急复苏器械应能立即启用。术前5~10分钟起及术中给患者100%浓度氧气，当患者进入深度入睡状态，必要时可以双手辅助其呼吸，以避免发生低氧症。

（3）适应证：原则上，任何形式心动过速，只要导致低血压、充血性心力衰竭或心绞痛，内科治疗又不能迅速奏效时，均应以电击中止。WPW综合征患者合并心房颤动、心室率过快最好以电转复中止。转复成功后，患者血流动力学状态几乎均能改善。偶有患者电击时发生低血压、低心排量或充血性心力衰竭，其原因或与电击治疗的并发症有关，如栓塞症、麻醉剂或电击本身对心肌的抑制、低氧、右心房正常电活动虽已恢复但收缩功能尚未复原，或因发生电击后心律失常等。洋地黄所致快速性心律失常不得以直流电除颤治疗。

心房颤动适合电转复术治疗者如下：①伴有症状，心房颤动病程少于12个月，窦性节律恢复后血流动力学可望明显改善。②有过栓塞并发症。③促发因素（如甲状腺功能亢进）去除后，心房颤动仍持续存在。④室率快，难以控制。

不宜行电转复术者如下：①洋地黄中毒。②不伴有症状，即使不治疗，心室率亦控制良好。③伴窦房结功能障碍及各种不稳定的室上性心动过速或过缓（常被称为快慢综合征），后一种情况常最后发展为持续性的心房颤动（即所谓SSS综合征的"自愈"）。④窦性节律恢复后，患者病情几天无改善，药物治疗虽未停止，但电击后迅速即又转回心房颤动。⑤左房增大，心房颤动长期存在。⑥心房颤动为阵发性，且发作较少，可自动转回窦性心律。⑦心房电收缩活动恢复，但机械收缩功能已丧失。⑧心房颤动伴高度心内传导阻滞。⑨近期将接受心脏手术者。⑩不耐受抗心律失常药物治疗。以下患者的心房颤动容易复发：慢性阻塞性肺病、充血性心力衰竭、二尖瓣疾病（尤其二尖瓣关闭不全）、心房颤动时间超过 1 年及左心房增大等。

对于心房扑动，用洋地黄减慢室率或抗心律失常药停止其扑动可能均较困难。因此，电转复术就常成为首选治疗。至于其他类型室上性心动过速，有以下情形可考虑用电转复术：①兴奋迷走措施或简单药物治疗（如静脉注射利多卡因或维拉帕米）无效。②心动过速导致血流动力学及电生理紊乱，需立即电击中止，迅速恢复窦性节律。心室扑动、心室颤动则应立即电击治疗，初次电击未恢复窦性心律者，则应试用更大的电能，如一次电击无效反而发生一过性的室性心律失常，则可静脉注射适量利多卡因后再换一电能治疗。如果窦性心律恢复后很快转回心动过速，则根据其类型及所致后果等还可反复电击治疗。再次电击前，可静脉注射抗心律失常药，也许会有帮助。电击后，患者至少应监护至意识恢复，随后最好再观察数小时。

（4）结果：随心动过速类型不同，70%～90% 的患者能恢复窦性心律，但慢性心房颤动患者窦性心律能维持至 12 个月者不足 1/3～1/2。因此，立即中止心动过速常不太困难，困难的是窦性心律恢复后如何巩固维持，这取决于心律失常的类型、内在的心脏病病因及患者对抗心律失常药物的反应等。心房颤动停止，窦性心律恢复后，扩大的心房会逐渐缩小，心功能得到改善。

（5）并发症：电转复术可引起心律失常，其原因常为同步时刻不恰当，电击被发放到了 ST 段或 T 波上，偶尔，同步合适的电击也会引起心室颤动。

电击引起的心律失常多为一过性，不需治疗。心房颤动转复为窦性心律时约 1%～3% 的患者发生栓塞症，因此，对心房颤动已持续 2～3 天的患者，如无禁忌证，电击前 2～3 周应当给予抗凝治疗，这点尤其适用于栓塞高危者，如新发心房颤动的二尖瓣狭窄患者、有新发或复发栓塞症病史、人工二尖瓣、心脏扩大（包括左心房扩大）或充血性心力衰竭等。电击成功后最好用华法林维持数周。应注意，即使经食管超声心动图未查出左房内有血栓亦不能保证心房颤动电转复术的不会发生栓塞症，先天性心脏病伴有非心房颤动性房性心动过速患者心房内也可有血栓形成。

动物实验中直流电电击可产生心脏损伤，而在人类的临床应用中，电转复术后少有心肌酶增高现象。心脏酶及心肌核素扫描改变虽不明显，但选择性直流电转复活术后可出现 ST 段的升高，室速电转复后还可发生血清 K^+、Mg^{2+} 浓度的降低。

胸部拳击对室性心动过速可起到电转复术样的作用。其机制可能因机械性击打诱发出房性早搏或室性早搏而中断了心动过速，但拳击不如电击可精确控制时间，拳击只有"击"在心动周期的非反拗期才能奏效，因此拳击后有时室性心动过速会发生改变，如当拳击发生在 T 波的易损期上，就可能会诱发心室扑动或心室颤动。

（孙常成）

第三节　老年心房颤动

心房颤动（房颤）是发生率仅次于早搏的心律失常。随着年龄的增长，房颤的发生率显著增加。超过 2/3 的房颤患者为 65 岁到 85 岁的老年人。房颤发生时引发的一系列临床表现，严重影响着老年人的健康，降低了老年人的生活质量，因而有必要把它作为当今老年心血管疾病的一个重点来加以研究。

探讨房颤的病因，可归纳为 3 个方面：①心脏疾病。②全身疾病。③不伴有其他疾病的孤立性房颤。老年人房颤的病因包括许多情况，但常见者则为冠心病、肺心病、风湿性心脏病、病窦综合征、甲状腺功能亢进。孤立性房颤亦非少见。

房颤造成临床不良后果主要有两个：①心功能减退、心衰。②栓塞，特别是脑栓塞。造成心功能减退机制是房颤时心房贮血和泵血辅助作用减退和丧失，心室率不规则及快速的心室率。这在心功能已减退的老年人尤为严重。心衰又是引起房颤一个重要因素，两者密切相关。房颤的治疗势在必行，而对其形成的机制却不甚明了。多种有关假说都有待通过实验与临床研究去确定。成功的治愈房颤取决于我们对房颤的机制明确的认识。尽管我们对房颤的发生机制尚在探索中，但对房颤的药物和非药物治疗上，已有一些切实可行的方法并取得了一些进展。Ⅰa、Ⅰc 和Ⅲ类抗心律失常药物及直流电转复，是临床医生常用的手段。在转复后的窦性心律维持上，临床试验的资料表明，胺碘酮较奎尼丁维持有效率高，且不增加病死率。控制心室率方面，更多的情况下是把钙拮抗剂的地尔硫䓬和维拉帕米及 β 受体阻滞剂作为一线药物，而非地高辛。为预防栓塞并发症，在转复房颤前 3 周及转复后 4 周给予抗凝剂，高危人群的预防性抗凝应使用华法林，而阿司匹林则效果不佳。非药物治疗中，起搏、射频消融是正在探索中的新方法，相信会取得长足地进展。

一、老年房颤的病因

对房颤的发病机制在近一个世纪以来有不少研究。先后提出多种假说如下：①心房内有一个异位起搏点以高频率反复发出激动。②同时存在多个激动产生点。③激动形成环行运动。④激动被分离成多处微形折返。近来电生理学研究又进一步说明了房颤的持续需有一定数目的冲动波，并与冲动波的波长，心房肌不应期的长短以及作为折返基质的心房肌量即心房大小有关。冲动波的数目多则房颤为细颤，不易转复为窦性心律。反之数目少为粗颤，易于转复。冲动波的波长较长，则能在心房内环行的波较少，房颤不易持久，反之则较持久。心房肌不应期短则房颤能持久，不应期长则房颤易转复。乙酰胆碱可缩短不应期，使犬实验性房颤持续。阿托品则增长不应期，因而能缩短房颤的持续时间。冲动波的持续折返需要有一定量的心房肌作为折返基质，所以心房大则房颤能持续，心房小则房颤不易持久。在动物实验中也观察到较小的动物如兔，其心房也较小，即使能够诱发房颤，也不会持久。临床上房颤可为阵发性或持续性，而且往往起初是阵发性，之后成为持续性。这可能是由于引起房颤的疾病加重，也可能是由于房颤本身引起心肌电生理变化而使房颤持久。关于后一种说法近年来有人提出"房颤引起房颤"（atrialfibrillation – begins – atrialfibrillation）的假设。这些作者在山羊诱发房颤。随着房颤持续时间延长，心房肌的不应期缩短。不应期愈短，则房颤更易持续。不应期的缩短与引起心房细胞复极的离子通道组成变化有关。这种变化也有称之为由于房颤引起的电重构（electrical – remodeling），系房颤成为持久的电生理基础。房颤是一种常见的心律失常。它可以作为许多疾病（包括心脏疾病及全身疾病）的临床表现。心脏疾病有冠心病、心肌病、瓣膜病、心包炎、房间隔缺损、心脏肿瘤、心脏手术后、慢 – 快综合征及预激综合征等。全身疾病有甲状腺功能亢进、药物影响、肺栓塞、肺炎、脑血管病、发热、电解质紊乱、情绪变动、外伤、低温及电击等。这些全身情况有的可能仅是诱因。在临床上也会遇到不伴有心脏疾病或其他疾病的房颤。这种房颤称为孤立性房颤（loneatrialfibrillation）。除了上述的各种病因以外，还有两个因素要考虑。第一个因素是年龄。一般认为年龄增大是房颤的重要易发因素。Furberg 等对 5201 名 ≥65 岁的居民进行纵向追随并观察冠心病及卒中的危险因素。同时注意房颤的发病情况。在 2941 名女性中，房颤的发病率为 4.8%。而在 2210 名男性中，则为 4.2%。若将这些居民分成 65～69 岁、70～79 岁及 80 岁以上 3 个年龄组统计。房颤发生率在女性的 3 个年龄组分别为 2.8%、5.9% 及 6.7%，而在男性则分别为 5.9%、5.8% 及 8.0%。说明房颤的发生率随增龄而升高，在女性有更明显的统计学差异。临床医生注意到在引起房颤的多种疾病中，如冠心病、瓣膜病、肺心病、房间隔缺损、甲状腺功能亢进，甚至冠脉搭桥手术后发生的房颤，都随年龄增长而增多。有人认为老年人易患房颤是因衰老导致窦房结退行性改变，使窦性心律不易保持，从而产生房颤。此外，与年龄增长有关的心房肌萎缩性改变，使心房内的激动被分离成多处微形折返，对房颤的发生与持续也起到一定的作用。第二个因素是心力衰竭。各种心脏病，由于心肌收缩力受损、心室压力负荷（后负荷）过重、心室容量负荷（前负荷）过重等因素，均可引起充血性心力衰竭。房颤在心力衰竭患者较易发生，且不易转复。Furberg 等在对老年居民进行心血管情况纵向调查时，注意到在患心血管病且有临床表现的老人中，以心力衰竭与房颤发病的相关最明显。临床医师观察到有左心房慢性增大的患者，其房颤经转复后，窦性心律往往也不能维持多久。在房颤动物模型的实验中，有的学者设法使心房增大，则房颤容易诱发。以上情况说明心房增大是房颤易发及难以转复的原因，而在充血性心力衰竭时，心房增大且要承受增加了的压力或容量。如果从另一个角度来看，则房颤可以使原有的心功能不全加重，从而显现心力衰竭的症状。因为房颤时心房作为辅助泵的作用不复存在。尽管房颤可以在很多情况发生，但常见的病因并不很多。现将老年人常见的病因及一些在老年人发病有所增多的病因略述如下：①冠心病：冠心病作为房颤的病因，在近几十年来有增多的趋势。这与冠心病的发病增加及老龄人口比例增加有关。然而房颤并不是冠心病的常见临床表现。国内外冠脉造影资料表明在冠脉明显狭窄的患者，房颤的发生率并不高。Cameron 等报道在冠脉外科研究（简称 CASS）登记的 18 343 例经冠脉造影证实的冠心病患者中，116 例（0.6%）有房颤。国内瑞金医院报道房颤与冠心病的关系，136 例有冠脉病变，但无心肌梗死的患者中，有 2 例房颤（1.5%）。在 157 例有冠脉病变且有心肌梗死的患者中，有 6 例房颤（3.8%）。即使在急性心梗患者，各家报道房颤的发生率也仅为 7%～16%。说明虽然冠心病是房颤最常见的病因，但在冠心病患者房颤的发病率甚低。这里需要指出的是病因与发病率是不同概念。临床医师常根据老年人房颤诊断为冠心病，这并不一定正确。黄永麟等报道 218 例老年人房颤，其中以冠心病为病因者 123 例，占 56.4%。但仔细查阅病历后，只有 45 例（36.6%）能符合冠心病的临床诊断标准。沈瑾等报道 26 例老年人房颤的临床病理对照，19 例生前诊断为冠心病，其中 11 例经尸检证实有 ≥Ⅲ级的冠脉狭窄，另 8 例病理上未能诊断为冠心病。8 例中的 6 例从病理上不能明确房颤的原因。由此可见对老年人患房颤一时未能查清其病因，就诊断为冠心病是不妥的，这样可能遗漏其他病因诊断。冠脉搭桥手术后发生的房颤是近二十年来注意到的问题。由于该手术在国外已很普遍，所以有关报道逐渐增多。一般认为其发生率为 5%～40%，是该手术的常见并发症之一。冠脉搭桥手术后房颤的发生率与年龄有明显的关系。有人报道 65 岁以下患者的发生率为 17.6%，65～

74 岁者为 33.5%，75 岁以上者为 46.3%。另一与发病相关的因素为 β 受体阻滞剂的停服。由于不少服用 β 受体阻滞剂的冠心病患者在手术期停服，以致肾上腺能张力及敏感度增加，从而诱发房颤。除了年龄及停服 β 受体阻滞剂外，未观察到其他明确的相关因素。这种房颤持续不久，多数能转复为窦性心律，但有时会并发卒中。可用地高辛、β 受体阻滞剂、维拉帕米等药治疗。术后服用 β 受体阻滞剂对预防发生有用。由于冠脉搭桥手术已在国内各地开展，临床医师对此应有了解。②孤立性房颤：根据国外文献报道，大约有 6%～15% 的房颤患者进行心脏检查，未有异常，也没有可以引起房颤的全身疾病，这种房颤患者，以老年男性居多。其安静时的心室率并不快，可以 100 次/分以下，而且其房颤往往是阵发性的。经过多年追随，未见心房增大或心力衰竭。国内黄永麟等报道特发性（即孤立性）房颤在 ≥60 岁为 2.8%，<60 岁者为 2.4%。孤立性房颤不仅在临床上未能找出原因，即使病理检查也未必能找出原因。沈瑾等对照的 26 例老年人房颤中，有 6 例从病理上也未能找到房颤的原因。美国 Framingham 研究对 5209 名 30～62 岁的居民追随观察。其中男性 2336 人，女性 2873 人。在 30 年内男性居民有 193 人发生房颤，其中孤立性者 32 人（16.6%）。女性有 183 人发生房颤，孤立性者 11 人（5.6%）。长期随访还发现孤立性房颤患者并发卒中者 28.2%（无房颤者为 6.8%）。说明其远期预后不佳，应尽早查出这些病例。然而 Furberg 等根据美国 "心血管健康研究"（cardiovascular health study）的资料从另一方面提出问题。他们报道老年人群房颤的发生率男性为 6.2%，女性 4.8%。如将这些老年人区分为 3 组：a. 有临床心血管病者。b. 有亚临床心血管异常者。c. 无以上两种情况者。房颤在这 3 组中的发生率分别为 9.1%、4.6% 及 1.6%。鉴于在无临床及亚临床心血管病的老年人群中，房颤的发生率甚低，他们指出孤立性房颤这一概念是否有必要存在，其临床意义如何。③慢 - 快综合征：房颤可发生于病窦综合征（病窦）的患者。这样就使缓慢与快速心律失常相互交替，称为慢 - 快综合征（慢快）。根据 Sutton 及 Kenny 综合 21 个报告，在总共 958 例病窦明确诊断之时，79 例有房颤，说明房颤在病窦中的发生率为 8.2%。至于病窦本身的发生率，Kulbertus 等报道一组 50 岁以上进行心血管检查者为 0.17%，但电生理学者认为目前安装起搏器的患者中有 50%～55% 为病窦，而以往则为 6.3%～24.0%。说明近来有增多的趋势，也有认为是大家对之认识提高的结果。临床医师在实践中遇到老年人有病窦也是不少的。病窦的病因可能是外在性的，如洋地黄或其他药物的影响、高血钾、缺氧等。当这些原因一旦消除，缓慢心率便恢复正常。这种情况称为可逆性病窦。此外还有一些由内在性病因所致的不可逆性病窦。其中主要的病因是冠心病。当窦房结唯一的供血动脉窦房结中心动脉有供血不足时可发生缺血性改变。其他病因有心肌炎、心肌病、外伤、手术创伤、窦房结退行性病变等。Kaplan 提出病窦与慢快之间的关系。在病窦过缓的心率可使心房的异位激动增强，并易发生房性早搏。如心房及房室连接区有生理上或解剖上的病态，则房室传导时间延长。于是房性早搏可引起激动反复造成房颤或其他快速性心律失常。还有一点需要指出的是当房颤转复后出现长时间的窦性停搏时，要考虑有病窦的可能。④肺心病：肺心病患者常可有短暂的室性或室上性心律失常。较常见的室上性心律失常为房性早搏、房性紊乱性心律及房颤。房颤在肺心病的发生率为 4%～5%。肺心病是老年人常见病，因此肺心病引起的房颤在临床上并不少见。肺心病患者发生心律失常的原因如下：呼吸衰竭时的缺氧及二氧化碳潴留以及由此而引起的呼吸性酸中毒；由于各种原因引起的换氧过度，使体内失去二氧化碳过多，从而血碳酸浓度降低，pH 升高，形成呼吸性碱中毒；并发于低氯及低钾的代谢性碱中

毒。此外，因焦虑以及过多应用支气管解痉剂，可引起肾上腺素分泌增多，从而增加心律失常发生的可能。肺心病患者的房颤一般是短暂的，在呼吸功能改善后，可以消失。沈瑾等进行临床病理对照的 26 例房颤患者中，有 2 例为肺心病。生前的房颤均为阵发性，而非持续性。因此治疗应针对呼吸功能的改善，只是在呼吸功能改善以后仍未恢复者，考虑以药物或其他措施治疗。在应用洋地黄制剂时，应予谨慎。⑤风湿性心脏病（风心病）：以往风心病是房颤最常见的病因，现仍是年轻患者最常见的病因。二尖瓣病变容易引起房颤。根据瓣膜病手术治疗材料的统计，房颤发生率在二尖瓣关闭不全为 75%，在二尖瓣狭窄为 41%。而主动脉瓣病变引起房颤者甚少，如果发现房颤，则应检查是否还有二尖瓣病变。确实只有主动脉病变而出现房颤，则注意是否有心力衰竭及其他全身或心脏疾病。随着患者年龄的增加及风心病的进展，房颤的发生率增多。⑥甲状腺功能亢进（甲亢）：房颤是甲亢的症状之一。在甲亢患者中，发生率为 12%～18%。年龄较大者发生率较高。有时房颤是甲亢的首发症状，并从而明确了诊断。

二、老年房颤对心功能的影响

房颤和心衰的发生率随年龄的增长而增加，两者严重地影响着老年人的生活质量。Framingham 研究表明，心力衰竭（心衰）在人群中的平均发生率为 1%，80 岁以上老年人中的发生率超过 10%。近期资料显示，美国 40 岁以上人群中房颤的发生率为 2.3%，65 岁以上老年人中的发生率为 5.9%。70% 的房颤患者为 65～85 岁的老人。流行病学研究表明，房颤和心衰常并存，并且两者之间具有相关性。深入了解房颤对老年人心功能的影响，有助于我们提高对老年人房颤的认识。房颤使心功能恶化已是众所周知。房颤和心衰之间互为因果。急性房颤可使无症状的左心功能不全变为显性心衰，而心衰又可以引发房颤。慢性房颤老人较之无房颤者，其左心功能持续减退，并且运动耐力减低。Aronow 等运用多普勒超声心动图对 1699 名老年人进行调查，其中 254 名为慢性房颤患者。将左心室射血分数低于 50% 作为异常的标准。房颤者中 48% 射血分数异常，而窦性心律者为 19%，差异明显。另外，房颤者中左心房扩大和左心室肥厚的发生率也较高。Ueshima 等应用超声心动图、症状限制性活动平板试验和呼吸气体交换分析的方法研究慢性房颤老年人的运动能力。发现房颤组的平均最大心率高于同龄对照组的预期值，而最大氧摄取则低于同龄组的预期值。他们推测房颤者最大心率大于预期值可能起代偿作用，在心房功能丧失之后维持运动能力，但都不足以完全代偿运动能力的减退。他们还发现，孤立性房颤者最大氧摄取比同龄者的预期值低 20%，说明房颤者运动能力减低与房颤引起的血流动力学异常有关。但这缺乏直接的研究资料加以证明。在一般情况下，正常的房室顺序收缩，左心房收缩可提供左心室充盈量的 10%～20%。房颤使无基础心脏病者的每搏输出量和心排血量下降 20%～30%，有基础心脏病者则下降更明显。关于老年人的情况未见报道。但随着年龄的增长，左心室功能逐渐减低时，这种心房对心室的泵血辅助作用的丧失就显得更为重要。有关房颤时心功能受损的机制，目前认为主要有两个方面，包括左房功能改变和左心室功能改变。左房的机械功能有 3 个：贮存功能，心房舒张可容纳较多的肺静脉回流血；辅助泵作用，心房收缩把血液主动输入左心室；导管作用，在心室舒张晚期，心房就是肺静脉和心室间的导流管。房颤使左心房的前两个机械功能严重受损。左心室功能受损体现在舒张期充盈受损上有 3 个机制，而且与左房的收缩功能受损有关。一是房颤时失去了左房的收缩助搏功能；二是快速的心室率；三是不规则心室率。都使得左心室充盈受损。在平均心率相同的情况下，不规则心室率者的心排血量低于心律规则者。为了解心律的不规则对心功能的影响，Daoud 等对房颤伴完全性房室传导阻滞者进行心室起搏时的心功能状况观察，在房颤行射频消融形成完全性房室传导阻滞的情况下，以平均 120 次/分和 80 次/分的速率进行同一速率下的规则和不规则节律的右心室心尖起搏，结果表明，不规则起搏与规则起搏相比，心排血量下降 12%，而且在起搏后仅 2 分钟就表现了出来，证明了心律的不规则对心功能的损害。舒张功能受损在房颤引发心衰中起重要作用。如果心室率得不到适当控制，房颤也会损害左心室收缩功能，导致严重的心衰，甚至可发生在无器质性心脏病的情况下。

三、老年房颤的治疗

慢性持续的房颤病程超过一年，如心率稳定不快（70 次/分左右），患者又无症状，心功能保持在 NYHA I 级水平，可不必用抗心律失常药转复窦性心律，但应严密观察病情，对近期新发生的房颤，如持续时间达几个月，心率超过 110 次/分伴有心慌、气短、烦躁不适等症状或心功能不全明显时可给予毛花苷 C 静脉缓慢注射，老人剂量宜小，首次剂量不超过 0.4mg，多数病例在静脉注射后心率可减慢转复为窦性心律，如首次静脉注射效果不佳心率仍快，可在注射后 30 分钟再次给予 0.2mg。有效后可继续口服地高辛 0.125～0.250mg/d 维持。北京医院经验对 387 例房颤发作中给静脉注射毛花苷 C 治疗后约 75% 在 24h 内转复为窦性心律。心率减慢后可给胺碘酮、奎尼丁等药物转复，但对老年人应谨慎用药，注意不良反应。近年为对快速房颤患者心率大于 120 次/分可静脉给予地尔硫䓬治疗，心率下降有利于转复窦性心律，剂量按 0.25mg/kg 计算，一般成人剂量首次 10～20mg，老人应酌情减量 5～10mg 溶于氯化钠溶液 20min 内缓慢静脉注射，注射后 15min 心率仍未下降或下降不到 20% 时可再次静脉注射 1 次，以后可 5～10mg/h 静脉滴注维持 8～12h，待心率降到稳定水平后，仍应继续口服地尔硫䓬 30mg，一日 2 或 3 次维持。

美国 400 多个临床研究单位对 1300 例患者的试验结果表明地尔硫䓬控制房颤快速室率与维拉帕米相比效果明显，负性肌力作用小较安全，但对老年房颤患者仍需注意。对心肌损害所引起的心源性休克、低血压、严重心功能不全及房室传导阻滞患者应禁用。老年非瓣膜病房颤（NVAF）患者病史中如有未控制的高血压、冠心病、糖尿病、一过性脑缺血发作（TIA）、慢性心功能不全史者则并发脑卒中的危险性明显增多，应积极给予抗凝药物（华法林）或阿司匹林治疗预防血栓形成，避免发生脑梗死，抗凝药或阿司匹林甚至应是终身服药。1989 年，哥本哈根房颤阿司匹林和抗凝剂研究（AFASAK）对 1007 名 NVAF 患者随机分为 3 组，观察结晶化华法林钠和阿司匹林对脑卒中发生率的影响。分别为结晶化华法林钠组 335 例；阿司匹林组 336 例；安慰剂组 336 例，每组连续服药至少半年，结果发现结晶化华法林钠组脑卒中发生率比安慰组下降 71%（P < 0.05）。阿司匹林组比安慰剂组下降 18%（P < 0.05）。

之后波士顿地区房颤试验研究（BAATAF）及欧洲房颤试验研究（EAFTA）等五个欧美组织随机对照临床试验结果的综合分析证明结晶化华法林钠组比安慰剂组的栓塞率平均下降 64%。口服抗凝效果虽较阿司匹林优越，但有并发出血的危险，临床应掌握抗凝有效剂量又避免出血。在口服华法林治疗期间现在应用国际标准化比值（INR）测定仪监测 INR，INR 在 2～3（平均 2.5）时既可避免严重出血事件的发生，又能保证抗凝血效果。该仪器测定方法简便，患者及家属易于掌握，结果准确可靠。服药前测 INR 应在 2～3 左右，此时可给予起始剂量（老人剂量应偏小，一般不超过 3mg/d 顿服），服药后 72h 药效最高，故可在服药后第 3 天复查 INR。根据测得 INR 值高低随时调整剂量大小。如果病情稳定，无不良反应，尤其无出血倾向，INR 稳定在 2～3 之间，可继续服维持量，每 2 周至 1 个月监测 1 次 INR。服用华法林必需严格掌握适应证，选择合适的老年 NVAF 病例，对难以控制的高血压、糖尿病、II 级以上（NYHA）心功能、近期（半年）内有 TIA、急性心肌梗死、活动性溃疡病有胃肠道出血史或近期内考虑手术者均不宜服用。

我国脑卒中发病率明显高于冠心病，1992 年脑卒中占农村人口死亡原因第一位。现存活的 600 万人中 78% 有不同程度致残，每年仍以 5% 速度增长。故对老年 NVAF 并发脑卒中的防治是一个迫切需要解决的问题。目前国内对老年人预防脑卒中治疗多采用口服 50～150mg/d 阿司匹林，有一定效果。对口服华法林的预防尚不普及，主要担心严重出血不良后果。但从以上国外资料来看，如严格掌握适应证，严密观察病情，在 INR 指导下合理用药，INR >3.5 以上易有出血倾向；INR <2 应考虑高凝状态易形成血栓，华法林预防老年 NVAF 并发脑卒中的效果是满意的。美国胸科医师协会第五届会议（Laupacis，1998）推荐房颤患者应用结晶化华法林钠防治脑卒中的剂量是根据患者年龄及是否存在危险因素——如难以控制高血压、左心功能不全、冠心病，6 个月内无 TIA 发作等来决定。如 <65 岁者无任何危险因素存在则推荐服用阿司匹林 200mg/d，>65 岁的房颤及 NVAF 患者无论有无危险因素存在均推荐结晶化华法林钠防治脑卒中（治疗目标 INR 控制在 2～3 范围），其剂量应根据个体差异及 INR 值而定，我国老年 NVAF 患者可试用结晶化华法林钠 2～3mg/d 并伴 INR 监测的大规模多中心随机试验正在研究中。

房颤的治疗尤其是老年房颤的治疗目前在全世界仍是一个挑战，其发病机制尚不完全清楚，房颤的导管消融治疗是近年心律失常治疗领域的研究焦点，目前应用较多的术式有：

（1）肺静脉电隔离术，主要包括标测指导下的肺静脉节段性消融电隔离术和通过特殊导管（如超声球囊导管和环形冷冻导管）进行肺静脉开口环状消融电隔离术等两种方法，多用于发作频繁且左心房内径正常的阵发性房颤。研究表明单次肺静脉电隔离术治疗阵发性房颤的随访（大于半年）成功率多在 50%～70%，手术最主要的并发症风险是肺静脉狭窄，发生率约为 1%。

（2）肺静脉电隔离 + 左心房峡部线性消融术，左心房峡部指位于左下肺静脉底部和二尖瓣环之间的心房组织，主要用于左心房增大的阵发性房颤患者，有报道手术成功率为 91%，但其操作风险性相对较高，对于房颤合并典型右心房大折返性 AFL 的患者可选择肺静脉电隔离 + 右心房峡部线性消融术。

（3）三维标测系统指导下的左心房基质改良术，手术基本包括消融线径有：左右肺静脉外的环形消融线；左心房后壁顶部经线，用于连接两个肺静脉的环形消融线；左下肺静脉至二尖瓣环连线常用的三维标测系统为 Carto 和 Navx 等，该术式主要用于持续性和永久性房颤的消融，也可用于阵发性房颤的消融，成功率相对较高，其肺静脉狭窄的相对风险较低，但心脏压塞和血栓栓塞的危险可能增加。近年来，为追求更高的房颤导管消融成功率，部分电生理中心在行左心房基质改良术时同时进行肺静脉环状标测，其目的是通过进行肺静脉开口以外的环形消融而实现肺静脉及其周围组织与心房的电学隔离，该术式提高了消融成功率，但其消融的损伤程度也增加。目前还有局灶性消融及去迷走神经治疗等，但在方法学上还未成熟，完成的例数尚少，暂时还不宜作为房颤导管消融治疗的常规治疗方法。老年房颤常伴有各种器质性心脏病，导管消融治疗的风险明显加大。

（孙常成）

第四节　老年阵发性室上性心动过速

室上性心动过速（室上速）的经典定义是起源于希氏束分叉以上的心动过速。近年来电生理研究证明许多 QRS 波群不宽的心动过速是以心房、房室结－希氏束径路、心室和房室副束的环行运动为基础，因此新的定义是指起源部位和传导径路不局限于心室的心动过速，室上速是最常见的心律失常类型之一，在老年人群中发生较青、中年人普遍，并且老年人机体衰老和常伴有器质性心脏病。因此，老年人室上速的诊断和治疗具有其特殊性。

一、老年人室上速的临床流行病学

室上速在老年人群中较为常见，在老年心律失常中男性室上速发生率约为 50%，与女性无差别。文献报道，在房室结折返性心动过速（AVNRT）的男女比例上，老年组的男性居多，而非老年组则以女性居多，导致这一电生理基础尚未完全清楚。老年人室上速的发病率与年龄有关，一般随年龄增加而增高，女性尤为显著。流行病学调查显示，83% 老年患者伴有器质性心脏病变，常见有冠心病、高心血压心脏病、心肌病等。老年女性室上速常与消瘦、使用洋地黄、心电图 ST－T 异常、左心房增大、颈总动脉壁增厚及肺活量降低明显相关。老年男性室上速常与使用 β 受体阻滞剂，心电图 ST 段压低持续时间超过 60 秒以及超声心动图显示左心室重量增加明显相关。众多流行病学资料显示，与老年女性室上速发生相关的因素常与老年男性室上速发生不相关，反之亦然。老年人室上速与老年痴呆不相关，并与老年人远期心脑血管意外无明显的相关性。

二、老年人室上速的病因与发病机制

1. 病因　老年人常于 24h 动态心电图检查时显示有室上速短暂发作，但可不伴有器质性心脏病。在中、青年人可以引起室上速的病因都可发生于老年人。各种病因的心脏病均能伴发室上速，如风湿性心脏病、冠心病、高血压心脏病、心肌病、慢性肺病、二尖瓣脱垂、各种先天性心脏病和甲状腺功能亢进性心脏病等。低血钾、低血镁等电解质异常是室上速的重要促发因素。老龄过程中易发生心脏解剖病理性变化，如窦房结、结间束和房室结及其周围区域的胶原纤维和弹性纤维局灶性增厚和脂肪浸润。此种变化从 60 岁开始，进展缓慢而持久，与冠状动脉疾病无关。老年人心房病理学改变，如炎症、退行性病变、纤维化或缺血等，也是室上速发生的病理基础。心房缺血的主要原因是窦房结动脉或其发源动脉的动脉粥样硬化。并且，老年人随年龄的增加，迷走张力增高、压力反射和化学反射的反应性下降，对心率的反射性控制减弱。另外，老年人对药物的耐受性较低，在药物治疗中比年轻人容易发生毒性反应，洋地黄中毒所致的室上速多伴有房室传导阻滞，利尿药可因电解质平衡失调而导致室上速，咖啡或乙醇对某些敏感的老年人也可刺激室上速发生。

2. 发生机制　主要是房室折返性心动过速（AVRT）、AVNRT。

三、老年人室上速经导管射频消融治疗

老年阵发性室上速持续时间较长，频率快时可诱发心绞痛、心力衰竭、低血压、休克，部分患者可危及生命，如行经导管射频消融治疗（RFCA）使其根治，可挽救患者的生命。而且 RFCA 治疗老年室上速安全有效。由于老年人常存在动脉硬化，血管常有扭曲样改变，故在操作时应防止导管损伤血管而形成夹层、血管破裂或粥样斑块脱落。老年患者可能存在心脏传导系统的退行性变，在行房室结改良术时，关键是预防房室传导阻滞的发生，故宜以较低的能量开始消融，观察消融的反应后再逐步增加能量。对左侧旁道的消融，大头导管应操作轻柔，注意其走向，防止进入左右冠状动脉口及造成主动脉瓣损伤。对左后间隔定位，最好采用 RAO30 与 LAO45 相结合，以防止大头导管指向希氏束，消融时造成希氏束的损伤，消融时最好于 3s 内出现旁道功能阻断征象后再继续消融。老年患者常存在高凝状态，应注意抗血小板和抗凝治疗。

（李现立）

第十四章 心血管相关疾病的护理

第一节 心力衰竭

在致病因素作用下，心功能必将受到不同程度的影响，即为心功能不全（heart insufficiency）。在疾病的早期，机体能够通过心脏本身的代偿机制以及心外的代偿措施，可使机体的生命活动处于相对恒定状态，患者无明显的临床症状和体征，此为心功能不全的代偿阶段。心力衰竭（heart failure），简称心衰，又称充血性心力衰竭，一般是指心功能不全的晚期，属于失代偿阶段，是指在多种致病因素作用下，心脏泵功能发生异常变化，导致心排血量绝对减少或相对不足，以致不能满足机体组织细胞代谢需要，患者有明显的临床症状和体征的病理过程。常见心力衰竭分类见图 14-1。

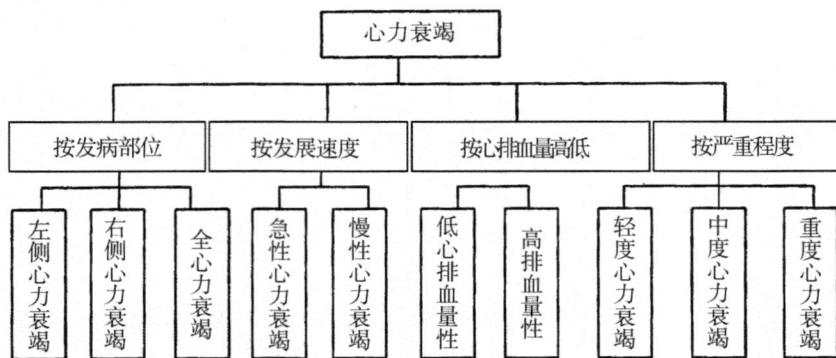

图 14-1 心力衰竭的分类

近年来，很多学者将心力衰竭按危险因素和终末等级进行了分类，并指出新的治疗方式可以改善患者的生活质量。

A 和 B 阶段指患者缺乏心力衰竭早期征象或症状，但存在有风险因素或心脏的异常，这些可能包括心脏形态和结构上的改变。

C 阶段指患者目前或既往有过心力衰竭的症状，如气短等。

D 阶段指患者目前有难治性心力衰竭，并适于进行特殊的进阶治疗，包括心脏移植。

一、病因与发病机制

（一）病因

1. 基本病因　心力衰竭的关键环节是心排血量的绝对减少或相对不足，而心排血量的多少与心肌收缩性的强弱、前负荷和后负荷的高低以及心率的快慢密切相关。因此，凡是能够减弱心肌收缩性、使心脏负荷过度和引起心率显著加快的因素均可导致心力衰竭的发生。

2. 诱因

（1）感染：呼吸道感染为最多，其次是风湿热。女性患者中泌尿道感染亦常见。亚急性感染性心内膜炎也常诱发心力衰竭。

（2）过重的体力劳动或情绪激动。

（3）钠盐摄入过多。

（4）心律失常：尤其是快速性心律失常，如阵发性心动过速、心房颤动等。

（5）妊娠分娩。

（6）输液（特别是含钠盐的液体）或输血过快或过量。

（7）洋地黄过量或不足。

（8）药物作用：如利舍平类、胍乙啶、维拉帕米、奎尼丁、肾上腺皮质激素等。

（9）其他：出血和贫血、肺栓塞、室壁膨胀瘤、心肌收缩不协调，乳头肌功能不全等。

（二）发病机制

心脏有规律的协调的收缩与舒张是保障心排血量的重要前提，其中收缩性是决定心排血量的最关键因素，也是血液循环动力的来源。因此，心力衰竭发病的中心环节，主要是收缩性减弱，但也可见于舒张功能障碍，或二者兼而有之。心肌收缩性减弱的基本机制包括：①心肌结构破坏，导致收缩蛋白和调节蛋白减少。②心肌能量代谢障碍。③心肌兴奋-收缩耦联障碍。④肥大心肌的不平衡生长。

二、临床表现与诊断

（一）临床表现

1. 症状和体征　心力衰竭的临床表现与左右心室或心房受累有密切关系。左侧心力衰竭的临床特点主要是由于左心房和（或）左心室衰竭引起肺淤血、肺水肿；右侧心力衰竭的临床特点是由于右心房和（或）右心室衰竭引起体循环静脉淤血和钠水潴留。发生左侧心力衰竭后，右心也常相继发生功能损害，最终导致全心心力衰竭。出现右侧心力衰竭后，左心衰竭的症状可有所减轻。

2. 辅助检查

（1）X线：左侧心力衰竭可显示心影扩大，上叶肺野内血管纹理增粗，下叶血管纹理细，有肺静脉内血液重新分布的表现，肺门阴影增大，肺间质水肿引起肺野模糊，在两肺野外侧可见水平位的 Kerley B 线。

（2）心脏超声：利用心脏超声可以评价瓣膜、心腔结构、心室肥厚以及收缩和舒张功能等心脏完整功能参数。其对心室容积的测定、收缩功能和局部室壁运动异常的检出结果可靠。可检测射血分数，心脏舒张功能。

（3）血流动力学监测：除二尖瓣狭窄外，肺毛细血管楔嵌压的测定能间接反应左房压或左室充盈压，肺毛细血管楔嵌压的平均压，正常值为 <1.6kPa（12mmHg）。

（4）心脏核素检查：心血池核素扫描为评价左和右室整体收缩功能以及心肌灌注提供了简单方法。利用核素技术可以评价左室舒张充盈早期相。

（5）吸氧运动试验：运动耐量有助于评价其病情的严重性并监测其进展。运动时最大氧摄入量和无氧代谢阈（AT）。

（二）诊断

1. 急性心力衰竭（AHF） AHF 的诊断主要依靠症状和体征，辅以适当的检查，如心电图、胸部 X 线、生化标志物和超声心动图。

2. 慢性心力衰竭

（1）收缩性心力衰竭（SHF）多指左侧心力衰竭，主要判定标准为心力衰竭的症状、左心腔增大、左心室收缩末容量增加和左室射血分数（LVEF）≤40%。近年研究发现 BNP 在心力衰竭诊断中具有较高的临床价值，其诊断心力衰竭的敏感性为 94%，特异性为 95%，为心力衰竭的现代诊断提供重要的方法。

（2）舒张性心力衰竭（DHF）是指以心肌松弛性、顺应性下降为特征的慢性充血性心力衰竭，往往发生于收缩性心力衰竭前，约占心力衰竭总数的 1/3，欧洲心脏病协会于 1998 年制定了原发性 DHF 的诊断标准，即必须具有以下 3 点：①有充血性心力衰竭的症状和体征。②LVEF≥45%。③有左心室松弛、充盈、舒张期扩张度降低或僵硬度异常的证据。这个诊断原则在临床上往往难以做到，因此 Zile 等经过研究认为只要患者满足以下 2 项就可以诊断为 DHF。①有心力衰竭的症状和体征。②LVEF＞50%。

三、治疗原则

（一）急性心力衰竭

治疗即刻目标是改善症状和稳定血流动力学状态。

（二）慢性心力衰竭

慢性心力衰竭治疗原则：去除病因；减轻心脏负荷；增强心肌收缩力；改善心脏舒张功能；支持疗法与对症处理。治疗目的：纠正血流动力学异常，缓解症状；提高运动耐量，改善生活质量；防治心肌损害进一步加重；降低病死率。

1. 防治病因及诱因 如能应用药物和手术治疗基本病因，则心力衰竭可获改善。如高血压心脏病的降压治疗，心脏瓣膜病及先天性心脏病的外科手术矫治等。避免或控制心力衰竭的诱发因素，如感染，心律失常，操劳过度及甲状腺功能亢进纠正甲状腺功能。

2. 休息 限制其体力活动，以保证有充足的睡眠和休息。较严重的心力衰竭者应卧床休息。

3. 控制钠盐摄入 减少钠盐的摄入，可减少体内水潴留，减轻心脏的前负荷，是治疗心力衰竭的重要措施。在大量利尿的患者，可不必严格限制食盐。

4. 利尿药的应用 可作为基础用药。控制心力衰竭体液潴留的唯一可靠方法。应该用于所有伴有体液潴留的、有症状的心力衰竭患者。但对远期存活率、死亡率的影响尚无大宗试验验证；多与一种 ACEI 类或 β 受体阻滞药合用。旨在减轻症状和体液潴留的表现。

5. 血管扩张药的应用 是通过减轻前负荷和（或）后负荷来改善心脏功能。应用小动脉扩张药如肼屈嗪等，可以降低动脉压力，减少左心室射血阻力，增加心排血量。

6. 洋地黄类药物的应用 洋地黄可致心肌收缩力加强，可直接或间接通过兴奋迷走神经减慢房室传导。能改善血流动力学，提高左室射血分数，提高运动耐量，缓解症状；降低交感神经及肾素－血管紧张素－醛固酮（R－A－A）活性，增加压力感受器敏感性。地高辛为迄今唯一被证明既能改善症状又不增加死亡危险的强心药，地高辛对病死率呈中性作用。

7. 非洋地黄类正性肌力药物　虽有短期改善心力衰竭症状作用，但对远期病死率并无有益的作用。研究结果表明不但不能使长期病死率下降，其与安慰剂相比反而有较高的病死率。

8. 血管紧张素转换酶抑制药（ACEI 类）　其作为神经内分泌拮抗药之一已广泛用于临床。可改善血流动力学，直接扩张血管；降低肾素、血管紧张素 II（AngII）及醛固酮水平，间接抑制交感神经活性；纠正低血钾、低血镁，降低室性心律失常危险，减少心脏猝死（SCD）。

9. β 受体阻滞药　其作为神经内分泌阻断药的治疗地位日显重要。21 世纪慢性心力衰竭的主要药物是 β 受体阻滞药。可拮抗交感神经及 R－A－A 活性，阻断神经内分泌激活；减缓心肌增生、肥厚及过度氧化，延缓心肌坏死与凋亡；上调 β$_1$ 受体密度，介导信号传递至心肌细胞；通过减缓心率而提高心肌收缩力；改善心肌松弛，增强心室充盈；提高心电稳定性，降低室性心律失常及猝死率。

四、常见护理问题

（一）有急性左侧心力衰竭发作的可能

1. 相关因素　左心房和（或）左心室衰竭引起肺淤血、肺水肿。

2. 临床表现　突发呼吸困难，尤其是夜间阵发性呼吸困难明显，患者不能平卧，只能端坐呼吸。呼吸急促、频繁，可达 30～40/min，同时患者有窒息感，面色灰白、口唇发绀、烦躁不安、大汗淋漓、皮肤湿冷、咳嗽，咳出浆液性泡沫痰，严重时咳出大量红色泡沫痰，甚至出现呼吸抑制、窒息、神志障碍、休克、猝死等。

3. 护理措施　急性左侧心力衰竭发生后的急救口诀：坐位下垂降前荷，酒精高氧吗啡静，利尿扩管两并用，强心解痉激素添。

（二）心排血量下降

1. 相关因素　与心肌收缩力降低、心脏前后负荷的改变、缺氧有关。

2. 临床表现　左、右侧心力衰竭常见的症状和体征均可出现。

3. 护理措施

（1）遵医嘱给予强心、利尿、扩血管药物，注意药效和观察副作用以及毒性反应。

（2）保持最佳体液平衡状态：遵医嘱补液，密切观察效果；限制液体和钠的摄入量；根据病情控制输液速度，一般每分钟 20～30 滴。

（3）根据病情选择适当的体位。

（4）根据患者缺氧程度予（适当）氧气吸入。

（5）保持患者身体和心理上得到良好的休息：限制活动减少氧耗量；为患者提供安静舒适的环境，限制探视。

（6）必要时每日测体重，记录 24h 尿量。

（三）气体交换受损

1. 相关因素　与肺循环淤血，肺部感染，及不能有效排痰与咳嗽相关。

2. 临床表现

（1）劳力性呼吸困难、端坐呼吸、发绀（是指毛细血管血液内还原斑红蛋白浓度超过50g/L，是指皮肤、黏膜出现青紫的颜色，以口唇、舌、口腔黏膜、鼻尖、颊部、耳垂和指、趾末端最为明显）。

（2）咳嗽、咳痰、咯血。

（3）呼吸频率、深度异常。

3. 护理措施

（1）休息：为患者提供安静、舒适的环境，保持病房空气新鲜，定时通风换气。

（2）体位：协助患者取有利于呼吸的卧位，如高枕卧位、半坐卧位、端坐卧位。

（3）根据患者缺氧程度给予（适当）氧气吸入。

（4）咳嗽与排痰方法：协助患者翻身、拍背，利于痰液排出，保持呼吸道通畅。

（5）教会患者正确咳嗽、深呼吸与排痰方法：屏气3～5s，用力地将痰咳出来，连续2次短而有力地咳嗽。

1）深呼吸：首先，患者应舒服地斜靠在躺椅或床上，两个膝盖微微弯曲，垫几个枕头在头和肩部后作为支撑，这样的深呼吸练习，也可以让患者坐在椅子上，以患者的手臂做支撑。其次，护理者将双手展开抵住患者最下面的肋骨，轻轻的挤压，挤压的同时，要求患者尽可能地用力呼吸，使肋骨突起，来对抗护理者手的挤压力。

2）年龄较大的心力衰竭患者排痰姿势。年龄较大、排痰困难的心衰患者，俯卧向下的姿势可能不适合他们，因为这样可能会压迫横膈膜，使得呼吸发生困难。可采取把枕头垫得很高，患者身体侧过来倚靠在枕头上，呈半躺半卧的姿势，这样将有助于患者排痰。

（6）病情允许时，鼓励患者下床活动，以增加肺活量。

（7）呼吸状况监测：呼吸频率、深度改变，有无呼吸困难、发绀。血气分析、血氧饱和度改变。

（8）使用血管扩张药的护理。

（9）向患者或家属解释预防肺部感染方法：如避免受凉、避免潮湿、戒烟等。

（四）体液过多

1. 相关因素　与静脉系统淤血致毛细血管压增高，R－A－A系统活性和血管加压素水平，升高使水、钠潴留，饮食不当相关。

2. 临床表现

（1）水肿：表现为下垂部位如双下肢水肿，为凹陷性，起床活动者以足、踝内侧和胫前部较明显。仰卧者则表现为骶部、腰背部、腿部水肿，严重者可发展为全身水肿，皮肤绷紧而光亮。

（2）胸腔积液：全心心力衰竭者多数存在，右侧多见，主要与体静脉压增高及胸膜毛细血管通透性增加有关。

（3）腹水：多发生在心力衰竭晚期，常合并有心源性肝硬化，由于腹腔内体静脉压及门静脉压增高引起。

（4）尿量减少，体重增加。

（5）精神差，乏力，焦虑不安。

（6）呼吸短促，端坐呼吸。

3. 护理措施

（1）水肿程度的评估：每日称体重，一般在清晨起床后排空大小便而未进食前穿同样的衣服、用同样的磅秤测量。如 1~2d 内体重快速增加，应考虑是否有水潴留，可增加利尿药的用量，应用利尿药后尿量明显增加，水肿消退。体重下降至正常时，体重又称干体重。同时为患者记出入水量。在急性期出量大于入量，出入量的基本平衡，有利于防止或控制心力衰竭。出量为每日全部尿量、大便量、引流量，同时加入呼吸及皮肤蒸发量 600~800ml。入量为饮食、饮水量、水果、输液等，每日总入量为 1500~2000ml。

（2）体位：尽量抬高水肿的双下肢，以利于下肢静脉回流，减轻水肿的程度。

（3）饮食护理：予低盐、高蛋白饮食，少食多餐。按病情限制钠盐及水分摄入，重度水肿盐摄入量为 1g/d、中度水肿 3g/d、轻度水肿 5g/d；还要控制含钠高的食物摄入，如腊制品、发酵的点心、味精、酱油、皮蛋、方便面、啤酒、汽水等。每日的饮水量通常一半量在用餐时摄取，另一半量在两餐之间摄入，必要时可给患者行口腔护理，以减轻口渴感。

（4）用药护理：应用强心苷和利尿药期间，监测水、电解质平衡情况，及时补钾。控制输液量和速度。

（5）保持皮肤清洁干燥，保持衣着宽松舒适，床单、衣服干净平整。观察患者皮肤水肿消退情况，定时更换体位，避免水肿部位长时间受压，避免在水肿明显的下肢行静脉输液，防止皮肤破损和压疮形成。

（五）活动无耐力

1. 相关因素　与心排血量减少，组织缺血、缺氧及胃肠道淤血引起食欲缺乏、进食减少有关。

2. 临床表现

（1）生活不能自理。

（2）活动持续时间短。

（3）主诉疲乏、无力。

3. 护理措施

（1）评估心功能状态。

（2）设计活动目标与计划，以调节其心理状况，促进活动的动机和兴趣。让患者了解活动无耐力原因及限制活动的必要性，根据心功能决定活动量。

（3）循序渐进为原则，逐渐增加患者的活动量，避免使心脏负荷突然增加。①抬高床头 45°~60°，使患者半卧位。②坐起 10~15min/rid。③病室内行走。④病区走廊内进行短距离的扶走，然后逐渐增加距离。

（4）注意监测活动时患者心率、呼吸、面色、发现异常立即停止活动。

（5）在患者活动量允许范围内，让患者尽可能自理，为患者自理活动提供方便条件。①将患者的常用物品放置在患者容易拿到的地方。②及时巡视病房，询问患者有无生活需要，及时满足其需求。③教会患者使用节力技巧。

（6）教会患者使用环境中的辅助设施，如床栏，病区走廊内、厕所内的扶手等，以增加患者的活动耐力。

（7）根据病情和活动耐力限制探视人次和时间。

（8）间断或持续鼻导管吸氧，氧流量 2~3L/min，严重缺氧时 4~6L/min 为宜。

（六）潜在并发症：电解质紊乱

1. 相关因素

（1）全身血流动力学、肾功能及体内内分泌的改变。

（2）交感神经张力增高与 R－A－A 系统活性增高的代偿机制对电解质的影响。

（3）心力衰竭使 Na^+－K^+ATP 酶受抑制，使离子交换发生异常改变。

（4）药物治疗可影响电解质：①袢利尿药及噻嗪类利尿药可导致低钾血症、低钠血症和低镁血症。②保钾利尿药如螺内酯可导致高钾血症。③血管紧张素转换酶抑制药（ACEI）可引起高钾血症，尤其肾功能不全的患者。

2. 临床表现

（1）低钾血症：轻度乏力至严重的麻痹性肠梗阻、肌肉麻痹、心电图的改变（T 波低平、U 波）、心律失常，并增加地高辛的致心律失常作用。

（2）低钠血症：轻度缺钠的患者可有疲乏、无力、头晕等症状，严重者可出现休克、昏迷，甚至死亡。

（3）低镁血症：恶心，呕吐，乏力，头晕，震颤，痉挛，麻痹，严重低镁可导致房性或室性心律失常。

（4）高钾血症：乏力及心律失常。高钾血症会引起致死性心律失常，出现以下 ECG 改变：T 波高尖；P－R 间期延长；QRS 波增宽。

3. 护理措施

（1）密切监测患者的电解质，及时了解患者的电解质变化，尤其是血钾、血钠和血镁。

（2）在服用利尿药、ACEI 等药物期间，密切观察患者的尿量和生命体征变化，观察患者有无因电解质紊乱引起的胃肠道反应、神志变化、心电图改变。

（3）一旦出现电解质紊乱，应立即报告医生，给予相应的处理。

1）低钾血症：停用排钾利尿药及洋地黄制剂；补充钾剂，通常应用 10% 枸橼酸钾口服与氯化钾静脉应用均可有效吸收。传统观念认为严重低钾者可静脉补钾，静滴浓度不宜超过 40mmol/L，速度最大为 20mmol/h（1.5g/h），严禁用氯化钾溶液直接静脉推注。但新的观点认为在做好患者生命体征监护的情况下，高浓度补钾也是安全的。

高浓度静脉补钾有如下优点：能快速、有效地提高血钾的水平，防止低钾引起的心肌应激性及血管张力的影响；高浓度静脉补钾避免了传统的需输注大量液体，从而减轻了心脏负荷，尤其适合于心力衰竭等低钾血症患者。

高浓度补钾时的护理：①高浓度静脉补钾必须在严密的监测血清钾水平的情况下和心电监护下进行，需每 1~2h 监测 1 次血气分析，了解血清钾水平并根据血钾提高的程度来调整补钾速度，一般心力衰竭患者血钾要求控制在 4.0mmol/L 以上，>45mmol/L 需停止补钾。②严格控制补钾速度，最好用微泵调节，速度控制在 20mmol/h 以内，补钾的通道严禁推注其他药物，避免因瞬间通过心脏的血钾浓度过高而致心律失常。③高浓度静脉补钾应在中心静脉管道内输注，严禁在外周血管注射，因易刺激血管的血管壁引起剧痛或静脉炎。④补钾期间应监测尿量 >30ml/h，若尿量不足可结合中心静脉压（CVP）判断血容量，如为血容量不足应及时扩容使尿量恢复。⑤严密观察心电图改变，了解血钾情况，如 T 波低平，ST 段压低，出现 U 波，提示低钾可能，反之 T 波高耸则表示有高钾血症的可能。⑥补钾的同时也应补镁，因为细胞内缺钾的同时多数也缺镁，且缺镁也易诱发心律失常，甚至有人认为即使血镁正常也应适当补镁，建议监测血钾的同时也监测血镁的情况。

2）低钠血症：稀释性低钠血症患者对利尿药的反应很差，血浆渗透压低，因此选用渗透性利尿药甘露醇利尿效果要优于其他利尿药，联合应用强心药和袢利尿药。甘露醇 100 ~ 250ml 需缓慢静滴，一般控制在 2 ~ 3h 内静滴，并在输注到一半时应用强心药（毛花苷 C），10 ~ 20min 后根据患者情况静脉注射呋塞米 100 ~ 200mg。

真性低钠血症利尿药的效果很差。应当采用联合应用大剂量袢利尿药和输注小剂量高渗盐水的治疗方法。补钠的量可以参照补钠公式计算。

补钠量（g）＝（142mmol/L － 实测血清钠）×0.55×体重（kg）/17

根据临床情况，一般第 1d 输入补充钠盐量的 1/4 ~ 1/3，根据患者的耐受程度及血清钠的水平决定下次补盐量。具体方案 1.4% ~ 3.0% 的高渗盐水 150ml，30min 内快速输入，如果尿量增多，应注意静脉给予 10% KCl 20 ~ 40mUd，以预防低钾血症。入液量为 1000ml，每天测定患者体重、24h 尿量、血电解质和尿的实验室指标。严密观察心肺功能等病情变化，以调节剂量和滴速，一般以分次补给为宜。

3）低镁血症：有症状的低镁血症：口服 2 ~ 4mmol/kg 体重，每 8 ~ 24h 服 1 次。补镁的过程中应注意不要太快，如过快会超过肾阈值，导致镁从尿液排出。无症状者亦应口服补充。不能口服时，也可用 50% 硫酸镁 20ml 溶于 50% 葡萄糖 1000ml 静滴，缓慢滴注。通常需连续应用 3 ~ 5d 才能纠正低镁血症。

4）高钾血症：出现高钾血症时，应立即停用保钾利尿药，纠正酸中毒；静注葡萄糖酸钙剂对抗高钾对心肌传导的作用，这种作用是快速而短暂的，一般数分钟起作用，但只维持不足 1h。如 ECG 改变持续存在，5min 后再次应用。为了增加钾向细胞内的转移，应用胰岛素 10U 加入 50% 葡萄糖 50ml 静滴可在 10 ~ 20min 内降低血钾，此作用可持续 4 ~ 6h；应用袢利尿药以增加钾的肾排出；肾功能不全的严重高血钾（>7mmol/L）患者应当立即给予透析治疗。

（七）潜在的并发症：洋地黄中毒

1. 相关因素　与洋地黄类药物使用过量、低血钾等因素有关。

2. 临床表现

（1）胃肠道反应：一般较轻，常见食欲缺乏、恶心、呕吐、腹泻、腹痛。

（2）心律失常：服用洋地黄过程中，心律突然转变，是诊断洋地黄中毒的重要依据。如心率突然显著减慢或加速，由不规则转为规则，或由规则转为有特殊规律的不规则。洋地黄中毒的特征性心律失常有：多源性室性期前收缩呈二联律，特别是发生在心房颤动基础上；心房颤动伴完全性房室传导阻滞与房室结性心律；心房颤动伴加速的交接性自主心律呈干扰性房室分离；心房颤动频发交界性逸搏或短阵交界性心律；室上性心动过速伴房室传导阻滞；双向性交界性或室性心动过速和双重性心动过速。洋地黄引起的不同程度的窦房和房室传导阻滞也颇常见。应用洋地黄过程中出现室上性心动过速伴房室传导阻滞是洋地黄中毒的特征性表现。

（3）神经系统表现：可有头痛、失眠、忧郁、眩晕，甚至神志错乱。

（4）视觉改变：可出现黄视或绿视以及复视。

（5）血清地高辛浓度 >2.0ng/ml。

3. 护理措施

（1）遵医嘱正确给予洋地黄类药物。

（2）熟悉洋地黄药物使用的适应证、禁忌证和中毒反应，若用药前心率＜60/min，禁止给药。

用药适应证：心功能Ⅱ级以上各种心衰，除非有禁忌证，心功能Ⅲ、Ⅳ级收缩性心力衰竭，窦性心律的心力衰竭。

用药禁忌证：预激综合征并心房颤动，二度或三度房室传导阻滞，病态窦房结综合征无起搏器保护者，低血钾。

洋地黄中毒敏感人群：老年人；急性心肌梗死心肌炎、肺心病、重度心力衰竭；肝、肾功能不全；低钾血症、贫血、甲状腺功能减退症。

使地高辛浓度升高的药物：奎尼丁、胺碘酮、维拉帕米。

（3）了解静脉使用毛花苷 C 的注意事项：需稀释后才能使用，成人静脉注射毛花苷 C 洋地黄化负荷剂量为 0.8mg，首次给药 0.2mg 或 0.4mg 稀释后静脉推注，每隔 2～4h 可追加 0.2mg，24h 内总剂量不宜超过 0.8～1.2mg。对于易于发生洋地黄中毒者及 24h 内用过洋地黄类药物者应根据情况酌情减量或减半量给药。推注时间一般 15～20min，推注过程中密切观察患者心律和心率的变化，一旦心律出现房室传导阻滞、长间歇，心率＜60/min，均应立即停止给药，并通知医生。

（4）注意观察患者有无洋地黄中毒反应的发生。

（5）一旦发生洋地黄中毒，及时处理洋地黄制剂的毒性反应。①临床中毒患者立即停药，同时停用排钾性利尿药，重者内服不久时立即用温水、浓茶或 1：2000 高锰酸钾溶液洗胃，用硫酸镁导泻。②内服通用解毒药或鞣酸蛋白 3～5g。③发生少量期前收缩或短阵二联律时可口服 10% 氯化钾液 10～20ml，每日 3～4 次，片剂有发生小肠炎、出血或肠梗阻的可能，故不宜。如中毒较重，出现频发的异位搏动，伴心动过速、室性心律失常时，可静脉滴注氯化钾，注意用钾安全。④如有重度房室传导阻滞、窦性心动过缓、窦房阻滞、窦性停搏、心室率缓慢的心房颤动及交界性逸搏心律等，根据病情轻重酌情采用硫酸阿托品静脉滴注、静脉注射或皮下注射。⑤当出现洋地黄引起的各种快速心律失常时如伴有房室传导阻滞的房性心动过速和室性期前收缩等患者，苯妥英钠可称为安全有效的良好药物，可用 250mg 稀释于 20ml 的注射用水或生理盐水中（因为强碱性，不宜用葡萄糖液稀释），于 5～15min 内注射完，待转为窦性心律后，用口服法维持，每次 0.1g，每日 3～4 次。⑥出现急性快速型室性心律失常，如频发室性期前收缩、室性心动过速、心室扑动及心室颤动等，可用利多卡因 50～100mg 溶于 10% 葡萄糖溶液 20ml，在 5min 内缓慢静脉注入，若无效可取低限剂量重复数次，间隔 20min，总量不超过 300mg，心律失常控制后，继以 1～3mg/min 静脉滴注维持。

除上述方法外，电起搏对洋地黄中毒诱发的室上性心动过速和引起的完全性房室传导阻滞且伴有阿-斯综合征者是有效而适宜的方法。前者利用人工心脏起搏器发出的电脉冲频率，超过或接近心脏的异位频率，通过超速抑制而控制异位心律；后者是采用按需型人工心脏起搏器进行暂时性右室起搏。为避免起搏电极刺激诱发严重心律失常，应同时合用苯妥英钠或利多卡因。

（八）焦虑

1. 相关因素　与疾病的影响、对治疗及预后缺乏信心、对死亡的恐惧有关。

2. 临床表现　精神萎靡、消沉、失望；容易激动；夜间难以入睡；治疗、护理欠合作。

3. 护理措施

（1）患者出现呼吸困难、胸闷等不适时，守候患者身旁，给患者以安全感。

（2）耐心解答患者提出的问题，给予健康指导。

（3）与患者和家属建立融洽关系，避免精神应激，护理操作要细致、耐心。

（4）尽量减少外界压力刺激，创造轻松和谐的气氛。

（5）提供有关治疗信息，介绍治疗成功的病例，注意正面效果，使患者树立信心。

（6）必要时寻找合适的支持系统，如单位领导和家属对患者进行安慰和关心。

五、健康教育

（一）心理指导

急性心力衰竭发作时，患者因不适而烦躁。护士要以亲切语言安慰患者，告知患者尽量做缓慢深呼吸，采取放松疗法，稳定情绪，配合治疗及护理，才能很快缓解症状。长期反复发病患者，需保持情绪稳定，避免焦虑、抑郁、紧张及过度兴奋，以免诱发心力衰竭。

（二）饮食指导

（1）提供令人愉快、舒畅的进餐环境，避免进餐时间进行治疗。饮食宜少食多餐、不宜过饱，在食欲最佳的时间进食，宜进食易消化、营养丰富的食物。控制钠盐的摄入，每日摄入食盐5g以下。对使用利尿药患者，由于在使用利尿药的同时，常伴有体内电解质的排出，容易出现低血钾、低血钠等电解质紊乱，并容易诱发心律失常、洋地黄中毒等，可指导患者多食香蕉、菠菜、苹果、橙子等含钾高的食物。

（2）适当控制主食和含糖零食，多吃粗粮、杂粮，如玉米、小米、荞麦等；禽肉、鱼类，以及核桃仁、花生、葵花子等硬果类含不饱和脂肪酸较多，可多用；多食蔬菜和水果，不限量，尤其是超体重者，更应多选用带色蔬菜，如菠菜、油菜、番茄、茄子和带酸味的新鲜水果，如苹果、橘子、山楂，提倡吃新鲜蔬菜；多用豆油、花生油、菜油及香油等植物油；蛋白质按2g/kg供给，蛋白尽量多用黄豆及其制品，如豆腐、豆干、百叶等，其他如绿豆、赤豆。

（3）禁忌食物：限制精制糖，包括蔗糖、果糖、蜂蜜等单糖类；最好忌烟酒，忌刺激性食物及调味品，忌油煎、油炸等烹调方法；少用猪油、黄油等动物油烹调；禁用动物脂肪高的食物，如猪肉、牛肉、羊肉及含胆固醇高的动物内脏、动物脂肪、蛋黄等；食盐不宜多用，每天2~4g；含钠味精也应适量限用。

（三）作息指导

减少干扰，为患者提供休息的环境，保证睡眠时间。有呼吸困难者，协助患者采取适当的体位。教会患者放松疗法如局部按摩、缓慢有节奏的呼吸或深呼吸等。根据不同的心功能采取不同的活动量。在患者活动耐力许可范围内，鼓励患者尽可能生活自理。教会患者保存体力，减少氧耗的技巧，在较长时间活动中穿插休息，日常用品放在易取放位置。部分自理活动可坐着进行，如刷牙、洗脸等。心力衰竭症状改善后增加活动量时，首先是增加活动时间和频率，然后才考虑增加运动强度。运动方式可采取半坐卧、坐起、床边摆动肢体、床边站立、室内活动、短距离步行。

（四）出院指导

（1）避免诱发因素，气候转凉时及时添加衣服，预防感冒。

（2）合理休息，体力劳动不要过重，适当的体育锻炼以提高活动耐力。

（3）进食富含维生素、粗纤维食物，保持大便通畅。少量多餐，避免过饱。

（4）强调正确按医嘱服药，不随意减药或撤换药的重要性。

（5）定期门诊随访，防止病情发展。

（黄文会）

第二节　心绞痛

心绞痛（angina pectoris）是冠状动脉供血不足，心肌急剧的、暂时的缺血与缺氧引起的综合征。其特点为阵发性的前胸压榨性疼痛感觉，主要位于胸骨后部，可放射至左上肢，常发生于劳累或情绪激动时，持续数分钟，休息或服用硝酸酯制剂后消失。本病多见于男性，多数患者在40岁以上，劳累、情绪激动、饱食、受寒、阴雨天气、急性循环衰竭等为常见的诱因。

一、病因

1. 基本病因　对心脏予以机械性刺激并不引起疼痛，但心肌缺血、缺氧则引起疼痛。当冠状动脉的"供血"与心肌的"需氧"出现矛盾，冠状动脉血流量不能满足心肌代谢需要时，引起心肌急剧的、暂时的缺血、缺氧时，即产生心绞痛。

2. 其他病因　除冠状动脉粥样硬化外，主动脉瓣狭窄或关闭不全、梅毒性主动脉炎、肥厚性心肌病、先天性冠状动脉畸形、风湿性冠状动脉炎，都可引起冠状动脉在心室舒张期充盈障碍，引发心绞痛。

二、临床表现与诊断

（一）临床表现

1. 症状和体征

（1）部位：典型心绞痛主要在胸骨体上段或中段之后，可波及心前区，有手掌大小范围，可放射至左肩、左上肢前内侧，达无名指和小指；不典型心绞痛疼痛可位于胸骨下段、左心前区或上腹部，放射至颈、下颌、左肩胛部或右前胸。

（2）性质：胸痛为压迫、发闷，或紧缩性，也可有烧灼感。发作时，患者往往不自觉地停止原来的活动，直至症状缓解。

（3）诱因：典型的心绞痛常在相似的条件下发生。以体力劳累为主，其次为情绪激动。登楼、平地快步走、饱餐后步行、逆风行走，甚至用力大便或将臂举过头部的轻微动作，暴露于寒冷环境、进冷饮、身体其他部位的疼痛，以及恐怖、紧张、发怒、烦恼等情绪变化，都可诱发。晨间痛阈低，轻微劳力如刷牙、剃须、步行即可引起发作；上午及下午痛阈提高，则较重的劳力亦可不诱发。

（4）时间：疼痛出现后常逐步加重，然后在 3~5min 内逐渐消失，一般在停止原活动后缓解。一般为 1~15min，多数 3~5min，偶可达 30min 的，可数天或数星期发作 1 次，亦可 1d 内发作多次。

（5）硝酸甘油的效应：舌下含有硝酸甘油片如有效，心绞痛应于 1~2min 内缓解，对卧位型心绞痛，硝酸甘油可能无效。在评定硝酸甘油的效应时，还要注意患者所用的药物是否已经失效或接近失效。

2. 体征平时无异常体征 心绞痛发作时常见心律增快、血压升高、表情焦虑、皮肤冷或出汗，有时出现第四或第三奔马律。可有暂时性心尖部收缩期杂音，是乳头肌缺血以致功能失调引起二尖瓣关闭不全所致。

（二）诊断

1. 冠心病诊断

（1）据典型的发作特点和体征，含用硝酸甘油后缓解，结合年龄和存在冠心病易患因素，除外其他原因所致的心绞痛，一般即可建立诊断。

（2）心绞痛发作时心电图：绝大多数患者 ST 段压低 0.1mV（1mm）以上，T 波平坦或倒置（变异型心绞痛者则有关导联 ST 段抬高），发作过后数分钟内逐渐恢复。

（3）心电图无改变的患者可考虑做负荷试验。发作不典型者，诊断要依靠观察硝酸甘油的疗效和发作时心电图的改变；如仍不能确诊，可多次复查心电图、心电图负荷试验或 24h 动态心电图连续监测，如心电图出现阳性变化或负荷试验诱发心绞痛发作亦可确诊。

（4）诊断有困难者可考虑行选择性冠状动脉造影或做冠状动脉 CT。考虑施行外科手术治疗者则必须行选择性冠状动脉造影。冠状动脉内超声检查可显示管壁的病变，对诊断可能更有帮助。

2. 近年对确诊心绞痛的患者主张进行仔细的分型诊断 根据世界卫生组织"缺血性心脏病的命名及诊断标准"，现将心绞痛作如下归类。

（1）劳累性心绞痛：是由运动或其他增加心肌需氧量的情况所诱发的心绞痛。包括 3 种类型。①稳定型劳累性心绞痛，简称稳定型心绞痛，亦称普通型心绞痛。是最常见的心绞痛。指由心肌缺血缺氧引起的典型心绞痛发作，其性质在 1~3 个月内并无改变。即每日和每周疼痛发作次数大致相同，诱发疼痛的劳累和情绪激动程度相同，每次发作疼痛的性质和疼痛部位无改变，用硝酸甘油后也在相同时间内发生疗效。②初发型劳累性心绞痛，简称初发型心绞痛。指患者过去未发生过心绞痛或心肌梗死，而现在发生由心肌缺血缺氧引起的心绞痛，时间尚在 1~2 个月内。有过稳定型心绞痛但已数月不发生心绞痛，再发生心绞痛未到 1 个月者也归入本型。③恶化型劳累性心绞痛，进行型心绞痛指原有稳定型心绞痛的患者，在 3 个月内疼痛的频率、程度、诱发因素经常变动，进行性恶化。可发展为心肌梗死与猝死。

（2）自发性心绞痛：心绞痛发作与心肌需氧量无明显关系，与劳累性心绞痛相比，疼痛持续时间一般较长，程度较重，且不易为硝酸甘油所缓解。包括四种类型。①卧位型心绞痛，在休息时或熟睡时发生的心绞痛，其发作时间较长，症状也较重，发作与体力活动或情绪激动无明显关系，常发生在半夜，偶尔在午睡或休息时发作。疼痛常剧烈难忍，患者烦躁不安、起床走动。硝酸甘油的疗效不明显或仅能暂时缓解。可能与夜梦、夜间血压降低或发生未被察觉的左心室衰竭，以致狭窄的冠状动脉远端心肌灌注不足；或平卧时静脉回流增加，心脏工作量增加，需氧增加等有关。②变异型心绞痛，本型患者心绞痛的性质、与卧位型心绞痛相似，也常在夜间发作，但发作时心电图表现不同，显示有关导联的 ST 段抬高而与之相对应的导联中则 ST 段压低。本型心绞痛是由于在冠状动脉狭窄的基础上，该支血管发生痉挛，引起一片心肌缺血所致。③中间综合征，亦称冠状动脉功能不全。指心肌缺血引起的心绞痛发作历时较长，达 30min 或 1h 以上，发作常在休息时或睡眠中发生，但心电图、放射性核素和血清学检查无心肌坏死的表现。本型疼痛其性质是介于心绞痛与心肌梗死之间，常是心肌梗死的前奏。④梗死后心绞痛。在急性心肌梗死后不久或数周后发生的心绞痛。由于供血的冠状动脉阻塞，发生心肌梗死，但心肌尚未完全坏死，一部分未坏死的心肌处于严重缺血状态下又发生疼痛，随时有再发生梗死的可能。

（3）混合性心绞痛：劳累性和自发性心绞痛混合出现，因冠状动脉的病变使冠状动脉血流储备固定地减少，同时又发生短暂的再减损所致，兼有劳累性和自发性心绞痛的临床表现。有人认为这种心绞痛在临床上实甚常见。

（4）不稳定型心绞痛：在临床上被广泛应用并被认为是稳定型劳累性心绞痛和心肌梗死和猝死之间的中间状态。它包括了除稳定型劳累性心绞痛外的上述所有了类型。其病理基础是在原有病变上发生冠状动脉内膜下出血、粥样硬化斑块破裂、血小板或纤维蛋白凝集、冠状动脉痉挛等除了没有诊断心肌梗死的明确的心电图和心肌酶谱变化外，目前应用的不稳定心绞痛的定义根据以下 3 个病史特征做出。①在相对稳定的劳累相关性心绞痛基础上出现逐渐增强的疼痛。②新出现的心绞痛（通常 1 个月内），由很轻度的劳力活动即可引起心绞痛。③在静息和很轻劳力时出现心绞痛。

三、治疗原则

预防：主要预防动脉粥样硬化的发生和发展。

治疗原则：改善冠状动脉的血供；减低心肌的耗氧；同时治疗动脉粥样硬化。

（一）发作时的治疗

（1）休息：发作时立刻休息，经休息后症状可缓解。

（2）药物治疗：应用作用较快硝酸酯制剂。

（3）在应用上述药物的同时，可考虑用镇静药。

（二）缓解期的治疗

系统治疗，清除诱因、注意休息、使用作用持久的抗动脉粥样硬化药物，以防心绞痛发作，可单独、交替或联合应用。宜尽量避免各种确知足以诱致发作的因素。调节饮食，特别是一次进食不应过饱；禁绝烟酒。调整日常生活与工作量；减轻精神负担；保持适当的体力活动，但以不致发生疼痛症状为度；一般不需卧床休息。

（三）其他治疗

低分子右旋糖酐或羟乙基淀粉注射液，作用为改善微循环的灌流，可用于心绞痛的频繁发作。抗凝药，如肝素；溶血栓药和抗血小板药可用于治疗不稳定型心绞痛。高压氧治疗增加全身的氧供应，可使顽固的心绞痛得到改善，但疗效不易巩固。体外反搏治疗可能增加冠状动脉的血供，也可考虑应用。兼有早期心力衰竭者，治疗心绞痛的同时宜用快速作用的洋地黄类制剂。

（四）外科手术治疗

主动脉–冠状动脉旁路移植手术（coronary artery bypass grafting，CABG）方法：取患者自身的大隐静脉或内乳动脉作为旁路移植材料。一端吻合在主动脉，另一端吻合在有病变的冠状动脉段的远端，引主动脉的血液以改善该冠状动脉所供血的心肌的血流量。

（五）经皮腔内冠状动脉成形术

经皮腔内冠状动脉成形术（percutaneous transluminal coronary angioplasty，PTCA）方法：冠状动脉造影后，针对相应病变，应用带球囊的心导管经周围动脉送到冠状动脉，在导引钢丝的指引下进入狭窄部位；向球囊内加压注入稀释的造影剂使之扩张，解除狭窄。

（六）其他冠状动脉介入性治疗

由于PTCA有较高的术后再狭窄发生率，近来采用一些其他成形方法如激光冠状动脉成形术（PTCLA）、冠状动脉斑块旋切术、冠状动脉斑块旋磨术、冠状动脉内支架安置等，期望降低再狭窄发生率。

（七）运动锻炼疗法

谨慎安排进度适宜的运动锻炼有助于促进侧支循环的发展，提高体力活动的耐受量，改善症状。

四、常见护理问题

（一）舒适的改变：心绞痛

1. 相关因素　与心肌急剧、短暂地缺血、缺氧，冠状动脉痉挛有关。
2. 临床表现　阵发性胸骨后疼痛。
3. 护理措施

（1）心绞痛发作时立即停止步行或工作，休息片刻即可缓解。根据疼痛发生的特点，评估心绞痛严重程度（表14–1），制定相应活动计划。频发者或严重心绞痛者，严格限制体力活动，并绝对卧床休息。

表14–1　劳累性心绞痛分级

心绞痛分级	表现
Ⅰ级：日常活动时无症状	较日常活动重的体力活动，如平地小跑步、快速或持重物上三楼、上陡坡等时引起心绞痛
Ⅱ级：日常活动稍受限制	一般体力活动，如常速步行1.5～2km、上三楼、上坡等即引起心绞痛
Ⅲ级：日常活动明显受损	较日常活动轻的体力活动，如常速步行0.5～1km、上二楼、上小坡等即引起心绞痛
Ⅳ级：任何体力活动均引起心绞痛	轻微体力活动（如在室内缓行）即引起心绞痛，严重者休息时亦发生心绞痛

（2）遵医嘱给予患者舌下含服硝酸甘油、吸氧，记录心电图，并通知医生。心绞痛频发或严重者遵医嘱使用硝酸甘油静脉微泵推注。由于此类药物能扩张头面部血管，有些患者

使用后会出现颜面潮红、头痛等症状，应向患者说明。

（3）用药后动态观察患者胸痛变化情况，同时监测 ECG，必要时进行心电监测。

（4）告知患者在心绞痛发作时的应对技巧：一是立即停止活动；另一是立即含服硝酸甘油。向患者讲解含服硝酸甘油是因为舌下有丰富的静脉丛，吸收见效比口服硝酸甘油快。若疼痛持续 15min 以上不缓解，则有可能发生心肌梗死，需立即急诊就医。

（二）焦虑

1. 相关因素　与心绞痛反复频繁发作、疗效不理想有关。

2. 临床表现　睡眠不佳，缺乏自信心、思维混乱。

3. 护理措施

（1）向患者讲解心绞痛的治疗是一个长期过程，需要有毅力，鼓励其说出内心想法，针对其具体心理情况给予指导与帮助。

（2）心绞痛发作时，尽量陪伴患者，多与患者沟通，指导患者掌握心绞痛发作的有效应对措施。

（3）及时向患者分析讲解疾病好转信息，增强患者治疗信心。

（4）告知患者不良心理状况对疾病的负面影响，鼓励患者进行舒展身心的活动（如听音乐、看报纸）等活动，转移患者注意力。

（三）知识缺乏

1. 相关因素　与缺乏知识来源，认识能力有限有关。

2. 临床表现　患者不能说出心绞痛相关知识，不知如何避免相关因素。

3. 护理措施

（1）避免诱发心绞痛的相关因素：如情绪激动、饱食、焦虑不安等不良心理状态。

（2）告知患者心绞痛的症状为胸骨后疼痛，可放射至左臂、颈、胸，常为压迫或紧缩感。

（3）指导患者硝酸甘油使用注意事项。

（4）提供简单易懂的书面或影像资料，使患者了解自身疾病的相关知识。

五、健康教育

（一）心理指导

告知患者需保持良好心态，因精神紧张、情绪激动、饱食、焦虑不安等不良心理状态，可诱发和加重病情。患者常因不适而烦躁不安，且伴恐惧，此时鼓励患者表达感觉，告知尽量做深呼吸，放松情绪才能使疾病尽快消除。

（二）饮食指导

1. 减少饮食热能　控制体重少量多餐（每天 4～5 餐），晚餐尤应控制进食量，提倡饭后散步，切忌暴饮暴食，避免过饱；减少脂肪总量，限制饱和脂肪酸和胆固醇的摄入量，增加不饱和脂肪酸；限制单糖和双糖摄入量，供给适量的矿物质及维生素，戒烟戒酒。

2. 在食物选择方面，应适当控制主食和含糖零食　多吃粗粮、杂粮，如玉米、小米、荞麦等；禽肉、鱼类，以及核桃仁、花生、葵花子等硬果类含不饱和脂肪酸较多，可多食用；多食蔬菜和水果，不限量，尤其是超体重者，更应多选用带色蔬菜，如菠菜、油菜、番茄、茄子和带酸味的新鲜水果，如苹果、橘子、山楂，提倡吃新鲜泡菜；多用豆油、花生油、菜油及香油等植物油；蛋白质按劳动强度供给，冠心病患者蛋白质按 2g/kg 供给。尽量多食用黄豆及其制品，如豆腐、豆干、百叶等，其他如绿豆、赤豆也很好。

3. 禁忌食物　忌烟、酒、咖啡以及辛辣的刺激性食品；少用猪油、黄油等动物油烹调；禁用动物脂肪高的食物，如猪肉、牛肉、羊肉及含胆固醇高的动物内脏、动物脂肪、脑髓、贝类、乌贼鱼、蛋黄等；食盐不宜多用，每天 2~4g；含钠味精也应适量限用。

（三）作息指导

制定固定的日常活动计划，避免劳累。避免突发性的劳力动作，尤其在较长时间休息以后。如凌晨起来后活动动作宜慢。心绞痛发作时，应停止所有活动，卧床休息。频发或严重心绞痛患者，严格限制体力活动，应绝对卧床休息。

（四）用药指导

1. 硝酸酯类　硝酸甘油是缓解心绞痛的首选药

（1）心绞痛发作时可用短效制剂 1 片舌下含化，1~2min 即开始起作用，持续半小时；勿吞服。如药物不易溶解，可轻轻嚼碎继续含化。

（2）应用硝酸酯类药物时可能出现头晕、头胀痛、头部跳动感、面红、心悸，继续用药数日后可自行消失。

（3）硝酸甘油应储存在棕褐色的密闭小玻璃瓶中，防止受热、受潮，使用时应注意有效期，每用 6 个月须更换药物。如果含服药物时无舌尖麻刺、烧灼感，说明药物已失效，不宜再使用。

（4）为避免直立性低血压所引起的晕厥，用药后患者应平卧片刻，必要时吸氧。长期反复应用会产生耐药性而效力降低，但停用 10d 以上，复用可恢复效力。

2. 长期服用 β 受体阻滞药者　如使用阿替洛尔（氨酰心安）、美托洛尔（倍他乐克）时，应指导患者用药。

（1）不能随意突然停药或漏服，否则会引起心绞痛加重或心肌梗死。

（2）应在饭前服用，因食物能延缓此类药物吸收。

（3）用药过程中注意监测心率、血压、心电图等。

3. 钙通道阻滞药　目前不主张使用短效制剂（如硝苯地平），以减少心肌耗氧量。

（五）特殊及行为指导

（1）寒冷刺激可诱发心绞痛发作，不宜用冷水洗脸，洗澡时注意水温及时间。外出应戴口罩或围巾。

（2）患者应随身携带心绞痛急救盒（内装硝酸甘油片）。心绞痛发作时，立即停止活动并休息，保持安静。及时使用硝酸甘油制剂，如片剂舌下含服，喷雾剂喷舌底 1~2 下，贴剂粘贴在心前区。如果自行用药后，心绞痛未缓解。应请求协助救护。

（3）有条件者可以氧气吸入，使用氧气时，避免明火。

（4）患者洗澡时应告诉家属，不宜在饱餐或饥饿时进行，水温勿过冷过热，时间不宜过长，门不要上锁，以防发生意外。

（5）与患者讨论引起心绞痛的发作诱因，确定需要的帮助，总结预防发作的方法。

（六）病情观察指导

注意观察胸痛的发作时间、部位、性质、有无放射性及伴随症状，定时监测心率、心律。若心绞痛发作次数增加，持续时间延长，疼痛程度加重，含服硝酸甘油无效者，有可能是心肌梗死先兆，应立即就诊。

（七）出院指导

（1）减轻体重，肥胖者需限制饮食热量及适当增加体力活动，避免采用剧烈运动防治各种可加重病情的疾病，如高血压、糖尿病、贫血、甲亢等。特别要控制血压，使血压维持在正常水平。

（2）慢性稳定型心绞痛患者大多数可继续正常性生活，为预防心绞痛发作，可在 1h 前含服硝酸甘油 1 片。

（3）患者应随身携带硝酸甘油片以备急用，患者及家属应熟知药物的放置地点，以备急需。

（黄文会）

第三节　心肌梗死

心肌梗死（myocardial infarction）是心肌缺血性坏死。为在冠状动脉病变基础上，发生冠状动脉供血急剧减少或中断，使相应的心肌严重而持久地急性缺血所致。

一、病因和发病机制

1. 病因　基本病因是冠状动脉粥样硬化（偶为冠状动脉痉挛、栓塞、炎症、先天性畸形、外伤、冠状动脉阻塞所致）。造成管腔狭窄和心肌供血不足，而侧支循环尚未建立时，下列原因加重心肌缺血即可发生心肌梗死。在此基础上，一旦冠状动脉血供进一步急剧减少或中断 20～30min，使心肌严重而持久地急性缺血达 0.5h 以上，即可发生心肌梗死。

另心肌梗死发生严重心律失常、休克、心力衰竭，均可使冠状动脉血流量进一步下降，心肌坏死范围扩大。

2. 发病机制　冠状动脉病变：血管闭塞处于相应的心肌部位坏死。

二、临床表现

临床表现与梗死面积大小、梗死部位、侧支循环情况密切相关。

1. 先兆　多数患者于发病前数日可有前驱症状，如原有心绞痛近日发作频繁，程度加重，持续时间较久，休息或硝酸甘油不能缓解，甚至在休息中或睡眠中发作。表现为突发上腹部剧痛、恶心、呕吐、急性心力衰竭，或严重律失常。心电图检查可显示 ST 段一过性抬高或降低，T 波高大或明显倒置。

2. 症状

（1）疼痛：最早出现症状。少数患者可无疼痛，起病即表现休克或急性肺水肿。有些患者疼痛部位在上腹部，且伴有恶心、呕吐、易与胃穿孔、急性胰腺炎等急腹症相混淆。

（2）全身症状：发热、心动过速、白细胞增高、红细胞沉降率增快，由坏死物质吸收所引起。一般在疼痛 24～48h 出现，程度与梗死范围呈正相关，体温 38℃ 左右，很少超过 39℃，持续约 1 周。

（3）胃肠道症状：疼痛可伴恶心、呕吐、上腹胀痛，与迷走神经受坏死物质刺激和胃肠道组织灌注不足等有关。

（4）心律失常：75%～95% 的患者伴有心律失常，以 24h 内为最多见，以室性心律失常最多。

（5）休克：20% 患者，数小时至 1 周内发生，主要原因如下。①心肌遭受严重损害，左心室排血量急剧将低（心源性休克）。②剧烈胸痛引起神经反射性周围血管扩张。③因呕吐、大汗、摄入不足所致血容量不足。

（6）心力衰竭：主要是急性左侧心力衰竭。可在最初几天内发生，或在疼痛、休克好转阶段，为梗死后心脏舒缩力减弱或不协调所致。

急性心肌梗死引起的心力衰竭称为泵衰竭。按 Killip 分级法可分为：Ⅰ级，尚无明显心力衰竭；Ⅱ级，有左侧心力衰竭；Ⅲ级，有急性肺水肿；Ⅳ级，右心源性休克。

3. 体征

（1）心脏体征：心率多增快，第一心音减弱，出现第四心音。若心尖区出现收缩期杂音，多为乳头肌功能不全所致。反应性纤维心包炎者，有心包摩擦音。

（2）血压：均有不同程度的降低，起病前有高血压者，血压可降至正常。

（3）其他：可有心力衰竭、休克体征、心律失常有关的体征。

三、治疗原则

心肌梗死的救治原则为：①挽救濒死心肌，防止梗死扩大，缩小心肌缺血范围。②保护、维持心脏功能。③及时处理严重心律失常、泵衰竭及各种并发症。

（一）监护及一般治疗（momtoring and general care）

1. 休息　卧床休息 1 周，保持安静，必要时给予镇静药。

2. 吸氧　持续吸氧 2～3d，有并发症者须延长吸氧时间。

3. 监测　在 CCU 进行 ECG、血压、呼吸、监测 5～7d。

4. 限制活动　无并发症者，根据病情制定活动计划，详见护理部分。

5. 进食易消化食物　不宜过饱，可少量多餐。保持大便通畅，必要时给予缓泻药。

（二）解除疼痛（relief of pain）

尽快止痛，可应用强力止痛药。

（1）哌替啶（度冷丁）50～100mg 紧急肌内注射。

（2）吗啡 5～10mg 皮下注射，必要时 1～2h 后再注射 1 次以后每 4～6h 可重复应用，注意呼吸抑制作用。

（3）轻者：可待因 0.03～0.06g 口服或罂粟碱 0.03～0.06g 肌内注射或口服。

（4）试用硝酸甘油 0.3mg，异山梨酯 5～10mg 舌下含用或静脉滴注，注意心率增快，Bp 下降等副作用。

（5）顽固者，人工冬眠疗法。

（三）再灌注心肌（myocardial reperfusion）

意义：再通疗法是目前治疗 AMI 的积极治疗措施，在起病 3～6h 内，使闭塞的冠状动脉再通，心肌得到再灌注，挽救濒死的心肌，以缩小梗死范围，改善预后。

适应证：再通疗法只适于透壁心肌梗死，所以心电图上必须要有 2 个或 2 个以上相邻导联 ST 段抬高 >0.1mV，方可进行再通治疗。心肌梗死发病后 6h 内再通疗法是最理想的；发病 6～12h ST 段抬高的 AMI。

方法：溶栓疗法，紧急施行 PTCA，随后再安置支架。

1. 溶栓疗法（thrombolysis）

（1）溶栓的药物：尿激酶、链激酶、重组组织型纤维蛋白溶酶原激活药（rt-PA）等。

（2）注意事项：①溶栓期间进行严密心电监护，及时发现并处理再灌注心律失常。溶栓 3h 内心律失常发生率最高，84% 心律失常发生在溶栓 4h 之内。前壁心肌梗死时，心律失常多为室性心律失常，如频发室性期前收缩，加速室性自主心律、室性心动过速、心室颤动等；下壁梗死时，心律失常多发生窦性心动过缓、房室传导阻滞。②血压监测，低血压是急性心梗的常见症状，可由于心肌大面积梗死、心肌收缩力明显降低、心排血量减少所至，但也可能与血容量不足、再灌注性损伤、血管扩张药及合并出血等有关。一般低血压在急性心肌梗死后 4h 最明显。对单纯的低血压状态，应加强对血压的监测。在溶栓进行的 30min 内，10min 测量 1 次血压；溶栓结束后 3h 内，30min 测量 1 次；之后 1h 测量 1 次；血压平稳后根据病情延长测量时间。③用药期间注意出血倾向，在溶栓期间应严密观察患者有无皮肤黏膜出血、尿血、便血及颅内出血（观察瞳孔意识），输液穿刺部位有无瘀斑、瘀斑、牙龈出血等。溶栓后 3d 内每天检查 1 次尿常规、大便隐血和出凝血时间，溶栓次日复查血小板，应尽早发现出血性并发症，早期采取有效的治疗措施。

（3）不宜溶栓的情况：①年龄大于 70 岁。②ST 段抬高，时间 >24h。③就诊时严重高血压（>180/110mmHg）。④仅有 ST 段压低（如非 Q 心梗，心内膜下心梗）及不稳定性心绞痛。⑤有出血倾向、外伤、活动性溃疡病、糖尿病视网膜病变，脑出血史及 6 个月内缺血性脑卒中史，夹层动脉瘤，半个月内手术等。

（4）判断再通指标：

第一，冠状动脉造影直接判断。

第二，临床间接判断血栓溶解（再通）指标：①ECG 抬高的 ST 段于 2h 内回降 >50%。②胸痛 2h 内基本消失。③2h 内出现再灌注性心律失常。④血清 CK-MB 酶峰值提前出现（14h 内）。

2. 经皮冠状动脉腔内成形术

（1）补救性 PTCA：经溶栓治疗，冠状动脉再通后又再堵塞，或再通后仍有重度狭窄者，如无出血禁忌，可紧急施行 PTCA，随后再安置支架。预防再梗和再发心绞痛。

（2）直接 PTCA：不进行溶栓治疗，直接进行 PTCA 作为冠状动脉再通的手段，其目的在于挽救心肌。

适应证：①对有溶栓禁忌或不适宜溶栓治疗的患者，以及对升压药无反应的心源性休克患者应首选直接 PTCA。②对有溶栓禁忌证的高危患者，如年龄 >70 岁、既往有 AMI 史、广泛前壁心肌梗死以及收缩压 <100mmHg、心率 >100/min 或 Killip 分级 >Ⅰ级的患者若有条件最好选择直接 PTCA。

（四）控制休克

最好根据血流动力学监测结果用药。

1. 补充血容量 估计血容量不足，中心静脉压下降者，用低分子右旋糖酐、10% GS 500ml 或 0.9% NS 500ml 静脉滴入。输液后中心静脉压 >18cmH$_2$0，则停止补充血容量。

2. 应用升压药 补充血容量后血压仍不升，而心排血量正常时，提示周围血管张力不足，此时可用升压药物。多巴胺或间羟胺微泵静脉使用，两者亦可合用。亦可选用多巴酚丁胺。

3. 应用血管扩张药 经上述处理后血压仍不升，周围血管收缩致四肢厥冷时可使用硝酸甘油。

4. 其他措施 纠正酸中毒，保护肾功能，避免脑缺血，必要时应用糖皮质激素和洋地黄制剂。

5. 主动脉内球囊反搏术（intra - aortic balloon pumping，IABP） 上述治疗无效时可考虑应用 IABP，在 IABP 辅助循环下行冠脉造影，随即行 PTCA、CABG。

（五）治疗心力衰竭

主要治疗左侧心力衰竭，见心力衰竭急性左侧心力衰竭的急救。

（六）其他治疗

有助于挽救濒死心肌，防止梗死扩大，缩小缺血范围，根据患者具体情况选用。

1. β 受体阻滞药、钙通道阻滞药，ACE 抑制药的使用 改善心肌重构，防止梗死范围扩大改善预后。

2. 抗凝疗法 口服阿司匹林等药物。

3. 极化液疗法 有利于心脏收缩，减少心律失常，有利 ST 段恢复。极化液具体配置 10% KCl 15ml + 胰岛素 8U + 10% GS 500ml。

4. 促进心肌代谢药物 维生素 C、维生素 B$_6$、1、6 - 二磷酸果糖、辅酶 Q$_{10}$ 等。

5. 右旋糖酐 40 或羟乙基淀粉 降低血黏度，改善微循环。

（七）并发症的处理

1. 栓塞 溶栓或抗凝治疗。

2. 心脏破裂 乳头肌断裂、VSD 者手术治疗。

3. 室壁瘤 影响心功能或引起严重心律失常者手术治疗。

4. 心肌梗死后综合征 可用糖皮质激素、阿司匹林、吲哚美辛等。

（八）右室心肌梗死的处理

表现为右侧心力衰竭伴低血压者治疗以扩容为主，维持血压治疗，不宜用利尿药。

四、常见护理问题

（一）疼痛

1. 相关因素 与心肌急剧缺血、缺氧有关。

2. 主要表现 胸骨后剧烈疼痛，伴烦躁不安、出汗、恐惧或有濒死感。

3. 护理措施

（1）绝对卧床休息（包括精神和体力）：休息即为最好的疗法之一，病情稳定无特殊不适，且在急性期均应绝对卧床休息，严禁探视，避免精神紧张，一切活动包括翻身、进食、洗脸、大小便等均应在医护人员协助下进行，避免生扯硬拽现象。如果患者焦虑、抑郁情绪严重并有睡眠障碍等表现时，应根据病情选择没有禁忌的镇静药物，如哌替啶等。

（2）做好氧疗管理：心肌梗死时由于持续的心肌缺血缺氧，代谢物积聚或产生多肽类致痛物等，刺激神经末梢，经神经传导至大脑产生痛觉，而疼痛使患者烦躁不安、情绪恶化，加重心肌缺氧，影响治疗效果。若胸闷、疼痛剧烈或症状不缓解、持续时间长，氧流量可控制在 $5 \sim 6L/min$，待症状消失后改为 $3 \sim 4L/min$，一般不少于 72h，5d 后可根据情况间断给氧。

（3）患者的心理管理：疾病给患者带来胸闷、疼痛等压抑的感觉，再加上环境的生疏，可使患者恐惧、紧张不安，而这又导致交感神经兴奋引起血压升高，心肌耗氧量增加，诱发心律失常，加重心肌缺血坏死，因此，我们应了解患者的职业、文化、经济、家庭情况及发病的诱因，关心体贴患者，消除紧张恐惧心理，让患者树立战胜疾病的信心，使患者处于一个最佳心理状态。

（二）恐惧

1. 相关因素　可与下列因素有关。①胸闷不适、胸痛、濒死感。②因病房病友病重或死亡。③病室环境陌生/监护、抢救设备。

2. 主要表现　心情紧张、烦躁不安。

3. 护理措施

（1）消除患者紧张与恐惧心理：救治过程中要始终关心体贴，态度和蔼，鼓励患者表达自己的感受，安慰患者，使之尽快适应环境，进入患者角色。

（2）了解患者的思想状况，向患者讲清情绪与疾病的关系，使患者明白紧张的情绪会加重病情，使病情恶化。劝慰患者消除紧张情绪，使患者处于接受治疗的最佳心理状态。

（3）向患者介绍救治心梗的特效药及先进仪器设备，肯定效果与作用，使患者得到精神上的安慰和对医护人员的信任。在治疗护理过程中做到忙而不乱，紧张而有序，迅速而准确。

（4）给患者讲解抢救成功的例子，使其树立战胜疾病的信心。

（5）针对心理反应进行耐心解释，真诚坦率地为其排忧解难，做好生活护理，给他们创造一个安静、舒适、安全、整洁的休息环境。

（三）自理缺陷

1. 相关因素　与治疗性活动受限有关。

2. 主要表现　日常生活不能自理。

3. 护理措施

（1）心肌梗死急性期卧床期间协助患者洗漱进食、大小便及个人卫生等生活护理。

（2）将患者经常使用的物品放在易拿取的地方，以减少患者拿东西时的体力消耗。

（3）将呼叫器放在患者手边，听到铃响立即给予答复。

（4）提供患者有关疾病治疗及预后的确切消息，强调正面效果，以增加患者自我照顾的能力和信心，并向患者说明健康程序，不要允许患者延长卧床休息时间。

（5）在患者活动耐力范围内，鼓励患者从事部分生活自理活动和运动，以增加患者的自我价值感。

（6）让患者有足够的时间，缓慢地进行自理活动或者在活动过程中提供多次短暂的休息时间；或者给予较多的协助，以避免患者过度劳累。

（四）便秘

1. 相关因素　与长期卧床、不习惯床上排便、进食量减少有关。

2. 主要表现　大便干结，超过 2d 未排大便。

3. 护理措施

（1）合理饮食：提醒患者饮食要节制，要选择清淡易消化、产气少、无刺激的食物。进食速度不宜过快、少食多餐。

（2）遵医嘱给予大便软化药或缓泻药。

（3）鼓励患者定时排便，安置患者于舒适体位排便。

（4）不习惯于床上排便的患者，应向其讲明病情及需要在床上排便的理由并用屏风遮挡。

（5）告知病患者排便时不要太用力，可用手掌在腹部按乙状结肠走行方向做环形按摩。

（五）潜在并发症：心力衰竭

1. 相关因素　与梗死面积过大、心肌收缩力减弱有关。

2. 主要表现　咳嗽、气短、心悸、发绀，严重者出现肺水肿表现。

3. 护理措施

（1）避免诱发心力衰竭的因素：上感、劳累、情绪激动、感染，不适当的活动。

（2）若突然出现急性左侧心力衰竭，应立即采取急救，详见"心力衰竭"一章。

（六）潜在并发症：心源性休克

1. 相关因素　心肌梗死、心排血量减少。

2. 主要表现　血压下降，面色苍白、皮肤湿冷、脉细速、尿少。

3. 护理措施

（1）严密观察神志、意识、血压、脉搏、呼吸、尿量等情况并做好记录。

（2）观察患者末梢循环情况，如皮肤温度、湿度、色泽。

（3）注意保暖。

（4）保持输液通畅，并根据心率、血压、呼吸及用药情况随时调整滴速。

（七）潜在并发症：心律失常

1. 相关因素　与心肌缺血、缺氧、电解质失衡有关。

2. 主要表现　室性期前收缩、快速型心律失常、缓慢型心律失常，

3. 护理措施

（1）给予心电监护，监测患者心律、心率、血压、脉搏、呼吸及心电图改变，并做好记录。

（2）嘱患者尽量避免诱发心律失常的因素，如情绪激动、烟酒、浓茶、咖啡等。

（3）向患者说明心律失常的临床表现及感受，若出现心悸、胸闷、胸痛、心前区不适等症状，应及时告诉医护人员。

（4）遵医嘱应用抗心律失常药物，并观察药物疗效及副作用。

（5）备好各种抢救药物和仪器。如除颤器、起搏器，抗心律失常药及复苏药。

五、健康教育

（一）心理指导

本病起病急，症状明显，患者因剧烈疼痛而有濒死感，又因担心病情及疾病预后而产生焦虑、紧张等情绪，护士应陪伴在患者身旁，允许患者表达出对死亡的恐惧如呻吟、易怒等，用亲切的态度回答患者提出的问题。解释先进的治疗方法及监护设备的作用。

（二）饮食指导

急性心梗 2~3d 时以流质为主，每天总热能 500~800kcal；控制液体量，减轻心脏负担，口服液体量应控制在 1000ml/d；用低脂、低胆固醇、低盐、适量蛋白质、高食物纤维饮食，脂肪限制在 40g/d 以内，胆固醇应 <300mg/d；选择容易消化吸收的食物，不宜过热过冷，保持大便通畅，排便时不可用力过猛；病情稳定 3d 后可逐渐改半流质、低脂饮食，总热能 1000kcal/d 左右。避免食用辛辣或发酵食物，减少便秘和腹胀。康复期低糖、低胆固醇饮食，多吃富含维生素和钾的食物，伴有高血压病或心力衰竭者应限制钠盐摄入量。

在食物选择方面，心梗急性期主食可用藕粉、米汤、菜水、去油过筛肉汤、淡茶水、红枣泥汤；选低胆固醇及有降脂作用的食物，可食用的有鱼类、鸡蛋清、瘦肉末、嫩碎蔬菜及水果，降脂食物有山楂、香菇、大蒜、洋葱、海鱼、绿豆等。病情好转后改为半流质，可食用浓米汤、厚藕粉、枣泥汤、去油肉绒、鸡绒汤、薄面糊等。病情稳定后，可逐渐增加或进软食，如面条、面片、馄饨、面包、米粉、粥等。恢复期饮食治疗按冠心病饮食治疗。

禁忌食物：凡胀气、刺激性流质不宜吃，如豆浆、牛奶、浓茶、咖啡等；忌烟酒及刺激性食物和调味品，限制食盐和味精用量。

（三）作息指导

保证睡眠时间，2 次活动间要有充分的休息。急性期后 1~3d 应绝对卧床，第 4~6d 可在床上做上下肢被动运动。1 周后，无并发症的患者可床上坐起活动。每天 3~5 次，每次 20min，动作宜慢。有并发症者，卧床时间延长。第 2 周起开始床边站立→床旁活动→室内活动→完成个人卫生。根据患者对运动的反应，逐渐增加活动量。第 2 周后室外走廊行走，第 3~4 周试着上下 1 层楼梯。

（四）用药指导

常见治疗及用药观察如下。

1. 止痛　使用吗啡或哌替啶止痛，配合观察镇静止痛的效果及有无呼吸抑制，脉搏加快。

2. 溶栓治疗　溶栓过程中应配合监测心率、心律、呼吸、血压，注意胸痛情况和皮肤、牙龈、呕吐物及尿液有无出血现象，发现异常应及时报告医护人员，及时处理。

3. 硝酸酯类药　配合用药时间及用药剂量，使用过程中要注意观察疼痛有无缓解，有无头晕、头痛、血压下降等副作用。

4. 抑制血小板聚集药物　药物宜餐后服。用药期间注意有无胃部不适，有无皮下、牙龈出血，定期检查血小板数量。

（五）行为指导

（1）大便干结时忌用力排便，应用开塞露塞肛或服用缓泻药如口服酚酞等方法保持大便通畅。

（2）接受氧气吸入时，要保证氧气吸入的有效浓度以达到改善缺氧状态的效果，同时注意用氧安全，避免明火。

（3）病情未稳定时忌随意增加活动量，以免加重心脏负担，诱发或加重心肌梗死。

（4）在输液过程中，应遵循医护人员控制的静脉滴注速度，切忌随意加快输液速度。

（5）当患者严重气急，大汗，端坐呼吸，应取坐位或半坐卧位，两腿下垂，有条件者立即吸氧。并应注意用氧的安全。

（6）当患者出现心脏骤停时，应积极处理。

（7）指导患者3个月后性生活技巧。

（8）选择一天中休息最充分的时刻行房事（早晨最好）。避免温度过高或过低时，避免饭后或酒后进行房事。

（9）如需要，可在性生活时吸氧。

（10）如果出现胸部不舒适或呼吸困难，应立即终止。

（六）病情观察指导

注意观察胸痛的性质、部位、程度、持续时间，有无向他处放射；配合监测体温、心率、心律、呼吸及血压及电解质情况，以便及时处理。

（七）出院指导

（1）养成良好的生活方式，生活规律，作息定时，保证充足的睡眠。病情稳定无并发症的急性心肌梗死，6周后可每天步行、打太极拳。8～12周可骑车、洗衣等。3～6个月后可部分或完全恢复工作。但不应继续从事重体力劳动、驾驶员、高空作业或工作量过大。

（2）注意保暖，适当添加衣服。

（3）饮食宜清淡，避免饱餐，忌烟酒及减肥，防止便秘。

（4）坚持按医嘱服药，随身备硝酸甘油，有多种剂型的药物，如片剂、喷雾剂，定期复诊。

（5）心肌梗死最初3个月内不适宜坐飞机及单独外出，原则上不过性生活。

（黄文会）

第四节 感染性心内膜炎

感染性心内膜炎是心内膜表面的微生物感染，伴赘生物形成。生物是大小不等、形状不一的血小板和纤维素团块，内有微生物和炎症细胞。瓣膜是最常受累部位，间隔缺损部位、腱索或心壁内膜也可发生感染。而动静脉瘘、动脉瘘（如动脉导管未闭）、主动脉缩窄部位的感染虽然属于动脉内膜炎，但临床与病理均类似于感染性心膜炎。

感染性心内膜炎根据病程可分为急性和亚急性。急性感染性心内膜炎特点是：中毒症状明显；病情发展迅速，数天或数周引起瓣膜损害；迁移性感染多见；病原体主要是金黄色葡萄球菌。亚急性感染性心内膜炎特点是：中毒症状轻；病程长，可数周至数月；迁移性感染少见；病原体多见草绿色链球菌，其次为肠球菌。

感染性心内膜炎又可分为自体瓣膜心内膜炎、人工瓣膜心内膜炎和静脉药瘾者的心内膜炎。本章主要阐述自体瓣膜心内膜炎。

一、病因与发病机制

（一）病因

感染性心内膜炎主要是由链球菌和葡萄球菌感染。急性感染性心内膜炎主要由金黄色葡萄球菌引起，少数患者由肺炎球菌、淋球菌、A族链球菌和流感杆菌等所致。亚急性感染性心内膜炎由草绿色链球菌感染最常见，其次为D族链球菌（牛链球菌和肠球菌）、表皮葡萄球菌，其他细菌较少见。真菌、立克次体和衣原体等是感染性心内膜炎少见的致病微生物。

（二）发病机制

1. 急性感染性心内膜炎　目前尚不明确，由来自皮肤、肌肉、骨骼、肺等部位的活动性感染灶的病原菌，细菌量大，细菌毒力强，具有很强的侵袭性和黏附于心内膜的能力。主要累及正常心瓣膜，主动脉瓣常受累。

2. 亚急性感染性心内膜炎　亚急性感染性心内膜炎临床上至少占据病例的2/3，其发病与以下因素有关：

（1）血流动力学因素：亚急性感染性心内膜炎患者约有3/4主要发生于器质性心脏病，多为心脏瓣膜病，主要是二尖瓣和主动脉瓣，其次是先天性心血管病，如室间隔缺损、动脉导管未闭、法洛四联症和主动脉狭窄。赘生物常位于二尖瓣关闭不全的瓣叶心房面、主动脉瓣关闭不全的瓣叶心室面和室间隔缺损的间隔右心室侧，可能与这些部位的压力下降和内膜灌注减少，利于微生物沉积和生长有关。高速射流冲击心脏或大血管内膜处可使局部损伤，如二尖瓣反流面对的左心房壁、主动脉反流面对的二尖瓣前叶有关腱索和乳头肌，未闭动脉导管射流面对的肺动脉壁的内皮损伤，并容易感染。在压差小的部位，发生亚急性感染性心内膜炎少见，如房间隔缺损和大室间隔缺损或血流缓慢时，如房颤和心力衰竭时少见，瓣膜狭窄时比关闭不全少见。

近年来，随着风湿性心脏病发病率的下降，风湿性瓣膜心内膜炎发生率也随之下降。由于超声心动图诊断技术的普遍应用，主动脉瓣二叶瓣畸形、二尖瓣脱垂和老年性退行性瓣膜病的诊断率提高和风湿性瓣膜病心内膜炎发病率的下降，而非风湿性瓣膜病的心内膜炎发病率有所升高。

（2）非细菌性血栓性心内膜病变：研究证实，当内膜的内皮受损暴露内皮下结缔组织的胶原纤维时，血小板聚集，形成血小板微血栓和纤维蛋白沉积，成为结节样无菌性赘生物，称其为非细菌性血栓性心内膜病变，是细菌定居瓣膜表面的重要因素。无菌性赘生物最常见于湍流区域、瘢痕处（如感染性心内膜炎后）和心脏外因素所致内膜受损。正常瓣膜可偶见。

（3）短暂性菌血症感染无菌性赘生物：各种感染或细菌寄居的皮肤黏膜的创伤（如手术、器械操作等）导致暂时性菌血症。皮肤和心脏外其他部位葡萄球菌感染的菌血症；口腔创伤常致草绿色链球菌菌血症；消化道和泌尿生殖道创伤或感染常引起肠球菌和革兰阴性杆菌菌血症，循环中的细菌如定居在无菌性赘生物上。细菌定居后，迅速繁殖，促使血小板进一步聚集和纤维蛋白沉积，感染性赘生物增大。纤维蛋白层覆盖在赘生物外，阻止吞噬细胞进入，为细菌生存繁殖提供良好的庇护所，即发生感染性心内膜炎。

细菌感染无菌性赘生物需要有几个因素：①发生菌血症的频度。②循环中细菌的数量，这与感染程度和局部寄居细菌的数量有关。③细菌黏附于无菌性赘生物的能力。草绿色链球菌从口腔进入血流的机会频繁，黏附性强，因而成为亚急性感染性心内膜炎最常见致病菌；虽然大肠埃希菌的菌血症常见，但黏附性差，极少引起心内膜炎。

二、临床表现

从短暂性菌血症的发生至症状出现之间的时间多在 2 周以内，但有不少患者无明确的细菌进入途径可寻。

（一）症状

1. 发热　发热是感染性心内膜炎最常见的症状，除有些老年或心、肾衰竭重症患者外，几乎均有发热，常伴有头痛、背痛和肌肉关节痛的症状。亚急性感染性心内膜炎起病隐匿，可伴有全身不适、乏力、食欲缺乏和体重减轻等症状，可有弛张性低热，一般 < 39℃，午后和晚上高。急性感染性心内膜炎常有急性化脓性感染，呈暴发性败血症过程，有高热、寒战。常可突发心力衰竭。

2. 非特异性症状

（1）脾大：有 15% ~ 50%，病程 > 6 周的患者可出现。急性感染性心内膜炎少见。

（2）贫血：贫血较为常见，尤其多见于亚急性感染性心内膜炎，伴有苍白无力和多汗。多为轻、中度贫血，晚期患者有重度贫血。主要由于感染骨髓抑制所致。

（3）杵状指（趾）：部分患者可见。

3. 动脉栓塞　多发生于病程后期，但也有少部分患者为首发症状。赘生物引起动脉栓塞可发生在机体的任何部位，如脑、心脏、脾、肾、肠系膜及四肢。脑栓塞的发生率最高。在有左向右分流的先天性心血管病或右心内膜炎时，肺循环栓塞常见。如三尖瓣赘生物脱落引起肺栓塞，表现为突然咳嗽、呼吸困难、咯血或胸痛等症状。肺栓塞还可发展为肺坏死、空洞，甚至脓气胸。

（二）体征

1. 心脏杂音　80% ~ 85% 的患者可闻心脏杂音，是基础心脏病和（或）心内膜炎导致瓣膜损害所致。

2. 周围体征　可能是微血管炎或微栓塞所致，多为非特异性，包括：①瘀点，多见病程长者，可出现于任何部位，以锁骨、皮肤、口腔黏膜和睑结膜常见。②指、趾甲下线状出血。③Roth 斑，多见于亚急性感染性心内膜炎，表现为视网膜的卵圆形出血斑，其中心呈白色。④Osler 结节，为指和趾垫出现豌豆大的红或紫色痛性结节，较常见于亚急性感染性心内膜炎。⑤Janeway 损害，是手掌和足底处直径 1 ~ 4mm，无痛性出血红斑，主要见于急性感染性心内膜炎。

（三）并发症

1. 心脏

（1）心力衰竭：是最常见并发症，主要由瓣膜关闭不全所致，以主动脉瓣受损患者最多见。其次为二尖瓣受损的患者，三尖瓣受损的患者也可发生。各种原因的瓣膜穿孔或腱索断裂导致急性瓣膜关闭不全时，均可诱发急性左心衰竭。

（2）心肌脓肿：常见于急性感染性心内膜炎病人，可发生于心脏任何部位，以瓣膜周围特别在主动脉瓣环多见，可导致房室和室内传导阻滞。可偶见心肌脓肿穿破。

（3）急性心肌梗死：多见于主动脉瓣感染时，出现冠状动脉细菌性动脉瘤，引起冠状动脉栓塞，发生急性心肌梗死。

（4）化脓性心包炎：主要发生于急性感染性心内膜炎患者，但不多见。

（5）心肌炎。

2. 细菌性动脉瘤　多见于亚急性感染性心内膜炎患者，发生率为 3% ~ 5%。一般见于病程晚期，多无自觉症状。受累动脉多为近端主动脉及主动脉窦、脑、内脏和四肢，可扪及的搏动性肿块，发生周围血管时易诊断。如果发生在脑、肠系膜动脉或其他深部组织的动脉时，常到动脉瘤出血时才可确诊。

3. 迁移性脓肿　多见于急性感染性心内膜炎患者，亚急性感染性心内膜炎患者少见，多发生在肝、脾、骨髓和神经系统。

4. 神经系统　神经系统受累表现，约有 1/3 患者发生。

（1）脑栓塞：占其中 1/2。最常受累的是大脑中动脉及其分支。

（2）脑细菌性动脉瘤：除非破裂出血，多无症状。

（3）脑出血：由脑栓塞或细菌性动脉瘤破裂所致。

（4）中毒性脑病：可有脑膜刺激征。

（5）化脓性脑膜炎：不常见，主要见于急性感染性心内膜炎患者，尤其是金黄色葡萄球菌性心内膜炎。

（6）脑脓肿。

5. 肾　大多数患者有肾损害：①肾动脉栓塞和肾梗死，多见于急性感染性心内膜炎患者。②局灶性或弥漫性肾小球肾炎，常见于亚急性感染性心内膜炎患者。③肾脓肿，但少见。

三、实验室检查

（一）常规项目

1. 尿常规　显微镜下常有血尿和轻度蛋白尿。肉眼血尿提示肾梗死。红细胞管型和大量蛋白尿提示弥漫性肾小球性肾炎。

2. 血常规　白细胞计数正常或轻度升高，分类计数轻度左移。可有"耳垂组织细胞"现象，即揉耳垂后穿刺的第一滴血液涂片时可见大单核细胞，是单核 – 吞噬细胞系统过度受刺激的表现。急性感染性心内膜炎常有血白细胞计数增高，并有核左移。红细胞沉降率升高。亚急性感染性心内膜炎患者常见正常色素型正常细胞性贫血。

（二）免疫学检查

80% 的患者血清出现免疫复合物，25% 的患者有高丙种球蛋白血症。亚急性感染性心内膜炎在病程 6 周以上的患者中有 50% 类风湿因子阳性。当并发弥漫性肾小球肾炎的患者，血清补体可降低。免疫学异常表现在感染治愈后可消失。

（三）血培养

血培养是诊断菌血症和感染性心内膜炎的最有价值重要方法。近期未接受过抗生素治疗的病人血培养阳性率可高达 95% 以上。血培养的阳性率降低，常由于 2 周内用过抗生素或采血、培养技术不当所致。

（四）X 线检查

肺部多处小片状浸润阴影，提示脓毒性肺栓塞所致的肺炎。左心衰竭时可有肺淤血或肺水肿征。主动脉增宽可是主动脉细菌性动脉瘤所致。

细菌性动脉瘤有时需经血管造影协助诊断。

CT 扫描有助于脑梗死、脓肿和出血的诊断。

（五）心电图

心肌梗死心电图表现可见于急性感染性心内膜炎患者。主动脉瓣环或室间隔脓肿的患者可出现房室、室内传导阻滞的情况。

（六）超声心动图

超声心动图发现赘生物、瓣周并发症等支持心内膜炎的证据，对明确感染性心内膜炎诊断有重要价值。经食管超声（TTE）可以检出 <5mm 的赘生物，敏感性高达 95% 以上。

四、治疗原则

（一）抗微生物药物治疗

抗微生物药物治疗是治疗本病最重要的措施。用药原则为：①早期应用。②充分用药，选用灭菌性抗微生物药物，大剂量和长疗程。③静脉用药为主，保持稳定、高的血药浓度。④病原微生物不明时，急性感染性心内膜炎应选用针对金黄色葡萄球菌、链球菌和革兰阴性杆菌均有效的广谱抗生素，亚急性感染性心内膜炎应用针对链球菌、肠球菌的抗生素。⑤培养出病原微生物时，应根据致病菌对药物的敏感程度选择抗微生物药物。

1. 经验治疗 病原菌尚未培养出时，对急性感染性心内膜炎患者，采用萘夫西林、氨苄西林和庆大霉素，静脉注射或滴注。亚急性感染性心内膜炎患者，按常见的致病菌链球菌的用药方案，以青霉素为主或加庆大霉素静脉滴注。

2. 已知致病微生物时的治疗

（1）青霉素敏感的细菌治疗：至少用药 4 周。对青霉素敏感的细菌如草绿色链球菌、牛链球菌、肺炎球菌等。①首选大剂量青霉素分次静脉滴注。②青霉素加庆大霉素静脉滴注或肌注。③青霉素过敏时可选择头孢曲松或万古霉素静脉滴注。

（2）青霉素耐药的链球菌治疗：①青霉素加庆大霉素，青霉素应用 4 周，庆大霉素应用 2 周。②万古霉素剂量同前，疗程 4 周。

（3）肠球菌心内膜炎治疗：①大剂量青霉素加庆大霉素静脉滴注。②氨苄西林加庆大霉素，用药 4~6 周，治疗过程中酌减或撤除庆大霉素，防其不良反应。③治疗效果不佳或不能耐受者可改用万古霉素，静脉滴注，疗程 4~6 周。

（4）对金黄色葡萄球菌和表皮葡萄球菌的治疗：①萘夫西林或苯唑西林，静脉滴注，用药 4~6 周，治疗开始 3~5d 加用庆大霉素，剂量同前。②青霉素过敏或无效患者，可用头孢唑林，静脉滴注，用药 4 ~ 6 周，治疗开始 3 ~ 5d，加用庆大霉素。③如青霉素和头孢菌素无效时，可用万古霉素 4 ~ 6 周。

（5）耐药的金黄色葡萄球菌和表皮葡萄球菌治疗：应用万古霉素治疗 4 周。

（6）对其他细菌治疗：用青霉素、头孢菌素或万古霉素，加或不加氨基糖苷类，疗程 4 ~ 6 周。革兰阴性杆菌感染，可用氨苄西林、哌拉西林、头孢噻肟或头孢拉定，静脉滴注。加庆大霉素，静脉滴注。环丙沙星，静脉滴注也可有效。

（7）真菌感染治疗：用两性霉素 B，静脉滴注。首日 1mg，之后每日递增 3 ~ 5mg，总量 3 ~ 5g。在用药过程中，应注意两性霉素的不良反应。完成两性霉素疗程后，可口服氟胞嘧啶，用药需数月。

（二）外科治疗

有严重心脏并发症或抗生素治疗无效的患者，应考虑手术治疗。

五、护理措施

（一）一般护理

要保持室内环境清洁整齐，定时开窗通风，保持空气新鲜。注意防寒保暖，保持口腔、皮肤清洁，预防呼吸道、皮肤感染。

（二）饮食护理

给予高热量、高蛋白、高维生素、易消化的半流食或软食，注意补充蔬菜、水果，变换膳食花样和口味，促进食欲，补充高热引起的机体消耗。

（三）发热护理

观察体温和皮肤黏膜，每 4 ~ 6h 测量 1 次，并准确记录，以判断病情进展和治疗效果。观察患者皮肤情况，检查有无指、趾甲下线状出血、指和趾垫出现豌豆大的红或紫色痛性结节、手掌和足底无痛性出血红斑等周围体征。

高热患者应卧床休息，给予物理降温如温水擦浴、冰袋等，及时记录降温后体温变化。及时更换被汗浸湿的床单、被套，为避免患者因大汗频繁更换衣服而受凉，可在患者出汗多的时候，在衣服与皮肤之间衬以柔软的毛巾，便于及时更换，增加舒适感。

患者高热、大汗要及时补充水分，必要时注意补充电解质，记录出入量，保证水及电解质的平衡。注意口腔护理，防止感染，增加食欲。

（四）正确采集血标本

正确留取合格的血培养标本，对于本病的诊断、治疗十分重要，而采血方法、培养技术及应用抗生素的时间，都可影响血培养阳性率。告诉患者暂时停用抗生素和反复多次抽取血的必要性，以取得患者的理解和配合。留取血培养标本方法如下：

对于未开始治疗的亚急性感染性心内膜炎病人应在第 1d 每间隔 1h 采血 1 次，共 3 次。如次日未见细菌生长，重复采血 3 次后，开始抗生素治疗。

已用过抗生素患者，应停药 2 ~ 7d 后采血。急性感染心内膜炎患者应在入院后 3h 内，每隔 1h 1 次共取 3 个血标本后开始治疗。

每次取静脉血 10 ~ 20ml，做需氧和厌氧培养，至少应培养 3 周，并周期性做革兰染色涂片和次代培养。必要时培养基需补充特殊营养或采用特殊培养技术。

（五）病情观察

严密观察体温及生命体征的变化；观察心脏杂音的部位、强度、性质有无变化，如有新杂音出现、杂音性质的改变往往与赘生物导致瓣叶破损、穿孔或腱索断裂有关；注意观察脏器动脉栓塞有关症状，当患者发生可疑征象，尽早报告医师及时处理。

（六）用药护理

遵医嘱给予抗生素治疗，告诉患者病原菌隐藏在赘生物内和内皮下，需要坚持大剂量、全疗程、时间长的抗生素治疗才能杀灭，要严格按时间、剂量准确地用药，以确保维持有效的血药浓度。注意保护患者静脉血管，有计划地使用，以保证完成长时间的治疗。在用药过程中要注意观察用药效果和可能出现的不良反应，如有发生及时报告医师，调整抗生素应用方案。

（七）健康教育

1. 提高患者依从性 帮助患者及家属认识本病的病因、发病机制，坚持足够疗程的治疗意义。

2. 就诊注意事项 告诉患者在就诊时应向医师讲明本人有心内膜炎病史，在实施口腔内手术如拔牙、扁桃体摘除，上呼吸道手术或操作及生殖、泌尿、消化道侵入性检查或其他外科手术前，应预防性使用抗生素。

3. 预防感染 嘱咐患者平时要注意防寒、保暖，保持口腔及皮肤清洁，不要挤压痤疮、疖、痈等感染病灶，减少病原菌侵入机会。

4. 病情观察 帮助患者掌握病情自我观察方法，如自测体温，观察体温变化，观察有无栓塞表现等，定期门诊随诊，有病情变化及时就诊。

5. 家属支持 教育患者家属要在长时间疾病诊治过程中，注意给患者生活照顾，心理支持，鼓励协助患者积极治疗。

（黄文会）

第五节　心包炎

国内临床资料统计表明，心包疾病占心脏疾病住院患者的 1.5% ~ 5.9%。心包炎按病因分类，分为感染性心包炎和非感染性心包炎。非感染性心包炎多由肿瘤、代谢性疾病、自身免疫性疾病、尿毒症等所致。按病情进展可分为急性心包炎（伴或不伴心包积液）、亚急性渗出性缩窄性心包炎、慢性心包积液、粘连性心包炎、慢性缩窄性心包炎等。临床上以急性心包炎和慢性缩窄性心包炎为最常见。

一、急性心包炎

急性心包炎是心包脏层与壁层间的急性炎症，可由细菌、病毒、自身免疫、物理、化学等因素引起。心包炎亦常是某种疾病的一部分表现或为某种疾病的并发症，为此常被原发病掩盖，但也可独立表现。根据急性心包炎病理变化，可以分为纤维蛋白性或渗出性两种。

（一）病因、病理、病理生理

1. 病因　急性心包炎的病因有：①原因不明者，称为急性非特异性。②病毒、细菌、真菌、寄生虫、立克次体等感染。③自身免疫反应：风湿热、结缔组织疾病如系统性红斑狼疮、类风湿关节炎、结节性多动脉炎、白塞病、艾滋病；心肌梗死后综合征、心包切开后综合征；某药物引发如普鲁卡因胺、青霉素等。④肿瘤性：原发性如间皮瘤、脂肪瘤、纤维肉瘤，继发性如乳腺癌、肺癌、白血病、淋巴瘤等。⑤内分泌、代谢性疾病：如尿毒症、痛风、甲状腺功能减低、淀粉样变。⑥物理因素：如放射性、外伤如心肺复苏后、穿透伤、钝伤、介入治疗操作相关等。⑦邻近器官疾病引发如急性心肌梗死、胸膜炎、主动脉夹层、肺梗死等。

常见病因为风湿热、结核、细菌感染，近年来病毒感染、肿瘤、尿毒症性和心肌梗死性心包炎发病率显著增多。

2. 病理　在急性期心包壁层、脏层上有纤维蛋白、白细胞和少量内皮细胞的渗出，无明显液体积聚，此时称为纤维蛋白性心包炎。以后如果液体增加，则为渗出性心包炎，液体多为黄而清的，偶可混浊不清、化脓性或呈血性，量可由 100ml 至 3L，一般积液在数周至数月内吸收，可伴随发生壁层与脏层的粘连、增厚、缩窄。

液体也可较短时间内大量积聚引起心脏压塞。急性心包炎心外膜下心肌有炎性变化，如范围较广可称为心肌心包炎。炎症也可累及纵隔、横膈和胸膜。

3. 病理生理　心包腔正常时平均压力接近于零或低于大气压，吸气时呈轻度负压，呼气时近于正压。急性纤维蛋白性心包炎或积液少量不致引起心包内压力增高，故不影响血流动力学。如果液体迅速增多，心包无法伸展或来不及伸展以适应其容量的变化，造成心包内压力急剧上升，引起心脏受压，致使心室舒张期充盈受阻，周围静脉压亦升高，使心排血量降低，血压下降，导致急性心脏压塞临床表现发生。

（二）临床表现

1. 症状

（1）胸痛：心前区疼痛是纤维蛋白性心包炎主要症状，如急性非特异性心包炎、感染性心包炎。疼痛常位于心前区或胸骨后，可放射到颈部、左肩、左臂及左肩胛骨，也可达上腹部，疼痛性质呈压榨样或锐痛，也可闷痛，常与呼吸有关，常因咳嗽、深呼吸、变换体位或吞咽而加重。

（2）呼吸困难：呼吸困难是心包积液时最突出的症状。严重的呼吸困难患者可呈端坐呼吸，身躯前倾、呼吸浅速、面色苍白、发绀。

（3）全身症状：可有干咳、声音嘶哑及吞咽困难等症状，常因压迫气管、食管而产生。也可有发冷、发热、乏力、烦躁、心前区或上腹部闷胀等。大量渗液可影响静脉回流，出现体循环淤血表现如颈静脉怒张、肝大、腹水及下肢水肿等。

（4）心脏压塞：心包积液快速增加可引起急性心脏压塞，出现气促、心动过速、血压下降、大汗淋漓、四肢冰凉，严重者可意识恍惚，发生急性循环衰竭、休克等。

如积液积聚较慢，可出现亚急性或慢性心脏压塞，表现为颈静脉怒张、静脉压升高、奇脉。

2. 体征

（1）心包摩擦音：心包摩擦音是纤维蛋白性心包炎的典型体征，多位于心前区，以胸骨左缘第 3、4 肋间、坐位时身体前倾、深吸气最为明显，心包摩擦音可持续数小时或持续数天、数周，当积液增多将二层心包分开时，摩擦音即消失，如有部分心包粘连仍可闻及。心前区听到心包摩擦音就可做出心包炎的诊断。

（2）心包积液：心浊音界向两侧增大，皆为绝对浊音区；心尖搏动弱，且位于心浊音界的内侧或不能扪及；心音低钝、遥远；积液大量时可出现心包积液征（Ewart 征），即在左肩胛骨下叩诊浊音和闻及因左肺受压引起的支气管呼吸音。

（3）心脏压塞：除有体循环淤血体征外。按心脏压塞程度，脉搏可表现为正常、减弱或出现奇脉。奇脉是大量积液患者，触诊时桡动脉搏动呈吸气性显著减弱或消失，呼气时又复原的现象。也可通过血压测量来诊断，即吸气时动脉收缩压下降 10mmHg 或更多。急性心脏压塞可因动脉压极度降低，奇脉难察觉出来。

3. 并发症

（1）复发性心包炎：复发性心包炎是急性心包炎最难处理的并发症，在初次发病后数月至数年反复发病并伴严重的胸痛。发生率 20%～30%，多见于急性非特异性心包炎、心脏损伤后综合征。

（2）缩窄性心包炎：缩窄性心包炎常见于结核性心包炎、化脓性心包炎、创伤性心包炎。

（三）实验室检查

1. 化验检查　由原发病决定，如感染性心包炎常有白细胞计数增加、血沉增快等。

2. X 线检查　对渗出性心包炎有一定价值，可见心影向两侧增大，心脏搏动减弱或消失；尤其是肺部无明显充血而心影显著增大是心包积液的 X 线表现特征。但成人液体量少于 250ml、儿童少于 150ml 时，X 线难以检出。

3. 心电图　急性心包炎时来自心包下心肌的心电图异常表现为：①常有窦性心动过速。②ST 段抬高，呈弓背向下，见于除 aVR 导联以外的所有导联，aVR 导联中 ST 段压低。③一至数日后，ST 段回到基线，T 波低平或倒置，持续数周至数月后 T 波逐渐恢复正常。④心包积液时有 QRS 低电压。⑤包膜下心房肌受损时可有除 aVR 和 V_1 导联外 P－R 段压低。

4. 超声心动图　对诊断心包积液迅速可靠。M 型或二维超声心动图中均可见液性暗区以确定诊断。心脏压塞的特征为：右心房及右心室舒张期塌陷；吸气时室间隔左移，右心室内径增大，左心室内径减小等。

5. 心包穿刺　抽取的积液做生物学、生化、细胞分类、查瘤细胞的检查等，确定病因；缓解心脏压塞症状；必要时在心包腔内给予抗菌或化疗药物等。

6. 心包镜及心包活检　有助于明确病因。

（四）治疗原则

1. 病因治疗　根据病因给予相应治疗，如结核性心包炎给予规范化抗结核治疗，化脓性心包炎应用敏感抗生素治疗等。

2. 非特异性心包炎的治疗

（1）应用非甾体类抗炎药物治疗：可应用数月的时间，缓慢减量直至停药。

（2）应用糖皮质激素药物治疗：如果应用非甾体类抗炎药物治疗无效，则可应用糖皮质激素治疗，常用泼尼松 40～60mg/d，1～3 周，症状严重者可静脉应用甲泼尼龙。须注意当激素减量时，症状常可反复。

3. 复发性心包炎的治疗　秋水仙碱 0.5～1mg/d，至少 1 年，缓慢减量停药。但终止治疗后部分患者有复发倾向。对顽固性复发性心包炎伴严重胸痛患者，可考虑外科心包切除术治疗。

4. 心包积液、心脏压塞治疗　①结核性或化脓性心包炎要充分、彻底引流，提高治疗效果和减少心包缩窄发生率。②心包积液中、大量，将要发生心脏压塞的患者，行心包穿刺引流。③已发生心脏压塞患者，无论积液量多少都要紧急心包穿刺引流。④由于积液中有较多凝块、纤维条索状物，会影响引流效果或风险大的患者，可行心包开窗引流。

二、缩窄性心包炎

缩窄性心包炎是心脏被纤维化或钙化的心包致密厚实地包围，使心室舒张期充盈受限而引发一系列循环障碍的疾病。

（一）病因、病理、病理生理

1. 病因　缩窄性心包炎继发于急性心包炎，病因以结核性心包炎为最常见，其次为化脓或创伤性心包炎。少数患者与急性非特异性心包炎、心包肿瘤及放射性心包炎等有关，也有部分患者其病因不明。

2. 病理　急性心包炎随着渗液逐渐吸收，心包出现弥漫的或局部的纤维组织增生、增厚粘连、壁层与脏层融合钙化，使心脏及大血管根部受限。心包长期缩窄，心肌可萎缩。如心包显微病理示为透明样变性组织，提示为非特异性，如为结核性肉芽组织或干酪样病变，则提示为结核性。

3. 病理生理　纤维化、钙化的心包使心室舒张期扩张受阻，心室舒张期充盈减少，使心搏量下降。为维持心排血量，心率增快。上、下腔静脉也因心包缩窄而回流受阻，出现静脉压升高、颈静脉怒张、肝大、腹水、下肢水肿，出现 Kussmaul 征。

Kussmaul 征：吸气时周围静脉回流增多而已缩窄的心包使心室失去适应性扩张的能力，致静脉压增高，吸气时颈静脉更明显扩张。

（二）临床表现

1. 症状　常见症状为劳力性呼吸困难、疲乏、食欲缺乏、上腹胀满或疼痛。也可因肺静脉压高而导致症状如咳嗽、活动后气促。也可有心绞痛样胸痛。

2. 体征　有颈静脉怒张、肝大、腹水、下肢水肿、心率增快，可见 Kussmaul 征。腹水常较皮下水肿出现得早、明显得多，这情况与心力衰竭中所见相反。

窦性心律，有时可有房颤。脉搏细弱无力，动脉收缩压降低，脉压变小。心尖搏动不明显，心音减低，少数患者在胸骨左缘第 3、4 肋间可闻及心包叩击音。

（三）实验室检查

1. X 线检查　心影偏小、正常或轻度增大；左右心缘变直，主动脉弓小而右上纵隔增宽

（上腔静脉扩张），有时可见心包钙化。

2. 心电图　窦性心律，常有心动过速，有时可有房颤。QRS 波群低电压、T 波低平或倒置。

3. 超声心动图　对缩窄性心包炎的诊断价值远不如对心包积液诊断价值，可见心包增厚、僵硬、钙化、室壁活动减弱，舒张早期室间隔向左室侧移动等，但均非特异而恒定的征象。

4. 右心导管检查　右心导管检查的特征性表现：是肺毛细血管压力、肺动脉舒张压力、右心室舒张末期压力、右心房压力均升高且都在相同或相近高水平，右心房压力曲线呈 M 或 W 波形，右心室收缩压轻度升高，舒张早期下陷及高原形曲线。

（四）治疗原则

1. 外科治疗　应尽早施行心包剥离术。但通常在心包感染、结核被控制，即应手术并在术后继续用药 1 年。

2. 内科辅助治疗　应用利尿药和限盐缓解机体液体潴留，水肿症状；对于房颤伴心室率快的患者，可首选地高辛，之后再应用 β 受体阻滞药和钙拮抗药。

三、心包炎护理措施

（一）体位与休息

对于呼吸困难患者要根据病情帮助患者采取半卧位或前倾坐位，依靠床桌，保持舒适体位。协助患者满足生活需要。对于有胸痛的患者，要卧床休息，保持情绪稳定，不要用力咳嗽、深呼吸或突然改变体位，以免使疼痛加重。

（二）呼吸观察与给氧

观察呼吸困难的程度，有无呼吸浅快、发绀，观察血气变化。根据缺氧程度调节氧流量，观察吸氧效果。

（三）预防感染

嘱患者加强营养，给予高热量、高蛋白、高维生素的易消化饮食，限制钠盐摄入，增强机体抵抗力。避免受凉，防止呼吸道感染，以免加重呼吸困难症状。

（四）输液护理

控制输液速度，防止加重心脏负担。

（五）用药护理

遵医嘱给予非甾体抗炎药，注意有无胃肠道反应、出血等副作用。遵医嘱给予糖皮质激素、抗生素、抗结核、抗肿瘤等药物治疗。

（六）健康教育

1. 增强抵抗力　告诉患者注意充分休息，加强营养，给予高热量、高蛋白、高维生素的易消化饮食，限制钠盐摄入。注意防寒保暖，预防呼吸道感染。

2. 坚持药物治疗　指导患者必须坚持足够疗程的药物治疗，不能擅自停药，防止复发。注意药物不良反应，定期随访。

3. 积极治疗　对缩窄性心包炎的患者，讲明行心包剥离术的重要性，解除心理障碍，尽早接受手术治疗。

（黄文会）

第六节　心肌疾病

心肌病（cardiomyopathy）是由遗传、感染等不同原因引起的以心肌结构及功能异常为主的一组心肌疾病。2008 欧洲心脏病学学会（ESC）根据心脏结构和功能表现把心肌病分为 5 型（表 14 - 2）。本节重点阐述扩张型心肌病和肥厚型心肌病。

表 14 - 2　心肌病的定义和分类（ESC，2008 年）

1. 心肌病的定义　为非冠心病、高血压、瓣膜病和先天性心脏病等所引起的心肌结构及功能异常的心肌疾病。

2. 心肌病分类　分家族性和非家族性。根据心脏结构和功能表现分类如下

（1）扩张型心肌病（DCM）：左心室或双心室扩张，有收缩功能障碍

（2）肥厚型心脏病（HCM）：左心室或双心室肥厚，多为非对称性室间隔肥厚

（3）限制型心肌病（RCM）：左室生理功能异常，心肌间质纤维化，室壁不厚，左室充盈状态，单或双心室舒张容积正常或降低

（4）致心律失常型右室心肌病（ARVC）：右心室进行性纤维脂肪变，右室功能障碍

（5）未定型心肌病：不适合归类于上述类型的心肌病，如左室致密化不全（LVNC）、应激性心肌病

一、扩张型心肌病

扩张型心肌病（dilated cardiomyopathy，DCM）主要特征是单侧或双侧心腔扩大，心肌收缩功能减退，伴或不伴有充血性心力衰竭。本病常伴有心律失常，病死率较高。在我国发病率为 13/10 万 ~ 84/10 万。男性多于女性。

（一）病因与发病机制

病因与发病机制尚不清楚。DCM 中 30% ~ 50% 有基因突变和家族遗传背景。对继发性 DCM，持续病毒感染是其重要原因，最常见的病原有柯萨奇病毒、流感病毒、腺病毒、巨细胞病毒和人类免疫缺陷病毒等。持续病毒感染对心肌组织的直接损伤、自身抗体或细胞因子介导的心肌损伤等导致扩张型心肌病。

（二）临床表现

起病缓慢，早期多无明显症状，逐渐出现活动后气急、心悸、胸闷、乏力甚至端坐呼吸、水肿和肝大等充血性心力衰竭的症状和体征，部分患者可发生栓塞、心律失常或猝死。主要体征为心脏明显扩大、奔马律、肺循环和体循环淤血的表现。

（三）辅助检查

1. X 线检查　心影明显增大，可见肺淤血征象。

2. 心电图　可见心房颤动、房室传导阻滞等心律失常改变及 ST - T 改变。

3. 超声心动图　各心腔均扩大，左心室扩大早而显著。室壁运动普遍减弱，提示心肌收缩力下降。

4. 其他　心导管检查和心导管造影，心内膜心肌活检、核素显影等。

（四）治疗要点

治疗原则是防治基础病因介导的心肌损害，控制心力衰竭和心律失常，预防栓塞和猝死，提高患者生活质量。本病主要是对症治疗，一般是限制体力活动、低盐饮食、应用洋地黄和利尿剂等减轻心脏负荷药物，但应慎用洋地黄。必须及时有效地控制心律失常，晚期条件允许可行心脏移植术。

二、肥厚型心肌病

肥厚型心肌病（hypertrophic cardiomyopathy，HCM）是一类常染色体显性遗传造成的原发性心肌病，以心室壁非对称性肥厚、心室腔缩小、左心室血液充盈受阻为特征。在我国发病率为 180/10 万，好发于男性，是青年人猝死的常见原因之一，临床上根据有无左心室流出道梗阻分为梗阻型与非梗阻型。

（一）病因与发病机制

本病多为家族性常染色体显性遗传。还有研究认为儿茶酚胺、代谢异常、细胞内钙调节机制异常、高血压、高强度运动等是本病发病的促进因子。

（二）临床表现

1. 症状　HCM 的主要症状有劳力性呼吸困难、心悸、胸痛、头晕及晕厥。梗阻型患者可在起立或运动时诱发或加重上述症状，甚至发生猝死。部分患者可无症状，因猝死或在体检中被发现。

2. 体征　主要体征有心脏轻度增大。梗阻型患者在胸骨左缘 3、4 肋间可闻及喷射性收缩期杂音，心尖部常可闻及收缩期吹风样杂音。

3. 并发症　心律失常和心脏性猝死。

（三）辅助检查

1. 胸部 X 线检查　心影增大多不明显，如有心衰则心影明显增大。

2. 心电图　最常见左心室肥大、ST - T 改变、深而不宽的病理性 Q 波。

3. 超声心动图　是临床上主要诊断手段，可显示室间隔的非对称肥厚，舒张期室间隔的厚度与左心室后壁厚度之比≥1.3，间隔运动减弱。

4. 其他　磁共振对诊断有重要价值，心导管检查及心血管造影有助于确诊，心内膜心肌活检有助于诊断。

（四）治疗要点

本病的主要治疗原则为弛缓肥厚的心肌，防止心动过缓及维持正常窦性心律，减轻左心室流出道狭窄程度和抗室性心律失常。常用 β 受体阻滞剂（普萘洛尔）及钙离子拮抗剂（维拉帕米）。对重症梗阻性肥厚型心肌病患者可做介入或手术治疗，消融或切除肥厚的室间隔心肌。

三、护理措施

（一）一般护理

1. 休息与活动　限制心肌病患者进行体力活动甚为重要，可使心率减慢，减轻心脏负荷，增强心肌收缩力，改善心功能。有心力衰竭症状者应绝对卧床休息，当心力衰竭控制后仍应限制其活动量，促使扩大的心脏得到恢复。肥厚型心肌病患者体力活动后有晕厥和猝死的危险，应避免持重、屏气及剧烈的运动如跑步、球类比赛等。有晕厥史者避免独自外出活动，以免发生意外。

2. 饮食　给予高蛋白、高维生素的清淡饮食，以促进心肌代谢，增加机体抵抗力。多食新鲜蔬菜和水果、少量多餐及增加粗纤维食物，防止便秘。心力衰竭时低盐饮食，限制水分摄入。

（二）病情观察

1. 生命体征观察　密切观察患者的生命体征，必要时进行心电监护。

2. 并发症观察　观察有无乏力、颈静脉怒张、肝大、水肿等心力衰竭表现；及时发现心律失常的先兆，防止发生猝死。心脏附壁血栓脱落则致动脉栓塞，需随时观察有无偏瘫、失语、血尿、胸痛、咯血等症状，以便及时处理。肥厚型心肌病患者应注意晕厥发生。

（三）对症护理

（1）给予氧气吸入，根据缺氧的程度调节流量。

（2）准确记录出入液量，定期测量体重。

（3）备好抢救用物和药品，以便进行电复律等急救措施。

（四）用药护理

遵医嘱用药，以控制心衰为主，同时给予改善心肌代谢药物，观察疗效及不良反应，严格控制输液速度。扩张型心肌病用洋地黄者因其耐受性差，应警惕发生中毒。

（五）健康指导

1. 疾病知识指导　保证充足的休息与睡眠，避免劳累。防寒保暖，预防上呼吸道感染。

2. 用药指导　坚持服用抗心力衰竭、纠正心律失常的药物，说明药物的名称、剂量、用法，教会患者及家属观察药物疗效及不良反应。

3. 病情监测　定期随访，症状加重立即就诊，防止病情进展。

（黄文会）

第十五章　心血管疾病介入治疗的护理

第一节　先天性心脏病的导管介入治疗的护理

一、动脉导管未闭的介入治疗

动脉导管未闭（PDA）是临床上常见的先心病，约占先心病患者的20%。1966年，Porstmann首先应用经导管栓塞术闭合未闭的动脉导管获得成功。此后许多学者相继开展封堵装置和临床应用的研究。在近50年的发展进程中，先后研制和应用了Rashkind双面伞状封堵器，Sideris研制的按钮式双盘状封堵器，弹簧栓子，蘑菇形封堵器和双盘状的PDA封堵器。1997年Masura等开始采用Amplatzer封堵器治疗PDA，Amplatzer封堵器的性能和疗效达到非常理想的程度，以致以往应用的封堵器基本上失去了应用价值。同时，封堵器的国产化，进一步推动了国内先心病介入治疗技术的发展和临床应用，彻底改变了PDA治疗方法的选择，PDA基本上可以通过介入治疗方法获得治愈。因PDA基本上可以通过应用Amplatzer封堵器得到治愈，故本节仅介绍Amplatzer封堵器的治疗方法。

1. 适应证

1）具有临床症状或心脏超负荷表现或合并有非梗阻性肺动脉高压的PDA（包括PDA结扎术后残余分流）患者，体重≥5kg。

2）有连续性杂音、无心脏容量超负荷表现的PDA。

3）"沉默型"PDA（含外科结扎术后残余分流及介入术后残余分流）。

2. 禁忌证

1）依赖PDA生存的心脏畸形。

2）合并梗阻性肺动脉高压。

3. 封堵器选择

（1）Amplatzer的PDA封堵器：Amplatzer的PDA封堵器（图15-1）呈蘑菇状，主动脉侧为一平面圆盘，其与圆柱部分相连。进口封堵器呈锥形，与圆盘连接部分比尾端大2mm，如封堵器规格为4~6mm，在长箭头处直径为10mm，粗箭头处直径为6mm，弯箭头处直径为4mm。总长度为7mm。封堵器的肺动脉测圆柱尾端通过微型螺丝与输送杆连接。

（2）封堵器的选择：PDA最窄直径≥2.0mm可选用Amplatzer动脉导管堵闭器及国产类似形状封堵器，对于小婴儿大PDA者可根据PDA的形态及漏斗情况选择成角型封堵器；对于管状PDA，可根据PDA的具体形状选择新型的Amplatzer血管塞封堵器。一般蘑菇伞形封堵器的选择比所测PDA最窄直径大3~6mm，对于巨大PDA选择的封堵器还更大。

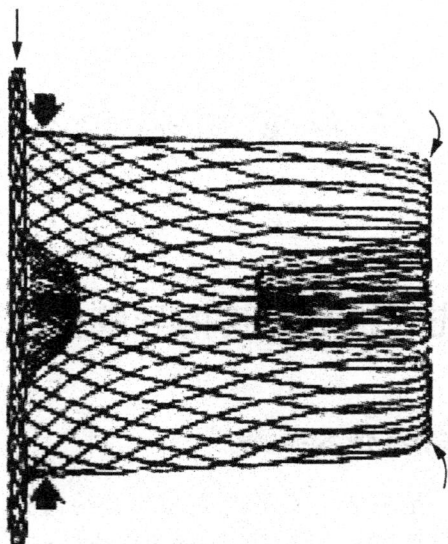

图 15 - 1　Amplatzer 封堵器

4. 操作方法

（1）术前准备：完善各项术前检查，如心电图、X 线胸片、超声心动图及相关化验检查，必要时配血备用，准备好必要的抢救药品。签署知情同意书。

（2）诊断性心导管术：局麻或全麻下穿刺股静脉，静脉推注肝素 100U/kg，行右心导管检查。穿刺股动脉行降主动脉造影，通常选择左侧位，测量 PDA 直径，了解其形态及位置。

合并肺动脉高压者计算肺循环血流量、肺循环阻力等，及其病变程度及性质，必要时行急性血管反应试验及堵闭试验。

（3）封堵操作：Amplatzer 动脉导管封堵器及国产类似形状封堵器：将所选择封堵器安装于输送钢丝的顶端，透视下沿输送鞘管将其送至降主动脉。待封堵器的盘面完全张开后，将输送鞘管及输送钢丝一起回撤至 PDA 的主动脉侧。然后固定输送钢丝，仅回撤输送鞘管至 PDA 的肺动脉侧，使封堵器的腰部固定于 PDA 内。5 ~ 10min 后重复主动脉弓降部造影。若证实封堵器位置合适、形状满意，无或仅有微量或少量残余分流，且听诊心脏杂音消失时，可操纵旋转柄将封堵器释放。在年幼儿童患者，导管及导丝操作可刺激 PDA 引起 PDA 的收缩反应。导管放置在 PDA 内造影，可能影响直径的准确测量。

5. 术后处理及随诊

1）血管穿刺侧肢体制动 6h，卧床 12h，用弹力绷带包扎或局部沙袋压迫 6h。股静脉穿刺点也可十字缝合穿刺点的皮下组织，达到止血目的，并可早期下床活动。

2）术后 24h、1、3、6、12 个月以及 3 年和 5 年随诊，复查超声心动图、心电图。

3）术后给予阿司匹林 3 ~ 5mg/kg，3 ~ 6 个月。

6. 并发症及处理

（1）封堵器脱落：多系封堵器选择偏小所致。有些解剖结构特殊，如特长的、大型管状 PDA，封堵器植入后可发生移位。一旦封堵器脱落可酌情通过圈套器或异物钳将其取出，难于取出时应行急诊外科手术。

（2）溶血：与封堵器选择的大小和 PDA 的形态有关，如封堵器选择过大，封堵器中的聚酯膜未能覆盖到 PDA 的管腔中，导致镍钛丝与聚酯膜间有空隙，产生分流引起溶血。一旦发生，应使用糖皮质激素、碳酸氢钠等药物治疗，保护肾功能。多数患者在一周内可自愈。残余分流量较大，可再植入一个或多个弹簧圈封堵残余分流。若经治疗后患者病情不缓解，应及时外科手术治疗。

（3）降主动脉狭窄：主要发生在婴幼儿，系封堵器过多突入降主动脉造成。术中应测量封堵器前后的主动脉内压力阶差，如存在压力阶差，应更换封堵器，或应用适合解剖形态的封堵器，否则改行外科手术。

（4）左肺动脉狭窄：封堵器突入肺动脉过多所致。跨狭窄处压差 < 2.67kPa（20mmHg）可临床观察，如狭窄较重应行外科手术治疗。

（5）心前区不适：少数人发生，与封堵器植入有关。一般随着植入时间的延长逐渐缓解。

（6）一过性高血压：如短暂血压升高和心电图 ST 段下移，多见于大 PDA，系动脉导管封堵后，动脉系统血容量突然增加等因素所致，可用硝酸甘油或硝普钠静脉滴注。部分患者出现术后高血压可用降压药物治疗。

（7）心律失常：多在导管通过心腔时发生，也有在术后心脏功能改善，尿量骤增，导致低血钾，QT 延长，扭转性室速。对术前存在心力衰竭的患者，术后应密切观察，及时纠正电解质紊乱。

（8）三尖瓣损伤：与导管缠绕腱索，强行退送鞘管所致。一旦发生，需要早期外科处理。

二、房间隔缺损的介入治疗

经导管修补房间隔缺损（ASD）的技术已在临床应用 10 多年，数万例患者的治疗结果表明，此项技术操作简单、安全，并发症少，是一项值得推广的治疗方法。介入治疗 ASD 应用的装置有多种，因早期应用的装置性能不佳，适应范围小，操作复杂，并发症发生率高而逐渐被淘汰。目前临床应用主要是以 Amplatzer 封堵器为代表的镍钛合金封堵器，可分为进口和国产两部分产品，结构和性能两者相似。有适应证的患者，成功率高达 97% 以上。继发孔型 ASD 患者中，80% 以上可以通过应用此封堵器获得治愈，因此大部分 ASD 患者可以避免外科开胸手术。其他封堵装置在国内基本上不用，故本章仅介绍 Amplatzer 封堵器治疗 ASD。

1. Amplatzer 的 ASD 封堵器　是由高弹性镍钛合金丝编织的双面盘状结构（图 15 – 2），连接两个盘片的中央部分呈圆柱形，左右心房侧的盘片直径分别比中央的圆柱部分大 14mm 和 12mm。在盘片和圆柱部分缝有聚脂片（共 3 层）。主要优点是封堵器腰部圆柱直径大小与缺损直径一致，到位后不会发生移位，放置后不影响二尖瓣和三尖瓣活动。术后残余漏的发生率低。此外操作方便，当补片选择不合适时也容易退回导管鞘内，便于取出。应用该补片能闭合较大直径的 ASD。最大 ASD 直径 44mm 的患者，通过应用直径 52mm 的封堵器治疗成功。对多孔型 ASD 也可通过应用多个封堵器成功治疗。

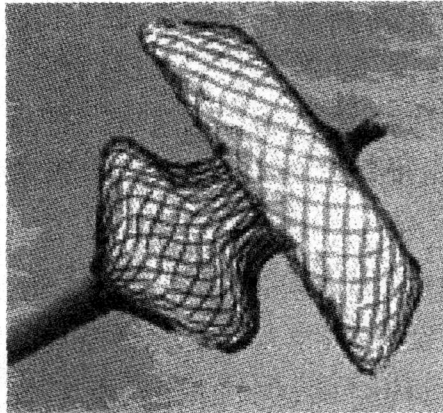

图 15 - 2 ASD 封堵器

两边为两个盘状结构，中央有腰，呈圆柱状。左心房面盘片比右心房面稍大。在右心房面有一螺母适配器与输送杆头端的螺丝相连接。

2. 适应证和禁忌证

（1）绝对适应证：继发孔型 ASD，伴右心容量负荷增加，5mm≤直径≤34mm；年龄≥3 岁；缺损至冠状静脉窦，上、下腔静脉及肺静脉的距离≥5mm，至房室瓣≥7mm；房间隔的直径＞所选用封堵伞左房侧的直径；无梗阻性肺动脉高压。

（2）相对适应证：①年龄≥2 岁，伴右心容量负荷增加。②缺损周围部分残端不足5mm。③多孔型或筛孔型 ASD。

（3）禁忌证：①上、下腔静脉型 ASD。②ASD 合并部分或全部肺静脉异位引流。③合并梗阻性肺动脉高压。④患有出血性疾病，未治愈的胃、十二指肠溃疡。⑤左心房或左心耳血栓，左心房内隔膜，左心房或左心室发育不良。

3. 操作方法

1）麻醉：年长儿及成人用 1% 利多卡因局麻，小儿用静脉复合麻醉。

2）穿刺股静脉，放置 6F 或 7F 鞘管。

3）全身肝素化（100U/kg），如术程超过 3h，可每小时追加 1000U 肝素。

4）将端孔导管送至左上肺静脉内，经导管插入 0.089cm（0.035 英寸）或 0.097cm（0.038 英寸），长 260cm 的加硬导引钢丝至左上肺静脉，退出导管及外鞘，保留导引钢丝头于左上肺静脉内。

5）沿导丝送入测量球囊至左房中部，测量 ASD 直径。

6）沿导引钢丝送入与封堵器相应的长鞘，一直送至左上肺静脉口，撤去长鞘的扩张器，保留鞘管在左心房中部，用肝素盐水冲洗长鞘，以保证长鞘通畅及无气体。

7）生理盐水浸湿封堵器，将通过负载导管内，与封堵器的螺丝口旋接，封堵器完全浸在肝素盐水中，回拉推送杆，使封堵器装入负载导管内。再经短鞘的侧孔注入肝素盐水，排净短鞘和封堵器内的气体。

8）将负载导管插入长鞘管内，向前推送输送杆使封堵器至左心房，左心房面和腰部部分顶出长鞘，使其恢复成盘状，回拉鞘管和输送杆，在左心房面垂直站立堵住 ASD，用彩色多普勒二维超声心动图取心尖四腔切面观察 ASD 有无残余分流，并注意封堵器不能影响二尖瓣、三尖瓣的开放和关闭，不能阻挡肺静脉回流。（图 15 - 3）

9）在超声指导下确认正面封堵器已关闭 ASD 和位置恰当后，固定输送杆，回撤长鞘管，释放出右心房面部分，使两块补片紧贴在一起，如超声示无左向右分流即可逆向旋转输送杆，释放出封堵器。

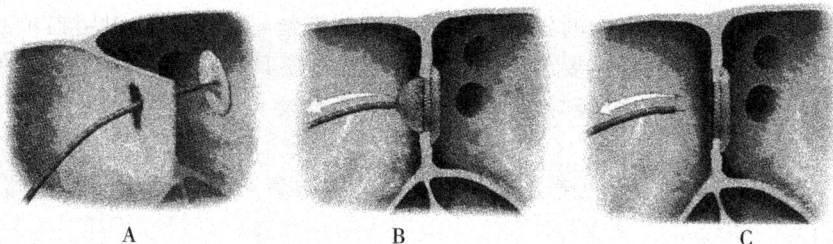

图 15 - 3　ASD 封堵过程示意图

A：推送输送杆使封堵器至左心房，打开左心房盘面；B：回撤长鞘管，释放出右心房盘面；C：如超声示封堵器位置合适，逆向旋转输送杆，释放出封堵器。

10）撤除长鞘及所有导管，压迫止血。或在静脉穿刺点穿刺点处进行"十"字缝合，打结对皮下形成张力，起到即刻止血的目的，可以避免压迫，缩短卧床时间。

4. 术后处理

1）术后卧床 12h，血管穿刺点用弹力绷带包扎或局部沙袋压迫 6h，术侧肢体制动 6h。

2）术后肝素抗凝 24～48h。普通肝素每小时 10U/kg，持续静脉注射，低分子肝素每次 100U/kg，皮下注射，2 次/d。

3）阿司匹林每天 3～5mg/kg，口服，6～12 个月；封堵器直径≥30mm 者可酌情加服氯吡格雷，有心房颤动者服用华法林，维持 INR2～3。

4）术后 24h、1、3、6 及 12 个月，以及 3 年和 5 年随诊，复查超声心动图、心电图，必要时拍胸片。

5. 并发症及处理

（1）残余分流较少见，一般不需处理。国内有后期出现封堵器移位。超声心动图示封堵器未能抱住主动脉，封堵器偏向一侧，在靠近主动脉根部处发生分流。另外多孔型 ASD，术前和术中未能明确诊断，封堵了大孔，遗漏了小孔。

（2）血栓栓塞：血栓栓塞是有可能发生的并发症，特别房颤患者有可能发生，应重视术中和术后抗凝治疗。无房颤的患者，也有在术中和术后发生血栓栓塞，可能与术中抗凝不够，操作时间长，封堵器在鞘管内的时间较长，在封堵器内和其表面与血液接触形成血栓。因此应规范抗凝剂的应用，定时应用肝素盐水冲洗长鞘和缩短操作时间。

（3）空气栓塞：与输送系统及短鞘内气体未能排空有关。应严格操作程序，充分排空输送鞘和封堵器中气体，当输送鞘置入左房后，保证有回血后再向鞘管内注入肝素盐水和送入封堵器。一旦出现气体栓塞，立即吸氧，心率减慢者给予阿托品，必要时给予硝酸甘油防止血管痉挛。

（4）心包压塞：心壁穿孔可能与导管和鞘管推送过程中损伤了心房壁所致，多发生于左心耳处。多功能导管在左心房内操作时应避免导管头端已经顶住心房壁或在心耳内时从导管内推出导丝，导丝很容易穿过心房壁。术中动作应轻柔。出现心包压塞后，如超声心动图观察心包积液量增加不明显，给予鱼精蛋白中和肝素，大多可自愈；出血量大，迅速增加，立即心包穿刺减轻心包压塞，如心包置管引流后，引流量大，无减少趋势，应尽快行外科手术治疗。

（5）封堵器脱落：与封堵器选择不当，操作不当，ASD 的边缘不良以及房间隔呈网格状有关。封堵器脱落也可为推送时发生旋转、封堵器螺丝松脱所致。封堵器可脱落至心房、心室或大血管。释放封堵器前需要反复推拉封堵器并观察其形态和位置是否有异常。如封堵器脱落后未发生心室颤动，可经导管取出，若封堵器较大或者难以取出时应行急诊外科手术。

（6）头痛，视觉异常：个别患者术后出现头痛，眼冒金星。可能与封堵器表面形成微小血栓脱落引起的微栓塞或封堵器表面血小板聚集活化释放血管活性物质有关。应用华法林治疗有效。出现上述并发症，一般抗凝治疗至少 1 年。

（7）血小板减少：出现在开始的一周内，是封堵器表面吸附血小板所致。一般不需要特别治疗，可在 2~3 周内恢复。

（8）主动脉磨损：ASD 位于房间隔的前上缘，封堵器与主动脉直接接触，随着心跳，封堵器与主动脉发生摩擦，久之发生穿孔。为极少见并发症，全球数万例中发生 20 多例，国内 4 万~5 万例患者中，发生 2 例。

（9）感染性心内膜炎：极少见，仅有个别报道。因此，对患者术后应重视预防。当患者术后开始的一段时间内感冒发热时，应注意适当应用抗生素。

（10）心律失常：多数为一过性，无需特殊处理。出现窦性停搏超过 3s，以及高度房室传导阻滞应及时给予药物治疗，必要时可置入临时或永久起搏器治疗。如术中发生应更换小的封堵器，或放弃封堵治疗。有部分患者术前存在间歇性房室传导阻滞，应进行动态心电图检查。

（11）溶血：ASD 封堵后溶血罕见，可能是红细胞在较大网状双盘结构中流动被撞击破坏所致。停用阿司匹林等抗血小板药物，并给予糖皮质激素。待封堵器表面血栓形成后溶血可消失。

三、护理措施

（1）持续心电监护 24h，严密观察心率、血压、心律等生命体征，注意有无心绞痛发作，心电图有无缺血性变化、心肌梗死、重症心律失常等并发症的出现。

（2）因术前禁食、过度紧张、失眠、对比剂的高渗作用，应用血管扩张药等因素，故术后易发生低血压。一旦发生应快速输入生理盐水，一般多可恢复。

（3）密切观察穿刺局部渗血情况和血肿形成以及监测足背动脉搏动情况。

（4）静脉持续滴注硝酸甘油和口服钙通道阻滞药，以预防冠状动脉痉挛。

（5）抗凝的护理：患者术后给予抗凝药以预防术后血栓形成和栓塞，进而导致血管闭塞和急性心肌梗死等并发症。术后以每小时 1000U 肝素持续静脉滴注，并根据凝血时间或部分凝血活酶时间（PTT）来调整肝素用药，持续 24h 后停用，改为低分子肝素注射液皮下注射，2 次／d。并严密观察全身及穿刺局部的出血情况。

（6）抗血小板制剂：常规用阿司匹林 150mg／d，以减少血小板聚集作用。

（7）常规用抗生素 3d 预防感染。

（8）动静脉穿刺套管的处理：稳定型心绞痛患者术后肝素静滴 4～6h，停药后 1h 拔除鞘管；不稳定型心绞痛、急性心肌梗死、术前冠脉内有血栓、术中有血栓形成或内膜撕裂和急性闭塞等并发症处理成功者，完全阻塞病变、多支血管 PTCA 和长节段病变等复杂病变的 PTCA 者，术后给肝素 24h 或更长时间，停药 1h 后拔除鞘管。有些患者在拔除鞘管时因疼痛刺激迷走神经张力增高而致心动过缓和血压降低、恶心呕吐等，拔管前可在鞘管周围皮下注射少量麻醉剂，并备用阿托品。

（9）术后 48h 如无任何并发症发生，可鼓励患者下床活动。

（10）并发症的护理

1）急性血管闭塞：急性血管闭塞是最严重也最常见的并发症，多发生在术中或术后短时间内，也可发生在术后 24h 甚至更长。急性闭塞是冠脉痉挛、血栓形成，或内膜撕裂伴血栓形成的结果。一旦发生即给予硝酸甘油、肝素、溶栓治疗，或重新 PTCA 治疗，严重者需进行紧急外科冠状动脉旁路移植术。

2）边支闭塞：常因球囊充盈时将从狭窄处或其附近发出的边支闭塞。若该支很小，常无临床症状，可不进行特殊处理。若该边支较大，需立即送入导丝并用球囊扩张边支口。

3）冠脉栓塞：常见为血栓栓塞，在扩张有血栓存在的病变时，尤其是机化血栓，血栓碎片或小栓子可附在球囊上，在球囊退出过程中，栓子被血流冲入血管远端或其他冠脉及分支。

4）冠脉穿孔或破裂：常因导丝操作不当而造成穿孔或因球囊过大、加压过高或过快而造成血管破裂，可导致心包积血和心脏压塞，需立即行冠状动脉旁路移植术和处理破裂处。

5）左室壁穿孔和心包积血：常因放置右室起搏导管加上术中应用大剂量肝素所致，若出现心脏压塞需立即外科手术。

6）导丝折断。

7）室性心动过速或心室颤动：在 PTCA 过程中，发生率 2%，更多发生于急性心肌梗死的 PTCA，用低渗对比剂可减少其发生率。

（黄文会）

第二节　冠状动脉粥样硬化性心脏病介入治疗与护理

一、选择性冠状动脉造影术

（一）概述

冠状动脉造影术（coronary arteriography，CAG）即向冠状动脉内注入对比剂，使心脏表浅大的冠状动脉显影的方法。临床上可分为非选择性 CAG 和选择性 CAG。非选择性 CAG 即将对比剂高压注入左心室或主动脉根部，使对比剂随血流同时进入左、右冠状动脉，左、右冠状动脉同时显影。但它常常难以提供清晰的冠状动脉影像。而选择性 CAG 克服了此缺点，能够对冠状动脉解剖情况提供较满意效果，目前临床上已被广泛采用。

（二）冠状动脉解剖

冠状动脉是供给心脏的唯一动脉，分为左冠脉和右冠脉。

1. 左冠状动脉（left coronary artery，LCA）　起源于升主动脉左后方的左主动脉窦，其开口位于左窦外侧中上部、窦嵴下 1cm 处。LCA 发出后称左主干（left main，LM），而后分为左前降支（left anterior descending，LAD）和左回旋支（left circumflex，LCX），LAD 沿前室间沟下行至心尖部或再向后终止在后室间沟近心尖部。沿途分出对角支（diagonal，D）及向室间隔垂直发出多个前穿隔支（septal，S）。LCX 沿左房室沟由心脏左前向左后绕行，沿途发出钝缘支（obtuse marginal，OM），左房支（left auricular braneh），有些左主干还直接发出一支粗大的中间支（intermediate artery，或 Ramus），位于 LAD 和 LCX 夹角中央，因此左主干发出三大支，亦称"三叉型"。

2. 右冠状动脉（right coronary artery，RCA）　起源于升主动脉右前方的右主动脉窦，其开口位于右窦外侧中上部、窦嵴下 1cm 处，沿右房室沟由心脏右前方向右后绕行，沿途发出分支有：①圆锥支（conus branch，CB）。②窦房结支（sinus node，SN）。③右室支（right Ventricular，RV）。④锐缘支（acute marginal，AM）。⑤房室结支（A－V Node，AVN）。⑥后降支（posterior descending artery，PD 亦称 posterior interventricular artery），在后室间沟内向下延伸到心尖，沿途向心脏后室间沟垂直发出多个后穿隔支。⑦左室后侧支（posterior lateral，PL，亦称 retroventricular artery）。

（三）适应证和禁忌证

1. 适应证

（1）不典型心绞痛，或原因不明的胸痛为明确诊断者。

（2）内科治疗无效，活动能力受限（Ⅲ、Ⅳ级）的稳定型心绞痛为了手术者。

（3）不稳定型心绞痛而无心律失常、严重高血压等其他原因，为了手术需了解冠状动脉病变性质者。

（4）梗死前综合征准备紧急 PTCA 或冠状动脉旁路移植手术（CABG）者，可做急诊冠状动脉造影。

（5）陈旧性心肌梗死并发室壁瘤准备手术切除者。

（6）PTCA 或 CABG 后仍有心绞痛症状，需了解冠状动脉残余狭窄情况或移植血管通畅程度者。

（7）急性心肌梗死准备做冠状动脉内给药溶栓治疗或准备做 PTCA 者，术前了解冠状动脉病变情况。

（8）急性心肌梗死合并心源性休克，在主动脉内气囊泵反搏支持下冠状动脉造影，以便紧急冠状动脉搭桥者。

（9）年龄 40 岁以上瓣膜置换术前，需了解是否有冠状动脉病变者。

2. 禁忌证

（1）各种急性感染期。

（2）严重心律失常及严重的高血压未加控制者。

（3）电解质紊乱，洋地黄中毒。

（4）有出血倾向者，现有出血疾病者或正在抗凝治疗者。

（5）对比剂过敏者。

（6）其他脏器功能衰竭者或严重营养不良，难以忍受者。

（7）严重肝肾功能不全。

（8）活动性心肌炎。

（四）术前护理

（1）术前宣教：向患者及家属介绍冠心病的概念，冠状动脉造影术的目的、意义、手术方法、手术环境。介绍咳嗽的目的，教患者练习床上排便。请手术成功的患者亲自介绍体会，使患者了解手术的必要性、安全性及注意事项。同时，根据患者提出的问题和引起焦虑的原因进行有针对性的心理疏导，以减轻其心理压力，满足其心理需求，以便手术顺利进行。

（2）详问过敏史：包括食物、药物和碘过敏史，麻疹和支气管哮喘病史等。

（3）检查双侧股动脉和足背动脉搏动情况。

（4）做碘过敏试验，行凝血酶原时间、肝功能、电解质等检查，停用活血及影响造影结果的药物。

（5）完善各种检查，了解各脏器的功能。

（6）双侧腹股沟、会阴部备皮。

（7）训练患者深呼吸、憋气和咳嗽动作。

（8）指导患者床上排便。

（9）手术日清晨禁食、禁水（药物除外），术前30min排空膀胱。

（五）术中配合

1. 麻醉及手术体位

（1）麻醉方式：局部麻醉。

（2）手术体位：采用平卧位，双下肢分开并外展。

2. 常用器材和物品

（1）心导管造影手术包（表15-1）。

表15-1 心导管造影手术包

物品	数量	物品	数量
小治疗巾	4块	大号不锈钢盆	1个
中单	2块	不锈钢碗	2个
大单	2块	换药碗	1个
小药杯	1个	三角刀柄	1个
弯盘	1个	刀片	2个
持物钳	1把	小纱布	10块

（2）冠状动脉造影术器材（表15-2）。

表15-2　冠状动脉造影术器材

器材	数量	器材	数量
7F 动脉鞘	1 套	肝素	2 支
0.035 英寸超滑导丝	1 根	非离子对比剂	200～300ml
6F 左冠状动脉造影管	1 根	利多卡因	10ml
6F 右冠状动脉造影管	1 根	硝酸甘油	5mg
三联三通开关	1 副	手套	2 副
动脉造影连接管	1 根	生理盐水	1500ml
带有创压力的心电监护仪	1 台	注射器 10ml	2 副
除颤器	1 台	注射器 20ml	1 副

（3）手术步骤及护理配合（表15-3）。

表15-3　手术步骤与护理配合

手术步骤	护理配合
1. 常规消毒双侧腹股沟上至脐部，下至大腿中部	连接心电监护仪、除颤仪呈备用状态，协助铺无菌手术单，同时做好心理护理
2. 腹股沟股动脉搏动处皮肤切开 1～2cm	递大号圆刀片切开皮肤及皮下组织，纱垫拭血
3. 采用 seldinger 法常规经股动脉穿刺插管	递动脉鞘、导丝、左右冠脉造影管、三连三通开关
4. 选择暴露狭窄病变最佳的方位进行冠状动脉造影	连接测压仪，调整零点，倒对比剂 50ml
5. 确定造影成功后，撤出导丝及导引导管，保留动鞘，包扎穿刺部位	协助包扎伤口，护送患者至病房

（六）术后护理

1. 心理护理　冠状动脉造影术后由于患者肢体制动时间、卧床时间均较长，容易使患者产生不舒适感，护理人员应加强沟通，做好健康教育，缓解患者的紧张心理。

2. 并发症的观察与护理

（1）心律失常：常见有心动过缓、P-R 间期传导延长、房室传导阻滞、多发性室性期前收缩，严重可发生室性心动过速和心室颤动。大多是因为对比剂影响，可经患者用力咳嗽后缓解，个别严重者可静脉注射阿托品，若仍不能恢复则应立即用临时人工起搏器。也可因导管堵塞冠脉口造成急性缺血，一旦发生，立即将导管撤出，进行胸外按压并立即进行电除颤。

（2）心肌梗死：①导管或对比剂刺激冠脉痉挛。②导管损伤冠脉口引起内膜撕裂甚至血管急性闭塞。③栓塞：可为血栓栓塞或气体栓塞，多由导管头或到导丝带入或因排气不当，将气泡注入冠脉内。

护理上应注意：应术前肝素化；所有连接管道应严格排除所有气泡，导管操作务必轻柔，尽量减少不必要的动作；严密监测动脉压力和心电图变化。如果心肌梗死发生在术中，应尽快明确原因，给予硝酸甘油或硝苯地平治疗以解除冠脉痉挛，冠脉内溶栓治疗或急诊介入性治疗、冠脉旁路移植术等。

（3）栓塞并发症：栓子来自导管或导丝表面形成的血栓、因操作不慎所致脱落的动脉粥样斑块、注入气泡。可造成脑血管栓塞、肾动脉或肠系膜动脉栓塞、下肢动脉栓塞。一旦发生应积极治疗，包括应用血管扩张药和溶栓治疗等。

（4）死亡：因冠脉造影而致死的人数，随经验积累和设备改进已明显降低。

（5）对比剂反应：①皮肤反应，皮肤潮红、苍白、出汗、荨麻疹、血管神经性水肿等。②神经系统，头痛、头晕、肌肉抽搐、失明、失语、偏瘫、大小便失禁等，严重者可昏迷。③呼吸系统，打喷嚏、咳嗽、呼吸困难、气喘发作、喉头痉挛和水肿等，严重者呼吸暂停。④肾脏反应，腰痛、少尿、无尿、血尿、蛋白尿、肾功能不全等。⑤心血管系统，心动过缓、心动过速、严重室性心律失常、低血压、急性肺水肿、休克、心脏骤停。一旦出现变态反应，应立即给予氢化可的松、肾上腺素、氨茶碱、多巴胺等药治疗。

（6）穿刺局部并发症：主要有血肿形成、动脉内膜撕裂、穿孔、动静脉瘘等，可通过注意操作规程避免。

（7）其他并发症：导管打结或断裂、感染等。

（8）预防拔除股动脉鞘管时可能发生的心律失常、低血压或休克及冠脉痉挛严格抗凝治疗后，股动脉伤口止血难度很大。拔管后须立即压迫止血，但若用力过度，或双侧伤口同时按压，右冠脉病变，可致迷走神经反射性心动过缓，使回心血量减少发生休克。伤口剧痛，可使心率增快，或发生冠脉痉挛，故须根据病情，备好抗心律失常、升压、解痉、扩血管的药物，必要时备尿激酶。护理方法：①采用分段减压方法压迫止血。②按压伤口力度以能触摸到足背动脉搏动为准。③两侧股动脉伤口时，严禁同时拔管、按压。④紧张、伤口剧痛的患者，必须使患者身心放松，同时在伤口处皮下注射利多卡因 50～100mg。

3. 预防感染 患者术后常规口服消炎药治疗，术后至少连用 3～5d，监测体温，每日 4 次，连测 3d，正常后停测。

4. 一般护理 患者术后改为一级护理，告知患者绝对卧床 24h、肢体制动 12h，沙袋压迫的时间 6～8h。术后 30min 即可进食、水，并嘱患者多饮水，以利对比剂排空。30min 测血压 1 次，连测 6 次，平稳后停测，观察伤口有无渗血、渗液，足背动脉搏动情况。协助患者生活护理，嘱患者如有胸闷等不适主诉及时告知医护人员。

（七）健康教育

（1）预防冠心病的危险因素：指导患者戒烟、酒，避免情绪紧张、激动、注意饮食、降低体重、积极控制高血糖、高血压及高脂血症等危险因素。

（2）定时门诊复查，如有不适主诉，及时到医院就诊。

（3）向患者介绍该病的常识，嘱患者坚持服药，定期回院复查，遵医生指导用药，忌随意停药、换服药物。指导患者自制一张个人健康联系卡与硝酸甘油（或速效救心丸）随身携带，联系卡注明：姓名、年龄、病史、家人联系电话、经治医院的联系电话及医生，卡上还可附上简单的急救要领。并随身备有硝酸甘油或速效救心丸以便发作时急用。

（4）嘱患者进食清淡、富含维生素、优质蛋白质及纤维素的食物，不宜过快过饱，可少食多餐。饮食不宜过咸，限制甜食及高脂饮食，并应忌烟酒。

二、经皮穿刺冠状动脉腔内成形术

（一）概述

经皮穿刺冠状动脉腔内成形术（percutaneous transluminal coronary angioplasty，PTCA）又称冠状动脉球囊成形术，它是指运用一种高分子物质制造的双腔球囊，在导引系统的辅助下被送至冠状动脉的狭窄部位，加压充盈球囊，借助于球囊扩张的机械性挤压作用使血管壁结构重构、内腔扩大的一种介入性治疗技术。通过治疗，原冠状动脉狭窄部位被扩张，血流增加，原缺血部位的血液循环改善，从而达到治疗效果。其治疗效果较药物治疗可靠且理想，又比心外科冠状动脉旁路移植术简便且痛苦小，是当今冠心病的主要治疗技术之一。

（二）适应证

1. 临床适应证

（1）不稳定型心绞痛。

（2）变异型心绞痛。

（3）急性心肌梗死（溶栓治疗后或急诊 PTCA）。

（4）高危性 PTCA，即左室功能明显受损患者（LVEF＜30%）。

（5）冠脉搭桥术后心绞痛。

（6）高龄心绞痛患者（≥75 岁）。

2. 血管适应证

（1）多支血管病变。

（2）冠脉搭桥术后的血管桥（包括大隐静脉桥和内乳动脉桥）及被搭桥后的冠状动脉本身病变。

（3）被保护的左主干病变。

3. 病变适应证　血管远端、管状长节段（＞10mm）、偏心性、钙化、不规则、位于血管分叉处、一支多处病变、病变部位成角度（＞45°）、新近完全阻塞（＜3 个月）、冠脉口病变、有溃疡或血栓形成的病变等。

（三）禁忌证

（1）长期心绞痛（＞2 年）为僵硬或钙化性冠状动脉病变，长度大于 20mm 者。

（2）冠状动脉血管扭曲，走行弯曲过大者。

（3）冠状动脉左主干狭窄或高度偏心性狭窄，或冠状动脉远端狭窄或血管完全闭塞者。

（4）病变累及主要分支点，扩张时粥样斑块可能被压入邻近分支血管而引起阻塞者。

（5）左室明显肥厚或扩大及左室功能明显减退者。

（6）狭窄大于 50% 而临床症状不明显者。

（7）无冠状动脉搭桥条件或患者拒绝做冠状动脉旁路移植术者。

（四）术前护理

（1）请医师详尽说明过程，解除疑虑后患者和家属填妥同意书。

（2）强调有心悸、胸闷等任何不适应立即通知医师。

（3）术前晚及术日晨口服阿司匹林 300mg，波立维 300mg，继续服用硝酸酯类和钙离子通挤抗药，当日停服 β-受体阻滞药。

（4）做青霉素皮肤过敏试验及对比剂静注过敏试验。

（5）术前禁食6h，穿刺部位常规皮肤准备。

（6）患者进心导管室前保持一条静脉通道。

（五）术中配合

1. 麻醉及手术体位

（1）麻醉方式。局部麻醉。

（2）手术体位。采用平卧位，臀部垫一软枕，双下肢分开并外展。

2. 常用的器材和物品

（1）心血管造影手术包（同冠状动脉造影术）。

（2）常用器材（表15-4）。

3. 手术步骤及护理配合　见表15-5。

表15-4　心血管造影手术常用器材

器材	数量	器材	数量
普通器材同冠状动脉造影			
7F 左冠状动脉导引导管	1根	输液物品：平衡液5.0ml、带调节的输液管1副、静脉输液延长管1根，尼龙针头1个、透明贴膜1张	
7F 右冠状动脉导引导管	1根	0.014 英寸的微导丝	1根
冠状动脉腔内成形术三件套	1副	球囊	若干规格备用
压力泵	1个		

表15-5　心血管造影手术步骤及护理配合

手术步骤	护理配合
1~4. 同冠状动脉造影术	
5. 根据不同情况置入导引导管可选择7F或8F，并肝素化	建立静脉通道，挂对比剂、连接输液导管并排气
6. 若有缓慢性心律失常，或扩张较大的优势型右冠状动脉，或左冠状动脉优势型的回旋支病变时，可预先放置临时起搏器	准备起搏导管和起搏器
7. 自导引导管内插入导引钢丝，沿导丝送入合适的球囊，进行预扩张	递微导丝、压力泵、三件套递送合适的球囊
8. 确定球囊位置合适后，通过压力泵用1∶1稀释的对比剂充盈球囊，第一次扩张的球囊压力不要过大，时间亦应缩短，以防止心律失常的发生。间隔30~60s后再做第二次扩张	动脉内注入硝酸甘油200μg（生理盐水100ml＋硝酸甘油5mg）
9. 确定手术成功后，撤出导丝及导引导管，拔出动脉鞘，包扎穿刺部位或行血管封堵	协助包扎伤口，护送患者至病房

（六）术后护理

（1）持续心电监护24h，严密观察心率、血压、心律等生命体征，注意有无心绞痛发作，心电图有无缺血性变化、心肌梗死、重症心律失常等并发症的出现。

（2）因术前禁食、过度紧张、失眠、对比剂的高渗作用，应用血管扩张药等因素，故术后易发生低血压。一旦发生应快速输入生理盐水，一般多可恢复。

（3）密切观察穿刺局部渗血情况和血肿形成以及监测足背动脉搏动情况。

（4）静脉持续滴注硝酸甘油和口服钙通道阻滞药，以预防冠状动脉痉挛。

（5）抗凝的护理：患者术后给予抗凝药以预防术后血栓形成和栓塞，进而导致血管闭塞和急性心肌梗死等并发症。术后以每小时1000U肝素持续静脉滴注，并根据凝血时间或部分凝血活酶时间（PTT）来调整肝素用药，持续24h后停用，改为低分子肝素注射液皮下注射，2次/d。并严密观察全身及穿刺局部的出血情况。

（6）抗血小板制剂：常规用阿司匹林150mg/d，以减少血小板聚集作用。

（7）常规用抗生素3d预防感染。

（8）动静脉穿刺套管的处理：稳定型心绞痛患者术后肝素静滴4～6h，停药后1h拔除鞘管；不稳定型心绞痛、急性心肌梗死、术前冠脉内有血栓、术中有血栓形成或内膜撕裂和急性闭塞等并发症处理成功者，完全阻塞病变、多支血管PTCA和长节段病变等复杂病变的PTCA者，术后给肝素24h或更长时间，停药1h后拔除鞘管。有些患者在拔除鞘管时因疼痛刺激迷走神经张力增高而致心动过缓和血压降低、恶心呕吐等，拔管前可在鞘管周围皮下注射少量麻醉剂，并备用阿托品。

（9）术后48h如无任何并发症发生，可鼓励患者下床活动。

（10）并发症的护理

1）急性血管闭塞：急性血管闭塞是最严重也最常见的并发症，多发生在术中或术后短时间内，也可发生在术后24h甚至更长。急性闭塞是冠脉痉挛、血栓形成，或内膜撕裂伴血栓形成的结果。一旦发生即给予硝酸甘油、肝素、溶栓治疗，或重新PTCA治疗，严重者需进行紧急外科冠状动脉旁路移植术。

2）边支闭塞：常因球囊充盈时将从狭窄处或其附近发出的边支闭塞。若该支很小，常无临床症状，可不进行特殊处理。若该边支较大，需立即送入导丝并用球囊扩张边支口。

3）冠脉栓塞：常见为血栓栓塞，在扩张有血栓存在的病变时，尤其是机化血栓，血栓碎片或小栓子可附在球囊上，在球囊退出过程中，栓子被血流冲入血管远端或其他冠脉及分支。

4）冠脉穿孔或破裂：常因导丝操作不当而造成穿孔或因球囊过大、加压过高或过快而造成血管破裂，可导致心包积血和心脏压塞，需立即行冠状动脉旁路移植术和处理破裂处。

5）左室壁穿孔和心包积血：常因放置右室起搏导管加上术中应用大剂量肝素所致，若出现心脏压塞需立即外科手术。

6）导丝折断。

7）室性心动过速或心室颤动：在PTCA过程中，发生率2%，更多发生于急性心肌梗死的PTCA，用低渗对比剂可减少其发生率。

（七）健康教育

（1）合理膳食，饮食以低脂、低胆固醇为主，不食维生素K含量高的食物，如浓茶、菠菜、包心菜、动物肝脏等，避免影响抗凝药疗效。

（2）告知患者术后仍需确保长期正规的内科治疗，坚持服药。

（3）强调定期复查，门诊随访。

（4）预防冠心病的危险因素：指导患者戒烟、酒，避免情绪紧张、激动，注意饮食、降低体重，积极控制高血糖、高血压及高脂血症等危险因素。

（5）鼓励患者每日做适量运动，锻炼身体，增强抵抗力。

（6）保持愉快心情，当院外出现不适，如胸痛、出血等时立刻就诊。

三、冠状动脉内支架安置术

（一）概述

急性闭塞和再狭窄是经皮穿刺腔内冠状动脉成形术（percutaneous transluminal coronary angioplasty，PTCA）尚待解决的两大问题，冠状动脉脉内支架安置术是应此问世的另一种新介入治疗手段。它是目前唯一能通过导管输送到血管内起支撑作用的技术，能解除冠状动脉狭窄和闭塞，防止血管塌陷及夹层形成，保持血流通畅，具有手术简便、疗效确切、创伤小等优点。

（二）适应证

（1）PTCA 并发动脉夹层瘤、严重内膜撕裂、急性闭塞或濒临闭塞者。

（2）预防 PTCA 后再狭窄。

（三）禁忌证

（1）出血性疾病和出血倾向者。

（2）血管直径≤2.5mm 者。

（3）冠状动脉开口和近端有较明显的动脉粥样硬化斑块，妨碍导引导管较深插入者。

（4）病变部位有大量未经治疗的血栓存在者。

（5）血管远端血流明显减慢者。

（四）术前护理

（1）心理护理：由于患者对支架安置术不了解，易产生恐惧心理，根据患者的年龄、文化程度、经济水平、心理状态等具体情况进行评估，制定个体化的教育计划，因人施教。通过简明易懂的语言讲解辅以发放宣传资料，请手术成功的患者介绍亲身体会等方式加深患者的感观认识，使其了解手术的必要性、方法、过程、注意事项及安全性，从而解除焦虑、紧张、恐惧心理，让患者减轻压力、建立信心、积极配合。

（2）术前晚及当日晨口服阿司匹林 300mg，波立维 300mg，继续服用硝酸酯类和钙离子通道拮抗药，当日停服 β-受体阻滞药。

（3）做青霉素皮肤过敏试验及对比剂静注过敏试验，签订手术知情同意书。

（4）做好各项常规检查，训练床上排便和深吸气—闭气动作以利术中取得清晰图像。

（5）术前禁食6h，穿刺部位常规皮肤准备，前往导管室前排空膀胱。

（6）患者进心导管室前保持一条静脉通道。

（五）术中配合

1. 麻醉及手术体位

（1）麻醉方式：局部麻醉。

（2）手术体位：采用平卧位，臀部垫一软枕，双下肢分开并外展。

2. 常用器材和物品

（1）心导管造影手术包（同冠状动脉造影）。

（2）冠状动脉内支架安置术特殊器材。

3. 手术步骤及护理配合　见表 15－6。

表 15－6　冠状动脉内支架安置手术步骤及护理配合

手术步骤	护理配合
1~8 同冠状动脉腔内成形术	
9. 需安置支架者，球囊撤出，沿导丝送入合适的支架至欲安置部位，充盈球囊	递合适的支架，密切观察生命体征，有低血压和室性心律失常及时处理
10. 球囊去充盈后撤至导引导管内，造影检查支架膨胀情况、血流情况、有无夹层等，并根据情况对支架进行修饰	
11. 确定手术成功后，撤出导丝及导引导管，拔出动脉鞘，包扎穿刺部位或行血管封堵	协助包扎伤口，护送至 CCU

（六）术后护理

1. CCU 监护　持续心电血压监测 24h，严密心电监测心律、心率、血压、尿量及心电图变化，监测凝血酶原时间（PT），严密观察有无心绞痛复发、股动脉伤口出血、足背动脉搏动。

2. 支架内血栓的预防和监护

（1）严格抗凝治疗：支架安置术最重要的并发症是急性和亚急性血栓形成。术后注意合理的抗凝治疗。凡术中未经高压球囊扩张或高压球囊扩张支架未达到理想造影结果者、高凝状态、安置多个支架者，需严密监测 PT，加强抗凝治疗。有效抗凝指标是：术后 24h PT 要达到并维持在 24s。护理中要给患者应用阿司匹林＋波立维＋肝素等药联合抗凝，其中肝素应用是否合理最关键。术后以每小时 1000U 肝素持续静脉滴注，并根据凝血时间或部分凝血活酶时间（PTT）来调整肝素用药，持续 24h 后停用，改为低分子肝素注射液皮下注射，2 次/d。并严密观察全身及穿刺局部的出血情况。

（2）术后急性或亚急性支架血栓形成一般发生在安置支架后 24h 内及 2 周内。此阶段患者情绪紧张是导致冠脉痉挛的常见诱因。持续剧烈的冠脉痉挛可导致支架内血小板聚集、血栓形成或血管闭塞。因此，要注重手术前后的健康教育及心理护理。如术前采取讲解、放录像、发放资料，请手术成功的患者介绍亲身体会等方式，使患者了解手术的必要性、方法、过程、注意事项及安全性；告诉患者，术后住 CCU，可获安全保障。严密监护心绞痛及 ST－T 变化。心绞痛复发，预示支架血栓形成或冠脉急性再闭塞，须高度重视。要严密观察心电监护，经常询问患者有无胸闷、胸痛、出汗、心慌等。一旦患者出现上述症状或感不适，立即采取必要措施及向医生汇报病情，必要时行溶栓治疗，做好紧急 PTCA 或冠状动脉旁路移植术的各项准备。

3. 伤口出血的预防及护理

（1）术后肝素静滴 4～6h，停药后 1h 拔除鞘管。

（2）伤口包扎宜采用绷带"8"字法：拔管后手压伤口 0.5～1h，用绷带"8"字法固定 24～72h。

（3）延长卧床时间：要求患者拔管 8h 内手术肢体完全制动，绝对平卧 24h，48h 内仍卧床休息，48h 后可坐在床边活动，72h 后再下床，可有效地降低了出血的发生率。

4. 低血压的防治及护理

（1）预防血容量不足，合理用药。手术后极易发生低血压，考虑与患者紧张、禁食、水 14～18h、术中失血、术中及术后应用血管扩张药、钙通道阻滞药及镁极化液有关，采取了如下措施：①针对患者紧张的原因，进行心理护理。②术前禁食 4h。③回病房后立即暂停输入血管扩张药。④术后 0.5h 恢复进食。⑤24h 内至少保证 2 条静脉通道，及时补足血容量，再应用血管扩张药。

（2）术前低血压不能纠正或休克者，术中、术后给予主动脉球囊反搏。

（3）选用股动脉留置鞘管加压补液，能迅速有效纠正低血容量状态。

（4）严密监测血压、心率、尿量，观察有无伤口出血。对于高血压、高龄、极低心功能患者，须认真对照其基础血压及脉压，综合分析整体状况，准确判断早期低血压。术后 0.5～3h，恶心常为低血压或休克先兆，小便后亦有休克发生。不明原因的低血压，排除血容量不足外，如患者心电图无明显变化，要检查有无腹膜后出血（左、右下腹部疼痛）、穿刺部位内出血（如肿胀，变色，脉搏消失）、冠状动脉破裂或穿孔（心脏压塞症状）。有出血并发症时，立即调整抗凝药剂量并处理。

5. 饮食护理 术后 0.5h 恢复饮食，可进食低盐、低脂、低胆固醇、易消化饮食，勿进食冷牛奶、鸡蛋等以避免引起肠胀气。给患者饮水 500～800ml，促进排尿以利于对比剂的排出。

（七）健康教育

1. 制动和活动 术后肢体制动 6h，即不可立起、弯曲，可适当稍向患侧翻身 40°左右，减轻长时间卧床给患者带来的腰酸背痛等不适；协助女患者排尿时，注意放置便盆，避免用力而诱发穿刺部位出血或血肿；对于年老体弱者为避免因压迫力大、时间长引起下肢静脉回流差，易引起血栓，建议 10h 后进行床上下肢活动比较安全，且能有效防止下肢静脉血栓的形成。且康复运动训练可以增加冠脉血流，维持冠脉通畅，一旦病情稳定，鼓励患者下地活动，并每天能适当运动，能预防支架局部血栓形成。

2. 抗凝治疗教育

（1）由于支架是一种金属异物，血液中的血小板和纤维蛋白质易在支架处沉积，形成血栓。为了防止支架内血栓形成，除了术中常规用肝素外，术后必须行全身肝素化治疗，因此向患者详细讲解抗凝治疗的必要性和危险性，以及出血的症状和体征，如有无皮下出血、静脉注射穿刺针眼有无淤斑、有无牙龈出血、血尿、黑粪，女性患者注意有无月经量过多、经期过长，如果患者需要看牙病时应向医生说明自己在接受抗凝治疗。

（2）按时服用抗凝药物，阿司匹林 300mg，1 次/d，服用 1 个月后改为 100mg，1 次/d，波立维 75mg，1 次/d，服用 9～12 个月。指导患者了解用药的注意事项，定时复查凝血酶原时间。

3. 定时门诊复查 半年内每个月复查 1 次，半年后每 3～6 个月复查 1 次，以便及时调整药物用量，及时发现并发症，及时处理。

4. 预防冠心病的危险因素 指导患者戒烟、酒，避免情绪紧张、激动、注意饮食、降低体重、积极控制高血糖、高血压及高脂血症等危险因素。减慢冠脉粥样硬化，对支架安置术的效果是非常有益的。

（李 英）

参考文献

[1] 何胜虎. 心血管内科简明治疗手册. 华中科技大学出版社, 2015.

[2] 李艳芳, 聂绍平, 王春梅. ACC/ESC心血管疾病研究进展. 人民军医出版社, 2015.

[3] 庄建等. 心血管领域新进展. 中南大学出版社, 2015.

[4] 胡大一等. 中国心血管疾病康复/二级预防指南（2015版）. 北京科学技术出版社, 2015.

[5] 任卫东等. 心血管畸形胚胎学基础与超声诊断. 北京: 人民卫生出版社, 2015.

[6] 布艾加尔·哈斯木. 继发性心血管病. 北京: 人民卫生出版社, 2015.

[7] 葛均波. 心血管系统疾病. 北京: 人民卫生出版社, 2015.

[8] 顾复生. 临床实用心血管病学. 北京大学医学出版社, 2015.

[9] 胡大一, 郭继鸿. 中国心律学. 北京: 人民卫生出版社, 2008.

[10] 陈新. 临床心律失常学. 第2版. 北京: 人民卫生出版社, 2009.

[11] 王志鹏, 赵京, 郭继鸿. 新型经食管心房调搏仪的临床应用. 临床心电学杂志, 2008.

[12] 许原. 食管心房调搏. 北京: 北京大学医学出版社, 2012.

[13] 惠杰. 食管心脏电生理刺激仪的种类及特点. 临床心电学杂志, 2011.

[14] 李忠杰, 屈百鸣. 食管心脏电生理技术与临床实例精选. 天津: 天津科学技术出版社, 2013.

[15] 覃克达, 黄惠祥. 动态心电图监测窦性停搏的临床应用. 右江医学, 2011.

[16] 申继红, 李世锋, 李中健. 右胸双极导联在顺向型房室折返性心动过速中的定位价值. 中国心脏起搏与心电生理杂志, 2013.

[17] 寻芳霞, 张玲玲, 秦晋红. 食管调搏在病窦综合征诊断中的临床价值. 实用医技杂志, 2015.

[18] 中国心律学会, 中国心电学会. 食管心脏电生理中国专家共识. 临床心电学杂志, 2011.

[19] 李健豪, 宋明才, 梁嘉永, 等. 多巴胺联合食管心房调搏负荷试验在诊断冠心病中的应用. 实用医学杂志, 2010.

[20] 王三娣, 张劲林, 李振, 等. 经食管心房调搏在特发性室速诊断中的应用. 临床心电学杂志, 2007.

[21] 邓金龙, 覃绍明, 卢军, 等. 经食管心房调搏急诊转复心房扑动83例分析. 陕西医学杂志, 2005.

[22] 李忠杰, 屈百鸣. 临床心脏电生理学入门及图解. 天津: 天津科学技术出版社, 2006,

［23］田洪森，石建平，杨永忠，等．心包积液持续导管引流穿刺部位的新选择．中国介入心脏病学杂志，2014.

［24］马长生，盖鲁粤，张奎俊，等．介入心脏病学，北京：人民卫生出版社，2012.

［25］万学红，卢雪峰．诊断学．8 版，北京：人民卫生出版社，2013.

［26］郭继鸿．心电图学．北京：人民卫生出版社，2007.

［27］黄宛．临床心电图学．北京：人民卫生出版社，2009.

［28］刘仁光．急性心肌梗死定位诊断的进展．临床心电学杂志，2013.

［29］卢喜烈．301 临床心电图学．北京：科技文献出版社，2010.

［30］张刚武，杨东．实用心电图学图谱，济南：山东科学技术出版社，2013.

［31］中国高血压防治指南修订委员会．中国高血压防治指南．北京：人民卫生出版社，2010.

［32］中华医学会心血管病学分会，中华心血管病杂志编辑委员会，中国心肌病诊断与治疗建议工作组．心肌病诊断与治疗建议，中华心血管病杂志，2012.

［33］陈灏珠．心肌病的分类进展．岭南心血管病杂志，2009.

［34］Bonow RO, Mann DL, Zipes DP, etal. Braunwald's Heart Disease. 9thed. Philadelphia, Elsevier Saunders, 2012.

［35］Goldman L, Schafer AI. Goldman's Cecil medicine. 24thed. Philadelphia, Pa：Saunders Elsevier, 2011.

［36］Fletcher GF, Ades PA, Paul Kligfield, etal. Exercise standards for testing and training：pL scientific statement from the Amerlcan Heart Association Circulation. 2013.